MONITORIZAÇÃO HEMODINÂMICA
E ESTADOS DE CHOQUE

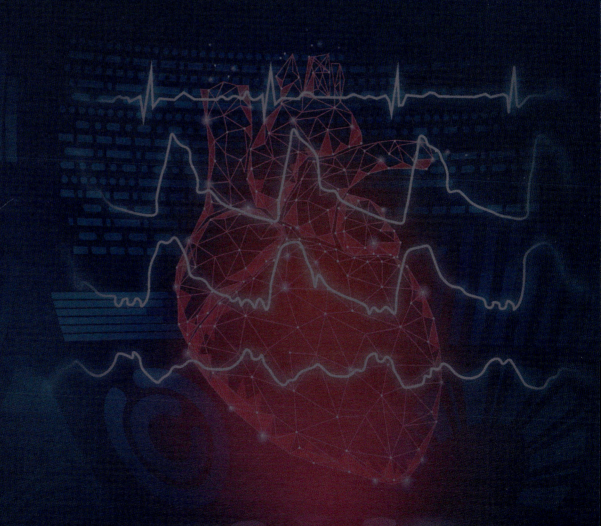

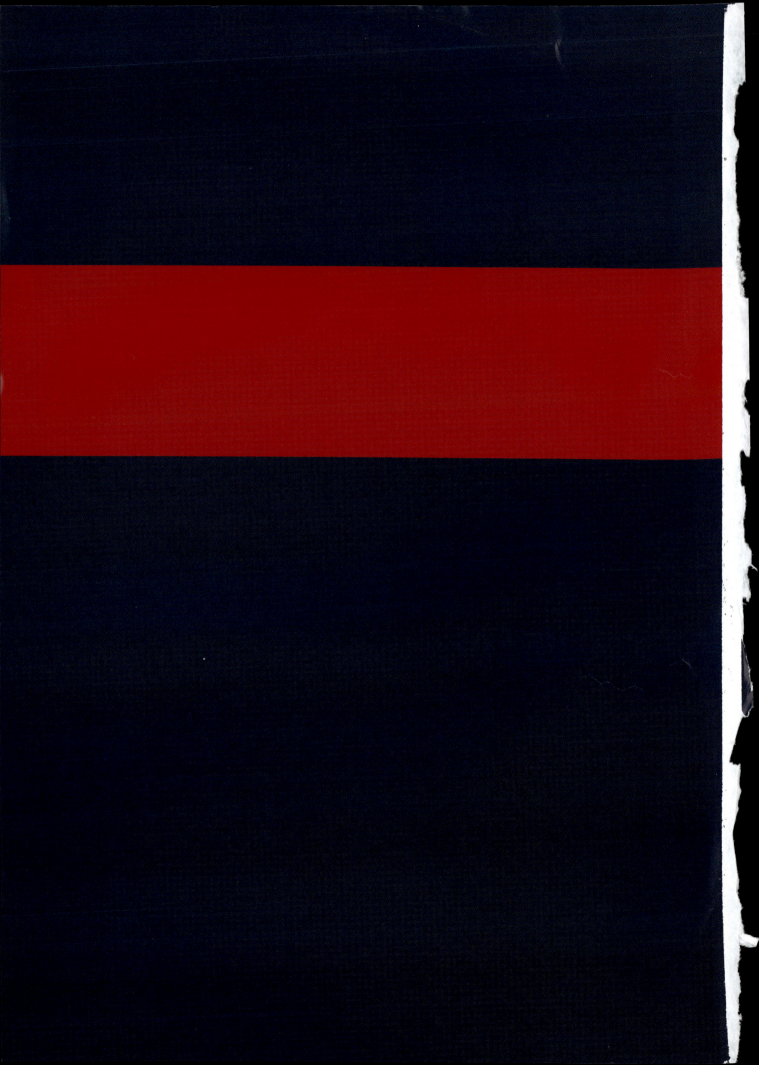

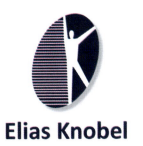

MONITORIZAÇÃO HEMODINÂMICA
E ESTADOS DE CHOQUE

ELIAS KNOBEL

Coautores
MURILLO SANTUCCI CESAR DE ASSUNÇÃO
THIAGO DOMINGOS CORRÊA

2023

MONITORIZAÇÃO HEMODINÂMICA E ESTADOS DE CHOQUE

EDITOR: ELIAS KNOBEL / COEDITORES: MURILLO SANTUCCI CESAR DE ASSUNÇÃO E THIAGO DOMINGOS CORRÊA

Produção editorial: Triall Editorial Ltda

Copydesk: Tamiris Prystaj, Giuliana Trovato

Revisão: Tânia Cotrim

Revisão: Viviane de Godoi, Heloisa Helena B. D. Silva Brown

Diagramação: 3Pontos Apoio Editorial Ltda

Capa: 3Pontos Apoio Editorial Ltda

© 2023 Editora dos Editores

Todos os direitos reservados. Nenhuma parte deste livro poderá ser reproduzida, sejam quais forem os meios empregados, sem a permissão, por escrito, das editoras. Aos infratores aplicam-se as sanções previstas nos artigos 102, 104, 106 e 107 da Lei nº 9.610, de 19 de fevereiro de 1998.

ISBN: 978-65-86098-93-8

Editora dos Editores

São Paulo: Rua Marquês de Itu, 408 - sala 104 – Centro.
(11) 2538-3117

Rio de Janeiro: Rua Visconde de Pirajá, 547 - sala 1121 – Ipanema.
www.editoradoseditores.com.br

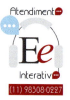

Impresso no Brasil
Printed in Brazil
1ª impressão – 2023

Este livro foi criteriosamente selecionado e aprovado por um Editor científico da área em que se inclui. A Editora dos Editores assume o compromisso de delegar a decisão da publicação de seus livros a professores e formadores de opinião com notório saber em suas respectivas áreas de atuação profissional e acadêmica, sem a interferência de seus controladores e gestores, cujo objetivo é lhe entregar o melhor conteúdo para sua formação e atualização profissional.
Desejamos-lhe uma boa leitura!

Dados Internacionais de Catalogação na Publicação (CIP)
(Câmara Brasileira do Livro, SP, Brasil)

Monitorização hemodinâmica e estados de choque / [editor Elias Knobel ; coautores Murillo Santucci Cesar de Assunção, Thiago Domingos Corrêa]. -- São Paulo : Editora dos Editores, 2023.

Vários autores.
Bibliografia.
ISBN 978-65-86098-93-8

1. Monitorização hemodinâmica 2. Unidades de Terapia Intensiva I. Knobel, Elias. II. Assunção, Murillo Santucci Cesar de. III. Corrêa, Thiago Domingos.

22-117895   CDD-616.028

Índices para catálogo sistemático:

1. Monitorização hemodinâmica : Pacientes críticos :
Terapia intensiva : Medicina 616.028
Aline Graziele Benitez - Bibliotecária - CRB-1/3129

SOBRE OS EDITORES

Elias Knobel

Diretor Emérito e Fundador do Centro de Terapia Intensiva do Hospital Israelita Albert Einstein, São Paulo, Brasil (HIAE). Professor Adjunto do Departamento de Medicina da Escola Paulista de Medicina da Universidade Federal do Estado de São Paulo (EPM/UNIFESP). Master do American College of Physicians. Fellow da American Heart Association. Fellow do American College of Critical Care Medicine. Membro Honorário da European Society of Intensive Care Medicine. Autor do livro "Condutas no Paciente Grave", de uma série de livros sobre Medicina Intensiva e de Crônicas Médicas.

Murillo Santucci Cesar de Assunção

Médico Intensivista do Centro de Terapia Intensiva Adulto do Hospital Israelita Albert Einstein, São Paulo, Brasil (HIAE). Mestre em Ciências da Saúde pela Escola Paulista de Medicina da Universidade Federal de São Paulo (EPM/UNIFESP). Doutor em Medicina Translacional pela EPM/UNIFESP. Título de Medicina Intensiva pela Associação de Medicina Intensiva Brasileira (AMIB). Presidente do Comitê de Hemodinâmica da AMIB – 2022/2023.

Thiago Domingos Corrêa

Gerente Médico do Departamento de Pacientes Graves do Hospital Israelita Albert Einstein. Doutor em Ciências pela Faculdade de Medicina da Universidade de São Paulo. Pós-doutorado pelo Departamento de Medicina Intensiva da Universidade de Berna (Inselspital) Berna, Suíça. MBA executivo em Gestão da Saúde pelo Inper. Título de Especialista em Medicina Intensiva pela Associação de Medicina Intensiva Brasileira (AMIB).

SOBRE OS AUTORES

Alejandra Del Pilar Gallardo Garrido

Medica Intensivista do Centro de Terapia. Médica Intensivista pela Universidade Federal de Santa Catarina (UFSC). Especialista em Medicina Intensiva pela Associação de Medicina Intensiva Brasileira (AMIB). Doutora em Ciências pela Faculdade de Medicina da Universidade de São Paulo (FMUSP). Medica Intensivista do Centro de Terapia Intensiva Adultos do Hospital Israelita Albert Einstein, São Paulo, Brasil (HIAE).

Alexandre Marini Ísola

Médico Especialista em Medicina Intensiva pela Associação de Medicina Intensiva Brasileira (AMIB) e Especialista em Clínica Médica e Pneumologia pela Escola Paulista de Medicina da Universidade Federal de São Paulo (EPM/UNIFESP) e Sociedade Brasileira de Pneumologia e Tisiologia (SBPT). Médico Sócio DIretor do Imed Group - Departamento de Educação Continuada. Membro do Board do Curso VENUTI – AMIB. Presidente do Comitê de Insuficiência Respiratória e Ventilação Mecânica da AMIB – Gestão 2022/2023.

Ana Maria Cavalheiro

Doutora em Ciências da Saúde pela Escola Paulista de Medicina da Universidade Federal de São Paulo (UNIFESP-EPM). Especialização UTI pela Pontifícia Universidade Católica de Campinas (PUCCampinas). Enfermeira pela Universidade Federal de São Carlos (UFSCar).

Anderson Nunes Fava

Enfermeiro da Unidade de Terapia Intensiva do Hospital do Rim e Instrutor Externo do Ensino corporativo do Hospital Israelita Albert Einstein, São Paulo, Brasil (HIAE).

Antônio Cláudio do Amaral Baruzzi

Médico Cardiologista e Intensivista – Hospital Israelita Albert Einstein, São Paulo, Brasil (HIAE) e Samaritano Paulista.

Arnaldo Dubin

Professor Titular de Terapia Intensiva, Facultad de Ciencias Médicas, Universidad Nacional de La Plata, Argentina. Jefe de Servicio Terapia Intensiva, Sanatorio Otamendi, Buenos Aires, Argentina.

Ary Serpa Neto

Senior Research Fellow, Australian and New Zealand Intensive Care Research Centre (ANZIC-RC), School of Public Health and Preventive Medicine, Monash University, Melbourne, Austrália. Department of Intensive Care, Austin Hospital, Melbourne, Austrália. Honorary Senior Clinical Fellow, Department of Critical Care, University of Melbourne, Melbourne, Austrália. Intensive Care Specialist and Researcher, Hospital Israelita Albert Einstein, São Paulo, Brasil (HIAE).

Bianca Reyez Murano

Enfermeira Sênior da Unidade de Terapia Intensiva Adulto do Hospital Israelita Albert Einstein, São Paulo, Brasil (HIAE). Especialista em Terapia Intensiva pelo Instituto Israelita de Ensino e Pesquisa Albert Einstein (IIEP). Especialização em Excelência Operacional pelo IIEP. Titulação Green Belt - Metodologia Lean Six Sigma. MBA em Gestão em Saúde pela Fundação Getúlio Vargas (FGV) em andamento.

Bruno de Arruda Bravim

Coordenador médico do Departamento de Pacientes Graves do Hospital Israelita Albert Einstein, São Paulo, Brasil (HIAE). Médico Anestesiologista. Título Superior de Anestesiologia pela Sociedade Brasileira de Anestesiologia (TSA/SBA). Médico Intensivista pela Associação de Medicina Intensiva Brasileira/Associação Médica Brasileira (AMIB/AMB). MBA em Gestão Empresarial pela Fundação Getúlio Vargas (FGV).

Bruno Franco Mazza

Médico Referência da Unidade de Terapia Intensiva de Transplantes - Departamento de Pacientes Graves - Hospital Israelita Albert Einstein, São Paulo, Brasil (HIAE). Mestrado em Medicina Intensiva pela Universidade Federal de São Paulo (UNIFESP).

Carlos Eduardo Saldanha de Almeida.

Cirurgião e Médico Intensivista da Unidade de Terapia Intensiva de Adultos do Hospital Israelita Albert Einstein, São Paulo, Brasil (HIAE). Ex-coordenador e ex-instrutor do Curso de Acesso Vascular Guiado por Ultrassom do Centro de Experimentação e Treinamento em Cirurgia do Instituto Israelita de Ensino e Pesquisa Albert Einstein (IIEP).

Carmen Sílvia Valente Barbas

Livre Docente em Pneumologia pela Faculdade de Medicina da Universidade de São Paulo (FMUSP). Intensivista e Pneumologista do Hospital Israelita Albert Einstein, São Paulo, Brasil (HIAE). Diretora científica da Associação de Medicina Intensiva Brasileira (AMIB 2022-2023).

Carolina Baeta Neves Duarte Ferreira

Anestesiologista. Mestre em Ciências Médicas pela Universidade Federal de São Paulo (UNIFESP). Co-responsável pelo Centro de Ensino e Treinamento em Anestesiologia do Hospital Moriah.

Cilene Saghabi

Especialização em Fisioterapia Cardiorrespiratória pelo Instituto do Coração da Faculdade de Medicina da Universidade de São Paulo (FMUSP). Especialização em Fisiologia do Exercício e Treinamento Resistido, na Saúde, na Doença e no Envelhecimento pelo Hospital das Clínicas da Faculdade de Medicina da Universidade de São Paulo (HC-FMUSP). Especialista em Fisioterapia em Terapia Intensiva Adulto pela Associação Brasileira de Fisioterapia Cardiorrespiratória e Fisioterapia em Terapia Intensiva (ASSOBRAFIR). Pós-graduação em Gestão de Qualidade e Segurança do Paciente. Fisioterapeuta do Departamento de Pacientes Graves da Sociedade Beneficente Israelita Brasileira Albert Einstein, São Paulo, Brasil.

Dalton de Souza Barros

Residência em Medicina Intensiva pelo Hospital Santa Isabel (BA). Cardiologia pelo Hospital do Coração, São Paulo (HCor-SP) e Ecocardiografia pelo Instituto do Coração, São Paulo (Incor-SP). Diarista da UTI Cardiológica do Hospital Cardiopulmonar, Salvador (BA). Instrutor do Ecotin pela Associação de Medicina Intensiva Brasileira (AMIB).

Dante Moreira Lima

Médico Diarista do Departamento de Pacientes Graves do Hospital Israelita Albert Einstein, São Paulo, Brasil (HIAE). Especialista em Medicina Intensiva pela Associação de Medicina Intensiva Brasileira (AMIB). Residência em Medicina Intensiva pelo Hospital das Clínicas da Faculdade de Medicina da Universidade de São Paulo (HC--FMUSP). Certificado pelo American College of Chest Physician em Ultrassom "Point-of-Care".

Décio Diament

Médico do Departamento de Pacientes Graves do Hospital Israelita Albert Einstein, São Paulo, Brasil (HIAE). Doutor em Doenças Infecciosas e Parasitárias pela Universidade Federal do Estado de São Paulo (UNIFESP). Especialista em Infectologia pela Sociedade Brasileira de Infectologia (SBI). Especialista em Medicina Intensiva pela Associação Brasileira de Medicina Intensiva (AMIB). Especialista em Nutrologia Hospitalar pela Sociedade Brasileira de Nutrição Parenteral e Enteral (BRASPEN).

Denise Carnieli Cazati

Fisioterapeuta Intensivista, Doutora em Ciências pela Faculdade de Medicina da Universidade de São Paulo (FMUSP). Docente do Curso de Graduação de Medicina na Universidade Nove de Julho (UNINOVE). Docente dos Cursos de Pós-graduação do Hospital Israelita Albert Einstein, São Paulo, Brasil (HIAE).

Diná Mie Hatanaka

Coordenadora do Serviço de Anestesia do Hospital Moriah. Responsável pelo Programa de Ensino e Treinamento em Anestesia do Hospital Moriah.

Ederlon Alves Rezende

Médico Intensivista. Diretor do Serviço de Terapia Intensiva do Hospital do Servidor Público Estadual (IAMSPE).

Erika Yumiko Kumoto

Especialização em Terapia Intensiva pela Universidade Federal do Estado de São Paulo (UNIFESP). Especialista em ECMO pela Extracorporeal Life Support Organization (ELSO). Mestranda em Ciências da Saúde pela Faculdade Israelita de Ciências da Saúde Albert Einstein (FICSAE).

Fábio Antonio Gaiotto

Médico Assistente da Disciplina de Cirurgia Cardiovascular do Instituto do Coração da Faculdade de Medicina da Universidade de São Paulo (InCor-FMUSP). Pós-doutoramento no Departamento de Cardiopneumonia da FMUSP. Doutoramento em Ciências Médicas na FMUSP. Médico cirurgião cardíaco do Hospital Israelita Albert Einstein, São Paulo, Brasil (HIAE).

Fábio Barlem Hohmann

Médico intensivista do Centro de Terapia Intensiva-Adulto do Hospital Israelita Albert Einstein, São Paulo, Brasil (HIAE).

Fábio Tanzillo

Residência de Clínica Médica e Medicina Intensiva, com Título de Especialista em Medicina Intensiva (TEMI) pela Associação de Medicina Intensiva Brasileira (AMIB). Médico Intensivista Centro de Terapia Intensiva do Hospital Israelita Albert Einstein, São Paulo, Brasil (HIAE). Pós-graduado em Gestão da Qualidade em Saúde pelo HIAE.

Felipe Saddy

Coordenador do CTI Clínico do Hospital Pró-Cardíaco. Mestre e Doutor em Pneumologia pela Universidade Federal do Rio de Janeiro (UFRJ).

Felipe Souza Lima Vianna

Graduação em Medicina pela Universidade do Estado do Rio de Janeiro (UERJ). Residência Médica em Neurologia pela Universidade Federal Fluminense (UFF). Residência Médica em Medicina Intensiva pelo Hospital Israelita Albert Einstein, São Paulo, Brasil (HIAE). Membro Titular da Associação de Medicina Intensiva Brasileira (AMIB).

Fernando Gutierrez

Coordenador do Serviço de Terapia Intensiva do Instituto Nacional do Câncer (INCA – RJ). Médico do Instituto Nacional de (INC – RJ). Doutor e Mestre em Cardiologia pela Tufts University, Boston EUA e Universidade do Estado do Rio de Janeiro (UFRJ). Mestre em Avaliação de Tecnologia em Saúde pelo Instituto de Medicina Social (IMS – UERJ).

Filipe Utuari de Andrade Coelho

Doutorando e Mestre em Ciências da Saúde pela Escola de Enfermagem da Universidade de São Paulo (EE-USP). Titulado em Enfermagem em Terapia Intensiva pela Associação Brasileira de Enfermagem em Terapia Intensiva, da Associação de Medicina Intensiva Brasileira (ABENTI/AMIB). Capacitação em Membrana de Oxigenação Extracorpórea pelo Stollery Children's Hospital e o Instituto do Coração do Hospital das Clínicas da Universidade de São Paulo (INCOR-HC-USP). Especialista em Enfermagem em Terapia Intensiva pelo Instituto Israelita de Ensino e Pesquisa Albert Einstein (IIEP).

Flavia Zulin

Enfermeira Pós-graduada em Cardiologia pela Universidade Federal de São Paulo (UNIFESP).

Flávio de Souza Brito

Former Fellow em Pesquisa Clínica – Duke University - NC – USA. Doutor em Cardiologia – Escola Paulista de Medicina (UNIFESP). Coordenador do Programa de Transplante Cardíaco, Hospital das Clínicas, Universidade Estadual de São Paulo (HC-UNESP Botucatu). Professor Substituto de Semiologia Cardiológica da Faculdade de Ciências Médicas e Biológicas de Botucatu, Universidade Estadual de São Paulo (FMB-UNESP). Diretor Científico do Centro de Pesquisa Clínica Indaor Cardiologia Clínica Médica.

Flávio Eduardo Nácul

Residência em Medicina Intensiva pela Lahey Clinic & Tufts University, Boston - EUA. Research Fellowship pela Friedrich University, Jena, Alemanha. Especialista em Medicina Intensiva pela Associação de Medicina Intensiva Brasileira (AMIB). Doutorado em Medicina pela Universidade Estadual do Rio de Janeiro (UERJ). Médico Intensivista do Hospital Universitário da Universidade Federal do Rio de Janeiro (UFRJ), Hospital Federal de Ipanema e Hospital Pró-Cardíaco (Rio de Janeiro – RJ).

Giane Leandro Araújo

Mestre em Saúde do Adulto pela Universidade Federal de São Paulo (UNIFESP). Especialista em Terapia Intensiva pela Escola de Enfermagem da Universidade de São Paulo (EE-USP). Especialista em Terapia Intensiva pela Associação Brasileira de Enfermagem em Terapia Intensiva (ABENTI). Docente da Pós-graduação de Urgência e Emergência da Faculdade de Ciências Médicas da Santa Casa de São Paulo (FCMSCSP).

Gilberto Friedman

Graduado em Medicina pela Universidade Federal do Rio Grande do Sul (UFRS). Programa de Pós-graduação em Ciências Pneumológicas.

Giovana Roberta Zelezoglo

Farmacêutica. Especialista em Farmácia Clínica pelo Centro de Educação em Saúde Abram Szajman do Instituto Israelita de Ensino e Pesquisa Albert Einstein (IIEP). Especialista em Gerontologia pelo Centro de Educação em Saúde Abram Szajman do IIEP. Especialista em Farmacologia Clínica pelo Instituto Brasileiro de Desenvolvimento e de Pesquisas Hospitalares (IPH).

Gisele Sampaio

Professora Livre-Docente da Disciplina de Neurologia Clínica da Universidade Federal de São Paulo da Escola Paulista de Medicina (UNIFESP-EPM). Clinical Trialist - Pesquisadora Clínica do Hospital Israelita Albert Einstein, São Paulo, Brasil (HIAE).

Glauco Adrieno Westphal

Intensivista pela Associação de Medicina Intensiva Brasileira (AMIB). Doutor em Ciências pela Universidade de São Paulo (USP). Coordenador da UTI do Centro Hospitalar Unimed de Joinville (SC). Coordenador do Programa de Residência em Medicina Intensiva do Hospital Municipal São José de Joinville (SC). Diretor Geral do Centro Hospitalar Unimed de Joinville (SC).

Guilherme Benfatti Olivato

Especialista em Clínica Médica pela Universidade Federal de São Paulo, Escola Paulista de Medicina (UNIFESP/EPM). Especialista em Terapia Intensiva pelo Hospital Israelita Albert Einstein, São Paulo, Brasil (HIAE).

Guilherme Martins de Souza

Residência Médica em Clínica Médica pela Irmandade Santa Casa de Misericórdia de São Paulo (2016-2018) e em Medicina Intensiva pelo Hospital Israelita Albert Einstein, São Paulo, Brasil (HIAE) (2018-2020). Título de especialista em Medicina Intensiva pela Associação de Medicina Intensiva Brasileira (AMIB - 2020). Médico referência da UTI no Hospital Municipal Vila Santa Catarina – Sociedade Beneficente Israelita Brasileira Albert Einstein. Membro do Comitê Diretivo do Grupo INOVA-AMIB.

Gustavo Potratz Gonçalves

Residência em Clínica Médica pelo Hospital Heliópolis (SP). Residente de Terapia Intensiva Adulto do Hospital Israelita Albert Einstein, São Paulo, Brasil (HIAE).

Haggeas Fernandes

Residência em Clínica Médica pelo Hospital Heliópolis (SP). Residente de Terapia Intensiva Adulto do Hospital Israelita Albert Einstein, São Paulo, Brasil (HIAE).

Hanna Gabriela E. C. Bastos

Enfermeira intensivista no Hospital Vila Nova Star. Residência em Terapia Intensiva pela Universidade Federal da Bahia (UFBA). Residência em Cardiologia pelo Hospital Sírio Libanês. Pós-graduação em Gestão em Saúde pela Faculdade Getúlio Vargas (FGV).

Hélio Penna Guimarães

Médico do Departamento de Pacientes Graves- DPG do Hospital Israelita Albert Einstein, São Paulo, Brasil (HIAE). Presidente da Associação Brasileira de Medicina de Emergência (ABRAMEDE). Professor afiliado do Departamento de Medicina da Universidade Federal de São Paulo (UNIFESP). Coordenador da UTI da Disciplina de Clínica Médica da UNIFESP, Escola Paulista de Medicina (EPM).

Jean-Louis Vincent

Professor of Intensive Care Medicine, Université Libre de Bruxelles. Department of Intensive Care, Erasme University Hospital.

João Manoel Silva Junior

Diretor do Departamento de Anestesiologia do Hospital do Servidor Público Estadual SP/IAMSPE. Médico Intensivista da Divisão de Anestesiologia do Instituto Central do Hospital das Clínicas da Faculdade de Medicina da Universidade de São Paulo (ICHC-FMUSP) e do Hospital Israelita Albert Einstein, São Paulo, Brasil (HIAE).

Karina Tavares Timenetsky

Fisioterapeuta. Especialista em Fisioterapia Cardiorrespiratória pela Faculdade de Ciências Médicas da Santa Casa de São Paulo (FCMSCSP). Doutora em Ciências pela Faculdade de Medicina da Universidade de São Paulo (FMUSP).

Leandro Utino Taniguchi

Médico diarista da UTI da Disciplina de Emergências Clínicas do Hospital das Clínicas da Faculdade de Medicina da Universidade de São Paulo (HC-FMUSP). Médico plantonista da UTI do Hospital Sírio Libanês. Orientador da pós-graduação do Instituto Sírio Libanês de Ensino e Pesquisa. Membro do Comitê Científico da Rede de Pesquisa Brasileira em Terapia Intensiva BRICnet.

Leonardo José Rolim Ferraz

Especialização no Hospital das Clínicas da Faculdade de Medicina da Universidade de São Paulo (HC-FMUSP). MBA Gestão em Saúde. Insper Fellowship Institute for Healthcare Improvement. Fellowship Harvard TH Chan School of Public Health.

Leonardo Nicolau Geisler Daud Lopes

Médico Assistente da Unidade Clínica de Terapia Intensiva do Instituto do Coração do Hospital das Clínicas da Faculdade de Medicina da Universidade de São Paulo (Incor/HCFMUSP). Médico Assistente do Centro de Terapia Intensiva do Hospital Israelita Albert Einstein, São Paulo, Brasil (HIAE).

Lígia Regina Prystaj Colombo

Farmacêutica-bioquímica. Especialista em Farmácia Clínica pelo Instituto Israelita de Ensino e Pesquisa Albert Einstein (IIEP).

Luiz Marcelo de Sá Malbouisson

Médico Coordenador da Unidade de Terapia Intensiva Cirúrgica da Divisão de Anestesiologia, da UTI de Emergência Cirúrgica da Divisão de Clínica Cirúrgica III e da UTI do Departamento de Gastroenterologia do Hospital das Clínicas da Faculdade de Medicina da Universidade de São Paulo (HC-FMUSP).

Magali Aldrin Lopes Marion

Enfermeira Especialista em Emergência. Master Business Administration em Gerenciamento de Projetos. Gerente de enfermagem do Centro de Oncologia e do Pronto Atendimento da Sociedade Beneficente de Senhoras Hospital Sírio Libanês.

Marcele Liliane Pesavento

Mestrado profissional em Enfermagem pelo Instituto Israelita de Ensino e Pesquisa Albert Einstein (IIEP). MBA Executivo em administração na gestão de clínicas, hospitais e indústrias da saúde pela Fundação Getúlio Vargas (FGV). Pós-graduação na modalidade Residência em Enfermagem em Unidade de Terapia Intensiva pela Universidade Federal de São Paulo (UNIFESP). Coordenadora de Enfermagem da CTI Adulto do Hospital Israelita Albert Einstein, São Paulo, Brasil (HIAE).

Marcello Fonseca Salgado Filho

Coordenador do curso de Ecocardiografia da Sociedade Brasileira de Anestesiologia. Coordenador da Pós-graduação em Anestesia para cirurgia de alta complexidade do Hospital Israelita Albert Einstein, São Paulo, Brasil (HIAE). Editor Associado do Brazilian Journal of Anesthesiology. Takaoka Anestesia.

Mariana Fernandes Cremasco de Souza

Mestre em Ciências da Saúde pela Universidade Federal de São Paulo - UNIFESP. Pós-graduação em Enfermagem em Terapia Intensiva pela Universidade federal de São Paulo - UNIFESP. Especialista em ECMO pela Extracorporeal Life Support Organization - ELSO

Maurizio Cecconi

Maurizio Cecconi. Head of Department Anaesthesia and Intensive Care. Istituto di Ricovero e Cura a Carattere Scientifico (IRCCS). Instituto Clínico Humanitas. Professor of Anaesthesia and Intensive Care. Vice-presidente MEDTEC School - Humanitas University. Presidente da European Society of Intensive Medicine (ESICM).

Mauro Ricardo Ribas

Enfermeiro pela Universidade Federal de São Paulo (UNIFESP). Especialista em Pediatria pela UNIFESP. Professor do Curso de Pós-graduação em Enfermagem em Urgência e Emergência do Instituto Israelita de Ensino e Pesquisa Albert Einstein, São Paulo, Brasil (HIAE). Enfermeiro Sênior da Unidade Pronto Atendimento do Hospital Israelita Albert Einstein, São Paulo, Brasil (HIAE). Enfermeiro do GRAU – Grupo de Resgate e Atenção às Urgências da Secretaria de Estado da Saúde de São Paulo.

Mayara Laíse Assis

Médica Intensivista do Hospital Israelita Albert Einstein, São Paulo, Brasil (HIAE), e Preceptora da Residência Médica de Terapia Intensiva.

Nair Naiara Barros de Vasconcelos

Médica Intensivista, com título de especialista pela Associação de Medicina Intensiva Brasileira (AMIB). Residência de clínica médica 2 anos pelo hospital Mandaqui São Paulo. Residência de UTI pelo Hospital Paulistano São Paulo. Atualmente atua na UTI do Hospital São Luís, Hospital Israelita Albert Einstein, São Paulo, Brasil (HIAE), Hospital Blanc.

Neide Marcela Lucínio

Pós-graduada em Enfermagem pela Pontifícia Universidade Católica de Campinas (PUC). Pós-graduada em Enfermagem em Cuidados Intensivos pela Universidade de São Paulo (USP). Coordenadora de Enfermagem do Departamento de Pacientes Graves, do Hospital Israelita Albert Einstein, São Paulo, Brasil (HIAE). Coordenadora da Pós-graduação em Enfermagem em Terapia Intensiva, do Instituto Israelita de Ensino e Pesquisa Albert Einstein (IIEP).

Nelson Akamine

Médico Especialista em Medicina Intensiva pela Associação de Medicina Intensiva Brasileira (AMIB).

Neymar Elias de Oliveira

Médico Intensivista Ministério da Educação e Cultura e Associação de Medicina Intensiva Brasileira (MEC/AMIB). Mestrado pela Faculdade de Medicina de São José do Rio Preto (FAMERP). Instrutor do IRCAD América Latina - Unidade Barretos.

Niklas Söderberg Campos

Médico Diarista da UTI adulto do Hospital Israelita Albert Einstein, São Paulo, Brasil (HIAE). Supervisor Médico da UTI adulto do Hospital Moysés Deutsch e doutor pela Faculdade de Medicina da Universidade de São Paulo (FMUSP).

Patrícia M. Veiga de Carvalho Mello

Médica Intensivista. Mestre em Ciências e Saúde. Coordenadora do Centro de Terapia Intensiva do Hospital de Terapia Intensiva. Professora do Centro Universitário UniFacid Wyden.

Paula Rodrigues Sanches

Médica Intensivista pela Associação de Medicina Intensiva Brasileira (AMIB). Mestrado em Neurociências pelo Instituto Israelita de Ensino e Pesquisa Albert Einstein (IIEP). Fellowship em Neurointensivismo pelo Massachusetts General Hospital. Coordenadora da Pós-graduação em Neurointensivismo no Hospital Israelita Albert Einstein, São Paulo, Brasil (HIAE).

Paulo César Gottardo

Médico Intensivista pela Associação de Medicina Intensiva Brasileira (AMIB). Mestre em Medicina pela Universidade de Lisboa. Doutorando em Ciências da Saúde pela Nova Medical School (Universidade Nova de Lisboa).

Pedro Paulo Zanella do Amaral Campos

Especialista em ECMO pela Extracorporeal Life Support Organization (ELSO) - Latim América. Médico Intensivista do Hospital Israelita Albert Einstein, São Paulo, Brasil (HIAE). Fellow em Pesquisa Experimental do Inselspital, Berna, Suíça. Residência em Terapia Intensiva Adulto pelo HIAE. Residência em Clínica Médica pela Irmandade da Santa Casa de Misericórdia de São Paulo.

Polyana Vulcano de Toledo Piza

Neurologista, PhD, pela Faculdade Israelita de Ciências da Saúde Albert Einstein (FICSAE) e Harvard Medical School. Coordenadora do Programa de Especialidades Clínicas do Hospital Israelita Albert Einstein, São Paulo, Brasil (HIAE).

Raissa Soraya de Oliveira

Residência e Pós-graduação em Terapia Intensiva pelo Hospital Israelita Albert Einstein, São Paulo, Brasil (HIAE). Mestranda pela Universidade Federal de São Paulo (UNIFESP).

Renan Sandoval de Almeida

Médico Intensivista do Centro de Terapia Intensiva do Hospital Israelita Albert Einstein, São Paulo, Brasil (HIAE).

Renata Andrea Pietro Pereira Viana

Graduada pela Faculdade de Medicina de Marília (Famema). Mestre e Doutora em Ciências da Saúde pela Universidade Federal de São Paulo (UNIFESP). Embaixadora da Federação Mundial de Enfermagem em Cuidados Críticos (WFCCN).

Renata Lopes Pereira

Pós-graduada em Fisioterapia Cardiopulmonar pela Universidade de Santo Amaro (UNISA). Fisioterapeuta do Centro de Terapia Intensiva Adulto do Hospital Israelita Albert Einstein, São Paulo, Brasil (HIAE). Preceptora da residencia Uniprofissional do HIAE.

Renato Carneiro de Freitas Chaves

Médico do Departamento de Anestesiologia e do Centro de Terapia Intensiva Adulto do Hospital Israelita Albert Einstein, São Paulo (SP), Brasil (HIAE).

Renato Carneiro de Freitas Chaves, MD.

Médico do Centro de Terapia Intensiva Adulto e Departamento de Anestesiologia do Hospital Israelita Albert Einstein, São Paulo (SP), Brasil (HIAE).

Ricardo Kenji Nawa

Mestre e Doutor em Ciências pela Faculdade de Medicina de Ribeirão Preto da Universidade de São Paulo (FMRP/USP). Fisioterapeuta Referência do Departamento de Pacientes Graves do Hospital Israelita Albert Einstein, São Paulo (SP), Brasil (HIAE). Pesquisador do Instituto Israelita de Ensino e Pesquisa Albert Einstein (IIEP).

Ricardo Luiz Cordioli

Doutorado pela Universidade de São Paulo (USP). Pós-doutorado pela Universidade de Genebra. Médico Assistente e Coordenador da Pós-graduação do Centro de Terapia Intensiva Adulto do Hospital Israelita Albert Einstein, São Paulo (SP), Brasil (HIAE).

Roberto Rabello Filho

Médico Referência Técnica do Centro de Terapia Intensiva do Hospital Israelita Albert Einstein, São Paulo (SP), Brasil (HIAE). Doutor em Ciências da Saúde pela Faculdade Israelita de Ciências da Saúde Albert Einstein (FICSAE).

Rodrigo Santos Biondi

Coordenador UTI Adulto Hospital de Brasília (DF). Coordenador Programa de Residência e PEMI H. Brasília e ICDF. Membro da Rede de Pesquisa em Terapia Intensiva (BRICNet). Presidente da Associação de Medicina Intensiva Brasileira (AMIB -DF) - biênio 2020-21. Médico Especialista em Medicina Intensiva pela AMIB. Mestrado em Ciências Médicas pela Universidade de Brasília (UnB). Fellow do American College of Critical Care Medicine.

Rodrigo Martins Brandão

Doutor em Ciências Médicas pela Universidade de São Paulo (USP). Médico do Centro de Terapia Intensiva Adulto do Hospital Israelita Albert Einstein, São Paulo, Brasil (HIAE).

Roseny dos Reis Rodrigues

Médica Anestesiologista e Intensivista. Doutorado e pós-doutorado pela Faculdade de Medicina da Universidade de São Paulo (FMUSP). Médica Intensivista da Centro de Terapia Intensiva Adulto do Hospital Israelita Albert Einstein, São Paulo, Brasil (HIAE).

Rui Moreno

Médico do Centro de Terapia Intensiva do Hospital de São José, Centro Hospitalar Universitário de Lisboa Central, Lisboa, Portugal. Professor da Nova Medical School, Lisboa, Portugal e da Faculdade de Ciências da Saúde, Universidade da Beira Interior, Covilhã, Portugal.

Samuel Padovani Steffen

Médico da divisão de cirurgia do Instituto do Coração (InCor). Cirurgião do Grupo de Transplante Cardíaco do InCor, Faculdade de Medicina da Universidade de São Paulo (FMUSP).

Sandrigo Mangini

Médico Assistente do Núcleo de Transplante do Instituto do Coração, do Hospital das Clínicas da Faculdade de Medicina da Universidade de São Paulo (InCor/HCFMUSP). Médico do Programa de Transplantes do Hospital Israelita Albert Einstein, São Paulo, Brasil (HIAE).

Silvana Maria de Almeida

Farmacêutica bioquímica pela Universidade de São Paulo (USP). Especialista em Farmácia Clínica pelo Instituto Israelita de Ensino e Pesquisa Albert Einstein (IIEP). Mestrado pela Universidade Federal de São Paulo (UNIFESP) e Doutorado pela Faculdade Israelita de Ciências da Saúde Albert Einstein (FICSAE). Gerente de Farmácia no Hospital Israelita Albert Einstein, São Paulo, Brasil (HIAE).

Suzana Margareth Ajeje Lobo

Professora Livre Docente Medicina Intensiva pela Faculdade de Medicina de São José do rio Preto (FAMERP). Coordenadora do Serviço de Terapia Intensiva - Hospital de Base - São José do Rio Preto – Brasil. Comitê de Enfrentamento e Monitoramento (CEM) Covid-19 – Associação Médica Brasileira (AMB). Membro da Associação de Medicina Intensiva Brasileira (AMIB) como Diretoria Executiva e Presidente (2020-2021).

Tatiana Aporta Marins

Farmacêutica Clínica. Mestre em Ciências da Saúde pela Faculdade Israelita de Ciências da Saúde Albert Einstein (FICSAE). Especialista em Farmácia Clínica pelo Centro de Educação em Saúde Abram Szajman do Instituto Israelita de Ensino e Pesquisa Albert Einstein (IIEP). Especialista em Farmácia Hospitalar pela Universidade do Oeste Paulista (UNOESTE).

Vinicius Barbosa da Cunha

Enfermeiro especialista em Terapia Intensiva e Gestão em Saúde pela Faculdade Israelita de Ciências da Saúde Albert Einstein (FICSAE). Participante do programa de especialista em melhoria do Institute of Healthcare Improvement (IHI). Coordenador de Enfermagem do Grupo de Suporte a Oxigenação por Membrana Extracorpórea (ECMO) do Centro de Terapia Intensiva do Hospital Israelita Albert Einstein, São Paulo, Brasil (HIAE).

Abreviações e Siglas

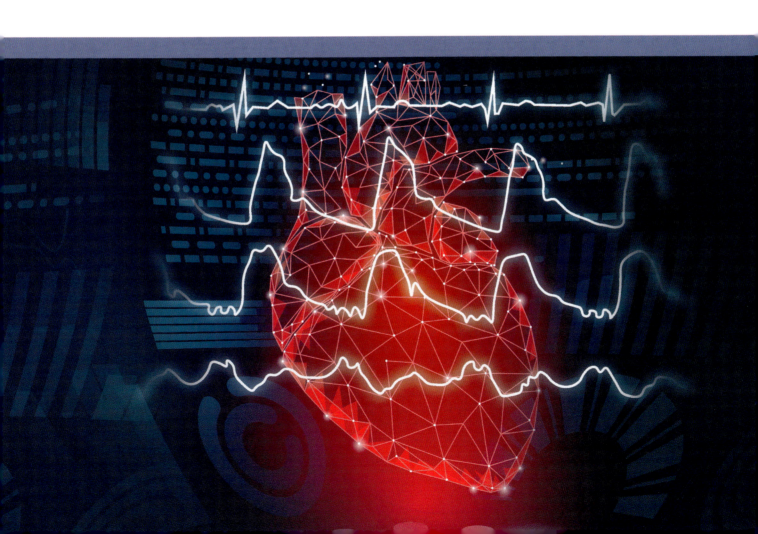

Símbolos

Δ	variações
ΔP	variação de pressão
ΔV	variação de volume
ΔP	gradiente de pressão entre o início e o final do vaso
ΔPOP	pletismográfica no oxímetro de pulso
ΔPP	variação de pressão de pulso
ΔPS	variação pressão sistólica
Δ24Lac	variação do nível de lactato nas 24 horas
ΔPP	variação da pressão de pulso
ΔPplet	variação respiratória da pletismografia de pulso
ΔVpeakbrach	velocidade de pico da artéria braquial
ΔVpeakfemoral	velocidade de pico da artéria femoral
ΔVS	variação respiratória do volume sistólico
τl	tempo lenta
τr	tempo rápida
η	viscosidade do sangue
−T	variação negativa da temperatura sanguínea
2,3-DPG	2,3-difosfoglicerato
3D	ecocardiografia tridimensional

A

A10 FIBTEM	amplitude 10 minutos após o tempo de coagulação no FIBTEM
A4C	cortes apicais quatro
A5C	cinco câmaras
AA	abertura da válvula aórtica
AAA	reparo aberto de aneurisma aórtico abdominal
AC	adenilato ciclase
ACC	artéria carótida comum
ACCPA	análise do contorno da curva da pressão arterial

ACM	artéria cerebral média
ACM	assistência circulatória mecânica
ACMD	assistência circulatória mecânica direita
ACME	assistência circulatória mecânica esquerda
ACP	*acute cor pulmonale*
AD	átrio direito
ADH	hormônio antidiurético
ADP	adenosina difosfato
AE	átrio esquerdo
AFP	artéria femoral profunda
AFS	artéria femoral superficial
AHA	*American Heart Association*
AHRQ/DHHS	*Agency of Health Care Research and Quality do Departament of Health and Human Services*
Ao	aorta
AvP	abertura da válvula pulmonar colocar
AP	artéria pulmonar
APEV	água pulmonar extravascular
ARDS	*acute respiratory distress syndrome*
ARE	antagonistas do receptor de endotelina
AS	parede anteroseptal
ASA	*American Society of Anesthesiology*
ASC	artéria axilar
Asis	área sob a porção sistólica da curva de pressão arterial
AT	atividade de antitrombina
ATLS	*Advanced Trauma Life Support*
ATP	adenosina trifosfato
AV	nodo atrioventricular
AVC	acidente vascular cerebral
AVDFD	área do VD no fim da diástole
AVDO$_2$	diferença arteriovenosa de oxigênio
AVEd	área da cavidade do VE ao final da diástole

ABREVIAÇÕES E SIGLAS

AVEFD	área do VE no fim da diástole
AVEs	área da cavidade do VE ao final da sístole
AVSVE	área de secção transversa da via de saída do ventrículo esquerdo
AvT	abertura da válvula tricúspide

B

B	bulha
BE	*base excess*
BE/SID	*base excess/strong ions difference*
BH	balanço hídrico
BIA	balão intra-aórtico
BiPAP	*BI-level positive airway pressure*
BIS	índice bispectral
BIT	bioimpedância torácica
BNM	bloqueador neuromuscular
BNP	peptídio natriurético atrial

C

C (p)	complacência aórtica do paciente
C	complacência
c	onda da sístole ventricular
CaO_2	conteúdo arterial de oxigênio
CaO_2-CvO_2	diferença entre o conteúdo arterial e venoso de O_2
CAP	cateter de artéria pulmonar
CATE	cateterismo cardíaco
CAV	diferença arteriovenosa de oxigênio
CCO_2	conteúdo de CO_2
CF	classe funcional
CFI	índice de função cardíaca
CFM	Conselho Federal de Medicina
$cHbO_2$	representa a quantidade de O_2 transportado pelas moléculas de Hb
CIVD	coagulação intravascular disseminada
CNAP™	*Continuous Non-invasive Arterial Pressure Monitor*

CO_2	dióxido de carbono
CO_2r	reinalação parcial de CO_2
CPA	cor pulmonale agudo
CPAP	*continuous positive airway pressure*
Cpulm	complacência do pulmão isolado
CRF	capacidade residual funcional
csO_2	oxigênio dissolvido no sangue
$C_{tórax}$	complacência da caixa torácica
CTPA	angiografia pulmonar por tomografia computadorizada
CV	sistema cardiovascular
CVC	cateter venoso central
Cvci	índice de colapso pressórico da veia cava superior
$CvCO_2$	conteúdo venoso de dióxido de carbono
$CvCO_2$-$CaCO_2$	diferença entre conteúdo venoso e arterial de CO_2
CvO_2	conteúdo venoso misto

D

D	diâmetro na via de saída do ventrículo esquerdo
DACM	dispositivos de assistência circulatória de longa permanência
DAMPs	*damage-associated molecular patterns*
DAV	dispositivo de assistência ventricular
DAVD	disfunção aguda do ventrículo direito
DAVP	dispositivo de assistência ventricular percutâneo
DC	débito cardíaco
DCcz	débito cardíaco contínuo
DDF	diâmetro diastólico final
DHL	desidrogenase láctica
Dia	diafragma
DIVEd	diâmetro interno do VE na diástole
DNA	síntese de ácido desoxirribonucleico

DO$_2$	oferta de oxigênio
ΔP	delta de pressão
DP	doppler pulsado
dP/dt	variação da pressão sobre a variação do tempo
DPOC	doença pulmonar obstrutiva crônica
DSF	diâmetro sistólico final
TDE	tempo de decaimento exponencial
DTC	doppler transcraniano
dTc-p	gradiente de temperatura central-periférica
DTI	doppler de imagem tecidual
dTp-a	gradiente de temperatura periférica-ambiente
DVE	derivação ventricular externa
DVT	densidade vascular total
DZ	curva de variação da impedância
dZ/dt$_{máx}$	inflexão máxima da primeira derivada da mudança da impedância

E

ECA	enzima de conversão em angiotensina
ECA-2	enzima de conversão em angiotensina ECA
ECG	eletrocardiograma
ECLS	*extracorporeal life support*
ECMO	membrana de oxigenação extracorpórea
ECO	ecocardiograma
ETE	ecocardiograma transesofágico
ETT	ecocardiograma transtorácico
ECR	ensaios clínicos randomizados
EDA	endoscopia digestiva alta
EDC	ecocardiograma Doppler colorido
EEG	eletroencefalograma
EENM	eletroestimulação neuromuscular
ELSO	*extracorporeal life support organization*

EP	embolia pulmonar
EPP	elevação passiva das pernas
ESC	Sociedade Europeia de Cardiologia
ETCO$_2$	*end-tidal carbon dioxide*
ETE	ecocardiograma transesofágico
ETS	*emergency transfusion score*
ETT	ecocardiograma transtorácico
EVI	*ejection velocity index*
Exp	expiração

F

F	volume de fluxo sanguíneo
FA	fechamento da válvula aórtica
FAC	*fractional area change*
FACTT	*fluid and catheter treatment trial*
FC	frequência cardíaca
FDA	*food and drug administration*
FE	fração de ejeção
FEG	fração de ejeção global
FES	*functional electrical stimulation*
FEVE	fração de ejeção do ventrículo esquerdo
FGF	fluxo de gás fresco
FiO$_2$	fração inspirada de oxigênio
FM	fechamento da válvula mitral
FmO$_2$	fração de oxigênio entregue pela membrana
FOP	*forâmen oval patent*
FP	fechamento da válvula pulmonar
Fr	french
FR	frequência respiratória
FRP	frequência de repetição de pulsos
FS	fração de encurtamento
FSC	fluxo sanguíneo cerebral
FT	fechamento da válvula tricúspide

G

GapPCO$_2$(v-a)	gradiente venoarterial de dióxido de carbono

ABREVIAÇÕES E SIGLAS

GC	guanilato ciclase
GEDV	volume diastólico final global
GEF	fração de ejeção global
GPIT	gradiente-pico da insuficiência tricúspide
GTP	gradiente transpulmonar

H

H+	íons de hidrogênio
H_2CO_3	ácido carbônico
H_2O	água
Hb	hemoglobina
HBPM	heparinas de baixo peso molecular
HCO_3^-	bicarbonato
HIC	hipertensão intracraniana
HIPEC	quimioterapia intraperitoneal hipertérmica
HIV	vírus da imunodeficiência humana
HM	*HeartMate*
HNF	heparina não fracionada
HR	*hazard ratio*
HSA	hemorragia subaracnóidea

I

IA	insuficiência aórtica IAo
IAM	Infarto agudo do miocárdio
IAMCST	supradesnivelamento do segmento
IAMSST	sem supradesnivelamento infarto agudo do miocárdio sem supradesnivelamento
IC	Índice cardíaco
IC	insuficiência cardíaca
IC	intervalo de confiança
IC 95%	intervalo de confiança de 95%
ICC	insuficiência cardíaca congestiva
ICVCI	índice de colapsabilidade da veia cava inferior
IDVCI	índice de distensibilidade da veia cava inferior
IITV	volume térmico intratorácico

IL-1β	interleucina 1 beta
IL-6	interleucina 6
IMAO	inibidores da monoamino-oxidase
IMO	insuficiência de múltiplos órgãos
iNOS	*inducible nitric oxide synthase*
Insp	inspiração
INTERMACS	*interagency registry for mechanically assisted circulatory support*
IP	índice de perfusão
IP	índice de pulsatilidade
IP	insuficiência pulmonar
IPP	índice de perfusão periférica
IQR	intervalo interquartil
IRA	insuficiência renal aguda
IRpA	insuficiência respiratória aguda
irpm	incursões respiratórias em um minuto
IRVS	índice de resistência vascular sistêmica
IS	parede inferosseptal
ITBV	volume sanguíneo intratorácico
ITSVD	índice de trabalho sistólico do ventrículo direito
ITSVE	índice de trabalho sistólico do ventrículo esquerdo
ITTV	volume térmico intratorácico
IV	intravenoso
IVCI	índice de variabilidade de veia cava inferior
IVD	insuficiência ventricular direita
IVDFVD	índice de volume diastólico final de ventrículo direito
IVP	índice de variação pletismográfica
IVS	índice de volume sistólico
IVSFVD	índice de volume sistólico final de ventrículo direito
IVT	integral da velocidade-tempo

L

L	comprimento do tubo
LDF	*laser doppler flowmetry*
LiDCO®	*lithium-dilution cardiac output*
LRA	lesão renal aguda
LVAD	dispositivo de assistência ventricular esquerda
LVET	*left ventricular ejection time*

M

Máx.	valor máximo
MCF	força máxima do coágulo
MCT	monocarboxilato
MDFs	*myocardial depressant fator*
ME	morte encefálica
MFI	índice de fluxo da microcirculação
MH	monitorização hemodinâmica
Mín.	valor mínimo
ML	máxima lise
Modo M	modo movimento
MP	*mechanical power*
mPalv	pressão alveolar média
MRM	manobras de recrutamento máximo
MTt	tempo de trânsito médio

N

NADH	redução de dinucleotídicos nicotinamida adenina
NANDA	*North American Nursing Diagnosis Association*
NETs	*neutrophil extracellular traps*
NICO	*non-invasive cardiac output*
niPCA	*non-invasive pulse contour analysis*
NIRS	*near infrared spectroscopy*
NO	óxido nítrico
NOAC	*new oral anticoagulants*
NOi	NO inalatório
NPT	nutrição periférica total
NYHA	*New York Heart Association*

O

O	onda do enchimento ventricular rápido
O_2	oxigênio
OR	*odds ratio* - razão de possibilidade
oxi-Hb	oxi-hemoglobina

P

P	pressão
P1-3	pressão gerada pelo VD, VE e pulmões respectivamente
P50	valor de PaO_2 no qual a SpO_2 se encontra em 50%
PA	pressão arterial
PAD	pressão de átrio direito
PAE	pressão do átrio esquerdo
PAi	pressão arterial invasiva
Palv	pressão alveolar
PAM	pressão arterial média
$PaCO_2$	pressão parcial arterial de dióxido de carbono
PaO_2	pressão parcial arterial de oxigênio
PAP	pressão da artéria pulmonar
PAPM	pressão média na artéria pulmonar
PAPO	pressão de oclusão da artéria pulmonar
PAs	pressão arteria sistólica
PCO_2	pressão parcial de dióxido de carbono
PCP	pressão capilar pulmonar
PCPa	pressão do capilar arterial
PCPv	pressão do capilar venoso
PCR	parada cardiorrespiratória
PD	pressão de distensão
PD	pressão diastólica
Pd_2VD	pressão diastólica final de ventrículo direito
Pd_2VE	pressão de enchimento ventricular esquerdo

Pd_2VE	pressão diastólica final de ventrículo esquerdo
PdAP	pressão diastólica da artéria pulmonar
PDFVD	pressão diastólica final do ventrículo direito
PDFVE	pressão diastólica final do ventrículo esquerdo
PDH	piruvato desidrogenase
PEEP	Pressão expiratória final positiva
PEL	cortes em eixo longo ou longitudinal
$PE_{máx}$	pressão expiratória máxima
PEP	período de pré-ejeção (*pre-ejection period*)
PESI	*Pulmonary Embolism Severity Index*
PET	eixo curto ou transversal
$PgCO_2$	pressão parcial de dióxido de carbono da mucosa gástrica
PHMB	poli-hexanida
P*i*	fosfato inorgânico
PIC	pressão intracraniana
PICC	*peripherally inserted central catheter*
PiCCO®	*pulse index contour cardiac output*
$PI_{máx}$	pressão inspiratória máxima
PIT	*pressão intratecal*
PLR	*passive leg raising*
PMEC	pressão média de enchimento circulatório
PmES	pressão média de enchimento sistêmico
Pmus	relação à pressão muscular
POAP	pressão de oclusão da artéria pulmonar
PO_2	pressão parcial de oxigênio
POCC	pós-operatório cirurgia cardíaca
PP	posição prona
PP	pressão de pulso
PPC	pressão de perfusão cerebral
PPI	pressão de pico inspiratória
Ppl	pressão pleural
Pplat	pressão de platô
$PP_{máx}$	pressão de pulso máxima
$PP_{mín}$	pulso mínima
PPR	posição prona
PPV	proporção dos vasos perfundidos
PRAM	*pressure recording analytical method*
PS	pressão sistólica
PsAP	pressão sistólica de artéria pulmonar
PSD	pressão sanguínea diastólica PD pressão diastólica
$P_{SL}CO_2$	pressão parcial de dióxido de carbono sublingual
PSS	pressão sanguínea sistólica PS pressão sistólica
PSVD	pressão sistólica do ventrículo direito
$PtiO_2$	oximetria cerebral tecidual
Ptm	pressão transmural
PtO_2	pressão tecidual de oxigênio
Ptrans	pressão transmembrana
PTV	volume termal pulmonar
PVC	policloreto de vinila
PVC	pressão venosa central
PVCexp	pressão venosa central expiratória
PVCinsp	pressão venosa central inspiratória
$PvCO_2$	pressão parcial venosa de dióxido de carbono
PVD	ventrículo direito pressão de ventrículo direito
PvMS	pressão venosa sistêmica média
PvO_2	pressão parcial de oxigênio no sangue venoso
PvO_2	pressão parcial venosa mista de oxigênio
PVP	permeabilidade vascular pulmonar
PVP	proporção de vasos perfundidos
PVPI	índice de permeabilidade vascular pulmonar

PVPI	iodopovidona
PVV	padrão de fluxo pelas veias pulmonares
PWTT	*pulse wave transit time*

Q

QoE	*quality of experience*
qsp	quantidade suficiente para

R

r	raio do tubo
R	resistência
r	resistividade do sangue
R0	resistência da circulação pulmonar
RAA	renina-angiotensina-aldosterona
RCP	ressuscitação cardiopulmonar
RESP	*respiratory extracororeal membrane oxygenation survival prediction*
RF	fração residual
RF	responsividade a fluidos
RM	regurgitação mitral
RNA	ácido ribonucleico
RNI	relação internacional normalizada
ROC	*receiver operator characteristic curve*
ROSC	retorno à circulação espontânea
ROTEM®	tromboelastometria rotacional
rpm	respirações por minuto
rpm	*rotações por minuto (rotation per minute)*
RQ	quociente respiratório
RR	risco relativo
RRV	Resistência ao retorno venoso
rSO_2	oximetria cerebral regional
RsV	resistência ao fluxo do sistema venoso
RT	refluxo tricúspide
RT	regurgitação tricúspide
RV	responsividade a volume

RV	retorno venoso
RVP	resistência vascular pulmonar
RVS	resistência vascular sistêmica

S

S	*Spike*
SA	nodo sinoatrial
SAFE	*albumin fluid evaluation*
SaO_2	saturação arterial de oxigênio.
SAVE	*Survival After Veno-arterial ECMO*
SC4C	cortes em quatro câmaras
SCA	síndromes coronarianas agudas
SCPP	perfusão de pressão da medula espinhal
SDMO	síndrome de disfunção de múltiplos órgãos
SDRA	síndrome do desconforto respiratória agudo
SF	soro fisiológico
SG 5%	soro glicosado a 5%
SGF	soro glicofisiológico
SI	*Shock Index*
SIRS	síndrome da resposta inflamatória sistêmica
SIV	septo interventricular
SNC	sistema nervoso central
SNE	sonda nasoenteral
SNG	sonda nasogástrica
SO_2	saturação de oxigênio
SOFA	*Sequential Organ Failure Assessment Score*
SPECT	*single-photon emission computed tomography*
SRA	sistema renina-angiotensina
SSC	*Surviving Sepsis Campaign*
ST IAMCST	infarto agudo do miocárdio com supradesnivelamento do segmento ST
StO_2	saturação tecidual de oxigênio

SvcO$_2$	saturação venosa central de oxigênio	TNF-α	fator de necrose tumoral alfa (do inglês *necrosis factor alpha*
SvO$_2$	saturação venosa mista de oxigênio	TO$_2$	transporte de oxigênio
VVS	variação do volume sistólico	TP	tempo de protrombina
T		TRIV	tempo de relaxamento isovolumétrico
T	tempo de ejeção ventricular	TS	temperatura do sangue
t	P/RVS	TSR	terapia de substituição renal
T	temperatura	TT	transtorácico
T(s)	tempo em segundos	TTM	tempo de trânsito médio
TAC	tempo de aceleração	TTPa	tempo de tromboplastina parcial ativada
TAPSE	excursão sistólica do plano do anel tricúspide	TVP	trombose venosa profunda
TASH	*trauma associated severe hemorrhage*	TX	transplante cardíaco
TC	tempo de coagulação	**U**	
TC	tomografia computadorizada	US	ultrassonografia
TCA	tempo de coagulação ativado	UTI	unidade de terapia intensiva
TCE	trauma cranioencefálico	UTIs	unidades de terapia intensiva
TCIV	tempo de contração isovolumétrico	UTIC	unidades de terapia intensiva cardíacas avançadas
TD	tempo de desaceleração	**V**	
TD	termodiluição	v	velocidade de pico
TDE	tempo de decaimento exponencial	v	velocidade do fluxo sanguíneo
TDI	*tissue doppler imaging*	VA	ECMO venoarterial
TDTP	termodiluição transpulmonar	V0	volume de sangue não estressado
TE	transesofágico	VA	valva aórtica
TEC	tempo de enchimento capilar	VA	venoarterial
TEG®	tromboelastografia	VAD	*ventricular assist device*
TEO$_2$	taxa de extração de oxigênio	VA-ECMO	ECMO venoarterial
TEP	tromboembolismo pulmonar	VAo	valva aórtica
TFI	índice de fluido intratorácico (*thoracic fluid index*)	vAV	válvulas atrioventriculares vAV
TGI	trato gastrintestinal	VC	volume corrente
TGM	terapia guiada por metas	VCI	variabilidade da cava inferior
TGO	terapia guiada por objetivos	VCI	veia cava inferior
TIH	trombocitopenia induzida pela heparina	VCO$_2$	produção de CO$_2$
Tinj	temperatura do injetado	VCR	variação da curva de onda respiratória

VCS	veia cava superior
Vcz	volume sistólico ajustado
VD	ventrículo direito
VDF	volume diastólico final
VDFAD	volume diastólico final do átrio direito
VDFAE	volume diastólico final do átrio esquerdo
VDFG	volume diastólico final global
VDFVD	volume diastólico final de ventrículo direito
VDFVE	volume diastólico final do ventrículo esquerdo
VE	ventrículo esquerdo
VE	volume de sangue estressado
VET	tempo de ejeção ventricular
VF	veia femoral
VFE	veia femoral esquerda
VJI	veia jugular interna
VJID	veia jugular interna direita
VM	valva mitral
VM	ventilação mecânica
$V_{máx}$	variabilidade da velocidade máxima
VNI	ventilação não invasiva
VO_2	consumo de oxigênio
Vpico	variação na velocidade de pico
ΔPP	variação da pressão de pulso
VPP	ventilação por pressão positiva
VPpV	variação da pressão de pulso de valsalva
VPS	variação da pressão sistólica
VRT	velocidade máxima do jato de regurgitação tricúspide

VS	volume sistólico
VSC	veia subclávia
VSCD	veia axilar direita
VSF	volume sistólico final
VSFVD	volume sistólico final de ventrículo direito
VSFVE	volume sistólico final do ventrículo esquerdo
$VS_{máx}$	volume sistólico máximo
$VS_{mín}$	volume sistólico mínimo
VSVD	via de saída do ventrículo direito
VSVE	via de saída do ventrículo esquerdo
VT	valva tricúspide
Vt	volume corrente
VT	volume total
VTI	velocidade integral aortico (*velocity-time integral*)
VTIVSVE	velocidade do fluxo sanguíneo através da via de saída do ventrículo esquerdo
VTr	válvula tricúspide
VV	venovenoso
VVS	variação de volume sistólico
X	
X	reatância
X	relaxamento atrial *x*
Y	
Y	esvaziamento atrial *y*
Z	
Z	impedância
Z0	impedância básica do tórax

PREFÁCIO

Introduzida na década de 1970, a monitorização hemodinâmica à beira do leito passou a ser um recurso cada vez mais utilizado no tratamento de pacientes graves, tornando-se um dos principais emblemas das unidades de terapia intensiva (UTIs).

Ainda em meu período de estudante, na Escola Paulista de Medicina da Universidade Federal de São Paulo, assisti, em 1964, à introdução da medida da pressão venosa central. Foi um sucesso fenomenal, pois proporcionava, de maneira mais objetiva e pouco invasiva, a medida das pressões no átrio direito. Logo depois ocorreu uma verdadeira revolução na abordagem hemodinâmica do paciente grave: a introdução do cateter de Swan-Ganz. A equipe da UTI do Hospital Israelita Albert Einstein, pioneira na utilização dessa nova tecnologia no Brasil, realizou uma série de estudos, apresentando a experiência adquirida em congressos e simpósios e produzindo algumas publicações.

Essa abordagem, à beira do leito, que inicialmente limitava-se à avaliação exclusivamente hemodinâmica, passou a analisar parâmetros de perfusão tecidual, como níveis de lactato, saturação venosa de oxigênio, gradientes de oxigênio e dióxido de carbono, entre outros. Tenho plena convicção de que essa foi uma época áurea que propiciou o entendimento mais profundo sobre o que acontecia do ponto de vista hemodinâmico e no transporte de O_2 nos pacientes críticos.

Posteriormente outros métodos de avaliação do débito cardíaco menos invasivos foram introduzidos, e hoje observa-se nas UTIs uma série de recursos tecnológicos que se renovam a cada dia. Sistemas que analisam as curvas de pressão arterial periférica, associados às medidas bioquímicas do metabolismo tecidual, têm possibilitado a melhora dos resultados do tratamento dos pacientes graves

Mas o que mais aprendemos nesses mais de 50 anos atuando e acompanhando o desenvolvimento e a evolução das UTIs é que os recursos tecnológicos, isoladamente, sempre se constituíram em um "corpo sem alma". A verdadeira alma, tão ou mais importante que a tecnologia é a atuação coordenada e organizada de um time de profissionais da saúde – médicos, enfermeiros, fisioterapeutas etc. –, que, agindo de forma uníssona, com dedicação e envolvimento, tem atingido o seu objetivo fundamental: salvar vidas e melhorar a qualidade de vida dos pacientes graves.

Certamente novos recursos serão desenvolvidos nos próximos anos, envolvendo banco de dados robustos, tecnologia de informação, inteligência artificial etc. Mas nunca, em qualquer época, algo será capaz de substituir o raciocínio clínico, a verdadeira "inteligência natural" dos profissionais da saúde, que, com sua dedicação e seu envolvimento, obterão os melhores resultados no tratamento dos pacientes graves.

Neste livro, por nós editado em colaboração com os colegas Murillo Santucci Cesar de Assunção e Thiago Domingos Correa, os conceitos e as aplicações da monitorização hemodinâmica à beira do leito e os estados de choque são abordados de maneira atualizada, didática, objetiva e repleta de ilustrações. Ficaremos imensamente recompensados se esta edição proporcionar e aprimorar o conhecimento dos profissionais que atuam no tratamento dos pacientes graves.

ELIAS KNOBEL
Verão, 2023

SUMÁRIO

Capítulo 1 Monitorização Hemodinâmica: Princípios Gerais 1

Fernando Gutierrez
Murillo Santucci Cesar de Assunção
Nelson Akamine

Capítulo 2 Anatomia e Fisiologia Cardiovascular: Conceitos Gerais 7

Rodrigo Biondi
Fernando Gutierrez
Nelson Akamine

Capítulo 3 Retorno Venoso: Conceitos e Aplicações 19

Fernando Gutierrez
Nelson Akamine

Capítulo 4 Acesso Venoso Profundo: Tipos de Cateteres, Indicações e Método de
Inserção 29

Carlos Eduardo Saldanha de Almeida
Felipe Souza Lima Vianna
Leonardo Rolim Ferraz

Capítulo 5 Cateter de Artéria Pulmonar 47

Murillo Santucci Cesar de Assunção
Maurizio Cecconi
Ederlon Alves Rezende

Capítulo 6 Abordagem da Pressão Arterial Sistêmica 67

Niklas Söderberg Campos
Guilherme Benfatti Olivato
Bruno Franco Mazza

Capítulo 7 Montagem do Sistema de Monitorização Hemodinâmica Invasivo 75

Giane Leandro de Araújo
Ana Maria Cavalheiro
Raissa Soraya de Oliveira

Capítulo 8 Cateteres de Monitorização de Pressão Invasiva: Cuidados de Enfermagem ... 85

Giane Leandro de Araújo
Magali Aldrin Lopes Marion
Hanna Gabriela Elesbão

Capítulo 9 Termodiluição Transpulmonar...99

Paulo César Gottardo
Patrícia M. Veiga de Carvalho Mello

Capítulo 10 Débito Cardíaco: Análise de Contorno de Pulso 125

Neymar Elias de Oliveira
Suzana Margareth Ajeje Lobo

Capítulo 11 Análise de Contorno de Pulso e Termodiluição Transpulmonar:
Suporte de Enfermagem.. 139

Flavia Zulin
Neide Marcela Lucínio
Marcele Liliane Pesavento

Capítulo 12 Análise de Contorno de Curva de Pletismografia 151

Diná Mie Hatanaka
Carolina Baeta Neves Duarte Ferreira
Murillo Santucci Cesar de Assunção

Capítulo 13 Bioimpedância Torácica..157

Décio Diament
Antonio Cláudio do Amaral Baruzzi

Capítulo 14 Ecocardiografia em Pacientes Graves 167

Carolina Baeta Neves Duarte Ferreria
Diná Mie Hatanaka
Marcello Fonseca Salgado Filho

Capítulo 15 Abordagem Hemodinâmica pela Ecocardiografia 195

Dalton de Souza Barros
Ricardo Luiz Cordioli
Dante Moreira Lima

Capítulo 16 Classificação dos Estados de Choque.. 215

Thiago Domingos Corrêa
Nelson Akamine
Elias Knobel

Capítulo 17 Epidemiologia do Choque... 231

Flávio Eduardo Nácul
Rui Moreno
Thiago Domingos Corrêa

Capítulo 18 Transporte, Oferta e Consumo de Oxigênio...237

Thiago Domingos Corrêa
Renan Sandoval de Almeida
Murillo Santucci Cesar de Assunção

Capítulo 19 Avaliação do Lactato em Pacientes Graves 249

Murillo Santucci Cesar de Assunção
Alejandra Del Pilar Gallardo Garrido
Jean-Louis Vincent

Capítulo 20 Interpretação dos Gradientes Sanguíneos e Teciduais de CO_2........................ 261

Gilberto Friedman
Elias Knobel

Capítulo 21 Monitorização da Microcirculação à Beira do Leito 269

Roberto Rabello Filho
Thiago Domingos Corrêa
Arnaldo Dubin

Capítulo 22 Variáveis Macro e Micro-hemodinâmicas no Choque..281

Murillo Santucci Cesar de Assunção
Gustavo Potratz Gonçalves

Capítulo 23 Metas do Tratamento do Choque...305

Murillo Santucci Cesar de Assunção
Fábio Barlem Hohmann
Fabio Tanzillo

Capítulo 24 Responsividade à Infusão de Fluidos 321

Renato Carneiro de Freitas Chaves
Luiz Marcelo de Sá Malbouisson
João Manoel Silva Jr

Capítulo 25 Drogas Vasoativas 343

Guilherme Benfatti Olivato
Rodrigo Martins Brandão
Leonardo Rolim Ferraz

Capítulo 26 Interação Cardiopulmonar 355

Glauco Adrieno Westphal
Alexandre Marini Ísola

Capítulo 27 Disfunção Aguda do Ventrículo Direito 377

Nair Naiara Barros de Vasconcelos
Helio Penna Guimaraes
Elias Knobel

Capítulo 28 Choque Cardiogênico 389

Leonardo Nicolau Geisler Daud Lopes
Elias Knobel
Hélio Penna Guimarães

Capítulo 29 Sepse e Choque Séptico 407

Mayara Laíse Assis
Murillo Santucci Cesar de Assunção

Capítulo 30 Disfunção Cardiovascular na Sepse 427

Renan Sandoval de Almeida
Ricardo Luiz Cordioli
Elias Knobel

Capítulo 31 Tromboembolismo Pulmonar 439

Hélio Penna Guimarães
Nair Naiara Barros de Vasconcelos
Antonio Cláudio do Amaral Baruzzi

Capítulo 32 Choque Neurogênico 457

Felipe Souza Lima Vianna
Gisele Sampaio
Paula Rodrigues Sanches

Capítulo 33 Choque Hipovolêmico 465

Roseny dos Reis Rodrigues
Haggeas Fernandes
Guilherme Martins de Souza

Capítulo 34 Choque Refratário: Suporte Hemodinâmico...473

Leandro Taniguchi
Roberto Rabello
Thiago Domingos Corrêa

Capítulo 35 Membrana de Oxigenação Extracorpórea: Componentes do Circuito, Modalidades, Indicações e Fisiologia..481

Pedro Paulo Zanella do Amaral Campos
Bruno de Arruda Bravim
Thiago Domingos Corrêa

Capítulo 36 Membrana de Oxigenação Extracorpórea: Manejo e Complicações..............501

Pedro Paulo Zanella do Amaral Campos
Bruno de Arruda Bravim
Thiago Domingos Corrêa

Capítulo 37 Membrana de Oxigenação Extracorpórea: Cuidados de Fisioterapia............521

Karina Tavares Timenetsky
Cilene Saghabi
Ricardo Kenji Nawa

Capítulo 38 Membrana de Oxigenação Extracorpórea: Cuidados de Enfermagem........529

Marcele Liliane Pesavento
Vinicius Barbosa da Cunha
Filipe Utuari de Andrade Coelho

Capítulo 39 Suporte Circulatório Mecânico 543

Sandrigo Mangini
Flávio de Souza Brito
Samuel Padovani Steffen
Fabio Antonio Gaiotto

Capítulo 40 Cuidados de Enfermagem com Balão Intra-aórtico...563

Anderson Fava
Érica Kumoto
Bianca Reyez Murano

Capítulo 41 Cuidados de Enfermagem no Paciente com Choque...573

Mariana Fernandes Cremasco de Souza
Mauro Ricardo Ribas
Renata Andrea Pietro Pereira Viana

Capítulo 42 Síndrome do Desconforto Respiratório Agudo: Monitorização Hemodinâmica 579

Ary Serpa Neto
Felipe Saddy
Carmen Sílvia Valente Barbas

Capítulo 43 Monitorização Hemodinâmica no Paciente com Hipertensão Intracraniana 593

Paula Rodrigues Sanches
Polyana Vulcano de Toledo Piza
Felipe Souza Lima Vianna

Capítulo 44 Monitorização Hemodinâmica do Paciente no Perioperatório 605

João Manoel Silva Jr
Suzana Margareth Ajeje Lobo

Capítulo 45 Fisioterapia no Paciente Hemodinamicamente Instável 623

Denise Carnieli Cazati
Renata Lopes Pereira

Capítulo 46 Drogas Vasoativas: Diluições e Cuidados 631

Giovana Roberta Zelezoglo
Silvana Maria de Almeida

Capítulo 47 Drogas Vasoativas: Estabilidade e Compatibilidades 647

Lígia Regina Prystaj Colombo
Tatiana Aporta Marins

Índice Remissivo 651

1

Monitorização Hemodinâmica
Princípios Gerais

Fernando Gutierrez
Murillo Santucci Cesar de Assunção
Nelson Akamine

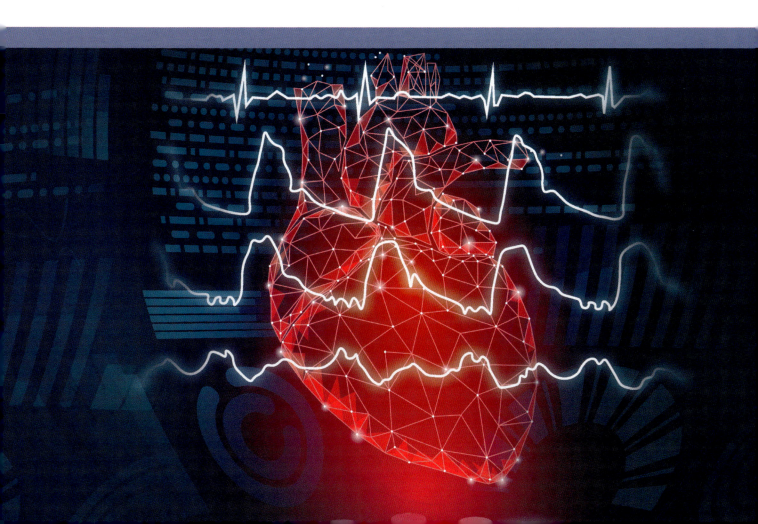

DESTAQUES

- Monitorizar é a essência da terapia intensiva. O exercício da monitorização deve ser o resultado da integração entre a tecnologia e o profissional de saúde;
- Monitorização hemodinâmica é, em essência, observar o movimento do sangue pelo corpo, seus determinantes e suas consequências;
- Os principais componentes do sistema cardiovascular são: o volume de sangue circulante efetivo (volume estressado), as bombas (coração direito e esquerdo), os vasos sanguíneos e a resistência vascular;
- O aparelho cardiovascular funciona como um sistema em alça fechada;
- O sangue se movimenta por gradientes de pressão gerados pelo coração direito e esquerdo, pelos pulmões e vasos sanguíneos e por suas características físicas (complacência e elastância);
- A frequência cardíaca é fundamental para manter um débito cardíaco adequado, uma vez que o coração direito e esquerdo geram pressões de maneira cíclica;
- A monitorização hemodinâmica, isoladamente, não modifica o desfecho clínico do paciente grave. Uma intervenção determinada pela monitorização é que pode interferir ou não;
- A monitorização hemodinâmica pode ser especialmente útil quando utilizada de maneira precoce em relação ao desenvolvimento das disfunções orgânicas. Monitorizar é a essência da medicina intensiva, e a monitorização hemodinâmica é uma das principais atividades desenvolvidas em uma unidade de terapia intensiva.

INTRODUÇÃO

Pelo menos um terço dos pacientes internados em unidade de terapia intensiva (UTI) evoluem com choque;[1] por isso, a observação continuada do funcionamento do sistema cardiovascular (CV) e de seus componentes permite a identificação de potenciais alvos terapêuticos do paciente crítico. Isso mostra que a MH desempenha um papel fundamental na UTI.

De maneira simplificada, pode-se dizer que a MH utilizada em dois cenários frequentes nas UTI:

Em caso de choque já estabelecido, a monitorização hemodinâmica (MH) permite identificar processos fisiopatológicos envolvidos e traçar intervenções mais seguras e apropriadas; com caráter preventivo em pacientes que apresentam risco de evoluir com choque, mas que ainda não desenvolveram disfunção orgânica.

Esta última situação é representada pela MH no pré e/ou no pós-operatório do paciente cirúrgico de alto risco. A identificação e a correção de variáveis hemodinâmicas e de oxigenação alteradas podem impedir que o paciente evolua com hipoperfusão e consequente disfunção orgânica.

DEFINIÇÃO

O verbo monitorizar significa vigiar (algo) visando a determinado fim. Assistir, observar, verificar de perto ou continuamente (p. ex., monitorizar os sinais vitais de um paciente).[2] Um monitor no ambiente de UTI pode ser definido como um dispositivo para observar ou medir uma condição ou função biologicamente importante. Monitorizar um paciente com risco de desenvolver disfunções orgânicas ou com essas disfunções já estabelecidas é uma das essências das UTI's, criadas basicamente para atender a necessidade desses pacientes.

Os equipamentos de uma UTI podem facilitar enormemente a monitorização dos pacientes. Entretanto, apesar do atual avanço tecnológico, existem armadilhas que podem prejudicar a monitorização adequada de um paciente no ambiente da terapia intensiva. Uma delas é a ideia de que novas tecnologias e equipamentos são os maiores determinantes de qualidade, desempenho e resultado do cuidado do paciente. Na verdade, sem a presença do médico e de outros profissionais de saúde, esses equipamentos não são capazes de modificar a evolução dos pacientes graves.[3]

Monitorizar a hemodinâmica do paciente grave é observar e medir continuamente o movimento do sangue (hemo: sangue; dinâmica: movimento). O objetivo da monitorização hemodinâmica (MH) é quantificar as forças e/ou mecanismos que mantêm o fluxo de sangue pelo sistema CV. A função desse sistema é fornecer oxigênio aos tecidos e nutrientes ao metabolismo celular.

FISIOLOGIA APLICADA

Como o movimento do sangue no corpo humano é representado pelo débito cardíaco (DC), não é infrequente que a expressão "monitorização hemodinâmica" seja usada como sinônimo de sua medição. Entretanto, a MH do paciente grave não deve ser limitada apenas a essa medida. O funcionamento adequado do sistema CV é o resultado de uma complexa interação entre vários componentes. Diversas variáveis fisiológicas, quando medidas e analisadas, principalmente de maneira combinada, podem gerar informações de extrema importância para a avaliação do DC e da hemodinâmica do paciente grave.[4]

De maneira simplificada, pode-se dizer que os principais componentes desse sistema são: o volume circulante efetivo (sangue), as bombas (coração direito e esquerdo), os vasos sanguíneos com suas características (principalmente complacência e elastância) e a resistência do sistema (resistência vascular pulmonar e sistêmica; Figura 1.1). A interação entre esses componentes é o que promove o movimento do sangue no corpo, isto é, o DC. A MH é, portanto, a observação e a análise de funcionamento de todos os componentes do sistema CV.

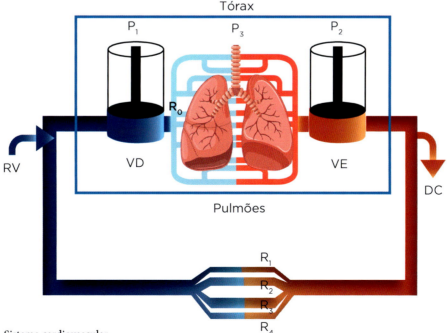

FIGURA 1.1 Sistema cardiovascular.

VD: ventrículo direito; **VE:** ventrículo esquerdo; **P1-3:** pressão gerada pelo VD, VE e pulmões respectivamente; R_0: resistência da circulação pulmonar (órgão único) que tende a se manter sempre baixa, R_1-N: diferentes resistências na circulação sistêmica que se modificam, determinando diferentes fluxos em diferentes órgãos; **DC:** débito cardíaco; **RV:** retorno venoso.

Quando se observa a história da MH, nota-se claramente uma mudança na leitura da fisiologia CV. Por exemplo, a introdução do cateter de artéria pulmonar (CAP) na prática médica é direcionada a pacientes cardiopatas agudos, e as medidas das pressões intracardíacas, em especial a pressão de oclusão da artéria pulmonar (POAP), eram o principal objetivo.[5] A importância do ventrículo direito (VD) foi negligenciada durante muitos anos, sendo a função do coração como bomba fundamentalmente atribuída ao ventrículo esquerdo (VE).[6]

Atualmente, a MH exige a compreensão do sistema CV como um sistema de gradientes de pressão produzidos essencialmente por duas bombas colocadas em série (VD e VE) e que geram pressão de maneira cíclica ou pulsada, e não continuamente. Assim, a frequência cardíaca (FC) é fundamental para manter o sistema em funcionamento.

Além do coração, os pulmões também podem ser considerados unidades geradoras de pressão (ainda que baixas pressões) durante o ciclo respiratório,[7,8] seja na respiração espontânea, quando geram pressão negativa em relação à pressão atmosférica, seja quando ventilados com pressão positiva, como no caso de muitos pacientes internados na UTI que ficam acoplados a ventilação mecânica.

O conceito de que o sistema CV funciona como uma "alça fechada" reforça a importância do retorno venoso, uma vez que este deve ser igual ao DC.[9-11] Como o sangue se movimenta por gradientes de pressão e de maneira pulsada, pode-se concluir que o DC é consequência das diferentes pressões nesse sistema e da frequência com que esses gradientes são gerados cardíaca (FC). Portanto, a monitorização das pressões geradas no sistema CV e da frequência com que são geradas, pode ser tão ou mais importante que a própria estimativa do DC.

EVIDÊNCIAS CLÍNICAS

Desde a década de 1980, questionamentos sobre o valor da MH promovem o desenvolvimento de diversos estudos que, equivocadamente, tentam mostrar a eficácia e segurança dessa prática.[12-17] Agências reguladoras propuseram a realização de ensaios clínicos randomizados (ECR) para demonstrar a eficácia e/ou segurança da MH no paciente grave e em populações específicas.[18,19] Hoje, porém, sabe-se que nem ECR nem revisões sistemáticas com metanálises são ferramentas adequadas para realizar essas avaliações. Esses desenhos de estudo são mais bem aplicados para a avaliação de uma intervenção.

Monitorizar é uma ação definida por observação e medidas contínuas de variáveis biológicas; então, apenas monitorizar não é suficiente para modificar a evolução de um paciente grave. A intervenção decidida a partir do dado observado é que vai definir algum impacto.[20]

Para que um exercício de monitorização contribua para a melhora clínica de um paciente grave, uma série de condições deve ser atendida:

- **Acurácia:** a medida ou observação contínua deve gerar um dado confiável. Isto é, uma medida de pressão arterial deve refletir a verdadeira pressão arterial do paciente;

- **Interpretação:** ainda que diante de imprecisões, uma variável biológica deve ser corretamente medida e interpretada. No caso da monitorização do paciente grave, é necessário ter compreensão ampla e profunda da fisiologia por trás da variável biológica medida e da condição atual que o paciente se encontra;

- **Intervenção adequada:** se a monitorização gerar medidas acuradas e interpretadas da maneira correta, o paciente deverá ser submetido a intervenção comprovadamente eficaz.[21]

EVOLUÇÃO DA MONITORIZAÇÃO HEMODINÂMICA

Se a compreensão da fisiologia CV do paciente grave e a interpretação das evidências na literatura científica modificaram com o passar do tempo, é natural que esta população submetida à MH também tenha mudado. A estimativa do DC à beira do leito por meio da tecnologia de termodiluição pulmonar com o uso de cateter fluxo dirigido foi um dos marcos da MH na medicina intensiva.[4,22] Entretanto, quando se compararam essas referências com as publicações mais atuais, diversas diferenças ficam evidentes. No início da década de 1970, por exemplo, os principais candidatos a MH eram os pacientes cardiopatas agudos (síndromes coronarianas agudas e insuficiência cardíaca aguda). Atualmente, a MH se expandiu a outros pacientes em condições de choque circulatório além do exclusivamente cardiogênico. Pacientes com sepse, trauma e especialmente pacientes cirúrgicos de alto risco demonstraram o potencial benefício da MH, principalmente quando utilizada de maneira precoce em relação a prevenção e progressão das disfunções orgânicas.[23]

Outra mudança que a MH sofreu ao longo dos anos foi a ampliação de tecnologias e equipamentos. Nos dias atuais, estimativas de DC podem ser obtidas por técnicas de análise de contorno de pulso arterial, pelo método de termodiluição transpulmonar, pelo método doppler esofágico, pela ecocardiografica, pela bioimpedância, pela bioreactância e também pela análise do contorno da curva pletismográfica. A grande difusão da utilização da ecografia (especialmente pulmonar) nas UTI também tem se mostrado de enorme valor na MH do paciente grave.[24] Mais recentemente, a utilização de *big data* e *learning machine* tem proporcionado o desenvolvimento de tecnologias que tentam prever, por meio da monitorização de variáveis simples, alterações hemodinâmicas importantes antes que elas aconteçam.[25]

CONSIDERAÇÕES FINAIS

Ao longo dos anos, a MH tem evoluído na tentativa de auxiliar na compreensão e no tratamento do paciente grave. Entretanto, se o objetivo do sistema CV é fornecer aos tecidos oxigênio e nutrientes para o metabolismo celular, e sabe-se que isso ocorre nos capilares, é importante reconhecer que a MH praticada atualmente à beira do leito pode contribuir de modo parcial nesse processo.

A MH reconhece seus limites de atuação na microcirculação. Modificações de variáveis da fisiologia CV não necessariamente determinam um impacto positivo na microcirculação e na perfusão dos tecidos. A prática dentro das UTI's compreende que alvos de ressucitação hemodinâmica, como POAP, pressão venosa central (PVC), DC ou mesmo a oferta de oxigênio (DO_2), não são o bastante. O que se busca é a chamada coerência hemodinâmica entre a modificação da fisiologia CV e a melhora em parâmetros perfusionais.[26,27]

A microcirculação ainda está distante de poder ser amplamente monitorizada de maneira prática, simples e eficaz à beira do leito. Enquanto isso, o conhecimento da fisiologia CV aplicado na MH, o uso criterioso da literatura científica e a presença do médico ao lado do paciente grave ainda são os melhores instrumentos para se trabalhar.

REFERÊNCIAS

1. Sakr Y, Reinhart K, Vincent JL, Sprung CL, Moreno R, Ranieri VM et al. Does dopamine administration in shock influence outcome? Results of the Sepsis Occurrence in Acutely Ill Patients (SOAP) Study. Crit Care Med. 2006;34:589-97.

2. Google Dicionário. Disponível em: https://www.google.com/search?q=dicionario&rlz=1C5CHFA_enBR843BR844&oq=dicionario&aqs=chrome..69i57j69i59j0i271l2j69i60j69i61l2.3058j0j9&sourceid=chrome&ie=UTF-8#dobs=monitorar. Acesso em: 12/12/2020.

3. Squara P, Waldmann C. Toward intelligent hemodynamic monitoring: a functional approach. Cardiol Res Pract. 2012;2012:630828.

4. Vincent JL, Rhodes A, Perel A, Martin GS, Della Rocca G, Vallet B et al. Clinical review: update on hemodynamic monitoring – a consensus of 16. Crit Care. 2011;15(4):229.

5. Swan HJC, Ganz W, Forrester J, Marcus H, Diamond G, Chonette D. Catheterization of the heart in man with use of a flow-directed balloon-tipped catheter. N Eng J Med. 1970;283:447-51.

6. Harjola VP, Mebazaa A, Čelutkienė J, Bettex D, Bueno H, Chioncel O et al. Contemporary management of acute right ventricular failure: a statement from the Heart Failure Association and the Working Group on Pulmonary Circulation and Right Ventricular Function of the European Society of Cardiology. Eur J Heart Failure. 2016;18:226-41.

7. Pinsky MR. Cardiopulmonary interactions: physiologic basis and clinical applications. Ann Am Thorac Soc. 2018;(Suppl 1):S45-8.

8. Magder SA. The ups and downs of heart rate. Crit Care Med. 2012;40(1):239-45.

9. Magder S. Volume and its relationship to cardiac output and venous return. Crit Care. 2016;20:271.

10. Magder S. More respect for the CVP. Inten Care Med. 1998;24:651-3.

11. Akamine N, Knobel E. Conceitos essenciais: anatomia e fisiologia cardiovascular. In: Knobel E. Monitorização hemodinâmica no paciente grave. São Paulo: Atheneu; 2013.

12. Valentine RJ, Duke ML, Inman MH, Grayburn PA, Hagino RT, Kakish HB et al. Effectiveness of pulmonary artery catheters in aortic surgery: a randomized trial. J Vasc Surg. 1998;27(2):203-11.

13. Rhodes A, Cusack RJ, Newman PJ, Grounds RM, Bennett ED. A randomised, controlled trial of the pulmonary artery catheter in critically ill patients. Intensive Care Med. 2002;28(3):256-64.

14. Sandham JD, Hull RD, Brant RF, Knox L, Pineo GF, Doig CJ et al. Canadian Critical Care Clinical Trials Group. A randomized, controlled trial of the use of pulmonary-artery catheters in high-risk surgical patients. N Engl J Med. 2003; 348(1):5-14.

15. Richard C, Warszawski J, Anguel N, Deye N, Combes A, Barnoud D et al. French Pulmonary Artery Catheter Study Group. Early use of the pulmonary artery catheter and outcomes in patients with shock and acute respiratory distress syndrome: a randomized controlled trial. JAMA. 2003;290(20):2713-20.

16. Harvey S, Harrison DA, Singer M, Ashcroft J, Jones CM, Elbourne D et al. PAC-Man study collaboration. Assessment of the clinical effectiveness of pulmonary artery catheters in management of patients in intensive care (PAC-Man): a randomised controlled trial. Lancet. 2005;366(9484):472-7.

17. Wheeler AP, Bernard GR, Thompson BT, Schoenfeld D, Wiedemann HP, deBoisblanc B et al. Pulmonary-artery versus central venous catheter to guide treatment of acute lung injury. N Engl J Med. 2006;354(21):2213-24.

18. Bernard GR, Sopko G, Cerra F, Demling R, Edmunds H, Kaplan S et al. Pulmonary artery catheterization and clinical outcomes: National Heart, Lung, and Blood Institute and Food and Drug Administration Workshop Report. Consensus Statement. JAMA. 2000;283(19):2568-72.

19. Harvey S, Stevens K, Harrison D, Young D, Brampton W, McCabe C et al. An evaluation of the clinical and cost-effectiveness of pulmonary artery catheters in patient management in intensive care: a systematic review and a randomised controlled trial. Health Technol Assess. 2006;10(29).

20. Jain M, Canham M, Upadhyay D, Corbridge T. Variability in interventions with pulmonary artery catheter data. Intensive Care Med. 2003;29(11):2059-62.

21. Vincent JL. Measure, interpret, apply – the MIA rule in critical care monitoring. Br J Anaesth. 2016;117(5): 557-8.

22. Forrester JS, Ganz W, Diamond G, McHugh T, Chonette DW, Swan HJ. Thermodilution cardiac output determination with a single flow-directed catheter. Am Heart J. 1972;83(3):306-11.

23. Cecconi M, De Backer D, Antonelli M, Beale R, Bakker J, Hofer C et al. Consensus on circulatory shock and hemodynamic monitoring. Task force of the European Society of Intensive Care Medicine. Intensive Care Med. 2014;40(12): 1795-815.

24. Saugel B, Vincent JL. Cardiac output monitoring: how to choose the optimal method for the individual patient. Curr Opin in Crit Care. 2018;24(3):165-72.

25. Yoon JH, Pinsky MR. Predicting adverse hemodynamic events in critically ill patients. Curr Opin Crit Care. 2018;24(3):196-203.

26. Ince C. Hemodynamic coherence and the rationale for monitoring the microcirculation. Crit Care. 2015;19(Suppl 3):S8.

27. Bennett VA, Vidouris A, Cecconi M. Effects of fluids on the macro- and microcirculations. Crit Care. 2018;22(1):74.

2

Anatomia e Fisiologia Cardiovascular
Conceitos Gerais

Rodrigo Biondi
Fernando Gutierrez
Nelson Akamine

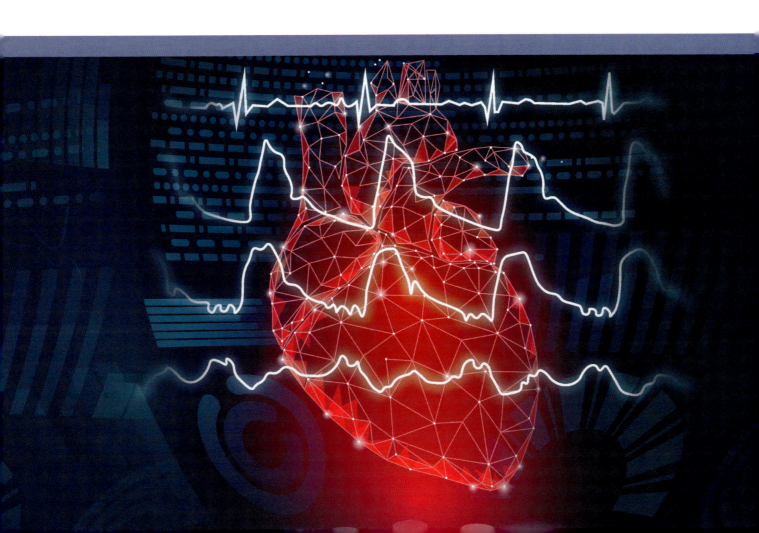

DESTAQUES

- O débito cardíaco é um dos parâmetros mais importantes na monitorização hemodinâmica. É o principal determinante do fluxo sanguíneo sistêmico;
- A circulação sistêmica opera em ambiente de alta pressão, enquanto a circulação pulmonar trabalha em sistema de baixa pressão;
- A curva pressão-volume mostra de maneira didática as relações entre os volumes durante o ciclo cardíaco e as interações entre contratilidade, pré-carga e fração de ejeção ventricular;
- Entre os determinantes do débito cardíaco estão a pré-carga, a pós-carga e a contratilidade. O reconhecimento de qual desses componentes está comprometido durante o choque é essencial para o diagnóstico e o manejo terapêutico adequados;
- A lei de Frank-Starling determina que o débito cardíaco está intrinsecamente associado à taxa de retorno do sangue ao coração em virtude da alteração da pré-carga.

INTRODUÇÃO

O principal papel da medicina intensiva é reverter situações de risco e evitar a morte de pacientes com doença aguda. Para tratamento ou intervenção adequados é necessário estabelecer o diagnóstico mais preciso possível. A disfunção do sistema cardiovascular é um dos principais problemas que demandam atuação do intensivista. Assim, a monitorização hemodinâmica (MH) adequada e no tempo certo é primordial no atendimento do paciente gravemente enfermo, e a utilização dos recursos disponíveis de forma judiciosa permitirá ao médico guiar o tratamento, com maiores chances de sucesso.

A MH pode ser intrigante ao profissional de saúde em um primeiro momento. Vários dispositivos de monitorização são utilizados para avaliação dos mais diversos parâmetros, muitas vezes correlacionados e com necessidade de interpretação em conjunto. Somente com amplo conhecimento da anatomia e fisiologia do sistema cardiovascular será possível compreender e interpretar os dados fornecidos e obtidos pela ferramenta(s) empregada(s).

Este capítulo tem o objetivo de revisar conceitos básicos relacionados à fisiologia do sistema cardiovascular a fim de permitir captura e interpretação adequadas da MH avançada.

capítulo 2 — ANATOMIA E FISIOLOGIA CARDIOVASCILAR – CONCEITOS GERAIS

OBJETIVO DO SISTEMA CARDIOVASCULAR

A função da circulação é prover as necessidades metabólicas do organismo por meio do transporte de oxigênio e nutrientes, além da remoção dos resíduos provenientes do metabolismo orgânico. O ambiente apropriado em todos os fluidos dos tecidos do organismo é essencial para a sobrevivência e o funcionamento ideal das células. Portanto, o conhecimento sobre o funcionamento e as alterações desse sistema permitirão ao intensivista a manutenção da oferta de oxigênio (DO_2) adequada à necessidade orgânica.

ANATOMIA FUNCIONAL

Para exercer as funções descritas anteriormente, o sistema formado basicamente pelo coração e vasos trabalha de forma interdependente, mas sofre influência de vários outros sistemas, como renal, endócrino e respiratório. A relação íntima do coração com os pulmões dentro da caixa torácica gera forte impacto na dinâmica funcional desse sistema, especialmente no paciente grave.

O coração, apesar de anatomicamente ser um único órgão, trabalha funcionalmente com duas "bombas separadas" em um sistema fechado com sincronia perfeita: coração direito, que recebe o sangue do retorno venoso e ejeta para circulação pulmonar; e coração esquerdo, que recebe esse sangue oxigenado e o envia à circulação sistêmica (Figura 2.1).[1]

O sistema direito opera com baixas pressões, enquanto o esquerdo tem altas pressões a fim de vencer a pós-carga ventricular. A massa muscular é bastante diferente entre o ventrículo direito (VD) e o ventrículo esquerdo (VE). Enquanto o VD apresenta camada muscular adelgaçada, o VE apresenta musculatura hipertrofiada, o que também demanda alto consumo de oxigênio VO_2 para sua contração. Como consequência, qualquer situação que gere aumento na pressão a montante do VD (embolia pulmonar, pressão positiva ao final da expiração (PEEP, do inglês, *positive end expiratory pressure*) elevada, hipoxemia grave) irá acarretar queda na ejeção do sangue para a circulação pulmonar e consequente redução do débito cardíaco (DC)[2,3] (Figura 2.2). Os ventrículos trabalham de forma interdependente. Assim, associado ao fato de tratar-se de sistema fechado, mesmo com o VE em bom funcionamento, o DC diminuirá se o VD apresentar falha funcional.

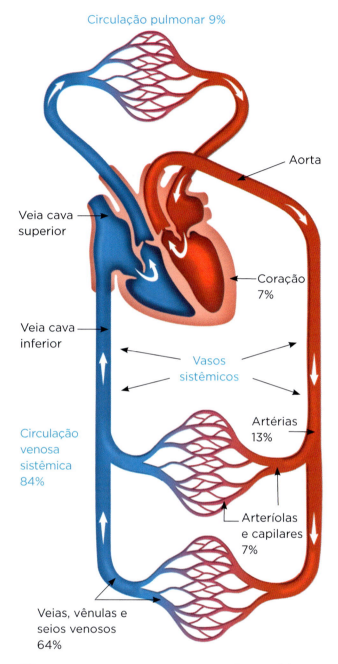

FIGURA 2.1 Composição anátomo-funcional do coração e sistema vascular.[1]

Cada uma dessas bombas é formada por um átrio e um ventrículo, separados pelas válvulas tricúspide à direita e mitral à esquerda e por um forte sistema fibroso de sustentação. O músculo cardíaco é um sincício, com comunicação entre as células pelas *gap junctions*, permitindo, assim, rápida difusão de íons e potencial de ação.

Na verdade, há dois sistemas de sincícios diferentes, um dos átrios e outro dos ventrículos, e o impacto disso na fisiologia é que o potencial de ação iniciado no

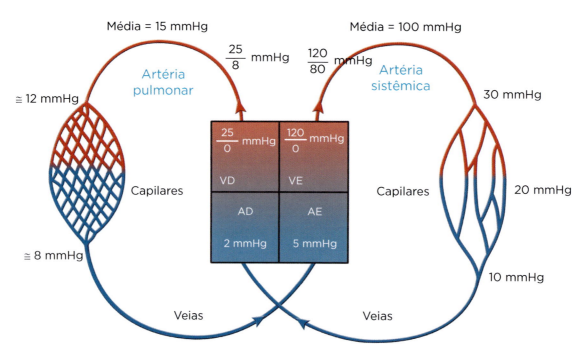

FIGURA 2.2 Comparação das pressões sistêmicas e pulmonares e sua interação com os ventrículos.[2]
VD: ventrículo direito. VE: **ventrículo** esquerdo. AD: átrio direito. AE: átrio esquerdo.

átrio não se propaga facilmente aos ventrículos. Para tanto é necessário um feixe atrioventricular para essa função, o que permite que os átrios tenham uma contração poucos milissegundos à frente dos ventrículos. Essa contração ocorre de forma contínua e cíclica, determinando o chamado ciclo cardíaco.

CICLO CARDÍACO

O ciclo cardíaco se inicia na contração ventricular e termina na contração seguinte. Sua duração total depende da frequência cardíaca (FC). Ambos os átrios e ventrículos apresentam contração (sístole) e relaxamento (diástole), período no qual ocorrem o retorno venoso e o enchimento dos ventrículos. Em casos de taquicardias extremas não há tempo suficiente para o enchimento diastólico para o retorno venoso, havendo um consequente impacto no DC.

A sístole atrial ocorre cerca de 0,1 segundo antes da ventricular, ajudando no enchimento ventricular ainda em diástole. Os átrios, portanto, funcionam como bombas primárias para auxiliar no enchimento ventricular. Cerca de 80% do sangue entra nos ventrículos de forma passiva, mas os 20% restantes ocorrem pela sístole atrial. Por esse motivo, pode ocorrer queda do DC em casos de arritmias atriais, mesmo se a resposta ventricular se mantiver estável. Entretanto, em pacientes com função ventricular normal e em repouso, 20% de débito provenientes dos átrios não geram impacto significativo no fluxo cardíaco.

A Figura 2.3 demonstra os eventos cardíacos do coração esquerdo de forma esquemática.[4] Cabe salientar que, apesar das diferenças funcionais entre os lados direito e esquerdo, o coração é atendido pelo mesmo sistema de condução elétrica, o que faz com que os eventos mecânicos ocorram de forma quase simultânea entre os lados.

Ao iniciar a análise sequencial do ciclo observa-se que a diástole ventricular começa com a abertura das válvulas atrioventriculares (vAV). Quando a pressão ventricular cai abaixo da pressão atrial, essas válvulas se abrem e inicia o enchimento ventricular, ainda de forma passiva, e muito rápida, com o sangue previamente armazenado nos átrios (fase de enchimento rápido). A sístole atrial, representada no eletrocardiograma (ECG) pela onda P, termina a fase da diástole ventricular e ejeta os 20% finais de sangue. O volume sanguíneo nos ventrículos neste momento é chamado de volume diastólico final (VDF). A contração atrial pode ser vista na figura na onda de pressão jugular pela "onda a", no lado direito, e pela "onda A", no apex-cardiograma (ou em uma curva de cateter de artéria pulmonar). Em seguida acontece a sístole ventricular, representada pelo complexo QRS no ECG. Pelo au-

capítulo 2 — ANATOMIA E FISIOLOGIA CARDIOVASCILAR – CONCEITOS GERAIS

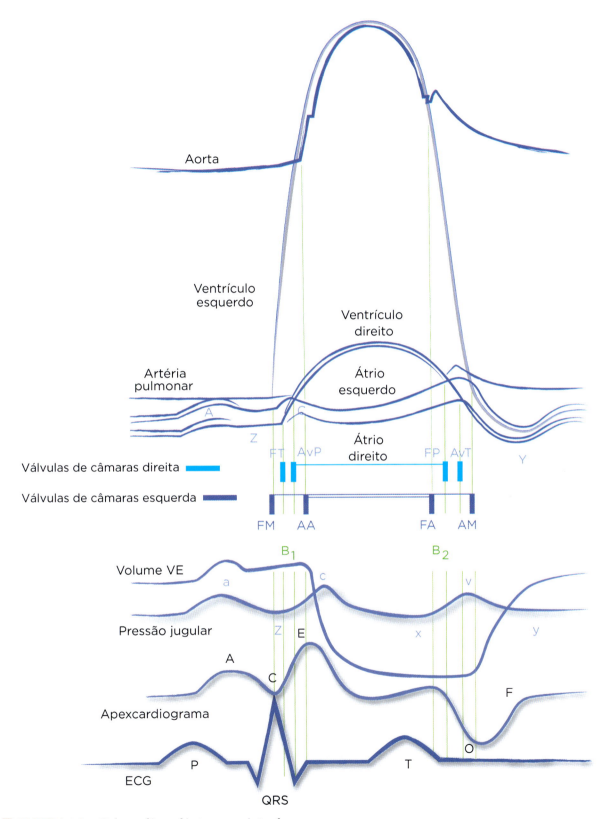

■ **FIGURA 2.3** Ciclo cardíaco elétrico e mecânico.³

FM: fechamento da válvula mitral; **AA**: abertura da válvula aórtica; **FA**: fechamento da válvula aórtica; **AM**: abertura da válvula mitral; **FT**: fechamento da válvula tricúspide; **AvT**: abertura da válvula tricúspide; **AvP**: abertura da válvula pulmonar; **FP**: fechamento da válvula pulmonar; **B**: bulha; **VE**: ventrículo esquerdo; **ECG**: eletrocardiograma; **a**: onda do enchimento ventricular produzido pela sístole atrial; **c**: onda da sístole ventricular; **E**: ponto sistólico ventricular; **O**: onda do enchimento ventricular rápido; **F**: onda de início do enchimento ventricular lento; **X**: relaxamento atrial; **Y**: esvaziamento atrial.

mento na pressão ventricular, ocorre o fechamento das válvulas AV.

No curto período em que as válvulas pulmonares e aórtica ainda permanecem fechadas, ocorre a chamada fase de contração isovolumétrica, com rápido aumento da pressão sem qualquer alteração nos volumes ventriculares. Essa contração gera elevação das válvulas AV em direção aos átrios, formando a "onda c" no pulso jugular. Quando há abertura da válvula aórtica, ocorre a fase de ejeção. Na fase inicial, o sangue entra na aorta exercendo grande pressão; e a pressão sistólica de pico ocorre quando as pressões ventricular e aórtica atingem seu valor máximo. A partir daí a pressão começa a diminuir até o ponto em que a pressão ventricular cai abaixo da aórtica. Nesse momento a válvula aórtica fecha e pode-se observar o nó dicrótico na curva da pressão arterial. O sangue remanescente em cada ventrículo é chamado de volume sistólico final (VSF).

Próximo ao final da contração ventricular tem-se a "onda v" na curva da pressão jugular. Ela corresponde ao fluxo lento de sangue das veias para os átrios, enquanto as válvulas AV estão fechadas durante a contração ventricular. Quando a contração ventricular termina, as válvulas AV se abrem, permitindo que o sangue atrial flua rapidamente para os ventrículos e causando o desaparecimento da onda v. Nos ventrículos, quando as válvulas pulmonares e aórtica se fecham, há a fase de relaxamento muscular antes da abertura das válvulas atrioventriculares. Esse período é conhecido como relaxamento isovolumétrico. Quando a pressão intraventricular está abaixo da pressão atrial, as válvulas tricúspide e mitral se abrem, iniciando a diástole, na fase de enchimento rápido ventricular, com o início de um novo ciclo cardíaco.

Outra maneira de representar o ciclo cardíaco é pela curva de pressão-volume do VE[1] (Figura 2.4), dividida em quatro fases.

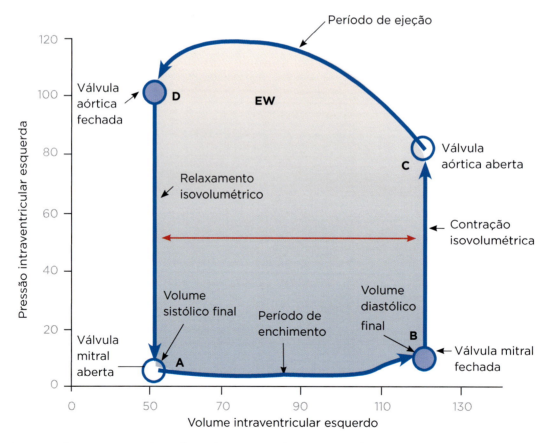

■ **FIGURA 2.4** Curva pressão-volume do VE.[1] Essa curva demonstra mudanças no volume e na pressão intraventricular durante um único ciclo cardíaco (*linha azul*). A área sombreada representa o trabalho ventricular (EW) do VE durante o ciclo cardíaco. O ciclo cardíaco representado pela curva pressão-volume pode ser dividido em quatro fases: **AB**, enchimento ventricular; **BC**, contração isovolumétrica; **CD**, ejeção; **DA**, relaxamento isovolumétrico; (*linha vermelha*) representa o volume sistólico do ventrículo.

Pela figura nota-se que a diferença entre o VDF e VSF é exatamente o volume sistólico (VS), ou seja, o volume ejetado em cada contração ventricular. O DC representa a quantidade de sangue ejetado do coração a cada minuto. Assim, pode ser calculado como o VS multiplicado pela FC.

$$DC = VS \times FC$$

DETERMINANTES DO DÉBITO CARDÍACO

O débito cardíaco é um dos parâmetros mais importantes na monitorização hemodinâmica. É o principal determinante do fluxo sanguíneo sistêmico. Pela fórmula acima observa-se que tanto VS quanto FC têm papel de modular o DC. A partir do entendimento dos determinantes do DC pode-se classificar os diferentes tipos de choque. Os determinantes do VS podem ser resumidos em pré-carga, pós-carga e contratilidade. Por sua vez, o DC, juntamente com o conteúdo arterial de oxigênio (CaO_2) são os determinantes da oferta de oxigênio (DO_2) **(Figura 2.5)**, a qual é fundamental para atender a demanda metabólica dos tecidos e células.

$$DO_2 = DC \times CaO_2$$

Sendo que CaO_2 é igual a $(1{,}38 \times Hb \times SaO_2) + (0{,}0031 \times PaO_2)$, em que:

CaO₂: conteúdo arterial de O_2;

Hb: hemoglobina;

SaO₂: saturação arterial de oxigênio;

PaO₂: pressão parcial arterial de O_2.

A adequada DO_2, atendendo à demanda metabólica, é a principal meta terapêutica no manejo do paciente gravemente enfermo.[5,6]

Conceitos de pré e pós-carga

Ao avaliar as propriedades contráteis do músculo, é importante especificar o grau de tensão das fibras musculares quando começam a se contrair, que é chamado de pré-carga, e especificar a carga contra a qual as fibras musculares exercem a força contrátil, que é chamada de pós-carga. De forma simplificada, para a contração cardíaca, a pré-carga é geralmente considerada como a pressão diastólica final quando o ventrículo está repleto.

A pós-carga do ventrículo é a pressão na aorta na via de saída ventricular. Na **Figura 2.4**, isso correspon-

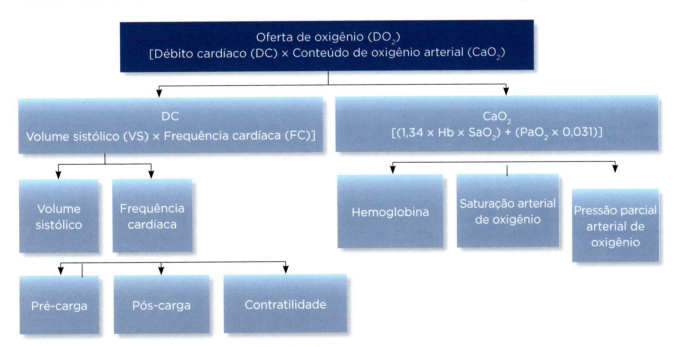

■ FIGURA 2.5 Esquema dos determinantes da oferta de oxigênio.

Hb: hemoglobina; **SaO₂:** saturação arterial de oxigênio; **PaO₂:** pressão parcial arterial de oxigênio.

Fonte: Acervo do autor.

de à pressão sistólica descrita pela curva de ejeção da curva PV. Às vezes, a pós-carga é vagamente considerada a resistência na circulação, e não a pressão.

A importância dos conceitos de pré e pós-carga é que, em muitos estados funcionais anormais do coração ou da circulação sistêmica ou pulmonar, a pressão gerada durante o enchimento do ventrículo (pré-carga), a pressão imposta contra a qual o ventrículo deve vencer (pós-carga) ou ambas são alteradas de normal para um grau grave. O manejo destas pressões é importante alvo terapêutico nos diferentes estados de choque.

Pré-carga

A pré-carga pode ser resumida como o estiramento dos cardiomiócitos imediatamente antes de cada contração. Na prática clínica não se pode determinar o comprimento do sarcômero. Então, utilizam-se os VDF ou PDF ventricular como estimativas indiretas da pré-carga.

A pré-carga é um dos principais determinantes do DC, mas sofre influência de outros fatores:

- Resistência (afluência);
- Inotropismo ventricular;
- Complacência ventricular;
- Retorno venoso.

A resistência refere-se a qualquer impedimento ao fluxo do sangue para aquela câmara cardíaca (p. ex., estenose mitral, que dificulta o fluxo de sangue para o VE). O inotropismo pode variar de forma expressiva a resposta do ventrículo ao aumento da pré-carga, pela mudança na inclinação da curva de Frank-Starling (Figura 2.6). A complacência ventricular refere-se à capacidade de acomodar o sangue, sendo que, quanto maior a complacência, maior será o volume para uma determinada pressão. O retorno venoso exerce papel primordial na manutenção da pré-carga ventricular.

O sistema venoso tem papel de preservar e conduzir o sangue de volta ao coração de forma cíclica. Cerca de 80% do sangue encontra-se na circulação venosa sistêmica,[1] o que configura a importância do retorno venoso nesse cenário. A lei de Frank-Starling determina que o DC está intrinsecamente associado à taxa de retorno do sangue ao coração pela alteração da pré-carga[7] (Figura 2.6). Para aumentar o DC, a circulação aumenta o retorno venoso (RV).

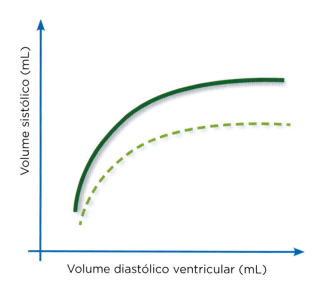

■ **FIGURA 2.6** Curva de Frank-Starling em um ventrículo saudável (*linha sólida*). À medida que o volume ventricular (pré-carga) aumenta, também aumenta o trabalho cardíaco. Sob condições constantes de pós-carga e contratilidade (inotropismo), isso é refletido por um aumento no volume sistólico até certo limite, quando se atinge um platô. O volume sistólico (e a fração de ejeção) pode ser aumentado por uma redução na pós-carga (como aquela induzida pela vasodilatação), fazendo com que a curva se desloque para cima e para a esquerda. A linha pontilhada representa um ventrículo doente, com menor capacidade de contração (inotropismo). A curva se moveu para baixo e para a direita, de modo que, em qualquer pré-carga, o trabalho sistólico e o volume são reduzidos. Assim, o volume diastólico final (e com ele, a pressão) precisará aumentar se o VS permanecer inalterado. Isso também é verdadeiro se a complacência ventricular for reduzida.[4]

O RV pode ser derivado da lei de Poiseuille, que determina que o fluxo através de um sistema está relacionado à variação da pressão a montante e jusante dividida pela resistência a esse fluxo. Aplicado ao retorno venoso, pode-se derivar a seguinte fórmula:

$$RV = (PmES - PAD)/RRV$$

Em que:

RV: retorno venoso

PmES: pressão média de enchimento sistêmico;

PAD: pressão do átrio direito;

RRV: resistência ao retorno venoso.

Há um constante gradiente de sangue em direção ao AD. A PAD tem importante papel, pois seu baixo valor (normal em repouso é de 0 mmHg) "facilita" o RV.

A pressão venosa sistêmica média (PvSM) é em torno de 7 mmHg e é determinada pelo volume circulante e pela complacência vascular. Expansão com fluidos e aumento da venoconstricção por aumento do tônus simpático podem aumentar a PvSM. Por outro lado, aumentos na PAD podem influenciar negativamente no RV. É importante ter em mente que a PAD aumenta como resultado do enchimento, e não como a causa dele. A PAD, em sua pressão transmural, opõe-se ao RV. A ventilação mecânica com pressão positiva, o tamponamento cardíaco e a pós-carga ventricular aumentam a PAD e podem diminuir o gradiente para o RV.

Na tentativa de adequar a pré-carga e, assim, aumentar o DC, há anos a ressuscitação volêmica tem sido foco nas intervenções da terapia intensiva. Nesse sentido, parâmetros de fácil captura, como PVC ou PAD, foram muito utilizados para definir se um determinado paciente é fluidorresponsivo ou não. Contudo, apesar do grande auxílio na monitorização hemodinâmica, sua interpretação não é tão direta para guiar essa terapia. Estudos prévios já demonstraram que o valor absoluto da PVC não deve ser usada para avaliação da fluidorresponsividade.[8] Intervenções como reposição de fluidos e vasoconstrictores apenas surtirão efeito no DC se aumentarem o gradiente para o RV e se o coração puder acomodar esse aumento da pré-carga.[9]

Pós-carga

A pós-carga ventricular pode ser entendida como a força que o ventrículo precisa vencer para ejetar sangue, o que é particularmente importante nos pacientes com insuficiência cardíaca, visto que existe uma relação inversa entre pós-carga e DC.[10] Isso acontece porque o músculo cardíaco não consegue se encurtar frente ao comprimento excessivo determinado pela carga total à qual foi submetido. Assim, na circulação sistêmica, isso pode ser determinado pela resistência vascular sistêmica (RVS). Desta forma, estabelece-se a seguinte relação:

$$DC = (PAM - PVC)/RVS$$

Pela fórmula nota-se que a RVS é inversamente proporcional ao DC, pela redução no VS.

Por fim, não se deve esquecer que a pós-carga é a tensão na parede ventricular, sendo, portanto, influenciada pela pressão pleural (Ppl). Dessa forma, grandes pressões pleurais negativas aumentam a pós-carga e reduzem o DC. Esse efeito é mais prontamente observado no indivíduo asmático, no qual o DC (e com ele, a pressão arterial) cai durante a inspiração, enquanto talvez seja aumentado pela expiração forçada contra a resistência. A queda resultante na pressão arterial inspiratória é reconhecida como *pulsus paradoxus*, devido a um efeito exacerbado observado durante a respiração normal.

O VD está sob risco de alteração do VS pelo aumento da pós-carga de forma ainda mais expressiva. Habitualmente, o VD está preparado para trabalhar contra um sistema de baixa pressão (circulação pulmonar; Figura 2.2), tem 1/6 da massa muscular do VE e trabalha no limite da sua capacidade contrátil máxima. Considerando que o VS de ambos os ventrículos seja igual à grande diferença na pós-carga do VD em relação a do VE, a resistência vascular pulmonar é de cerca de 10% da sistêmica.

FLUXO SANGUÍNEO

Como o mesmo volume de fluxo sanguíneo deve passar por cada segmento da circulação a cada minuto, a velocidade do fluxo sanguíneo é inversamente proporcional à área da seção transversal vascular:

$$v = F/A$$

Em que:

v: velocidade do fluxo sanguíneo;

F: volume de fluxo sanguíneo;

A: área da seção transversal vascular.

Assim, em condições de repouso, a média da velocidade é de cerca de 33 cm/s na aorta, mas é de apenas 0,3 mm/s nos capilares.

A taxa do fluxo constante (p. ex., sangue) através de tubos rígidos é determinada pela razão entre o gradiente de pressão de acionamento e a resistência (R) ao fluxo. A resistência, por sua vez, é determinada pelo raio (r) e pelo comprimento (L) do tubo e pela viscosidade do fluido escoando (η), de modo que:

$$R = \pi\, r^4 / 8\eta L$$

Em que:

R: resistência;

r: raio do tubo;

η: viscosidade do fluido;

L: comprimento do tubo.

Percebe-se, assim, o impacto da anemia no fluxo sanguíneo. Com a redução da viscosidade, há redução da resistência e facilitação do fluxo. Adiante, em "Curva de dissociação da hemoglobina", será mostrado que há também facilidade de liberação de oxigênio na periferia.

INTERAÇÃO CORAÇÃO-PULMÃO[1,11]

O sistema cardiovascular, cujo coração tem papel primordial, não trabalha de forma independente. Este órgão e os grandes vasos torácicos estão acondicionados na caixa torácica em íntima interação com os pulmões. Alterações na pressão intratorácica podem desempenhar papel preponderante na hemodinâmica, em especial no paciente gravemente enfermo. A ventilação altera de forma cíclica as pressões intratorácicas e pode modificar o enchimento do coração direito.

Ventilação espontânea

Durante a inspiração espontânea há redução na pressão pleural (Ppl), facilitando o RV, redução da PAD e aumento do VS do VD. O aumento do RV ocorre até um limite fisiológico, quando a pressão no interior das grandes veias cavas se torna menor que a pressão do seu entorno. Nesse momento ocorre um colabamento venoso e o retorno venoso diminui consideravelmente. Guyton chamou esse fenômeno de *vascular waterfall*.

O VE tem redução do volume sistólico na fase inspiratória espontânea devido a dois mecanismos diferentes: interdependência ventricular e aumento da pós-carga do VE. Assim, nota-se que a variação respiratória da pressão arterial é um evento fisiológico.

Ventilação mecânica

A ventilação por pressão positiva, típica da ventilação mecânica invasiva, gera alterações importantes na dinâmica anteriormente descrita. Há redução da pré-carga devido à elevação inspiratória da Ppl, além de concomitante aumento da PVC/PAD e consequente redução do RV. O débito sistólico do VD é reduzido e há aumento da pós-carga do VD, prejudicando ainda mais a hemodinâmica. Em casos de hiperinsuflação pulmonar com PEEP elevada, isso pode corroborar pela exacerbação do choque, especialmente em pacientes hipovolêmicos. O coração esquerdo, por outro lado, é beneficiado pela pressão alveolar na inspiração: ocorre melhora da pré-carga do átrio esquerdo e há uma espécie de "efeito ordenha" na aorta, com redução da pós-carga ventricular e consequente aumento no volume sistólico.

Durante a expiração, o fluxo sanguíneo ao longo dos pulmões também é alterado, tornando mais lento. Isto é especialmente importante quando há resistência a esse fluxo ao longo da vasculatura pulmonar, como em casos de hipoxemia grave, hipercapnia, hipovolemia, grandes volumes correntes, PEEP muito elevada com hiperinsuflação pulmonar (intrínseca ou extrínseca) e hipertensão arterial pulmonar. Pacientes portadores dessa condição com repercussão no DC podem se beneficiar da administração de óxido nítrico inalatório pela consequente redução da pós-carga do VD e melhora da sua performance.

A partir do conhecimento dessa interação coração-pulmão e da percepção de que esses fenômenos eram refletidos na curva de pressão arterial, surgiu grande interesse pelo estudo das variações cíclicas da pressão arterial induzidas e exacerbadas pela ventilação com pressão positiva. As variáveis mais comuns identificadas foram a variação da pressão de pulso (ΔPP), a variação da pressão sistólica (ΔPS) e a variação do volume sistólico (VVS).[12,13] Essas variáveis são utilizadas na avaliação hemodinâmica no paciente em choque para identificação daqueles fluidos responsivos e têm excelente acurácia para predizer resposta ao desafio hídrico quando acima de 14%; entretanto, precisam de condições muito específicas que nem sempre são encontradas na UTI:

- volume corrente entre 8 e 12 mL/kg de peso predito;
- ritmo sinusal;
- ausência de esforço ventilatório por parte do paciente;
- tórax fechado;
- PEEP < 10 cm H_2O.

Pacientes com disfunção ventricular direita, hipertensão intra-abdominal ou hipertensão arterial pulmo-

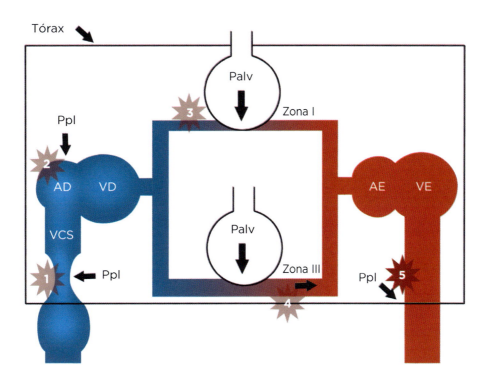

■ **FIGURA 2.7** Efeitos fisiológicos da ventilação mecânica com pressão positiva no paciente fluidorresponsivo. A pré-carga do ventrículo diminui porque o aumento da pressão pleural induz uma compressão da veia cava superior (1) e um aumento no átrio direito intramural (2), enquanto a pressão atrial direita transmural diminui. Nas zonas de West I (pressão da artéria pulmonar < pressão alveolar) e II (pressão venosa pulmonar < pressão alveolar), a pós-carga ventricular direita aumenta porque os capilares pulmonares são comprimidos (3). Nas zonas de West III (pressão alveolar < pressão venosa pulmonar), o aumento da pressão alveolar comprime o sangue contido nos capilares para o lado esquerdo do coração (4). O aumento da pressão pleural induz uma diminuição da pós-carga ventricular esquerda (5).[5]

AE: átrio esquerdo; **VE:** ventrículo esquerdo; **Palv:** pressão alveolar; **Ppl:** pressão pleural; **AD:** átrio direito; **VD:** ventrículo direito; **VCS:** veia cava superior.

nar podem apresentar resultados falsos-positivos. A Figura 2.7 explica esse mecanismo.

CURVA DE DISSOCIAÇÃO DA HEMOGLOBINA

A liberação de oxigênio aos tecidos é guiada pela DO_2, mas o entendimento da curva de dissociação da hemoglobina nos fornece dados importantes em relação a esse fenômeno fisiológico e em alguns cenários críticos. A curva de dissociação da oxi-hemoglobina ilustra graficamente (Figura 2.8) a relação que existe entre a PaO_2 e a SaO_2. A curva em forma de sigmoide pode ser dividida em dois segmentos: o segmento de associação, ou porção superior da curva, representa o consumo de oxigênio nos pulmões ou no lado arterial; e o segmento de dissociação, parte inferior da curva, representa o lado venoso, onde o oxigênio é liberado da hemoglobina.

A afinidade da hemoglobina pelo oxigênio é independente da relação PaO_2/SaO_2. Em condições normais, o ponto em que a hemoglobina fica 50% saturada com oxigênio é denominado P50 a uma PaO_2 de 27 mmHg. Alterações na afinidade hemoglobina-oxigênio produzirão mudanças na curva. O significado clínico dessa mudança é que os parâmetros de avaliação de SaO_2 e PaO_2 podem não refletir com precisão o estado clínico dos pacientes. Uma mudança na curva para a esquerda pode levar à hipóxia do tecido, apesar dos valores de saturação normais ou altos. Os fatores que desviam a curva para a esquerda (aumento da afinidade da Hb ao oxigênio) são: alcalemia, hipotermia e redução da 2-3 difosfoglicerato (2-3 DPG). Por outro lado, fatores que reduzem a afinidade da Hb ao oxigênio facilitam sua liberação aos tecidos, desviando a curva para a direita: hipertermia, acidemia e aumento da 2-3 DPG. Assim, entende-se que, em situações de má perfusão tecidual, esse mecanismo pode facilitar a liberação de oxigênio aos tecidos, como em um cenário de sepse.

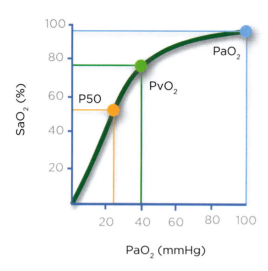 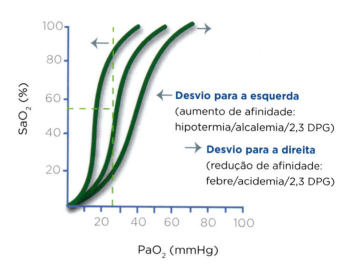

■ FIGURA 2.8   Curva de dissociação da hemoglobina.[3]

CONSIDERAÇÕES FINAIS

O conteúdo neste capítulo permitirá ao intensivista e a todos que lidam com paciente grave uma revisão da fisiologia do sistema cardiovascular e de seus principais componentes. Essa base fomentará o aprendizado sobre monitorização e manejo hemodinâmico do paciente grave. Os temas apresentados complementam os conceitos dos próximos capítulos, permitindo o devido aprofundamento e a melhor aplicação à beira-leito.

REFERÊNCIAS

1. Hall JE, Hall ME. Guyton and Hall textbook of medical physiology. New York: Elsevier; 2020.
2. Pinsky MR, Teboul J-L, Vincent J-L. Hemodynamic monitoring. New York: Springer; 2019.
3. West jb, luks am. west's respiratory physiology. Baltimore: Lippincott Williams & Wilkins; 2020.
4. Knobel E, Assunção MS, Fernandes HS. Monitorização hemodinâmica no paciente grave. São Paulo: Atheneu; 2013.
5. Vincent J-L, De Backer D. Circulatory shock. N Engl J Med. 2013;369(18):1726-34.
6. Vincent JL. Determination of oxygen delivery and consumption versus cardiac index and oxygen extraction ratio. Crit Care Clin. 1996;12(4):995-1006.
7. Webb A, Angus D, Finfer S, Gattioni L, Singer M. Oxford Textbook of critical care. Oxford: Oxford University Press; 2016.
8. Marik PE, Cavallazzi R. Does the central venous pressure predict fluid responsiveness? An updated meta-analysis and a plea for some common sense. Vol. 41, Cri Care Med. 2013;41:1774-81.
9. Berlin DA, Bakker J. Understanding venous return. Intensive Care Med. 2014;40(10):1564-6.
10. Perret C, Enrico J-F. Manipulating afterload for the treatment of acute heart failure. A historical summary. Intensive Care Med. 2003;29(3):364-7.
11. Guimarães H, Assunção MS, Carvalho FB, Others. Manual de medicina intensiva. São Paulo: Atheneu; 2014.
12. Michard F. Changes in arterial pressure during mechanical ventilation. Anesthesiology. 2005;103(2):419-28.
13. Magder S. Clinical usefulness of respiratory variations in arterial pressure. Am J Respir Crit Care Med. 2004;169(2):151-5.

3

Retorno Venoso
Conceitos e Aplicações

Fernando Gutierrez
Nelson Akamine

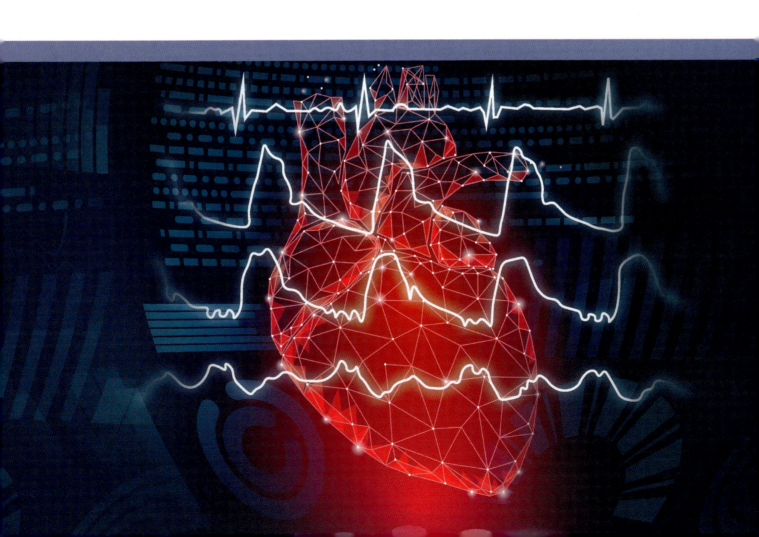

DESTAQUES

- O sistema cardiovascular funciona em "alça fechada" com volume de sangue circulante constante;
- Em um mesmo intervalo de tempo, o débito cardíaco deve ser igual ao retorno venoso;
- Fisiologicamente, o coração deve ser compreendido como duas bombas em série (ventrículo direito e ventrículo esquerdo);
- Os principais determinantes do retorno venoso são: pressão média de enchimento sistêmico, pressão do átrio direito, resistência ao retorno venoso e resistência ao fluxo sanguíneo entre o coração e os capilares;
- Apenas 30% do volume sanguíneo total do corpo determina o débito cardíaco (volume estressado);
- Cerca de 70% do volume sanguíneo total do corpo fica armazenado em veias de capacitância (volume não estressado);
- A pressão média de enchimento circulatório é determinada pela relação entre o volume de sangue estressado e a complacência do sistema venoso;
- A infusão de fluidos com o objetivo de aumentar o débito cardíaco deve estressar o sistema circulatório, aumentando o retorno venoso e mantendo um gradiente de pressão entre a pressão média de enchimento sistêmico e a pressão do átrio direito;
- O uso de vasopressores deve aumentar o retorno venoso, aumentando a pressão média de enchimento sistêmico;
- A ventilação mecânica reduz o retorno venoso;
- A medida seriada da pressão venosa central permite identificar quando o sistema cardiovascular não é fluidorresponsivo.

INTRODUÇÃO

A principal função do sistema cardiovascular é levar sangue rico em substrato (essencialmente glicose e oxigênio) para o metabolismo celular. A oferta de oxigênio (DO_2) é particularmente importante porque uma diminuição, ainda que rápida, pode determinar disfunções e falências orgânicas irreversíveis. O oxigênio é levado dissolvido no plasma ou ligado à hemoglobina até os capilares, onde é liberada para ser utilizado pelas células.[1,2] O volume de sangue que o coração mobiliza por intervalo de tempo (L/min) oferecendo oxigênio às células é o débito cardíaco (DC), e o movimento dessa massa de sangue ocorre em consequência de diferenças de pressão (gradiente de pressão) entre vários pontos do sistema cardiocirculatório. O ventrículo direito (VD) e o ventrículo esquerdo (VE) podem, portanto, ser considerados unidades geradoras de parte desses gradientes de pressão.[3]

SISTEMA CARDIOCIRCULATÓRIO

Para intervir no sistema cardiovascular do paciente grave, é importante considerar três fundamentos:

capítulo 3

RETORNO VENOSO – CONCEITOS E APLICAÇÕES

1. O sistema cardiovascular ou circulatório é um sistema em alça fechada e o volume de sangue circulante é constante. Por isso, um conceito que não pode ser negligenciado é que o VE somente pode ejetar no sistema arterial o volume de sangue que ele recebe.[4,5] Assim, em um mesmo intervalo de tempo, o DC tem de ser equivalente ao retorno venoso (RV).

2. Como o coração é uma bomba pulsátil, ele gera gradientes de pressão tanto na sístole, quando aumenta a pressão intracavitária em relação às artérias (pulmonares e aorta), quanto na diástole, quando, ao relaxar os ventrículos, permite que se crie uma pressão "negativa" em relação ao sistema venoso (sistêmico e pulmonar).

3. Apesar do coração ser órgão único do ponto de vista anatômico, do ponto de vista fisiológico o VE e o VD devem ser considerados como duas bombas pulsáteis dispostas em série, uma na frente da outra. A ideia de que o DC é fundamentalmente o resultado da contração do VE, leva a negligenciada função do VD. Na realidade, o VD funciona como uma bomba para levar o sangue venoso aos pulmões, mas também é responsável por manter uma pressão venosa central (PVC) baixa, permitindo que o sangue venoso retorne ao coração direito e faça um movimento circular completo. Portanto, não existe desempenho adequado do VE sem boa função do VD.[6]

Assim, considerando-se o coração como duas bombas pulsáteis em sistema circulatório de alça fechada e com volume constante, o DC passa a ser não somente o resultado da capacidade contrátil do VE, mas dependente do RV que chega no átrio direito (AD)[7,8] (Figura 3.1).

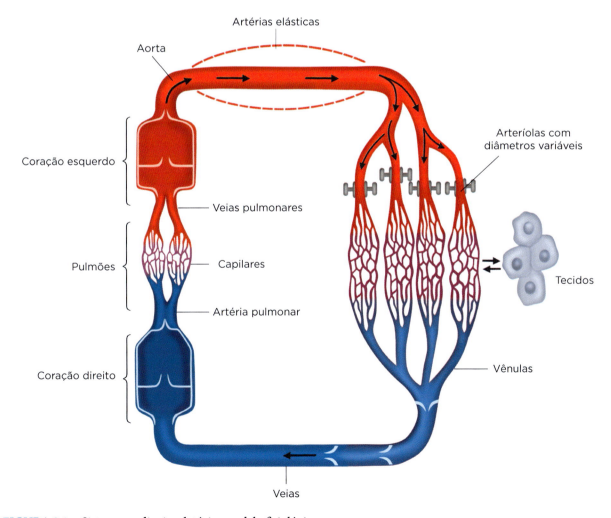

■ **FIGURA 3.1** Sistema cardiocirculatório, modelo fisiológico.

Determinantes do retorno venoso

A compreensão do RV e seus determinantes é fundamental para o tratamento do paciente grave. Os principais determinantes do RV são:

- Pressão média de enchimento sistêmico (PmES);
- Pressão do átrio direito (PAD);
- Resistência ao retorno venoso (RRV);
- Resistência ao fluxo sanguíneo entre o coração e os capilares.

Pressão média de enchimento sistêmico

O volume de sangue circulante (que determina o DC) representa apenas 30% do volume total de sangue do corpo humano. Cerca de 70% do volume sanguíneo total fica armazenado no compartimento venoso.[5,9] O volume de sangue que participa do DC pode também ser chamado de volume de sangue estressado (V_E), e aquele armazenado no sistema venoso é chamado de volume de sangue não estressado (V_0).[3,9]

O sistema venoso, portanto, funciona como um reservatório de volume sanguíneo que pode ser mobilizado em determinadas situações, aumentando o DC em até cinco vezes, se necessário. Esse aumento não poderia ser explicado pela elevação da frequência cardíaca e/ou pelo incremento da força de contração. Esse recrutamento de V_0 em V_E é o que permite que o DC seja aumentado de maneira significativa nestas condições.[10]

A interação entre o volume de sangue no compartimento venoso e sua complacência gera a PmES, pressão que determina o gradiente de pressão do RV. Quando se imagina o sistema venoso como um reservatório acionado por pressão, o volume de sangue que o preenche e não gera pressão é o que se chama de V_0, enquanto o V_E é aquele que gera a PmES[3,5,9] (Figura 3.2).

$$PmES = V_E/C$$

$$V_E = V_T - V_0$$

$$PmES = (V_T - V_0)/C$$

Em que:

PmES: pressão média de enchimento sistêmico;

V_E: volume de sangue estressado;

V_T: volume total;

V_0: volume não estressado;

C: complacência.

Assim, quanto maior o V_E ou menor a complacência, maior será a PmES. Intervenções que modifiquem a relação entre V_0, V_E e V_T, ou que modifiquem a complacência desse sistema, podem, portanto, modificar a P_{MES}. Ao se contrair ou dilatar, em situações específicas, a camada muscular lisa das veias pode modificar a complacência desse sistema.[3,5,9]

Ao ressuscitar um paciente em choque com fluidos ou medicamentos vasopressores, apesar de frequentemente o objetivo ser o aumento da pressão arterial, muitas vezes interfere-se com maior relevância nas variáveis do RV do que naquelas do sistema arterial. Para melhor compreensão sobre por que a complacência do sistema venoso apresenta maior importância do que a pressão arterial na determinação do RV, pode-se fazer analogia do sistema cardiovascular como uma banheira sendo preenchida com fluido por uma torneira que abre e fecha seguidas vezes.[11] A taxa de esvaziamento de uma banheira pode ser considerada como RV e depende da altura da coluna de água acima do ralo no fundo da banheira (V_E). A altura da coluna de água cria uma pressão hidrostática devido ao volume de água e à força da gravidade sobre ele, que empurra a água através do ralo (P_{MES}). A pressão da água que sai da torneira que enche a banheira (pressão arterial) não é determinante direto do esvaziamento da banheira (RV). A torneira só pode alterar o escoamento do ralo adicionando volume e aumentando a altura da água na cuba. Apenas o volume que flui para a cuba por minuto (fluxo, i.e., DC) é determinante direto do fluxo de saída (RV), e não a pressão de entrada. Como o coração funciona de maneira pulsátil e o sistema cardiovascular é uma alça fechada com volume circulante constante, dois outros conceitos são importantes:

- Se a água não escoa pelo ralo, a torneira não recebe água para encher a banheira;
- Mais do que a pressão de saída da água na torneira, o número de vezes que ela abre e fecha deve ser considerado (frequência cardíaca).

Em situações de redução do V_E, a ativação do sistema nervoso simpático promove o recrutamento do V_0, transformando-o em V_E (volume circulante efetivo) para man-

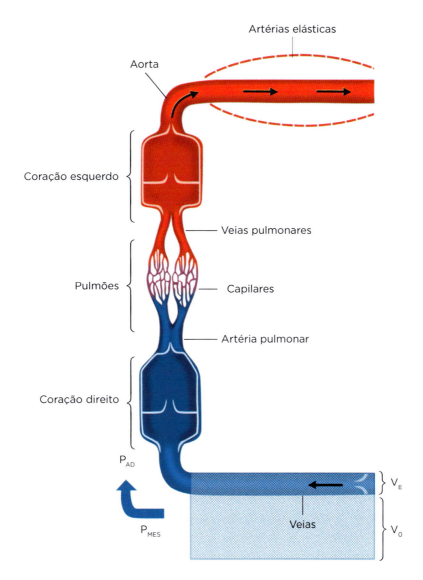

FIGURA 3.2 Gradiente de pressão do RV e seus determinantes.
Fonte: Adaptada de https://slideplayer.com/slide/7277541/.[12]

ter a perfusão tecidual. Mesmo em situações de perda de até 20% do volume sanguíneo total, o sistema cardiovascular pode funcionar normalmente como consequência dessa função de reservatório do sistema venoso.[13]

Ao contrário da PVC e da pressão arterial, a PmES não é habitualmente medida na terapia intensiva. Apesar de algumas técnicas conseguirem estimar essa variável hemodinâmica, sua monitorização contínua ainda não é praticada de maneira acurada.[14,15]

Pressão do átrio direito

O RV ocorre fundamentalmente em consequência do gradiente de pressão (diferença de pressão) entre o território venoso (PmES) e o átrio direito (PAD; Figura 3.2).

Em condições normais, a PAD é aproximadamente 0 mmHg. Portanto, uma das principais funções do VD é manter a PAD menor que a PmES para que o sangue venoso possa escoar de volta para o coração.[3,5,9] Segundo a Lei de Hagen-Poiseuille, o RV para o coração direito será o resultado da diferença de pressão (gradiente) entre a PmES e a PAD dividido pela resistência dessa parte do sistema (RRV). Em última análise, este volume de sangue é que vai determinar o DC. Assim, usando esse princípio, Guyton demonstrou que o RV poderia ser determinado, portanto, por três parâmetros: PmES, PAD e RRV.

$$RV = P_{MES} - P_{AD} / R_{RV}$$

Em que:

RV: retorno venoso;

PmES: pressão média de enchimento sistêmico;

PAD: pressão do átrio direito;

RRV: resistência ao retorno venoso.

Guyton *et al.*[16,17] demonstraram que, mantendo-se constante a PAD e aumentando o volume de sangue no sistema venoso (e, por conseguinte, PmES), o aumento do RV será diretamente proporcional à elevação da PmES. De outra maneira, em condições de manutenção da volemia, o aumento da PAD determina uma diminuição do RV.

Em situações de preservação do volume circulante, a PAD depende fundamentalmente da função (sistólica e diastólica) do VD. Qualquer diminuição na função cardíaca pode provocar aumento da PAD, diminuir o RV e causar congestão venosa. Essa congestão, quando presente está invariavelmente associada a disfunções renais, congestão hepática e congestão esplâncnica.[18,19]

Outros fatores, além da função do VD, que interferem na PAD e consequentemente podem alterar o RV, são a pressão intratorácica e a pressão pericárdica.

Na respiração espontânea, a pressão intratorácica é negativa na inspiração e igual à pressão atmosférica ao final da expiração. Na unidade de terapia intensiva (UTI), quando o paciente é acoplado à ventilação mecânica (VM) com pressão positiva, essa pressão intratorácica (pressão transpulmonar e pressão pleural) passa a ser positiva na inspiração e também na expiração pelo uso da pressão positiva no final da expiração (PEEP, do inglês *positive end expiratory pressure*). Esse aumento da PAD pode determinar redução do RV. O mesmo acontece quando ocorre aumento da pressão pericárdica.[4,18]

Resistência ao retorno venoso

Os mesmos determinantes básicos da resistência vascular sistêmica se aplicam à determinação da resistência do sistema venoso ao RV. Assim, a RRV é diretamente proporcional ao comprimento do circuito venoso e à viscosidade do sangue, e inversamente proporcional à oitava potência do raio desses vasos.

$$RRV = 8\eta L/\pi r^4$$

Em que:

η: viscosidade do sangue;

L: comprimento ou extensão do vaso;

r: raio do vaso.

A área seccional e o raio dos vasos do sistema venoso variam significativamente entre vênulas e pequenas veias quando comparadas a veias de grande calibre e às veias cavas superior e inferior. Essa divisão cria, de maneira efetiva, dois compartimentos venosos. As pequenas veias e vênulas com grande área seccional que pouco contribuem para a RRV e servem primariamente como reservatório venoso. A área seccional das grandes veias e das veias cavas superior e inferior, por sua vez, é menor que a das vênulas e pequenas veias. Esses vasos agem fundamentalmente como conduítes ou vasos de condutância, sendo os principais responsáveis pela RRV.[3,5,9] Além disso, podem sofrer influência de forma passiva e também responder a mediadores vasoativos e a estímulo autonômico. Portanto, aumento da RRV pode ocorrer em decorrência da vasoconstrição desse sistema venoso ou por um estreitamento passivo secundário ao aumento da pressão intra-abdominal ou pleural.

A extensão dos vasos do sistema venoso também pode afetar o RV. As veias e vênulas têm volumes e comprimentos variáveis e podem ser classificadas em regiões de maiores e de menores comprimento ou extensão. Quanto maior o comprimento do sistema vascular, maior será a resistência ao fluxo e vice-versa.[3,9] Algumas partes do sistema venoso são formadas por vasos mais longos e de fluxo lento, enquanto outras são mais curtas e de alto fluxo. Isso tem sido descrito como leitos vasculares de constantes de tempo rápida e lenta.[3,9] A constante de tempo, ou τ, de um leito vascular é determinada pelo volume do leito dividido pelo fluxo através dele. O leito vascular renal apresenta baixo volume, mas fluxo rápido, proporcionando constante de tempo rápida (τ_r). Em contraste, a pele apresenta grande volume e fluxo lento, proporcionando constante de tempo lenta (τ_l).[9]

Alterações do sistema nervoso autônomo ou infusões de medicamentos vasoativos, além de gerarem alterações no V_E do reservatório venoso e na área de seção transversal do circuito venoso, também podem resultar na redistribuição do fluxo venoso entre vasos de constante de tempo rápida e lenta. Uma redistribuição de sangue de vasos de constante τ_l para veias de constante τ_r terá o efeito de reduzir a RRV e, consequentemente, aumentar o RV.

A viscosidade do sangue é habitualmente negligenciada na maioria das análises de RV ou DC. Entretanto, evidências recentes demonstram que, em situações de infusões de grandes volumes de cristaloides, pode ocorrer diminuição da viscosidade sanguínea e, consequentemente, incremento de RV e DC.[20]

Resistência arteriolar e demanda metabólica

Ainda considerando o sistema cardiovascular como um circuito em alça fechada, o sistema venoso poderá mobilizar primariamente o volume de sangue que recebe dos capilares. Assim, a regulação da circulação capilar também pode influenciar o RV de maneira indireta.

Em nível capilar, em condições normais, os tecidos têm capacidade de controlar seu fluxo de sangue local de acordo com as demandas metabólicas. Vasoconstrição e vasodilatação podem ocorrer para manter a melhor oferta de sangue aos tecidos em resposta à modificação da demanda metabólica local, à hipóxia, à acidose, à hipercapnia ou à deficiência de glicose, tiamina, niacina ou riboflavina.[4]

INTERVENÇÕES NA HEMODINÂMICA

Diversas situações em terapia intensiva necessitam de intervenções capazes de modificar a hemodinâmica do paciente grave. Fundamentando-se no princípio de Frank-Starling, sempre pareceram naturais intervenções direcionadas a modificações de pré-carga, pós--carga e contratilidade do VE, uma vez que o DC tem sido reconhecido tradicionalmente como resultado da função do coração esquerdo. Entretanto é comum os intensivistas terem de lidar com um amplo espectro de distúrbios cardiovasculares, incluindo alguns estados de choque, nos quais a disfunção vascular e outras condições extracardíacas podem predominar na apresentação clínica (choque hipovolêmico, distributivo e obstrutivo). A compreensão sobre como as intervenções hemodinâmicas podem influenciar não só a função cardíaca esquerda, mas também a direita,

elementos vasculares do sistema cardiocirculatório e consequentemente o RV, é, portanto, fundamental.

As maneiras de interferir no RV são limitadas a, primariamente, modificações da PmES, da PAD e da RRV. Um aumento do V_E pode promover aumento da PmES e, consequentemente, do gradiente de pressão determinante do RV. Esse aumento pode ocorrer pela infusão de fluidos ou pelo uso de medicamentos vasopressores.

Infusão de fluidos

A infusão de fluidos, em especial na ressuscitação de pacientes, é uma das intervenções mais utilizadas na terapia intensiva.[21] A justificativa é tentar incrementar o DC e a DO_2 para melhorar a oxigenação dos tecidos por conseguinte expansão do volume circulante, ou V_E. Para que ocorra o aumento do V_E, da PmES e, consequentemente, do RV, uma infusão de fluido deve ser capaz de estressar o sistema circulatório no seu compartimento venoso sistêmico. O paciente é considerado fluidorresponsivo quando a infusão de fluidos promove do DC acima de 10% a 15% da linha de base. Para isso, o volume de fluido e a velocidade de infusão parecem ser determinantes.

Inquérito observacional recente demonstrou que uma alíquota de 500 mL de solução salina 0,9% parece ser o mais utilizado durante desafio hídrico.[22] Entretanto, há evidências que apontam que a utilização de pequena alíquota de fluido pode ser suficiente para identificar se o paciente é fluidorresponsivo. Aya et al.[23] demonstraram que alíquota de 4 mL/kg de peso infundida em 5 minutos consegue discriminar pacientes respondedores de não respondedores. O mesmo grupo também demonstrou, em revisão sistemática com metanálise, que infusão de fluidos rápida (< 30 minutos) parece ser mais eficaz para identificar os pacientes fluidorresponsivos, com consequente menor risco de iatrogenia.[24] Essas observações coadunam com o racional de outros métodos para identificação desses pacientes, como a elevação passiva de membros inferiores, em que se considera que um aumento do RV de cerca de 300 mL ocorra em poucos segundos durante a manobra.

Cabe ressaltar, que segundo o princípio de Frank--Starling, o aumento do DC como consequência da PAD após a infusão de fluidos é conceito incompleto.

A infusão de fluidos no sistema venoso, quando feita de maneira apropriada (quantidade e velocidade de infusão adequados), estressando o sistema cardio-circulatório, pode promover aumento do V_E e, consequentemente, da PmES e do gradiente do RV, em particular se a complacência do sistema venoso não se alterar. Esse aumento do RV promove o aumento da pré-carga do ventrículo e, consequentemente, da contratilidade miocárdica.

Outro potencial efeito da infusão de fluidos (em especial de grandes alíquotas de cristaloides) é a redução da viscosidade, com consequente diminuição da RRV e da pós-carga arterial pulmonar.[9]

De outra forma, quando realizada de maneira não adequada ou monitorizada, a infusão excessiva de fluidos pode determinar aumento inadvertido da PAD, o que pode diminuir o gradiente de pressão em relação à PmES e promover a redução do RV/DC.

Vasopressores

A utilização de medicamentos vasopressores no RV do paciente grave tem efeitos mais complexos e que devem ser avaliados com cuidado.

Vasopressores puros, como a fenilefrina ou a vasopressina, podem diminuir o RV como consequência da vasoconstrição de veias de grande calibre ou da veia cava, com consequente aumento da RRV.[9] Outro potencial efeito da redução do RV/DC com esses medicamentos é o aumento da pós-carga imposta aos ventrículos. Entretanto, os vasopressores também podem promover vasoconstrição de vênulas e pequenas veias, o que tende a aumentar o V_E, a PmES e, consequentemente, promover um potencial aumento do RV/DC.[3,9,18]

Medicamentos inodilatadores, como a dobutamina e a milrinona, podem gerar efeitos hemodinâmicos notadamente diferentes.[25,26] O efeito venoso primário é a dilatação tanto dos vasos de capacitância quanto daqueles de RRV. Assim, o aumento do RV esperado pela redução da RRV será parcialmente compensado por uma diminuição na proporção de V_E para V_0, o que reduz a PmES. No lado arterial, a combinação da atividade vasodilatadora arteriolar ao efeito inotrópico direto do miocárdio resulta em aumento da contratilidade e potencial incremento do DC.

Vasopressores com atividade inotrópica, como a dopamina e a noradrenalina, têm efeitos intermediários entre vasopressores puros e inodilatadores. A atividade do agonista adrenérgico α-1 pode gerar vasoconstrição significativa tanto nas veias de grande calibre (vasos de condutância), resultando em aumento da RRV, quanto nas vênulas (vasos de capacitância), resultando em incremento do V_E e da PmES.

Como os efeitos inotrópicos diretos do miocárdio são parcialmente compensados pelos efeitos vasoconstritores arteriolares (que aumentam a pós-carga ventricular), a curva da função cardíaca do VD não é tão marcadamente alterada quanto à observada no grupo dos inodilatadores. Portanto, o efeito final de um vasopressor com atividade inotrópica é geralmente o aumento do RV/DC.[9]

Assim, diante da possibilidade de efeitos antagônicos, o uso de medicamentos vasopressores deve sempre ser monitorizado, considerando-se o efeito final sobre o RV/DC.

VENTILAÇÃO MECÂNICA E RETORNO VENOSO

Os efeitos da VM sobre o RV são semelhantes aos de um pneumotórax hipertensivo, mas geralmente em menor magnitude. Nessa condição ocorrerá redução do RV devido ao aumento da pressão intratorácica (pressão pleural), reduzindo o gradiente de pressão entre PmES e PAD. A pressão positiva da VM impõe ainda aumento da RRV devido à compressão das veias intratorácicas e da veia cava superior. Além disso, a pressão média intratorácica positiva promove redução da complacência cardíaca e aumento da resistência vascular pulmonar, com aumento da pós-carga do VD.[18,27] Assim, a performance tanto sistólica quanto diastólica do VD fica comprometida, com potencial aumento do volume diastólico final direito e da PAD e maior redução do RV.

Embora a liberação endógena de catecolaminas reverta algumas dessas alterações, a infusão de fluidos é frequentemente necessária para restabelecer o RV/DC a valores normais. No entanto, o comprometimento do RV/DC pode ser exacerbado se o paciente apresentar-se previamente com redução do V_E e da PmES, ou se a pressão intratorácica estiver acentuadamente aumentada (altos níveis de PEEP ou auto-PEEP em associação com doença pulmonar obstrutiva crônica ou asma).

Esse cenário resulta em aumento da RRV e eventual depressão da curva da função cardíaca.

IMPORTÂNCIA DA PRESSÃO VENOSA CENTRAL

Quando se utiliza a técnica adequada (zeragem pelo nivelamento, hidrostático, e coeficiente de atenuação adequados, atmosférico), a medida da PVC pode refletir a força de enchimento do VD. Contudo, essa medida não deve ser utilizada para o diagnóstico de fluidorresponsividade.

Em condições fisiológicas normais, a PVC é aproximadamente zero. Mesmo durante o exercício, situações de alto DC, a PVC se mantém em valores baixos. Isso permite que o gradiente do RV aumente. Assim, aumento acentuado na PVC indica que o coração não está lidando com o RV da maneira como deveria.[28] Nos pacientes que fizeram transplantes cardíacos, por exemplo, os valores de PVC podem ser invariavelmente mais elevados durante o exercício, porque o coração não consegue aumentar a contratilidade e a frequência cardíaca de maneira adequada.[29]

Embora os valores absolutos da PVC analisados isoladamente não indiquem a condição do *status* do intravascular ou a função cardíaca, informações clínicas importantes podem ser obtidas quando se está diante de valores extremos de PVC ou quando ela é monitorizada.

Em paciente com pressão arterial e DC reduzidos, diante da PVC próxima de zero, tamponamento cardíaco, embolia pulmonar ou disfunção cardíaca direita são explicações improváveis. Para se considerar essas doenças, algo a mais deve estar acontecendo, como sangramento gastrintestinal, diurese excessiva ou perda do tônus vascular devido à sepse, por exemplo. Por outro lado, em condições de PVC elevada, é muito improvável que a hipovolemia seja a única causa de choque. A hipovolemia poderá ser considerada quando se estiver diante de pressão pleural significativamente elevada e a PAD transmural realmente baixa, ou ainda se houver disfunção ou compressão do VD, resultando em pressão transmural reduzida.

A PVC pode ter grande utilidade quando medida de maneira frequente (avaliando a tendência) e associada à avaliação do DC. Com base na lei de Starling, um *bolus* de fluido feito de maneira adequada aumenta a pré-carga do ventrículo e, consequentemente, o DC. Se o *bolus* de fluido não aumentar o DC, a próxima pergunta deve ser: houve aumento da PVC? Se a PVC aumentar em 2 mmHg e o DC ou os parâmetros clínicos perfusionais não melhorarem, a infusão de novas alíquotas de fluido não resolverá o problema. Se o DC e a PVC também não se elevarem, ou se ocorrer aumento menor que 2 mmHg na medida da PVC, a responsividade à infusão de fluidos não pode ser descartada. Nesse caso, pode-se insistir nessa estratégia até que a PVC se eleve em pelo menos 2 mmHg. Quanto mais rápido o fluido é dado, menor é a quantidade de fluido necessária para estressar o sistema cardiovascular e realizar avaliação adequada da resposta a infusão de fluidos. Em cenário oposto, se o DC diminuir em associação a um aumento da PVC, tem-se um indicativo de diminuição da função cardíaca. Nessa situação, não se deve insistir com a infusão de fluidos.[28]

Essas modificações hemodinâmicas ocorrem invariavelmente durante a infusão de fluidos e só podem ser observadas se essa intervenção for assistida. Assim, recomenda-se que a infusão de fluidos com o objetivo de aumentar o DC seja sempre monitorizada e avaliada durante e imediatamente após a infusão de fluidos.

CONSIDERAÇÕES FINAIS

A disfunção cardiovascular grave e o choque são condições frequentes nas UTIs. Durante muito tempo, o exercício da fisiologia cardiovascular focou quase exclusivamente no princípio de Frank-Starling e na função sistólica do VE. A compreensão do sistema cardiovascular como um circuito fechado, de volume constante, em que o DC é igual ao RV e o movimento do sangue é determinado por gradientes de pressão, é essencial. Assim, o entendimento e a monitorização do RV e de seus componentes associados ao DC são fundamentais para o manejo adequado do paciente grave.

REFERÊNCIAS

1. Dantzker D. Oxygen delivery and utilization in sepsis. Crit Care Clin.1989; 5: 81–98.
2. Schumacker PT, Cain SM. The concept of a critical oxygen delivery. Intensive Care Med. 1987; 13: 223–9.
3. Magder, S. Volume and its relationship to cardiac output and venous return. Critical Care (2016) 20:271.

4. Hollmann D. Aya, HD and Cecconi, M. Determinants of Venous Return. in M. R. Pinsky et al. (eds.), Hemodynamic Monitoring, Lessons from the ICU. Springer, Switzerland 2019

5. Bressack, MA e Raffin, TA. Importance of Venous Return, Venous Resistance, and Mean Circulatory Pressure in the Physiology and Management of Shock. Chest (1987); 92: 906-912.

6. Anderson, Robert M. The Gross Physiology of the Cardiovascular System. Tucson, AZ: Racquet Press, 1993.

7. Patterson SW, Starling EH. On the mechanical factors which determine the output of the ventricles. J Physiol. 1914; 48(5): 357-79.

8. Guyton AC, Lindsey AW, Bernathy B, Richardson T. Venous return at various right atrial pressures and the normal venous return curve. Am J Physiol. 1957; 189(3): 609-15.

9. Berlin DA, Bakker J. Understandig Venous Return. Intensive Care Med (2014) 40:1564–1566.

10. Magder S, De Varennes B, Ralley F. Clinical death and the measurement of stressed vascular volume in humans. Am Rev Respir Dis. 1994;149(4): A1064.

11. Guyton AC. Textbook of medical physiology. 12th ed. Philadelphia: Elsevier Saunders; 2011.

12. Funk DJ, Jacobsohn E, Kumar A. The Role of Venous Return in Critical Illness and Shock—Part I: Physiology. Critical Care Medicine 2013; 41: 255–262.

13. Maas JJ, Pinsky MR, Geerts BF, de Wilde RB, Jansen, JRC. Estimation of mean systemic filling pressure in postoperative cardiac surgery patients with three methods. Intensive Care Med (2012) 38:1452–1460.

14. Jansen, JRC; Maas, JJ e Pinsky, MR. Bedside assessment of mean systemic filling pressure. Current Opinion in Critical Care 2010, 16: 231 – 236

15. Guyton AC, Lindsey AW, Kaufmann BN, Abernathy JB. Effect of blood transfusion and hemorrhage on cardiac output and on the venous return curve. Am J Phys. 1958;194(2):263–7.

16. Guyton AC. Determination of cardiac output by equating venous return curves with cardiac response curves. Physiol Rev. 1955;35(1): 123–9.

17. Funk JD, Jacobsohn E, Kumar, A. Role of the Venous Return in Critical Illness and Shock: Part II—Shock and Mechanical Ventilation. Crit Care Med 2013; 41: 573–579

18. Chen C-Y, Zhou Y, Wang P, Qi E-Y e Gu W-J. Elevated central venous pressure is associated with increased mortality and acute kidney injury in critically ill patients: a meta-analysis. Critical Care (2020) 24:80

19. Kumar A, Anel R, Bunnell E, et al: Effect of large volume infusion on left ventricular volumes, performance and contractility parameters in normal volunteers. Intensive Care Med 2004; 30:1361–1369.

20. Finfer S, Myburgh J, Bellomo R. Intravenous fluid therapy in critically ill adults Nat Rev Nephrol. 2018; 14(9): 541-557

21. Cecconi M, Hofer C, Teboul JL, et al; FENICE Investigators; ESICM Trial Group: Fluid challenges in intensive care: The FENICE study: A global inception cohort study. Intensive Care Med 2015; 41:1737–1738

22. Aya HD, Rhodes A, Chis Ster I, Fletcher N, Grounds RM, Cecconi M. Hemodynamic Effect of Different Doses of Fluids for a Fluid Challenge: A Quasi-Randomized Controlled Study. Crit Care Med. 2017;45(2):e161–8.

23. Toscani L, Aya HD, Antonakaki D, Bastoni D, Watson X, Arulkumaran N, Rhodes A e Cecconi M. What is the impact of the fluid challenge technique on diagnosis of fluid responsiveness? A systematic review and meta-analysis. Critical Care (2017) 21:207

24. Löllgen H, Drexler H: Use of inotropes in the critical care setting. Crit Care Med 1990; 18:S56–S60

25. Hollenberg SM: Inotrope and vasopressor therapy in septic shock. Crit Care Clin 2009; 25:781–802

26. Berger D, Takala J. Determinants of systemic venous return and the impact of positive pressure ventilation. Ann Transl Med 2018;6(18):350

27. Magder S. Understanding central venous pressure: not a preload index? Curr Opin Crit Care 2015, 21:369 – 375

28. Notarius CF, Levy RD,Tully A, et al. Cardiac vs. noncardiac limits to exercise following heart transplantation. Am Heart J 1998; 135:339 – 348.

29. Magder S. An approach to hemodynamic monitoring: Guyton at the beside. Crit Care 2012; 16:236–243.

4

Acesso Venoso Profundo
Tipos de Cateteres, Indicações e Método de Inserção

Carlos Eduardo Saldanha de Almeida
Felipe Souza Lima Vianna
Leonardo Rolim Ferraz

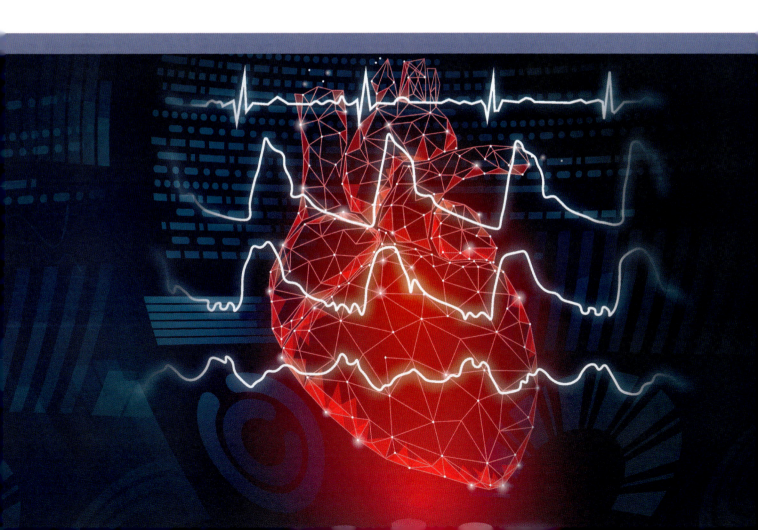

DESTAQUES

- Punções venosas centrais devem ser guiadas por ultrassonografia em tempo real e realizadas por profissionais capacitados e habilitados;
- Esse tipo de procedimento promove expressiva redução de complicações mecânicas e aumento significativo na chance de sucesso no implante de cateteres venosos centrais, com menor número de tentativas em comparação a procedimentos guiados por parâmetros anatômicos;
- Conhecer a anatomia da região a ser puncionada, bem como reconhecê-la ao ultrassom, é fundamental para a execução segura do procedimento;
- Comprimir o local de punção vascular durante as etapas do implante de cateteres evita formação de hematomas locais que podem distorcer a anatomia da região, dificultando novas tentativas ou procedimentos futuros. A compressão diminui também a perda sanguínea durante o procedimento, bem como a posterior ocorrência de sangramentos e hematomas;
- Cateteres de curta permanência são aqueles de escolha para o manejo do paciente grave. A exceção é a possibilidade de indicação de cateter central de inserção periférica, preferencialmente em pacientes estáveis e sem a necessidade de vasopressores;
- Os cateteres mais utilizados no manejo do paciente grave são aqueles de duplo ou triplo lúmen para a infusão de medicações ou para hemodiálise, de 7 e 12 French, respectivamente.

INTRODUÇÃO

A obtenção de acesso venoso central é procedimento habitual e essencial para o manejo de pacientes graves. Atualmente, é realizado por meio de punção em quase a totalidade dos casos. Atualmente a necessidade de dissecção de acesso central é evento muito raro no cuidado de pacientes adultos.

O conhecimento da anatomia humana e a aquisição de cortes ultrassonográficos, bem como a minúcia da técnica, compartilhados neste capítulo, são essenciais para a redução de complicações na execução desse procedimento.

INDICAÇÕES

Acessos venosos centrais estão indicados no cuidado do paciente grave para:
- Administração de fármacos vasoativos;
- Administração de fármacos irritantes ou vesicantes (formação de bolhas na pele);
- Impossibilidade ou fragilidade de acessos venosos periféricos;
- Hemodiálise;
- Nutrição parenteral;
- Monitorização hemodinâmica;
- Acesso de eletrodos de marca-passo temporário transvenoso.

Outras indicações de acessos venosos centrais são:

- Quimioterapia;
- Plasmaferese;

- Fotoaferese;
- Transplante de medula óssea;
- Realização de cirurgias de grande porte;
- Hemodiálise em pacientes com doença renal crônica.

COMPLICAÇÕES

Mecânicas

Entre as complicações mecânicas, os sangramentos são as mais comuns e podem ser facilmente tratadas com compressão local por alguns minutos, mesmo nos pacientes que apresentam discrasias sanguíneas. É seguro puncionar locais compressíveis, especialmente com auxílio de ultrassom (US), mesmo na presença de alterações do tempo de protrombina e de tromboplastina parcial ativada.[1]

A plaquetopenia grave é alteração relevante para aumento do risco de sangramento nesses procedimentos.[2,3] Ainda assim, não há na literatura consenso sobre a necessidade de transfusão de plaquetas antes destes procedimentos, nem a partir de qual contagem plaquetas a transfusão estaria indicada. De maneira geral, recomenda-se a transfusão de plaquetas nos casos em que a contagem for inferior a 50.000 céls/mm³ para punções de acessos venosos centrais. Contudo, nestes casos de plaquetopenia grave é possível, realizar o procedimento em veias jugulares internas e femorais sem transfusão prévia, deixando apenas concentrados de plaquetas reservados para eventual necessidade. Em caso de sangramento que não possa ser interrompido com a compressão local, indica-se a transfusão. Nos casos em que o paciente estiver recebendo dupla antiagregação plaquetária, o procedimento deve ser feito com muita cautela. Níveis inferiores a 10.000 plaquetas/mm³ requerem transfusão independentemente da realização de qualquer procedimento.

Hematomas podem se formar caso a compressão local não seja realizada entre as etapas do implante do dispositivo, em casos de sangramento após o procedimento, quando não for executada compressão adequada, ou em situações de tração e retirada acidental do cateter. Hematomas cervicais podem comprimir a via aérea e comprometer sua patência, tornando-se uma situação de emergência. Problema similar pode ocorrer em casos de tracionamento parcial dos cateteres, visto que, se não forem prontamente reconhecidos, podem acarretar formação de coleções das soluções infundidas na região cervical.

Punções arteriais podem ocorrer acidentalmente. Se forem reconhecidas antes da dilatação necessária para o implante dos dispositivos vasculares, podem ser facilmente debeladas com compressão local eficiente. Caso haja dilatação da artéria e implante do cateter, dependendo do seu calibre, podem ser necessários procedimentos como rafia da lesão, utilização de dispositivos de fechamento vascular (p. ex., Perclose Proglide® e Angio-Seal®) ou implante de *stents* intravasculares. Sendo assim, muitas vezes é necessário a avaliação da equipe de cirurgia vascular.

Punções de veias subclávias, jugular interna e axilar por via infraclavicular, guiadas por US, podem apresentar complicações como hemotórax e/ou pneumotórax, exigindo imediata drenagem pleural.

A ocorrência dessas complicações diminui significativamente com o uso de US para guiar as punções em tempo real. Entende-se por tempo real o ato de acompanhar a progressão da agulha com a imagem ultrassonográfica até a perfuração do vaso, e posteriormente checagem da posição do fio-guia e cateter, respectivamente nesta ordem. A literatura apresenta varias publicações em identificar benefícios. Quando utilizado por profissionais capacitados e habilitados, com técnica adequada, o US se mostra procedimento seguro, reduzindo a ocorrência de hemotórax, pneumotórax e punções arteriais inadvertidas.

Ruptura cardíaca e de veia cava superior são descritas, porém são raras. Outras possíveis complicações mecânicas são descritas mais detalhadamente a seguir.

Embolia gasosa

Ocorre especialmente no implante de cateteres mais calibrosos: 10, 12 e 15,5 French. Para evitá-la, o paciente deve estar na posição de Trendelenburg (de preferência) ou em decúbito dorsal horizontal, para procedimentos em veias jugulares, subclávias e axilares. Além desse benefício, essas posições tornam as veias cervicais mais ingurgitadas, facilitando a punção.

A escala French refere-se ao calibre dos cateteres e corresponde a 3 vezes o diâmetro externo, em milímetros, do cateter utilizado.

Estenose

Ocorre especialmente após múltiplas punções e após implante de cateteres mais calibrosos.

Não se deve implantar cateteres calibrosos em veias subclávias, pois isso acarreta chance maior de estenose desses vasos.

Arritmias

Podem ser induzidas pelo toque do fio-guia no interior do ventrículo direito (VD), sendo comumente revertidas ao tracioná-lo.

Cateteres para hemodiálise introduzidos em demasia com extremidade intra-atrial, podem desencadear taquiarritmias, como fibrilação atrial, durante as sessões de hemodiálise convencional (Figura 4.1).

Hematoma retroperitoneal

Pode ocorrer quando a punção for realizada em vaso femoral, mas é puncionado acima do ligamento inguinal e do anel femoral, havendo punção dos vasos ilíacos externos. Pode ocorrer choque hipovolêmico secundário a hemorragia – e este, se não for prontamente reconhecido, pode ser catastrófico.

INFECCIOSAS

A técnica asséptica para a realização do procedimento é indispensável para evitar infecção de corrente sanguínea por contaminação do cateter durante sua passagem. O uso do US para o implante do dispositivo pode reduzir o risco de infecção relacionada ao cateter uma vez que diminui a manipulação do local de punção, pois tem maior chance de sucesso em posicionar o cateter com número menor de tentativas.[4,5]

Outras fontes de infecção de dispositivo venoso são contaminação das conexões (canhão ou *hub*) e propagação bacteriana de outro local por via hematogênica.

Cateteres venosos centrais femorais apresentam maior risco de infecção.[4]

TROMBÓTICAS

Cateteres venosos podem gerar trombose venosa profunda (TVP) e tromboembolismo pulmonar (TEP) em parcela não desprezível dos casos[6], de modo que a presença de cateter venoso central é relevante na decisão de indicar profilaxia farmacológica para TVP.[7,8]

Cateteres centrais de inserção periférica (PICC, do inglês *peripherally inserted central catheter*), acarretam maior incidência de trombose quando comparados a cateteres de curta duração.[9,10]

Cateteres venosos centrais inseridos em veia subclávia causam maior risco de trombose em relação àqueles inseridos em veia jugular interna.[11]

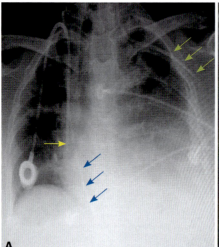
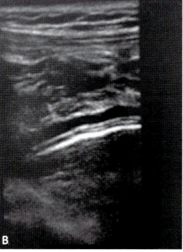
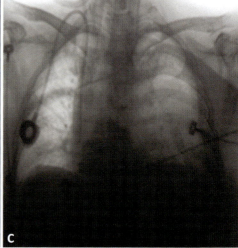

■ FIGURA 4.1 Posicionamento de cateteres. (A) Radiografia de tórax no leito mostrando cateter Port-a-cath bem-posicionado (seta amarela), cateter de Shiley (12 French) muito introduzido (setas azuis) e cateter 7 French puncionado em veia jugular interna esquerda, porém posicionado em veia axilar esquerda (setas verdes). (B) Imagem ultrassonográfica do cateter venoso central em veia axilar esquerda (infraclavicular) durante procedimento de troca por fio-guia. O cateter mal posicionado na veia jugular interna esquerda foi tracionado e seccionado. Um fio-guia foi introduzido através cateter de tal modo que não foi mais identificado na imagem ultrassonográfica da referida veia axilar. (C) Um novo cateter foi introduzido e aparece na radiografia. Evitou-se assim, nova punção vascular. O cateter de Shiley foi apenas tracionado.

da anterior do referido músculo, direcionando a agulha de modo que fique paralela em relação à ACC palpada. A inclinação da agulha é de aproximadamente 45° em relação à pele.

Pela via posterior, a agulha deve ser inserida na pele em posição imediatamente posterior ao cruzamento da veia jugular externa com a borda posterior do músculo ECM. Apontada para o ombro contralateral, a agulha deve erguer o referido músculo antes de progredi-la. A agulha deve permanecer em posição praticamente paralela em relação ao leito onde o paciente está deitado.

A via intermédia parece ser a mais conhecida e utilizada. Para essa punção, deve-se localizar o vértice formado entre as porções esternal e clavicular do músculo ECM. Essas porções formam um triângulo juntamente com um segmento de clavícula. A agulha deve puncionar a pele no referido vértice e ser apontada para o mamilo ipsilateral com ângulo de aproximadamente 45° em relação à pele (Figuras 4.3 e 4.4).

A punção da VJI guiada por US em tempo real é mais comumente realizada em corte transverso dos vasos cervicais (Figura 4.2 A). Os parâmetros anatômicos utilizados no procedimento sem US são muito úteis para certificar-se do sentido correto em que a agulha deve ser inserida, visto que o US pode fornecer imagens adequadas para o procedimento em diversos níveis da região cervical. Isto é importante no implante de cateteres para hemodiálise nas veias jugulares. Uma punção muito cranial da VJID para implante de cateter de 16 cm de comprimento leva ao posicionamento inadequado do cateter, limitando o fluxo sanguíneo no circuito da hemodiálise e dificultando a terapia.

Conforme apresentado na Figura 4.2 A, não existem outras estruturas relevantes para a punção nessa região

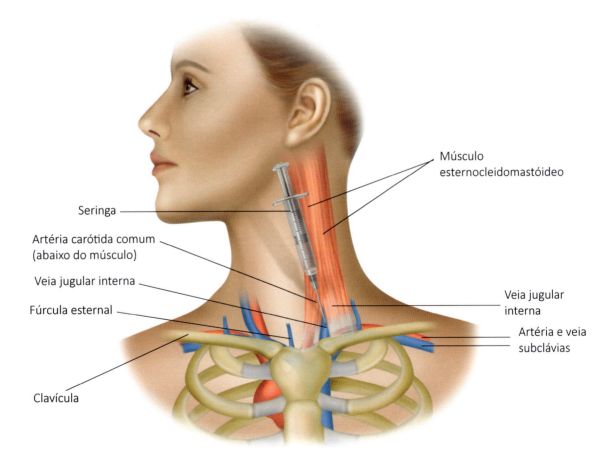

■ **FIGURA 4.3** Punção da veia jugular interna guiada por parâmetros anatômicos. Na punção por via intermédia, deve-se puncionar no vértice formado pelas porções esternal e clavicular do músculo esternocleidomastóideo, em ângulo de 45° em relação à pele e apontando a agulha para o mamilo ipsilateral.
Fonte: Adaptada de McGee e Gould, 2003.[11]

36 MONITORIZAÇÃO HEMODINÂMICA E ESTADOS DE CHOQUE

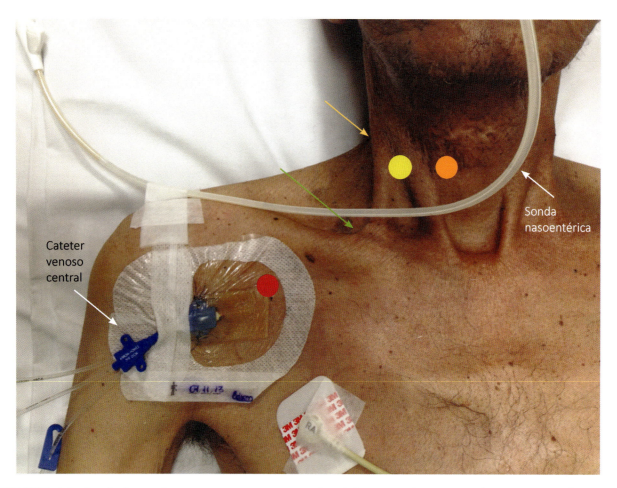

■ **FIGURA 4.4** Locais de punção para acessos venosos centrais guiados por parâmetros anatômicos: veia jugular interna, acesso posterior (seta amarela), acesso intermédio (círculo amarelo), acesso anterior (círculo laranja), veia subclávia, acesso supraclavicular (seta verde), acesso infraclavicular (círculo vermelho). O cateter venoso central de três vias que o paciente apresenta foi inserido na veia axilar, por via infraclavicular, guiada por US em tempo real. Notar que o local de punção está lateralizado em relação ao círculo vermelho, e isso ocorre, em parte, pelo espaço que o transdutor de US ocupa durante o procedimento. O círculo amarelo é o local mais utilizado para punções da veia jugular interna guiadas por US.

além da VJI e da artéria carótida comum. A VJI comumente tem grande calibre ao US e destaca-se na imagem. Outro fator relevante é o quanto a VJI é superficial nesta localização. Na maioria dos casos, sua parede anterior situa-se a apenas 1 cm de profundidade. Mesmo em grandes obesos, dificilmente está a mais de 2 cm de profundidade. Isto facilita a realização do procedimento, tornando a questão dos ângulos de inclinação da agulha em relação ao transdutor do US pouco relevante. Conforme a profundidade a ser atingida pela agulha aumenta, essa questão de ângulos torna-se mais relevante.

Ao progredir a agulha fora de plano ultrassonográfico, esta será visivel na tela do US (na forma de um ponto com sombra acústica posterior) ao cruzar o plano de tecido analisado. Até que a agulha cruze o plano do tecido analisado, a imagem observada corresponderá a movimentação dos tecidos promovida pela pressão da agulha nas proximidades, tudo que se nota na imagem é a movimentação dos tecidos promovida pela pressão da agulha nas proximidades.

Uma tática empregada para a punção segura com essa técnica é manter o transdutor do US fixo, mantendo a imagem escolhida estática, e progredir a agulha em plano superficial até às estruturas de interesse localizadas no plano ultrassonográfico. Neste momento, deve-se retrair a agulha até que ela desapareça da imagem do US e, em seguida, mudar (aumentar) seu ângulo em relação à pele do paciente e progredir novamente a agulha até encontrá-la em nova posição no plano ultrassonográfico, repetindo essa sequência até coincidir em um mesmo ponto: bisel da agulha, plano ultrassonográfico e parede anterior do vaso desejado (Figura 4.5). Com os planos alinhados, perfura-se o vaso, recupera-se sangue na seringa e o implante do cateter continua sem o auxílio do US, pela técnica de Seldinger.

Outra tática que pode ser utilizada em punções fora de plano ultrassonográfico é acompanhar a progressão da agulha até o vaso-alvo deslocando o transdutor do US juntamente com a introdução da agulha. Essa tática pode não ser possível em casos nos quais a mobilidade do transdutor é limitada, seja por estruturas como dobras de pele e proeminências ósseas, seja porque a janela ultrassonográfica que gera boa imagem da estrutura-alvo não permite o deslocamento do transdutor.

Veia subclávia/veia axilar por via infraclavicular

A Figura 4.4 ilustra os locais de punção que serão descritos a seguir: acesso supraclavicular da veia subclávia (com ou sem US), acesso infraclavicular (sem US) e o acesso da veia axilar via infraclavicular (com US).

Para a punção da veia subclávia por via supraclavicular guiada por parâmetros anatômicos, deve-se localizar o ângulo formado entre a clavícula e a porção clavicular do músculo ECM. A punção é realizada nesse local e a direção da agulha é definida pela bissetriz do referido ângulo (Figura 4.4, seta verde). Nessa região há confluência entre as veias jugular interna e subclávia, salvo em casos de variações anatômicas. É exequível a punção supraclavicular guiada por US, conforme descrita por Yamauchi et al.,[17] com progressão da agulha em plano ultrassonográfico.

A punção da veia subclávia por via infraclavicular guiada por parâmetros anatômicos deve ser realizada no sulco deltopeitoral, 1 a 2 cm abaixo da borda inferior da clavícula (Figura 4.4, círculo vermelho). A agulha deve progredir em direção à fúrcula esternal, com o menor ângulo possível em relação à pele que faça a agulha avançar por trás da clavícula. Como a agulha atinge a veia aproximadamente atrás da cabeça da clavícula, este é um local não compressível em caso de sangramento. Cateteres de longa permanência

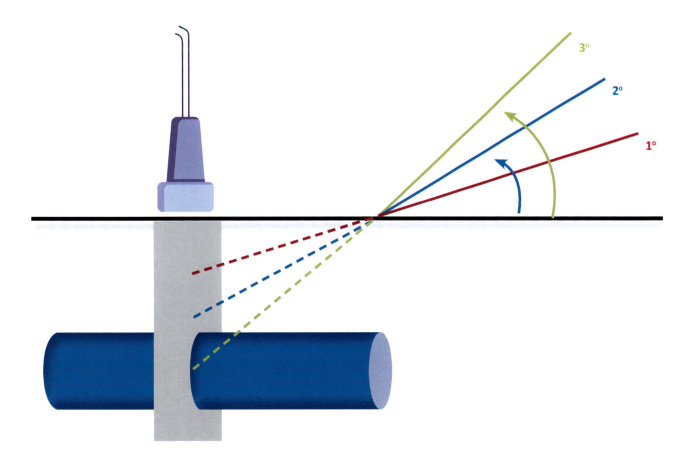

■ **FIGURA 4.5** Tática sugerida para punção de alvo com progressão de agulha fora de plano ultrassonográfico.[16]

inseridos por essa técnica podem ser pinçados entre a clavícula e a primeira costela, provocando mau funcionamento e até quebra do cateter.

Do ponto de vista de nomenclatura, os vasos chamam-se subclávios (artéria e veia) quando estão à medial da primeira costela; quando situados à lateral da mesma, chamam-se axilares. É por esta questão de nômina anatômica que o acesso venoso central infraclavicular guiado por US é referido neste capítulo como sendo da veia axilar, e não da subclávia. A punção venosa na região infraclavicular guiada por ultrassom atinge a veia axilar no sulco deltopeitoral ou abaixo do músculo peitoral maior, locais compressíveis em caso de sangramento, sendo esta uma vantagem em relação à punção da veia subclávia sem ultrassom.

Além disso, a região infraclavicular é rica em estruturas que podem ser lesadas por punções inadvertidas, como mostra a Figura 4.2 C. A profundidade dos vasos aumenta significativamente com a elevação do índice de massa corpórea; a imagem deles tendem a ficar menos nítidas e a distância dos vasos ao gradil costal e às pleuras pouco muda. Por vezes, os vasos dessa região não têm visualização ultrassonográfica adequada para o procedimento. Há ainda o ramo da artéria toracoacromial que cruza a veia axilar anteriormente (Figura 4.6) e pode ser lesada pela agulha.[18] Por isso, a caracterização da anatomia e o planejamento dessa punção são de crucial importância antes da execução desse procedimento. Aconselha-se que a punção seja realizada em plano ultrassonográfico, com o US posicionado de modo que os ramos dos vasos toracoacromiais não fiquem no trajeto por onde se planeja progredir a agulha e que uma costela esteja posicionada de maneira que a agulha a atinja caso transfixe a veia, evitando a progressão acidental da agulha em espaço intercostal (Figura 4.7).

Cateteres calibrosos, como aqueles utilizados para hemodiálise (12 French), não devem ser implantados por via infraclavicular em vasos subclávios ou axilares, devido ao risco aumentado de estenose desses vasos.

Quando cateteres venosos centrais são inseridos pela técnica de Seldinger (Figura 4.8) em VJI, VSC ou veia axilar por via infraclavicular, o fio-guia deve progredir ao menos 30 cm sem qualquer resistência. Isso é indicativo que o fio-guia avançou na direção do átrio direito (AD). Se o fio-guia for para o VD, pode-se flagrar extrassístoles no monitor cardíaco, um indício

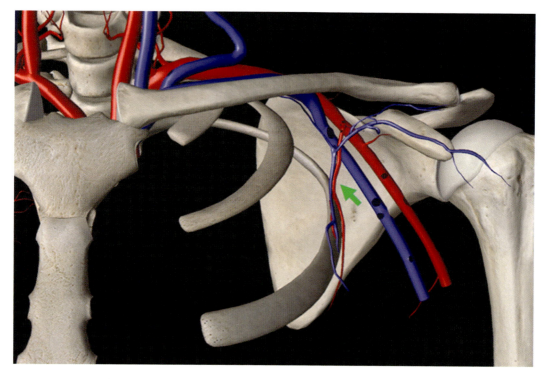

■ **FIGURA 4.6** A seta verde mostra o ramo peitoral da artéria toracoacromial esquerda (vaso em vermelho) e o ramo peitoral da veia toracoacromial esquerda (vaso em azul). Notar que a artéria em questão cruza anteriormente a veia axilar.
Fonte: Adaptada de App Essential Anatomy 5 para iOS. 3D4Medical.com

de que o procedimento pode ser continuado. Caso as extrassístoles sejam sustentadas, tracionar alguns centímetros do fio-guia geralmente resolve a questão. Se o fio-guia for para a veia cava inferior, progredirá sem resistência além dos 30 cm, sem manifestar alteração eletrocardiográfica, e o procedimento pode seguir. Caso o fio-guia pare sua progressão em aproximadamente 20 cm, pode ter migrado para outro trajeto que não o do AD, devendo ser tracionado até cerca de 10 cm, tentando-se repetidamente progredi-lo até 30 cm; sem resistência e sem forçar sua progressão. A última situação possível seria o fio-guia não progredir muito mais que 10 cm dentro da agulha de punção. Neste caso, o problema está próximo ao local de punção, seja pelo ângulo, pela direção da agulha em relação à veia, por pequeno enchimento sanguíneo do vaso, por pun-

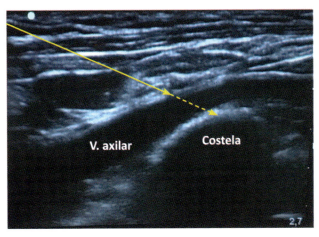

■ FIGURA 4.7 Corte longitudinal da veia axilar na região infraclavicular direita. A seta amarela contínua sugere o trajeto de progressão de uma agulha neste plano ultrassonográfico. Caso a veia seja transfixada, a agulha terá uma costela como anteparo, evitando-se complicações como o hemopneumotórax.

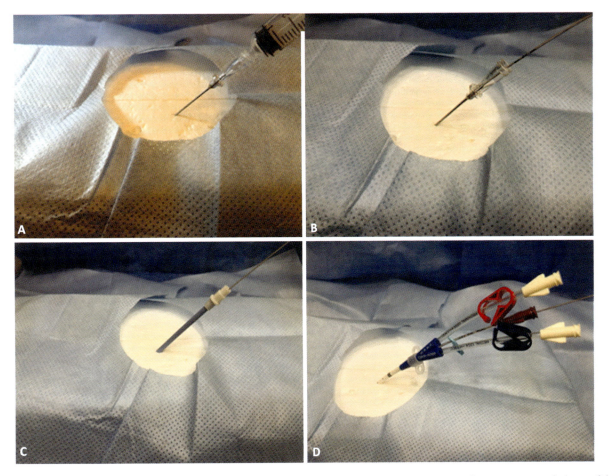

■ FIGURA 4.8 Sequência de fotos que demonstram a técnica de Seldinger em manequim de treinamento de baixa fidelidade. (A) Punção. (B) Introdução de fio-guia para subsequente retirada da agulha de punção. Notar a marcação do fio-guia mostrando que há quase 30 cm de fio introduzidos pela agulha. (C) Introdução de dilatador pelo fio-guia. (D) Após retirada do dilatador, implante do cateter (neste exemplo, é um cateter de 3 vias, 20 cm × 12 French) pelo fio-guia, para a seguir, retirar o fio-guia. Atenção: o fio-guia deve estar sob o domínio do executor do procedimento em todos os momentos a fim de evitar migração acidental para o sistema circulatório, o que requer procedimento endovascular para sua retirada.

ção inadequada ou por estenose da veia centímetros adiante do local de punção.

Veia femoral

Os vasos femorais podem ser localizados no trígono femoral traçando-se uma linha da sínfise púbica à espinha ilíaca anterossuperior. Deve-se dividir essa linha em terços e 3 a 4 cm abaixo (caudal) do ponto de divisão dos terços medial e intermédio, palpando-se o pulso da artéria femoral comum. À medial da artéria encontra-se a veia femoral, e é neste local que a punção da veia femoral guiada por parâmetros anatômicos deve ser realizada. Palpa-se, portanto, o pulso femoral e introduz-se a agulha medialmente ao pulso, com inclinação de 45° em relação à pele e direcionada para a cicatriz umbilical do paciente, o qual deve estar em decúbito dorsal horizontal.

Quando guiada por US, a identificação das estruturas vasculares do trígono femoral é fundamental. A Figura 4.9 mostra a anatomia de interesse. O ponto-chave a ser localizado é a bifurcação da artéria femoral comum em superficial e profunda. Acima da bifurcação arterial, a veia femoral é mais calibrosa e tem posição medial em relação à artéria femoral comum. Deve-se preferir a punção da veia nesse local em virtude da técnica. Abaixo (caudal) da bifurcação da artéria, a veia femoral fica em posição profunda, roda para trás da artéria femoral superficial, fica menos calibrosa e ainda há um terceiro vaso relevante na imagem do US: a artéria femoral profunda (Figura 4.2 B).

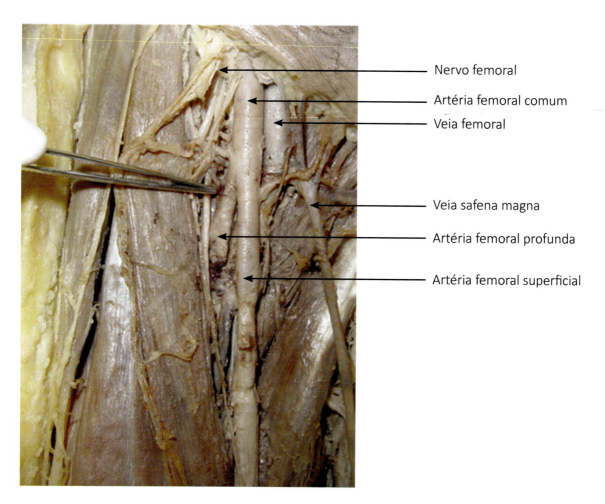

■ **FIGURA 4.9** Dissecção do trígono femoral direito de cadáver humano. Notar que a veia femoral fica em posição medial em relação à artéria femoral comum e situa-se em plano mais profundo e posterior em relação à artéria femoral superficial. Além disso, em posição caudal à bifurcação da artéria femoral, há também a artéria femoral profunda nas proximidades da veia femoral. Outra característica relevante é que acima desta bifurcação os vasos em questão são mais calibrosos.

TIPOS DE CATETERES

Há uma grande variedade de cateteres utilizados em acessos venosos centrais. Eles podem ser analisados com detalhes em catálogos disponibilizados por empresas que comercializam estes dispositivos. Alguns destes catálogos podem ser facilmente encontrados na internet. Cateteres vasculares variam em comprimento, calibre, números de vias, polímero com os quais são produzidos, entre outras características.

A seguir serão apresentados os principais cateteres utilizados na prática clínica, destacando aqueles de maior interesse para o cuidado do paciente grave. Estes dispositivos podem ser divididos em cateteres de curta e de longa permanência. A Figura 4.10 mostra exemplos de cateteres venosos centrais. A Tabela 4.1 divide e exemplifica cateteres com base nessa categorização:

Em unidades de terapia intensiva (UTIs) e no cuidado de doenças agudas, praticamente apenas cateteres de curta permanência são indicados; exceções são os PICC, classificados como de longa permanência devido à pequena incidência de infecção em pacientes ambulatoriais. Contudo, em pacientes hospitalizados as taxas de infecção relacionada ou associada ao PICC e a cateteres venosos centrais de curta duração parecem ser semelhantes.[19] Portanto, cateteres de PICC em pacientes hospitalizados devem ser tratados como de curta permanência.

Cateteres de curta permanência exteriorizam-se na pele em local próximo ao da sua entrada no vaso. Isso confere menor proteção contra infecção em comparação a cateteres de longa permanência. Contudo, o implante do cateter respeitando a técnica asséptica, com paramentação cirúrgica do médico que o implanta e com o uso de campos estéreis grandes, além de proteção plástica para o transdutor do US e seu cabo e dos cuidados diários providos por equipe de enfermagem treinada, com uso de curativos transparentes e impregnados com clorexidina, permite que estes dispositivos possam ser utilizados com segurança por semanas. Deve-se sempre ressaltar que cateteres de curta permanência devem ser retirados assim que não forem mais necessários. Não é recomendada a troca regular destes cateteres, a fim de prevenir infecções relacionadas ou associadas a eles.[4]

O implante de cateteres de curta permanência pode ser realizado no leito do paciente, sob anestesia local. Uma radiografia de tórax no leito é suficiente para checar a posição dos cateteres inseridos em veias jugulares, subclávias, axilares, cefálica, basílica ou braquial – estas três últimas são acessos para PICC.

Cateteres de longa permanência podem ser divididos em implantáveis e semi-implantáveis. O Port-a-cath é um exemplo de dispositivo implantável (Figura 4.1 A). Há pequenas variações entre modelos e outras marcas, mas o princípio se assemelha: um reservatório implantado no subcutâneo e conectado a um cateter tunelizado até o local onde entra em uma veia profunda. Nenhum componente deste cateter fica exteriorizado. Desta forma, há menor incidência de infecção do dispositivo. O reservatório é puncionado através da pele sempre que o dispositivo precisa ser utilizado. Esse cateter é utilizado para a administração de quimioterapia em pacientes oncológicos.

Cateteres semi-implantáveis são aqueles que têm um segmento tunelizado no subcutâneo do paciente entre o local que entra na veia e onde se exterioriza na pele. Além disso, há um *cuff* (Figura 4.10 F) que promove fibrose do subcutâneo onde se encontra, fixando o cateter no paciente e dificultando seu explante acidental. No implante destes cateteres, tenta-se manter esse *cuff* 2 a 3 cm adentro na região da tunelização. A tunelização do cateter faz com que haja menor incidência de infecção associada a ele em comparação com cateteres de curta permanência. Cateteres com essas características são usados em pacientes que fazem hemodiálise ambulatorial por doença renal crônica terminal, por exemplo.

Aconselha-se que o implante de cateteres de longa duração (exceto PICC) seja realizado em centro cirúrgico, sob sedação e anestesia local, com o auxílio do US para a punção vascular e de radioscopia para adequado posicionamento do cateter.

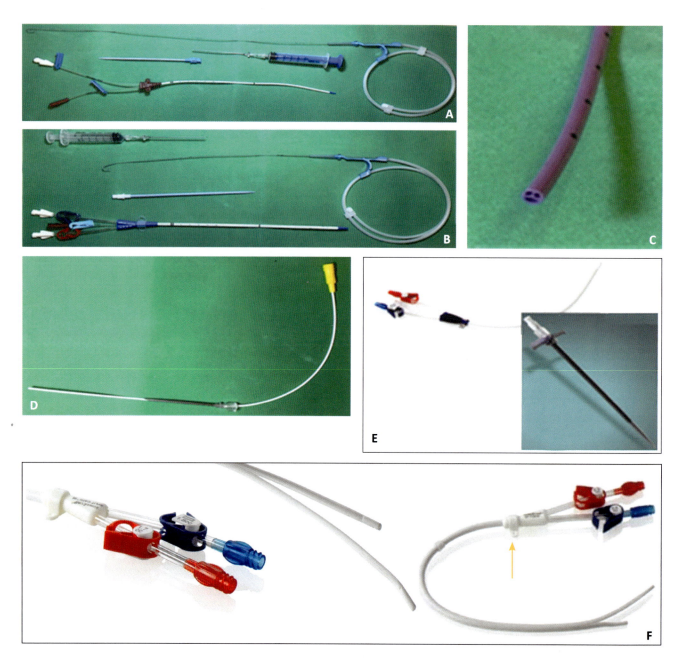

■ **FIGURA 4.10** Cateteres venosos centrais. **(A)** Cateter duplo lúmen (20 cm × 7 French) formando conjunto com agulha e seringa, fio-guia de 0,035 polegadas de diâmetro, com ponta em J e dilatador. **(B)** Cateter triplo lúmen de grosso calibre (20 cm × 12 French), muito conhecido como cateter de Shiley, formando conjunto com agulha e seringa, fio-guia de 0,035 polegadas de diâmetro, com ponta em J e dilatador. **(C)** Detalhe da extremidade distal de PICC de três vias. Notar que neste tipo de cateter, assim como em cateteres de Hickman®, Leonard® e Broviac®, todas as vias terminam no ponto mais distal. **(D)** Cateter Intracath®: monolúmen. Sua técnica de inserção é a de cateter por dentro de agulha. **(E)** Cateter Medcomp® T-3 de alto fluxo (15,5 French), opção como cateter de curta duração para hemodiálise. Demanda uso de introdutor (na foto), que é retirado após o implante do cateter (*peel apart*). **(F)** Cateter Splitcath III® (14 ou 16 French), exemplo de cateter de longa permanência semi-implantável. A seta amarela mostra o *cuff* que promove a adesão no cateter no subcutâneo da região onde ele é tunelizado.

Fonte: Fotos A-D: Acervo do autor. E e F: http://www.medcompnet.com/

ACESSO VENOSO PROFUNDO – TIPOS DE CATETERES, INDICAÇÕES E MÉTODO DE INSERÇÃO

Tabela 4.1 Cateteres venosos centrais mais utilizados na prática clínica.

Tipo	Subdivisão	Cateteres	Medidas mais usadas	Modo de inserção	Uso principal no cuidado de paciente crítico
Curta permanência		Intracath*	—	Cateter sobre agulha	Administração de medicações
		Duplo lúmen	7 Fr × 20 cm	Seldinger	Administração de medicações
		Triplo lúmen	7 Fr × 20 cm	Seldinger	Administração de medicações
		Grosso calibre (Shiley) (2 ou 3 vias)	12 Fr × 20 cm 12 Fr × 16 cm	Seldinger	Hemodiálise
		Grosso calibre (Split-Duo®)	13 Fr × 15 cm 13 Fr × 20 cm 13 Fr × 24 cm	Seldinger	Hemodiálise
		Grosso calibre (alto fluxo)	15,5 Fr × 16 cm 15,5 Fr × 20 cm 15,5 Fr × 24 cm	Seldinger + introdutor *peel apart*	Hemodiálise
		Cateter de 5 vias	10 Fr × 20 cm	Seldinger	Administração de medicações
		PreSep®	8,5 Fr × 20 cm	Seldinger	Administração de medicações Monitorização hemodinâmica
Longa permanência	Semi-implantável	Cateter de Hickman	7 a 12,5 Fr, 1 a 3 vias	Seldinger + introdutor *peel apart*	—
		Split Cath®	14 Fr × 28 cm 14 Fr × 32 cm	Seldinger + introdutor *peel apart*	—
		Perm-cath™	19**, 23 cm**	Seldinger + introdutor *peel apart*	—
	Implantável	Port-a-cath	5,8 ou 7,8 Fr	Seldinger + introdutor *peel apart*	—
Especial		PICC	4 a 6 Fr, 1 a 3 vias	Seldinger + introdutor *peel apart*	Administração de medicações
		Cateteres de artéria pulmonar***	7,5 ou 8 Fr	Introdutor por Seldinger + orientação por curvas de pressão	Monitorização hemodinâmica

* Em desuso. Preferir cateteres de duplo ou triplo lúmen.

** Distância da ponta ao *cuff*.

*** Necessita de introdutor mais calibroso **(Figura 4.11)**.

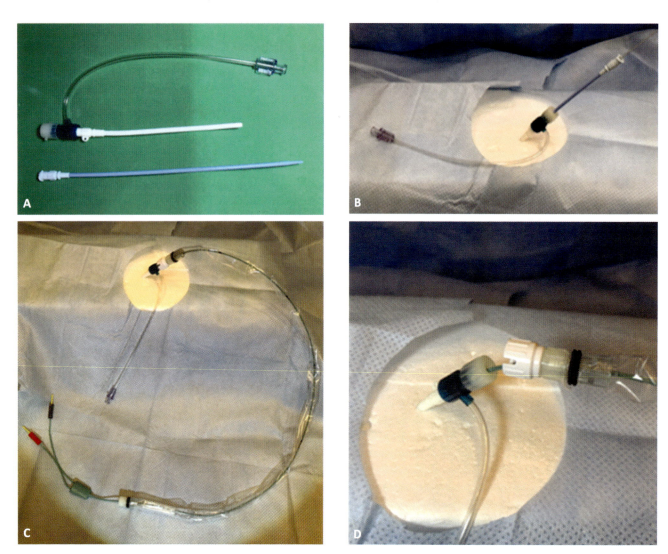

■ **FIGURA 4.11** **(A)** Introdutor de 6 French. **(B)** Detalhe da inserção de introdutor mostrado em manequim de baixa fidelidade: o introdutor é inserido pelo fio-guia em conjunto com seu intermediário (elemento azul). Após a introdução do conjunto, fio-guia e intermediário são retirados juntos, permanecendo somente o introdutor no paciente. **(C)** Exemplo de uso do introdutor: implante de cabo de marca-passo temporário transvenoso (cabo verde, 5 French). Notar a proteção plástica que recobre o cabo do marca-passo e conecta-se ao introdutor, permitindo que o cabo possa ser manipulado após seu implante, permanecendo estéril. **(D)** Detalhe das partes do introdutor e da proteção plástica que se conectam. Procedimento similar é utilizado em cateteres de artéria pulmonar.

CONSIDERAÇÕES FINAIS

Este capítulo fornece detalhes sobre o manejo de cateteres venosos centrais, com destaque aos métodos de inserção dos dispositivos de curta permanência. Ressalta-se a importância do uso do US em tempo real como técnica que reduz complicações mecânicas do implante desses dispositivos.

Vídeos são muito úteis para compreender a movimentação da agulha em relação ao plano ultrassonográfico. Cursos destinados ao ensino desta habilidade e o acompanhamento das primeiras punções por profissional experiente são elementos valiosos na disseminação do uso desta técnica.[15]

REFERÊNCIAS

1. Segal JB, Dzik WH. Paucity of studies to support that abnormal coagulation test results predict bleeding in the setting of invasive procedures: an evidence-based review. Transfusion. 2005;45(9):1413-25.

2. Doerfler ME. Central Venous catheter placement in patients with disorders of hemostasis. Chest J. 1996;110(1):185.

3. van de Weerdt EK, Biemond BJ, Baake B, Vermin B, Binnekade JM, van Lienden KP et al. Central venous catheter placement in coagulopathic patients: risk factors and incidence of bleeding complications. Transfusion. 2017;57(10):2512-25.

4. O'Grady N. Guidelines for the prevention of intravascular catheter-related infections. Clin Infect Dis. 2011;52:e162-93.

5. Brass P, Hellmich M, Kolodziej L, Schick G, Af S, Patrick B et al. Ultrasound guidance versus anatomical landmarks for internal jugular vein catheterization Summary of findings for the main comparison. Cochrane Database Syst Rev. 2015;(1):CD006962.

6. Burns KEA, McLaren A. A critical review of thromboembolic complications associated with central venous catheters. Can J Anaesth. 2008;55(8):532-41.

7. Lavau-Denes S, Lacroix P, Maubon A, Preux PM, Genet D, Vénat-Bouvet L et al. Prophylaxis of catheter-related deep vein thrombosis in cancer patients with low-dose warfarin, low molecular weight heparin, or control: a randomized, controlled, phase III study. Cancer Chemother Pharmacol. 2013;72(1):65-73.

8. Boonyawat K, Crowther MA. Venous thromboembolism prophylaxis in critically ill patients. Semin Thromb Hemost. 2015;41(1):68-74.

9. Chopra V, Anand S, Hickner A, Buist M, Rogers MA, Saint S et al. Risk of venous thromboembolism associated with peripherally inserted central catheters: a systematic review and meta-analysis. Lancet. 2013;382(9889):311-25.

10. Brewer C. Reducing upper extremity deep vein thrombosis when inserting PICCs. Br J Nurs. 2012;21(14):S12, S14, S16-7.

11. McGee DC, Gould MK. Preventing complications of central venous catheterization. N Engl J Med. 2003;348(12):1123-33.

12. Hussain N, Shattuck PE, Senussi MH, Velasquez Kho E, Mohammedabdul M, Sanghavi DK et al. Large right atrial thrombus associated with central venous catheter requiring open heart surgery. Case Rep Med. 2012;2012:501303.

13. Stavroulopoulos A, Aresti V, Zounis C. Right atrial thrombi complicating haemodialysis catheters. A meta-analysis of reported cases and a proposal of a management algorithm. Nephrol Dial Transplant. 2012;27(7):2936-44.

14. Wu S, Ling Q, Cao L, Wang J, Xu M, Zeng W. Real-time two-dimensional ultrasound guidance for central venous cannulation: a meta-analysis. Anesthesiology. 2013;118(2):361-75.

15. Brass P, Hellmich M, Kolodziej L, Schick G, Af S, Patrick B et al. Ultrasound guidance versus anatomical landmarks for subclavian or femoral vein catheterization SO-: Cochrane Database of Systematic Reviews YR-: 2015 NO-: 1. Cochrane Database Syst Rev. 2015;(1).

16. Almeida CES. Vascular access: the impact of ultrasonography. Einstein (São Paulo). 2016;14(4):561-6.

17. Yamauchi M, Sasaki H, Yoshida T, Niiya T, Mizuno E, Narimatsu E et al. Ultrasound-guided supraclavicular central venous catheterization in patients with malignant hematologic diseases. J Anesth. 2012;26(5):775-8.

18. Smith JL, Affolter JT, Patel JC, Broadhurst P. Arterial trauma during ultrasound-guided axillary vein puncture for endocardial lead placement. Europace. 2009;11(5):660-1.

19. Chopra V, O'Horo JC, Rogers MAM, Maki DG, Safdar N. The risk of bloodstream infection associated with peripherally inserted central catheters compared with central venous catheters in adults: a systematic review and meta-analysis. Infect Control Hosp Epidemiol. 2013;34(9):908-18.

5

Cateter de Artéria Pulmonar

Murillo Santucci Cesar de Assunção
Maurizio Cecconi
Ederlon Alves Rezende

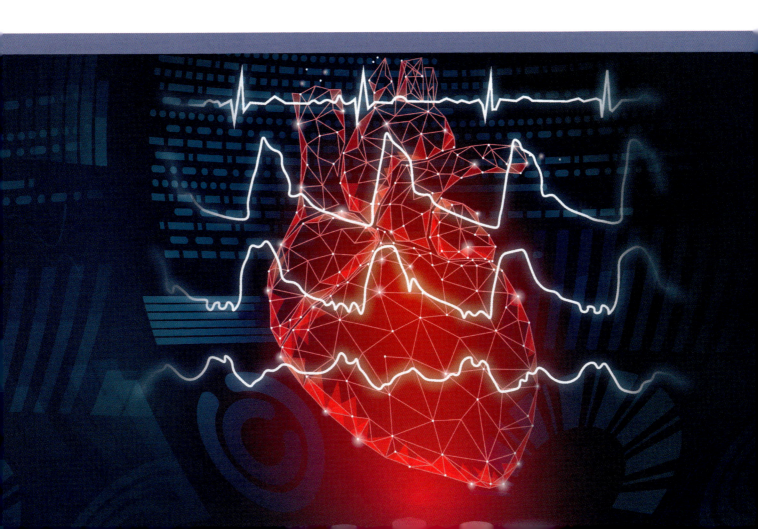

DESTAQUES

- O cateter de artéria pulmonar é um dispositivo útil para auxílio terapêutico e diagnóstico no tratamento de pacientes graves selecionados;
- O cateter de artéria pulmonar pode ser intermitente, necessitando de *bolus* de solução resfriada para realizar a estimativa do débito cardíaco, ou semicontínuo, que, pelo aquecimento do sangue pelo filamento de cobre em seu corpo, consegue estimar o débito cardíaco;
- A via proximal do cateter de artéria pulmonar não deve ser utilizada para infusão de medicamentos ou expansão com fluidos devido ao risco de distender o átrio direito e, consequentemente, induzir arritmias cardíacas;
- A saturação venosa de oxigênio mista contínua, em conjunto com a saturação de oxigênio pela oximetria de pulso, permite calcular e monitorizar continuamente a taxa de extração de oxigênio;
- O cateter de artéria pulmonar traz dados objetivos de pré-carga ventricular direita, pós-carga ventricular direita, pré-carga ventricular esquerda, fluxo sanguíneo e variáveis volumétricas de câmara direita;
- Para realizar a inserção do cateter de artéria pulmonar, deve-se ter a participação de um médico auxiliado por outro profissional, com o devido cuidado de conferir todo o material necessário e disponibilizá-lo para o uso, além de checar a posição e a monitorização multiparamétrica do paciente;
- A técnica de punção venosa profunda para inserção do introdutor do cateter de artéria pulmonar é a técnica de Seldinger, na qual somente após a fixação do introdutor é que se abre o pacote onde se encontra o cateter.
- Antes de inserir o cateter de artéria pulmonar, deve certificar-se de que as vias proximal e distal encontram-se pérvias, colocar o invólucro de plástico para protegê-lo, checar a integridade do sistema de transdutores de pressão junto ao monitor multiparamétrico, bem como a integridade do balonete e sua conformação ao inflá-lo com 1,5 mL de ar;
- Ao se introduzir o cateter de artéria pulmonar, deve-se observar o aparecimento das curvas de pressão no monitor multiparamétrico e, ao identificar a curva de pressão de átrio direito, infla-se o balonete com 1,5 mL de ar. Com a introdução do cateter, observa-se a passagem pelo ventrículo direito e pela artéria pulmonar pela mudança da morfologia da curva de pressão, pico sistólico com diástole próximo a zero e pressão sistólica semelhante a de VD e aparecimento do nó dicrótico, respectivamente; e quando ocorre achatamento da curva de pressão, identifica-se a pressão de oclusão da artéria pulmonar;
- O treinamento de médicos e enfermeiros é fundamental para a obtenção e a interpretação adequada dos dados obtidos pelo cateter de artéria pulmonar para a tomada de decisão à beira do leito.

INTRODUÇÃO

O cateter de artéria pulmonar (CAP) foi introduzido para uso à beira do leito no inicio da década de 1970 por Swan *et al.*[1] Durante as décadas de 1970 e 1980, foi muito utilizado, talvez até de forma indiscriminada, o que gerou controvérsias sobre sua aplicabilidade e segurança.[2] Inicialmente, era limitado a pacientes com doença cardíaca aguda, mas seu uso estendeu-se a uma variedade de doenças entre pacientes graves.

O CAP é um dispositivo útil para guiar o tratamento de pacientes graves selecionados. Entretanto, a documentação de que a cateterização da artéria pulmonar melhora a evolução e o prognóstico dos pacientes sempre foi escassa e conflitante, mesmo a despeito do uso disseminado e dos avanços tecnológicos médicos. Esse cenário de incertezas culminou, no passado, em solicitações de moratória ao uso do CAP até que as dúvidas fossem elucidadas.[3]

Como em qualquer outra ferramenta de auxílio terapêutico e diagnóstico, a utilidade clínica do CAP depende de obtenção e interpretação adequadas dos dados por ele fornecido. Dados hemodinâmicos coletados e interpretados de maneira errônea implicam estratégias inadequadas e potenciais danos adicionais àquelas associadas diretamente ao CAP.[4,5] A grande variabilidade interobservador na interpretação dos traçados de pressão de oclusão da artéria pulmonar (POAP) é um dos exemplos de interpretação inadequada de dados reportados.[6]

A maioria dos estudos sobre CAP é composta de coortes observacionais com importantes limitações metodológicas. Quanto aos estudos randomizados, embora não tenham demostrado aumento de mortalidade, uma parte significativa avaliou grupos de pacientes muito heterogêneos e sem estratégias protocoladas de tratamento associadas ao CAP, inclusive com estudos sem indicação para o momento da realização da monitorização.[7,8] Por outro lado, nos estudos que tiveram estratégia de intervenções orientadas guiadas pelo CAP, benefícios foram mais evidentes.[9,10]

Considerando esses estudos, não se pode afirmar que o aumento de mortalidade observado no estudo de Connors *et al.*[11] deve-se ao uso do CAP ou às complicações associadas ao seu uso. É importante reconhecer que todo tipo de monitorização hemodinâmica traz informações que devem ser interpretadas adequadamente, assim como a forma de obtê-las deve ser realizada respeitando-se as técnicas e limitações atribuídas a cada tecnologia, além de agregar as variáveis de oxigenação e marcadores de perfusão tecidual.

Com o passar dos anos, conhecimentos foram aprimorados para identificar os pacientes com maior benefício para utilização do CAP. Entre pacientes cirúrgicos de alto risco, a administração pré-operatória de fluidos e inotrópicos, guiada pela monitorização invasiva com CAP, reduziu significativamente a mortalidade, a morbidade e o tempo de internação hospitalar em alguns estudos.[12] Nesse tipo de população, a otimização do fluxo sanguíneo pode ser obtida com técnicas menos invasivas, mas o CAP é uma alternativa em locais que não dispõem de outras tecnologias.

Antes de inserir o CAP, é interessante fazer alguns questionamentos que contribuirão para a tomada de decisão:

- Os dados hemodinâmicos auxiliarão no diagnóstico ou no tratamento? A conduta será alterada?
- A inserção do cateter oferece riscos ao paciente? Avaliar riscos e benefícios;
- Existe alguma técnica não invasiva ou menos invasiva que poderia oferecer as mesmas informações?
- Pode haver grande dificuldade na interpretação de qualquer dado hemodinâmico (p. ex., presença de comorbidades, como insuficiência tricúspide).

O uso do CAP tem diminuído ao longo dos anos em virtude do desenvolvimento e do aperfeiçoamento de novas tecnologias menos invasivas para a monitorização do débito cardíaco (DC) e pelo aumento do conhecimento sobre quais pacientes poderiam se beneficiar do uso do CAP.[13] Alguns estudos retrospectivos norte-americanos mostram redução do uso do CAP de 15% por ano. Em grandes cidades e áreas metropolitanas, houve redução de 40% no uso do CAP no mesmo período. As porcentagens de redução seguem a mesma tendência em países europeus.

O CAP corresponde à forma de monitorização hemodinâmica invasiva que, quando utilizada por profissionais treinados, traz dados objetivos da pré-carga ventricular direita (pressão de átrio direito – PAD), pós-carga ventricular direita (pressão de artéria pulmonar – PAP), pré-carga ventricular esquerda (POAP) e fluxo sanguíneo (DC). Além disso, com a evolução da tecnologia, é possível avaliar variáveis volumétricas de câmara direita (volume diastólico final de ventrículo direito – VDFVD; volume sistólico final de ventrículo direito – VSFVD e fração de ejeção de ventrículo direito – FEVD).[14] Isso permite maior entendimento da fisiopatologia do estado de choque e auxilia no manejo terapêutico de pacientes graves.

Apesar de todas as críticas existentes a essa ferramenta, o CAP ainda é a tecnologia referência para a estimativa do DC, sendo utilizada para o desenvolvimento de novas técnicas menos invasivas.[15]

DESCRIÇÃO DO CATETER DE ARTÉRIA PULMONAR

O CAP, originalmente idealizado por Swan & Ganz, tem 110 cm de comprimento, com graduação a cada 10 cm indicada no corpo do cateter. Sua circunferência varia de 7,0 F a 9,0 F. Habitualmente apresenta cinco vias: via distal, via proximal, termístor, via de enchimento do balonete e via acessória.

A via distal termina na ponta do cateter e é utilizada para mensurar a PAP, quando o balonete está desinflado, ou a POAP, quando ele está inflado e encunhado (Figura 5.1). A via proximal termina em uma abertura situada a 26 cm da ponta do cateter, e por meio deste lúmen pode-se medir a PAD. O lúmen do termístor contém filamentos que detectam a variação da temperatura sanguínea na artéria pulmonar e geram a curva de termodiluição associada ao tempo e ao volume de sangue resfriado para estimar o DC. A inserção do termístor situa-se na superfície do cateter a 4 cm da ponta do cateter. A via de enchimento do balonete termina em um balão de látex na ponta do cateter, que, ao ser inflado com 1,5 mL de ar (capacidade total de enchimento do balão), faz a ponta

do cateter migrar em direção aos capilares pulmonares, com oclusão do ramo da artéria pulmonar; e, assim, pode-se realizar a medida da POAP.

Podem existir variações deste cateter com outras vias, como a presença de via para inserção conjunta de marca-passo provisório (neste caso, as distâncias entre os orifícios dos lúmens sofrem uma discreta mudança) e da via acessória, que tem sua abertura localizada próxima àquela que mede a PAD e é usada para administração de medicamentos e fluidos. Entretanto, deve-se tomar o devido cuidado durante a mensuração da PAD, pois essa infusão pode influenciar as medidas pressóricas (Figura 5.2).[16]

É importante salientar que a via proximal não deve ser utilizada para infusão de medicamentos ou expansão com fluidos devido ao risco de distender o átrio direito e, consequentemente, induzir arritmias cardíacas. A Figura 5.3 mostra um exemplo de CAP com algumas dessas variações.

A evolução da tecnologia incorporou a fibra óptica ao CAP, o que permitiu a mensuração contínua da saturação venosa mista de oxigênio (SvO_2). Este parâmetro obtido pelo CAP é um dos principais na avaliação

CATETER DE ARTÉRIA PULMONAR | 51

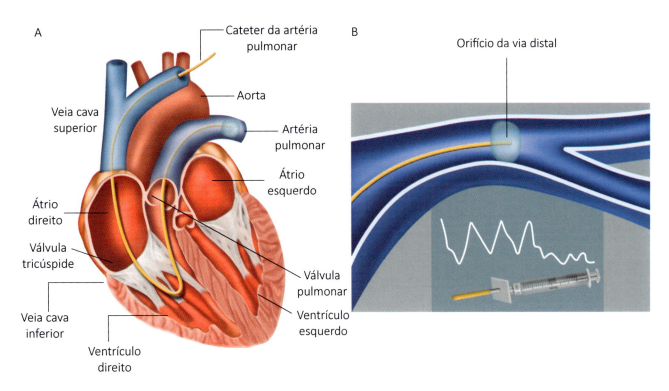

FIGURA 5.1 (A) CAP localizado no tronco da artéria pulmonar. (B) CAP localizado nos ramos distais da artéria pulmonar com balonete insuflado (detalhe da seringa insuflada no canto inferior direito).

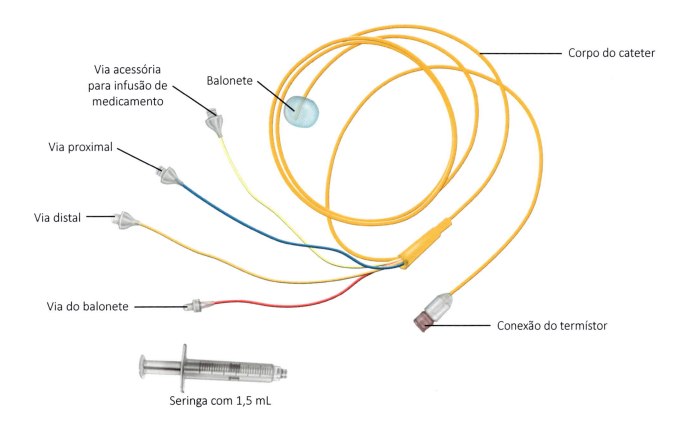

FIGURA 5.2 Cateter de artéria pulmonar (CAP) intermitente ou padrão.

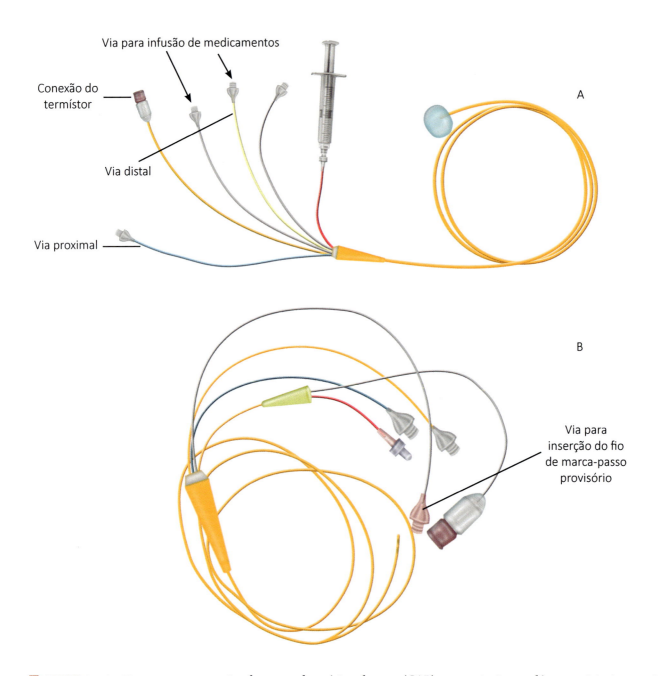

■ **FIGURA 5.3** Esquema representativo do cateter de artéria pulmonar (CAP) com variações nos lúmens originais com vias acessórias para infusão de fluidos (A) e associação de marca-passo provisório (B).

do paciente grave submetido à monitorização hemodinâmica. Juntamente com a saturação arterial de oxigênio (SaO_2), é possível calcular a taxa de extração de oxigênio (TEO_2), a qual, associada ao DC, possibilita a avaliação do consumo de oxigênio (VO_2).

Além da fibra óptica, o desenvolvimento de termístor de alta resposta permitiu realizar curvas de termodiluição para a estimativa da FEVD, de modo que o CAP passou a ser chamado de cateter de artéria pulmonar volumétrico (volume diastólico final). Assim, o CAP volumétrico intermitente com este novo termístor, que capta a variação da temperatura de maneira mais sensível e precisa (em até 20 ms), além dos lúmens e tecnologias já citados anteriormente, apresenta em seu corpo dois eletrodos, sendo um proximal e outro distal, inseridos a 6,0 cm e 16 cm (Figura 5.4), respectivamente, utilizados para a captura dos complexos QRS do traçado eletrocardiográfico para serem plotados na curva de termodiluição. Quando ocorre variação de 80% da temperatura para a linha de base, inicia-se a

CATETER DE ARTÉRIA PULMONAR 53

A

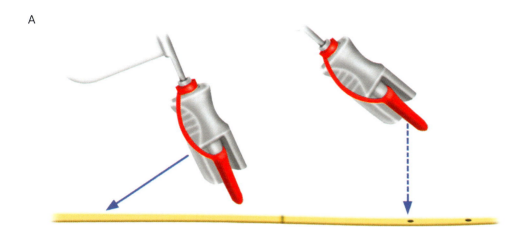

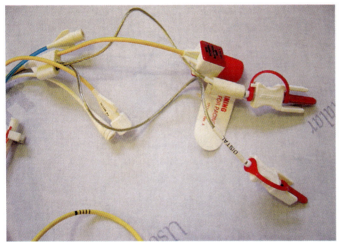
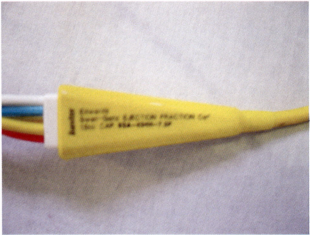

B

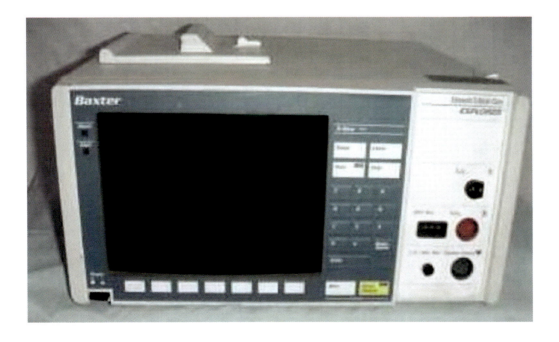

■ **FIGURA 5.4** **(A)** CAP intermitente volumétrico com seus eletrodos e debitômetro volumétrico intermitente. **(B)** Debitômetro volumétrico intermitente *Edwards Critical-Care Explorer by: Baxter. Model: EXP-115.*

captura dos complexos QRS, e estes são plotados na curva de termodiluição, sendo necessário pelo menos três batimentos consecutivos para iniciar o cálculo das variáveis. Analisando-se a distância do ponto na curva até a linha de base, estima-se a FEVD (Figura 5.5).

Com a estimativa da FEVD, pode-se calcular variáveis volumétricas como volume diastólico final de ventrículo direito (VDFVD) e volume sistólico final de ventrículo direito (VSFVD); Figura 5.6).

$$IVS = IC/FC$$
$$IVDFVD = IVS/FEVD$$
$$IVSFVD = IVDFVD - IVS$$

Em que:

IVS: índice de volume sistólico;

IC: índice cardíaco;

FC: frequência cardíaca;

IVDFVD: índice de volume diastólico final de ventrículo direito;

FEVD: fração de ejeção de ventrículo direito;

IVSFVD: índice de volume sistólico final de ventrículo direito.

Entre as três variáveis incorporadas às outras cujas medidas ou cálculos já eram possíveis, a FEVD e o VDFVD são as mais importantes, pois se relacionam com a função ventricular direita e a pré-carga de ventrículo direito, respectivamente.

É importante ressaltar que, entre as variáveis estáticas de fluidorresponsividade oriundas da monitorização invasiva, o VDFVD indexado à superfície corpórea é o parâmetro que melhor detecta os indivíduos responsivos à infusão de fluidos avaliados pela variação do índice de volume sistólico (IVS). Para a obtenção correta destas variáveis, o *software* necessita da adequada aferição do intervalo R-R do eletrocardiograma (ECG), de modo que essa técnica é limitada para pacientes com arritmia cardíaca (principalmente com intervalo R-R irregular) e extremos de FC (tanto taquicardia quanto bradicardia). Outro fator limitante às medidas são os extremos de temperatura.[17,18]

No final da década de 1990, foi desenvolvido o CAP semicontínuo, que trouxe como evolução a estimativa semicontínua do DC pelo método de termodiluição por aquecimento do sangue. Esta técnica apresenta

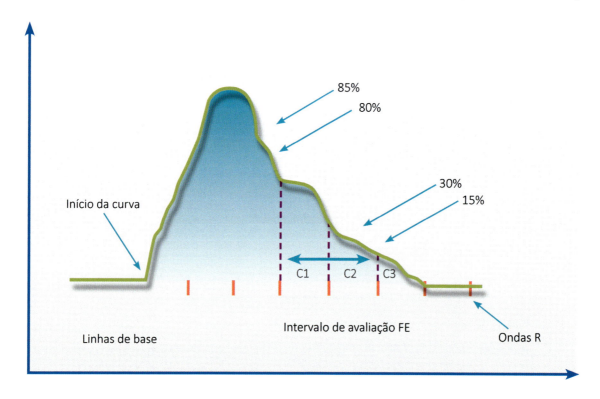

■ **FIGURA 5.5** Curva de termodiluição e plotagem dos pontos de três batimentos cardíacos consecutivos na curva, após variação de cerca de 80% da temperatura em direção à linha de base.

CATETER DE ARTÉRIA PULMONAR

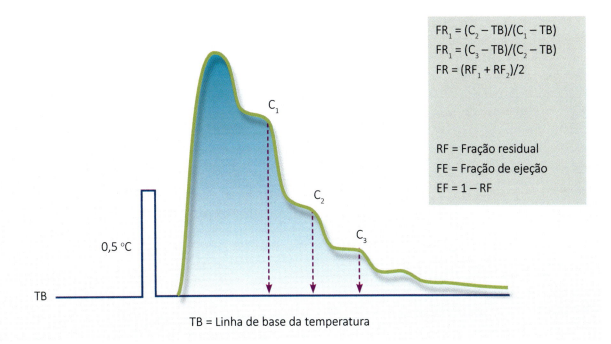

■ **FIGURA 5.6** Demonstração das fórmulas usadas para cálculo da FEDV e seus pontos (C_1, C_2 e C_3) no gráfico do débito cardíaco (DC).

vantagens sobre a intermitente, pois evita manipulações repetidas para realizar as estimativas do DC pela injeção de *bolus* de solução salina. A principal limitação é que as estimativas do DC não são realizadas em tempo real, sendo uma média de estimativas seguidas no período de 1 minuto.[14] Isso é possível pela associação de um filamento térmico de cobre com 10 cm de comprimento, que envolve o corpo do CAP e deve ser locado no interior do ventrículo direito (VD) a 15 cm e a 25 cm da ponta do cateter (Figura 5.7).

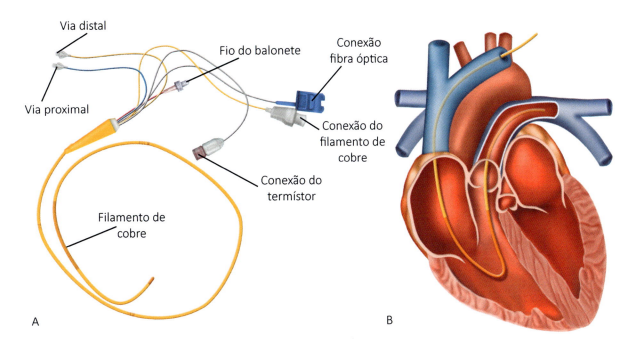

■ **FIGURA 5.7** CAP semicontínuo. (A) CAP com DC semicontínuo por termodiluição e oximetria venosa mista de oxigênio (SvO_2). (B) CAP com DC semicontínuo.

Ao contrário do CAP com DC intermitente, no qual um volume conhecido de solução salina com temperatura menor do que a sanguínea é injetado, nesse novo modelo o filamento térmico, pela emissão de forma randomizada e aleatória de pequenos pulsos de energia (≈ 7,5 W), aquece o sangue em torno do cateter, e essa variação é captada pelo mesmo termístor, determinando a variação de temperatura do fluxo sanguíneo (Figura 5.8).[16,19,20] Essas informações são atualizadas a cada 55 segundos, com revisão de tendências a cada 3 a 6 minutos na tela principal do monitor de DC. É possível avaliar minuto a minuto, mas não em tempo real (*beat to beat*, ou seja batimento a batimento), como citado anteriormente. Assim, a estimativa do DC é semicontínua em tempo "quase real". Cabe destacar que a temperatura sanguínea, após o aquecimento, permanece sempre inferior a 44 °C, sendo segura tanto para o miocárdio quanto para os elementos figurados do sangue.

O termístor de alta resposta foi inserido ao CAP semicontínuo para a construção da curva de termodiluição para o cálculo das variáveis volumétricas e da FEVD. Esta tecnologia, semelhante à do CAP volumétrico intermitente, também necessita da captura dos complexos QRS para plotar na curva de termodiluição; contudo, em vez de eletrodos inseridos no corpo do cateter, o monitor de DC é conectado ao monitor multiparamétrico que, por meio de um cabo que transmite o traçado eletrocardiográfico ao *software*, acopla os batimentos cardíacos na curva de termodiluição realizada pelo termístor (Figura 5.9).

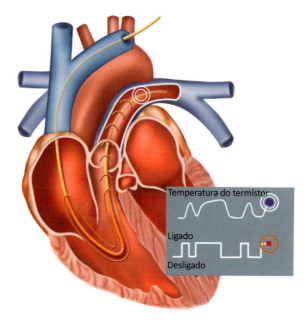

■ **FIGURA 5.8** Demonstração e medida do DC semicontínuo.

INSERÇÃO DO CATETER DE ARTÉRIA PULMONAR

Para realizar a inserção do CAP, deve-se ter a participação de um médico auxiliado por outro profissio-

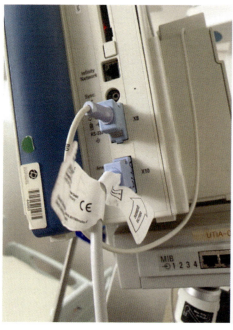
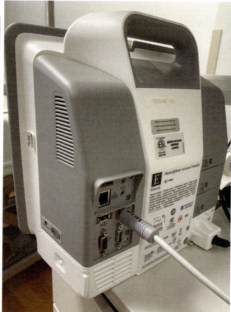
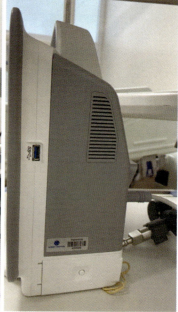

■ **FIGURA 5.9** Conexão do monitor multiparamétrico ao monitor de DC volumétrico semicontínuo.

nal, com o devido cuidado de conferir todo o material necessário disponibilizá-lo para o uso, como campos e aventais estéreis, máscaras e gorros, introdutor, pinças, gazes, anestésicos locais e o próprio CAP, que deve ser mantido fechado até a inserção do introdutor em veia profunda seja realizada. Além disso, deve-se montar os sistemas de transdutor de pressão antes do início do procedimento e da realização do zero atmosférico e hidrostático associado à adequação das escalas pressóricas no monitor multiparamétrico. Antes de iniciar o procedimento, e mesmo antes de se paramentar, o médico deve verificar se o paciente está adequadamente monitorizado com ECG, oximetria de pulso e pressão arterial não invasiva (caso ainda não exista monitorização invasiva da pressão arterial) e posicioná-lo em Trendelemburg (Figura 5.10), o que facilita a punção pelo aumento do retorno venoso, promovendo ingurgitamento das veias e diminuindo os riscos de embolia gasosa durante o procedimento.

Também é necessário checar sempre o ECG, pois a presença de alterações como bloqueio de ramo contribui para aumentar as chances de complicações (p. ex., bloqueio atrioventricular total). Nessa situação, o CAP deve ser inserido após a instalação de um marca-passo transcutâneo ou mesmo transvenoso. Deve-se também realizar radiografia de tórax e exames de coagulação.

O auxílio do ultrassom como guia para punção venosa profunda diminui os riscos associados à punção venosa profunda (Tabela 5.1).[21]

A técnica de punção venosa profunda para inserção do introdutor do CAP segue os princípios gerais pela técnica de Seldinger: somente após a inserção e fixação do introdutor, solicita-se a abertura do pacote onde se encontra o CAP para que se possa realizar sua inserção através dele. Entretanto, antes de inserir o CAP, o médico deve certificar-se de que as vias proximal e distal encontram-se pérvias ao injetar solução salina; depois, coloca-se o invólucro de plástico (Figura 5.11) para proteção do CAP antes de inseri-lo e checa-se a integridade do sistema de transdutores de pressão (Figura 5.12) ao conectar as vias proximal e distal ao monitor multiparamétrico por esse sistema. Deve-se movimentar a ponta do cateter e observar o aparecimento de ondas oscilantes no monitor multiparamétrico. Por fim, verifica-se a integridade do balonete e sua conformação ao inflá-lo com 1,5 mL de ar; caso existam deformidades ou o balonete esteja furado, deve-se proceder a troca do cateter e reiniciar todo o procedimento de verificação (Figura 5.13). Com sistema e cateter checados, introdutor inserido e paciente adequadamente monitorizado e posicionado, inicia-se a inserção do CAP.

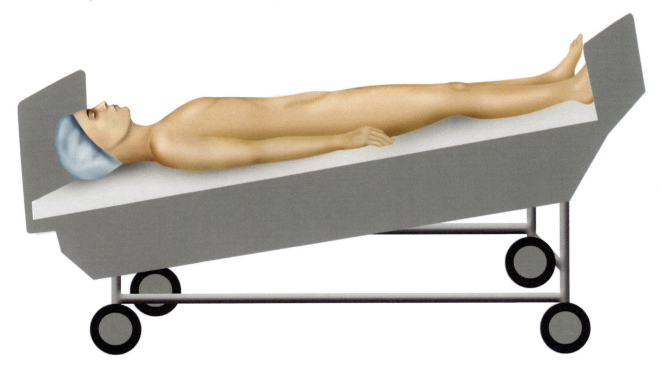

■ FIGURA 5.10   Posição em Trendelenburg (10° a 15°).

Tabela 5.1 Técnica de inserção do CAP.	
Preparo do paciente	• Instruir o paciente sobre os aspectos técnicos do procedimento, garantindo a sua colaboração • Proceder à sedação se houver dúvidas quanto à cooperação do paciente • Estabilizar as condições cardiopulmonares do paciente antes de iniciar o procedimento • Orientar jejum ou pausa na dieta, pois são benéficos no sentido de minimizar broncoaspiração, uma vez que a cabeceira deverá estar, no máximo, 0° para a realização da punção venosa central cervical • Colocar o paciente em decúbito dorsal horizontal, com a cabeceira em leve Trendelenburg (15°), com a cabeça virada para o lado oposto à inserção do cateter • Sempre verificar eletrocardiograma, oximetria de pulso, monitorização da pressão arterial (invasiva e não invasiva), testes de coagulação sanguínea e radiografia de tórax antes do procedimento • Não usar lidocaína endovenosa profilática mesmo em pacientes com arritmias ventriculares
Escolha do local/ antissepia e assepsia	• Sempre que possível, utilizar a via jugular, pois o pneumotórax é a complicação mais frequente e grave a curto prazo • Preferir a veia jugular interna direita, pois, na maioria dos pacientes, é mais calibrosa, menos retificada e menos sujeita a obstáculos • Sempre higienizar as mãos antes dos procedimentos • Sempre usar paramentação completa, incluindo gorro, máscara e avental estéril • Usar campos estéreis grandes, a fim de permitir manipulação mais confortável de todos os materiais
Punção venosa e introdução de fio-guia	• Utilizar unltrassonografia (US) como guia da punção venosa • Ter certeza de que a punção foi correta antes de colocar o fio-guia • Utilizar os guias com ponta curva e flexível, procurando não introduzir até o VD, devido ao risco de arritmias • Checar a posição do fio-guia dentro do vaso com o US
Dilatação e colocação do introdutor	• Estar atento ao fato de que é durante a dilação que ocorrem os acidentes hemorrágicos • Introduzir o conjunto dilatador-introdutor pelo fio-guia somente o suficiente para atingir o lúmen da veia, evitando sua transfixação • Colocar o conjunto introdutor-dilatador e testar sua permeabilidade instalando soro de manutenção na via lateral • Lembrar que o introdutor valvulado não bloqueia a entrada de ar no sistema • Colocar a tampa do introdutor quando houver demora na introdução do cateter, a fim de evitar a ocorrência de embolia gasosa • Fixar o introdutor na pele para permitir maior segurança na manipulação
Colocação do protetor do cateter, teste do balonete e inserção	• Manter a proteção de plástico colocada em torno do cateter, mantendo-o estéril, pois é indispensável para futuros reposicionamentos • Conectar todas as vias de pressão e proceder à zeragem e à calibração do sistema de oximetria, quando optar pela calibração *in vitro* • Antes de introduzir o cateter, verificar a integridade do balonete em sua extremidade • Preencher as vias distal e proximal com solução fisiológica para verificar se elas estão pérvias e checar a integridade do sistema ao mobilizar a ponta do cateter e localizar o aparecimento de curvas no monitor

CATETER DE ARTÉRIA PULMONAR

Tabela 5.1 (Cont.) Técnica de inserção do CAP.	
Progressão do cateter	• Quanto mais baixo o DC, mais lenta deve ser a progressão do cateter, que deve ser acompanhada pelas curvas de pressão de acordo com o esquema a seguir: 　• Durante a permanência do balonete insuflado dentro do VD, é comum ocorrerem arritmias; por isso, deve-se evitar mantê-lo nessa posição por períodos prolongados 　• Após introduzir 15 cm do cateter, a extremidade do balonete deverá ter ultrapassado todo o introdutor. 　• Após a introdução de 20 a 30 cm, deve-se observar o traçado característico de um atriograma, curva de pressão de átrio direito, neste momento deve-se insuflar o balonete, com cuidado, com o máximo de volume (1,5 mL de ar) e progredir com a introdução do cateter. 　• Após introdução do cateter no intervalo de 30 a 45 cm, deve-se notar mudança súbita no traçado das curvas de pressão e observar aumento da amplitude sistólica com pressão diastólica próximo a zero, indicando o posicionamento no VD. Com a progressão do cateter nota-se o aparecimento da curva de artéria pulmonar caraterizada pelo nó dicrótico, e após avançar o cateter visualiza o achatamento da curva ocorrendo o aclusão do ramo da artéria pulmonar pelo balonete inflado, e caracteriza a pressão de oclusa da artéria pulmonar

VD: ventrículo direito; **DC:** débito cardíaco; **CAP:** cateter de artéria pulmonar.

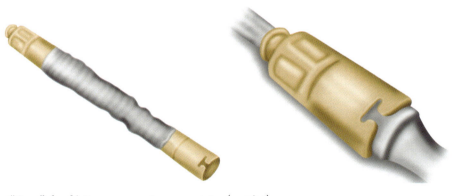

■ FIGURA 5.11　"Capa" de plástico para proteger o cateter (camisa).

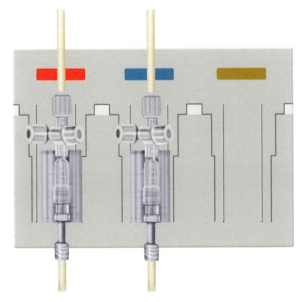

■ FIGURA 5.12　Dânula em posição neutra.

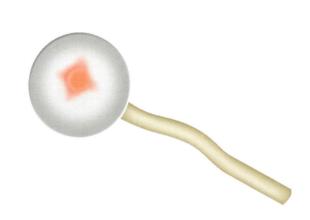

■ FIGURA 5.13　Integridade do balonete.

A introdução do cateter deve ser realizada com cuidado, observando o aparecimento das curvas de pressão no monitor multiparamétrico. A partir do momento em que se identifica a curva de PAD, o balonete deve ser inflado com 1,5 mL de ar. Com o balonete inflado, o cateter será guiado pelo fluxo de sangue, o que facilita a passagem pela válvula tricúspide e pelo VD, até atingir a artéria pulmonar (Figura 5.14). Caso seja necessário tracioná-lo para reposicionar, o balonete deverá ser desinflado. Assim, evita-se o risco de lesões nas válvulas cardíacas. O reconhecimento das curvas de pressão de cada topografia percorrida pelo cateter permite assegurar que o trajeto está correto.

A curva de PAD com o balonete desinflado é caracterizada por três ondas positivas:

- Onda "a": maior, corresponde à contração atrial e segue a onda P do ECG registrado simultaneamente);
- Onda "v": corresponde ao enchimento venoso do átrio direito quando a valva tricúspide se fecha e está próxima do fim da onda T do ECG;

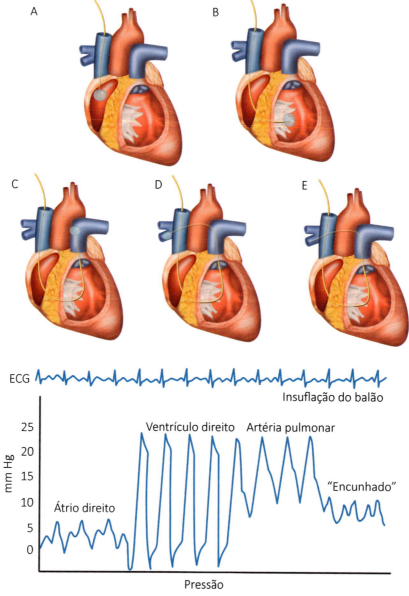

■ **FIGURA 5.14** Correspondência com a topografia da extremidade do CAP durante sua inserção. (A) Extremidade do cateter em átrio direito, onde o balonete é inflado. (B) Extremidade do cateter com o balonete inflado chegando ao VD. (C) Em seguida, atinge a artéria pulmonar. (D) O balonete oclui um ramo da artéria pulmonar (balonete "encunhado"). (E) O balonete desinflado é representado na curva de pressão da artéria pulmonar.

- Onda "c": deve-se ao movimento abrupto do anel da valva tricúspide em direção ao átrio direito no início da sístole ventricular; por isso, localiza-se no intervalo P-R do ECG (Figura 5.15).

Após a onda "c" e antes da onda "v" está a descendente "x" (correspondente ao relaxamento atrial), e após a onda "v" está a descendente "y" (correspondente ao esvaziamento rápido do átrio direito após a abertura da valva tricúspide). Em repouso, a PAD normal é de até 6 mmHg.

A curva de pressão de ventrículo direito (PVD) apresenta amplitude maior. Em repouso, a pressão sistólica do VD varia de 17 a 30 mmHg, enquanto a pressão diastólica do VD varia de 0 a 6 mmHg quando a extremidade do CAP atravessa a valva tricúspide. A pressão sistólica nesse ponto é igual à pressão sistólica de artéria pulmonar (PsAP), desde que não haja fator obstrutivo na via de saída do VD. A curva de PAP apresenta-se entalhada (nó dicrótico) entre o pico sistólico e o descenso diastólico, devido ao fechamento da valva pulmonar. O pico da PsAP ocorre antes da onda T do ECG registrado simultaneamente. Em geral, a pressão diastólica de artéria pulmonar (PdAP) coincide com a POAP média, podendo estar de 2 a 4 mmHg acima dela POAP.[22] Nos casos em que há hipertensão pulmonar grave, a PdAP apresenta valores superiores a 5 mmHg em relação à POAP média,[23,24] o que é chamado de gradiente transpulmonar (GTP).

$$GTP = PdAP - POAP$$

A curva da POAP (correspondente à oclusão de um ramo menor da artéria pulmonar) tem morfologia semelhante à da PAD. No entanto, sua onda "v" é levemente maior que a onda "a", e a representação simultânea do ECG demonstra algum atraso se comparada à curva da PAD, devido ao fato dos eventos mecânicos do átrio direito acontecerem um pouco antes, refletindo-se sobre a artéria pulmonar um pouco depois. Ao relacionar o traçado da curva de POAP com o ECG, a onda "a" ocorre logo após o complexo QRS (Figura 5.16).[22]

INDICAÇÕES PARA USO DO CATETER DE ARTÉRIA PULMONAR

O uso do CAP está indicado nas situações em que o paciente se beneficiará dos dados obtidos por esta ferramenta e que não podem ser obtidos ou avaliados por outra forma de monitorização minimamente invasiva ou não invasiva. Entretanto, quando apenas esta tecnologia estiver disponível, não se deve deixar de utilizá-la, visto que a monitorização hemodinâmica pode contribuir como guia terapêutico e auxiliar no diagnóstico dos respectivos tipos de choque (Tabela 5.2).

Entre as condições que indicam o uso do CAP, destacam-se:

- Disfunção de VD;

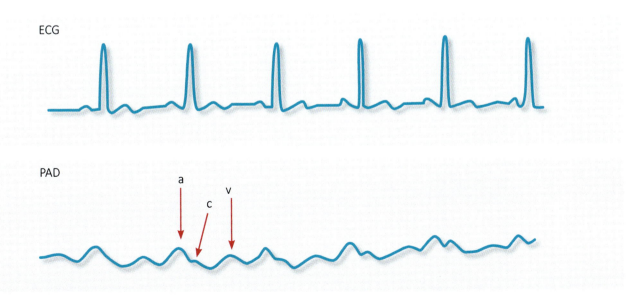

FIGURA 5.15 Correspondência entre a curva de PAD e o ECG registrado simultaneamente.
PAD: pressão do átrio direito; **ECG:** eletrocardiograma.

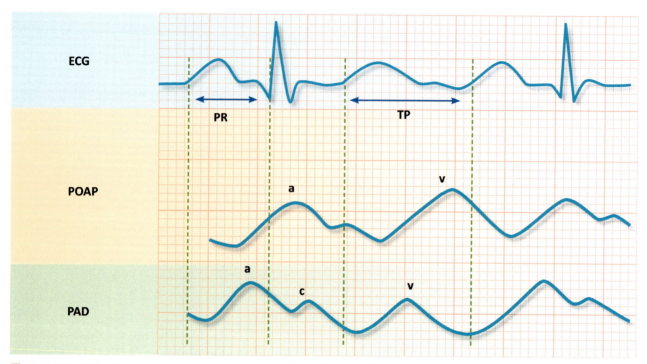

FIGURA 5.16 Relação entre as curvas de pressão de enchimento das câmaras cardíacas e o traçado do ECG.
ECG: eletrocardiograma; **POAP:** pressão de oclusão de artéria pulmonar; **PAD:** pressão do átrio direito.

- Estados de choque circulatório grave com alta demanda metabólica;
- Insuficiência respiratória aguda com necessidade de parâmetros elevados de ventilação mecânica;
- Insuficiência respiratória secundária a edema pulmonar (exceto nos quadros de edema pulmonar hidrostático com resposta terapêutica);
- Manejo complexo da volemia em situações de insuficiência renal iminente.

A PAD e a PAP podem ser particularmente úteis na condução de pacientes com choque circulatório e disfunção de VD e/ou síndrome do desconforto respiratório agudo.[14]

Não existe uma única ferramenta de monitorização hemodinâmica que atenda todos os pacientes e que

| Tabela 5.2 | Classificação do estado de choque de acordo com o padrão hemodinâmico invasivo. |

Variáveis	PVC	POAP	Índice cardíaco	IRVS	SvO$_2$	TEO$_2$
Hipovolêmico	↓	↓	↓	↑	↓	↑
Cardiogênico	↑	↑	↓	↑	↓	↑
Obstrutivo						
Tamponamento cardíaco	↑	↑	↓	↑	↓	↑
Pneumotórax hipertensivo	↑	↑	↓	↑	↓	↑
Tromboembolismo pulmonar	↑	↓	↓	↑	↓	↑
Distributivo	↓ ou nL	↓ ou nL	↓ ou nL ou ↑	↓	↑	↓

PVC: pressão venosa central; **POAP:** pressão de oclusão de artéria pulmonar; **IRVS:** índice de resistência vascular sistêmica; **SvO$_2$:** saturação venosa mista de oxigênio; **TEO$_2$:** taxa de extração de oxigênio.

CATETER DE ARTÉRIA PULMONAR 63

forneça todos os dados pertinentes para a condução de casos graves. Assim, sempre que necessário, deve-se integrar o maior número de variáveis para avaliar e auxiliar na tomada de decisão terapêutica, individualizando a indicação das diferentes modalidades de monitorização disponíveis.[25]

LIMITAÇÕES CLÁSSICAS DO CAP

O uso do CAP envolve o reconhecimento de que existem diversas limitações e problemas relacionados à sua inserção, à obtenção e à interpretação dos dados. A Tabela 5.3 mostra os potenciais problemas (frequentes na prática clínica) e dificuldades relacionadas à inserção e manejo do CAP.

Limitações relacionadas à obtenção dos dados, intuitivamente, deveriam ser resolvidas com o treinamento dos profissionais envolvidos (médico e enfermeira) na coleta dos dados fornecidos pelo cateter. Estudos já demonstraram que a falta de conhecimento no manejo, na obtenção e na interpretação dos dados influencia na tomada de decisão.[6,26]

No contexto atual do conhecimento hemodinâmico e de oxigenação tecidual, limitações mais relevantes talvez sejam aquelas relacionadas à interpretação dos dados obtidos pelo CAP. Atualmente, sabe-se que as variáveis estáticas de fluidorresponsividade oriundas do CAP (POAP, PAD e IVDFVD) relacionam-se pobremente com responsividade a fluidos em pacientes graves (Figura 5.17).

Além disso, frequentemente intensivistas deixam de analisar o formato e o comportamento das curvas de pressão, as quais fornecem informações fundamentais sobre aspectos funcionais do sistema, como:

- Formato e comprimento da descente "y": permitem avaliar a responsividade a fluidos;
- Amplitude da curva de PVC no paciente em ventilação mecânica com pressão positiva: permite avaliar a responsividade a fluidos;
- Mudança de angulação no decaimento da POAP: fornece a estimativa visual da pressão capilar pulmonar, entre outros aspectos.

Tabela 5.3 Complicações na inserção e manejo do cateter de artéria pulmonar.			
Inserção do introdutor	Posicionamento do CAP	Permanência do CAP	Retirada do CAP/introdutor
• Pneumotórax	• Arritmia	• Arritmia	• Arritmia
• Hemotórax	• Lesões estruturais	• Infecção	• Lesões estruturais
• Hematoma	• Mau posicionamento	• Trombose/embolia	• Nós
• Punção arterial		• Endocardite	• Embolia gasosa
• Embolia gasosa		• Infarto pulmonar	• Quebra do cateter
• Mau posicionamento		• Rotura do balão	
		• Rotura da artéria pulmonar	
		• Pseudoaneurisma da artéria pulmonar	
		• Hemorragia	
		• Embolia gasosa	
		• Medidas ou interpretações errôneas	
		• Ruptura do VD	

CAP: Cateter de artéria pulmonar; VD: Ventrículo direito.

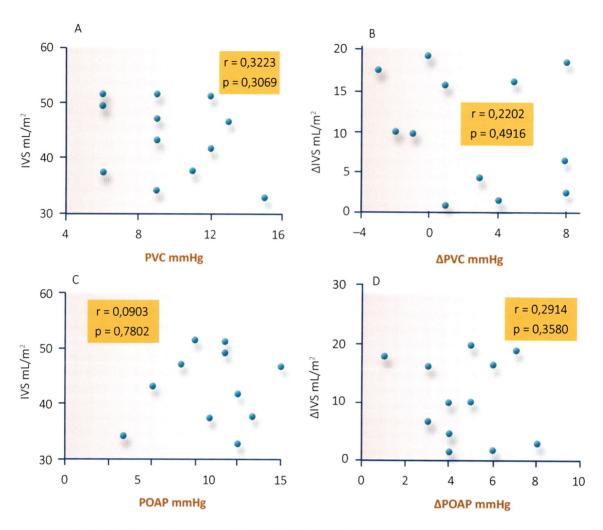

■ **FIGURA 5.17** Ausência de relação entre medidas estáticas de pressão ou suas variações com o volume sistólico em indivíduos sadios. (A) Relação entre PVC inicial e IVS. (B) Alterações sobre a PVC após a infusão de solução salina. (C) Relação inicial entre POAP e IVS. (D) Alterações na POAP e no IVS em reposta à infusão de solução salina em indivíduos sadios. Não se evidenciou correlação significativa entre os valores iniciais tanto da PVC quanto da POAP com o IVS nem alterações nessas variáveis após a infusão de 3 L de solução salina.

PVC: pressão venosa central; **POAP:** pressão de oclusão da artéria pulmonar; **IVS:** índice de volume sistólico; **Δ:** variações.
Fonte: Adaptada de Kumar et al., 2004.[27]

Todos esses fatores contribuem para diminuir o risco de intervenções inadequadas. Um outro exemplo comum é a falta da apreciação do conceito de pressão transmural, aplicado tanto à PVC quanto à POAP, que tem grande importância no paciente submetido a altas pressões alveolares ou abdominais.

CONSIDERAÇÕES FINAIS

Apesar de os consensos e diretrizes atuais de ressuscitação hemodinâmica não incluírem a inserção do CAP como uma recomendação, é uma opção de estimativa do DC, além de fornecer variáveis estáticas de fluidoresponsividade e SvO_2.

Não existe valor de DC normal em pacientes graves. Ele pode ser adequado ou inadequado, de acordo com o estado da gravidade do paciente e a condição fisiopatológica da doença.

DC, pressões de enchimento e variáveis calculadas (resistência, trabalho etc.) não devem ser consideradas metas terapêuticas em nenhuma condição clínica. Essas variáveis devem ser otimizadas de acordo com a necessidade de cada paciente. A individualização terapêutica é sempre a opção a ser escolhida.

As pressões de enchimento apresentam limitações na quantificação da pré-carga, sendo as estimativas do IVDFVD mais apropriadas nesse sentido. Pré-carga é totalmente diferente de "pré-carga recrutável" ou de responsividade a fluidos, sendo sua definição o estiramento das fibras miocárdicas pelo enchimento ventricular ao final do da diástole.

Quando não são obtidos de maneira adequada, os dados fornecidos pelo CAP podem não ser confiáveis e serão mal interpretados – daí a importância do treinamento contínuo de médicos e enfermeiros. A mensuração dos dados é relativamente dependente do operador e condicionada a muitas variáveis que devem ser reconhecidas mesmo antes da inserção do CAP.

O uso do DC na realização de desafios hídricos é adequado (infunde-se, habitualmente, 250 mL de cristaloide em 10 minutos ou 100 mL em 5 minutos e espera-se incremento correspondente de no mínimo 15% no IC). A aplicação da teoria de Frank-Starling contribui para a otimização do fluxo pela infusão de fluidos em pacientes graves.

Apesar da POAP não representar a verdadeira pressão capilar pulmonar, ser imprecisa na avaliação de pré-carga e apresentar fraca correlação com responsividade a fluidos, as demais medidas realizadas na artéria pulmonar (principalmente a PsAP) são mais precisas que as obtidas pelo ecocardiograma e têm maior utilidade clínica no manejo de intercorrências em pacientes com hipertensão pulmonar grave ou disfunção ventricular direita.

REFERÊNCIAS

1. Swan HJ, Ganz W, Forrester J, Marcus H, Diamond G, Chonette D. Catheterization of the heart in man with use of a flow-directed balloon-tipped catheter. N Engl J Med. 1970;283(9):447-51.
2. G C, M H. Deep in the heart: are catheters safe? Newsweek. 1996;30:71.
3. Sprung CL, Eidelman LA. The issue of a U.S. Food and Drug Administration moratorium on the use of the pulmonary artery catheter. New Horiz. 1997;5(3):277-80.
4. Vincent J-L, Pinsky MR, Sprung CL, Levy M, Marini JJ, Payen D et al. The pulmonary artery catheter: in medio virtus. Crit Care Med. 2008;36(11):3093-6.
5. Squara P, Bennett D, Perret C. Pulmonary artery catheter: does the problem lie in the users? Chest. 2002;121(6):2009-15.
6. Iberti TJ, Fischer EP, Leibowitz AB, Panacek EA, Silverstein JH, Albertson TE. A multicenter study of physicians' knowledge of the pulmonary artery catheter. Pulmonary Artery Catheter Study Group. JAMA. 1990;264(22):2928-32.
7. Sandham JD, Hull RD, Brant RF, Knox L, Pineo GF, Doig CJ et al. A randomized, controlled trial of the use of pulmonary-artery catheters in high-risk surgical patients. N Engl J Med. 2003;348(1):5-14.
8. Harvey S, Harrison DA, Singer M, Ashcroft J, Jones CM, Elbourne D et al. Assessment of the clinical effectiveness of pulmonary artery catheters in management of patients in intensive care (PAC-Man): a randomised controlled trial. Lancet. 2005;366(9484):472-7.
9. Rhodes A, Cusack R, Newman P, Grounds M, Bennett D. A randomised, controlled trial of the pulmonary artery catheter in critically ill patients. Intensive Care Med. 2002;28(3):256-64.
10. Binanay C, Califf RM, Hasselblad V, O'Connor CM, Shah MR, Sopko G, et al. Evaluation study of congestive heart failure and pulmonary artery catheterization effectiveness: the ESCAPE trial. JAMA. 2005;294(13):1625-33.
11. Connors AF, Speroff T, Dawson NV, Thomas C, Harrell FE, Wagner D et al. The effectiveness of right heart catheterization in the initial care of critically ill patients. SUPPORT Investigators. JAMA. 1996;276(11):889-97.
12. Hamilton MA, Cecconi M, Rhodes A. A systematic review and meta-analysis on the use of preemptive hemodynamic intervention to improve postoperative outcomes in moderate and high-risk surgical patients. Anesthesia and analgesia. 2011;112(6):1392-402.
13. Vincent JL, Dhainaut JF, Perret C, Suter P. Is the pulmonary artery catheter misused? A European view. Crit Care Med. 1998;26(7):1283-7.
14. Cecconi M, De Backer D, Antonelli M, Beale R, Bakker J, Hofer C et al. Consensus on circulatory shock and hemodynamic monitoring. Task force of the European Society of Intensive Care Medicine. Intensive Care Med. 2014;40(12):1795-815.
15. Thiele RH, Bartels K, Gan TJ. Cardiac output monitoring: a contemporary assessment and review. Crit Care Med. 2015;43(1):177-85.

16. McGee WT, Headley JM, Frazier JA, Lichtenthal PR. Quick Guide to cardiopulmonary care. 2. ed. Irvine: Baxter: Edwards Critical-Care Division, 2010.

17. Rezende EA, Assuncao MS, Mattar, JA. Novos cateteres de artéria pulmonar. In: Terzi RGG, Araújo S (eds.). Monitorização hemodinâmica em UTI. Série Clínicas Brasileiras de Medicina Intensiva. Volume II – Avançado. São Paulo: Atheneu; 2004.

18. Reuse C. Measurements of right ventricular volumes during fluid challenge. Chest J. 1990;98(6):1450.

19. Reuter DA, Huang C, Edrich T, Shernan SK, Eltzschig HK. Cardiac output monitoring using indicator-dilution techniques: basics, limits, and perspectives. Anesth Analg. 2010;110(3):799-811.

20. Mihm FG, Gettinger A, Hanson CW, Gilbert HC, Stover EP, Vender JS et al. A multicenter evaluation of a new continuous cardiac output pulmonary artery catheter system. Crit Care Med. 1998;26(8):1346-50.

21. O'Grady NP, Alexander M, Burns LA, Dellinger EP, Garland J, Heard SO et al. Guidelines for the prevention of intravascular catheter-related infections. Clin Infect Dis. 2011;52(9):e162-93.

22. Daily EK. Hemodynamic waveform analysis. J Cardiovasc Nurs. 2001;15(2):6-22.

23. Villar J, Blazquez MA, Lubillo S, Quintana J, Manzano JL. Pulmonary hypertension in acute respiratory failure. Crit Care Med. 1989;17(6):523-6.

24. Bull TM, Clark B, McFann K, Moss M, Network ftNNA. Pulmonary vascular dysfunction is associated with poor outcomes in patients with acute lung injury. Am J Respir Crit Care Med. 2010;182(9):1123-8.

25. Vincent JL, Rhodes A, Perel A, Martin GS, Della Rocca G, Vallet B et al. Clinical review: update on hemodynamic monitoring - a consensus of 16. Crit Care. 2011;15(4):229.

26. Gnaegi A, Feihl F, Perret C. Intensive care physicians' insufficient knowledge of right-heart catheterization at the bedside: time to act? Crit Care Med. 1997;25(2):213-20.

27. Kumar A, Anel R, Bunnell E, Habet K, Zanotti S, Marshall S et al. Pulmonary artery occlusion pressure and central venous pressure fail to predict ventricular filling volume, cardiac performance, or the response to volume infusion in normal subjects. Crit Care Med. 2004;32(3):691-9.

6

Abordagem da Pressão Arterial Sistêmica

Niklas Söderberg Campos
Guilherme Benfatti Olivato
Bruno Franco Mazza

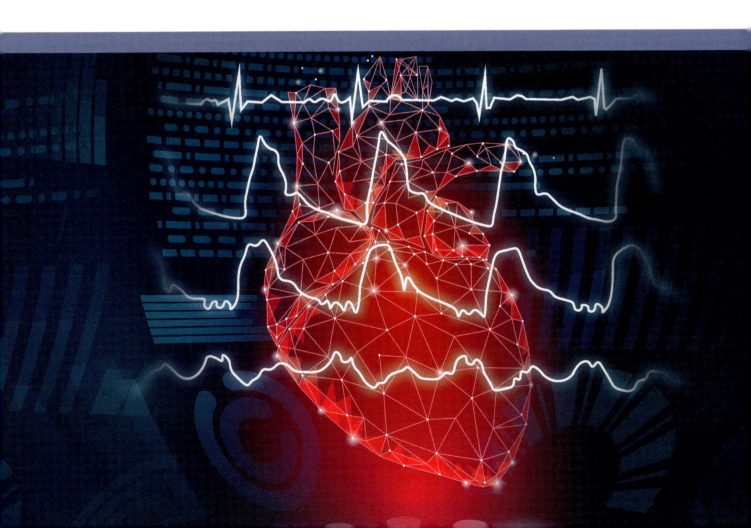

DESTAQUES

- A pressão arterial deve ser monitorizada de forma invasiva em todos os pacientes graves em uso de drogas vasoativas e/ou naqueles com necessidade de coletas repetidas de sangue arterial;
- Existem diferentes locais de punção arterial, e as pressões arteriais sistólica e diastólica podem divergir entre eles. Contudo, a pressão arterial média não muda;
- A primeira escolha para punção e cateterização arterial deve ser a artéria radial;
- O posicionamento adequado do paciente e do membro a ser puncionado é fator determinante para o sucesso do procedimento;
- O uso da ultrassonografia como ferramenta de auxílio no momento da punção não só aumenta a taxa de sucesso da cateterização como também reduz a taxa de complicações relacionadas a este procedimento;
- A trombose vascular é a principal complicação relacionada à cateterização arterial, podendo em alguns casos (p. ex., artéria femoral) aumentar o tempo de internação do paciente e sua morbimortalidade.

INTRODUÇÃO

A pressão arterial (PA) é um dos pontos fundamentais de intervenção para pacientes durante o choque hemodinâmico, pois, quando está inadequada, a oferta de substrato para o metabolismo celular não acontecerá da maneira adequada.[1]

Apesar de confiáveis, as medidas não invasivas da PA já se demonstraram claramente mais baixas (5 a 20 mmHg), nos pacientes sob o uso de drogas vasoativas, em diversos estudos. Para pacientes hipotensos e em uso de drogas vasoativas, a monitorização invasiva da PA é recomendada.[2,3]

A PA consiste no produto do débito cardíaco (DC) e da resistência vascular sistêmica (RVS). O DC, por sua vez, corresponde ao produto do volume sistólico (VS) e da frequência cardíaca (FC). Portanto, a PA é diretamente proporcional a todas as variáveis. A RVS é calculada pela seguinte fórmula:

$$RVS = \text{pressão arterial média (PAM)} - \text{pressão do átrio direito}/DC$$

MÉTODOS DE AFERIÇÃO DA PRESSÃO ARTERIAL

Método auscultatório

É o método mais comum de aferição da PA, a qual é tomada após a insuflação de uma cinta que circula o braço combinada à detecção de sons por meio do estetoscópio. Este método também é conhecido como método auscultatório de Riva-Rocci-Korotkoff.[4,5] A cinta é inflada até o ponto em que ocorre o desaparecimento do fluxo sanguíneo devido à pressão exercida, momento em que nenhum som pode ser auscultado.

Conforme a pressão diminui no processo de desinflação da cinta, e concomitante durante o processo de ausculta, os sons variam de intensidade e se extinguem quando a pressão ofertada na bolsa diminui abaixo da pressão diastólica do indivíduo.[5]

Este método apresenta vantagens e limitações. Como vantagens, consideram-se o uso de equipamento mínimo e a pequena curva de aprendizado para manuseio e interpretação. Já como limitações citam-se:

- Examinador dependente da aplicação da técnica correta por parte do examinador;
- Necessidade de calibração frequente do esfigmomanômetro;
- Uso inapropriado dos diferentes tamanhos de manguitos, pois há a necessidade de mensurar a circunferência do braço do indivíduo e utilizar o tamanho adequado do manguito (p. ex., pacientes obesos);
- Ausculta errônea no hiato auscultatório;
- Método descontínuo;
- Baixa especificidade em pacientes em estado de choque.

Método oscilométrico

Assim como o método auscultatório, o método oscilométrico é muito usado no ambiente hospitalar, sendo ainda mais comum em unidade de terapia intensiva (UTI) de modo geral. Com cada onda de pulso arterial, há aumento e queda no volume sanguíneo do membro, e isso, por sua vez, causa aumento e, em seguida, diminuição na pressão dentro do manguito envolvente, o que pode ser detectado usando-se um transdutor. Quando o manguito que envolve um membro é inflado com uma bomba eletrônica, o aumento da pressão no manguito eventualmente interrompe o fluxo de sangue arterial para o membro subjacente, cessando a pulsação. Isto é detectado pela máquina, que continua a inflar o manguito por mais 1 ou 2 segundos para garantir que o fluxo do membro tenha parado completamente. Neste ponto, a insuflação para e a válvula se abre, permitindo que a pressão no manguito diminua lentamente.

A pressão dentro da braçadeira é monitorada cuidadosamente pela máquina. No início, ela detecta apenas a redução sem pulso da pressão. À medida que a pressão do manguito diminui abaixo da pressão do pico do pulso arterial, a máquina começa a detectar uma pequena onda de pressão que reflete a diferença entre a pressão na braçadeira e na artéria. Com mais deflação do manguito, essas diferenças de pressão tornam-se maiores até que a pressão do manguito comece a diminuir do membro e menos pulsação de volume sanguíneo seja detectada. A máquina, então, registra uma série de ondas de pulso que são inicialmente planas, depois muito leves, depois aumentam para um pico e depois diminuem até quase não serem detectadas.

Método invasivo

Mais do que monitorizar a PA continuamente, a cateterização arterial está indicada quando existe a necessidade de mais de quatro coletas de amostras de sangue arterial em 24 horas.[6,7]

A escolha da artéria a ser cateterizada depende de alguns critérios, como palpação de pulsos, análise de circulação colateral, estado hemodinâmico geral, presença de infecção no local de punção, avaliação anatômica (com auxílio da ultrassonografia) e proximidade de equipamentos de monitorização. Quanto mais central for a artéria, menor será o valor da pressão sistólica aferida. Já a PA diastólica aferida apresenta queda dos valores aferidos quanto mais distal estiver do coração. Todavia, a PAM é similar em qualquer local quando avaliada de forma invasiva.[8,9] Em ordem decrescente, as artérias mais cateterizadas são: radial, femoral, axilar, pediosa e braquial.

Os equipamentos necessários para a medida da PA são: cateter intravascular apropriado, transdutor de pressão, sistema de *flush* contínuo (pressurizado a 300 mmHg) e equipamento de monitorização eletrônico (cabo, monitor com amplificador, osciloscópio-vídeo e gravador).

Deve-se usar um sistema de fluxo contínuo de 3 mL/hora acoplado a válvula para fluxo rápido com solução salina sob pressão, o que favorece a manutenção da perviabilidade do cateter. As alterações de pressão intravascular são transmitidas através dos elementos hidráulicos ao transdutor, que converte sinais mecânicos em elétricos, os quais são amplificados e processados pelo monitor. A onda de pressão é apresentada e acompanhada pelo registro digital.

Técnicas de punção

Obedecendo todos os passos a seguir, a PAM invasiva poderá ser aferida de forma fidedigna:

- Realizar toda a preparação habitual para um procedimento cirúrgico;

- Limpar o local a ser puncionado com clorexidine ou iodopovidona degermante, seguida da respectiva solução alcoólica;
- Realizar anestesia local com lidocaína sem vasoconstritor (em pacientes conscientes) ou sob sedação/analgesia contínua;
- Proceder a punção arterial direta evitando transfixá-la, usando como parâmetro a ultrassonografia ou, em caso de indisponibilidade desta, a palpação do pulso. No caso de punção de vasos profundos, o procedimento é facilitado pelo uso da técnica de Seldinger, que também pode ser utilizada quando há dificuldades na punção. O emprego do ultrassom tem sido a escolha por contribuir decisivamente para o sucesso deste procedimento;
- Após a punção com sucesso, conectar o cateter com o sistema de fluxo contínuo, o qual deve estar acoplado ao transdutor com o monitor;
- Fixar o cateter, a fim de evitar a perda do acesso;
- Calibrar o sistema – realizar "zeragem" atmosférica (verificar se não há bolhas de ar no sistema, mantê-lo fechado para o paciente e aberto para o meio ambiente, "zerando" o monitor simultaneamente) e obter o "zero" hidrostático (colocar o transdutor de pressão na altura da linha axilar média, quarto espaço intercostal – eixo flebostático).

Pontos-chave da cateterização

Os pontos-chave para o sucesso da cateterização são:
- Os pacientes, sempre que conscientes no momento da punção, devem ser orientados e instruídos sobre o procedimento, para que a equipe possa contar com sua colaboração;
- Deve-se realizar o teste de Allen para avaliar a circulação colateral da mão quando há indicação de punção da artéria radial;[10]
- Em serviços que dispõem de *kits* específicos de cateteres para punção arterial, devem-se avaliar o *kit* adequado para cada local de punção e o calibre do vaso proposto, por meio do ultrassom;
- O posicionamento adequado e a consequente exposição do local de punção são fatores determinantes para o sucesso da cateterização

arterial. O uso de medidas de contenção do membro (p. ex., fitas ou faixas específicas para contenção) pode auxiliar no posicionamento do local a ser puncionado momento da punção;
- Preferencialmente, o tempo máximo de cateter não deve ser superior a 5 dias, e o membro puncionado deve ser avaliado constantemente (ao menos três avaliações diária) com relação à perfusão.

ARTÉRIAS

Artéria radial

É a primeira artéria de escolha, mas deve-se sempre eleger preferencialmente a mão não dominante. Após a realização do teste de Allen, a mão deve ser colocada em dorsoflexão (30° a 60°), evitando-se hiperabduzir o polegar para não ocorrer redução do pulso (Figura 6.1). Quando o *kit* de cateterização arterial está disponível, utiliza-se a técnica de Seldinger para realizar esse procedimento.

Esta técnica consiste no uso de fio-guia, introduzindo a agulha a 30° e, assim que se observar refluxo de sangue, desconecta-se a seringa, e em seguida, deve-se introduzir fio-guia por dentro da agulha, retirando-a em seguida. Após retirada da agulha, o cateter é introduzido pelo fio-guia que posteriormente é retirado.

Quando se dispuser somente de agulha de punção arterial (*jelco* (r)), esta fará o papel de guia. Deve-se, então, progredir o cateter sob agulha, que será retirada quando houver progressão completa do cateter.

Artéria femoral

É a artéria de escolha se houver falha na cateterização da artéria radial, e deve ser considerada a primeira escolha nos casos de estado de choque grave e necessidade de vasopressores em doses elevadas. A artéria femoral sofre menor variação de complacência quando comparada a outros locais de punção arterial e está mais próxima à via de saída do ventrículo esquerdo. A punção deve ser feita após a realização de ausculta da artéria (Figura 6.2).

As complicações atribuídas à punção da artéria femoral são potencialmente graves, podendo ocorrer hemorragia retroperitoneal e perfuração de víscera intra-abdominal em caso de uso de técnica inadequada e hérnias de grande dimensão.

ABORDAGEM DA PRESSÃO ARTERIAL SISTÊMICA 71

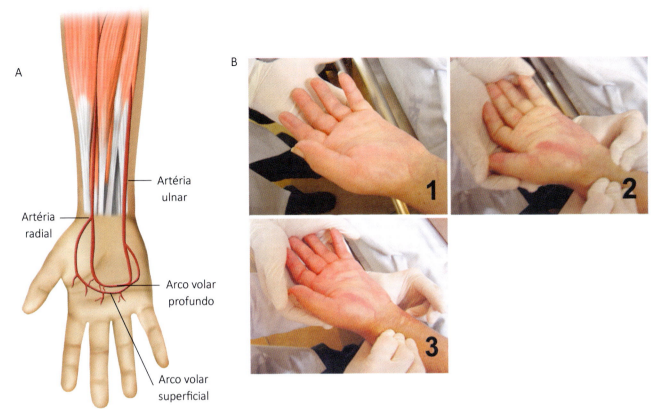

■ **FIGURA 6.1** (A) Anatomia evidenciando o arco palmar que supre a circulação entre artéria radial e ulnar. (B) Manobra de Allen: é realizada pela compressão das artérias radial e ulnar ao mesmo tempo em que se abre e se fecha a mão, até que se torne pálida. Depois, libera-se a compressão da artéria ulnar e observa-se quanto tempo demora para a normalização da perfusão, com o retorno da coloração normal.

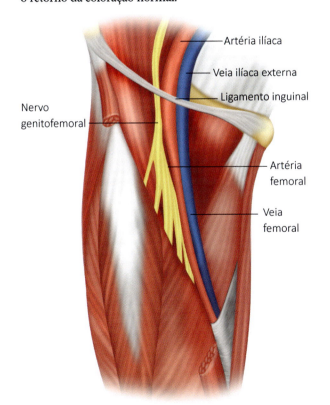

■ **FIGURA 6.2** Anatomia da artéria femoral e estruturas adjacentes.

Para proceder a punção, utiliza-se a técnica de Seldinger, posicionando-se o paciente em decúbito dorsal, faz-se a tricotomia da região, identifica-se a artéria femoral com auxílio do ultrassom e punciona-se cerca de 5 cm abaixo da dobra inguinal (ligamento inguinal). Punciona-se a artéria mantendo a agulha com uma inclinação de 45° a 60° em relação ao plano da pele, sempre aspirando a seringa até refluir o sangue, quando, então, se desconecta a agulha da seringa. Em seguida, insere-se o fio-guia pela agulha, a qual é retirada na sequência. Com o fio-guia inserido, passa-se o dilatador para facilitar a introdução posterior do cateter, retira-se o último (dilatador); e, finalmente, insere-se o cateter sob o fio-guia. Este, então, é retirado para que haja a conexão imediata do cateter ao sistema de fluxo conectado ao transdutor de pressão.

Artéria axilar

É a artéria escolhida quando há falha na punção da artéria radial ou femoral. É um local que apresenta grande circulação colateral, por isso há risco maior de embolia gasosa, além de neuropatia do plexo braquial.

O paciente é colocado com o braço abduzido em rotação externa, com a mão sobre a cabeça. Realiza-se a tricotomia da região e identifica-se a artéria pela palpação na borda inferior do músculo peitoral maior. Em seguida, punciona-se a artéria, mantendo-se a agulha em 30° a 45° em relação ao plano da pele, e realiza-se a técnica de Seldinger para a inserção do cateter. Com a utilização do US diminui as complicações pela visualização do plexo, além de facilitar a punção da artéria.

Artéria pediosa

É mais difícil fazer a punção nesta artéria porque a anatomia desse local é pouco favorável. Antes de se puncionar esta artéria (Figura 6.3), realiza-se um teste similar ao teste de Allen modificado para verificar a integridade da circulação colateral. A manobra é realizada ao comprimir as artérias pediosa e tibial posterior simultaneamente, com movimentos repetidos de flexão e extensão do pé, até observar o aparecimento de palidez do dorso. Neste momento, liberta-se a artéria tibial posterior e nota-se a reversão da palidez em até 10 segundos. Quando a reversão ocorre nesse intervalo de tempo, a circulação colateral (arco plantar) é efetiva.

Usualmente, a aferição da PA sistólica nesse local é de cerca de 5 mmHg a 20 mmHg maior que na artéria radial, mas o valor médio costuma ser o mesmo.

Artéria braquial

A escolha dessa artéria é uma exceção, em virtude de apresentar circulação colateral pobre. Uma complicação que pode ocorrer neste tipo de punção é a lesão do nervo mediano, que está próximo dessa artéria.

O membro superior do paciente deve ser colocado em hiperextensão e a artéria braquial deve ser cateterizada na fossa antecubital.

MORFOLOGIA DA ONDA DE PRESSÃO ARTERIAL

A distorção da onda de pressão pode ser minimizada com o uso de sistemas de volume, complacência e resistência baixas.

O número de conexões deve ser o menor possível e o sistema deve ser todo transparente para que seja possível visualizar a presença de bolhas. Deve-se observar o gráfico da PA no monitor, bem como o aspecto da curva. Na Figura 6.4 observa-se a curva de PA invasiva normal, igual ou maior que o pico pressurizador e descendo abaixo da linha de base. Nas Figuras 6.5 a 6.8 são observadas algumas alterações na curva que podem ocorrer e devem ser identificadas e corrigidas.

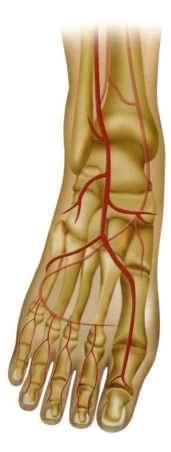

■ **FIGURA 6.3** Circulação arterial do pé – artéria pediosa e tibial posterior.

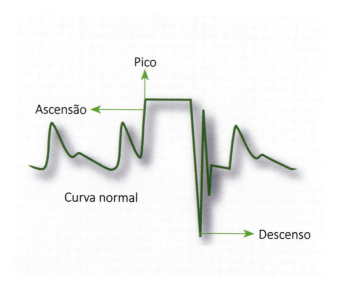

■ **FIGURA 6.4** Curva de pressão arterial invasiva de aspecto normal.

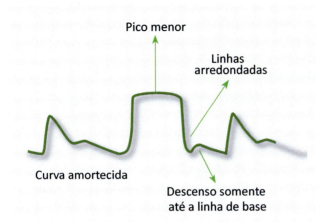

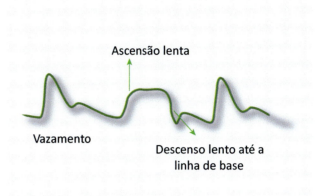

■ **FIGURA 6.5** Curva amortecida: linhas arredondadas; pico menor que o pico do pressurizador; pouca interferência; descenso somente até a linha de base. As causas relacionadas ao amortecimento da curva são: extensões amolecidas (alta complacência), bolhas ou problemas com o filtro do monitor.

■ **FIGURA 6.7** Curva de vazamento: observa-se ascensão rápida; pico menor que o do pressurizador; descenso lento, inclinado até a linha de base. As causas relacionadas à curva de vazamento são: vazamento das conexões, cânula aberta ou cateter exteriorizado.

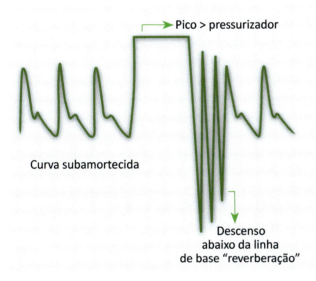

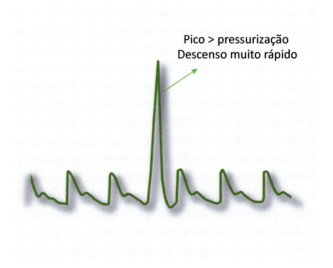

■ **FIGURA 6.6** Curva subamortecida: observa-se ascensão rápida; linhas retas; traçado com muita interferência; descenso abaixo da linha de base e com "reverberação". As causas relacionadas ao subamortecimento da curva são: extensões muito longas ou problemas com o filtro do monitor.

■ **FIGURA 6.8** Curva de obstrução: observa-se ascensão muito rápida; pico maior que o do pressurizador; descenso muito rápido e sem "reverberação". As causas relacionadas à curva de obstrução são: presença de bolhas de ar e circuito preenchido com soro glicosado a 5%.

COMPLICAÇÕES
Trombose

É a complicação mais comum e sua incidência varia de acordo com:

- Local de punção: mais frequentes nas artérias radial e pediosa;
- Tamanho do cateter: quanto mais calibroso, maior o risco;
- Tempo de cateterização: quanto mais tempo permanecer naquele local, maior o risco.

O uso do sistema de fluxo contínuo diminui a incidência de trombose, e pode ser utilizada solução salina sem a necessidade de adição de heparina. Deve-se evitar a permanência do cateter no mesmo local por mais de 5 dias, reduzindo a ocorrência de trombose. Entretanto, se houver necessidade, o cateter poderá ser mantido.

O cateter deve ser retirado quando não houver mais indicação para seu uso ou quando se observar sinais de infecção e isquemia distal a ele. O fator tempo não é relevante para a retirada do cateter.

Embolização cerebral

Estudo experimental com primatas demonstrou que a infusão de mais de 2 mL de ar pela artéria radial pode ocasionar a passagem de ar retrogradamente para a circulação vertebral. Nesse estudo, os fatores que aumentaram o risco foram: tamanho do paciente e sua posição (maior risco para aqueles sentados), locais de cateterização e a velocidade de infusão do sistema de fluxo contínuo.

Pode-se extrapolar essa complicação para cateterização de outras artérias além da radial, principalmente as artérias axilares e braquial. Os riscos dessa complicação podem ser minimizados retirando-se todas as bolhas de ar do sistema, abrindo-se a válvula de fluxo contínuo por meio de seringas pequenas.

Perda de sangue

A perda de sangue em pacientes com monitorização invasiva da PA é muitas vezes subestimada. É importante a avaliação sistemática quanto à real necessidade da realização do exame por parte do médico que o solicita.

Utilizam-se também coletores especiais que aspiram e armazenam o sangue que seria desprezado, isolando-o daquele a ser coletado, para reinfundi-lo após a coleta.

Infecção

O desenvolvimento de equipamentos e sistemas mais adequados para a monitorização invasiva da PA trouxe redução significativa na incidência de infecções. Contudo, quando ocorre infecção relacionada ao cateter, a bactéria mais frequentemente envolvida é o *Staphylococcus sp.*, principalmente *Staphylococcus epidermidis*, que deve ser tratado de acordo com os protocolos, lembrando-se que outros dispositivos invasivos, como os acessos venosos centrais, apresentam a infecção essa complicação com maior frequência.

CONSIDERAÇÕES FINAIS

Em ordem decrescente de preferência de local de punção, considera-se: artéria radial, femoral, axilar, pediosa e braquial.

O posicionamento adequado para a cateterização é o ponto-chave para o sucesso do procedimento. Em caso de punção de artéria radial, deve-se dar preferência ao membro não dominante, fazendo antes o teste de Allen e registrando devidamente no prontuário do paciente.

A principal complicação associada à cateterização arterial é a trombose. O risco de embolia gasosa existe, principalmente quando são infundidos mais de 2 mL de ar pelo cateter puncionado.

REFERÊNCIAS

1. Vicent JL, De Backer D. Circulatory shock. N. Engl J Med. 2013;1726-34.
2. Park M, Lomar F, Azevedo LC, Taniguchi L, Cruz-Neto L. Comparison between direct and invasive arterial blood pressure measurement in non-hypotensive critically ill patients. Rev Bras Ter Intens. 2005;(2)108-11.
3. Lewis PS. Oscillometric mensurement of blood pressure: a simplified explanation. A technical note on behalf of the British and irish hypertension society. J Hum Hypertension. 2019;(33)349-51.
4. Riva-Rocci S. Un nuovo sfigmomanometro. Gazz Med di Torino. 1896;47:981-1001.
5. Korotkoff NS. On the issue of the methods for measuring blood pressure (from Prof. S.P. Fedorov's Clinic). Izvestiya Imperatorskoi Voiennomedicinskoi Akademii. 1905;11:365-7.
6. Pinsky MR. Hemodynamic monitoring in the intensive care unit. Clin Chest Med. 2003;24(4):549-60.
7. Raffman A, Shah U, Barr JF, Hassan S, Azike LU, Tanveer S et al. Predictors of clinically relevant differences between noninvasive versus arterial blood pressure. Am J Emerg Medicine. 2021;(43)170-4.
8. Huang CL, Liu CC, Tseng HC, Wang YP, Tsai SK. Comparison of invasive and non-invasive measurement of spontaneous baroreflex during anesthesia. Acta Anesthesiol Sin. 2000;38(3):149-53.
9. Söderströn S, Nyberg G, O'Rourke MF, Sellgren J, Pontén J. Can a clinically useful aortic pressure wave be derived from a radial pressure wave? Br J Anesth. 2002;88(4):481-8.
10. Zisquit J, Velasquez J, Nedeff N. Allen Test. StatPearls Publishing. 2021.

7

Montagem do Sistema de Monitorização Hemodinâmica Invasivo

Giane Leandro de Araújo
Ana Maria Cavalheiro
Raissa Soraya de Oliveira

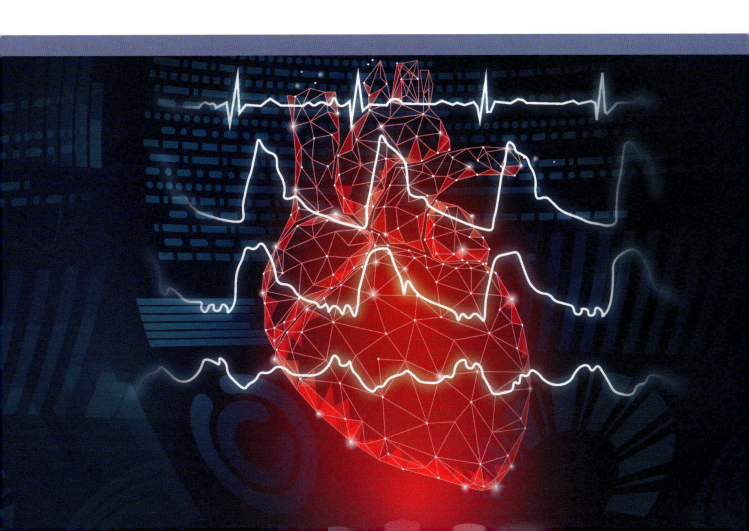

DESTAQUES

- A pressão arterial é determinante importante do fluxo sanguíneo. Sua medida pode ser realizada por método não invasivo, porém pacientes em choque frequentemente apresentam uma associação entre hipotensão arterial e baixo débito cardíaco, o que dificulta a medida da pressão arterial por técnica não invasiva. Por isso, a cateterização arterial é o método de eleição para monitorização da pressão arterial em pacientes instáveis;

- A pressão arterial invasiva é monitorizada diretamente por meio da introdução (aproximadamente 5 a 6 cm) de um cateter flexível de polivinil em uma artéria. Os acessos para a cateterização arterial são as artérias radiais, axilares, braquiais, pediosas e femorais. A artéria radial é mais frequentemente utilizada, por apresentar estabilidade, proporcionar melhor visualização de sangramento pericateter e pela boa circulação colateral existente na mão (arco palmar), entretanto nos quadros de maior gravidade com necessidade de doses elevadas de vasopressores deve se dar preferencia a artéria femural;

- Quanto à assistência de enfermagem ao paciente com cateter de Swan-Ganz®, deve-se ressaltar a existência de dois métodos de mensuração do débito cardíaco: o manual (ou intermitente), no qual se realizam as medidas por meio da infusão de solução glicosada pela via proximal do cateter, e o semicontínuo, em que sistemas especiais realizam a medida de forma ininterrupta, emitindo pequenas ondas de energia na extremidade distal do cateter e registrando a variação de temperatura do sangue;

- Além da morfologia das curvas, outros pontos devem ser observados para a adequada assistência ao paciente monitorizado:
    - Monitorizar alarmes o tempo todo, a fim de detectar desconexão do sistema, queda ou elevação da pressão;
    - Monitorizar frequentemente circulação, pulso, coloração, temperatura e movimentação do membro cateterizado;
    - Manter o membro restrito, para diminuir a movimentação intravascular do cateter e, assim, evitar a irritação da parede do vaso;
    - Nivelar os *domus* de pressão de artéria pulmonar e pressão venosa central com a linha axilar média (eixo flebostático);
    - Zerar pressões em relação à atmosfera e a hidrostática;
    - Assegurar a permeabilidade do cateter pelo fluxo contínuo de solução salina, mantendo a bolsa pressurizadora com 300 mmHg;
    - Ajustar as conexões, prevenindo retorno sanguíneo pela extensão;
    - Certificar-se do funcionamento adequado do sistema de *flush* para lavagem do cateter;
    - Monitorizar frequentemente extensões do cateter, transdutores, *domus* e linhas do sistema, a fim de verificar a presença de bolhas de ar e eliminá-las;
    - Remover resíduos de sangue nas extensões do cateter e das linhas do sistema;
    - Fazer curativos diários no local de inserção do cateter.

INTRODUÇÃO

A monitorização hemodinâmica é um fator determinante no cuidado ao paciente grave. O padrão de variáveis hemodinâmicas frequentemente ajuda a diferenciar as causas da instabilidade e decidir as intervenções terapêuticas apropriadas em conformidade com a fisiopatologia das doenças.[1-4]

Desde o início dos anos 1970, o cateter de artéria pulmonar (CAP) vem sendo considerado padrão-ouro para monitorização e otimização hemodinâmica de pacientes graves; entretanto, já há algum tempo, seu uso tem sido muito debatido.[5] Questionamentos surgiram sobre o risco *versus* benefício dessa técnica invasiva, e consequentemente, novas técnicas menos invasivas têm sido desenvolvidas com o objetivo de diminuir os riscos inerentes a uma metodologia invasiva de monitorização, além de poderem ser instaladas mais precocemente em uma maior parcela de pacientes. Ainda assim, seus benefícios e resultados devem ser testados e comparados ao uso do CAP.[6-8]

O monitor ideal deve contemplar: acurácia, precisão ou reprodutividade, tempo de resposta rápida (independente do operador), facilidade no manuseio, monitorização contínua, custo efetivo e mínimos riscos. Infelizmente, porém, ainda não há tecnologia que englobe todos esses atributos.[8-12]

Novos métodos para monitorização do débito cardíaco têm sido aperfeiçoados ao longo dos anos. São dispositvos de menor invasividade, que atendem aos critérios de segurança para aplicabilidade em pacientes graves, como a análise de contorno de pulso arterial com sensibilidade em torno de 94% e especificidade em torno 80%.[13-19]

INDICAÇÃO DA MONITORIZAÇÃO HEMODINÂMICA

O objetivo da monitorização hemodinâmica em UTI é obter dados sobre oferta e consumo de oxigênio aos tecidos, associados ao manejo do DC e da resistência vascular sistêmica. Estratégias envolvendo expansão com fluidos, vasopressores e inotrópicos podem ser guiadas pela análise dos dados juntamente com a avaliação clínica do paciente.[1,8,9,11,20-22]

A monitorização hemodinâmica invasiva está relacionada com uso de CAP ou cateter arterial central (artéria femoral ou cateter com cumprimento para ficar posicionado próximo à via de saída do ventrículo esquerdo), combinado com acesso vascular venoso central, para injeção de solução salina resfriada para realizar termodiluição transpulmonar, e também para verificação da pressão venosa central (PVC). Atualmente, as tecnologias disponíveis mensuram pressões vasculares atreladas à metodologia de termodiluição isolada ou combinada com a análise da onda de pulso da pressão arterial, oferecendo adequados parâmetros de responsividade à expansão plasmática com fluidos.[7-9,14]

LIMITAÇÕES DO MÉTODO E FATORES QUE ALTERAM A ESTIMATIVA DO DÉBITO CARDÍACO

Cateter de Swan-Ganz®

- Bloqueio de ramo esquerdo;
- Pacientes com substituição de válvulas cardíacas tricúspides e pulmonares;
- Presença de eletrodos de marcapasso epicárdico;
- Temperaturas extremas (> 40°C e < 35C);
- Hipertensão pulmonar grave.

O julgamento clínico é fundamental para a indicação da monitorização hemodinâmica invasiva.[23]

Análise de contorno de pulso de pressão arterial

As medidas imprecisas do DC podem ser causadas por fatores como:

- Zeragem e/ou nivelagem incorretas do sensor/transdutor;
- Linhas de pressão com excesso ou falta de amortecimento;
- Excesso de variações na pressão sanguínea. Alguns exemplos que provocam variações na pressão, entre outros, são:
  - Utilização de balão intra-aórtico;
  - Qualquer situação clínica em que a pressão arterial seja considerada imprecisa ou não representativa da pressão aórtica, incluindo (mas não se limitando a):
    - Vasoconstrição periférica extrema, que pode comprometer o formato de onda de pressão arterial radial;
    - Condições hiperdinâmicas, como aquelas observadas após transplante de fígado;
- Excesso de movimento do paciente;
- Interferência de equipamento de eletrocauterização ou eletrocirúrgico.

A regurgitação aórtica pode aumentar os valores de VS/DC calculados, dependendo da doença valvular e do volume perdido no ventrículo esquerdo.

Termodiluição transpulmonar

As medidas imprecisas de TDTP podem ser causadas por fatores como:
- Excesso de movimento do paciente;
- Interferência de equipamento de eletrocauterização ou eletrocirúrgico;
- Colocação ou posição incorreta do cateter de artéria femoral;
- Variações excessivas ou interferência nas medidas de temperatura do sangue. Algumas situações que causam variações da temperatura incluem (mas não se limitam a):
  - Após cirurgia de *bypass* cardiopulmonar;
  - Soluções resfriadas ou aquecidas de produtos sanguíneos administradas centralmente:
    - Formação de coágulo no termístor;

- Fontes externas de calor (cobertores de aquecimento ou resfriamento) colocadas sobre as conexões de termístores dos cateteres;
- Alterações rápidas no DC.
- Utilização de balão intra-aórtico;
- Anomalias anatômicas (p. ex., *shunts* cardíacos).

REQUISITOS MÍNIMOS PARA O PROCEDIMENTO

- Artéria cateterizada com curva adequada de pressão arterial invasiva (PAi), de acordo com a escolha médica e a tecnologia pretendida;
- Cateter venoso central;
- Cateter de artéria pulmonar Swan-Ganz®;
- Conhecimento técnico-científico de enfermagem e sobre monitorização hemodinâmica;
- Transdutores de pressão específicos de acordo com o dispositivo para estimar o DC;
- Kits para monitorização de débito cardíaco por TDTP como sensores de temperatura para solução salina resfriada a ser injetada na via distal do cateter venoso central e transdutores de pressão específicos para análise de contorno de pulso de pressão arterial;
- Equipamentos e materiais para verificação de pressão invasiva;
- Profissionais treinados, capacitados e habilitados para manejo das tecnologias e dispositivos escolhidos para uso;

MATERIAL

Passagem do cateter e montagem do sistema

- Termo de consentimento livre e esclarecido (TCLE) para o procedimento a ser realizado sempre que possível antes do procedimento, com o paciente ou responsável.
- Bolsa de solução salina a 0,9% (500 mL) para cada monitorização de pressão invasiva: PVC, PAI e pressão da artéria pulmonar (PAP);

- 1 a 3 rótulos de identificação de soro;
- 3 campos estéreis;
- 4 pacotes de gazes estéreis;
- 2 cúpulas;
- 1 almotolia de antisséptico degermante (clorexidina ou povidine para os pacientes alérgicos à clorexidina);
- 1 almotolia com antisséptico alcoólico (10 mL) ou povidine, para os pacientes alérgicos à clorexidina;
- 2 máscaras faciais descartáveis;
- 2 pares de luva estéril;
- 2 gorros;
- 2 óculos de proteção individual;
- 1 a 2 seringas de 10 mL;
- 1 a 2 fios cirúrgicos mononylon 3.0;
- 1 agulha para aspiração 18G;
- 1 agulha 30 × 7;
- 1 seringa com agulha de 1 mL;
- 1 equipo de macro gotas;
- 1 Xylocaína 2% sem vasoconstritor injetável estéril;
- Álcool Swab®;
- 1 *kit* porta-agulha;
- 1 a 2 películas-filme para curativo de cateter e/ou curativo impregnado de clorexidina;
- 1 guia de agulha para punção guiada por ultrassom.

Para monitor de débito cardíaco que utiliza cateter de artéria pulmonar:

- 1 cateter de artéria pulmonar ou;
- 1 introdutor percutâneo;
- 1 a 3 *kits* de transdutor de pressão invasiva descartáveis para cada linha de monitorização de pressão invasiva;
- 1 suporte para fixação dos transdutores à beira do leito e conexão dos cabos de pressão invasiva com cabo para transmissão de sinal para monitor multiparamétrico;
- 1 a 3 pressurizadores;
- 2 cabos para monitorização de pressão invasiva;

- 1 de monitor beira do leito com entrada para monitorização de pressão invasiva;
- 1 monitor de DC com cabo para conexão na via do termístor, caso seja cateter de artéria pulmonar para DC contínuo, utilizar cabo especifico para monitor, cabo para saturação venosa mista contínua, e cabo "escravo" para captura do sinal ECG do monitor multiparamétrico para o monitor de débito cardíaco;
- 1 mesa auxiliar para procedimentos;
- 1 aparelho de ultrassom.;
- Nível ou régua para zerar adequadamente o sistema;
- Cabo de energia;
- Cabo de captação do DC e da temperatura central.

Para monitor monitores de TDTP e analise de contorno de pulso pressão arterial Plataforma EV 1000® e transdutor FloTrac®:

- Transdutor de pressão específico para a tecnologia escolhida;
- Monitor de débito cardíaco com seus materiais específicos de acordo com o fabricante.

ORIENTAÇÕES PRÉ E PÓS-PROCEDIMENTO

É de responsabilidade médica a orientação ao paciente e aos familiares, podendo o enfermeiro complementar e reforçar as orientações descritas a seguir.

Descrição do procedimento

Pré-passagem

- Comunicar a família junto ao médico, e oferecer a ele o TCLE para procedimentos invasivos e cirurgias;
- Conferir o preenchimento TCLE para procedimentos invasivos e cirurgias;
- Seguir as instruções do registro institucional de inserção de cateteres;
- Reunir os materiais do procedimento;

- Garantir a segurança do procedimento certo (*time-out*);
- Posicionar o paciente preferencialmente em decúbito dorsal horizontal, com a cabeça virada para o lado oposto à inserção do cateter, em leve Trendelemburg;
- Colocar máscara facial;
- Higienizar as mãos;
- Higienizar a mesa auxiliar;
- Higienizar as das mãos novamente;
- Auxiliar na paramentação do médico;
- Higienizar as mãos novamente;
- Realizar a abertura dos materiais e a montagem da mesa com técnica asséptica;
- Preparar o sistema de monitorização invasiva conforme técnica descrita a seguir (se cateter Swan-Ganz®):
  - Solicitar ao médico (já paramentado) para realizar o teste de verificação do balão da artéria pulmonar (mergulhar o balão insuflado em uma cuba com soro fisiológico a 0,9%), colocar o *kit* transdutor de pressão na mesa estéril e entregar ao enfermeiro somente a ponta do equipo;
  - Preencher toda a linha do sistema de pressão invasiva com solução salina a 0,9%;
  - Pressurizar os soros a 300 mmHg;
  - Realizar a zeragem atmosférica do sistema;
  - Receber do médico a ponta do transdutor, que deve ser conectada aos cabos de pressão invasiva;
  - Conectar as extremidades das linhas dos transdutores às do cateter na via da PAP e da PVC/PAD, com o posterior preenchimento das linhas com solução salina;
  - Identificar as linhas de PAP e PVC/PAD;
  - Conferir o funcionamento adequado dos cabos e transdutores, realizando o teste dinâmico do sistema de pressão (*full flash test*).

Durante a passagem

- Auxiliar o médico;
- Atentar para arritmias e desconforto respiratório durante o procedimento;
- Checar o aparecimento das curvas de pressão;

- Acompanhar as alterações das curvas conforme a progressão do cateter.

Após a passagem

- Fazer curativo oclusivo dos cateteres utilizados pelo médico;
- Realizar fixação do extensão do cateter através das fitas adesivas para evitar tracionamento do mesmo;
- Elevar cabeceira a 30° e nivelar o sistema para zerar todas as pressões invasivas;
- Solicitar radiografia de tórax para controle e aguardar liberação do cateter para uso.

Para instalação do monitor HemoSphere®, *deve-se* posicionar monitor e extensões de modo seguro, a fim de não tracionar o cateter ou danificar o cabo de fibra ótica. O enfermeiro responsável pelo paciente deve instalar e iniciar a monitorização hemodinâmica da seguinte maneira:

1. Ligar o monitor no botão do painel frontal. Ele iniciará o autoteste.
2. Posicionar monitor e extensões de modo seguro, para não tracionar o cateter nem danificar o cabo de fibra ótica.
3. Após o autoteste, aparecerá a tela para colocar os dados do paciente (altura e peso). O enfermeiro deve girar e pressionar o botão "Navegador" para inserir e confirmar os dados, depois pressionar "Continuar"; em seguida, aparecerá a tela principal.
4. Conectar o cabo de captação de DC e o cabo de SvO$_2$ no HemoSphere®.
5. Se o cateter for volume diastólico final contínuo (CEDV), será necessário conectar o cabo do ECG na interface do monitor multiparamétrico (saída de ECG no painel traseiro do monitor HemoSphere®).
6. Conectar o cateter Swan-Ganz® ao cabo de DC.
7. Pressionar o ícone "Iniciar/Parar DCC".
8. Se o cateter for DC contínuo (CEDV) é necessário:
   - Selecionar uma janela grande de parâmetro (lado direito da tela);
   - Pressionar botão para exibir o menu;

- Selecionar o parâmetro EDV e pressionar o botão para selecioná-lo.

9. Se monitor EV 1000® e sensor FloTrac®:
   - Na mesa auxiliar, abrir materiais para passagem de PAI usando o transdutor de pressão/sensor FloTrac®;
   - Auxiliar na passagem, obtendo curva de PAI funcional;
   - Aguardar o primeiro curativo feito pelo médico;
   - Ligar monitor EV 1000®;
   - Inserir dados obrigatórios do paciente (peso, sexo, idade e altura), preferencialmente indexados;
   - Zerar o sistema de PAI para habilitar o início da monitorização contínua;
   - Escolher os dados em destaque e ajustar alarmes.

10. Se sensor VolumeView®:
    - Abrir o *kit* na mesa auxiliar, mantendo um cuidado especial para evitar contaminação acidental ao termostato da termodiluição – cânula especial com fluxo unidirecional e o termostato;
    - Auxiliar na passagem do cateter de PAI e CVC (caso paciente não o tenha). O cateter de PAI precisa obrigatoriamente ser do *kit*;
    - Aguardar o primeiro curativo feito pelo médico;
    - Conectar cabos, *databox* e sistemas de pressão;
    - Ligar o monitor e inserir os dados do paciente;
    - Zerar curva de PAI e PVC;
    - Realizar termodiluição com 20 mL de soro fisiológico a 0,9% gelado ($\leq 10°C$). Para aferição, deve ser feito no mínimo tres medidas e no máximo 6 medidas;
    - Dar aceite após análise da curva de termodiluição;
    - Ajustar a tela para visualização de parâmetros e alarmes;
    - A cada termodiluição, recalibrar a avaliação contínua do contorno de pulso.

11. Se sensor PICCO®:
    - Na mesa auxiliar, abrir materiais para passagem de PAI usando o transdutor de pressão/sensor PICCO®;
    - Auxiliar na passagem, obtendo curva de PAI funcional;
    - Aguardar o primeiro curativo feito pelo médico;
    - Seguir as orientações do monitor quanto a dados;
    - Inserir dados obrigatórios do paciente (peso, sexo, idade e altura), preferencialmente indexados;
    - Zerar o sistema de PAI para habilitar o início da monitorização contínua;
    - Abrir o *kit* na mesa auxiliar, mantendo um cuidado especial para evitar contaminação acidental ao termostato da termodiluição – cânula especial com fluxo unidirecional e o termostato;
    - Auxiliar na passagem do cateter de PAI e CVC (caso paciente não o tenha). O cateter de PAI precisa obrigatoriamente ser do *kit*;
    - Conectar os cabos, *databox* e sistemas de pressão;
    - Zerar curvas de PAI e PVC;
    - Realizar termodiluição com 20 mL de soro fisiológico a 0,9% gelado ($\leq 10°C$), mínimo 3 medidas e máximo 6;
    - Dar aceite após análise da curva de termodiluição;
    - Ajustar tela para visualização de parâmetros e alarmes;
    - Recalibrar a avaliação contínua do contorno de pulso a cada termodiluição.

CALIBRAÇÃO DA SATURAÇÃO VENOSA MISTA DE OXIGÊNIO CONTÍNUA (MONITOR HEMOSPHERE®)

A calibração da saturação venosa mista de oxigênio (SvO_2) contínua deverá ser feita pelo enfermeiro no mínimo uma vez ao dia, no horário de coleta da rotina de exames e quando houver instabilidade hemodinâmica, mudança do *status* clínico e necessidade de confirmação do valor.[3,7]

Nos casos de variações da hemoglobina (após sangramentos e transfusões sanguíneas), é necessário atualizar o valor. Para tanto, deve:

1. Utilizar o botão de navegação para destacar a SvO_2;
2. Pressionar o botão para exibir o menu de calibração;
3. Destacar "Calibração *in vivo*";
4. Pressionar o botão para confirmar;
5. Aguardar 25 segundos, até aparecer a mensagem para realizar a coleta da amostra de sangue;
6. Clicar em "Colher" e realizar a coleta de gasometria venosa central e hemoglobina/hematócrito (Hb/Ht);
7. Quando chegarem os resultados dos exames laboratoriais, selecionar "Calibrar" e inserir os valores de saturação venosa e Hb/Ht.

CUIDADOS GERAIS

O enfermeiro é o profissional responsável pelos cuidados com a monitorização hemodinâmica, capacitando e delegando ao técnico de enfermagem o registro de DC/IC, SvO_2 no campo de monitorização hemodinâmica e a zeragem dos sistemas de pressão invasiva no monitor hemodinâmico e multiparamétrico, bem como o curativo do cateter.[24] Deve comunicar ao médico intercorrências, dificuldades e mau funcionamento da monitorização.[14-18,20,25-28]

Diariamente o monitor hemodinâmico deverá constar na prescrição médica.

Todo paciente deve ter o registro hemodinâmico feito pelo enfermeiro, com a avaliação e a conduta hemodinâmica compartilhadas entre ele e o médico nos horários padronizados de acordo com a política da instituição e nas instabilidades hemodinâmicas.[30]

Os transdutores e soluções de pressão invasiva deverão ser trocados a cada 96 horas ou conforme recomendação institucional do serviço de controle de infecção hospitalar.

CONSIDERAÇÕES FINAIS

Diante do exposto, a monitorização hemodinâmica invasiva e minimamente invasiva deve ser rotina dentro das UTI, com capacitação da equipe multidisciplinar e atualizações conforme alteração das tecnologias e inovações.

REFERÊNCIAS

1. Rangel FO. A monitorização do paciente com choque circulatório. Rev SOCERJ. 2001;24(2):33-44.
2. Knobel E. Nome do capitulo Terapia intensiva: enfermagem. São Paulo: Atheneu; 2006.
3. Bregagnollo EA, Carvalho FC, Bregagnollo IF, Hirata JS. Aspectos metodológicos relacionados aos sistemas manométricos. Rev Bras Cardiol Invasiva. 2007;15(4):421-31.
4. Woods SL, Froelicher ES, Motzer SU, Bridges EJ. Cardiac nursing. 5. ed. Philadelphia: Lippincott; 2005.
5. Perret C, Tagan D, Feihl F, Marini JJ. The pulmonary artery catheter in critical care. Cambridge: Blackwell Science; 1996.
6. Schettino G, Rezende E, Mendes CL, Réa-Neto A, David CM, Lobo SM et al. Brazilian Consensus of Monitoring and Hemodynamic Support - Part III: Alternative methods for cardiac output monitoring and volemia estimation. Rev Bras Ter Intensiva. 2006;18:78-85.
7. Réa-Neto A, Rezende E, Mendes CL, David CM, Dias FS, Schettino G et al. Consenso Brasileiro de Monitorização e Suporte Hemodinâmico - Parte IV: Monitorização da Perfusão Tecidual. Rev Bras Ter Intensiva. 2006;18:2:154-60.
8. Hofer CK, Senn A, Weibel L, Zollinger A. Assessment of stroke volume variation for prediction of fluid responsiveness using the modified FloTrac™ and PiCCOplus™ system. Crit Care. 2008;12:R82.
9. Hadian M, Pinsky MR. Functional hemodynamic monitoring. Curr Opin Crit Care. 2008;13:318-23.
10. Marik PE, Cavallazzi R, Vasu T, Hirani A. Dynamic changes in arterial waveform derived variables and fluid responsiveness in mechanically ventilated patients: A systematic review of the literature. Crit Care Med. 2009;37(9):2642-7.

11. Ritter S, Rudiger A, Maggiorini M. Transpulmonary thermodilution-derived cardiac function index identifies cardiac dysfunction in acute heart failure and septic patients: an observational study. Crit Care. 2009;13:R133.

12. Silva E. Intensive medicine: evidence-based interventions. Einstein. 2005;(Suppl 1):43-50.

13. Dellinger RP, Levy MM, Carlet JM, Bion J, Parker MM, Jaeschke R et al. Surviving Sepsis Campaign: International guidelines for management of severe sepsis and septic shock: 2008. Crit Care Med. 2008;36:296-327.

14. Cavalheiro AM, Shiramizo CS, Moura Jr DF. Case report: severe sepsis patient care according to the nursing point of view. Rev Soc Cardiol. 2009;19(2 Supl. A):3-7.

15. Bajorat J, Hofmockel R, Vagts DA, Janda M, Pohl B, Beck C et al. Comparison of invasive and less-invasive techniques of cardiac output measurement under different hemodynamic conditions in a pig model. Eur J Anaesthesiol. 2006;23:23-30.

16. Jonas MM, Tanser SJ. Lithium dilution measurement of cardiac output and arterial pulse waveform analysis: an indicator dilution calibrated beat-by-beat system for continuous estimation of cardiac output. Curr Opin Crit Care. 2002;8:257-61.

17. Jansen JR, van der Berg PC. Cardiac output by thermodilution and arterial pulse contour method. Functional Hemodynamic Monitoring. Belin: Springer;2006.

18. Hofer CK, Ganter MT, Zollinger A. What technique should I use to measure cardiac output? Curr Opin Crit Care. 2007;13:308-17.

19. Mims BC, Toto KH, Luecke LE, Roberts MK, Brock JD, Tyner TE. Critical care skills: a clinical handbook. 2. ed. St. Louis: Saunders; 2004.

20. Headley JM. Invasive hemodynamic monitoring: applying advanced technologies. Crit Care Nurs Q. 1998;21:3:73-84.

21. Leeper B. Monitoring right ventricular volumes: a paradigm shift. AACN Clin Issues. 2003;(14):208-19.

22. Vincent JL, Pinsky MR, Sprung CL, Levy M, Marini JJ, Payen D et al. The pulmonary artery catheter: in medio virtus. Crit Care Med. 2008;36(11):3093-6.

23. Pinsky MR, Vincent JL. Let us use the pulmonary artery catheter correctly and only when we need it. Crit Care Med. 2005;33(5):1119-22.

24. Thelan LA, Davie JK, Urden LD, Lough ME. Critical care nursing: diagnosis and management. 2. ed. St. Louis: Mosby; 1994.

25. Alspach JG. Core curriculum for critical care nursing. 6. ed. St. Louis: Saunders Elsevier; 2006.

26. Daily EK, Schroeder JS. Techniques in bedside hemodynamic monitoring. 5. ed. St. Louis: Mosby; 1994.

27. Darovic GO. Hemodynamic monitoring: invasive and noninvasive clinical application. 3. ed. Philadelphia: Saunders; 2002.

28. Headley JM. Puzzled by continuous cardiac output monitoring? Nursing '97. 1997;32aa-32dd.

29. Headley JM. Special pulmonary procedures; continuous mixed venous oxygen saturation monitoring. In: Lynn-McHale DJ, Carlson KK (eds.). AACN procedure manual for critical care. 5. ed. Philadelphia: Saunders Company; 2005.

30. Chulay M, Gawlinski A. AACN protocols for practice: hemodynamic monitoring series. Ontario: Jones and Bartlet; 1998.

31. Sousa AG, Fernandes Jr CJ, Santos GP, Laselva CR, Polessi J, Lisboa LF et al. The impact of each action in the Surviving Sepsis Campaign measures on hospital mortality of patients with severe sepsis/septic shock. Einstein. 2008;6(3):323-7.

8

Cateteres de Monitorização de Pressão Invasiva
Cuidados de Enfermagem

Giane Leandro de Araújo
Magali Aldrin Lopes Marion
Hanna Gabriela Elesbão

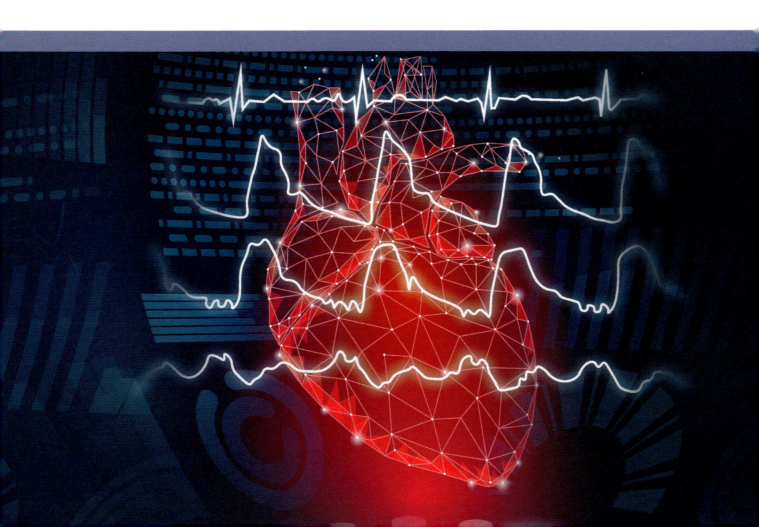

DESTAQUES

- A leitura fidedigna das pressões na avaliação hemodinâmica está intimamente relacionada com o entendimento dos componentes do sistema de monitorização;
- Deve-se monitorizar alarmes durante todo o tempo, a fim de detectar desconexão do sistema, queda ou elevação da pressão monitorada;
- A leitura fidedigna depende de algumas medidas: nivelamento do sistema, ponto zero, resposta de frequência e coeficiente de *damping* (também conhecido por coeficiente de amortecimento);
- O ponto zero e o nivelamento da saída de ar do transdutor de pressão são medidas imperativas para obter valores de pressão adequados assim como a verificação da resposta de frequência e do coeficiente de *damping* por teste de *flush* rápido;
- Deve-se manter sempre a permeabilidade do cateter por meio de fluxo contínuo de solução salina, com bolsa pressurizadora em 300 mmHg;
- As conexões precisam estar ajustadas, prevenindo retorno sanguíneo pela extensão;
- Monitorizar frequentemente as extensões do cateter, os transdutores e as dânulas para verificar bolhas de ar e eliminá-las, além de remover resíduos de sangue;
- Realizar curativos diários ou conforme protocolo institucional no local de inserção do cateter, se sujidade.

INTRODUÇÃO

Um dos objetivos da assistência ao paciente grave é adequar a oferta de oxigênio (DO_2) às necessidades energéticas dos tecidos.[1-3] Uma vez que se obtém energia por meio do metabolismo aeróbio de açúcares, gorduras e proteínas, e considerando que não há reserva de oxigênio nos tecidos, conclui-se que equilibrar a oferta com a demanda de oxigênio é fundamental para reduzir mortalidade e morbidade.[4]

Neste sentido, a disóxia (condição caracterizada por inadequada oxigenação tecidual) acarreta níveis de oxigênio tão baixos nas células que impedem a respiração mitocondrial.[3] Trata-se do principal fator determinante do surgimento e da propagação da falência de múltiplos órgãos em pacientes graves. Portanto, a manutenção de perfusão e a oxigenação tecidual adequadas têm se tornado o objetivo principal do suporte hemodinâmico no paciente grave.[2,3]

A monitorização hemodinâmica torna-se componente essencial no cuidado ao paciente gravemente enfermo, tendo como propósito primário, avaliar o estado cardiopulmonar e identificar condições capazes de comprometer a DO_2 necessária para atender à demanda metabólica dos diversos tecidos.[2-4]

Em relação ao manejo do paciente grave, a monitorização hemodinâmica pode ser compreendida sob dois focos: preventivo, otimizando dados hemodinâmicos e de oxigenação; ou seja, a monitorização hemodinâmica sendo utilizada na antecipação de ações, antes da ocorrência de disfunções por problemas orgânicos; e no aspecto terapêutico, ao escolher a melhor estratégia em virtude da instalação de algum comprometimento fisiopatológico.

O nível de complexidade e invasividade da monitorização varia conforme a fisiopatologia da doença a ser tratada, a gravidade do paciente e os recursos disponíveis em cada instituição. Por si só, a monitorização hemodinâmica não altera o prognóstico do paciente; porém, quando vinculada a algoritmos de tratamento que levam em consideração o conjunto de dados hemodinâmicos e a doença a ser tratada, ela é capaz de desfechos bastante favoráveis.[4-6]

Não há método isolado suficiente para avaliação da volemia. Neste caso, combinar e integrar parâmetros de vários sistemas diferentes de monitorização hemodinâmica associada à avaliação clínica resultam em maior acurácia no diagnóstico e no manejo do estado volêmico.[7,8]

Os tipos de monitorização que podem ser realizados:

Invasivos:
- Cateter de artéria pulmonar CAP;
- *Pulse index contour cardiac output* (PiCCO®);

Minimamente invasivos:
- Diluição de indicador
  - Diliuição de litium
    - LiDCO plus
  - Termodiluição trasnpulmonar:
    - PiCCO®
    - VolumeView®

Analise de contorno de pulso arterial
- FloTrac®
- LiDCO rapid
- ProACT
- PRAM

Não invasivos:
- Ultrassonografia – índice de variabilidade das veias cavas superior e inferior;
- Bioreactancia;
- Bioimpedância elétrica;

A seguir, serão destacados os tipos de cateteres mais utilizados para monitorização hemodinâmica e seus principais cuidados de enfermagem.

CATETER ARTERIAL

Instalação

O procedimento de instalação do cateter arterial consiste em:

1. Orientar o paciente e adquirir o termo de consentimento livre e esclarecido (TCLE) sempre que possível;
2. Oferecer máscara e escova para mãos ao médico;
3. Reunir todo o material em mesa auxiliar, colocando o pacote com campos e a luva cirúrgica na parte superior. Encaminhar todo material até o leito do paciente;
4. Certificar-se de que o sistema de monitorização está pronto e conectado ao monitor, garantindo que se manterá estéril até a passagem do cateter pelo médico;
5. Realizar a limpeza da pele com clorexidina degermante;
6. Posicionar o paciente em decúbito dorsal horizontal e assegurar que esteja monitorado adequadamente com pressão arterial não invasiva em membro que não esteja sendo manipulado, ECG e oximetria de pulso;
7. Colocar a máscara e lavar as mãos;
8. Abrir, sobre a mesa, sucessivamente, o pacote de curativo, as gazes, a seringa, as agulhas e o campo fenestrado;
9. Oferecer ao médico solução antisséptica;
10. Oferecer o soro fisiológico (SF), o cateter e o restante do material esterilizado, conforme solicitação do médico;
11. Conectar, quando solicitado, o sistema de monitorização ao cateter, verificar a presença de curvas no monitor e fazer os ajustes necessários (escala e alarmes);
12. Realizar, com a técnica adequada, o curativo com gaze e adesivo após a fixação do cateter. Utilizar obrigatoriamente curativo tradicional (gaze + adesivo) nas primeiras 24 horas após a instalação do cateter e sempre que houver qualquer tipo de transudato no local da inserção;
13. Reacomodar o paciente e realizar restrição de membro, se necessário;
14. Anotar o procedimento no plano de cuidados.

Curativo

Todos os materiais a serem usados devem ser reunidos previamente, como máscara, par de luvas de cuidados, almotolia de clorexidina alcoólica a 0,5%, pacote de gaze, pacote de curativo, curativo transparente com fenda para cateteres ou outro adesivo.

O procedimento para curativo do cateter arterial consiste em:

1. Colocar a máscara e lavar as mãos;
2. Abrir o pacote de curativo e posicionar as pinças;
3. Colocar as gazes no campo;
4. Calçar as luvas;
5. Retirar o curativo antigo, se houver;
6. Retirar, com o auxílio das pinças, duas lâminas de gazes do campo, posicionando-as sobre a pele da região ao redor da inserção, uma de cada lado do cateter;
7. Proceder com a inspeção dessa região, examinando também o ponto de fixação do cateter à pele. Se houver drenagem com aspecto purulento, discutir com equipe possível coleta de material para exame microbiológico (*swab*) e retirada do cateter;
8. Desprezar as gazes;
9. Selecionar novas gases e embeber em clorexidina alcoólica 0,5% e limpar o local de inserção do cateter, iniciando pela região mais próxima ao cateter e, com movimentos circulares, cada vez mais amplos, alcançar 3 centímetros de raio no entorno. O movimento deve ser unidirecional;
10. Repetir o item anterior mais três vezes;
11. Retirar, com o auxílio das pinças, uma lâmina de gaze do campo, posicionar como uma "trouxinha" e embeber em clorexidina alcoólica 0,5%, depois limpar a pele em volta do cateter com movimentos circulares cada vez mais amplos, excluindo a região previamente limpa, até atingir uma área de aproximadamente 5 cm (radial) a 10 cm (femoral) de diâmetro. O movimento deve ser unidirecional;
12. Repetir item anterior mais duas vezes;
13. Limpar a tampa ou a conexão cateter-sistema de monitorização;
14. Se não houver drenagem no ponto de inserção, aplicar o curativo transparente com fenda para cateteres, centralizando o ponto de inserção do cateter na área contínua da película;
15. Desprezar a compressa, retirar as luvas e lavar as mãos;
16. Anotar o procedimento no plano de cuidados;
17. Inspecionar e palpar diariamente o local de inserção e o trajeto do cateter.

Manutenção

No caso de cateterização da artéria femoral, deve-se atentar para o aparecimento de sinais infecciosos e, como a punção localiza-se em área de articulação, deve-se evitar flexionar o referido membro para prevenir danos ao cateter e à própria artéria.[9]

No caso de punção radial, a posição preferencial é a neutra, com a mão apoiada sobre sua parte lateral e um coxim macio sob a articulação do punho. Evitar hiperextensão ou flexão, que podem levar à lesão neuromuscular.

Evitar situações que possam causar lesão arterial ou perda do cateter por dobra, desconexão ou tração. Avaliar necessidade de restrição mecânica do membro. Os alarmes devem ser devidamente estabelecidos, de acordo com os níveis de segurança para o paciente. Recomenda-se ainda que o membro fique exposto para visualização constante.[2,4,9-14]

Deve-se dar atenção especial aos pacientes em estado de confusão mental, contraindicação relativa para o procedimento.

Durante toda a permanência do cateter, deve-se atentar para presença de coágulos e bolhas de ar no sistema. Não acionar o *flush* se suspeita de obstrução. Nesse caso ou quando houver ar em qualquer ponto do sistema, realizar aspiração com seringa pela via livre.[9,13,14]

Coleta de sangue para exames

Os materiais necessários são: máscara, par de luvas de cuidados, lâminas de algodão embebidas em álcool a 70%, etiquetas para identificar os tubos, duas seringas de 5 mL, sistema de coleta a vácuo e tubos a vácuo e/ou seringa de 3 mL heparinizada.

O procedimento consiste em:[9,13-16]

1. Conferir o pedido de exames e as etiquetas com prescrição médica do paciente;
2. Orientar o paciente, se possível;

3. Etiquetar os tubos;
4. Colocar a máscara;
5. Lavar as mãos;
6. Colocar as luvas de cuidado;
7. Desativar o alarme e interromper o sistema soro-paciente através da torneira de três vias;
8. Limpar a tampa conectada à torneira de três vias mais próxima do cateter arterial com algodão embebido em álcool a 70%;
9. Aspirar, com uma seringa de 5 mL, 5 mL de sangue e desprezar;
10. Limpar novamente a tampa conectada à torneira de três vias com algodão embebido em álcool a 70%;
11. Em casos de dosagem de eletrólitos, puncionar a tampa com o sistema de coleta a vácuo e, em seguida, adaptar os tubos para coleta, sucessivamente. Em casos de dosagem de gases sanguíneos, puncionar a tampa com seringa de 3 mL e aspirar 2 mL de sangue. Tampar a seringa com a tampa apropriada;
12. Retornar a torneira de três vias à posição original e acionar um fluxo para lavar a via do paciente;
13. Adaptar a segunda seringa de 5 mL à tampa da torneira de três vias e preenche-la com soro do sistema de monitorização (soro pressurizado). "Lavar" a tampa microclave com movimentos rotatórios leves;
14. Retirar a seringa e restabelecer a monitorização. Repetir em fluxo pressurizado, se necessário;
15. Retirar as luvas e lavar as mãos;
16. Colocar os tubos em um saquinho plástico com o pedido, a gasometria arterial em um gelox e encaminhar ao laboratório.

> **NOTA**
>
> Durante o procedimento, é importante não permitir entrada de ar ou coágulos no sistema.

Retirada do cateter arterial[9,13-16]

Os materiais necessários são: máscara, luvas de cuidados, almotolia de clorexidina alcoólica a 0,5%, pacote de gaze, pacote de curativo e uma seringa de 10 mL.

O procedimento consiste em:

1. Explicar ao paciente o que será realizado;
2. Colocar a máscara e lavar as mãos;
3. Abrir o pacote de curativo e posicionar as pinças;
4. Colocar as gazes no campo;
5. Calçar as luvas;
6. Desconectar o sistema de monitorização na altura da torneira de três vias de coleta de exames;
7. Apoiar o membro sobre a toalha de rosto dobrada;
8. Retirar o curativo;
9. Retirar, com o auxílio das pinças, uma lâmina de gaze do campo, posicionar como uma "trouxinha" e embeber em clorexidina alcoólica a 0,5%. Limpar a inserção e a pele em volta do cateter, com movimentos circulares cada vez mais amplos, até atingir uma área de aproximadamente 5 cm de diâmetro. Repetir uma vez;
10. Conectar a seringa na via livre da torneira de três vias;
11. Pressionar a artéria na extensão anterior e posterior ao local da inserção, interrompendo o fluxo de sangue a montante e a jusante do cateter;
12. Soltar o ponto de fixação e tracionar o cateter lentamente, ao mesmo tempo em que realiza uma aspiração leve com a seringa para retirar possíveis trombos do local;
13. Depois de retirar o cateter, pressionar o ponto de inserção em aproximadamente 3 centímetros ao longo da artéria por, pelo menos, 10 minutos, podendo este prazo se estender para 20 a 30 minutos em caso de coagulopatias ou terapia anticoagulante;
14. Aplicar curativo moderadamente compressivo com gaze e adesivo após a parada do sangramento e observar o local com frequência nas próximas 6 horas;
15. Orientar o paciente a não flexionar a articulação nas próximas 4 horas;
16. Desprezar a toalha, retirar as luvas e lavar as mãos;
17. Anotar o procedimento no plano de cuidados;

Alguns cuidados essenciais precisam ser mantidos:

1. Substituir o antisséptico por SF a 0,9% ou iodo-povidona (PVPI) tópica quando houver lesões de pele ao redor do cateter;

2. Pacientes em terapia anticoagulante precisam ser avaliados no sentido de suspender a medicação anticoagulante durante um período anterior e posterior à retirada do cateter. Esse período varia conforme o medicamento utilizado, em geral 6 horas antes e 4 horas após;

3. Examinar o local com frequência em busca de sangramentos ou hematomas em formação.

Intercorrências[9,13-19]

As possíveis intercorrências relacionadas com a monitorização da PA invasiva são:

- Embolização arterial periférica;
- Hematomas, lesão arterial (p. ex., laceração) e pseudoaneurismas;
- Embolização cerebral por fluxo retrógrado através da artéria causado por pressão excessiva de lavagem;
- Insuficiência arterial em decorrência da diminuição do fluxo na artéria cateterizada, causada pela presença do cateter ou por trombos, associada à insuficiência da circulação arterial colateral ou periférica preexistente;
- Isquemia da pele circunvizinha à punção, desencadeada por trombose de pequenos ramos de artéria cutâneas emergentes, próximas à região de punção. Pacientes com branqueamento da pele, às vezes associada à dor local durante a realização de *flushes* são predispostos a apresentar o problema, principalmente crianças;
- Infecção;
- Hemorragia no local da punção por desconexão acidental ou após retirada do cateter;
- Injeção acidental de drogas.

CATETER DE ARTÉRIA PULMONAR[2,4,9,13-16]

Instalação

O procedimento de instalação de CAP consiste em:

- Colocar sobre a bancada, próxima à pia ou ao carrinho, dentro do *box*, pacote de avental, gorro, máscara e escova;
- Reunir o restante do material em uma mesa auxiliar, colocando o pacote com campos e a luva cirúrgica na parte superior. Encaminhar todo material até o leito do paciente;
- Certificar-se de que o sistema de monitorização está pronto e conectado ao monitor, garantindo que se manterá estéril até a passagem do cateter pelo médico;
- Informar-se com o médico ou a enfermeira sobre o local de passagem do cateter e preparar o local. Deixar livre o acesso ao paciente, transferindo o suporte de soro, os cabos de monitores e os respiradores para o lado oposto à punção;
- Fazer limpeza da pele com clorexidina degermante;
- Posicionar o paciente em decúbito dorsal horizontal, com braços estendidos ao longo do corpo e cabeça voltada para o lado oposto ao que será puncionado;
- Orientar o paciente, se possível, sobre a importância de permanecer nessa posição durante o procedimento;
- Colocar a máscara e lavar as mãos;
- Auxiliar o médico em sua paramentação;
- Abrir sobre a mesa, sucessivamente, o pacote de curativo, as gazes, as seringas, as agulhas e o campo fenestrado;
- Oferecer ao médico as soluções, amparando o excesso com a cuba rim não esterilizada;
- Oferecer a xilocaína, o SF, a heparina, o introdutor, o cateter e o restante do material esterilizado, conforme solicitação do médico;
- Zerar cada transdutor de pressão invasiva junto ao monitor, ajustar a escala de pressão respectivamente em cada a via, proximal e distal, conectar o sistema de monitorização às vias do cateter com o auxílio do médico, verificar a presença de curvas no monitor e fazer os ajustes, se necessário;
- Elevar a cabeceira da cama ligeiramente após fixação do cateter pelo médico;

CATETERES DE MONITORIZAÇÃO DE PRESSÃO INVASIVA – CUIDADOS DE ENFERMAGEM

- Oferecer ao médico material para realização do curativo;
- Realizar uma fixação de segurança com presilha, em local visível, na roupa de cama, próxima à cabeça do paciente.

Entre os cuidados essenciais, deve-se:[2,4,16-20]

1. Estar atento durante o momento de introdução do cateter para detectar arritmias e outros sinais e sintomas decorrentes de complicações na passagem do cateter;
2. Certificar-se de que o material de intubação e o desfibrilador estão disponíveis;
3. Utilizar obrigatoriamente curativo tradicional (gaze + adesivo) nas primeiras 24 horas após a instalação do cateter e sempre que houver qualquer tipo de transudato no local da inserção.

Uso e manutenção das vias

O CAP tem múltiplas vias:

- **Via de átrio direito (proximal):** possibilita monitorização contínua da PAD ou pressão venosa central (PVC) e injeção de soro para determinar o DC intermitente. Deve ser mantida pérvia por meio do uso de sistema de monitorização com "lavagem" contínua por SF pressurizado a 300 mmHg. Esta via não deve ser utilizada para administração de medicamentos ou infusão rápida de fluidos.[10,11,21,22]
- **Via de artéria pulmonar (distal):** possibilita monitorização contínua da PAP e verificação da POAP. Deve ser mantida pérvia por meio do uso de sistema de monitorização com "lavagem" contínua por SF pressurizado a 300 mmHg. Não é recomendada infundir soluções em virtude do acesso direto à vasculatura pulmonar e do alto risco de obstrução e perda da função de monitorização. Consiste em local de coleta de amostra do sangue para gasometria venosa mista.[10,11,21,22]
- **Via balão:** o balão do cateter deve ser mantido desinflado, a trava de segurança fechada e a seringa especial que acompanha o cateter rosqueada. Não trocar a seringa.[10,11,21,22]
- **Via termístor:** manter conectado ao sensor do monitor a fim de monitorizar a temperatura central do paciente e captar a variação de temperatura sanguínea para a estimativa do DC (termodiluição). Dobras no cabo e nas vias podem causar fratura no filamento sensor.[10,11,21,22]
- **Via sensor de saturação venosa de oxigênio (cateter para débito contínuo):** manter conectado ao cabo de saturação para monitorizar a saturação venosa mista de oxigênio. Dobras no cabo e na via podem causar fratura no filamento óptico.[10,11,21,22]
- **Via do introdutor:** pode ser usada para infusões. Deve-se, porém, evitar a coleta de amostras sanguíneas, a instalação de nutrição periférica total (NPT) e hemocomponentes pode ser realizada nesta via.[10,11,21,22]

O curativo do CAP deve obedecer aos mesmos materiais e à mesma orientação que o curativo do cateter arterial.

Coleta de sangue para exames[16]

O CAP possibilita acessar amostras de sangue venoso misto para análise da gasometria venosa mista. A adequada manipulação do cateter para coleta de material garantirá manutenção da viabilidade do cateter, bem como confiabilidade do resultado do exame solicitado.[16-22]

O objetivo do procedimento é obter amostra de sangue venoso misto para dosagem de gases sanguíneos. Os materiais são: seringa de 3 mL heparinizada, seringa de 10 mL adaptada à agulha microclave, *swabs* de álcool, par de luvas de cuidados, etiquetas para identificação, máscara, microclave, seringa de 20 mL com SF a 0,9% para lavar a via e gelox.

O procedimento de coleta de sangue consiste em:

1. Colocar a máscara;
2. Lavar as mãos;
3. Colocar as luvas de cuidado;
4. Etiquetar a seringa heparinizada;
5. Interromper o sistema soro-paciente da via da artéria pulmonar através da torneira de três vias mais próxima do cateter;
6. Fazer desinfecção da tampa microclave conectada à torneira de três vias com algodão embebido em álcool a 70%;

7. Puncionar a tampa com a seringa de 10 mL, aspirar 7 mL de sangue na velocidade aproximada de 1,5 a 2 mL por minuto (lentamente) e desprezar;

8. Proceder novamente com antissepsia da tampa microclave conectada à torneira de três vias com algodão embebido em álcool a 70%;

9. Puncionar a tampa com seringa de 3 mL previamente heparinizada e aspirar 2 mL de sangue também na velocidade aproximada de 1,5 a 2 mL por minuto (lentamente);

10. Retirar a seringa com a amostra e tampar;

11. Puncionar a tampa microclave com a seringa de 20 mL contendo SF conectada à agulha microclave e "lavar" lentamente a tampa microclave e a torneira de três vias até eliminar o excesso de sangue da torneira de três vias e da extensão;

12. Abrir o sistema soro-paciente através da torneira de três vias e dar mais um *push*, se necessário;

13. Retirar as luvas e lavar as mãos;

14. Colocar a seringa acondicionada ao gelox e encaminhar ao laboratório.

Entre os cuidados essenciais, para realizar o procedimento, deve-se certificar da posição da via distal da artéria pulmonar. O monitor precisa exibir curva de artéria pulmonar, e não de capilar pulmonar, sob o risco de se coletar amostra de sangue arterializado, não venoso misto. Solicitar ao médico reposicionamento do cateter, se necessário.

Pelo mesmo risco de se coletar amostra de sangue arterializado, deve-se atentar para a velocidade da coleta, que deve ser lenta, embora não haja consenso sobre a velocidade ideal.

Retirada do cateter de artéria pulmonar

O CAP deve permanecer o menor tempo possível no paciente, assim como qualquer outra ferramenta para monitorização do DC, pois deve ser utilizado para otimizar e guiar a terapia para adequação da DO_2 em relação a demanda metabólica, ou seja, ajuste da perfusão tecidual. O introdutor também deve ser retirado em seguida ou trocado pode ser trocado com fio-guia por cateter venoso central.[16-22]

Entre os materiais necessários estão: máscara, par de luvas de cuidados, almotolia de clorexidina alcoólica a 0,5%, pacote de gaze, pacote de curativo e toalha.

O procedimento de retirada do cateter consiste em:

1. Explicar o que será realizado ao paciente;

2. Posicionar o paciente em trendelemburg para evitar embolia gasosa;

3. Fechar e retirar as extensões de monitorização, deixando as vias do cateter tampadas;

4. Apoiar a toalha de rosto dobrada sob o ombro correspondente à inserção do cateter;

5. Colocar a máscara e lavar as mãos;

6. Abrir o pacote de curativo e posicionar as pinças;

7. Colocar as gazes no campo;

8. Calçar as luvas;

9. Retirar o curativo;

10. Com o auxílio das pinças, dobrar uma lâmina de gaze, como uma "trouxinha", embebê-la em clorexidina alcoólica a 0,5% e limpar a inserção e a pele em torno do cateter, com movimentos circulares cada vez mais amplos, até atingir uma área de aproximadamente 5 cm de diâmetro. Repetir uma vez;

11. Desconectar o protetor plástico do introdutor, expondo a via de entrada do cateter no introdutor;

12. Com o auxílio das pinças, dobrar uma lâmina de gaze, como uma "trouxinha", embebê-la em álcool a 70% e limpar a inserção do cateter no introdutor. Repetir uma vez;

13. Tracionar o cateter lentamente com o balonete desinflado;

14. Depois de retirar o cateter, limpar a válvula de inserção do introdutor com gaze embebida em álcool a 70%;

15. Preparar o local e o material para trocar o introdutor por outro cateter ou proceder com a retirada do introdutor;

16. Com o auxílio das pinças, retirar uma lâmina de gaze do campo, dobrá-la como uma "trouxinha", embebê-la em clorexidina alcoólica a 0,5% e limpar a inserção e a pele em torno do cateter, com movimentos circulares cada vez mais amplos, até atingir uma área de aproximadamente 5 cm de diâmetro. Repetir uma vez;

17. Soltar o ponto de fixação e tracionar o introdutor lentamente;
18. Depois de retirado o cateter, pressionar o ponto de inserção por, pelo menos, 10 minutos. Esse prazo pode se estender para 20 a 30 minutos no caso de coagulopatias ou terapia anticoagulante;
19. Aplicar curativo moderadamente compressivo, com gaze e adesivo, após a parada do sangramento. Observar o local com frequência nas próximas 6 horas;
20. Manter o paciente em DDH por 20 min, e somente após elevar a cabeceira e reposicionar o paciente deixando o confortável;
21. Desprezar a toalha, retirar as luvas e lavar as mãos;
22. Anotar o procedimento no plano de cuidados.

IMPORTANTE
- Observar previamente a localização e a conformação do cateter à radiografia;
- Substituir o antisséptico por SF a 0,9% ou PVPI tópico, quando houver lesões de pele ao redor do cateter;
- Se resistência na retirada do cateter, não forçar. Comunicar o médico.

Intercorrências

Entre as possíveis intercorrências relacionadas com o CAP estão:
- Sangramento;
- Pneumotórax;
- Arritmias;
- Punção arterial;
- Ruptura da artéria pulmonar;
- Infarto pulmonar;
- Trombose venosa;
- Infecção;
- Enovelamento do cateter;
- Embolia gasosa (injeção de ar por ruptura do balão);
- Desconexão (sangramento/obstrução);
- Infusão contínua do soro para débito (erro na manipulação de torneiras);
- Encravamento;
- Exteriorização;
- Perfuração do miocárdio;
- Erros de interpretação por artefatos de monitorização.

MANUTENÇÃO DA PERMEABILIDADE DE CATETERES VENOSOS[16-23]

Bloqueios com soro fisiológico

Nos cateteres centrais, em uso intermitente, com intervalos maior ou igual a 12 horas, deve-se injetar 10 mL de SF após medicações e 20 mL após refluxo ou coleta de sangue. Fechar a pinça no último mL injetado, mantendo pressão positiva.

Bloqueios com heparina

Utilizar solução de heparina na concentração de 100 UI/mL. Nos cateteres centrais, em uso intermitente, com intervalo maior ou igual a 12 horas, deve-se injetar 2 mL de solução de heparina em cada via do cateter. Fechar a pinça no último mL injetado, mantendo pressão positiva.

CUIDADO
Deve-se observar as seguintes medidas:
- Evitar "soro para manter a via". Optar por bloqueios com SF ou Heparina.
- A cada manipulação, aspirar e desprezar a solução de bloqueio;
- Considerar o menor volume para lavar cateteres em pacientes com restrição hídrica.

DESOBSTRUÇÃO DE CATETERES

As vias dos cateteres podem sofrer obstruções parciais ou completas por coágulo e dobra ou precipitados por medicamentos e soluções. Em algumas situações, verifica-se apenas dificuldade no refluxo de sangue pelo cateter, à coleta de sangue, relacionada com o posicionamento do orifício terminal do cateter junto à parede vascular ou com coágulos/trombos que funcionam como "válvulas antirrefluxo" quando o cateter é aspirado.

Raramente um cateter que não permite infusão possibilitará refluxo, a menos que alguma partícula de proporções visíveis esteja obstruindo o lúmen de entrada do cateter, logo no canhão.[16]

De qualquer maneira, quando o cateter apresenta problemas de refluxo e/ou infusão, torna-se difícil identificar externamente a causa. Para problemas de refluxo somente, recomenda-se tentar a coleta após alguns procedimentos isolados ou combinados:

- Solicitar ao paciente que volte a cabeça para o lado do cateter ou para o lado oposto;
- Mobilizar o paciente em posição lateral sobre o lado da punção;
- Elevar ou abduzir o membro correspondente à inserção do cateter (subclávia);
- Abaixar o decúbito;
- Elevar ligeiramente as pernas do paciente (se possível);
- Solicitar manobra de Valsalva (se possível).

Para problemas de infusão, recomenda-se realizar a desobstrução por aspiração com seringa. Nunca realizar injeção forçada de nenhuma solução, principalmente em cateteres arteriais.

CUIDADOS COM SISTEMA DE MONITORIZAÇÃO DE PRESSÕES INVASIVAS

No mercado, existe grande variedade de marcas e modelos de cateteres, bem como de sistemas e transdutores para monitorização de pressões. A opção por sistemas descartáveis decorre da maior rapidez de montagem, menor manipulação (risco de contaminação), melhor aparência, confiabilidade e economia final.[23,24]

Estes sistemas requerem cuidados para funcionar apropriadamente e colaborar com o processo de diagnóstico e tratamento dos pacientes; caso contrário, poderão tornar-se ameaça à integridade física do paciente, pois poderão disponibilizar dados falsos, levando a tratamento inadequado.[23,24]

Em geral, os sistemas são compostos por: um tubo conector; uma torneira (ou duas, na monitorização da pressão de átrio direito/PVC); um dispositivo de lavagem do sistema, valvulado e pressurizado; o transdu-

tor propriamente dito; e mais uma torneira próxima ao transdutor para "zeragem" do sistema.

A montagem do sistema será discutida no Capítulo 7 – "Montagem do Sistema de Monitorização Hemodinâmica Invasivo".

CUIDADOS FUNDAMENTAIS NA CHECAGEM DO FUNCIONAMENTO E NA MANUTENÇÃO DE SISTEMA DE MONITORIZAÇÃO CONFIÁVEL

Como padrão, a checagem deve ser relizada em decúbito dorsal horizontal a 0°. Exceções deverão ser discutidas e delineadas com a equipe multidisciplinar e anotadas. Há possibilidade de se admitir nivelamento e zeragem do sistema com pacientes em decúbito dorsal e elevação de até 30°, sem repercussões hemodinâmicas importantes, caso consideradas as mesmas referências anatômicas (eixo flebostático) Figura 8.1. Todavia, em virtude da mobilização do paciente e da cabeceira da cama, torna-se difícil reproduzir medidas nas mesmas posições exatas, tornando-se obrigatório um novo nivelamento e zeragem a cada medida.[8,11,17,18,23,24]

O ponto referência para o nível zero (eixo flebostático) do paciente será obtido pelo cruzamento de duas linhas imaginárias:

| Linha 1 | Perpendicular à base do leito do paciente, passando pelo quarto espaço intercostal (no nível de junção da costela com o esterno); |
| Linha 2 | Paralela à base do leito, passando pela linha axilar média do paciente. |

Uma vez determinado, com o auxílio da régua de nível, este ponto na escala, ele deve ser utilizado como parâmetro de leitura do valor de PVC/ pressão de átrio direito, PA média invasiva e pressão de artéria pulmonar (Figura 8.1).

O nivelamento dos transdutores de pressão hemodinâmica deve ser realizado no eixo flebostático para realizar o zero hidrostático do sistema. Para realizar o zero atmosférico, seleciona-se a opção "zero" dentro do parâmetro monitorizado no monitor e segue as orientações a seguir:[8,11,17,18,23,24]

- Abrir a via da torneira para o meio ambiente e manter fechada para o paciente

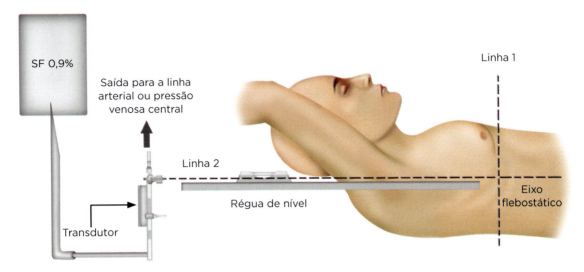

■ **FIGURA 8.1** Montagem do sistema de transdutor e respectiva posição em relação ao eixo flebostático para realizar a zeraem.
Fonte: Adaptada de Fernandes HS, Silva E., 2013;[8] Cavaleiro AM, Lucinio NM., 2013.[18]

- Acionar a "zeragem" do sistema no monitor
- Aguardar a mensagem confirmando a zeragem;
- Retornar a torneira de três vias à posição inicial;
- Fechar com a tampa a via que foi aberta;
- Repetir a operação para cada transdutor a ser usado;
- Conectar cada transdutor à via correspondente utilizando conector/tampa microclave;
- Checar a qualidade das curvas e dos valores obtidos. Ajustar a escala mais apropriada ao paciente.

O procedimento de nivelamento e "zeragem" deve ocorrer pelo menos 1 ×/dia e checado a cada medida de pressão realizada.

Existem fatores que podem interferir na qualidade dos sinais pressóricos. O termo *damping*, originado do inglês – amortecimento, é usado para descrever possíveis interferências na captação e nos registros das pressões. Associa-se ao efeito de amortecimento das curvas de pressão, resultando em *overdamping* (registra a pressão abaixo da real – hiperamortecimento) ou, menos comumente, em *underdamping* – subamortecimento, que é associado à exacerbação dos sinais, o que resulta em registros de pressão acima da real.[8,11,17,18,23,24]

As principais causas de amortecimento de sinais e pressões falsamente baixos são: presença de ar, coágulos ou sangue no sistema; dobras; vazamentos pequenos nos encaixes dos extensores ou na torneira de três vias; erros de escala; erro de nivelamento dos

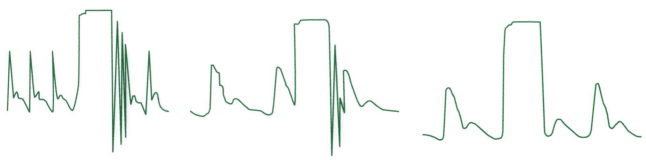

Pouco amortecida
> 2 oscilações
superestimada
pressão sistólica

Amortecimento adequado
1-2 oscilações antes do
retorno da curva
valores adequados

Superamortecida
< 1,5 oscilação
subestima pressão sistólica
pressão diastólica não afetada

■ **FIGURA 8.2** Teste da onda quadrada.
Fonte: Adaptada de Fernandes HS, Silva E., 2013;[8] Cavaleiro AM, Lucinio NM., 2013.[18]

transdutores (acima do nível zero hidrostático); torneiras abertas ou fechadas erroneamente; excesso de torneiras e encaixes; extensões muito longas ou muito complacentes.[8,11,17,18,23,24]

Já as principais causas de aumento dos sinais e de pressões falsamente elevadas são: erros de escala; erro de nivelamento dos transdutores (abaixo do nível zero hidrostático); associação das características vibratórias próprias do sistema de monitorização (muito curtas e/ou muito rígidas) às características vibratórias do sinal (alta frequência). Este é menos comum, pois a maioria dos sistemas é confeccionada para funcionar em um limite adequado de confiabilidade para a maioria das situações hemodinâmicas.[8,11,17,18,24,25]

Por meio de um teste relativamente simples, pode-se detectar possíveis situações de *damping*. No teste da onda quadrada, o número de oscilações após o *flush* com solução salina pode fornecer informações para interpretação adequada dos valores de PA invasiva.

Numa situação apropriada, as curvas de maior e menor amplitude mostram-se delineadas, enquanto a pressão real, se houver possibilidade de ser mensurada por outro meio, assemelha-se à registrada; quando o *flush* é acionado rapidamente, ocorre elevação súbita da curva em um "quadrado" e, a seguir, queda com poucas oscilações espiculadas até o restabelecimento do sinal.[8,11,17,18,23-26]

Em um *overdamping*, as curvas mostram-se arredondadas e os sinais de menor amplitude perdem-se, enquanto a pressão real, se houver possibilidade de ser medida por outro meio, mostra-se maior que a registrada. Quando o *flush* é acionado rapidamente, ocorre elevação da curva em um "quadrado" e, em seguida, queda com pouca oscilação no restabelecimento do sinal.

Em um *underdamping*, as curvas mostram-se pontiagudas e os sinais de menor amplitude exacerbam-se, enquanto a pressão real, se houver possibilidade de ser medida por outro meio, mostra-se menor que a registrada. Quando o *flush* é acionado rapidamente, ocorre elevação súbita da curva em um "quadrado" e, em seguida, queda com várias oscilações espiculadas até o restabelecimento do sinal.[8,11,17,18,23,24]

Para controlar a ocorrência de *damping*, evitar falsos registros de pressões hemodinâmicas e manter a confiabilidade do sistema:[8,11,17,18,23-26]

- Recomenda-se usar o sistema mais simples possível, pois o excesso de torneiras, conectores e adaptadores podem oferecer resistência à transmissão da pressão, provocando falsas medidas, além de propiciar vazamentos. As conexões e as torneiras devem ser de material plástico e do tipo rosca para evitar desconexões e vazamentos;

- Todas as extensões e as conexões entre o paciente e o transdutor devem ser feitos de material de baixa complacência e medir entre 90 e 120 cm. Tubos muito complacentes e/ou muito longos absorvem parte da energia transmitida, distendendo-se e registrando uma pressão mais baixa que a real ao transdutor. Tubos mais rígidos e/ou curtos multiplicam parte da energia captada, transmitindo uma pressão mais alta que a real ao transdutor;

- Deve-se atentar para a adequada manutenção do sistema de lavagem contínua (conservar a pressurização da bolsa de soro a 300 mmHg para manter infusão contínua de 3 a 6 mL/hora pela via) e realizar *flushes* periódicos, acionando o dispositivo apropriado para lavar a via mais vigorosamente. As pressões monitorizadas, em decúbito dorsal horizontal a 0°, com transdutores devidamente nivelados e zerados, são maiores que a pressão atmosférica, o que propicia retorno de sangue pelas vias com possibilidade de coagulação e obstrução parcial ou total da via caso o sistema não esteja pressurizado adequadamente;

- Recomenda-se realizar inspeção periódica do sistema, localizando e retirando bolhas de ar (mesmo as pequenas) e coágulos. Ar e coágulos livres atuam como "abafadores" do sinal pressórico, pois absorvem parte da energia transmitida, o que resulta em diminuição da pressão captada pelo transdutor;

- Os tubos extensores não devem permanecer em áreas de movimento, como ombros, membros e tórax, pois a movimentação é transmitida pela coluna de líquido, causando interferência nos registros obtidos;

- Deve-se estar atento para o correto funcionamento do sistema contínuo de lavagem, pois pequenos defeitos de fabricação podem causar infusão acima ou abaixo da velocidade basal (3 a 6 mL/hora), ocasionando obstrução ou infusão inadvertida de fluido na circulação do paciente;

- Recomenda-se checar o nível e zerar os transdutores a cada 4 horas ou a cada mobilização drástica dos componentes e a cada medida hemodinâmica;

- Deve-se escolher a escala ou o intervalo numérico adequado para cada pressão monitorada (o que possibilitar melhor visão da curva monitorizada);

- Todas as linhas, os transdutores e os cabos devem estar devidamente identificados com o parâmetro monitorizado e a data de instalação do sistema. Os limites dos alarmes devem ser mantidos ligados e estabelecidos dentro dos valores adequados;

- O sistema de monitorização deve ser mantido com o volume da bolsa de salina 0,9% de acordo com a bolsa do pressurizador. A troca de todo o sistema de monitorização deve ser realizada a cada 96 horas.

CONSIDERAÇÕES FINAIS

A monitorização hemodinâmica possibilita adquirir informações a respeito da fisiopatologia do sistema cardiovascular em determinado tipo de paciente, principalmente naqueles com instabilidade hemodinâmica. Deve ser realizada para adequada avaliação e desenvolvimento de estratégia terapêutica em pacientes graves; no entanto, é imprescindível a equipe multidisciplinar estar familiarizada com o método de monitorização para interpretação adequada dos parâmetros fornecidos e para minimizar o risco de complicações associadas.

A abordagem de métodos de monitorização que possibilitam predizer a resposta terapêutica representa um grande esforço no sentido de estabelecer um elo entre a monitorização e o tratamento.

REFERÊNCIAS

1. Preuss T, Wiegand DL. Single-pressure and multiple-pressure transducer. In: Wiegand DL (editor). Aacn procedure manual for critical care. 6. ed. St. Louis, Missouri: Elsevier Saunder; 2011. p. 1247.

2. Vincent J-L, Rhodes A, Perel A, Martin GS, Della Rocca G, Vallet B, et al. Clinical review: update on hemodynamic monitoring-a consensus of 16. Crit Care. 2011;15(4):229.

3. Miller LR. Monitoração hemodinâmica. In: Ching JM. Burns SM. Fundamentos de enfermagem em cuidados críticos da AACN. 2. ed. Porto Alegre: AMGH; 2012. p. 86-131.

4. Guerin L, Monnet X, Teboul JL. Monitoring volume and fluid responsiveness: from static to dynamic indicators. Best Pract Res Clin Anaesthesiol. 2013;27(2):177-85.

5. Jozwiak M, Monnet X, Teboul JL. Less or more hemodynamic monitoring in critically ill patients. Current Opinion in Critical Care. 2018;24(4):309-15.

6. Nichol A, Bailey M, Egi M, Pettila V, French C, Stachowski E, et al. Dynamic lactate indices as predictors of outcome in critically ill patients. Crit Care. 2011;15(5):R242.

7. Buckley LF, Cooper IM, Navarro-Velez K, Shea EL, Joly JM, Mehra MR, Stevenson LW, Desai AS. Burden of nursing activities during hemodynamic monitoring of heart failure patients. Heart Lung. 2018;47(4):304-7.

8. Fernandes HS, Silva E. Aspectos atuais da monitorização hemodinâmica. In: Knobel E, de Assunção MSC, Fernandes HS. Monitorização hemodinâmica no paciente grave. 1. ed. São Paulo: Editora Atheneu; 2013.

9. Mora B, Ince I, Birkenberg B, Skhirtladze K, Pernicka E, Ankersmit HJ, et al. Validation of cardiac output measurement with the LiDCOTM pulse contour system in patients with impaired left ventricular function after cardiac surgery. Anaesthesia. 2011;66(8):675-81.

10. Lefisciences E. Cateter de termodiluição (manual do fabricante). Disponível em: http://ht.edwards.com/scin/edwards/br/sitecollectionimages/products/swanganz/dfu_sg_pac.pdf. Acesso em: 11 mar 2022.

11. Fernandes HS, Cordioli RL, Cavalheiro AM. Termodiluição transpulmonar e análise de contorno de pulso. In: Knobel E, de Assunção MSC, Fernandes HS. Monitorização hemodinâmica no paciente grave. 1. ed. São Paulo: Editora Atheneu; 2013.

12. Hofer CK, Senn A, Weibel L, Zollinger A. Assessment of stroke volume variation for prediction of fluid responsiveness using the modified FloTrac™ and PiCCOplus™ system. Crit Care. 2008;12:R82.

13. Montenij LJ, de Waal EEC, Buhre WF. Arterial waveform analysis in anesthesia and critical care. Curr Opin Anaesthesiol. 2011;24(6):651-6.

14. Hadian M, Kim HK, Severyn DA, Pinsky MR. Cross-comparison of cardiac output trending accuracy of LiDCO, PiCCO, FloTrac and pulmonary artery catheters. Crit Care. 2010;14(6):R212.

15. Litton E, Morgan M. The PiCCO monitor: a review. Anaesth Intensive Care. 2012;40(3):393-409.

16. Hambsch Z, Kerfeld M, Kirkpatrick D, McEntire DM, Reisbig MD, Youngblood CF, et al. Arterial catheterization and infection: toll-like receptors in defense against microorganisms and therapeutic implications. Clin Transl Sci. 2015;8(6):857-70.

17. Jesus RF, Oliveira VM. Monitorização em unidade de terapia intensiva: o que há de novo? Revisitando métodos hemodinâmicos disponíveis. In: Azeredo NSG, Aquim EE. Assistência ao Paciente Crítico. Rio de Janeiro: Atheneu; 2018. p. 131-42.

18. Cavaleiro AM, Lucinio NM. Assistência de enfermagem à monitorização hemodinâmica. In: Knobel E, de Assunção MSC, Fernandes HS. Monitorização hemodinâmica no paciente grave. 1. ed. São Paulo: Atheneu; 2013. p. 95-107.

19. Peyton PJ, Chong SW. Minimally invasive measurement of cardiac output during surgery and critical care: a meta-analysis of accuracy and precision. Anesthesiol. 2010;113(5):1220-35.

20. Mayer J, Boldt J, Mengistu AM, Röhm KD, Suttner S. Goal-directed intraoperative therapy based on autocalibrated arterial pressure waveform analysis reduces hospital stay in high-risk surgical patients: a randomized, controlled trial. Crit Care. 2010;14(1):R18.

21. Walger ACV, Ramos FJS. Monitorização hemodinâmica. In: Santos MCC, Ramos FJS, Nunes DBV. Manual de hemodinâmica e cardiologia em terapia. São Paulo: Atheneu; 2015. p. 17-37.

22. Maddirala S, Khan A. Optimizing hemodynamic support in septic shock using central and mixed venous oxygen saturation. Crit Care Clin. 2010;26(2):323-33.

23. Rivers EP, Katranji M, Jaehne KA, Brown S, Abou Dagher G, Cannon C, et al. Early interventions in severe sepsis and septic shock: a review of the evidence one decade later. Minerva Anestesiol. 2012;78(6):712-24.

24. Nguyen HB, Loomba M, Yang JJ, Jacobsen G, Shah K, Otero RM, et al. Early lactate clearance is associated with biomarkers of inflammation, coagulation, apoptosis, organ dysfunction and mortality in severe sepsis and septic shock. J Inflamm (Lond). 2010;7:6.

25. Vincent JL, Pelosi P, Pearse R, Payen D, Perel A, Hoeft A, et al. Perioperative cardiovascular monitoring of high-risk patients: a consensus of 12. Crit Care. 2015;19:224.

26. Mehta N, Fernandez-Bustamante A, Seres T. A review of intraoperative goal-directed therapy using arterial waveform analysis for assessment of cardiac output. ScientificWorldJournal. 2014;2014:702964.

9

Termodiluição Transpulmonar

Paulo César Gottardo
Patrícia M. Veiga de Carvalho Mello

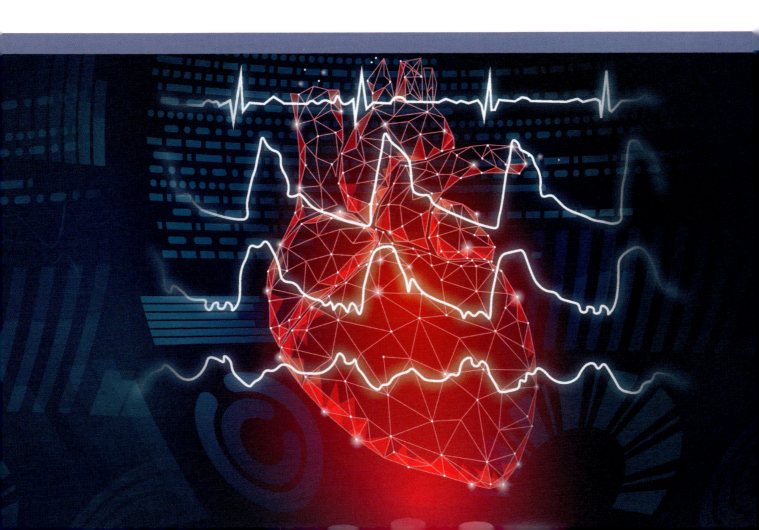

DESTAQUES

- Pacientes com choque circulatório de maior complexidade e gravidade, bem como aqueles com síndrome do desconforto respiratório agudo podem se beneficiar de métodos de monitorização hemodinâmica invasiva (cateter de artéria pulmonar) ou minimamente invasiva (termodiluição transpulmonar);

- A termodiluição transpulmonar associa dados oriundos da análise de contorno de pulso arterial (obtidos de modo contínuo) a outros adquiridos por meio da termodiluição transpulmonar (intermitentes);

- As variáveis de aquisição contínua (análise de contorno de pulso arterial) são o volume sistólico, a variação do volume sistólico, a variação da pressão de pulso, a resistência vascular sistêmica e a pressão arterial média;

- Outros dados aferidos de modo contínuo são pressão venosa central e saturação venosa central ao empregar cateter venoso central com fibra óptica;

- As medidas avaliadas de modo intermitente derivam da análise da curva de termodiluição transpulmonar, entre as quais se destacam o débito cardíaco, a água pulmonar extravascular e o índice de permeabilidade vascular pulmonar, além do volume diastólico final global e da fração de ejeção cardíaca global;

- A estimativa de débito cardíaco por termodiluição transpulmonar tem boa correlação com as aferidas pelo cateter de artéria pulmonar;

- O volume sistólico aferido continuamente por análise de contorno de pulso arterial são calibradas pela estimativa direta do débito cardíaco e pela termodiluição transpulmonar, diferentemente de outros métodos que utilizam algoritmos e são considerados, portanto, não calibrados;

- Em pacientes com insuficiência cardíaca direita grave ou hipertensão pulmonar grave, o cateter de artéria pulmonar pode apresentar medidas mais confiáveis para estimativa do débito cardíaco;

- A termodiluição transpulmonar possibilita a análise de fluidorresponsividade com elevada acurácia, além de avaliar a segurança da infusão de fluidos por meio do índice de permeabilidade vascular pulmonar, o qual determina o risco de extravasamento capilar pulmonar;

- A utilização de balão intra-aórtico ou de suporte de circulação extracorpórea com membrana de oxigênio arteriovenoso no manejo do choque circulatório inviabiliza o uso da termodiluição transpulmonar;

- As tomadas de decisão clínica em paciente gravemente enfermo nunca devem basear-se em valores únicos de qualquer variável hemodinâmica. Portanto, a confluência do máximo de dados e a utilização em conjunto de outros métodos de monitorização, como a ultrassonografia (US) pulmonar e cardíaca, possibilitam condutas mais assertivas e individualizadas, focadas no paciente.

INTRODUÇÃO

A abordagem do choque circulatório é uma das principais áreas de atuação do médico intensivista. Quanto maior a complexidade da situação clínica, mais a interpretação integrada de um número diverso de variáveis proporciona condutas mais direcionadas e precisas, o que pode impactar em melhores desfechos e prognóstico.

TERMODILUIÇÃO TRANSPULMONAR

Para o manejo destes pacientes, tanto a implantação de um cateter venoso central (CVC) como de uma linha arterial para uso de medicamentos e monitorização da pressão arterial de modo invasivo e contínuo são essenciais. Deste modo, utilizar uma ferramenta de monitorização que requer apenas esses dois acessos, já implementados rotineiramente, para fornecer informação hemodinâmica avançada com dados contínuos [p. ex., volume sistólico (VS), variação do volume sistólico (VVS) e resistência vascular sistêmica (RVS)] e intermitentes [débito cardíaco (DC), água pulmonar extravascular APEV e índice de permeabilidade vascular pulmonar (PVPI, do inglês *pulmonary vascular permeability index*)], torna a termodiluição transpulmonar (TDTP) um método atrativo e útil. Neste capítulo, será abordado os princípios básicos de funcionamento da TDTP, com detalhamento das variáveis disponibilizadas pelo método, assim como suas indicações, vantagens, limitações potenciais e eventos adversos associados.

CONTEXTUALIZAÇÃO HISTÓRICA

A monitorização invasiva por catéter de artéria pulmonar (CAP) proporcionou verdadeira revolução na medicina intensiva, trazendo maior entendimento da fisiologia de pacientes com choque circulatório e introduzindo conceitos importantes acerca da monitorização e da otimização hemodinâmica desses casos.

Desde 1970, quando Swan e Ganz desenvolveram esse método, ele é considerado padrão-ouro para estimar o DC, o qual se baseia na avaliação de uma curva de termodiluição construída a partir da injeção de solução resfriada no átrio direito (AD) durante a aferição da variação de temperatura sanguínea por um termístor encontrado na ponta do CAP locado na artéria pulmonar.

Contudo, por ser um método invasivo, com certa complexidade em sua inserção, obtenção, e para interpretação correta de dados, passou progressivamente a ter sua eficiência e segurança questionadas, sobretudo após a década de 1990, tornando-se menos utilizado na prática diária do cuidado de pacientes graves.

Nas últimas décadas, tem-se desenvolvido diferentes alternativas ao CAP, buscando obter dados de maneira menos invasiva, com mais segurança e facilidade de interpretação. Entre estas alternativas, estão a análise de contorno de pulso e a TDTP, aprimoradas a partir dos anos 2000, com validação progressiva por inúmeros estudos, ampliando seu horizonte na medicina intensiva.[1-5] Atualmente, dois dispositivos utilizam essa tecnologia: o sistema VolumeView®, associado à plataforma EV1000® (Edwards Life Sciences, Irvine, EUA) e o sistema *pulse index contour cardiac output* (PiCCO®), com a plataforma PulsioFlex Monitor (Getinge AB Suécia) Ambas plataformas podem ser visualizadas na Figura 9.1. Cada um desses sistemas tem suas particularidades, mas, em geral, apresenta elevada acurácia e concordância dos dados aferidos pela TDTP.

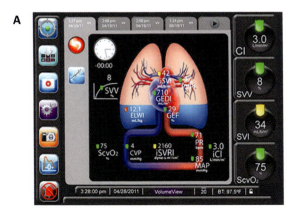
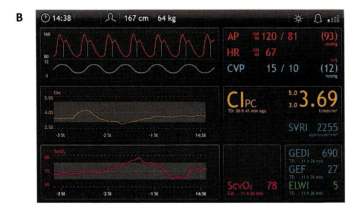

■ **FIGURA 9.1** (A) Sistema VolumeView-EV1000® (Edwards Life Sciences); (B) Sistema PICCO-ProAQT® (*Pulsion Medical Systems*).

FUNCIONAMENTO DA TERMODILUIÇÃO TRANSPULMONAR E VARIÁVEIS AVALIADAS

Os dispositivos de monitorização baseados na avaliação da TDTP necessitam da inserção de cateter venoso central (CVC) (veia jugular interna ou subclávia, preferencialmente) e de um cateter arterial (femoral, preferencialmente), com os quais se obtém inúmeras variáveis derivadas da combinação entre TDTP e análise do contorno de pulso arterial.

O CVC tem a via distal conectada a um transdutor de pressão que possibilita a aferição contínua da pressão venosa central (PVC), conecta-se um adaptador com termômetro para avaliar a temperatura da solução resfriada infundida nesta via do CVC, e dependendo do dispositivo pode-se ter fibra óptica para realizar mensuração contínua da saturação venosa central de oxigênio ($SvcO_2$).

O cateter arterial a ser utilizado necessita ter um termístor inserido em seu corpo para realizar a curva de termodiluição para estimar o DC, estar conectado ao transdutor de pressão que possibilita a aferição contínua da pressão arterial média (PAM) e das variáveis derivadas da análise do contorno de pulso arterial, como VS. O termístor inserido no corpo do cateter fornece dados para a formatação da curva de termodiluição transpulmonar, com a qual é possível estimar vários dados, com destaque para DC e APEV. Portanto, para entender o funcionamento dos dispositivos baseados em TDTP é importante saber como funciona a interpretação da curva de termodiluição transpulmonar e a análise do contorno de pulso arterial.[3]

A curva de TDTP assemelha-se a da termodiluição pulmonar, obtida pelo CAP, ambas apresentando variação térmica da corrente sanguínea após infusão de solução resfriada. Enquanto, no CAP, a infusão ocorre diretamente no AD e a aferição da variação da temperatura diretamente na passagem da corrente sanguine na artéria pulmonar, na TDTP, a infusão é realizada na via distal do cateter venoso central e a estimativa é efetivada pelo termístor, que se encontra no cateter arterial inserido preferencialmente na artéria femoral. A injeção de volume definido de solução salina resfriada (10 ou 20 mL conforme o volume informado no monitor de débito cardíaco) na via distal do CVC causa decaimento rápido da temperatura aferida no termístor do cateter arterial, com subsequente retorno gradual da temperatura sanguínea basal, conforme demonstra a Figura 9.2.

Com a construção da curva de TDTP, é possível estimar variáveis (p. ex., DC), os volumes intratorácicos [p. ex., volume diastólico final global (GEDV, do inglês *global end-diastolic volume*)], a APEV e o índice de função cardíaca (CFI, do inglês *cardiac function index*), um marcador da função sistólica cardíaca. A obtenção dessas variáveis está ilustrada na Figura 9.3. Atualmente, dois dispositivos de TDTP estão disponíveis, o VolumeView® e o PiCCO®, os quais apresentam boa relação entre as medidas aferidas.[3,4] A seguir, será discutido os dados obtidos com a avaliação da curva de TDTP, os quais são exemplificados na Tabela 9.1.

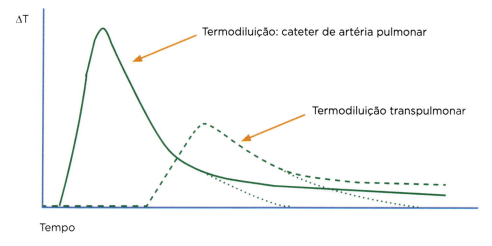

■ **FIGURA 9.2** Curva de termodiluição pulmonar, obtida a partir de um catéter de artéria pulmonar, e curva de termodiluição transpulmonar, aferida por um dispositivo minimamente invasivo, demonstrando variação da temperatura do sangue após a infusão de um indicador resfriado. A estimativa do débito cardíaco pelos dois métodos consiste na interpretação da área sob a curva (quanto menor a área, maior o débito cardíaco) por meio da equação de Stewart-Hamilton: DC = m/ ∫C(t)dt.

capítulo 9 — TERMODILUIÇÃO TRANSPULMONAR

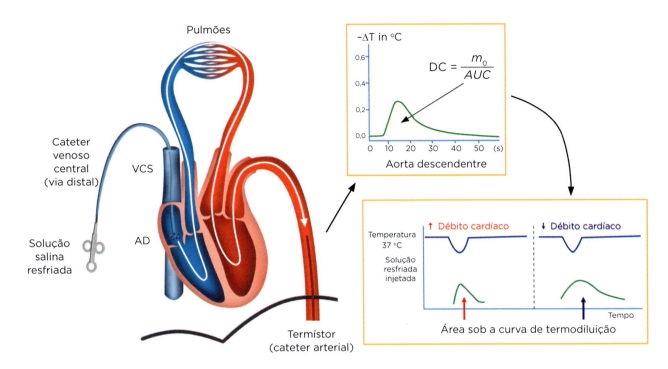

FIGURA 9.3 Estimativa do débito cardíaco por meio da curva de termodiluição pulmonar: a presença de um débito cardíaco preservado leva a um trânsito rápido do fluido resfriado, enquanto um débito cardíaco reduzido acarreta trânsito transpulmonar do fluido lentificado, com tempo de trânsito médio lentificado.

Fonte: Adaptada de Teboul *et al.*, 2016.[5]

Tabela 9.1 Parâmetros avaliados na termodiluição transpulmonar.

Parâmetro estudado	Valor absoluto Sigla	Valor absoluto Unidade	Valor indexado Sigla	Valor indexado Unidade	Aplicação
Débito cardíaco	DC	L/min	IC	L/min/m²	Estimativa de fluxo
Volume diastólico final global	GEDV	mL	GEDI	mL/m²	Administração de fluido
Volume sanguíneo intratorácico	ITBV	mL	ITBVI	mL/m²	
Água pulmonar extravascular	APEV	mL	APEV	mL/kg	Avaliação de edema pulmonar
Índice de permeabilidade vascular pulmonar	PVPI	—	—	—	
Índice de função cardíaca	CFI	min⁻¹	—	—	Contratilidade cardíaca
Fração de ejeção global	GEF	%	—	—	
Temperatura do injetado	Tinj	°C	—	—	Medição de temperatura
Temperatura do sangue	Ts	°C	—	—	

Aferição do débito cardíaco por meio da termodiluição transpulmonar

O DC é estimado de modo semelhante ao realizado pelo CAP, por meio da equação de Stewart-Hamilton: $DC = m/ \int C(t)dt$. Contudo, a solução resfriada é injetada na veia cava superior e não diretamente no AD. A aferição da variação da temperatura ocorre pelo termístor do cateter inserido geralmente na artéria femoral, o qual se encontra alocado na artéria ilíaca (cateteres mais longos podem ser utilizados nas artérias axilar, e radial, tendo o cuidado de manter o braço extendido). Apesar do fluido resfriado ter que percorrer trajeto mais extenso em relação ao CAP (aproximadamente três ou mais ciclos respiratórios) e, portanto, ser suscetível à perda por extravasamento (como por efeito de recirculação), teoricamente cerca de 97% do total do fluido injetado é captado no termístor arterial, podendo inclusive ter menor influência da respiração em relação às medidas do CAP, pois representa um valor médio do DC em relação ao ciclo cardíaco.

Antes de estimar o DC é necessário checar a integridade do circuito, o qual não pode apresentar qualquer vazamento. Em seguida, deve-se prosseguir com a infusão rápida em velocidade constante de, pelo menos, três injeções com, ao menos, 15 mL (de acordo com a indicação do monitor de débito cardíaco) de fluido resfriado, com temperatura < 10°C. A administração de solução na temperatura ambiente pode ser suficiente; contudo, podem superestimar o DC. O cálculo do DC então baseia-se na média dessas três infusões. Caso haja alguma estimativa discrepante, ela deve ser descartada e novos *bolus* podem ser administrados.

Inúmeros trabalhos avaliaram as estimativas de DC por meio da TDTP, comparando-as com as realizadas por CAP e pelo método de Fick, mantendo-se boa correlação com estes métodos. Contudo, algumas situações clínicas podem interferir na acurácia, como terapia substitutiva renal (a qual não é consensual, mesmo com métodos de diálise contínua) e suporte hemodinâmico com suporte de circulação de membrana de oxigenação extracorpórea (ECMO).

A medida de DC estimada pela TDTP é utilizada pelos dispositivos PiCCO® e VolumeView® para calibrar a estimativa de VS por meio da análise de contorno de pulso arterial, conferindo método, contínuo e calibrado de mensuração do DC.[3-9]

Volume diastólico final global

O GEDV é marcador de pré-carga. Ele representa o volume total de sangue encontrado nas quatro câmaras cardíacas.

Como qualquer variável estática de avaliação de fluidorresponsividade, o GEDV apresenta suas limitações e deve ser avaliado preferencialmente de modo dinâmico, analisando seu comportamento dinâmico conforme as intervenções clínicas estabelecidas. Além disso, por ser um marcador da pré-carga cardíaca, possibilita maior entendimento sobre a etiologia do choque.[3,4] A estimativa do GEDV é obtida por meio da análise da curva de TDTP. Perante a qual é avaliado a sua fase ascendente, com a obtenção do Tempo de Trânsito Médio (TTM) e da sua fase descendente, a qual é avaliada de modo distinto nas duas plataformas atualmente disponíveis. Ambos os sistemas, portanto consideram para a estimativa do GEDV o TTM (Figura 9.4).

Enquanto o Sistema PiCCO® estima o GEDV baseado no princípio de Newman, considerando, para isso, o tempo de trânsito médio (TTM) e o tempo de decaimento exponencial (TDE) (Figura 9.5 A e B; e Figura 9.6); o VolumeView® faz essa mensuração tendo como princípio, além do TTM, a alteração geométrica da curva de TDTP, com base na relação entre a sua inclinação máxima em sua porção ascendente e a máxima da descendente $[GEDV_{VolumeView} = DC \times TTM \times \int(S_1/S_2)]$, conforme demonstra fórmula do GEDV, (C) da Figura 9.5.[3,4,10] As aferições pelos dois métodos apresentam valores com elevada confiabilidade e boa correlação entre si, conforme pode ser demonstrado na Tabela 9.2 e na Figura 9.7. Contudo, a mensuração realizada por meio da variação geométrica da curva de TDTP pode ser menos sensível à recirculação precoce e do ruído térmico.[10]

Índice de função cardíaca e fração de ejeção global

O índice de função cardíaca (CFI, do inglês *cardiac function index*) CFI e a fração de ejeção global

TERMODILUIÇÃO TRANSPULMONAR   105

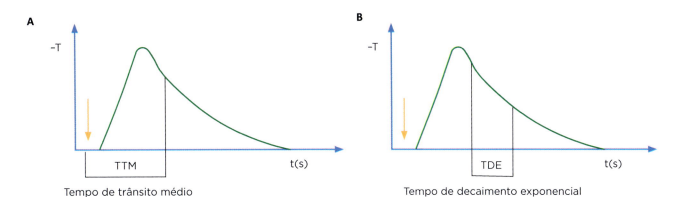

■ **FIGURA 9.4** (A) O tempo de trânsito médio representa o volume total (sangue e água) que percorreu todos os compartimentos envolvidos no trajeto entre os cateteres. (B) O tempo de decaimento exponencial equivale ao volume total (sangue e água pulmonar) que percorre somente as cavidades e os vasos pulmonares.

–T: variação negativa da temperatura sanguínea; **T(s):** tempo em segundos; **TTM:** tempo de trânsito médio; **TDE:** tempo de decaimento exponencial.

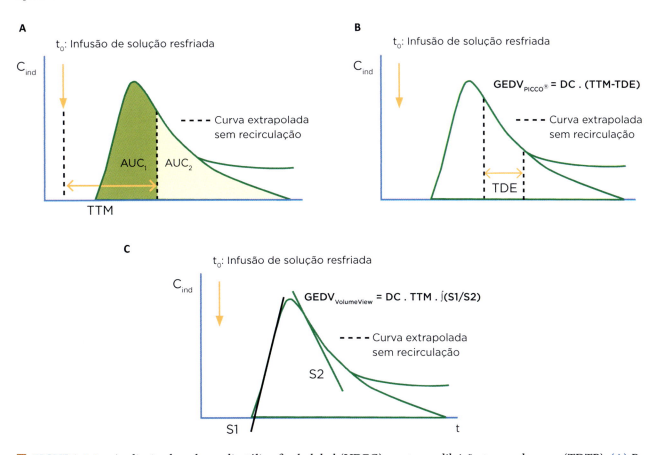

■ **FIGURA 9.5** Avaliação do volume diastólico final global (VDFG) por termodiluição transpulmonar (TDTP). (A) Para avaliação do VDFG (independentemente do método), é necessário avaliar o tempo de trânsito médio, que é referente ao trânsito da metade do fluido resfriado capturado pelo termístor, encontrado no cateter inserido na artéria femoral, o qual divide a área sob a curva de TDTP em duas áreas de tamanho semelhante (AUC1 e AUC2). (B) O tempo de decaimento é utilizado pelo sistema PiCCO® para calcular o volume diastólico final global [DC × (TTM − TDE)] e representa a queda de temperatura entre dois pontos de ajuste na curva de TDTP (p. ex., 80% e 40%), sendo que o decaimento tende a ser monoexponencial e, portanto, pode ser estimado em qualquer ponto da curva. (C) A aferição do VDFG pelo VolumeView® [GEDV = DC × TTM × (S1/S2)] baseia-se na avaliação geométrica da curva de TDTP, dependendo da relação entre a inclinação máxima para cima (S1) e para baixo (S2).

TTM: tempo de trânsito médio; **TDE:** tempo de decaimento exponencial; **DC:** débito cardíaco; **AUC:** área sob a curva.

Fonte: Adaptada de Kiefer *et al.*, 2012.[10]

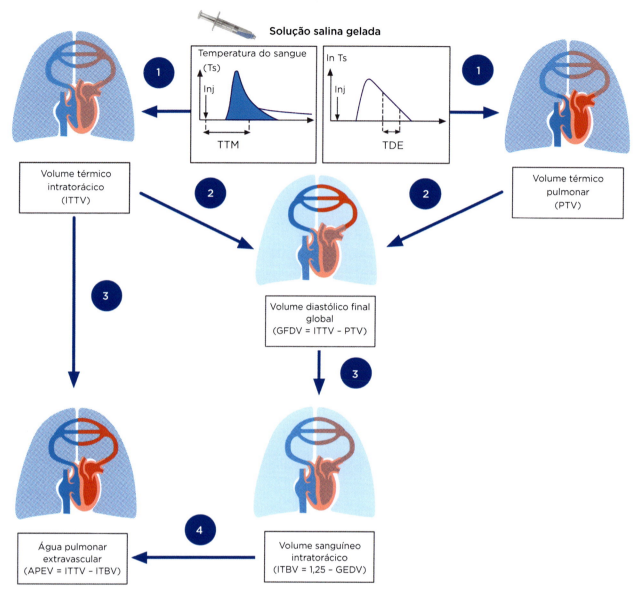

■ **FIGURA 9.6** Avaliação do volume intratorácico pelo dispositivo PICCO®, aplicando-se o princípio de Stewart-Hamilton e de Newman. Perante o primeiro, a multiplicação do débito cardíaco (DC) pelo Tempo de Trânsito Médio (TTM) da curva de termodiluição transpulmonar (TDTP) resulta no volume térmico intratorácico (ITTV; do inglês *intrathoracic thermal volume*), que representa o volume de distribuição total do indicador de frio entre os locais de injeção e detecção. Segundo o princípio de Newman, o volume pulmonar total (PTV) é obtido pela multiplicação do DC pelo Tempo de Decaimento da curva de TDTP. A subtração do ITTV pelo PTV, resulta no GEDV. ITBV: volume sanguíneo intratorácico.

Fonte: Adaptada de Monnet *et al.*[3]

Tabela 9.2 Parâmetros hemodinâmicos aferidos por diferentes métodos de termodiluição transpulmonar.

Parâmetros	PiCCO®				VolumeView®			
	Mediana	IQR	Mín.	Máx.	Mediana	IQR	Mín.	Máx.
DC (mL/min)	6	2,6	1,8	15,8	6,2	2,6	2,2	15,3
GEDV (mL)	1.337	405	712	2.433	1.379	405	741	2.427
APEV (mL)	566	257	265	2.132	589	246	313	2.015

IQR: intervalo interquartil; **Máx.:** valor máximo; **Mín.:** valor mínimo; **DC:** débito cardíaco; **GEDV:** volume diastólico final global; **APEV:** água pulmonar extravascular.

Fonte: Adaptada de Kiefer *et al.*, 2012.[10]

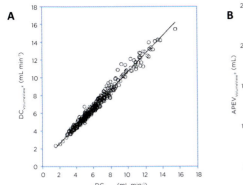 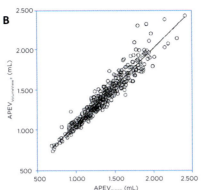 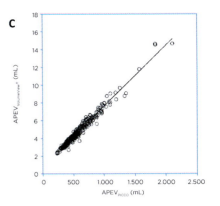

■ **FIGURA 9.7** Correlação entre débito cardíaco (A), volume diastólico final global (B) e água pulmonar extravascular aferidos pelo sistema PiCCO® (C) e pelo VolumeView®.
Fonte: Adaptada de Kiefer et al., 2012.[10]

(GEF, do inglês *global ejection fraction*) são marcadores da função sistólica de ventrículo esquerdo (VE), que, apesar de terem inúmeras limitações, apresentam elevada praticidade para elucidar possíveis disfunções sistêmicas do VE e da resposta a terapêuticas direcionadas, como o uso de inotrópicos. No entanto, não descartam outros métodos mais precisos para esse fim, como a ecocardiografia.

O CFI é determinado pela relação entre VS estimado por TDTP e GEDV, enquanto a GEF é obtida pela razão entre VS e GEDV dividido por quatro, considerando que o volume diastólico final do VE seja aproximadamente um quarto do GEDV. Vale ressaltar que seus valores, assim como a fração de ejeção de VE (FEVE), dependem da pré-carga e da pós-carga, além da própria contratilidade cardíaca. Ademais, esses valores nem sempre têm correlação adequada com a FEVE, pois estão relacionados com a função global cardíaca (câmaras direitas e esquerdas).[3-5]

Água pulmonar extravascular

A APEV é uma estimativa do volume de líquido intersticial e alveolar, que pode ser acumulado por pressão hidrostática (edema pulmonar cardiogênico) ou por aumento da permeabilidade vascular pulmonar [p.ex., na síndrome do desconforto respiratório (SDRA)]. Sua estimativa é realizada a partir do volume térmico intratorácico (ITTV, do inglês *intrathoracic thermal volume*), do qual é subtraído o valor do volume sanguíneo intratorácico (ITBV, do inglês *intrathoracic blood volume*). As diferenças quanto aos dois principais dispositivos de termodiluição (PiCCO® e VolumeView®) recai sobre o ITBV, pois ele é calculado a partir do valor de GEDV (mensurado de modo diferente em cada dispositivo), o qual é multiplicado pela constante 1,25. Da mesma maneira que as medidas de GEDV, os valores da aferição de APEV têm boa correlação entre os dois dispositivos de TDTP.[5,10] A APEV também foi validada por diferentes métodos, mantendo sempre uma boa correlação com excelente acurácia em sua estimativa, sendo comparada inclusive com a gravimetria, na qual teve correlação de 0,9.[3-5,10-13]

A mesma acurácia do método para quantificar APEV, que corrobora o diagnóstico de edema pulmonar, foi mantida quando ocorrem variações rápidas do volume de água extravascular, como quando induzida por lavado broncoalveolar ou quando associada ao processo de desmame ventilatório.[14,15] Isso possibilita a utilização da APEV na monitorização dessas situações clínicas e no subsequente manejo terapêutico, tendo impacto maior quando associada a outras variáveis, como VS e PVPI, por exemplo. Além disso, o aumento da APEV demonstrou ser um preditor independente de desfecho desfavorável (mortalidade).[16-18]

Índice de permeabilidade vascular pulmonar

A mensuração do PVPI pela TDTP baseia-se na relação entre APEV (fluidos fora dos vasos sanguíneos) e volume sanguíneo pulmonar (volume intravascular). Ela representa uma estimativa da permeabilidade da barreira alveolocapilar. Valores de PVPI superiores a três são relacionados com aumento da permeabilidade capilar e, portanto, a risco maior de extravasamento de líquido para o espaço intersticial. Aumento de APEV, com escore de PVPI inferior a três é mais indicativo de etiologia hidrostática (edema cardiogênico). Aumento de APEV associado a PVPI elevado sugere etiologia inflamatória, como na SDRA.[3,4] Nesses casos, a avaliação conjunta de APEV e PVPI possibilita realizar terapias direcionadas com monitorização adequada, evitando complicações e piores desfechos aos pacientes.[19-21]

Além dos dados hemodinâmicos obtidos de modo intermitente com a TDTP (detalhados na Figura 9.8), os dispositivos ainda disponibilizam outros parâmetros aferidos de modo contínuo, pela análise de contorno de pulso arterial e as variáveis resultantes da aferição da PAM e da PVC, como a RVS (Tabela 9.3).

Volume sistólico, débito cardíaco, índice cardíaco e variação do volume sistólico

Os parâmetros como DC, índice cardíaco (IC) e variação do volume sistólico (VVS) derivam da relação direta entre VS e pressão arterial (pressão de pulso). A avaliação contínua da análise do contorno de pulso arterial proporciona estimativa do VS a cada batimento cardíaco, com base na amplitude e na forma do seu traçado, ao empregar algoritmo próprio, com medidas de elevada acurácia.[22] Ao se obter o VS associado à captação da frequência cardíaca (FC), o dispositivo informa também o DC do paciente, visto que o peso e a altura são inseridos na programação inicial do dispositivo.

Além disso, com a indexação do DC pela superfície corporal do paciente, disponibiliza o índice cardíaco (IC). Importante destacar que todas estas variáveis são aferidas a cada batimento cardíaco. A avaliação contínua do VS propicia, ainda, a obtenção de sua variação ao decorrer do tempo (diferença entre o maior e o menor VS estimado dentro de um intervalo de 30 segundos durante o ciclo respiratório), o que é de extrema valia na monitorização hemodinâmica, como um indicador dinâmico de responsividade a fluido (Figura 9.9).

A exatidão dessas medidas pode apresentar alterações no decorrer do tempo, sobretudo quando as medidas são realizadas em artérias periféricas, como a radial, pela influência da alteração da resistência vascular sistêmica (RVS) com o uso de medicamentos vasoativos.

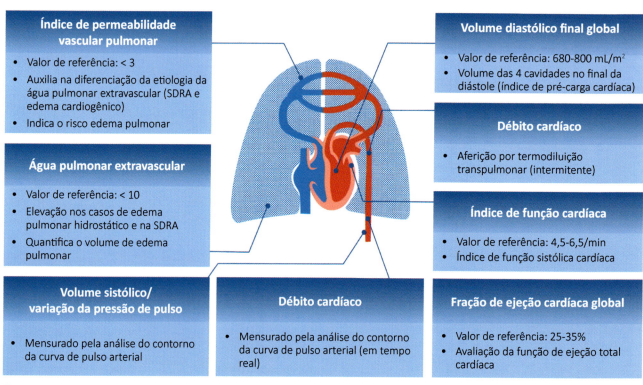

FIGURA 9.8 Dados hemodinâmicos aferidos pela TDTP.

SDRA: síndrome do desconforto respiratório agudo; **TDTP:** termodiluição transpulmonar
Fonte: Adaptada de Monnet e Teboul, 2017.[3]

TERMODILUIÇÃO TRANSPULMONAR

Tabela 9.3 Diferenças entre os dispositivos de monitorização hemodinâmica que utilizam a análise de contorno de pulso para avaliação do débito cardíaco.

Modalidade	Dispositivo	Recursos	Acessos vasculares	Variáveis adicionais
Calibrados	PiCCO®	Cateter arterial com termístor	Cateter venoso central e arterial	PVC, GEDV, APEV, VVS, VPP, SvcO$_2$
	VolumeView®	Cateter arterial com termístor	Cateter venoso central e arterial	PVC, GEDV, APEV, VVS, SvcO$_2$
	LiDCO plus®	Conjunto de diluição de lítium	Cateter venoso central e arterial	VVS e VPP
Não calibrados	PulsioFlex®	Transdutor de pressão arterial específico	Cateter arterial	VVS, VPP, SvcO$_2$
	LiDCO rapid®	—	Cateter arterial	VVS, VPP
	FloTrac-Vigileo®	Transdutor de pressão arterial específico	Cateter arterial	VVS, VPP
	PRAM® MostCare	Kit arterial específico	Cateter arterial	VVS, VPP
Não ivasivo	Nexfin®	*Cuff* de pressão digital	Não invasivo	VVS e VPP

APEV: água pulmonar extravascular; **GEDV:** volume diastólico final global; **PVC:** pressão venosa central; **SvcO$_2$:** saturação venosa central de oxigênio; **VVS:** variação do volume sistólico; **VPP:** variação da pressão de pulso.

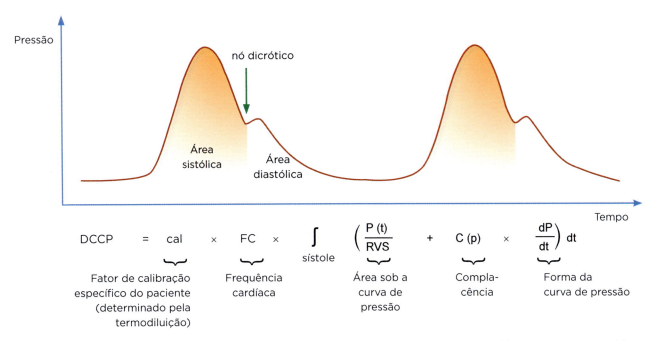

■ **FIGURA 9.9** Avaliação do volume sistólico com análise do contorno de pulso e sua calibração com a termodiluição transpulmonar.

Fonte: Jhanji S, Dawson J, Pearse RM. Cardiac output monitoring: basic science and clinical application. Anaesthesia. 2008; 63:172-181.

Neste caso utiliza-se métodos não calibrados de análise de contorno de pulso arterial e faz-se a calibração das estimativas do VS realizadas a cada batimento cardíaco por meio de algoritmos baseados em dados antropométricos e no formato da curva de pressão arterial. Isso pode levar a vieses de aferição, pelo impacto da alteração da resistência vascular sistêmica (como a relacionada a infusão de drogas vasopressoras), sobretudo quando a aferição é realizada em uma artéria periférica, como a radial. Os métodos com TDTP, em contrapartida, possibilitam calibração direta das estimativas de VS com base na curva de pressão arterial utilizando para isso as estimativas de DC realizadas de modo intermitente durante a termodiluição. Para garantir maior precisão dessas avaliações portanto, sempre que houver alteração hemodinâmica significativa que envolva o tônus vascular, a termodiluição deve ser realizada para recalibrar a análise de contorno de pulso arterial. O que pode ocorrer a curtos intervalos como até a cada hora, em pacientes graves com choque séptico.[23,24]

A estimativa contínua do VS e de sua variação propicia um maior equilíbrio ao dispositivo, solucionando uma limitação importante da estimativa de DC por TDTP, que é obtida apenas de modo intermitente e, por conseguinte, não consegue ver oscilações rápidas do VS relacionadas a evolução do paciente (como nos casos de deterioração hemodinâmica) ou naquelas induzidas para avaliar fluidorresponsividade (como a prova passiva de elevação de pernas, manobras de oclusão expiratória ou desafios hídricos).

Portanto, os dispositivos de TDTP possibilitam a aquisição de inúmeras variáveis hemodinâmicas de suma relevância no manejo do paciente grave em diversas situações, conforme destacada na Tabela 9.4.

APLICAÇÕES E CONCEITOS FISIOPATOLÓGICOS DA TERMODILUIÇÃO TRANSPULMONAR NA PRÁTICA CLÍNICA

Os dispositivos de TDTP possibilitam avaliação hemodinâmica ampla, diagnóstico etiológico do choque circulatório e monitorização de maneira precisa e se-

Tabela 9.4 Variáveis hemodinâmicas avaliadas pelos dispositivos de termodiluição transpulmonar.		
Parâmetros	Equação	Faixa de normalidade
$SvcO_2$	Aferição direta	60%-70%
PAM	PAS + (2 × PAD)/3	70-105 mmHg
PVC	Aferição direta	2-6 mmHg
DC	FC × VS/1.000	4-8 L/min
IC	DC/superfície corporal	2,5-4 L/min/m²
VS	DC/FC × 1.000	60-100 mL
Índice de volume sistólico	IC/FR × 1.000	33-47 mL/m²
VVS	$(VS_{máx.} - VS_{mín})/VS_{médio}$ · 100	10%
RVS	80 × (PAM − PVC)/DC	800-1.200 dynes-sec /cm^{-5}
IRVS	80 × (PAM − PVC)/IC	1.970-2.390 dynes-sec/cm^{-5}/m²
PVPI	APEV/0,25 × GEDV	< 3
CFI	1.000 × DC/GEDV	4,5-6,5 L/min
GEF	VS × 4/GEDV	> 20%
GEDV	DC × TTM × ∫(S1/S2)	650-800 mL/kg
EVLW	APEV = ITTV − 1,25 × GEDV	0-7 mL/kg

CFI: índice de função cardíaca; **DC:** débito cardíaco; **APEV:** água pulmonar extravascular; **FC:** frequência cardíaca; **FR:** frequência respiratória; **GEDV:** volume diastólico final global; **GEF:** fração de ejeção global; **IC:** índice cardíaco; **IRVS:** índice de resistência vascular sistêmica; **PAD:** pressão arterial diastólica; **PAM:** pressão arterial média; **PAs:** pressão arterial sistólica; **PVC:** pressão venosa central; **PVPI:** índice de permeabilidade vascular pulmonar; **RVS:** resistência vascular sistêmica; **SvcO$_2$:** saturação venosa central de oxigênio; **VVS:** variação do volume sistólico; **VS:** volume sistólico; **ITTV:** volume térmico intratorácico.

gura. Além disso, a combinação dos dados hemodinâmicos com avaliação da APEV e do PVPI tornam esse dispositivo uma ferramenta de grande valia no manejo da SDRA, desde sua diferenciação frente a um padrão de congestão pulmonar de etiologia hidrostática até sua monitorização, auxiliando inclusive no processo de desmame ventilatório e na avaliação prognóstica desses pacientes.[3-5] Choque circulatório sem resposta inicial adequada e SDRA, em situações nas quais não haja disfunção de VD ou hipertensão pulmonar graves, são indicações básicas da TDTP, conforme ilustra Figura 9.10 e Tabela 9.5.

TDTP em pacientes com SDRA

A avaliação da APEV e da PVPI auxilia de modo significativo no diagnóstico, na avaliação da progressão e do prognóstico do paciente com SDRA. Presença de APEV com elevação de PVPI aumenta a probabilidade de a etiologia do padrão de con-

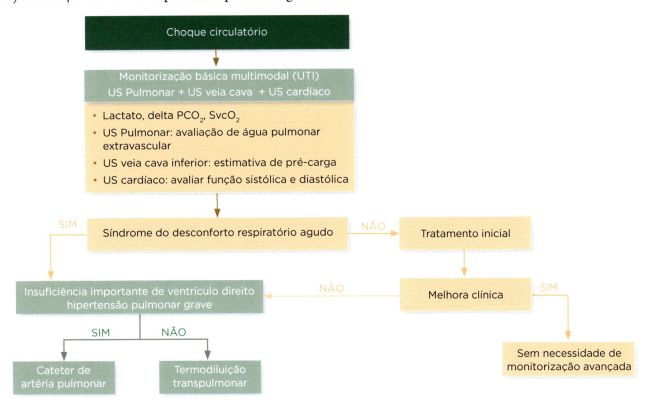

FIGURA 9.10 Indicações de monitorização invasiva ou minimamente invasiva em pacientes com choque circulatório e/ou SDRA. A monitorização deve ser mantida até a resolução do choque circulatório.

PCO$_2$: pressão parcial arterial de dióxido de carbono; **ScvO$_2$**: saturação venosa central de oxigênio; **US**: ultrassonografia.
Fonte: Adaptada de Monnet e Teboul, 2017.[3]

Tabela 9.5 Recomendações da Sociedade Europeia de Medicina Intensiva para monitorização hemodinâmica.		
Recomendação	Nível de recomendação	Tipo de declaração de exigência
Não utilizar uma única variável para diagnóstico/manejo do choque	Não graduada	Melhor prática
Manter aferições frequentes das variáveis em pacientes com história ou achados clínicos de choque	Não graduada	Melhor prática
Empregar métodos de monitorização para determinar o tipo de choque sempre que ele não estiver claro	Não graduado	Melhor prática

(Continua)

MONITORIZAÇÃO HEMODINÂMICA E ESTADOS DE CHOQUE

Tabela 9.5 (Cont.) Recomendações da Sociedade Europeia de Medicina Intensiva para monitorização hemodinâmica.		
Recomendação	Nível de recomendação	Tipo de declaração de exigência
Quando indicado método complementar para avaliação hemodinâmica, o método inicial de escolha é a ecocardiografia	Nível 2, QoE moderado (B)	Recomendado
Em pacientes complexos, recomenda-se a monitorização adicional com CAP ou métodos de TDTP para determinar o tipo de choque	Nível 2, QoE baixo (C)	Recomendado
Não se recomenda medidas de DC em pacientes com boa resposta inicial ao manejo do choque	Nível 1, QoE baixo (C)	Recomendado
Nos pacientes que não responderam à terapia inicial, recomenda-se a avaliação do DC e do VS	Nível 1; QoE baixo (C)	Recomendado
No paciente com choque, dispositivos menos invasivos devem ser preferidos somente em situações em que estejam validados	Não graduado	Melhor prática
Sugere-se a evolução sequencial do estado hemodinâmico do paciente durante o choque	Nível 1; QoE baixo (C)	Recomendado
A ecocardiografia pode ser utilizada para avaliação sequencial da função cardíaca no choque	Não graduada	Declaração de fato
Não se recomenda utilizar o cateter de artéria pulmonar como rotina no paciente com choque	Nível 1; QoE alto (A)	Recomendado
Sugere-se empregar o CAP no paciente com choque refratário e quando houver disfunção ventricular direita	Nível 2; QoE baixo (C)	Recomendado
A TDTP ou o CAP têm suas utilizações sugeridas em pacientes com choque, mais graves, principalmente nos casos com SDRA associda	Nível 2; QoE baixo (C)	Recomendado

CAP: cateter de artéria pulmonar; **DC:** débito cardíaco; **QoE:** qualidade da experiência (do inglês *quality of experience*); **TDTP:** termodiluição transpulmonar; **VS:** volume sistólico.

Fonte: Adaptada de Cecconi, *et al.*, 2014.[25]

gestão pulmonar não ser hidrostática, reforçando o diagnóstico de SDRA. Apesar de não estar explicitamente descrito nos critérios de Berlim, este dado corrobora um de seus pontos essenciais ao descrever um infiltrado pulmonar de etiologia não cardiogênica (Figura 9.11).

A avaliação constante da APEV e da PVPI possibilita predizer a evolução destes pacientes quanto à progressão da lesão pulmonar, nas quais os pacientes com PVPI elevada tendem a progredir com aumento da APEV, enquanto a quantificação de APEV tem relação direta com a gravidade e o prognóstico da SDRA. Portanto, com a aferição desses dados é possível traçar um perfil mais detalhado do acometimento pulmonar desses pacientes.[21,26-29]

A mudança para a posição prona acarreta alterações hemodinâmicas relacionadas com a dinâmica da intera-

ção coração-pulmão, as quais podem ser avaliadas com TDTP. Diferentes estudos demonstraram resultados distintos quanto ao impacto da mudança de decúbito no DC, no GEDV e na APEV. Alguns estudos com pequeno tamanho amostral não demonstraram incrementos significativos do IC com a pronação de pacientes com SDRA.[30,31] Contudo, em pacientes com cor pulmonale agudo há tendência de elevação do DC por redução da sobrecarga sobre o VD. Além disso, a pronação pode melhorar o retorno venoso e, por conseguinte, proporcionar, com o aumento da pré-carga, elevação (mesmo que transitória) do DC, o que se configura, na TDTP, com elevação do GEDV, os quais tendem a ser reversíveis com o retorno para a posição supina (o que pode levar à breve deterioração clínica do paciente e necessita de monitorização adequada). Até 25% dos pacientes com SDRA em prona podem ter incremento do DC, o

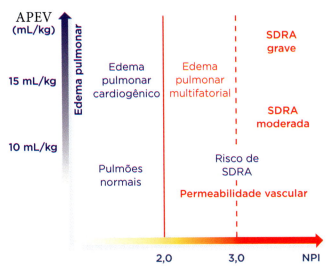

■ **FIGURA 9.11** Presença de água pulmonar extravascular (APEV) superior a 10 mL/kg configura edema pulmonar. Quando o edema pulmonar tem etiologia hidrostática, o índice de permeabilidade vascular pulmonar (PVPI) tende a ser inferior a dois. Se a etiologia for de origem inflamatória (síndrome do desconforto respiratório agudo), ficará acima de três. No caso de etiologia mista (cardiogênica e inflamatória), o índice de permeabilidade vascular pulmonar fica entre dois e três. Pacientes com APEV a 10 mL/kg, mas com PVPI elevado tem alto risco de evoluir com SDRA e devem ser monitorizados com cuidado, com a adoção de terapia restritiva quanto à infusão de fluidos.

SDRA: síndrome do desconforto respiratório agudo.

Fonte: Adaptada de Tagami e Ong, 2018.[32]

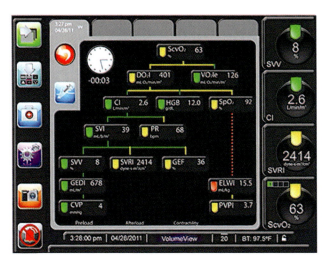

■ **FIGURA 9.12** Tela de decisão clínica do sistema VolumeView/EV1000®, com base nos dados de pré-carga, contratilidade e pós-carga, associados ao risco da infusão de fluidos [água pulmonar extravascular (APEV) e índice de permeabilidade vascular pulmonar (PVPI)].

Fonte: McGee WT. Young C, Frazier JA< Quick Guide to Cardiopulmonary Care. 4 edition.https://education.edwards.com/quick--guide-to-cardiopulmonary-care-4th-edition/220356#

que evidencia uma ausência de contraindicação a essa manobra ante quadros de instabilidade hemodinâmica.[33] Ainda com o paciente em posição prona, a avaliação de dados dinâmicos de fluidorresponsividade, como VVS, podem ser utilizados em conjunto com a manobra de Trendelenburg e sua potencial elevação do DC.[34]

Além disso, a TDTP pode ser extremamente útil no processo de desmame ventilatório (de pacientes com SDRA, assim como em todos demais pacientes intubados), por meio da avaliação da APEV durante o teste de ventilação espontânea. Nesse cenário, o aumento de APEV configura uma forma precisa e segura para identificar aqueles que evoluem com congestão pulmonar e apresentam, portanto, maior probabilidade de falha de desmame ventilatório (Figuras 9.12).[35]

Utilização da TDTP em pacientes com choque circulatório

A monitorização dos pacientes com choque circulatório deve ser proporcional à sua complexidade, sendo mais invasiva conforme maior a gravidade. Todos os pacientes que não apresentarem restabelecimento da pressão arterial após a infusão de fluidos devem ser monitorizados, com medidas básicas associadas a US e outros dispositivos, conforme a sua apresentação hemodinâmica e ventilatória. Medidas mais invasivas, como a TDTP, devem ser empregada naqueles que estiverem com vasopressores ou progressivamente mais elevadas conforme demonstra as Figuras 9.10 e 9.13.[3,25]

A TDTP pode auxiliar no manejo do choque em todas as suas etapas, com maior ênfase na ressuscitação e na otimização hemodinâmica, proporcionando dados referentes à pré-carga (PVC e GEDV), à função cardíaca (CFI e GEF) e à pós-carga (RVS), além de disponibilizar variáveis dinâmicas de fluidorresponsividade, como a VVS, de parâmetros que indicam a segurança quanto à infusão de fluidos (APEV e PVPI) e de medidas diretas e precisas do DC e da $SvcO_2$.

A administração de fluidos, drogas vasopressoras e inotrópicas é uma constante no manejo do choque circulatório, sempre em busca de melhorar a perfusão e a oferta tecidual de oxigênio. A infusão de fluidos deve ser realizada apenas quando ainda proporcionar elevação do DC e resulta em incremento da oferta tissular de oxigênio, avaliada por indicadores como a $SvcO_2$ que é disponibilizada pelos dispositivos que realizam a TDTP.

114 MONITORIZAÇÃO HEMODINÂMICA E ESTADOS DE CHOQUE

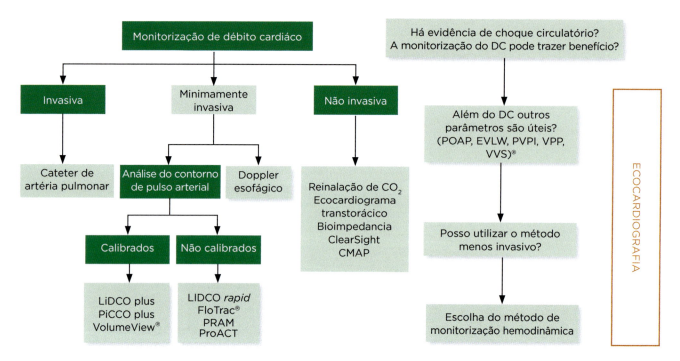

FIGURA 9.13 Fluxograma referente ao Consenso Europeu de Monitorização Hemodinâmica.

CO_2: dióxido de carbono; **DC:** débito cardíaco; **POAP:** pressão de oclusão da artéria pulmonar; **APEV:** água pulmonar extravascular; **PVPI:** índice de permeabilidade vascular pulmonar (do inglês *pulmonary vascular permeability index*); **VPP:** variação de pressão de pulso; **VVS:** variação de volume sistólico.

Fonte: Adaptada de Cecconi *et al.*, 2014.[25]

A infusão de fluidos deve ser extremamente criteriosa para evitar, sempre que possível, balanço hídrico positivo e as potenciais disfunções orgânicas associadas. Monitores de débito cardíaco que utilizam a TDTP disponibilizam variáveis estáticas (PVC e GEDV) e dinâmicas (VVS) de fluidorresponsividade que podem auxiliar no manejo individualizado da volemia. Isto contribui para indicar a localização do indivíduo na curva de Frank-Starling, na situação que ainda apresenta hipoperfusão tecidual, sendo considerada a localização do indivíduo, naquele momento, na curva de Frank-Starling, sendo considerada a administração de fluidos quando ainda estiverem em sua fase ascendente, quando o aumento da pré-carga configurar elevação do DC (Figura 9.14). Para este fim, devem sempre ser priorizadas as variáveis dinâmicas.

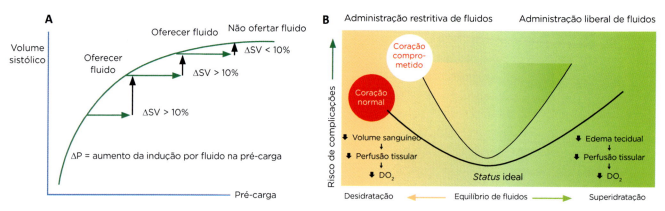

FIGURA 9.14 **(A)** Curva de Frank-Starling e avaliação de fluidorresponsividade mediante a variação do volume sistólico. **(B)** Influência da função cardíaca no manejo de fluidos e a necessidade de manutenção de euvolemia para a manutenção da perfusão tissular adequada, evitando edema tecidual e hipovolemia.

Fonte: Adaptada de Lopes MR, 2007;[36] Aneman, A. 2017;[37] Ronco, C. 2012;[38] Aneman, A., 2017;[39] Ronco, C, 2012;[40] Edwars Lfescience;[41] Benes J, Kirov M, Kuzkov V, *et al.*;[42] Ueyama H, Kiyonaka S. 2017.[43]

Além disso, a TDTP possibilita obter determinantes de segurança quanto à administração de fluidos, com avaliação da APEV e do PVPI, os quais, quando elevados, determinam risco iminente de complicações, com balanço hídrico mais positivo, independentemente da fluidorresponsividade. Isto pode, portanto, interferir na conduta e na avaliação da gravidade destes pacientes. Assim, a adoção destes parâmetros na prática podem levar a mudanças terapêuticas, como a meta de balanço hídrico negativo, o que pode influenciar inclusive no prognóstico.

Outras variáveis podem ser muito úteis no manejo do paciente com choque circulatório (p. ex., como DC e $SvcO_2$), apontando benefícios na administração e na titulação de vasopressores e de inotrópicos. Deste modo, devem ser avaliadas de maneira contínua, com maior ênfase quando houver alteração clínica ou mediante qualquer intervenção terapêutica adotada (Figura 9.14).[3-5,44,45]

Utilização da termodiluição transpulmonar no perioperatório de pacientes cirúrgicos de alto risco

Os procedimentos cirúrgicos são responsáveis por respostas endocrinometabólica e inflamatória relacionadas com o estresse, com vistas a tentar elevar a oferta tissular de oxigênio (DO_2) para compensar o aumento da demanda metabólica adequando o consumo de oxigênio (VO_2). Estas alterações tendem a ter intensidades e consequências diversas conforme as nuâncias de cada indivíduo.

Enquanto pacientes hígidos costumam manter uma relação adequada de DO_2/VO_2, aqueles com prejuízo da reserva fisiológica, como os que possuem doenças crônicas (insuficiência cardíaca, doença pulmonar obstrutiva crônica, disfunções endócrinas, como hipopituitarismo, hipotireoidismo, doença de Addison e hipocortisolismo secundário) ou que têm idade mais avançada, apresentam risco mais significativo de não alcançar esse equilíbrio, principalmente quando submetidos a procedimentos de grande porte, em que há uma maior probabilidade de ultrapassar limites da oferta de oxigênio crítica e cursar com choque circulatório, causando piores desfechos pósoperatórios. Isso ainda faz com que os pacientes com alto risco cirúrgico correspondam a cerca de 80% do total de óbitos dessa população.[46-52]

Diante deste cenário, é importante identificar quais são os pacientes e os procedimentos cirúrgicos com maior probabilidade de desfecho desfavorável e avaliar a adoção de medidas de otimização do DC e da DO_2 durante o perioperatório. Lobo et al.,[53] ao avaliarem pacientes cirúrgicos que evoluíram para óbito no Brasil, constataram que: 66% haviam sido submetidos a cirurgias de urgência, a maioria com idade superior a 60 anos (70% mais de 60 anos e 46% mais de 70 anos); 34% apresentavam capacidade funcional baixa; 30% eram diabéticos; 25% apresentaram instabilidade hemodinâmica no pré-operatório; e 21% estavam subnutridos. Com base neste e em outros estudos e protocolos, a monitorização e a otimização hemodinâmica no perioperatório devem ser consideradas em pacientes com > 65 anos e classificação da *American Society of Anesthesiology* (ASA) ≥ II, em pacientes com cirurgias superior a 2 horas ou com perda estimada de sangue superior a 500 mL (ou cirurgias de urgência/emergência), além das cirurgias relacionadas, como a de alto risco (Tabela 9.6 e Figura 9.15).

Tabela 9.6 Cirurgias de alto risco que podem se beneficiar de monitorização perioperatória.	
Cirurgias de alto risco	**Cirurgias em pacientes de alto risco**
• Esofagectomia, gastrectomia, colectomia ou ressecção retal	• Colectomia
• Ressecção hepática ou pancreatectomia	• Fratura de fêmur
• Quimioterapia hipertérmica intraperitoneal	• Fratura de quadril
• Fratura de fêmur e do quadril ou revisão de prótese de quadril	• Outras (avaliar individualmente)
• Cirurgia aberta de aorta ou *bypass* vascular	
• Cirurgias cardíacas (valvar e revascularização)	
• Neurocirurgias	

Fonte: Adaptada de Consenso Brasileiro, 2016;[54] Lobo SM, Lobo FR, Polachini CA et al.,2006;[55] Lobo SM, Ronchi LS, Oliveira NE et al., 2011;[56] Gottardo PC., 2022.[57]

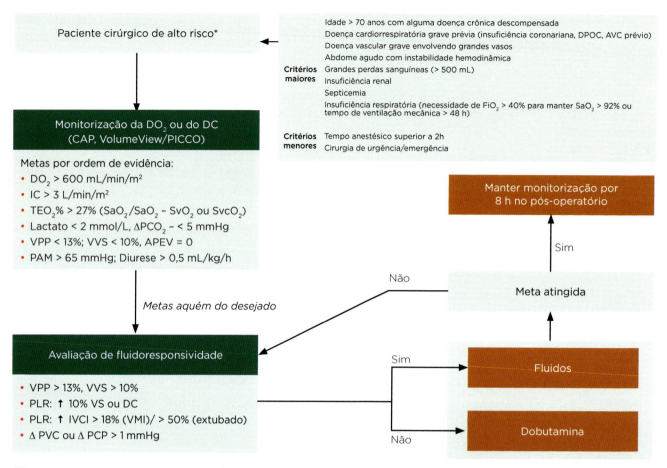

FIGURA 9.15 Fluxograma de otimização perioperatória guiada por metas. * Avaliar indicação em pacientes submetidos a cirurgias de alto risco (Tabela 9.6).

AVC: acidente vascular crebral; **DC**: débito cardíaco; **DPOC**: doença pulmonar obstrutiva crônica; **DO$_2$**: oferta de oxigênio tissular; **APEV**: água pulmonar extravascular; **FiO$_2$**: fração inspirada de oxigênio; **IC**: índice cardíaco; **PCP**: pressão capilar pulmonar; **IVCI**: índice de variabilidade de veia cava inferior; **PLR**: prova passiva de elevação de pernas (do inglês *passive leg raising*); **PVC**: pressão venosa central; **SaO$_2$**: saturação arterial de oxigênio; **SvcO$_2$**: saturação venosa central de oxigênio; **TE**: taxa de extração de oxigênico; **VMI**: ventilação mecânica invasiva; **VPP**: variação da pressão de pulso; **VS**: volume sistólico; **VVS**: variação de volume sistólico.

Fonte: Adaptada de Silva ED, Perrino AC, Teruya A, *et al.*, 2016;[58] Consenso Brasileiro, 2016;[59] Lobo SM, Lobo FR, Polachini CA *et al.*, 2006;[60] Lobo SM, Ronchi LS, Oliveira NE *et al.*, 2011;[61] Gottardo PC., 2022.[62]

A TDTP pode proporcionar dados suficientes para todos os componentes deste processo, incluindo a infusão adequada de fluidos e a utilização de vasopressores e inotrópicos, o que pode reduzir complicações e melhorar desfechos no pós-operatório. As metas, em geral, são relacionadas com manutenção de parâmetros de perfusão adequados, com variáveis hemodinâmicas dentro de valores estabelecidos:

- DO$_2$ > 600 mL/min/m²;
- IC > 3 mL/min/m²;
- VPP < 13%;
- VVS < 10%;
- SvcO$_2$ ≥ 70%;
- Lactato < 2 mmol/L;
- Delta PCO$_2$ < 5 mmHg;
- PAM > 65 mmHg;
- Diurese > 0,5 mL/kg/h;
- Ausência de APEV (se presente: < 7 mL/kg).[46-52]

COMPARAÇÃO DA TERMODILUIÇÃO TRANSPULMONAR COM OUTROS MÉTODOS DE MONITORIZAÇÃO

Como todos os demais métodos de monitorização, a TDTP tem vantagens, contudo também apresenta limitações significativas. Nenhuma tecnologia desenvolvida até o momento apresenta todas as características esperadas de um método ideal: ser não invasiva, apresentar dados de monitorização contínuos em tempo real, confiáveis, precisos e reprodutíveis, ser conveniente para o paciente e não ter efeitos colaterais.[63] A escolha do método de monitorização deve basear-se na disponibilidade de recursos, no conhecimento e na familiaridade da equipe assistente com o método e as necessidades associadas ao quadro clínico do paciente.

Em geral, sua utilização é uma alternativa ao CAP, comparando-se a ele de modo constante. O CAP ainda é o método padrão ouro de estimativa de DC, fornecendo medida de modo direto, por termodiluição pulmonar. A sua inserção direta na artéria pulmonar, apesar de ser para o paciente mais invasiva, proporciona medidas diretas da resistência da artéria pulmonar e do DC de VD. Portanto, em situações nas quais há hipertensão pulmonar grave ou insuficiência cardíaca direita, ele deve ser o método de monitorização de escolha. Contudo, circunstâncias em que a avaliação da APEV e do PVPI podem influenciar no diagnóstico e na condução do caso, como em pacientes com SDRA, a TDTP pode trazer benefício maior. Nas demais circunstâncias, a familiaridade da equipe com a TDTP e o CAP, assim como a disponibilidade destes recursos, devem nortear a escolha entre os diferentes métodos, sendo que a estimativa do DC apresenta boa correlação entre as duas tecnologias.[1,3,4,25,64-66]

Independentemente do método adotado para a monitorização do paciente com choque circulatório, a US deve ser sempre empregada em conjunto, possibilitando avaliação não invasiva da função hemodinâmica e da relação coração-pulmão (integrando a US cardíaca com a pulmonar). Portanto, a TDTP, sempre que possível, deve ser empregada com a US (os métodos são complementares).

A ecocardiografia é a técnica mais precisa de avaliação da função sistólica de VE à beira-leito, possibilitando ainda a sua análise estrutural, a identificação de problemas que possam limitar a análise da TDTP (p. ex., insuficiência ventricular direita grave) e a avaliação diastólica ventricular. A avaliação dos dados contínuos dos dispositivos podem ser complementados pela US pulmonar, mantendo o mesmo benefício do rastreamento da APEV da TDTP, com base na identificação e quantificação de linhas B. Essa associação tende a trazer benefícios amplos aos métodos, pois enquanto a US precisa ser interpretada à beira-leito de modo intermitente e observador-dependente, a TDTP pode fornecer dados contínuos que, inclusive, indiquem novas avaliações ecocardiográficas para sua melhor elucidação (Tabela 9.7).[3-5,67]

| Tabela 9.7 Visão geral e limitações dos métodos de monitorização de débito cardíaco. ||||||
Aparelho comercial	Método de medida de DC	Invasivo	Procedimento para informar o DC	Limitações e acurácia
CAP	Termodiluição na artéria pulmonar	+++	Cateterização da artéria pulmonar	*Shunts* intra e extracardíacos, valvopatias, arritmias, grande variação da temperatura
PiCCO®	Análise do contorno de pulso arterial calibrada com TDTP	++	Cateter venoso central, cateter arterial central com termístor* e várias medidas de termodiluição	Arritmias, *shunts* intra e extracardíacos, valvopatias, grande variação da temperatura, má qualidade de sinal arterial, BIA, mudanças de tônus vascular
LIDCOplus®	Análise da área de pulso sistólico calibrada pela diluição do lítium como indicador	++	Cateter arterial, cateterização venosa periférica ou central, *bolus* de lítio venoso para calibração do DC	Arritmias, *shunts* intra e extracardíacos, má qualidade do sinal arterial, uso de BIA, mudanças no tônus vascular, uso terapêutico de lítio, bloqueadores neuromusculares
EV1000®/ VolumeView®	Análise do contorno de pulso arterial calibrada com TDTP	++	Cateter venoso central, cateter arterial central *com termístor e várias medidas de termodiluição	Arritmias, *shunts* intra e extracardíacos, valvopatias, grande variação da temperatura, má qualidade de sinal arterial, BIA, mudanças de tônus vascular

(Continua)

Tabela 9.7 (Cont.) Visão geral e limitações dos métodos de monitorização de débito cardíaco.

Aparelho comercial	Método de medida de DC	Invasivo	Procedimento para informar o DC	Limitações e acurácia
FloTrac-Vigileo®	Análise do contorno de pulso arterial, autocalibrada, com informações demográficas do paciente para determinar o fluxo sanguíneo	++	Cateter arterial e dados antropométricos	Arritmias, má qualidade do sinal arterial, uso de BIA, mudanças no tônus vascular, versão de *software* disponível, método não calibrado
CardioQ®	Análise da velocidade do fluxo de sangue da aorta descendente	+	Colocação do probe no esôfago, dados antropométricos	Doenças esofagianas, fluxo turbulento
Ultrassom cardíaco	Obtenção da VTI e do diâmetro da via de saída do VE	—	Avaliação direta intermitente	Dependente da janela acústica. Pode sofrer alterações em valvopatias e arritmia. Operador-dependente
NICO®	Mudanças na concentração do CO_2 reinalado (estimativa do fluxo pulmonar)	—	Conexão do circuito do $NICO_2$, entubação traqueal e ventilação mecânica	Hipercapnia, ventilação espontânea, estados hiperdinâmicos, doenças pulmonares
Biorrectância	Atraso de tempo em que a corrente elétrica gerada por um eletrodo atinja um segundo eletrodo (deslocamento de fase)	—	Colocação de eletrodos sobre o tórax e o pescoço do paciente	Método ainda necessita maior validação, sofrendo alterações em inúmeras circunstâncias
Nexfin®	Análise das ondas de pulso geradas na parede arterial do dedo por meio do enchimento do *cuff* pela pletismografia fotoelétrica	—	Colocação do dispositivo sobre o pulso (controle do *cuff*) e sobre os dois dedos do paciente (com mudanças seriadas entre os dedos)	Variações no período perioperatório. Necessita mais evidências em pacientes críticos com choque circulatório e em pacientes em uso de medicamentos vasopressores

BIA: balão intra-aórtico; **CAP:** cateter de artéria pulmonar; **CO_2:** dióxido de carbono; **DC:** débito cardíaco; **TDTP:** termodiluição transpulmonar; **VE:** ventrículo esquerdo; **VTI:** *velocity-time integral*. *Necessita de cateterização arterial próximo à via de saída do ventrículo esquerdo, por isto a preferência a artéria femoral. Quando se utliza cateterização da artéria radial ou axilar, há a necessidade de cateteres com comprimento maior para manter o termístor próximo a posição mais próxima à via de saída do ventrículo esquerdo.

Fonte: Adaptada de Vincet *et al.*, 2011.[66]

LIMITAÇÕES E COMPLICAÇÕES RELACIONADAS COM A TERMODILUIÇÃO TRANSPULMONAR

A utilização da TDTP requer cateter venoso central e arterial, o que também confere um grau significativo de intervenção no paciente; contudo, geralmente não apresenta maiores complicações e os dados vigentes corroboram a segurança do método.

Um estudo multicêntrico europeu, envolvendo 514 indivíduos monitorizados com TDTP (PiCCO®),[68] em 14 unidades de terapia intensiva (UTIs) de seis países, demonstrou que apenas: 3,3% dos pacientes apresentaram pequenos sangramentos no momento da inserção dos cateteres e 3,5% no momento da sua remoção (nenhum ultrapassou um valor estimado de 50 mL); 4,5% tiveram pequenos hematomas nos sítios de punção no momento do implante do cateter e 1,2% em sua retirada (sem diferir pacientes com coagulopatias); 2% apresentaram sinais flogísticos local; 0,4% tiveram constatação de infecção relacionada com o cateter. Outras complicações vasculares foram ainda mais raras e todas resolvidas com remoção do cateter ou embolectomia: isquemia

(0,4%), perda de pulso (0,4%) e trombose da artéria femoral (0,2%).[69] Esses dados demonstram a baixa taxa de complicações e a elevada segurança do método.

Algumas situações clínicas levam a alterações nas aferições da TDTP, outras não têm influência significativa na exatidão das medidas, como é o caso da presença de *shunt* intracardíaco, o qual, apesar de alterar a morfologia da curva de TDTP (forma de dupla corcunda), não causa alterações significativas das variáveis obtidas por meio dela. Contudo, em algumas circunstâncias estas interferências limitam a utilização da TDTP, como insuficiência ventricular direita, regurgitações tricúspides graves, DC muito baixo (< 2 L/min) ou obstrução dinâmica do trato de saída do VE.[67] Próteses vasculares em artéria femoral contraindicam a punção neste sítio e, portanto, podem limitar a utilização do método. Outras circunstâncias que merecem destaque é a realização de análises em pacientes com hipotermia, com ECMO e hemodiálise/hemofiltração.

A monitorização de pacientes em hemodiálise e hemofiltração pode sofrer alguns vieses relacionados com potenciais alterações de fluxo e de temperatura do indicador térmico, o que poderia reduzir a precisão do método. A terapia substitutiva renal pode aumentar o volume circulante total e levar à recirculação do indicador térmico, com potencial atraso no efeito de recirculação na parte descendente da curva de TDTP. Desse modo, o tempo médio de trânsito (parte ascendente) tende a ser superestimado e o tempo de decaimento exponencial (porção descendente da curva) subestimado, o que obviamente influenciaria nas medidas estimadas por cada uma dessas variáveis. Contudo, evidências são discordantes quanto a influência da terapia substitutiva renal nas estimativas de DC, GEDV e APEV pela TDTP.[70-72]

A TDTP torna-se imprecisa nos pacientes com ECMO venoarterial (VA-ECMO), pela inconfiabilidade dos parâmetros volumétricos. Além disso, a solução resfriada injetada pode ser drenada para o circuito do ECMO, alterando completamente todas as aferições da TDTP. A circulação extracorpórea ainda tende a afetar o fluxo sanguíneo pulmonar e pode causar alterações de fluxo cardíaco, com o retorno de sangue oxigenado na direção oposta da ejeção cardíaca nativa.[73] Contudo, a utilização de ECMO venovenoso com baixo fluxo

(VV-ECMO) pode não causar alterações significativas no método.[74]

Hipotermia em pacientes com baixo DC pode levar a um viés de estimativa importante, capaz de ocasionar limitação adicional ao método em virtude da baixa e da lenta variação da temperatura capturada pelo termístor (arterial). Entretanto, em pacientes com hipotermia, mas com DC preservado, as evidências são discordantes (algumas apontam a viabilidade do método, outras a questionam),[3-5,75,76] o que faz alguns autores indicarem preferencialmente outros métodos de monitorização sem influência da temperatura (como a ecocardiografia) em indivíduos com temperatura corporal inferior a 36ºC.[77,78]

Algumas variáveis aferidas pela TDTP também sofrem influência das condições clínicas dos pacientes e ter algumas limitações específicas, como as medidas de DC, GEDV, CFI/GEF e APEV. O DC, por exemplo, pode não ser possível estima-lo adequadamente quando estiver muito reduzido (geralmente abaixo de 2 L/min).[3,4]

As medidas do GEDV apresentam alguns pontos de consideração. Em pacientes com baixa complacência ventricular, a avaliação da pré-carga pode ser realizada de modo mais fidedigno com medidas das pressões de enchimento, como pressão de oclusão da artéria pulmonar (POAP) e PVC, em detrimento das variáveis volumétricas, como GEDV. Isto porque, nessas circunstâncias, pequenos incrementos de volume intravascular podem desencadear aumentos substanciais das pressões de enchimento, elevando o risco de edema pulmonar hidrostático. Além disso, como o GEDV representa o montante das quatro câmaras cardíacas, ele não possibilita uma estimativa individualizada de cada uma delas.[3,4] Como o CFI e a GEF derivam dessa variável, também mantêm as mesmas limitações. Em casos de sobrecarga de VD, por exemplo, o GEDV pode estar aumentado e o CFI e a GEF reduzidos, mesmo com a função de VE preservada).[3,4]

Algumas situações clínicas podem causar aferições errôneas da APEV. Em pacientes com tromboembolismo pulmonar, pode ocorrer redução do volume de distribuição do indicador térmico, o que pode levar a valor subestimado de APEV. Isto geralmente não ocorre com a alteração da perfusão de pequenos vasos, que seja ocasionada por microtrombos, vasoconstrição hipóxica ou deformação alveolar induzida por ventilação mecânica. Em contrapartida, nos pacientes com derrame pleural volumoso, essa medida pode ser superestimada. Isso porque o indicador térmico também é difundido para a efusão pleural, o que também pode ocorrer mediante a drenagem de derrames volumosos, nos quais a aeração de alvéolos, antes atelectasiados, pode também superestimar a APEV.

A ressecção pulmonar também pode causar vieses de estimativa de APEV, em que, apesar de reduzida, pode ser superestimada. A ventilação monopulmonar e as apresentações heterogêneas da SDRA podem, do mesmo modo, afetar o cálculo da APEV. Nesta última, a redistribuição de fluxo sanguíneo para áreas pulmonares sadias pode levar a quantificação subestimada desta variável.

A pressão expiratória final positiva (PEEP, do inglês *positive end-expiratory pressure*) pode alterar a APEV de diversas maneiras: alternando o volume de distribuição do indicador térmico, reduzindo-o ao comprimir os vasos pulmonares ou aumentando-o ao recrutar áreas de atelectasia e aliviar sua constrição hipóxica. Além disso, as influências hemodinâmicas da PEEP podem levar a redução do DC e aumentar a PVC, alterando a pressão hidrostática pulmonar e a drenagem linfática da APEV. Na Tabela 9.8, pode-se observar vantagens potenciais e desvantagens associadas a diversas variáveis aferidas pela TDTP.[3,79]

Tabela 9.8 Vantagens e desvantagens da utilização da termodiluição transpulmonar.

Variável	Vantagens potenciais	Principais desvantagens e limitações
Aferição do DC pela TDTP	Confiabilidade semelhante à CAP, com maior facilidade de inserção e análise	Não fornece dados de modo contínuo e necessita da injeção de solução salina restriada para estimativa do DC
Aferição do DC pela análise de contorno do pulso arterial	Medida contínua, com elevada precisão, possibilitando a visualização de mudanças inclusive pequenas e rápidas do VS	Necessita de calibrações frequentes
GEDV	Maior confiabilidade para estimativa de pré-carga em relação às medidas de pressão (PVC e POAP)	Não faz distinção entre VE e VD. A POAP é melhor para avaliação do risco de edema pulmonar de etiologia hidrostática
VVS	Variável dinâmica de fluidorresponsividade	Limitada em pacientes com ventilação espontânea, arritmia e SDRA, com estratégia protetora de ventilação mecânica
CFI e GEF	Podem ser utilizados como indicador da função sistólica de VE	Pode superestimar a função sistólica de VE em pacientes com sobrecarga de VD. Não possibilita avaliação estrutural de VE. Marcador indireto da função cardíaca
APEV	Estimativa direta da água pulmonar extravascular	Não é confiável em algumas situações clínicas, como tromboembolia pulmonar, ressecção pulmonar e grandes derrames pleurais
PVPI	Estimativa direita da permeabilidade capilar pulmonar, diferenciando o edema pulmonar inflamatório do hidrostático	Mesmas limitações da APEV

CFI: índice de função cardíaca; **DC:** débito cardíaco; **APEV:** água pulmonar extravascular; **GEDV:** volume diastólico final global; **GEF:** fração de ejeção global; **POAP:** pressão de oclusão da artéria pulmonar; **PVC:** pressão venosa central; **PVPI:** índice de permeabilidade vascular pulmonar; **SDRA:** síndrome do desconforto respiratório agudo; **VE:** ventrículo esquerdo; ventrículo direito; **VS:** volume sistólico; **CAP:** cateter de artéria pulmonar; **VD:** ventrículo direito.

Fonte: Monnet e Teboul, 2017.[3]

CONSIDERAÇÕES FINAIS

Os dispositivos de TDTP (PiCCO® e VolumeView®) são ferramentas de monitorização hemodinâmica menos invasivas, com baixas taxas de complicações associadas à sua instalação e ao seu manuseio. Apresentam elevada precisão e acurácia na estimativa do DC, e associa, ao variáveis obtidas de modo intermitente pela TDTP com as contínuas aferidas pela análise de contorno de pulso arterial. Propiciam dados dinâmicos e de fácil entendimento, tornando-os práticos e reprodutíveis, sobretudo no atendimento do paciente com choque circulatório, SDRA e para otimização perioperatória.

É essencial enfatizar que nenhum método de monitorização muda o desfecho de qualquer paciente. Contudo, a conduta médica baseada na correta obtenção e interpretação dos dados a partir da monitorização avançada com TDTP certamente pode ter impacto positivo na estabilização de pacientes com choque circulatório. Seu uso integrado com outros métodos, como a US cardíaca e não cardíaca, ampliam a compreensão da fisiopatologia destes casos, levando a maior precisão das decisões clínicas a serem tomadas.

REFERÊNCIAS

1. Sakka SG, Reinhart K, Meier-Hellmann A. Comparison of pulmonary artery and arterial thermodilution cardiac output in critically ill patients. Intensive Care Med 1999;25(8):843-6.
2. Assaad S, Shelley B, Perrino A. Transpulmonary thermodilution: its role in assessment of lung water and pulmonary edema. J Cardiothorac Vasc Anesth. 2017;31:1471-80.
3. Monnet X, Teboul J-L. Transpulmonary thermodilution: advantages and limits. Critical Care. 2017;21:147.
4. Beurton A, Teboul J-L, Monnet X. Transpulmonary thermodilution techniques in the haemodynamically unstable patient. Curr Opin Crit Care. 2019;25:273-9.
5. Teboul JL, Saugel B, Cecconi M, De Backer D, Hofer CK, Monnet X, et al. Less invasive hemodynamic monitoring in critically ill patients. Intensive Care Med. 2016;42(9):1350-9.
6. Monnet X, Persichini R, Ktari M, Jozwiak M, Richard C, Teboul JL. Precision of the transpulmonary thermodilution measurements. Crit Care. 2011;15(4):R204.
7. Faybik P, Hetz H, Baker A, Yankovskaya E, Krenn CG, Steltzer H. Iced versus room temperature injectate for assessment of cardiac output, intrathoracic blood volume, and extravascular lung water by single transpulmonary thermodilution. J Crit Care. 2004;19(2):103-7.
8. Saugel B, Umgelter A, Schuster T, Phillip V, Schmid RM, Huber W. Transpulmonary thermodilution using femoral indicator injection: a prospective trial in patients with a femoral and a jugular central venous catheter. Crit Care. 2010;14(3):R95.
9. Huber W, Kraski T, Haller B, Mair S, Saugel B, Beitz A, et al. Room-temperature vs iced saline indicator injection for transpulmonary thermodilution. J Crit Care. 2014;29(6):1133.e7-1133.e14.
10. Kiefer N, Hofer CK, Marx G, Geisen M, Giraud R, Siegenthaler N. Clinical validation of a new thermodilution system for the assessment of cardiac output and volumetric parameters. Critical Care. 2012;16:R98.
11. Kirov MY, Kuzkov VV, Kuklin VN, Waerhaug K, Bjertnaes LJ. Extravascular lung water assessed by transpulmonary single thermodilution and postmortem gravimetry in sheep. Crit Care. 2004;8(6):R451-8.
12. Tagami T, Kushimoto S, Yamamoto Y, Atsumi T, Tosa R, Matsuda K, et al. Validation of extravascular lung water measurement by single transpulmonary thermodilution: human autopsy study. Crit Care. 2010;14(5):R162.
13. Katzenelson R, Perel A, Berkenstadt H, Preisman S, Kogan S, Sternik L, et al. Accuracy of transpulmonary thermodilution versus gravimetric measurement of extravascular lung water. Crit Care Med. 2004;32(7):1550-4.
14. Dres M, Teboul JL, Guerin L, Anguel N, Amilien V, Clair MP, et al. Transpulmonary thermodilution enables to detect small short-term changes in extravascular lung water induced by a bronchoalveolar lavage. Crit Care Med. 2014;42(8):1869-73.
15. Dres M, Teboul JL, Anguel N, Guerin L, Richard C, Monnet X. Extravascular lung water, B-type natriuretic peptide, and blood volume contraction enable diagnosis of weaning-induced pulmonary edema. Crit Care Med. 2014;42(8):1882-9.
16. Jozwiak M, Silva S, Persichini R, Anguel N, Osman D, Richard C, et al. Extravascular lung water is an independent prognostic factor in patients with acute respiratory distress syndrome. Crit Care Med. 2013;41(2):472-80.

17. Tagami T, Nakamura T, Kushimoto S, Tosa R, Watanabe A, Kaneko T, Fukushima H, et al. Early-phase changes of extravascular lung water index as a prognostic indicator in acute respiratory distress syndrome patients. Ann Intensive Care. 2014;4:27.

18. Cordemans C, De Laet I, Van Regenmortel N, Schoonheydt K, Dits H, Huber W, et al. Fluid management in critically ill patients: the role of extravascular lung water, abdominal hypertension, capillary leak, and fluid balance. Ann Intensive Care. 2012;2 Suppl 1:S1.

19. Kushimoto S, Taira Y, Kitazawa Y, Okuchi K, Sakamoto T, Ishikura H, et al. The clinical usefulness of extravascular lung water and pulmonary vascular permeability index to diagnose and characterize pulmonary edema: a prospective multicenter study on the quantitative differential diagnostic definition for acute lung injury/acute respiratory distress syndrome. Crit Care. 2012;16(6):R232

20. Chew MS, Ihrman L, During J, Bergenzaun L, Ersson A, Unden J, et al. Extravascular lung water index improves the diagnostic accuracy of lung injury in patients with shock. Crit Care. 2012;16(1):R1.

21. Monnet X, Anguel N, Osman D, Hamzaoui O, Richard C, Teboul JL. Assessing pulmonary permeability by transpulmonary thermodilution allows differentiation of hydrostatic pulmonary edema from ALI/ARDS. Intensive Care Med. 2007;33(3):448-53.

22. Stetz CW, Miller RG, Kelly GE, Raffin TA. Reliability of the thermodilution method in the determination of cardiac output in clinical practice. Am Rev Respir Dis. 1982;126(6):1001-4.

23. Monnet X, Anguel N, Naudin B, Jabot J, Richard C, Teboul JL. Arterial pressure-based cardiac output in septic patients: different accuracy of pulse contour and uncalibrated pressure waveform devices. Crit Care. 2010;14(3):R109.

24. Monnet X, Lahner D. Can the "FloTrac" really track flow in septic patients? Intensive Care Med. 2011;37(2):183-5.

25. Cecconi M, De Backer D, Antonelli M, Beale R, Bakker J, Hofer C, et al. Consensus on circulatory shock and hemodynamic monitoring. Task force of the European Society of Intensive Care Medicine. Intensive Care Med. 2014;40(12):1795-815.

26. ARDS Definition Task Force, Ranieri VM, Rubenfeld GD, Thompson BT, Ferguson ND, Caldwell E, et al. Acute respiratory distress syndrome: the Berlin Definition. JAMA. 2012;307(23):2526-33.

27. LeTourneau JL, Pinney J, Phillips CR. Extravascular lung water predicts progression to acute lung injury in patients with increased risk. Crit Care Med. 2012;40(3):847-54.

28. Perel A. Extravascular lung water and the pulmonary vascular permeability index may improve the definition of ARDS. Crit Care. 2013;17(1):108.

29. Kushimoto S, Endo T, Yamanouchi S, Sakamoto T, Ishikura H, Kitazawa Y, et al. Relationship between extravascular lung water and severity categories of acute respiratory distress syndrome by the Berlin definition. Crit Care. 2013;17(4):R132.

30. Brücken U, Grensemann J, Wappler F, Sakka SG. Influence of prone positioning on the measurement of transpulmonary thermodilution-derived variables in critically ill patients. Acta Anaesthesiol Scand. 2011;55:1061-7.

31. Grensemann J. The influence of prone positioning on the accuracy of calibrated and uncalibrated pulse contour–derived cardiac index measurements. Anesth Analg. 2013;116:820-6

32. Tagami T, Ong MEH. Extravascular lung water measurements in acute respiratory distress syndrome: why, how, and when? Curr Opin Crit Care. 2018; 24:209-15.

33. Ruste M, Bitker L, Yonis H, Riad Z, Louf-Durier A, Lissonde F, et al. Hemodynamic effects of extended prone position sessions in ARDS. Ann Intensive Care. 2018;8:120.

34. Yones H, Bitker L, Aublanc M, Ragey SP, Riad Z, Lissonde F, et al. Change in cardiac output during Trendelenburg maneuver is a reliable predictor of fluid responsiveness in patients with acute respiratory distress syndrome in the prone position under protective ventilation. Critical Care. 2017;21:295.

35. Dres M, Teboul JL, Anguel N, Guerin L, Richard C, Monnet X. Extravascular lung water, B-type natriuretic peptide, and blood volume contraction enable diagnosis of weaning-induced pulmonary edema. Crit Care Med. 2014;42(8):1882-9.

36. Lopes MR, et al. Goal-directed fluid management based on pulse pressure variation monitoring during high-risk surgery: a pilot randomized controlled trial. Critical Care. 2007 Oct;11(5):R100.

37. Aneman, A., et al. Advances in critical care management of patients undergoing cardiac surgery. Intensive Care Med, 2017.

38. Ronco, C. Diagnosis and management of fluid overload in heart failure and cardio-renal syndrome: The "5B" approach. Seminars in Nephrology 2012;32:129-14

39. Aneman, A., et al. Advances in critical care management of patients undergoing cardiac surgery. Intensive Care Med, 2017.
40. Ronco, C. Diagnosis and management of fluid overload in heart failure and cardio-renal syndrome: The "5B" approach. Seminars in Nephrology 2012;32:129-14
41. Edwars Lfescience. Enhaanced Recovery after Cardiac Surgery.https://education.edwards.com/cardiac-esr-summary--brochure/324395#
42. Benes J, Kirov M, Kuzkov V, Lainscak M, Molnar Z, Voga G, Monnet X. Fluid Therapy: Double-Edged Sword during Critical Care. BioMed Research International Volume 2015, Article ID 729075, 14 pages http://dx.doi.org/10.1155/2015/729075
43. Ueyama H, Kiyonaka S.Predicting the Need for Fluid Therapy—Does Fluid Responsiveness Work? Journal of Intensive Care (2017) 5:34 DOI 10.1186/s40560-017-0210-7.
44. Zhang Z, Ni H, Qian Z. Effectiveness of treatment based on PiCCO parameters in critically ill patients with septic shock and/or acute respiratory distress syndrome: a randomized controlled trial. Intensive Care Med. 2015;41(3):444-51.
45. Monnet X, Marik PE, Teboul JL. Prediction of fluid responsiveness: an update. Ann Intensive Care. 2016;6(1):111.
46. Lobo SM, Lobo FR, Polachini CA. Prospective, randomized trial comparing fluids and dobutamine optimization of oxygen delivery in high-risk surgical patients. Critical Care. 2006;10:R72.
47. Lobo SM, de Oliveira NE. What are the best hemodynamic targets for noncardiac surgical patients? Critical Care. 2013;17:210.
48. Lobo SM, Ronchi LS, Oliveira NE, Brandão PG, Froes A, Cunrath GS, et al. Restrictive strategy of intraoperative fluid maintenance during optimization of oxygen delivery decreases major complications after high-risk surgery. Critical Care. 2011;15:R226.
49. Sun Y, Chai F, Pan C, Romeiser JL, Gan TJ. Effect of perioperative goal-directed hemodynamic therapy on postoperative recovery following major abdominal surgery—a systematic review and meta- analysis of randomized controlled trials. Critical Care. 2017;21:141.
50. Stevens J, de Wolf SP, van der Zwan RJ, Koning NJ, Dekker NAM, Hering JP, et al. Microcirculatory perfusion during different perioperative hemodynamic strategies. Microcirculation. 2015;22:267-75.
51. Tengberg LT, Bay-Nielsen M, Bisgaard T, Cihoric M, Lauritsen ML, Foss NB, et al. Multidisciplinary perioperative protocol in patients undergoing acute high-risk abdominal surgery. Br J Surg. 2017 Mar;104(4):463-71.
52. Silva ED, Perrino AC, Teruya A, Sweitzer BJ, Gattoi CST, Simões CM. Consenso Brasileiro sobre terapia hemodinâmica perioperatória guiada por objetivos em pacientes submetidos a cirurgias não cardíacas: estratégia de gerenciamento de fluidos - produzido pela Sociedade de Anestesiologia do Estado de São Paulo (SAESP). Rev Bras Anestesiol. 2016;66(6):557-71.
53. Lobo SM, Rezende E, Knibel MF, et al. Epidemiology and outcomes of non-cardiac surgical patients in Brazilian intensive care units. Rev Bras Ter Intensiva. 2008; 20(4): 376-384
54. Consenso Brasileiro sobre terapia hemodinâmica perioperatória guiada por objetivos em pacientes submetidos a cirurgias não cardíacas: estratégia de gerenciamento de fluidos - produzido pela Sociedade de Anestesiologia do Estado de São Paulo (SAESP). Rev Bras Anestesiol. 2016;66(6):557-571.
55. Lobo SM, Lobo FR, Polachini CA et al. Prospective, randomized trial comparing fluids and dobutamine optimization of oxygen delivery in high-risk surgical patients. Critical Care 2006, 10:R72.
56. Lobo SM, Ronchi LS, Oliveira NE et al. Restrictive strategy of intraoperative fluid maintenance during optimization of oxygen delivery decreases major complications after high-risk surgery. Critical Care 2011, 15:R226.
57. Gottardo PC. Protocolo de Otimização Perio-Operatória - Hospital Nossa Senhora das Neves. Revisado, março 2022
58. Silva ED, Perrino AC, Teruya A, Sweitzer BJ, Gattoi CST, Simões CM. Consenso Brasileiro sobre terapia hemodinâmica perioperatória guiada por objetivos em pacientes submetidos a cirurgias não cardíacas: estratégia de gerenciamento de fluidos - produzido pela Sociedade de Anestesiologia do Estado de São Paulo (SAESP). Rev Bras Anestesiol. 2016;66(6):557-71.
59. Consenso Brasileiro sobre terapia hemodinâmica perioperatória guiada por objetivos em pacientes submetidos a cirurgias não cardíacas: estratégia de gerenciamento de fluidos - produzido pela Sociedade de Anestesiologia do Estado de São Paulo (SAESP). Rev Bras Anestesiol. 2016;66(6):557-571.
60. Lobo SM, Lobo FR, Polachini CA et al. Prospective, randomized trial comparing fluids and dobutamine optimization of oxygen delivery in high-risk surgical patients. Critical Care 2006, 10:R72.

61. Lobo SM, Ronchi LS, Oliveira NE et al. Restrictive strategy of intraoperative fluid maintenance during optimization of oxygen delivery decreases major complications after high-risk surgery. Critical Care 2011, 15:R226.

62. Gottardo PC. Protocolo de Otimização Perio-Operatória - Hospital Nossa Senhora das Neves. Revisado, março 2022

63. Lee AJ, Cohn JH, Ranasinghe JS. Cardiac output assessed by invasive and minimally invasive techniques. Anesthesiol Res Pract. 2011;2011:475151.

64. Cho YJ, Koo C-H, Kim TK, Hong DM, Jeon Y. Comparison of cardiac output measures by transpulmonary thermodilution, pulse contour analysis, and pulmonary artery thermodilution during off-pump coronary artery bypass surgery: a subgroup analysis of the cardiovascular anaesthesia registry at a single tertiary centre. J Clin Monit Comput. 2016 Dec;30(6):771-82.

65. Holm C, Melcer B, Hörbrand F, von Donnersmarck GH, Mühlbauer W. Arterial thermodilution: an alternative to pulmonary artery catheter for cardiac output assessment in burn patients. Burns. 2001 Mar;27(2):161-6.

66. Vincet JL, Rhodes A, Perel P, Martin GS, Rocca GD, Vallet B, et al. Clinical review: update on hemodynamic monitoring – a consensus of 16. Critical Care. 2011 Aug 18;15(4):229.

67. Vignon P. Continuous cardiac output assessment or serial echocardiography during septic shock resuscitation? Ann Transl Med. 2020;8(12):797.

68. Huber W, Henschel B, Schmid RM, Haller B. Comments on Zhang et al.: effectiveness of treatment based on PiCCO parameters in critically ill patients with septic shock and/or acute respiratory distress syndrome: a randomized controlled trial. Intensive Care Med. 2015;41(7):1389-90.

69. Belda FJ, Aguilar G, Teboul JL, Pestana D, Redondo FJ, Malbrain M, et al. Complications related to less-invasive haemodynamic monitoring. Br J Anaesth. 2011;106(4):482.

70. Sakka SG, Hanusch T, Thuemer O, Wegscheider K. The influence of venovenous renal replacement therapy on measurements by the transpulmonary thermodilution technique. Anesth Analg. 2007;105(4):1079-82.

71. Schmidt S, Westhoff T, Schlattmann P, Zidek W, Compton F. Analysis of transpulmonary thermodilution data confirms the influence of renal replacement therapy on thermodilution hemodynamic measurements. Anesth Analg. 2016 May;122(5):1474-9.

72. McGrath BA, Columb MO. Thermodilution cardiac output during haemodialysis: what are we measuring? European Journal of Anaesthesiology. 2013;30:7-8.

73. Su Y, Liu K, Zhang J-L, Li X, Zhu D-M, Zhang Y, et al. Hemodynamic monitoring in patients with venoarterial extracorporeal membrane oxygenation. Ann Transl Med. 2020;8(12):792.

74. Redwan B, Ziegeler S, Freermann S. Single-site low-flow veno-venous extracorporeal lung support does not influence hemodynamic monitoring by transpulmonary thermodilution. Asaio J. 2016;62:454-7.

75. Holm C, Mayr M, Hörbrand F, Tegeler J, von Donnersmarck GH, Mühlbauer W, et al. Reproducibility of transpulmonary thermodilution measurements in patients with burn shock and hypothermia. J Burn Care Rehabil. 2005;26(3):260-5.

76. Schmid B, Fink K, Olschewski M. Accuracy and precision of transcardiopulmonary thermodilution in patients with cardiogenic shock. J Clin Monit Comput. 2016;30: 849-56.

77. Souto Moura T, Rosa SA, Germano N, Cavaco R, Sequeira T, Alves M, et al. The accuracy of PiCCO® in measuring cardiac output in patients under therapeutic hypothermia – Comparison with transthoracic echocardiography. Med Intensiva (Engl Ed). 2018 Mar;42(2):92-8.

78. Staer-Jensen H, Sunde K, Nakstad ER, Eritsland J, Andersen GO. Comparison of three haemodynamic monitoring methods in comatose post cardiac arrest patients*. Scand Cardiovasc J. 2018 Jun;52(3):141-8.

79. Gavelli F, Teboul J-L, Azzolina D, Beurton A, Taccheri T, Adda I, et al. Transpulmonary thermodilution detects rapid and reversible increases in lung water induced by positive end-expiratory pressure in acute respiratory distress syndrome. Annals of Intensive Care. 2020;10(28).

10

Débito Cardíaco
Análise de Contorno de Pulso

Neymar Elias de Oliveira
Suzana Margareth Ajeje Lobo

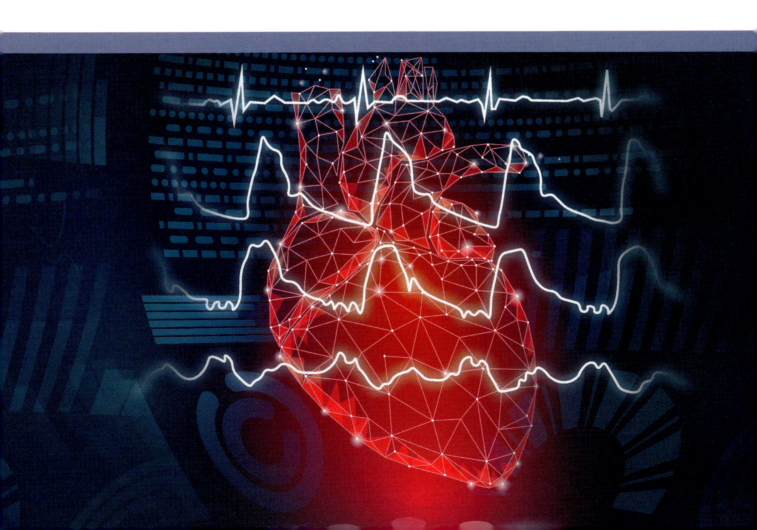

DESTAQUES

- A análise do contorno da curva da pressão arterial é uma técnica minimamente invasiva para fazer a estimativa contínua do volume sistólico e do débito cardíaco;
- A ampla utilização desta técnica deve-se à simplicidade de sua aplicação, por necessitar apenas de um sinal facilmente aferido à beira do leito: a pressão arterial;
- Além estimar o volume sistólico e débito cardíaco, fornece índices dinâmicos de fluidorresponsividade variação da pressão de pulso e variação do volume sistólico;
- A calibração externa permite a análise indireta de variáveis relacionadas à volemia, à função miocárdica e ao edema pulmonar;
- A confiabilidade dos dados depende da qualidade do sinal da pressão arterial, do nivelamento, da "zeragem" e da avaliação do amortecimento da forma de onda da curva de pressão arterial (*fast-flush*);
- Para decisão do uso dessa técnica, é importante considerar situação clínica, meta hemodinâmica, precisão dos dados, capacidade de tendência e avaliação de variáveis dinâmicas.

INTRODUÇÃO

O débito cardíaco (DC) é um dos principais determinantes da oferta de oxigênio (DO_2) aos tecidos, além de parâmetro importante para diferenciação dos tipos de choque e avaliação da função cardíaca. Assim, o monitoramento do DC tornou-se um componente essencial da avaliação hemodinâmica de pacientes gravemente enfermos.

Com o cateter de artéria pulmonar, tornou-se disponível a medida do DC à beira do leito por técnica de termodiluição pulmonar.[1] No entanto, seu uso em pacientes graves tem sido questionado, tanto por exigir acesso venoso adicional com um cateter dedicado às aferições hemodinâmicas inserido na artéria pulmonar (ou seja, é invasivo) quanto pelas dificuldades na aquisição e interpretação dos dados.[2,3]

Nos anos seguintes, foram introduzidas técnicas de estimativa do DC por termodiluição transpulmonar. Por exigirem apenas um acesso venoso central e uma linha arterial, dispositivos frequentemente utilizados em pacientes graves, foram consideradas técnicas "menos invasivas".[4] Entretanto, a particularidade dessa técnica é a recomendação de uma linha arterial central (femoral ou axilar) para maior precisão das aferições, pois o cateter com termístor inserido necessita estar próximo à via de saída do ventrículo esquerdo.

Para reduzir ainda mais a invasividade, foram desenvolvidos nos últimos anos muitos métodos para estimar o DC com técnicas "minimamente invasivas" ou até "não invasivas". Entre elas, há uma que permite a estimativa contínua do volume sistólico (VS) e do DC por meio da análise das características do traçado de curva da pressão arterial (PA), denominada análise do contorno de pulso da pressão arterial (ACPPA). É uma das técnicas mais amplamente utilizadas no momento devido à sua aparente facilidade de aplicação, pois necessita fundamentalmente de uma linha arterial convencional.

A premissa comum para todos os algoritmos de ACPPA é que existe uma relação proporcional e previsível entre PA e VS, o chamado acoplamento ventrículo-arterial. Como a PA resulta da interação entre o fluxo sanguíneo ejetado pelo coração e o sistema arterial (Figura 10.1), há necessidade de avaliação das características do sistema arterial para uma estimativa válida do VS a partir da forma de curva da PA. Portanto, a maneira como as tecnologias avaliam as características do sistema arterial é o que define cada algoritmo específico de ACPPA. Por isso, vale ressaltar que todos os algoritmos de ACPPA compartilham tanto recursos quanto limitações em comum.

Neste capítulo será apresentada a fisiologia ligada à relação "pressão-volume" no sistema cardiocirculatório para melhor compreensão das suposições compartilhadas pela maioria dos algoritmos de ACPPA disponíveis atualmente. O conhecimento desses princípios fisiológicos permite que o profissional entenda os benefícios e as limitações dessa tecnologia e saiba selecioná-las e usá-las adequadamente para melhorar o atendimento dos pacientes graves.

ANÁLISE DO CONTORNO DA CURVA DA PRESSÃO ARTERIAL: FISIOLOGIA, CALIBRAÇÃO E CONFIABILIDADE NO SINAL DO TRAÇADO

Por que utilizar o sinal da curva da pressão arterial

A PA é um sinal facilmente aferido à beira do leito, de forma contínua, por técnica tanto invasiva quanto não invasiva; assim, seu uso se torna interessante no cenário do paciente grave. Isso permite que os sistemas de monitorização baseados na ACPPA para estimar o VS tenham potencial utilidade. Além disso, a partir desta estimativa, outros parâmetros clinicamente relevantes também podem ser derivados, como DC ou índices dinâmicos de resposta ao aumento da pré-carga (fluidorresponsividade), como variação da pressão de pulso (ΔPP) e variação do volume sistólico (VVS; Figura 10.1).

A estimativa do VS a partir da PA fornece monitorização batimento a batimento do DC, representando certa vantagem em relação às outras técnicas tradicionais.

Relação entre pressão e volume no sistema cardiocirculatório

Existe o pressuposto fisiológico de que a PA é proporcional ao VS e que, por isso, trata-se de uma relação que pode ser determinada e quantificada. Esse conceito foi proposto para esse objetivo há mais de um século, com o primeiro algoritmo utilizado na prática clínica descrito por Wesseling *et al.*[5,6] Sua validade ainda é aplicável atualmente, com algumas adaptações nos cálculos, e é utilizado em diferentes sistemas sofisticados de monitorização hemodinâmica baseados na ACPPA (Figura 10.2). No entanto, entender como o VS pode ser derivado da PA requer, em primeiro lugar, a definição dos determinantes fisiológicos da PA, uma vez que a relação entre PA e VS é complexa e não facilmente previsível.[7]

A PA representa o produto da interação entre o fluxo ejetado pelo coração e o sistema arterial; portanto, depende tanto do VS quanto dos diferentes elementos que envolvem o sistema arterial, como resistência, complacência, impedância e reflexos das ondas arteriais.[8] Como consequência, o sistema arterial modula a relação "pressão-volume" e, eventualmente, define a PA para um dado VS. Por esse motivo, se o sistema arterial sofrer qualquer alteração em determinado período, a relação "pressão-volume" também mudará, e a PA refletirá pobremente as alterações exclusivas do VS. Assim, as alterações da pressão arterial podem refletir variações no VS, no sistema arterial ou em ambos.[7]

Além disso, a relação entre pressão e VS não é linear (Figura 10.3), o que significa que, quanto maior o aumento do VS, menor a distensibilidade da parede aórtica e mais rapidamente a PA aumenta.[9,10] Este comportamento não linear do sistema arterial leva à dificuldade na estimativa do VS baseado na PA pelos

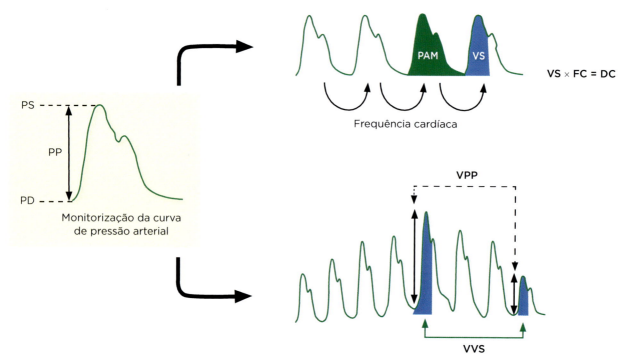

FIGURA 10.1 Possibilidades de variáveis medidas a partir da avaliação do contorno de pulso de pressão arterial.

PS: pressão sistólica; **PD:** pressão diastólica; **PP:** pressão de pulso; **PAM:** pressão arterial média; **VS:** volume sistólico; **FC:** frequência cardíaca; **DC:** débito cardíaco; **VPP:** variação da pressão de pulso; **VVS:** variação do volume sistólico.

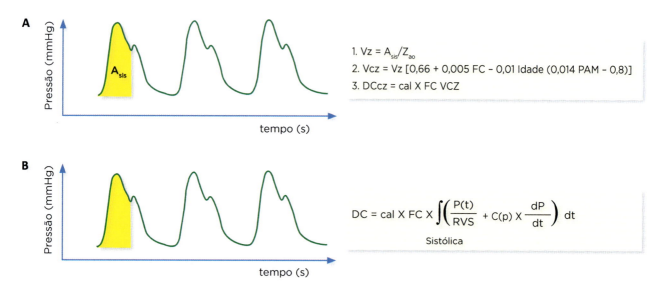

FIGURA 10.2 Exemplos de algorítmos para estimativa do débito cardíaco por análise do contorno de pulso da pressão arterial (ACPPA). (A) Princípio de estimativa do débito cardíaco por análise de contorno de pulso desenvolvido por Wesseling (1º utilizado na prática clínica); (B) Princípio de estimativa do débito cardíaco por análise do contorno de pulso da pressão arterial (ACPPA) pelo sistema PiCCO plus.

A_{sis}: área sob a porção sistólica da curva de pressão arterial; **Vz:** volume sistólico; Z_{ao}: impedância aórtica; **Vcz:** volume sistólico ajustado; **FC:** frequência cardíaca; **PAM:** pressão arterial média; **DCcz:** débito cardíaco contínuo; **cal:** fator de calibração derivado da comparação do DCcz com do DC estimado por termodiluição transpulmonar; **DC:** débito cardíaco; **P(t)/RVS:** área sob a porção sistólica da curva de pressão arterial; **C (p):** complacência aórtica do paciente; **dP/dt:** formato da curva de pressão arterial; **P:** pressão; **RVS:** resistência vascular sistêmica.

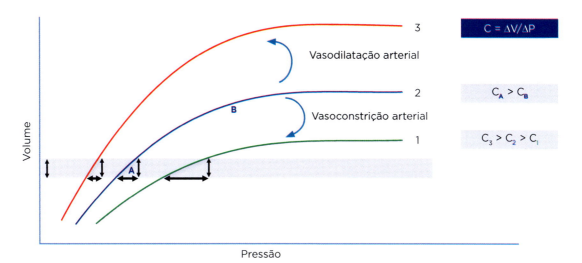

■ **FIGURA 10.3** Representação da variabilidade da complacência vascular. Para uma mesma variação de volume a variação de pressão pode ser diferente em diferentes momentos (A e B), ou quando as condições vasculares se alteram (2 = condição vascular basal, 1 = vasocontrição, 3 = vasodilatação).

C: complacência; **ΔV:** variação de volume; **ΔP:** variação de pressão.

sistemas menos elaborados. Portanto, a simplicidade da relação fisiológica entre pressão e volume utilizada pelos métodos de ACPPA é, na verdade, somente aparente, pois sofre influência de diversas variáveis.

A Figura 10.4 demonstra de maneira esquemática e simplificada a relação fisiológica entre pressão e volume, anteriormente descrita, e o modo como os dispositivos de monitorização com algoritmos de ACPPA estimam o VS.

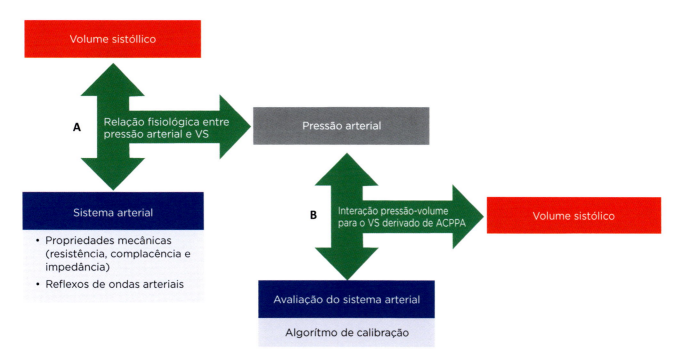

■ **FIGURA 10.4** (A) relação pressão-volume na fisiologia normal. (B) determinação do VS pela análise do contorno de pulso da pressão arterial (ACPPA). Fisiologicamente, a pressão arterial é o produto dos efeitos combinados do fluxo sanguíneo ejetado pelo coração e as características de sistema arterial (propriedades mecânicas das artérias e efeitos dos reflexos das ondas arteriais). Já a ACPPA visa estimar o VS a partir da pressão arterial, portanto, o sistema arterial deve ser caracterizado para estabelecer uma relação "pressão-volume" válida para essa estimativa.

VS: volume sistólico.

Fonte: Adaptada de Monge Garcia MI *et al.*[8]

Calibração: o que é, para que serve, quando e como fazer

Como explicado anteriormente, para interpretar com precisão o contorno de pulso da pressão arterial e fazer estimativas confiáveis do VS, é necessário estabelecer relação válida entre PA e VS. Portanto, para usar corretamente a PA, é preciso também definir simultaneamente o *status* atual do sistema arterial. Este é o objetivo do processo de calibração (Figura 10.5).

A calibração representa o procedimento pelo qual o algoritmo ACPPA ajusta a relação entre pressão e VS, traduzindo o estado do sistema arterial em uma espécie de fator de correção (C). Assim, para uma determinada pressão de pulso arterial, o VS será definido pela seguinte equação:

VS estimado = pressão de pulso arterial × "C"   (1)

...e, portanto

DC estimado = VS estimado × Frequência cardíaca   (2)

Em que:

PA: pressão arterial;
DC: débito cardíaco;
RVS: resistência vascular sistêmica;
C: complacência;
ΔV: variação de volume;
ΔP: variação de pressão.

Esse fator de calibração pode ser obtido a partir de uma estimativa "externa" do DC, pelo uso dos métodos de diluição de indicadores (termodiluição transpulmonar ou lítio), Doppler ou ecocardiografia.[11,12] Também pode ser estimado "internamente", pelo *software* do equipamento, a partir de informações biométricas de cada paciente (nomogramas), ou pela da análise das características morfológicas da curva da pressão arterial (PRAM, do inglês *pressure recording analytical method*).[9,13,14] Sempre é necessário executar um proces-

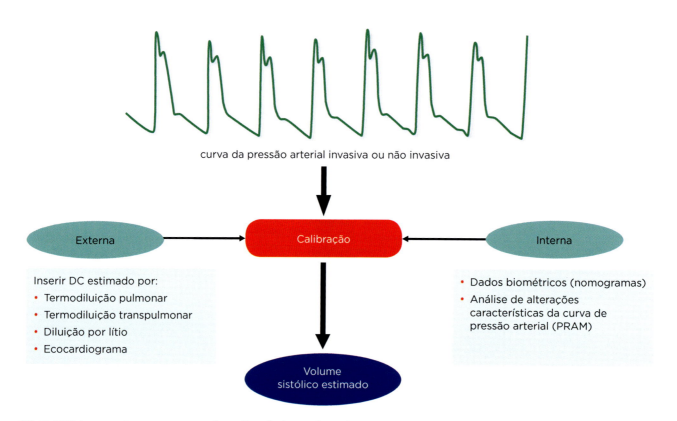

FIGURA 10.5 Processo interno de análise da forma de onda da pressão arterial.
DC: débito cardíaco; PRAM: *pressure recording analytical method*.

so de calibração externo ou interno; caso contrário, o algoritmo se torna incapaz de estabelecer as condições iniciais do sistema arterial para estimar o VS. Portanto, os sistemas denominados "não calibrados" – porque nenhuma calibração externa é realizada – devem ser corretamente nomeados como sistemas de ACPPA autocalibrados ou calibrados internamente. Na Tabela 10.1 estão listados os principais dispositivos de ACPPA disponíveis no mercado, bem como seus respectivos métodos de calibração.

Embora a calibração inicial forneça ponto de partida para iniciar o monitoramento do VS, o sistema deve compensar os frequentes distúrbios que ocorrem no *status* do sistema arterial. Diversos processos fisiológicos e fisiopatológicos podem alterar a relação entre a pressão do pulso arterial e o VS. Infelizmente, a maioria desses processos é comumente observada em pacientes graves e em resposta às terapias com drogas vasoativas. Caso haja mudança no sistema arterial, como durante a terapia vasopressora ou por alterações na condição do paciente, as suposições sobre a interação entre VS e PA também variam, e a validade do algoritmo de ACPPA pode ser consideravelmente afetada.[15,16] Este, portanto,

é o ponto-chave do método de ACPPA: a maneira como o sistema arterial é caracterizado define não só a especificidade de cada algoritmo, mas também as limitações intrínsecas dessa técnica.[17,18]

Frente ao exposto, o pior cenário para a ACPPA são situações em que o sistema arterial frequentemente se altera, como no choque séptico ou durante o uso de agentes vasopressores.[15,16,19,20] Por outro lado, em casos de mudanças isoladas na pré-carga e condições arteriais relativamente estáveis, como durante a manobra de elevação passiva das pernas ou desafio hídrico, o VS passa a ser o principal determinante da PA, e o método de ACPPA fornece estimativa confiável de suas alterações.[18,21]

Já a recalibração representa o processo pelo qual o algoritmo de ACPPA visa a readaptar a relação entre a PA e o VS ao *status* atual do sistema arterial. Esse processo pode ser executado de forma intermitentemente, usando uma nova calibração externa (p. ex., nova estimativa de DC por termodiluição), ou de forma contínua, usando análise interna baseada em modelos matemáticos do sistema arterial.[22] Nos algoritmos modernos da ACPPA, esses modelos de característica

Tabela 10.1	Principais dispositivos de monitorização de DC por análise de contorno de pulso da pressão arterial (ACPPA) disponíveis comercialmente e seus respectivos métodos de calibração.	
Calibração externa para ACPPA	Termodiluição transpulmmonar	EV1000®/VolumeView® (Edwards Lifesciences)
		PiCCO$_2$ (Pulsion)
	Diluição por lítio	LiDCO plus (LiDCO)
	Doppler transesofágico	CardioQ-ODM+ (Deltex Medical)
	Ecocardiograma	CNAP system (CNSystem)
		PulsioFlex/ProAQT (Pulsion)
Calibração interna (autocalibração) para ACPPA	Dados biométricos (nomogramas)	Vigileo/FloTrac® (Edwards Lifesciences)
		Nexfin®/ClearSight (Edwards Lifesciences)
		LiDCO rapid (LiDCO)
		PulsioFlex/ProAQT (Pulsion)
		CNAP system (CNSystem)
	Análise de alterações da curva de pressão arterial (PRAM)	MostCare (Vygon)

do sistema arterial envolvem não apenas uma simples análise de propriedades mecânicas do sistema arterial, como complacência arterial ou resistência, mas também fatores mais complexos relacionados à sua natureza não uniforme e finita.[23] Ignorar fatores como o impacto da amplificação fisiológica da pressão de pulso da aorta para a artéria radial e, portanto, o local onde a PA é medida pode afetar significativamente a estimativa do VS (Figuras 10.6 A e B).[23] A análise de tendência em um dos sistemas comercialmente disponível mostrou superioridade nos dispositivos acoplados em linha arterial femoral em relação à radial.[24]

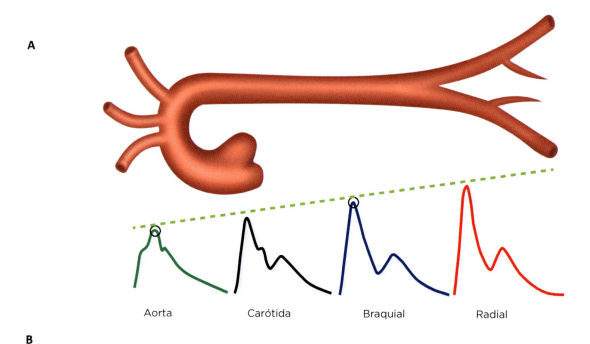

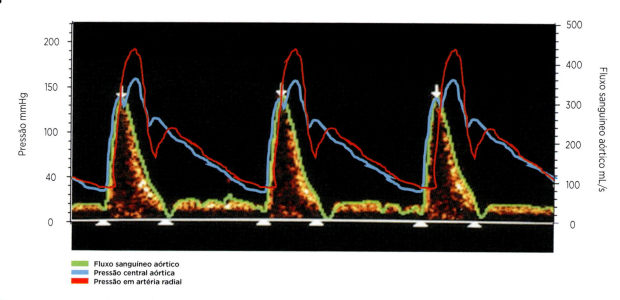

■ **FIGURA 10.6** (A) Amplificação central para periférica. (B) A relação entre a pressão radial (linha vermelha), a pressão aórtica central (linha verde) e o fluxo sanguíneo aórtico (área sombreada em cinza, obtida a partir de um Doppler esofágico). As diferenças na morfologia e na altura de ambas as formas de curva da pressão arterial são devidas ao impacto das reflexões da onda arterial e ao fenômeno fisiológico de amplificação da pressão de pulso. A análise dessas duas formas de onda arteriais produzirá diferentes valores de volume sistólico se essas diferenças no mesmo paciente não forem consideradas.

Fonte: Adaptada de García-Espinosa et al.[27]

Como a relação "pressão-volume" pode variar nos sistemas com calibração externa, a decisão de quando executar uma recalibração é mais adequada quando há suspeita de alteração significativa no *status* do sistema arterial, em vez de um intervalo de tempo fixo.[25,26] Além disso, quando realizada por termodiluição transpulmonar, também traz informações relevantes e complementares sobre o estado clínico do paciente como:[27]

- Volemia: volume diastólico final global;
- Função cardíaca: fração de ejeção global;
- Edema pulmonar: índice de permeabilidade vascular pulmonar e água pulmonar extravascular.

Nos sistemas de monitorização do DC sem calibração externa (ou com autocalibração), a confiabilidade das estimativas do VS depende apenas do poder das suposições estabelecidas pelo algoritmo interno de ACPPA em compensar as alterações no sistema arterial.[16,26,28,29]

Para demonstrar na prática a robustez de um algoritmo de ACPPA específico, ele deve ser testado não apenas em condições clínicas estáveis, mas também durante mudanças significativas no sistema arterial, como na vigência de choque ou durante o uso de drogas vasopressoras, pois somente durante condições hemodinâmicas instáveis é que as suposições matemáticas sobre o sistema arterial de um algoritmo de ACPPA específico podem ser contestadas.

Confiabilidade do débito cardíaco por análise de contorno de pulso da pressão arterial

Além das limitações descritas, é importante notar que a confiabilidade da ACPPA para estimar o VS depende também da qualidade do sinal do formato da onda da pressão arterial. Como a maioria dos pacientes graves é monitorada com sistema de cateter-transdutor cheio de líquido, critérios como zeragem, calibração e presença de artefatos (amortecimento) devem ser cuidadosamente avaliados (Figura 10.7).[30,31]

Artefatos de ressonância (*overdamping* e *underdamping*) nos traçados de pressão arterial estão presentes em cerca de 30% dos pacientes gravemente doentes em unidade de terapia intensiva (UTI), e assegurar um amortecimento adequado da pressão intra-arterial usando o teste de lavagem rápida (*fast-flush*) é fortemente incentivado.[32] Da mesma forma, nas situações em que a curva da PA é artificial ou patologicamente distorcida, como durante o uso de balão intra-aórtico, regurgitação aórtica grave ou arritmias cardíacas, as principais premissas da ACPPA não são válidas e a estimativa contínua do VS não é confiável.

Nos sistemas de ACPPA que usam medições contínuas e não invasivas da PA, como o método de "pinça de volume" (manguitos digitais), a confiabilidade da estimativa de VS depende não apenas da força do algoritmo da ACPPA, mas também da validação das

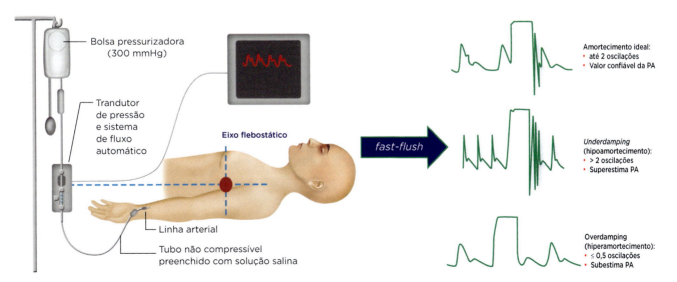

■ FIGURA 10.7 Processo de avaliação de artefatos de amortecimento (*damping*) no sinal do traçado da curva de pressão arterial. Teste de injeção rápida (*fast-flush*).

PA: pressão arterial.

medições da PA e da qualidade da forma de onda obtida.[20] Fatores como perfusão periférica prejudicada, frequentemente observados durante o uso de altas doses de vasoconstritores ou na presença de anormalidades microcirculatórias relacionadas à sepse, também podem afetar a estimativa do VS, limitando esse método não invasivo de ACPPA a pacientes menos comprometidos ou àqueles em cenário perioperatório.[33,34]

> **EM RESUMO**
>
>
> A confiabilidade da ACPPA também depende da qualidade do sinal da pressão arterial. *Under* e *overdamping* podem afetar profundamente a forma da onda de pressão e a estimativa do VS. Portanto, a avaliação do amortecimento com teste de "lavagem rápida" (*fast-flush*) do sistema transdutor de pressão deve ser realizada periodicamente para garantir a qualidade do sinal de pressão.

ANÁLISE DO CONTORNO DA CURVA DA PRESSÃO ARTERIAL: IMPLICAÇÕES IMPORTANTES PARA A PRÁTICA CLÍNICA DIÁRIA

No momento de decisão sobre quando usar monitorização de DC baseada na ACPPA, é essencial lembrar quais são o objetivo principal do monitoramento e a situação clínica específica.[35] Além de decidir o principal objetivo da monitorização, é importante reconhecer os fatores relacionados à interpretação dos dados e às limitações do método, descritos a seguir.

Conhecer o valor absoluto do débito cardíaco (precisão)

Esta poderia ser a principal armadilha dos métodos de ACPPA. Se o algoritmo utilizado aplicar calibração interna baseada em determinada população, os valores absolutos do DC serão confiáveis somente se as características demográficas do paciente forem semelhantes às da população estudada para calibrar o algoritmo. Como a maioria das populações usadas nas calibrações de algoritmos representam pessoas em condições estáveis ou saudáveis, isso exclui a precisão dos valores absolutos da maior parte dos dispositivos utilizados em pacientes instáveis. Por outro lado, se uma calibração externa for usada (p. ex., termodiluição transpulmonar), o aspecto que deve ser assegurado para estimativa confiável do valor absoluto do DC é se as condições hemodinâmicas presentes no momento da calibração ainda permanecem as mesmas.

Rastrear tendências e mudanças no débito cardíaco durante a evolução (capacidade de tendência)

É a confiança na detecção de alterações de DC. Em outras palavras, o rastreamento da tendência de alterações do DC em um intervalo de tempo. Essa pode ser considerada a principal aplicação da ACPPA – desde que as condições do sistema arterial não variem intensamente, as mudanças na PA serão proporcionais ao VS e podem ser encaradas como substituto válido para ele. No entanto, com base nas possíveis armadilhas descritas para o valor absoluto da estimativa, se essas alterações forem muito intensas, uma nova recalibração é recomendada.

Ainda que seja necessário validar qualquer novo dispositivo em relação a um "padrão-ouro", é ainda mais importante que ele seja introduzido com o objetivo de melhorar o resultado do tratamento. Isto se faz pelo fornecimento de variáveis hemodinâmicas para a orientação terapêutica que resultam em melhora dos resultados.[36] A análise da literatura mostra estudos que usaram essa monitorização para observar as tendências de mudanças individuais no VS e, assim, orientar a terapia direcionada por metas, resultando em benefícios relevantes para os pacientes.[37,38]

Monitorar índices dinâmicos: variação do volume sistólico ou da pressão de pulso

Quanto à interpretação e à confiabilidade dessa medida, as armadilhas estão mais relacionadas às limitações dos próprios índices dinâmicos do que aquelas para a medição do VS com base na ACPPA. Neste sentido, uma vez cumpridas as condições para a aplicação de um índice dinâmico, os algoritmos de ACPPA aparecem como ferramentas práticas e utilizáveis para orientar decisões clínicas com base na monitorização hemodinâmica funcional.[39,40] Isto se deve à confiabilidade dos algoritmos de ACPPA para rastrear alterações do VS em uma escala de curto prazo.[17]

EM RESUMO

Um aspecto fundamental na decisão de usar monitorização do DC por técnica de ACPPA é a situação clínica do paciente e a definição clara da principal questão ou problema que deve ser resolvido. Isto é válido não apenas para decidir se é preciso ou não usar um monitor baseado em ACPPA, mas também para a interpretação e tomada de decisão clínica. Neste sentido, questões importantes que devem ser respondidas são: o paciente está hemodinamicamente estável? O interesse é obter o valor absoluto de DC ou acompanhar alterações relativas de DC ao longo do tempo? O paciente preenche os critérios para o uso de um índice dinâmico de resposta à pré-carga, como variação do VS? As propriedades arteriais poderiam ter mudado desde a última calibração?

CONSIDERAÇÕES FINAIS

Os métodos de ACPPA fornecem uma estimativa contínua do DC a partir da análise das características do contorno de pulso da pressão arterial. Entender os princípios fisiológicos envolvidos na relação "pressão-volume" do sistema cardiovascular pode ajudar a reconhecer as principais vantagens, desvantagens e limitações dessa técnica. A tecnologia informatizada, associada ao melhor conhecimento da fisiologia do sistema circulatório, levou ao desenvolvimento de algoritmos de ACPPA aprimorados e sistemas de monitoramento mais confiáveis. Nesse sentido, a ACPPA tem se mostrado tecnologia cada vez mais disponível, promissora e em contínuo aprimoramento.

REFERÊNCIAS

1. Swan HJ, Ganz W, Forrester J, Marcus H, Diamond G, Chonette D. Cathe-terization of the heart in man with use of a flow-directed balloon-tipped catheter. N Engl J Med. 1970;283:447-51.
2. Connors Jr AF, Speroff T, Dawson NV, Thomas C, Harrell Jr FE, Wagner D et al. The effectiveness of right heart catheterization in the initial care of critically ill patients. SUPPORT Investigators. JAMA. 1996;276(11):889-97.
3. Gnaegi A, Feihl F, Perret C. Intensive care physicians' insufficient knowledge of right-heart catheterization at the bedside: time to act? Crit Care Med. 1997;25(2):213-20.
4. Sakka SG, Reinhart K, Meier-Hellmann A. Comparison of pulmonary artery and arterial thermodilution cardiac output in critically ill patients. Intens Care Med. 1999;25(8):843-6.
5. Erlanger J, Hooker DR. An experimental study of blood-pressure and of pulse-pressure in man. Baltimore: Johns Hopkins Hosp Rep; 1904.
6. Wesseling KH, de Wit B, Weber AP. A simple device for the continuous measurement of cardiac output. Adv Cardiovasc Phys. 1983;5:1-52.
7. Monnet X, Letierce A, Hamzaoui O, Chemla D, Anguel N, Osman D et al. Arterial pressure allows monitoring the changes in cardiac output induced by volume expansion but not by norepinephrine. Crit Care Med. 2011;39:1394-9.
8. Monge Garcia MI, Saludes Orduna P, Cecconi M. Understanding arterial load. Intensive Care Med. 2016;42:1625-7.
9. Langewouters GJ, Wesseling KH, Goedhard WJ. The static elastic properties of 45 human thoracic and 20 abdominal aortas in vitro and the parameters of a new model. J Biomech. 1984;17:425-35.
10. Cecconi M, Wilson J, Rhodes A. Pulse pressure analysis. In Vincent JL (ed.). Yearbook of intensive care and emergency medicine. Berlin: Springer; 2006.
11. Reuter DA, Huang C, Edrich T, Shernan SK, Eltzschig HK. Cardiac output monitoring using indicator-dilution techniques: basics, limits, and perspectives. Anesth Analg. 2010;110:799-811.
12. Monge Garcia MI, Romero MG, Cano AG, Rhodes A, Grounds RM, Cecconi M. Impact of arterial load on the agreement between pulse pressure analysis and esophageal Doppler. Crit Care. 2013;17:R113.
13. Romagnoli S, Franchi F, Ricci Z, Scolletta S, Payen D. The Pressure Recording Analytical Method (PRAM): Technical Concepts and Literature Review. J Cardiothorac Vasc Anesth. 2017 Aug;31(4):1460-1470.

14. Thiele RH, Durieux ME. Arterial waveform analysis for the anesthesiologist: past, present, and future concepts. Anesth Analg. 2011;113:766-76.

15. Johansson A, Chew M. Reliability of continuous pulse contour cardiac output measurement during hemodynamic instability. J Clin Monit Comput. 2007;21:237-42.

16. Monnet X, Anguel N, Jozwiak M, Richard C, Teboul JL. Third-generation FloTrac/Vigileo does not reliably track changes in cardiac output induced by norepinephrine in critically ill patients. Br J Anaesth. 2012;108:615.

17. Pinsky MR. Probing the limits of arterial pulse contour analysis to predict preload responsiveness. Anesth Analg. 2003;96:1245-7.

18. Peyton PJ, Chong SW. Minimally invasive measurement of cardiac output during surgery and critical care: a meta-analysis of accuracy and precision. Anesthesiology. 2010;113:1220-35.

19. De Backer D, Marx G, Tan A, Junker C, Van Nuffelen M, Huter L et al. Arterial pressure-based cardiac output monitoring: a multicenter validation of the third-generation software in septic patients. Intensive Care Med. 2011;37(2):233-40.

20. Biais M, Mazocky E, Stecken L, Pereira B, Sesay M, Roullet S et al. Impact of systemic vascular resistance on the accuracy of the pulsioflex device. Anesth Analg. 2017;124:487-93.

21. Truijen J, van Lieshout JJ, Wesselink WA, Westerhof BE. Noninvasive continuous hemodynamic monitoring. J Clin Monit Comput. 2012;26:267-78.

22. Westerhof N, Lankhaar JW, Westerhof BE. The arterial Windkessel. Med Biol Eng Comput. 2009;47:131-41.

23. García-Espinosa V, Curcio S, Marotta M, Castro JM, Arana M, Peluso G et al. Changes in central aortic pressure levels, wave components and determinants associated with high peripheral blood pressure states in childhood: analysis of hypertensive phenotype. Pediatr Cardiol. 2016;37(7):1340-50.

24. Grensemann J, Defosse JM, Willms M, Schiller U, Wappler F, Sakka SG. Validation of radial artery-based uncalibrated pulse contour method (PulsioFlex) in an unselected cohort of critically ill patients. Eur J Anaesthesiol. 2017;34:1-9.

25. Hamzaoui O, Monnet X, Richard C, Osman D, Chemla D, Teboul JL. Effects of changes in vascular tone on the agreement between pulse contour and transpulmonary thermodilution cardiac output measurements within an up to 6-hour calibration-free period. Crit Care Med. 2008;36:434-40.

26. Gruenewald M, Meybohm P, Renner J, Broch O, Caliebe A, Weiler N et al. Effect of norepinephrine dosage and calibration frequency on accuracy of pulse contour-derived cardiac output. Crit Care. 2011;15:R22.

27. Beurton A, Teboul JL, Monnet X. Transpulmonary thermodilution techniques in the haemodynamically unstable patient. Curr Opin Crit Care. 2019;25(3):273-9.

28. Eleftheriadis S, Galatoudis Z, Didilis V, Bougioukas I, Schon J, Heinze H et al. Variations in arterial blood pressure are associated with parallel changes in FlowTrac/Vigileo-derived cardiac output measurements: a prospective comparison study. Crit Care. 2009;13:R179.

29. Gopal S, Do T, Pooni JS, Martinelli G. Validation of cardiac output studies from the Mostcare compared to a pulmonary artery catheter in septic patients. Minerva Anestesiol. 2014;80:314-23.

30. Magder S. Invasive intravascular hemodynamic monitoring: technical issues. Crit Care Clin. 2007; 23:401-14.

31. He HW, Liu DW, Long Y, Wang XT, Zhao ML, Lai XL. The effect of variable arterial transducer level on the accuracy of pulse contour waveform-derived measurements in critically ill patients. J Clin Monit Comput. 2016;30:569-75.

32. Romagnoli S, Ricci Z, Quattrone D, Tofani L, Tujjar O, Villa G et al. Accuracy of invasive arterial pressure monitoring in cardiovascular patients: an observational study. Crit Care. 2014;18:644.

33. Fischer MO, Avram R, Carjaliu I, Massetti M, Gerard JL, Hanouz JL et al. Non-invasive continuous arterial pressure and cardiac index monitoring with Nexfin after cardiac surgery. Br J Anaesth. 2012;109:514-21.

34. Monnet X, Picard F, Lidzborski E, Mesnil M, Duranteau J, Richard C et al. The estimation of cardiac output by the Nexfin device is of poor reliability for tracking the effects of a fluid challenge. Crit Care. 2012;16:R212.

35. Cecconi M, Malbrain ML. Cardiac output obtained by pulse pressure analysis: to calibrate or not to calibrate may not be the only question when used properly. Intensive Care Med. 2013;39:787-9.

36. Lobo SM, de Oliveira NE. Clinical review: what are the best hemodynamic targets for noncardiac surgical patients? Critical Care. 2013;17:210.

37. Hamilton MA, Cecconi M, Rhodes A. A systematic review and metaanalysis on the use of preemptive hemodynamic intervention to improve postoperative outcomes in moderate and high-risk surgical patients. Anesth Analg. 2011;112(6):1392-402.

38. Lobo SM, Ronchi LS, Oliveira NE, Brandão PG, Froes A, Cunrath GS et al. Restrictive strategy of intraoperative fluid maintenance during optimization of oxygen delivery decreases major complications after high-risk surgery. Critical Care. 2011; 15:R226.

39. Monnet X, Marik PE, Teboul JL. Prediction of fluid responsiveness: an update. Ann Intensive Care. 2016;6:111.

40. Martin GS, Kaufman DA, Marik PE, Shapiro NI, Levett DZH, Whittle J et al. Perioperative Quality Initiative (POQI) consensus statement on fundamental concepts in perioperative fluid management: fluid responsiveness and venous capacitance. Perioper Med (Lond). 2020;9:12.

11

Análise de Contorno de Pulso e Termodiluição Transpulmonar
Suporte de Enfermagem

Flavia Zulin
Neide Marcela Lucínio
Marcele Liliane Pesavento

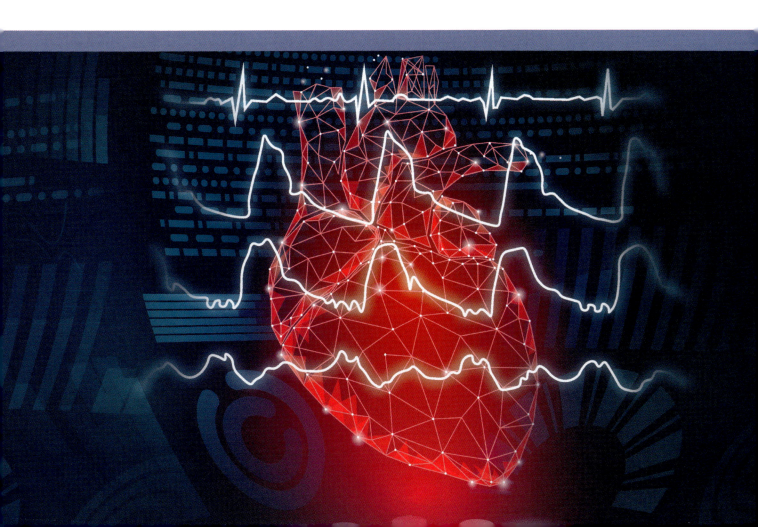

DESTAQUES

- O débito cardíaco, a variação do volume sistólico, a variação de pressão de pulso, entre outros parâmetros, podem ser obtidos a partir da análise da curva de pressão arterial;

- O débito cardíaco estimado pela análise do contorno de pulso é, sem dúvida, um grande avanço para a monitorização hemodinâmica minimamente invasiva, porém sua acurácia é altamente dependente da qualidade da curva de pressão arterial;

- Cabe ao profissional de enfermagem realizar a montagem e a manutenção adequadas do sistema de monitorização pressórico para minimizar interferências que possam comprometer a acurácia dos parâmetros e, consequentemente, contribuir para condutas equivocadas;

- Um ponto crítico na montagem e na manutenção do sistema de monitorização pressórico é o adequado nivelamento na altura do eixo flebostático, localizado na intersecção entre o quarto espaço intercostal e a linha axilar média;

- Todo transdutor de pressão impõe um grau de amortecimento ao sistema. Um sistema de monitorização de pressão invasiva superamortecido resultará em valores de pressão sistólica subestimados e em valores de pressão diastólica superestimados. Enquanto um sistema subamortecido resultará em valores sistólicos e diastólicos super e subestimados, respectivamente. O teste de onda quadrada é um método simples de avaliar a resposta dinâmica e o grau de amortecimento do sistema pela observação do número de oscilações resultantes;

- Pela técnica de termodiluição transpulmonar é possível a estimativa de parâmetros hemodinâmicos essenciais, como o débito cardíaco, além da determinação da água pulmonar extravascular.

INTRODUÇÃO

A monitorização invasiva da pressão arterial é ferramenta crucial no manejo hemodinâmico de pacientes em estado de choque, e tem como objetivo prevenir ou auxiliar no manejo da disfunção orgânica, melhorando o desfecho clínico dos pacientes. Nas últimas décadas, a monitorização hemodinâmica tem avançado no que se refere às variáveis empregadas na prática clínica e ao menor grau de invasão.

Atualmente, alguns algoritmos sofisticados disponíveis para uso estimam o débito cardíaco (DC), a variação do volume sistólico (VVS), a variação de pressão de pulso (ΔPP), entre outros parâmetros, a partir da análise da curva de pressão arterial.[1,2] Esses algoritmos podem ter como princípio básico a análise da fase sistólica da curva de pressão arterial, que corresponde ao volume sistólico ejetado pelo coração, ou o reconhecimento da pressão de pulso, determinada pela diferença entre as pressões sistólica e diastólica, como proporcional ao volume sistólico. Entretanto, a pressão de pulso apresenta relação inversa à complacência aórtica que precisa ser compensada por métodos de calibração para estimativa mais acurada do DC.[3]

A obtenção do DC e de outros parâmetros hemodinâmicos pela análise de contorno de pulso pode demandar monitores hemodinâmicos específicos, como sensor FloTrac® (Edwards Lifesciences), monitor LiDCO rapid® (LiDCO) ou tecnologia

ProAQT (Getinge AB), sendo que esta última ainda pode ser conectada a módulos de leitura acoplados no próprio monitor multiparamétrico do leito de terapia intensiva.

O DC obtido pela análise do contorno de pulso é, sem dúvida, um grande avanço para a monitorização hemodinâmica minimamente invasiva, porém sua acurácia é também altamente dependente da qualidade da curva de pressão arterial obtida pelo sistema de monitorização pressórico.[4] Cabe ao profissional de enfermagem realizar a montagem e a manutenção adequadas desse sistema a fim de minimizar interferências que possam comprometer a veracidade dos parâmetros e, consequentemente, contribuir para condutas equivocadas pela equipe médica.

MONTAGEM DO SISTEMA DE MONITORIZAÇÃO PRESSÓRICO

A pressão arterial invasiva é monitorada diretamente por meio da introdução intra-arterial de um cateter flexível de polivinil. Os acessos para a cateterização arterial são as artérias radiais, pediosas, axilares e femorais. A artéria radial é mais frequentemente utilizada em virtude de sua estabilidade, da melhor visualização de sangramento pericateter e da boa circulação colateral existente na mão (arco palmar). Em pacientes graves com instabilidade hemodinâmica, em estado de choque, a via preferida é a artéria femoral, por ser menos propensa a fenômenos vasomotores, por estar mais próxima à via de saída do ventrículo esquerdo e, por conseguinte, propiciar maior acurácia.[5]

Para a monitorização invasiva da pressão arterial, além da passagem do cateter arterial, é necessário conectá-lo ao transdutor de pressão. Esse dispositivo descartável converte o sinal fisiológico mecânico do pulso arterial em sinal elétrico que é amplificado, filtrado e traduzido em forma de curva e valores numéricos pelo *software* do monitor multiparamétrico. É fundamental considerar as recomendações do fabricante sobre montagem, calibração e manutenção do sistema de transdutor de pressão para se obter leitura pressórica com acurácia.[6]

Componentes do sistema

- Cateter arterial;
- *Kit* de transdutor de pressão: tubo extensor não complacente, torneira de três vias, transdutor de pressão com dispositivo de *flush*, via de conexão com cabo de pressão e equipo para conexão com bolsa de solução salina;
- Solução salina de 250 ou 500 mL, com ou sem heparina, de acordo com a política institucional;
- Bolsa pressórica compatível com o tamanho da bolsa de solução salina;
- Cabo de pressão compatível com o modelo de transdutor de pressão e o monitor multiparamétrico;
- Monitor multiparamétrico;
- Monitor de DC que permita realizar a leitura da pressão arterial invasiva, caso os módulos para leitura de parâmetros hemodinâmicos acoplados ao monitor multiparamétrico não sejam a opção de escolha

Passo a passo da montagem do sistema

1. Lavar as mãos.
2. Abrir a embalagem do transdutor de pressão e inspecionar todos os componentes, garantindo que todas as conexões estejam seguramente conectadas.
3. Posicionar o transdutor de pressão em suporte compatível que deve estar devidamente preso ao suporte de soro.
4. Conectar a bolsa de solução salina ao equipo do transdutor de pressão seguindo as recomendações: inverter a bolsa de solução salina (adicionar ou não heparina de acordo com a política institucional) e conectar o equipo do transdutor de pressão mantendo a câmara de gotejamen-

to em posição invertida. Remover o ar da bolsa de solução salina apertando-a gentilmente e puxando o dispositivo de *flush* do transdutor de forma simultânea até o ar ser eliminado e a câmara de gotejamento ficar preenchida pela metade. Para evitar acidentes embólicos, é extremamente importante garantir que o ar da bolsa salina seja eliminado por completo, seguindo a recomendação previamente detalhada ou a recomendação para preenchimento do sistema determinada pela instituição.

5. Inserir a bolsa de solução salina dentro da bolsa pressórica e pendurar o conjunto no suporte de soro, mantendo-o aproximadamente 60 cm acima do transdutor de pressão. Não insuflar a bolsa pressórica ainda.

6. Retirar o ar do sistema puxando o dispositivo de *flush* do transdutor de pressão. Usar somente a gravidade nesse momento, pois retirar o ar do sistema com a bolsa de solução salina pressurizada pode criar turbulência e aumentar a ocorrência de bolhas.

7. Pressurizar a bolsa pressórica até alcançar 300 mmHg.

8. Puxar novamente o dispositivo de *flush* enquanto se faz a percussão do sistema e das torneiras para remover bolhas residuais.

9. Após a remoção de todo o ar do sistema, trocar tampas vazadas, se houver, por outras que mantenham o sistema completamente fechado.

10. Conectar o transdutor de pressão ao monitor multiparamétrico usando cabo de pressão invasiva compatível com ambos. Se for optado por monitorização hemodinâmica de DC, o transdutor de pressão deve ser compatível com o monitor de débito cardíaco escolhido para usar e permanecer conectado aos dois monitores.

11. Conectar o tubo extensor do transdutor ao cateter arterial, aspirar e lavar o cateter para verificar se há qualquer obstrução e remover bolhas residuais.

12. Com o auxílio de uma régua de nível ou *laser*, nivelar a torneira próxima ao transdutor de pressão na altura do eixo flebostático, o qual está localizado na intersecção entre o quarto espaço intercostal e a linha axilar média (Figura 11.1). O nivelamento deve ser feito com a posição em que a cabeceira permanecerá, ou seja, em posição supina com cabeceira elevada até 60°. Isso elimina o efeito da pressão hidrostática sobre o transdutor de pressão e previne leituras errôneas da pressão arterial; é chamado de zero hidrostático (Figura 11.2). Para mais informações ver "Impacto do nivelamento na leitura da pressão arterial" adiante.

13. Fechar a torneira de referência para o paciente e remover a tampa abrindo o sistema para o ar atmosférico, com cuidado para não ocorrer contaminação. Iniciar o zero no monitor multiparamétrico e no monitor de DC de acordo

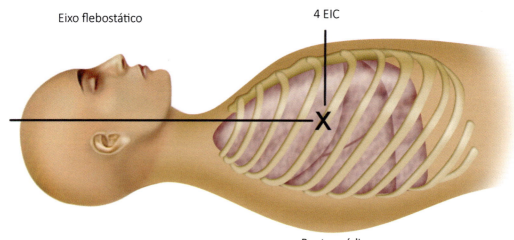

■ **FIGURA 11.1** Localização do eixo flebostático na intersecção do quarto espaço intercostal e da linha axilar média.
EIC: Espaço intercostal

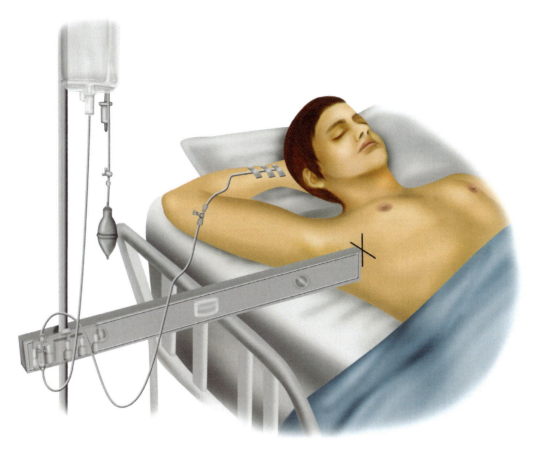

■ **FIGURA 11.2** Nivelamento do transdutor de pressão na altura do eixo flebostático; paciente em posição supina.

com as instruções do fabricante e quando necessário. Após aparecer o valor 0 mmHg nos monitores, voltar a ocluir a torneira, acoplar a tampa e mantê-la aberta para o paciente. Este passo elimina o efeito da pressão atmosférica na leitura da pressão arterial; é chamado de zero atmosférico.

14. Avaliar se a leitura da curva de pressão arterial se inicia no monitor e fazer o ajuste apropriado da escala. Configurar alarmes e inserir o nome da curva e a cor de identificação.[7] Por padrão adota-se nos monitores multiparamétricos a cor vermelha para a pressão arterial sistêmica.

CUIDADOS NA MANUTENÇÃO DO SISTEMA

1. Manter o nivelamento constante do transdutor com o eixo flebostático: refazer o nivelamento sempre que alterações na cabeceira e na altura da cama forem realizadas ou quando houver mudança no decúbito do paciente.

2. Repetir periodicamente a zeragem do sistema (zero atmosférico) de acordo com a política institucional, porém pelo menos 2 vezes/dia de ser realizado.

3. Manter o sistema pressurizado a 300 mmHg a fim de garantir fluxo contínuo de solução salina e prevenir obstrução do sistema. Atentar para bolsas que possam estar com defeito e perder a pressão, pois isso compromete a leitura adequada da pressão arterial, e também favorece a obstrução do cateter, visto que a pressurização garante fluxo contínuo de salina pelo cateter.

4. Trocar a bolsa de solução salina quando estiver com menos de 1/4 de sua capacidade ou de acordo com a política institucional.

5. Garantir que o sistema esteja livre de bolhas, sangue, coágulos, dobras e obstruções e que as conexões estejam firmemente conectadas. Evitar usar

extensores para conectar o sistema de transdutor de pressão ao paciente, pois, dependendo da complacência do extensor, isso pode comprometer a acurácia da leitura da pressão arterial.

6. Avaliar a frequência de resposta do sistema pela realização do teste de onda quadrada a cada 6 horas ou de acordo com a política institucional. Para maiores detalhes sobre o teste de onda quadrada, ver adiante "Frequência de resposta ótima e fidedignidade da curva pressórica".
7. Monitorar frequentemente perfusão, coloração e temperatura do membro cateterizado.
8. Fazer curativo na inserção do cateter arterial e padronizar a periodicidade de trocas de acordo com a política institucional.
9. Realizar a troca de todo o sistema no máximo a cada 96 horas ou de acordo com a política institucional.

IMPACTO DO NIVELAMENTO NA LEITURA DA PRESSÃO ARTERIAL

A leitura da pressão intravascular pode ser negativamente impactada pelo nivelamento não adequado do transdutor de pressão. Cada 2,5 cm de desnivelamento corresponde a 2 mmHg de erro na leitura pressórica, como mostram os seguintes exemplos:

Se o coração estiver 25 cm *abaixo* do transdutor de pressão, isso implicará em um valor pressórico 20 mmHg *abaixo* do valor real (Figura 11.3);

Se o coração estiver 25 cm *acima* do transdutor de pressão, isso implicará em um valor pressórico 20 mmHg *acima* do valor real (Figura 11.4).

FREQUÊNCIA DE RESPOSTA ÓTIMA E FIDEDIGNIDADE DA CURVA PRESSÓRICA

Todo transdutor de pressão impõe um grau de amortecimento ao sistema. O amortecimento ideal resulta em curva pressórica mais fisiológica e em valores pressóricos fidedignos, assim como outros parâmetros obtidos a partir do contorno de pulso com maior acurácia.

Um sistema de monitorização de pressão invasiva superamortecido resultará em valores de pressão sistólica subestimados e em valores de pressão diastólica superestimados. Por sua vez, um sistema subamorteci-

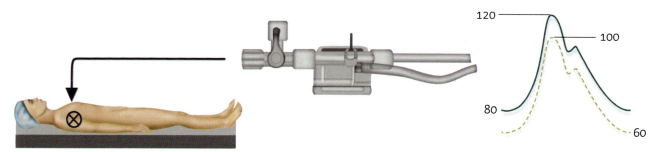

■ **Figura 11.3** Impacto do nivelamento na leitura da pressão arterial – coração 25 cm abaixo do transdutor de pressão, valor subestimado em 20 mmHg.

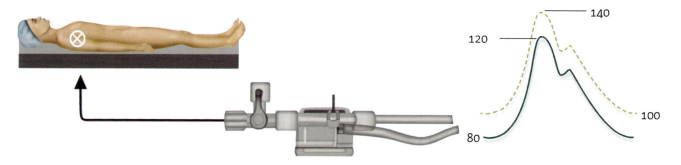

■ **Figura 11.4** Impacto do nivelâmento na leitura da pressão arterial – coração 25 cm acima do transdutor de pressão, valor superestimado em 20 mmHg.

do resultará em valores sistólicos e diastólicos super e subestimados, respectivamente.

O teste de onda quadrada é um método simples para avaliar a resposta dinâmica e o grau de amortecimento do sistema a partir da observação do número de oscilações resultantes. Para realizar o teste, deve-se seguir os seguintes passos:

1. Apertar ou puxar o dispositivo de *flush* do transdutor de pressão por alguns segundos.
2. Observar o platô gerado na curva pressórica exibida no monitor de cabeceira.
3. Contar as oscilações após o platô e observar a distância entre as oscilações (Figuras 11.5 a 11.7).

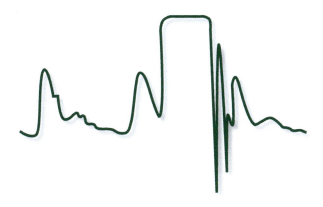

■ **FIGURA 11.5** Sistema com frequência de resposta ótima: observa-se 1,5-2 oscilações após o platô, valores pressóricos fidedignos.

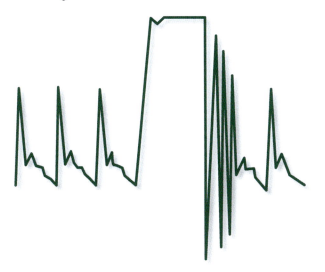

■ **FIGURA 11.6** Sistema subamortecido: observa-se >2 oscilações após o platô, valores sistólicos superestimados e diastólicos subestimados.

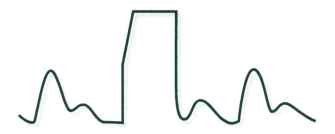

■ **FIGURA 11.7** Sistema superamortecido: observa-se < 1,5 oscilações após o platô, valores sistólicos subestimados e diastólicos podem estar superestimados ou sem alterações.[8]

TERMODILUIÇÃO TRANSPULMONAR

Pela técnica de termodiluição transpulmonar (TDTP) é possível obter parâmetros essenciais para a avaliação da oferta de oxigênio (DO_2), como o DC e suas variáveis: pré-carga, pós-carga e contratilidade. Além dos parâmetros citados, a TDTP pode quantificar a água pulmonar extravascular (APEV), auxiliando no manejo de pacientes com síndrome do desconforto respiratório agudo (SDRA) ou insuficiência cardíaca.[9,10]

O DC medido por TDTP segue os mesmos princípios da termodiluição pulmonar realizada pelo cateter de Swan Ganz, exceto que no caso da TDTP, da via distal do *bolus* de solução fria (< 10 °C) é injetado através de um cateter venoso central (CVC) e a variação da concentração de temperatura sanguínea ao longo do tempo é detectada por um termístor localizado na ponta de um cateter inserido na artéria femoral ou axilar do paciente, de acordo com o fabricante do monitor de DC. A solução térmica resfriada mistura-se ao sangue e flui pelas câmaras cardíacas direitas, pela circulação pulmonar, pelas câmaras cardíacas esquerdas e, ao ser ejetada na aorta, ganha a grande circulação e pode ser detectada pelo termístor do cateter.[11]

Atualmente, os principais sistemas disponíveis no mercado para realizar a TDTP são o VolumeView® (Edwards Lifesciences; Figura 11.8) e o PiCCO® (Pulsion Medical Systems, Getinge; Figura 11.9). A montagem de ambos os sistemas é similar e estes devem ser constituídos obrigatoriamente pelos seguintes itens:

- Cateter venoso central com sensor de temperatura acoplado à via distal para medir a temperatura do *bolus* de solução salina fria injetado para a realização da TDTP;

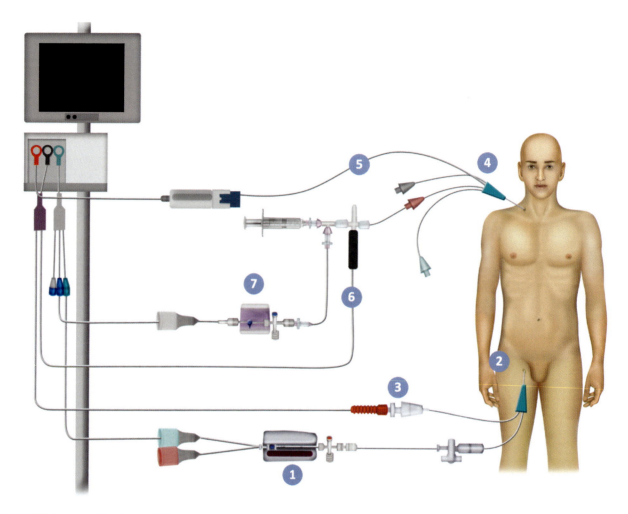

■ **FIGURA 11.8** Plataforma EV100, componentes: (1) Sensor VolumeView®; (2) Cateter femoral com termístor; (3) Cabo do termístor; (4) Cateter venoso central (CVC); (5) Chave *manifold*; (6) Cabo de leitura de temperatura do *bolus*; (7) Transdutor de pressão.

- Transdutor de pressão conectado à linha distal do cateter venoso central para medida contínua da pressão venosa central (PVC);
- Cateter de artéria femoral ou axilar com termístor para leitura contínua de temperatura sanguínea;
- Transdutor de pressão conectado ao cateter de artéria femoral para leitura contínua da pressão arterial, DC, volume sistólico (VS) e VVS;
- Monitor multiparamétrico, monitor hemodinâmico e cabos pressóricos compatíveis.

INJEÇÃO DE *BOLUS* PARA TERMODILUIÇÃO TRANSPULMONAR

A quantidade mínima de solução salina para execução do *bolus* é sugerida pelo monitor de DC a partir da área de superfície corpórea do paciente, podendo variar entre 10 e 20 mL. Recomenda-se que a temperatura da solução salina esteja abaixo de 10°C para causar variação na temperatura do sangue que possa ser mensurada pelo termístor do cateter arterial. Para realização da TDTP, deve-se executar os seguintes passos:

1. Assegurar-se de que o transdutor de pressão para linha venosa central e o transdutor de pressão para linha arterial estejam devidamente pressurizados e preenchidos com solução salina, instalados em suporte compatível e conectados aos cabos pressóricos do monitor de DC, bem como aos cabos de pressão invasiva que fazem interface com o monitor de cabeceira.

2. Lavar a chave *manifold* do sistema (item 5 da Figura 11.8), tirando todo o ar. Conectar a cha-

capítulo 11 — ANÁLISE DE CONTROLE DE PULSO E TERMODILUIÇÃO TRANSPULMONAR ...

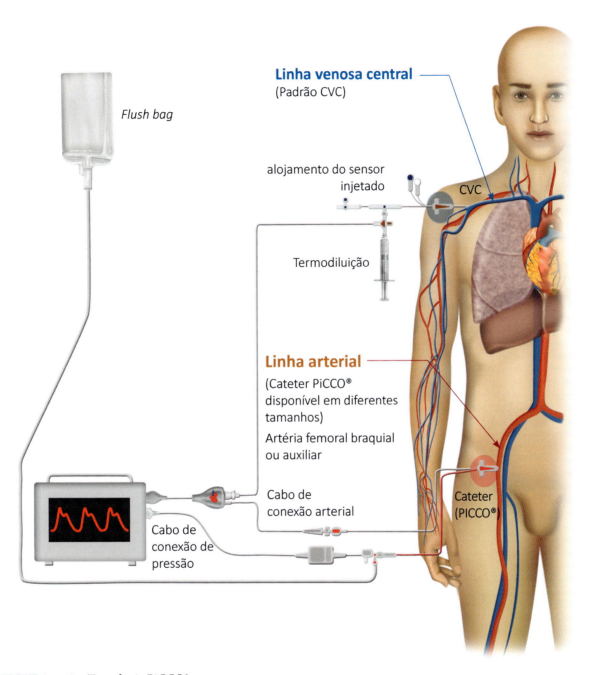

FIGURA 11.9 Tecnologia PiCCO®.

ve preferencialmente na via distal do CVC e o transdutor de pressão à chave *manifold*, como ilustrado na Figura 11.10.

3. Conectar o transdutor arterial ao cateter da artéria. Manter o nivelamento de ambos os transdutores na altura do eixo flebostático e realizar a zeragem nos monitores de DC e multiparamétrico.

4. Conectar o cabo do termístor à via lateral do cateter arterial. Confirmar o início da leitura da temperatura do sangue no monitor de DC.

5. Conectar o cabo de leitura de temperatura do *bolus* na chave *manifold* previamente conectada à via distal do CVC (Figura 11.10).

6. Identificar, no monitor de DC, a tela adequada para iniciar a TDTP (isto pode variar de acordo com o fabricante).

7. Selecionar, no monitor de DC, o volume de solução salina a ser injetado (observar volume mínimo recomendado para *bolus* na tela do monitor).

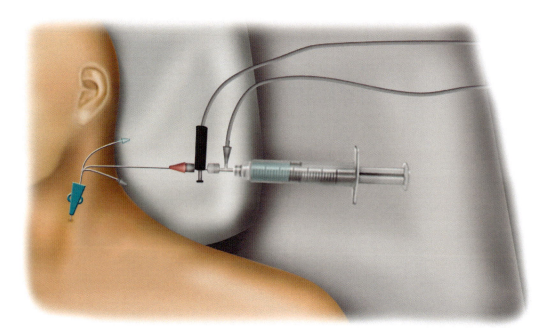

■ **FIGURA 11.10** Conexão adequada do cabo de leitura de temperatura do *bolus*, do tubo extensor do transdutor de pressão e da seringa à chave *manifold*. Conexão da chave à via distal do CVC.

8. Conectar uma seringa com o volume previamente recomendado de solução salina fria (< 10°C) à via lateral da chave *manifold* (Figura 11.10).
9. Apertar "Iniciar TDTP" no monitor de DC e aguardar liberação para injetar o primeiro *bolus*. Assim que liberado, injetar a solução salina fria de forma rápida e contínua.
10. Aguardar a análise da curva e observar o valor dos primeiros parâmetros.
11. Fazer um total de três a cinco *bolus* e revisar as curvas. Selecionar os valores e curvas com morfologia obtidos forem semelhantes, prosseguir para que o monitor realize a média dos valores aceitos. Se as curvas forem discrepantes, repetir a série de *bolus* até alcançar três curvas semelhantes para a realização da média (Figura 11.11).[12]

Os cuidados para a manutenção do sistema são os mesmos já descritos anteriormente: manutenção do nivelamento dos transdutores de pressão na altura do eixo flebostático do paciente, zeragem periódica, avaliação da frequência de resposta, pressurização em 300 mmHg, troca do sistema e curativos de acordo com a política institucional. Deve-se realizar a TDTP a cada 8 horas para garantir a calibração do método de análise de contorno de pulso, ou de acordo com a necessidade de reavaliação dos parâmetros intermitentes ou conforme as alterações de doses de vasopressores ocorram.[13]

Os parâmetros contínuos obtidos pelo método contorno de pulso e os parâmetros intermitentes obtidos pela TDTP são descritos a seguir:[14]

Parâmetros contínuos – contorno de pulso:
- DC;*
- VVS;
- VPP;

Parâmetros intermitentes – TDTP:
- Volume diastólico final global (VDFG);*
- Fração de ejeção global (FEG);
- Água pulmonar extravascular (APEV);*
- Permeabilidade vascular pulmonar (PVP);*
- DC;*
- VS;*
- Resistência vascular sistêmica (RVS).*

---

*Todos esses valores podem ser indexados de acordo com a área de superfície corporal.

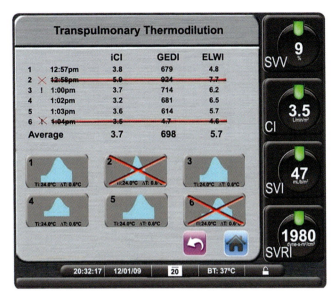

■ **FIGURA 11.11** Seleção de curvas para cálculo da média e obtenção dos valores hemodinâmicos medidos por meio da TDTP (tela da Plataforma EV1000®).

CONSIDERAÇÕES FINAIS

A monitorização hemodinâmica em pacientes graves deve ser realizada de forma precoce e com o objetivo de restabelecer a perfusão tecidual o mais rápido possível. A equipe de enfermagem tem papel fundamental na montagem e na manutenção adequadas do sistema para minimizar interferências que possam comprometer a acurácia dos parâmetros aferidos e, consequentemente contribuir para condutas equivocadas.

A estimativa do DC pela análise do contorno de pulso foi um grande avanço para a monitorização hemodinâmica minimamente invasiva de pacientes graves. Entretanto, sua acurácia é altamente dependente da qualidade da curva de pressão arterial.

Por fim, com a termodiluição transpulmonar, é possível a obtenção de parâmetros hemodinâmicos essenciais, como o DC, além da determinação da água pulmonar extravascular, que podem auxiliar no manejo de pacientes graves com insuficiência cardíaca ou SRDA.

REFERÊNCIAS

1. Huygh J, Peeters Y, Bernards J, Malbrain ML. Hemodynamic monitoring in the critically ill: An overview of current cardiac output monitoring methods. F1000 Research. 2016;5:2855.
2. Hendy A, Bubenek S. Pulse waveform hemodynamic monitoring devices: recent advances and the place in goal directed therapy in cardiac surgical patients. Rom J Anaesth Intensive Care. 2016;23(1):55-65.
3. Slagt C, Malagon I, Groeneveld A. Systematic review of uncalibrated arterial pressure waveform analysis to determine cardiac output and stroke volume variation. Brit J Anaesthesia. 2014;112(4):626-37.
4. Pinsky M R. Defining the boundaries of bedside pulse contour analysis: dynamic arterial elastance. Crit Care. 2011;15(1):120.
5. Scheer BV, Perel A, Pfeiffer UJ. Clinical review: Complications and risk factors of peripheral arterial catheters used for haemodynamic monitoring in anaesthesia and intensive care medicine. Crit Care. 2002;6:198-204.
6. Gilbert M. Principles of pressure transducers, resonance, damping and frequency response. Anaesth Intens Care Med. 2012;13(1):1-6.
7. Dias FS, Rezende E, Mendes CL, Réa-Neto A, David CM, Schettino G et al. Parte II: monitorização hemodinâmica básica e cateter de artéria pulmonar. RBTI. 2006;18(1):63-77.
8. McGee WT, Young C, Frazier JA (eds.). Quick guide to cardiopulmonary care. 4. ed. Disponível em: https://education.edwards.com/quick-guide-to-cardiopulmonary-care-4th-edition/220356#. Acesso em: 03/03/2022.

9. Bendjelid K, Giraud R, Siegenthaler N, Michard F. Validation of a new transpulmonary thermodilution system to assess global end-diastolic volume and extra-vascular lung water. Crit Care. 2010;14:R209.

10. Kiefer K, Hofer CK, Marx G, Geisen M, Giraud R, Siegenthaler N et al. Clinical validation of a new thermodilution system for the assessment of cardiac output and volumetric parameters. Crit Care. 2012;16:R98.

11. Isakow W, Schuster DP. Extravascular lung water measurements and hemodynamic monitoring in the critically ill: bedside alternatives to the pulmonary artery catheter. Am J Physiol Lung Cell Mol Physiol. 2006;291: L1118-31.

12. Monnet X, Persichini R, Ktari M, Jozwiak M, Richard C, Teboul JL. Precision of the transpulmonary thermodilution measurements. Crit Care. 2011;15:R204.

13. Slagt C, Helmi M, Malagon I, Johan Groeneveld AB. Calibrated versus uncalibrated arterial pressure waveform analysis in monitoring cardiac output with transpulmonary thermodilution in patients with severe sepsis and septic shock. Eur J Anaesthesiol. 2015;32:5-12.

14. Hofkens P, Verrijcken A, Merveille K, Neirynck S, Van Regenmortel N, De laet I et al. Common pitfalls and tips and tricks to get the most out of your transpulmonary thermodilution device: results of a survey and state-of-the-art review. Anestezjol Intensywna Ther. 2015;47(2):89-116.

12

Análise de Contorno de Curva de Pletismografia

Diná Mie Hatanaka
Carolina Baeta Neves Duarte Ferreira
Murillo Santucci Cesar de Assunção

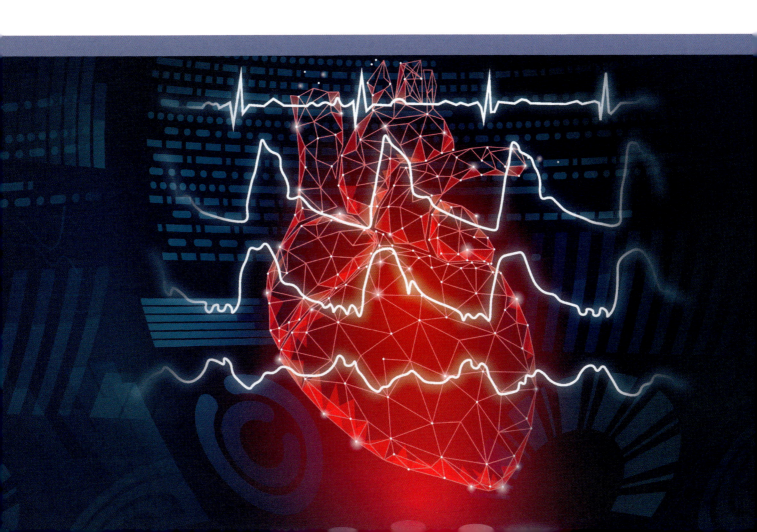

DESTAQUES

- As medidas estáticas, como a pressão venosa central e a pressão de oclusão da artéria pulmonar, têm baixas sensibilidade e especificidade para predizer fluidorresponsividade;
- Durante a inspiração do paciente sob ventilação mecânica com pressão positiva, há diminuição da pré-carga das câmaras direitas cardíacas (por aumento da pressão intratorácica) e da pós-carga do lado esquerdo do coração (pela expansão da caixa torácica e da aorta), favorecendo a velocidade máxima do sangue aórtico ao final do período inspiratório;[1]
- A análise do formato de curva de pletismografia apresenta vantagem baseada na possibilidade de avaliar a medida dinâmica de fluidorresponsividade de forma totalmente não invasiva pela oximetria de pulso;
- Há dois parâmetros dinâmicos de fluidorresponsividade derivados da análise da curva de pletismografia: variação do formato de onda pletismográfica no oxímetro de pulso e índice de variação pletismográfica;
- Se a variação do formato de onda pletismográfica no oxímetro de pulso e o índice de variação pletismográfica forem maiores que 13%, a administração de fluido pode ser considerada com o objetivo de incrementar o índice cardíaco nos casos em que exista hipoperfusão tecidual;
- É possível monitorizar a pressão arterial de forma contínua e não invasiva por meio de novas tecnologias que também permitem monitorizar o débito cardíaco e parâmetros dinâmicos de fluidorresponsividade;
- Os parâmetros baseados na análise da pletismografia e na curva de oximetria podem ter a monitorização prejudicada nos casos em que há prejuízo no perfusão perférica e também naqueles que recebem altas doses de vasopressores.

INTRODUÇÃO

Fluidorresponsividade, tema que vem sendo estudado há mais de 30 anos, é o aumento do débito cardíaco (DC) de 10% a 15% em resposta à administração de fluidos.

As medidas estáticas, como a pressão venosa central (PVC) e a pressão de oclusão da artéria pulmonar (POAP), por estarem sujeitas a influências diversas (p. ex., momento do ciclo cardíaco ou respiratório em que são avaliadas, pressão intra-abdominal, variabilidade do nível flebostático adotado como referência em cada setor do hospital), têm baixas sensibilidade e especificidade para predizer fluido-responsividade.[2,3]

Já parâmetros dinâmicos de fluidorresponsividade são, por definição, aqueles em que um aumento reversível na pré-carga tem efeito no DC estudado. Isso pode ser avaliado pela observação dos efeitos produzidos pela interação coração-pulmão em pacientes sob ventilação mecânica invasiva ou pela elevação passiva de membros inferiores sobre o índice cardíaco, por exemplo. Os parâmetros dinâmicos podem ser classificadas em três categorias:[4]

- **Grupo A:** estudam as variações cíclicas causadas pela ventilação mecânica em variáveis relacionadas ao DC, como variação de volume sistólico (ΔVS), variação de pressão de pulso (ΔPP) e índice de variação pletismográfica (IVP);
- **Grupo B:** estudam as variações cíclicas causadas pela ventilação mecânica em variáveis não relacionadas ao DC, como diâmetro da veia cava;
- **Grupo C:** estudam as manobras de redistribuição de pré-carga e não dependem de ventilação mecânica (elevação passiva de pernas ou manobra de Valsalva).

Nos grupos A e B, os mais usados rotineiramente, fica clara a importância da ventilação mecânica e da influência da interação entre coração e pulmões na análise dos parâmetros dinâmicos de fluidorresponsividade. Durante a inspiração do paciente ventilado mecanicamente, há diminuição da pré-carga das câmaras direitas cardíacas (por aumento da pressão intratorácica) e diminuição da pós-carga do lado esquerdo do coração (pela expansão da caixa torácica e da aorta), favorecendo a velocidade máxima do sangue aórtico ao final do período inspiratório. Durante a expiração, que ocorre de 4 a 5 batimentos após a inspiração, aquela menor pré-carga, que havia chegado às câmaras direitas, chega às câmaras esquerdas e é ejetada, de forma que, na expiração, há diminuição no volume de ejeção (Figura 12.1).[4]

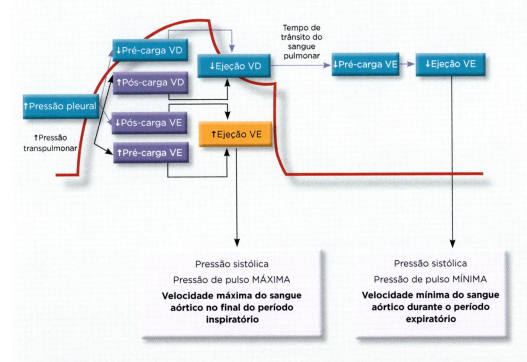

FIGURA 12.1 Alterações no volume sistólico de VE durante a respiração sob pressão positiva.
VD: ventrículo direito; **VE:** ventrículo esquerdo.
Fonte: Modificada de Michard e Teboul, 2000.[5]

Atualmente, preconiza-se que parâmetros dinâmicos sejam utilizados para identificar pacientes responsivos a fluidos no período perioperatório e na fase de otimização na abordagem de pacientes em estado de choque, já que estes apresentam sensibilidade e especificidade entre 80% e 100% na predição da resposta à administração de volume.[3,6]

AVALIAÇÃO DA PLETISMOGRAFIA

Existem dois métodos de análise da curva de pletismografia como parâmetro dinâmico de fluidorresponsividade: a variação do formato de onda pletismográfica no oxímetro de pulso (ΔPOP) e o IVP. A análise do formato de curva de pletismografia, que vem sendo estudada e avaliada nos últimos 20 anos, foi possível graças aos avanços no processamento do sinal digital e na tecnologia utilizada nos oxímetros de pulso. Sua vantagem é a possibilidade de avaliar a medida dinâmica de fluidorresponsividade de forma totalmente não invasiva, apenas pela oximetria de pulso.

Tanto a ΔPOP quanto o IVP são obtidos por meio da análise contínua da curva não tratada da oximetria, de acordo com as seguintes fórmulas:

$$\Delta POP = \frac{(POP_{máx} - POP_{mín})}{[(POP_{máx +} POP_{mín}) \times 0,5]}$$

onde $POP_{máx}$ e $POP_{mín}$ representam, respectivamente, a máxima e a mínima amplitude da curva pletismográfica em um ciclo respiratório;

$$IVP = [(PI_{máx +} PI_{mín})/PI_{máx}] \times 100$$

onde $PI_{máx}$ e $PI_{mín}$ representam, respectivamente, os valores máximo e mínimo do índice de perfusão pletismográfica (IP) em um ciclo respiratório. O IP é obtido pela razão entre a absorção de luz infravermelha pulsátil e não pulsátil do oxímetro de pulso e é equivalente, fisiologicamente, à amplitude do formato de onda da pletismografia.

O IVP pode ser monitorado de forma contínua, à beira-leito.

Basicamente, quanto maiores os valores de ΔPOP ou de IVP, maior a chance do paciente sob ventilação mecânica ser responsivo à infusão de fluidos (isto é, apresentar aumento no DC de pelo menos 10% após a infusão). Entretanto, é necessário respeitar os princípios para se avaliar os parâmetros dinâmicos de fluidorresponsividade: ausência de arritmia cardíaca, pressão expiratória final positiva (PEEP) menor que 10

cmH_2O, volume corrente (VC) maior ou igual a 8 mL/kg de peso predito pela estatura, ausência de esforço respiratório, caixa torácica hermeticamente fechada, ausência de disfunção ventricular direita e ausência de condições que aumentem a pós-carga da via de saída de ventrículo direito.

Uma metanálise com 232 pacientes mostrou sensibilidade de 80% e especificidade de 76% dos métodos descritos na identificação de pacientes fluidorresponsivos quando valores de corte de 9,5% a 13% eram adotados.[7]

De maneira geral, se ΔPOP ou IVP forem maiores que 13%, administração de fluido pode ser considerada com o objetivo de incrementar o índice cardíaco nos casos em que exista hipoperfusão tecidual.

Em pacientes submetidos à neurocirurgia em posição sentada, uma vez que o posicionamento supostamente poderia causar perda de acurácia das medidas dinâmicas de fluidorresponsividade, foi demostrado que o IVP, assim como a variação da pressão de pulso (ΔPP), obtida pela análise da curva de pressão arterial invasiva, apresentou sensibilidade de 83% e especificidade de 91% (curva roc 87%) na identificação de pacientes responsivos a desafio hídrico.[8]

Outro estudo realizado com pacientes de moderado risco submetidos a artroplastias maiores não mostrou benefício do uso de IVP para guiar infusão de fluidos em termos de diminuição de tempo de internação ou redução de complicações. Entretanto, os próprios autores discutem que o *cut off* de 13% pode estar na "zona cinzenta" do método e, além disso, aparentemente, houve pouca adesão dos anestesiologistas ao protocolo do estudo.[9]

LIMITAÇÕES

Tanto a ΔPOP quanto o IVP podem sofrer grandes variações quando avaliados em pacientes com alteração na perfusão periférica. Assim, pacientes em uso de altas doses de vasopressores ou com diminuição na perfusão devem ser monitorizados por outros métodos.

O IVP pode ser medido em três locais: nos dedos, na fronte ou no lobo auricular. Os dois últimos sofrem menos influência, em termos de perfusão local, caso o paciente esteja em uso de fármacos vasopressores.[7-9]

OUTROS MÉTODOS NÃO INVASIVOS DE MONITORIZAÇÃO DA FLUIDOR-RESPONSIVIDADE

Atualmente existem dois monitores não invasivos capazes de monitorar a pressão arterial de forma contínua não invasiva: *continuous non-invasive arterial pressure monitor* (CNAP®), LiDCO e ClearSight® – Edwards Lifesciences. O método utilizado pelos fabricantes é o mesmo, embora alguns algoritmos sejam específicos de cada um. Basicamente, um *cuff* de dedo é usado e, em conjunto com a oximetria de pulso, uma pressão é continuamente aplicada a fim de manter o volume de sangue no dedo constante. Assim, na sístole, quando aumenta a absorção de luz, por incremento do volume sanguíneo na extremidade, a pressão do *cuff* precisa ser aumentada. Durante a diástole, quando o volume do sangue no dedo cai, a pressão no *cuff* também é aliviada. Por essas variações de pressão, *softwares* são capazes de criar uma curva de pressão braquial do paciente monitorizado[10] Figura 12.2.

Utilizam-se fonte de luz infravermelha e sensor de medida contínua do volume sanguíneo, associados ao *cuff* de pressão do dedo, que infla e desinfla para manter volume sanguíneo constante e, assim, realizar a contrapressão para gerar a forma da curva de pressão arterial. Uma medida absoluta da pressão arterial pelo *cuff* braquial do braço é utilizada para escalonar a curva de pressão arterial braquial, e dessa maneira, por algoritmo de acordo com o fabricante, passa a ser possível estimar o volume sistólico gerada, o DC, a resistência vascular sistêmica e a variação de volume sistólico (VVS) derivada do contorno de pulso não invasivo. Assim, obtém-se uma curva contínua de pressão sem a necessidade de punção arterial.[10,11]

Da mesma forma que a avaliação da pletismografia, os monitores não invasivos da análise da curva de pressão arterial não devem ser utilizados em pacientes com baixa perfusão periférica ou que necessitem de doses elevadas de vasopressores.[11]

Quanto à acurácia dos valores estimados, estudos mostram que ambos os métodos apresentam valores de pressão arterial média comparáveis aos valores obtidos por meio de punção arterial. Sobre o DC e a VVS, os valores acompanham a mesma tendência apresentada por estimativas obtidas pela análise de contorno de pulso em curvas de artérias cateterizadas. Assim, os métodos não invasivos de monitoração de pressão ar-

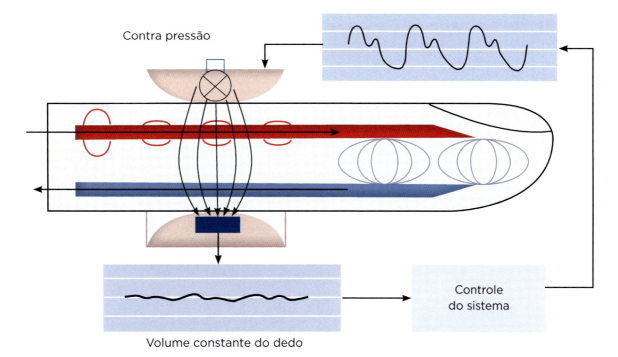

■ FIGURA 12.2 Funcionamento do método do clampe de dedo para monitorização não invasiva do débito cardíaco e fluidorresponsividade.

terial contínua, bem como a análise de DC e variáveis dinâmicas, podem ser empregados com segurança em pacientes com boa perfusão periférica.[10,11]

CONSIDERAÇÕES FINAIS

O uso de tecnologias para monitorização da análise da curva de pletismografia pode fornecer parâmetros dinâmicos de fluidorresponsividade, monitorização da pressão arterial contínua não invasiva e DC. Dentro do bloco cirúrgico apresentam maior aplicabilidade quando comparado com pacientes de maiores complexidades internados em ambiente de terapia intensiva. Estes pacientes cirúrgicos de menor gravidade e que não apresentam indicação de monitoração invasiva da pressão arterial podem se beneficiar pela adequação da perfusão tecidual quando necessário, sendo úteis para evitar a infusão de fluidos empírica sem avaliar a resposta do incremento do fluxo sanguíneo. Também podem contribuir no pós-operatório para ajustes finos da perfusão tecidual.

Especial atenção e talvez possa contribuir na monitorização inicial de pacientes com instabilidade hemodinâmica ainda na abordagem inicial dentro da sala de emergência, porém ainda são necessários ensaios clínicos robustos para demonstrar algum benefício.

REFERÊNCIAS

1. Michard F. Changes in arterial pressure during mechanical ventilation. Anesthesiology. 2005;103:419-28.
2. Nahouraii RA, Rowell SE. Static measures of preload assessment. Crit Care Clin. 2010;26:295-305.
3. Cherpanath TGV, Aarts LPHJ, Groeneveld JAB, Geerts BF. Defining fluid responsiveness: a guide to patient-tailored volume titration. J Cardiothorac Vasc Anesth. 2014;3:745-54.
4. Enomoto TM, Harder L. Dynamic indices of preload. Crit Care Clin. 2010;26:307-21.
5. Michard F, Teboul JL. Using heart-lung interactions to assess fluid responsiveness during mechanical ventilation. Crit Care. 2000;4:282-9.
6. Thiele RH, Raghunathan K, Brudney CS, Lobo DN, Martin D, Senagore A et al. American Society for Enhanced Recovery (ASER) and Perioperative Quality Initiative (POQI) joint consensus statement on perioperative fluid management within an enhanced recovery pathway for colorectal surgery. Perioper Med. 2016;5:24-39.
7. Sandroni C, Cavallaro F, Marano C, Falcone C, De Santis P, Antonelli M. Accuracy of plethysmographic indices as predictors of fluid responsiveness in mechanically ventilated adults: a systematic review and meta-analysis. Intensive Care Med. 2012;38:1429-37.
8. Bapteste L, Carrillon R, Javelier S, Guyotat J, Desgranges FP, Lehot JJ et al. Pulse pressure variations and plethysmographic variability index measured at ear are able to predict fluid responsiveness in the sitting position for neurosurgery. J Neurosurg Anesthesiol. 2020;32(3):263-7.
9. Fischer MO, Lemoine S, Tavernier B, Bouchakour CE, Colas V, Houard M et al. Individualized fluid management using the pleth variability index. Anesthesiology.2020;133:31-40.
10. Raggi EP, Sakai T. Update on finger-applicaton-type noninvasive continuous hemodynamic monitors (CNAP and ccNexfin): physical principles, validation, and clinical use. Semin Cardiothorac Vasc Anesth. 2017;21(4):321-9.
11. Ameloot K, Palmers PJ, Malbrain MLNG. The accuracy of noninvasive cardiac output and pressure measurements with finger cuff: a concise review. Curr Opin Crit Care. 2015;21:232-9.

13

Bioimpedância Torácica

Décio Diament
Antonio Cláudio do Amaral Baruzzi

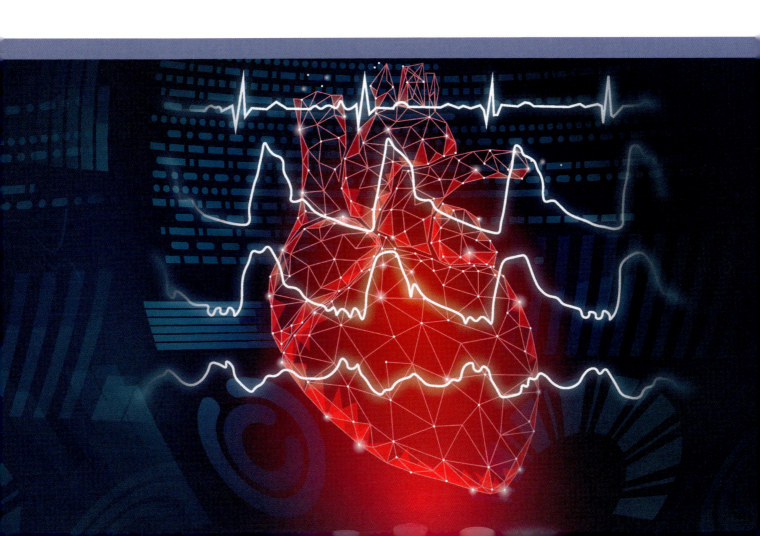

DESTAQUES

- A bioimpedância torácica é uma técnica não invasiva de estimativa do volume sistólico cardíaco;
- A bioimpedância torácica pode ser utilizada para mensuração de variáveis hemodinâmicas em pacientes ambulatoriais e internados, inclusive em unidade de terapia intensiva.

INTRODUÇÃO

Impedância (Z) é definida como a resistência (R) e reatância (X) total de um circuito de corrente alternada. R é a capacidade de um corpo qualquer se opor à passagem de corrente elétrica; X é a oposição natural de indutores à variação de corrente elétrica e de capacitores à variação de tensão elétrica. R também é o inverso da condutividade da corrente elétrica, que é a capacidade inerente de um material de conduzir corrente elétrica. Bioimpedância é o termo aplicado à utilização de instrumentos que medem a impedância elétrica de tecidos em seres vivos.

A bioimpedância torácica (BIT) é um método de mensuração da variação de impedância no tórax com a finalidade de estimar o volume sistólico (VS).[1] Associada à mensuração da frequência cardíaca, fornece o débito cardíaco (DC). Existem muitas técnicas de estimativa do DC, sendo todas baseadas em premissas físicas e matemáticas, com erros inerentes que necessitam de quantificação, entendimento e minimização. Algumas dessas técnicas não são facilmente aplicáveis à beira-leito e outras são invasivas e onerosas.

A BIT se baseia no princípio físico da variação da impedância produzida pela variação de volume ou forma de um corpo colocado entre dois eletrodos em um circuito de corrente alternada de alta frequência. Durante o ciclo cardíaco há variação cíclica do calibre dos grandes vasos sanguíneos torácicos, causando variações rítmicas na impedância torácica que podem ser usadas para calcular o VS.[2,3]

HISTÓRICO E CONCEITOS

Nas primeiras décadas do século 20, diversos autores utilizaram o princípio da BIT para estudar as variações de volume do coração. Nyboer,[4] em 1946, usou a BIT para mensurar a variação do volume dos grandes vasos torácicos durante o ciclo cardíaco para estimar o VS, e chamou esse método de "pletismografia de impedância". A equação usada para estimar o VS era:

$$VS = \rho \frac{A^2}{Z_0^2} \Delta Z$$

Em que:

VS: volume sistólico (mL/batimento);

ρ: resistividade do sangue (ohms);

A: distância entre os eletrodos internos (cm);

Z_0: impedância básica (ohms);

ΔZ: variação da impedância (ohms).

Essa equação tem a desvantagem de usar a resistividade do sangue, que pode variar muito dependendo do indivíduo. Além disso, considerava a variação da impedância, cuja mensuração requeria extrapolação gráfica e era sujeita a erros.

Em, 1952 Bonjer et al.[5] demonstraram que a variação da impedância torácica é causada pela variação cíclica no volume de sangue nos grandes vasos. Posteriormente Kubicek,[6] trabalhando no programa espacial da *National Aero Space Administration* (NASA), nos Estados Unidos, desenvolveu um método para estimar o VS dos astronautas em voo, aperfeiçoando a equação de Nyboer ao usar a primeira derivada (dZ/dt) da variação da impedância (ΔZ), o que possibilitou melhor visualização dos pontos de inflexão da curva de impedância, permitindo determinar com mais precisão o ponto de inflexão máxima. O tórax era considerado um cilindro (Figura 13.1) devido à compleição física ideal dos astronautas. A equação de Kubicek era:

$$VS = \rho \cdot \frac{A^2}{Z_0^2} \cdot T \cdot \frac{dZ}{dt}_{máx}$$

Em que:

VS: volume sistólico (mL/batimento);

ρ: resistividade do sangue (ohms);

A: distância entre os eletrodos internos (cm);

Z_0: impedância básica (ohms);

$(dZ/dt)_{máx}$: inflexão máxima da primeira derivada da mudança da impedância (ohms);

T : tempo de ejeção ventricular (s).

Entretanto, a metodologia de Kubicek tinha muitas limitações, como a impossibilidade de determinar a resistividade elétrica do sangue, a inconstância dos resultados, os valores superestimados de VS em pacientes com edema pulmonar, o uso de eletrodos em cinta inelástica no tórax (dificultando a respiração) e a necessidade de apneia expiratória para medição, além de equipamentos caros e complexos de difícil calibração.

Nos anos 1980, Sramek[7] aperfeiçoou a técnica da BIT introduzindo o conceito de tecidos eletricamente participantes no lugar da resistividade. Além disso, mudou a terminologia de impedância básica do tórax

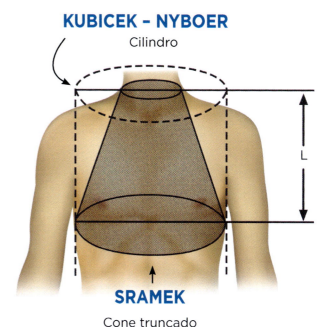

■ **FIGURA 13.1** Comparação entre a concepção de tórax de Nyboer e Kubicek (cilindro) e de Sramek (cone truncado).

(Z_0) para índice de fluidos intratorácico (TFI, do inglês *thoracic fluid index*) e a de inflexão máxima da primeira derivada da mudança da impedância [$(dZ/dt)_{máx}$)] para índice de velocidade de ejeção (EVI, do inglês *ejection velocity index*). A equação foi modificada por Bernstein[8] e ficou assim:

$$VS = \frac{A^3}{4,25} \cdot \frac{EVI \cdot VET}{TFI}$$

VS: volume sistólico (mL/batimento);

A: distância entre os eletrodos internos (cm) ou altura torácica;

EVI: *ejection velocity index* ou (máx)dZ/dt (ohms);

VET: tempo de ejeção ventricular (s);

TFI: *thoracic fluid index* ou Z_0: impedância básica (ohms).

O tórax é considerado um cone truncado (Figura 13.1) e os termos físicos são substituídos por termos médicos. A variável "A" deve ser estimada como 17% da altura do paciente, a fim de evitar erros de mensuração da altura do tórax. A primeira fração da equação

($A^3/4{,}25$) representa o valor do volume de tecidos eletricamente participantes. A relação entre o eletrocardiograma (ECG), a curva de variação da impedância (ΔZ) e a $(dZ/dt)_{máx}$ pode ser vista na Figura 13.2.

A impedância elétrica do corpo é inversamente proporcional à sua condutividade. A impedância total do tórax eleva com o aumento da altura ou a diminuição do corte transversal. Três fenômenos superpostos determinam a variação da condutividade do tórax (ΔZ):

- Respiração: a ventilação pulmonar produz mudanças na área transversal do tórax e incremento do retorno venoso. O aumento do volume sanguíneo no território das veias cavas superior e inferior determina variações entre 3% e 7% na Z básica do tórax (Z_0 ou TFI);
- Movimentação: causa mudanças no formato do tórax, alterando sua altura e sua área de corte transversal, produzindo artefatos nas medições;
- Variações cardiovasculares: são causadas pelo fluxo pulsátil de sangue nos grandes vasos do tórax e correspondem a 0,5% da Z_0. As variações de pressão arterial e volume de sangue nas artérias durante o ciclo cardíaco (componente pletismográfico), associadas ao alinhamento aleatório dos eritrócitos no fluxo sanguíneo, originam as variações de impedância torácica. Durante a sístole, a aorta descendente é a principal fonte dessa variação, e há pequena participação da aorta ascendente e das artérias carótidas. Na diástole há participação das veias cavas e pulmonares.

A Z básica do tórax, ou TFI em pacientes normais na posição supina, varia de 20 a 33 ohms nas mulheres e de 27 a 48 ohms nos homens. Em atletas os valores tendem a ser mais baixos, devido à musculatura torácica desenvolvida, que aumenta a condutividade do tórax. Aumento de fluídos no tórax causam elevação da condutividade, resultando em menor impedância e, consequentemente, em TFI mais baixo. A mudança da posição deitado para em pé resulta em queda de 10%

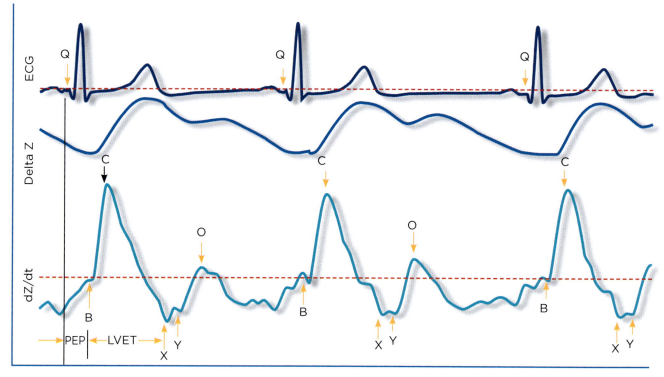

FIGURA 13.2 Curvas de ECG, ΔZ e $(dZ/dt)_{máx}$.

Q: início da despolarização ventricular; B: abertura das valvas aórtica e pulmonar; C: máxima inflexão da dZ/dt ($dZ/dt_{máx}$); O: abertura da valva mitral e enchimento ventricular rápido; X: fechamento da valva aórtica; Y: fechamento da valva pulmonar; PEP: período de pré-ejeção (do inglês *pre-ejection period*), medido de Q até B; LVET: tempo de ejeção do ventrículo esquerdo (do inglês *left ventricular ejection time*), medido de B até X.

Fonte: Modificada de Osypka e Bernestein, *et al.* 1999.[2]

no valor de TFI devido à redistribuição de fluídos pela ação da gravidade.

O aumento de fluídos intersticiais, como no edema pulmonar, resulta em queda do TFI. No caso do edema pulmonar de origem cardiogênica, a diminuição do TFI é acompanhada de diminuição do EVI, cuja redução é mais rápida que a queda na TFI. A relação EVI/TFI diminui, traduzindo a falência cardíaca. No caso de edema pulmonar não cardiogênico como na síndrome desconforto respiratório agudo (SDRA), o TFI diminui, mas o EVI tende a ficar normal ou alto e a relação EVI/TFI aumenta. Essas variáveis podem auxiliar no diagnóstico diferencial do edema pulmonar.[9] Outras causas de diminuição do TFI são derrame pleural, derrame pericárdico e edema de parede torácica. O enfisema subcutâneo e o pneumotórax aumentam o TFI.

O EVI representa o pico de velocidade de ejeção sistólica na aorta descendente e é diretamente relacionado à contratilidade cardíaca. Seu uso deve ser indexado pelo TFI. Os valores normais da relação EVI/TFI em indivíduos normovolêmicos estão entre 0,033 e 0,065 ohm/segundo.

Modificações na relação EVI/TFI provocadas por manipulação hemodinâmica podem ser úteis para determinar o estado volêmico dos pacientes de terapia intensiva. Pacientes supostamente hipovolêmicos, com TFI tendendo a valores altos, submetidos à desafio hídrico e que apresentam aumento significativo do EVI acompanhado de queda pouco significativa do TFI pela infusão de volume, terão aumento da relação EVI/TFI, corroborando o diagnóstico de hipovolemia. Da mesma forma, se ao receber uma alíquota de fluido endovenoso o paciente apresentar queda do EVI e do TFI, a queda da relação EVI/TFI seria sugestiva de hipervolemia.

O tempo de ejeção ventricular (VET) é a duração da sístole mecânica, que vai da abertura até o fechamento da valva aórtica. O VET dura aproximadamente 30% a 37% do batimento cardíaco e tende a diminuir com o aumento da frequência cardíaca. A sístole eletromecânica completa consiste no período de pré--ejeção (PEP) somado ao VET, o que corresponde ao intervalo entre o início da onda Q e o fechamento da valva aórtica. Se a contratilidade cardíaca for normal e a frequência cardíaca e a pós-carga forem constantes, um aumento na pré-carga aumenta o VET por elevar

o volume diastólico final do ventrículo esquerdo (VD-FVE). Se a fração de ejeção também for constante, o resultado é um aumento no VS. O aumento no VET se deve ao maior tempo necessário para ejetar um volume maior. A relação PEP/VET reflete a fração de ejeção do ventrículo esquerdo (FEVE), que é o VS dividido pelo VDFVE.[10]

Utilizando o traçado de ECG acoplado ao traçado de dZ/dt, é possível determinar os intervalos PEP (Q até ponto B) e VET (B até X). Capan *et al.*[11] compararam a relação PEP/VET com a fração de ejeção obtida por cintilografia do miocárdio e obtiveram uma equação de regressão com coeficiente r = 0,85:

$$FEVE = 0,84 - 0,64 \, \frac{PEP}{VET}$$

Em que:

FEVE: fração de ejeção do ventrículo esquerdo;

PEP: período de pré-ejeção;

VET: tempo de ejeção ventricular.

Com a medida do VS e da FEVE é possível estimar o VDFVE e conduzir estudos hemodinâmicos baseados em variações de volume e pressão à beira-leito.

COMPARAÇÃO COM OUTRAS METODOLOGIAS

Os primeiros métodos de estimativa do DC utilizados na prática clínica foram a diluição do corante verde de indocianina e o método de Fick. Esses métodos eram 98% concordantes dentro do intervalo de 25% da linha de identidade, mas apresentavam variação individual de −27 a +58% em medidas simultâneas.[12]

A termodiluição (TD) foi introduzida na clínica com o advento do cateter de artéria pulmonar. Sua concordância com o método de Fick para medição do índice cardíaco é de $\pm0,5$ L/min/m² em 76% das medidas e de $\pm1,0$ L/min/m² em 96%, omitindo-se índices cardíacos acima de 4,0 L/min/m². Apresenta boa reprodutibilidade quando as medições são acopladas ao ciclo respiratório, mas sua acurácia absoluta é baixa. Para que seja obtida boa acurácia são necessárias de três a cinco medidas sucessivas ao acaso.

A acurácia desses métodos varia conforme a faixa de DC. O método de Fick tem acurácia com DC < 4,0 L/min, a diluição do corante com DC > 4,5 L/min e a TD com DC > 5,5 L/min. Em baixos fluxos, a TD superestima o DC. Qualquer comparação de dois métodos com imprecisão de ±20% cada que tenha boa concordância terá a maioria dos pontos de comparação (75%) distribuídos gaussianamente dentro da faixa de variação de ±20% e o restante dos pontos entre ±40% da linha de identidade. Não há um padrão-ouro de estimativa do DC e todos os métodos têm um erro intrínseco de ±15% a ±20%.[13-15]

Em estudo conduzido com pacientes de terapia intensiva, utilizando o equipamento NCCOM-3 (BoMed; Figura 13.3), foi encontrada boa correlação entre a BIT e a TD (r = 0,94; p < 0,001).[16] Diversos estudos realizados entre 1981 e 1988 mostraram coeficientes de correlação entre 0,73 e 0,94 para a comparação entre o DC estimado por BIT comparado com aquele estimado por TD. Todavia, não foram realizadas análises de acurácia e precisão e a maioria dos estudos tem número pequeno de participantes.[17-27]

Jordan *et al.* realizaram metanálises dos estudos de BIT publicados entre 1991 e 2000 para a *Agency of Health Care Research and Quality do Departament of Health and Human Services* (AHRQ/DHHS) dos Estados Unidos. Foram analisados diversos equipamentos que utilizavam diferentes equações para obtenção do VS, tendo sido verificada grande variação nos coeficientes de correlação da BIT com outras técnicas, com coeficiente r de –0,01 a 0,97. O viés (*bias*) entre BIT e TD para o DC foi de 0,006, com intervalo de confiança de 95% (IC95%) variando de –2,87 a 2,89 L/min. Quando foram comparados apenas equipamentos que utilizavam a equação de Sramek-Bernstein, o coeficiente de correlação foi de 0,693 com IC95% de 0,578 a 0,781 para pacientes internados e de 0,879 (0,642 a 0,962) em pacientes ambulatoriais. No pronto-socorro o coeficiente de correlação para o índice cardíaco foi de 0,848 (IC95%: 0,827 a 0,866). Para a medida do volume sistólico o *bias* foi de –1,86 (IC95%: –28,3 a 24,74 mL).

Em revisão realizada por Wang e Gottlieb[28] foi verificada baixa correlação entre a cardiografia por impedância e a TD ou método de Fick. O TFI não teve correlação com a pressão capilar pulmonar no diagnóstico de insuficiência cardíaca e pode ter tido sua interpretação prejudicada pela presença de fatores

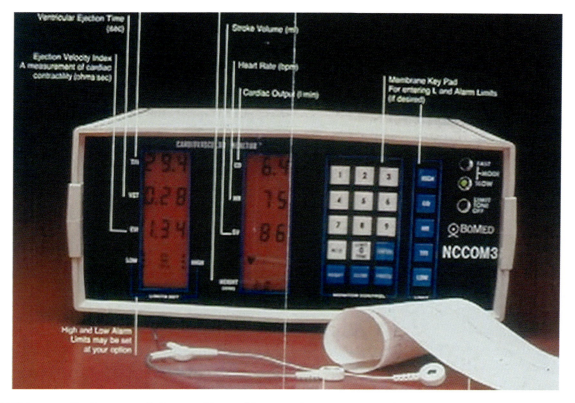

■ **FIGURA 13.3** Equipamento de bioimpedância elétrica torácica NCCOM-3 (*Noninvasive Continuous Cardiac Output Monitor* – version 3; BoMed).

confundidores, como derrame pleural, pneumotórax ou edema pulmonar não cardiogênico. Os autores verificaram que o posicionamento inadequado dos eletrodos influencia diretamente nos resultados, assim como a geometria do tórax, especialmente em pacientes obesos. Mudanças agudas no conteúdo líquido do tórax, como drenagem de derrame pleural, diurese abundante ou uso de vasoconstrictores provocam mudanças em sua impedância básica e podem ter afetado negativamente a acurácia e a reprodutibilidade das medidas, pois as equações usam Z_0 ou Z_0^2 no denominador. A reprodutibilidade de medidas sequenciais no mesmo dia foi boa, mas decaiu em dias subsequentes.

Um estudo sobre a precisão e acurácia conduzido por Joosten et al.[29] comparou vários equipamentos de cardiografia por impedância com TD e PICCO® mostrou *bias* de −0,13 ± 2,23 L/min com erro de 47%; a comparação de BIT com TD ou PICCO® mostrou *bias* de −0,22l/min (IC95%: −2,43 a 1,99; erro de 42%). Em cirurgia cardíaca o *bias* foi menor (0,08 L/min) que na unidade de terapia intensiva (−0,26).

Havia grande heterogeneidade nos estudos (I^2 > 81%). A comparação da BIT com a TD revelou *bias* de −0,16 quando se utilizou técnica TD pulmonar, mas caiu para 0,07 quando foi usada a técnica TD transpulmonar.

Outras técnicas, como *pulse wave transit time* (PWTT), *non-invasive pulse contour analysis* (niPCA) e reinalação parcial de CO_2 (CO_2r) apresentaram os mesmos problemas em relação à acurácia, sendo consideradas de baixa concordância.

LIMITAÇÕES DA BIT

A estimativa do DC depende da análise da curva de impedância, e para isso o sinal do ECG deve ser adequadamente captado, determinando o início do ciclo cardíaco com a onda Q. Dessa maneira os intervalos do ciclo cardíaco podem ser mensurados de forma precisa e a frequência cardíaca corretamente medida, resultado na medida adequada do volume sistólico e do DC.

O posicionamento correto dos eletrodos é fundamental para a boa acurácia da mensuração do DC. Pacientes com vetor QRS desviado podem necessitar de eletrodos extras para captação do sinal do ECG (Figura 13.4).

Em alguns casos de sepse com quadro hiperdinâmico há redistribuição do fluxo sanguíneo na parede torácica, o que pode causar subestimação do DC. Pacientes com insuficiência aórtica, devido ao refluxo valvar, têm o DC superestimado.

Em cirurgia cardíaca aberta há alteração importante do sinal elétrico do tórax causado pelos instrumentos cirúrgicos, mas este efeito pode ser minimizado se os retratores forem corretamente isolados por compressas secas estéreis. Alguns equipamentos têm capacidade de utilizar eletrodos esofágicos para eliminar esse problema.

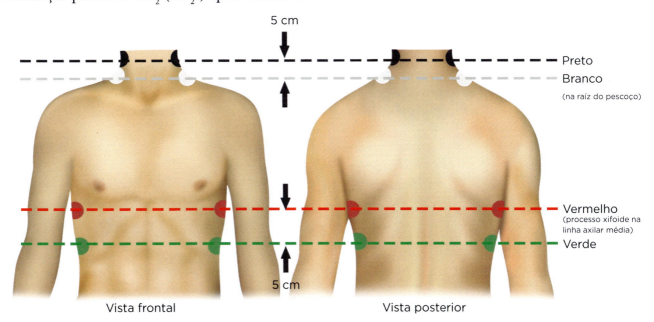

■ FIGURA 13.4 Posicionamento correto dos eletrodos. Os eletrodos externos (*preto* e *verde*) são emissores e os eletrodos (*branco* e *vermelho*) internos são captadores de corrente elétrica.

Em casos de hipertensão arterial sistêmica grave, devido à diminuição da complacência arterial, o sinal de BIT não consegue ser detectado adequadamente e o DC é subestimado.

Alguns equipamentos não podem ser utilizados em pacientes portadores de marca-passo.

USO CLÍNICO DA BIT

A BIT tem sido empregada ambulatorialmente para a mensuração de variáveis hemodinâmicas em pacientes hipertensos e cardiopatas,[30,31] para titulação de medicação, em gestantes[32] e em medicina esportiva.[33] Em pacientes hospitalizados, tem sido utilizada para monitoração hemodinâmica em cirurgias, notadamente as cardíacas, em unidades de terapia intensiva tanto de adultos quanto pediátricas.[34-37]

A vantagem imediata de seu uso é o fato de não ser invasiva e sua fácil aplicação. A rápida obtenção de variáveis hemodinâmicas por método não invasivo propicia subsídios para a rápida tomada de decisão à beira-leito, permitindo abordagem terapêutica dirigida às alterações fisiológicas mensuradas.

CONSIDERAÇÕES FINAIS

A BIT pode ser utilizada no auxílio do diagnóstico diferencial entre edema pulmonar cardiogênico e inflamatório, mas apresenta limitações entre pacientes graves, a despeito da facilidade da instalação do equipamento e do fato de não ser invasiva.

REFERÊNCIAS

1. Jordan HS, Ioannidis JPA, Goudas LC, Chung M, Kupelnick B, Miller K et al. Thoracic Electrical bioimpedance. Rockville: Agency for Healthcare Research and Quality (US); 2002.

2. Osypka MJ, Bernstein DP. Electrophysiologic principles and theory of stroke volume determination by thoracic electrical bioimpedance. AACN Clin Issues. 1999;10(3):385-99.

3. Tsadok S. The Historical Evolution of Bioimpedance. AACN Clin Issues. 1999;10(3):371-84.

4. Nyboer J. Electrical impedance plethysmography; a physical and physiologic approach to peripheral vascular study. Circulation. 1950;2(6):811-21.

5. Bonjer FH, van den Berg J, Dirken MNJ. The origin of the variations of body impedance occurring during the cardiac cycle. Circulation. 1952;6(3):415-20.

6. Kubicek WG. Development and evaluation of an impedance cardiac output system. Aerosp Med. 1966;37:1208-12.

7. Sramek BB. Thoracic electrical bioimpedance measurement of cardiac output. Crit Care Med. 1994;22(8):1337-9.

8. Bernstein DP. A new stroke volume equation for thoracic electrical bioimpedance: theory and rationale. Crit Care Med. 1986;14(10):904-9.

9. Peacock WF, Albert NM, Kies P, White RD, Emerman CL. Bioimpedance monitoring: better than chest x-ray for predicting abnormal pulmonary fluid? Congest Heart Fail. 2000;6(2):86-9.

10. Hartleb M, Rudzki K, Waluga M, Janusz M, Karpel E. Usefulness of thoracic electrical bioimpedance in detection of ejection fraction changes. J Physiol Pharmacol. 2000;51(1):151-9.

11. Capan LM, Bernstein DP, Patel KP, Sanger J, Turndorf H. Measurement of ejection fraction by bioimpedance method. Crit Care Med. 1987;15N2-(4).

12. Reddy PS, Curtiss EI, Bell B, O'Toole JD, Salerni R, Leon DF et al. Determinants of variation between Fick and indicator dilution estimates of cardiac output during diagnostic catheterization. Fick vs. dye cardiac outputs. J Lab Clin Med. J Lab Clin Med. 1976;87(4):568-76.

13. Levett JM, Replogle RL. Thermodilution cardiac output: a critical analysis and review of the literature. J Surg Res. 1979;27(6):392-404.

14. Hodges M, Downs JB, Mitchell LA. Thermodilution and Fick cardiac index determinations following cardiac surgery. Critical Care Medicine. 1975;3(5):182-4.

15. Stevens JH, Raffin TA, Mihm FG, Rosenthal MH, Stetz CW. Thermodilution cardiac output measurement. Effects of the respiratory cycle on its reproducibility. JAMA. 1985;253(15):2240-2.

16. Mattar JA, Baruzzi AC, Diament D, Szynkier RT, de Felippe J, da Luz PL et al. A clinical comparison between cardiac output measured by thermodilution versus noninvasive thoracic electrical bioimpedance. Acute Care. 1986;12(1):58-60.

17. McKinley DF, Pollack MM. A comparison of thoracic bioimpedance to thermodilution cardiac output in critically 111 children. Crit Care Med. 1987;15(4):358.

18. Spinale F, Relnes HD, Crawford FA. Electrical bioimpedance as a method for continuous noninvasive estimation of cardiac output: experimental and clinical studies. Crit Care Med. 1987;15(4):364.

19. Tremper KK, Hufstedler SM, Barker SJ, Zaccari J, Harris D, Anderson S et al. Continuous noninvasive estimation of cardiac output by electrical bioimpedance: an experimental study in dogs. Crit Care Med. 1986;14(3):231-3.

20. Costello GT, Edwards WL, Bumb KL, Laviolette RJ, Emhardt JD. Impedance cardiac output measurement in open thorax patients. Critical Care Medicine. 1987;15(4):363.

21. Bernstein DP. Continuous noninvasive real-time monitoring of stroke volume and cardiac output by thoracic electrical bioimpedance. Crit Care Med. 1986;14(10):898-901.

22. Donovan KD, Dobb GJ, Woods WP, Hockings BE. Comparison of transthoracic electrical impedance and thermodilution methods for measuring cardiac output. Crit Care Med. 1986;14(12):1038-44.

23. Appel PL, Bemstein DP, Curtis DL, Shoemaker WC, Kram HB, Fleming AW. Evaluation on a continuous, on-line real-time non-invasive cardiac output and ejection fraction measurements by electrical bioimpedance in critically ill patients. Critical Care Medicine. 1987;15(4):364.

24. Appel PL, Kram HB, Mackabee J, Fleming AW, Shoemaker WC. Comparison of measurements of cardiac output by bioimpedance and thermodilution in severely ill surgical patients. Critical Care Medicine. 1986;14(11):933-5.

25. Quail AW, Traugott FM, Porges WL, White SW. Thoracic resistivity for stroke volume calculation in impedance cardiography. J Appl Physiol. 1981;50(1):191-5.

26. Hetherington M, Teo KK, Haennel R, Greenwood P, Rossall Re, Kappagoda T. Use of impedance cardiography in evaluating the exercise response of patients with left venticular dysfunction. Eur Heart J. 1985;6(12):1016-24.

27. Goli VD, Teague SM, Prasad R, Harvey J, Voyles WF, Olson EG et al. Noninvasive evaluation of aortic stenosis severity utilizing Doppler ultrasound and electrical bioimpedance. J Am Coll Cardiol. 1988;11(1):66-71.

28. Wang DJ, Gottlieb SS. Impedance cardiography: more questions than answers. Curr Cardiol Rep. 2006;8(3):180-6.

29. Joosten A, Desebbe O, Suehiro K, Murphy LSL, Essiet M, Alexander B et al. Accuracy and precision of non-invasive cardiac output monitoring devices in perioperative medicine: a systematic review and meta-analysis. Brit J Anaesth. 2017;118(3):298-310.

30. Wright RF, Gilbert J. Clinical decision making in patients with congestive heart failure: the role of thoracic electrical bioimpedance. Congest Heart Fail. 2000;6(2):81-5.

31. Malfatto G, Blengino S, Perego GB, Branzi G, Villani A, Facchini M et al. Transthoracic impedance accurately estimates pulmonary wedge pressure in patients with decompensated chronic heart failure. Congest Heart Fail. 2012;18(1):25-31.

32. Volman MNM, Rep A, Kadzinska I, Berkhof J, Van Geijn HP, Heethaar RM et al. Haemodynamic changes in the second half of pregnancy: a longitudinal, noninvasive study with thoracic electrical bioimpedance. BJOG. 2007;114(5):576-81.

33. Moore R, Sansores R, Guimond V, Abboud R. Evaluation of cardiac output by thoracic electrical bioimpedance during exercise in normal subjects. Chest. 1992;102(2):448-55.

34. Shoemaker WC, Wo CC, Yu S, Farjam F, Thangathurai D. Invasive and noninvasive haemodynamic monitoring of acutely ill sepsis and septic shock patients in the emergency department. Eur J Emerg Med. 2000;7(3):169-75.

35. Velmahos GC, Wo CC, Demetriades D, Bishop MH, Shoemaker WC. Invasive and noninvasive hemodynamic monitoring of patients with cerebrovascular accidents. West J Med. 1998;169(1):17-22.

36. Saugel B, Cecconi M, Wagner JY, Reuter DA. Noninvasive continuous cardiac output monitoring in perioperative and intensive care medicine. Brit J Anaesth. 2015;114(4):562-75.

37. Vorwerk C, Jeyanithi H, Coats TJ. Thoracic electrical bioimpedance: a tool to determine cardiac versus non-cardiac causes of acute dyspnoea in the emergency department. Emerg Med J. 2010;27(5):359-63.

14

Ecocardiografia em Pacientes Graves

Carolina Baeta Neves Duarte Ferreira
Diná Mie Hatanaka
Marcello Fonseca Salgado Filho

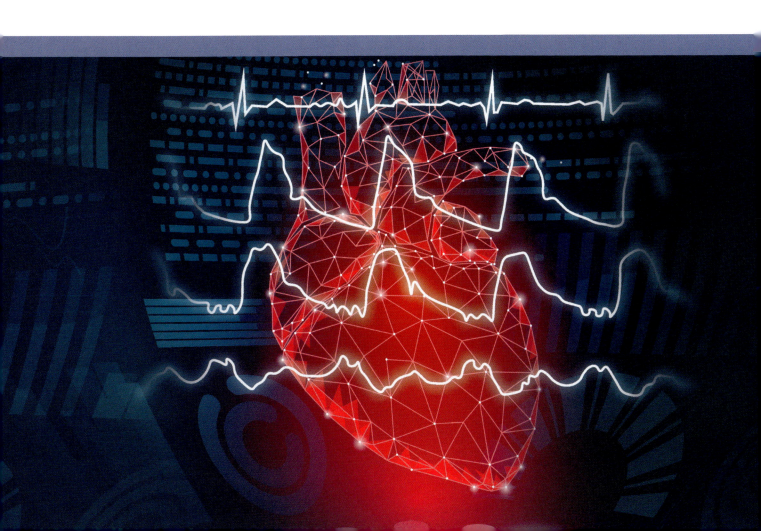

DESTAQUES

- A utilização da ecocardiografia deve ser feita por profissionais capacitados e habilitados, que saibam reconhecer suas limitações, solicitando ajuda dos especialistas sempre que houver dúvida;
- A partir de movimentos de rotação, angulação para frente e para trás e da direita para esquerda do transdutor, obtêm-se as seguintes janelas: paraesternal de eixos curto e longo, apical quatro câmaras e duas câmaras, além de subcostal;
- Medidas como volume sistólico, débito cardíaco, pressões intracardíacas, gradientes de pressão e resistência vascular podem ser determinadas pela combinação da ecocardiografia bidimensional, do Doppler e das imagens em fluxos coloridos;
- Há cinco tipos básicos de técnicas com Doppler: onda contínua, onda pulsada, imagem de fluxo colorido, Doppler tissular e varredura dúplex;
- Ao mensurar o diâmetro da via de saída do ventrículo esquerdo e, depois, o fluxo por Doppler pulsado, também na via de saída, obter-se-á a integral da velocidade-tempo. Ao multiplicar a área da via de saída do ventrículo esquerdo pela integral tempo-velocidade, obtém-se o volume sistólico, que, quando multiplicado pela frequência cardíaca, será igual ao débito cardíaco;
- Variação de fluxo aórtico, variação da distensibilidade da veia cava inferior e variação da colapsibilidade da veia cava superior são parâmetros de fluidorresponsividade obtidos pelo emprego da ecografia.

INTRODUÇÃO

A palavra "monitorização" origina-se da palavra "monitor", que remonta ao latim *monere*, cujo significado é "advertir, admoestar, avisar". "Hemodinâmica" refere-se à força que determina o fluxo sanguíneo na circulação, originária do grego "sangue e força". Diante de um paciente grave, a adequada avaliação hemodinâmica é um dos pilares do tratamento e do auxílio na correção da hipoperfusão tecidual.[1] A monitorização pode ser utilizada de maneira diagnóstica, terapêutica ou, ainda, preemptiva (i. e., para monitorizar a ocorrência de um agravo em paciente de alto risco).[2]

A ecocardiografia constitui, atualmente, o método de primeira escolha na avaliação inicial do paciente com choque circulatório.[3] Trata-se do único método não invasivo capaz de fornecer imagens em tempo real do coração à beira do leito, possibilitando: diagnóstico rápido do tipo de choque (hipovolêmico, cor pulmonale agudo, disfunção ventricular esquerda e tamponamento pericárdico); escolha da terapêutica a ser instituída (p. ex., inotrópico, vasopressor, pericardiocentese, trombólise); e avaliação da resposta à terapia.[4]

O uso de dispositivos para monitorização hemodinâmica, por si só, não reduz morbimortalidade, embora a interpretação adequada de variáveis cardiovasculares possa guiar condutas e melhorar desfechos. Nesse contexto, o uso crescente da ecocardiografia como ferramenta na identificação de problemas e na escolha da abordagem inicial, vem ganhando espaço há algumas décadas.[5]

Trata-se de excelente método para guiar infusão de fluidos e avaliar pacientes hemodinamicamente instáveis, além de ser útil no diagnóstico das causas e manejo da parada cardíaca. Por esses motivos, a ecocardiografia tem sido incorporada nos algoritmos de suporte avançado de vida em cardiologia.[6]

A demanda de treinamento para intensivistas e emergencistas tem aumentado progressivamente e baseia-se em trabalhos que mostraram acesso rápido em tempo real ao *status* hemodinâmico e cardiovascular no cenário da medicina intensiva e de urgência.[7-9]

Embora seus benefícios sejam bem conhecidos, o exame de ecocardiografia deve ser feito por profissionais capacitados e habilitados, que saibam reconhecer suas limitações, solicitando ajuda de especialistas sempre que houver dúvida. É necessário ter condições de reconhecer anormalidades na função e no enchimento ventricular, disfunção valvar grave, trombos ou massas intracavitárias, derrame pericárdico e lesões nos grandes vasos.

As principais indicações para o uso da ecocardiografia hemodinâmica na medicina intensiva e de urgência são:

- Hipotensão ou instabilidade hemodinâmica de etiologia indefinida;
- Avaliação e identificação do estado de choque;
- Avaliação de responsividade a fluidos;
- Avaliação de disfunção grave dos ventrículos;
- Identificação de derrame pericárdico e achados de tamponamento;
- Insuficiência respiratória ou hipoxemia de etiologia indefinida;
- Embolia pulmonar;
- Complicações após cirurgia cardiotorácica;
- Suspeita de disfunção valvar significativa;
- Suspeita de contusão miocárdica em paciente com trauma torácico.

Na ecocardiografia avançada (ecotransesofágico), os *guidelines* recomendam competências que englobam desde o conhecimento sobre a manipulação do aparelho, indicações, contraindicações, complicações, cuidados com a inserção da sonda transesofágica até a capacidade de reconhecer a anatomia e as alterações ecocardiográficas, chegando ao conhecimento de outros métodos de diagnóstico cardiovascular e suas correlações com a ecocardiografia (Quadro 14.1).[10,11]

Quadro 14.1 Capacidade de reconhecimento do intensivista não ecocardiografista ao usar o ecocardiograma, conforme nível de treinamento e capacitação em ecocardiografia transtorácica.

Nível básico

Avaliação subjetiva da função sistólica ventricular esquerda

Identificação do tipo do estado de choque

Classificação de padrão hiperdinâmico, normal, disfunção discreta e disfunção moderada a importante

Identificação de derrame pericárdico e sinais de tamponamento cardíaco

Diagnóstico de sobrecarga de câmaras direitas e sinais de *cor pulmonale*

Reconhecimento de sinais de hipovolemia extrema/estado hiperdinâmico: obliteração telessistólica ventricular esquerda (sinal do beijo)

Avaliação da veia cava inferior

Índice de distensibilidade da veia cava inferior

Estimativa do DC

Estimativa de responsividade a fluido (elevação passiva da perna)

Reconhecimento de sinais básicos de disfunção valvar importante

Nível avançado

Avaliação quantitativa da função sistólica ventricular esquerda: FEVE

Avaliação quantitativa da função sistólica ventricular direita: TAPSE

Estimativa da PsAP e PAPM

Estimativa dos gradientes transvalvares

Estimativa da pressão de enchimento ventricular esquerda (relação E/E' mitral)

Diagnóstico de obstrução dinâmica da VSVE

Avaliação da função diastólica

DC: débito cardíaco; **FEVE:** fração de ejeção de ventrículo esquerdo; **PsAP:** pressão sistólica da artéria pulmonar; **PAPM:** pressão média na artéria pulmonar; **TAPSE:** excursão sistólica do plano do anel tricúspide; **VSVE:** via de saída do ventrículo esquerdo.

PRINCÍPIOS FÍSICOS BÁSICOS

Para aperfeiçoar a realização do exame e reconhecer os limites da técnica, é necessário conhecimento básico sobre os princípios físicos que regem o método ecocardiográfico.[12-15]

A ecocardiografia bidimensional (2D) produz imagens dinâmicas, a partir de reflexões de ondas ultrassônicas transmitidas pelo transdutor. A reflexão do som, ao se deparar com a estrutura anatômica, retorna ao transdutor, registrando o intervalo de tempo de cada reflexão devolvida. Como a velocidade do som no tecido é constante, o intervalo de tempo possibilita calcular as distâncias.

O ultrassom consiste no som com frequências maiores do que as audíveis pelo ouvido humano (> 20.000 Hz). Em ecocardiografia, são usadas frequências de 2 a 10 MHz. As ondas sonoras caracterizam-se pela frequência (expressa em ciclos por segundo ou Hertz) e pelo comprimento da onda. Esses fatores têm grande importância na escolha dos transdutores e nos ajustes do aparelho, uma vez que, quanto maior a frequência do transdutor, menor o comprimento de onda e maior a resolução da imagem, mas à custa de uma menor penetração das ondas nos tecidos (i. e., menor será a profundidade que poderá ser estudada). Existem três tipos de resolução avaliados no sistema ultrassônico: a resolução dos objetos localizados ao longo do eixo do feixe de ondas do ultrassom (resolução axial); a resolução dos objetos localizados horizontalmente ao feixe de ondas (resolução lateral); e a resolução dos objetos localizados verticalmente ao feixe (resolução elevacional).

A propagação da onda de som pelos tecidos é influenciada por interações com as diferentes densidades de tecidos encontradas. Essas interações resultam nos fenômenos de reflexão, refração, difusão e atenuação do sinal ultrassonográfico, e é a forma como o som é afetado que determina a aparência resultante da imagem.

O transdutor é composto de cristais piezoelétricos que podem funcionar tanto como um transmissor quanto como um receptor ultrassônico; ou seja, quando as partículas do cristal são estimuladas por corrente elétrica alternada, elas vibram, gerando ultrassom. Inversamente, quando uma onda ultrassônica atinge o cristal, as vibrações resultantes das partículas polarizadas produzem corrente elétrica alternada.

Uma grande porção de energia sonora é perdida conforme a onda ultrassônica viaja, e o sinal elétrico precisa ser amplificado para que possa ser mais bem processado. Essa amplificação é manipulada pelo controle de ganho do sistema. Além disso, a compensação de ganho de tempo possibilita amplificar seletivamente sinais de profundidades variadas. Desse modo, os sinais de alvos distantes e refletores mais fracos são aumentados de maneira que suas amplitudes são mais precisamente compatíveis com aquelas de estruturas próximas.

EXAME BIDIMENSIONAL

Existem diferentes protocolos para um exame transtorácico focado. De modo geral, define-se exame focado do sistema cardiovascular como aquele realizado por médico, ao utilizar o ultrassom (US) como complemento ao exame físico, a fim de reconhecer sinais ultrassonográficos específicos que representam uma lista estreita de potenciais diagnósticos em contextos clínicos específicos.[11,16]

Idealmente, o paciente fica em leve decúbito lateral esquerdo, com o braço ipsilateral acima da cabeça, de modo que abra o gradil costal e permita maior acesso do transdutor de ultrassom ao espaço intercostal desejado. No entanto, no ambiente da terapia intensiva ou da emergência, na maior parte das vezes, o paciente está em decúbito dorsal, sem possibilidade de mobilização. Além disso, quando o paciente encontra-se em ventilação mecânica invasiva, e a depender dos parâmetros ajustados no ventilador mecânico, a hiperinsuflação pulmonar pode ser um fator a mais para dificultar o exame.

Na parede torácica, localizam-se três pontos a partir dos quais são realizados cortes longitudinais e transversais, como se observa na Figura 14.1.

A partir de movimentos de rotação, angulação para frente e para trás e da direita para a esquerda do transdutor, obtêm-se as seguintes janelas: paraesternal de eixo curto e de eixo longo, apical de quatro câmaras e de duas câmaras e subcostal.[17]

As Figura 14.2 a 14.9 representam o desenho esquemático e a imagem ultrassonográfica das janelas transtorácicas.

ECOCARDIOGRAFIA EM PACIENTES GRAVES

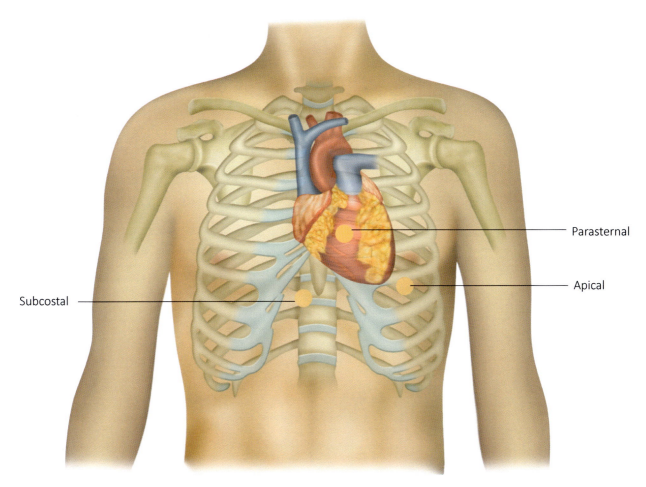

FIGURA 14.1 Posição do transdutor para avaliar as janelas paraesternal, subcostal e apical.
Fonte: Adaptada de Zimmerman et al., 2017.[16]

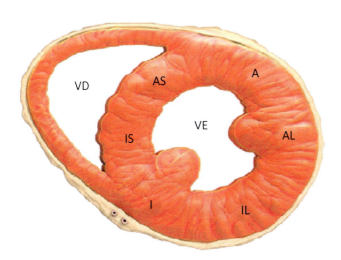

FIGURA 14.2 Janela paraesternal de eixo curto.
A: parede anterior; **AL:** parede anterolateral; **AS:** parede anterosseptal; **I:** parede inferior; **IL:** parede inferolateral; **IS:** parede inferosseptal; **VE:** ventrículo esquerdo; **VD:** ventrículo direito.
Fonte: Adaptada de Zimmerman et al., 2017.[16]

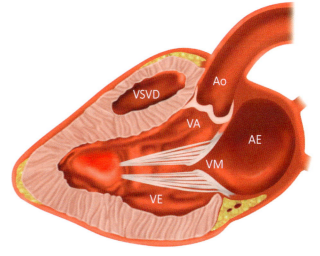

FIGURA 14.3 Janela paraesternal de eixo longo.
AE: átrio esquerdo; **Ao:** aorta; **VA:** valva aórtica; **VE:** ventrículo esquerdo; **VM:** valva mitral; **VSVD:** via de saída do ventrículo direito.
Fonte: Adaptada de Zimmerman et al., 2017.[16]

172 MONITORIZAÇÃO HEMODINÂMICA E ESTADOS DE CHOQUE

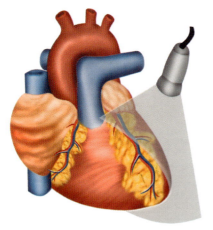

Paraesternal longitudinal

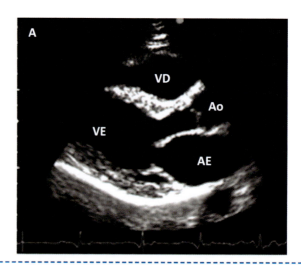

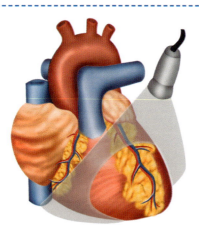

Paraesternal transversal VE

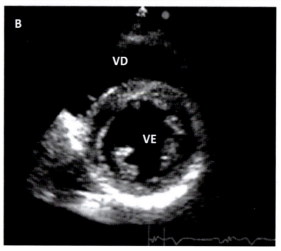

■ **FIGURA 14.4** Imagens ultrassonográficas dos cortes paraesternais.

Ao: Aorta; **AD:** átrio direito; **AE:** átrio esquerdo; **VD:** ventrículo direito; **VE:** ventrículo esquerdo;

Fonte: Adaptada de Silva e Guimarães, 2004.[17]

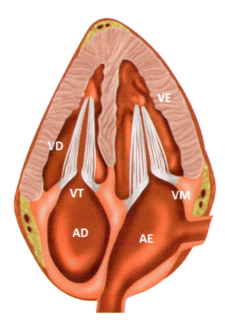

■ **FIGURA 14.5** Janela apical de quatro câmaras.

AD: átrio direito; **AE:** átrio esquerdo; **VD:** ventrículo direito; **VE:** ventrículo esquerdo; **VM:** valva mitral; **VT:** valva tricúspide.

Fonte: Adaptada de Zimmerman *et al.*, 2017.[16]

Ao girar o transdutor, obtém-se mais duas janelas na incidência apical: cinco câmaras, com o surgimento da valva aórtica e da via de saída do ventrículo esquerdo (VSVE) e duas câmaras.

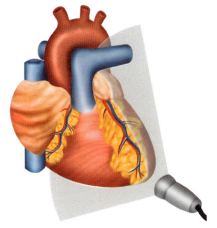
Apical de 2 câmaras

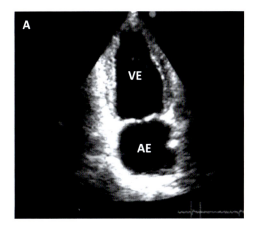

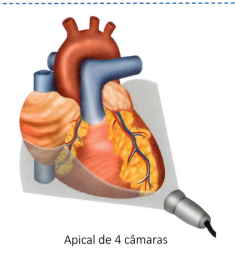
Apical de 4 câmaras

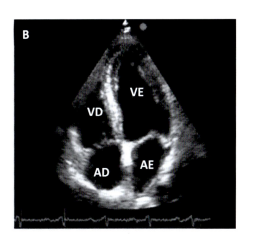

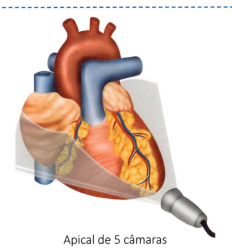
Apical de 5 câmaras

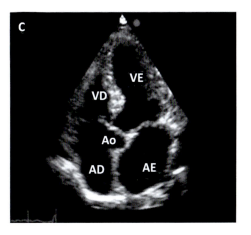

FIGURA 14.6 Imagens ultrassonográficas dos cortes apicais.
AD: átrio direito; **AE:** átrio esquerdo; **VD:** ventrículo direito; **VE:** ventrículo esquerdo; **Ao:** aorta.
Fonte: Adaptada de Silva e Guimarães, 2004.[17]

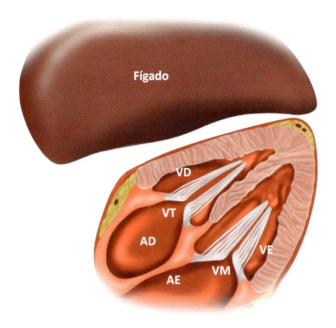

■ **FIGURA 14.7** Janela subcostal.
AD: átrio direito; **AE:** átrio esquerdo; **VD:** ventrículo direito; **VE:** ventrículo esquerdo; **VM:** valva mitral; **VT:** valva tricúspide.
Fonte: Adaptada de Zimmerman et al., 2017.[16]

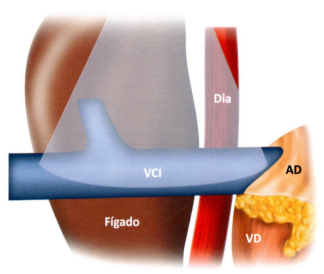

■ **FIGURA 14.8** Janela subcostal: quando o ponto indicador do transdutor é posicionado em direção à cabeça do paciente, pode-se visualizar a imagem da VCI entrando no AD.
AD: átrio direito; **Dia:** diafragma; **VCI:** veia cava inferior; **VD:** ventrículo direito.
Fonte: Adaptada de Zimmerman et al., 2017.[16]

A sonda transesofágica, para realizar o ecocardiograma transesofágico (ETE), tem duas rodas na parte superior: a maior e mais externa faz movimentos de ante e retroflexão; a menor e mais interna gira o transdutor para a direita e para a esquerda. Quando a sonda é girada como um todo para a direita e para a esquerda, conceitua-se os movimentos em horário e anti-horário, respectivamente. O plano da imagem pode ser obtido pela rotação axial do feixe de ondas de ultrassom do transdutor, que vai de 0 a 180° e adquire diferentes cortes anatômicos sem mudar a posição do transdutor. Para mudar os ângulos a fim de se obter as imagens, utiliza-se os botões localizados na lateral da sonda. Para o ETE, imaginando o paciente em posição supina, há quatro movimentos possíveis:

- Em direção à cabeça do paciente, citam-se as estruturas superiores;
- Em direção aos pés, citam-se as estruturas inferiores;
- Para trás, em direção à coluna vertebral;
- Para frente, em direção ao esterno.[18]

Existem duas maneiras de iniciar a aquisição das imagens. A primeira consiste em começar com a sonda transesofágica na posição transgástrica, obtida normalmente quando o transdutor está 40 a 45 cm na altura dos dentes incisivos do paciente, e então retira-o de modo a examinar o coração do ápice para a base. A segunda abordagem consiste em iniciar pela base do coração, de 25 a 30 cm na altura dos dentes incisivos, e progredir até a visão transgástrica. Para realizar o ETE, a posição da sonda varia entre o esôfago superior e o estômago. No esôfago superior, as estruturas mais próximas ao transdutor são os grandes vasos [aorta e artéria pulmonar (AP)]; mais abaixo, no plano do esôfago médio, são visualizadas as câmaras e as valvas cardíacas; e, na posição transgástrica, vê-se principalmente o ventrículo esquerdo (VE). Para a visualização da aorta, é necessária uma rotação posterior do transdutor de 180° (Figura 14.10).[11,19] Dessa maneira, não é necessário preocupar-se com a distância ou a profundidade de inserção do transdutor; a análise das estruturas visualizadas é mais importante e suficiente.

capítulo 14   ECOCARDIOGRAFIA EM PACIENTES GRAVES   175

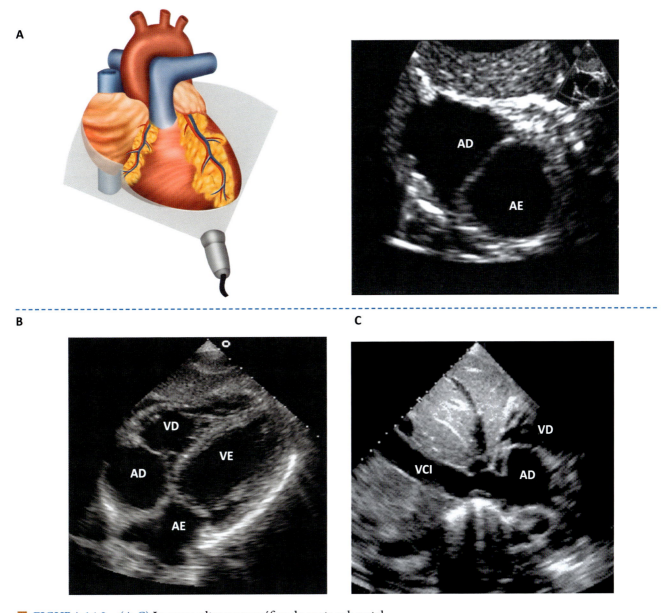

FIGURA 14.9 (A-C) Imagem ultrassonográfica do corte subcostal.
AD: átrio direito; **AE:** átrio esquerdo; **VD:** ventrículo direito; **VE:** Ventrículo esquerdo; **VCI:** Veia cava inferior.
Fonte: Adaptada de (A) Silva e Guimarães, 2004[17] e de (B) Feigenbaum et al., 2005.[13]

Para determinar a orientação da imagem no monitor, é importante observar que o feixe de ondas do US sempre se origina do esôfago ou do estômago e se projeta perpendicularmente à sonda. Assim, no monitor, o ápice do setor exibe as estruturas que estão mais próximas à sonda, ou seja, as estruturas mais posteriores, e aquelas mais próximas do arco do setor serão as anteriores. A varredura da imagem de zero para 180° ocorre em sentido horário e as estruturas que aparecem à esquerda do monitor correspondem àquelas do lado direito do paciente e vice-versa, quando são realizados cortes transversais. Ao mudar o ângulo para 90°, em um corte longitudinal, as estruturas que aparecem à direita do monitor são as mais cefálicas e à esquerda são as mais caudais.

AVALIAÇÃO HEMODINÂMICA

A avaliação hemodinâmica é um dos objetivos principais da ecocardiografia, tanto no centro cirúrgico quanto na terapia intensiva. Medidas como volume sistólico (VS), débito cardíaco (DC), pressões intracardía-

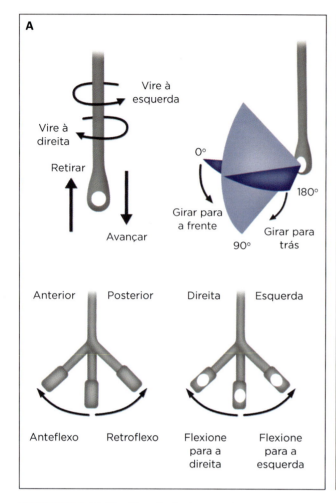 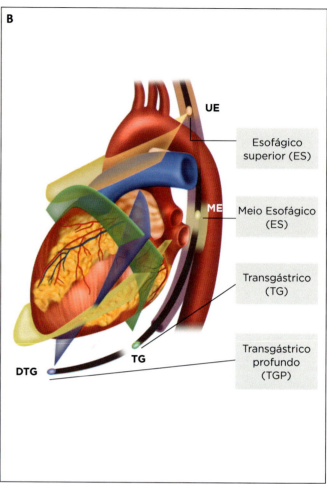

■ **FIGURA 14.10** Terminologia para descrever o manejo da sonda de ecocardiograma transesofágico (ETE) durante a aquisição das imagens. (A) Terminologia para descrever o manejo da sonda de ETE. (B) Sonda dentro do esôfago e do estômago, formando seus respectivos cortes: esôfago superior e esôfago médio; transgástrico e transgástrico profundo e os planos de imagens relacionados.

Fonte: Adaptada de Hahn RT *et al.*, 2013.[11]

cas, gradientes de pressão e resistência vascular podem ser determinadas pela combinação da ecocardiografia 2D, do Doppler e das imagens em fluxos coloridos.

Diversos trabalhos mostraram que o estudo ecocardiográfico é factível e seguro quando realizado por anestesiologistas e intensivistas treinados.[7-9,12-23] A ecocardiografia traz medidas hemodinâmicas não invasivas, que não só podem ser comparadas às medidas invasivas, como serem superiores a estas em determinados casos. Além disso, existem trabalhos que comparam o uso do cateter de artéria pulmonar (CAP) com a ecocardiografia – tanto transtorácica quanto transesofágica – em relação à análise hemodinâmica e à decisão terapêutica, e revelam que a ecocardiografia pode trazer outros benefícios além daqueles obtidos com o CAP, com incidência bem menor de eventos adversos associados ao procedimento, porém o fator limitante seja a impossibilidade de monitorização contínua com o método.[24-27]

No início da ecocardiografia, a avaliação hemodinâmica era feita predominantemente em modo movimento (modo M), que, apesar de mostrar uma imagem unidimensional, fornece uma taxa de quadros muito alta, possibilitando uma exibição superior do movimento dinâmico. Atualmente, a combinação das imagens em modo 2D com o estudo Doppler é o método de escolha. A ecocardiografia tridimensional (3D) vem ganhando força como uma técnica fidedigna e, por isso, muito promissora.

O efeito Doppler foi descrito pelo físico austríaco Christian Doppler em 1842.[27-29] Ele estudou o fenômeno de que o timbre do som é afetado pela movimentação, seja em direção ao ouvinte, seja para longe do ouvinte. De modo simplificado, o efeito Doppler apresenta-se com a frequência sonora que aumenta conforme a fonte de som aproxima-se de um dado observador e, de modo inverso, diminui à medida que a fonte de som afasta-se do observador. No caso da ecocardiografia e do sistema cardiovascular, as hemácias são a fonte sonora e o observador é o transdutor. Desse modo, pela velocidade das hemácias em relação ao transdutor, pode-se quantificar o fluxo sanguíneo a partir da seguinte equação:

$$V = \frac{c\,F_S - F_T}{2\,F_T\,\cos\theta}$$

em que Δf é a variação entre a frequência transmitida e a recebida pelo transdutor, fo é a frequência transmitida, v é a velocidade das hemácias, c é a velocidade do som no sangue (conhecida como 1.540 m/s) e θ é o ângulo formado pelo feixe de US e o fluxo sanguíneo.

Ressalta-se que o ângulo θ indica o alinhamento entre o feixe de US e o fluxo sanguíneo, o que é de fundamental importância na análise correta das velocidades. Como a equação do efeito Doppler depende do cosseno de θ, se o alinhamento não for feito da maneira mais paralela possível pelo examinador, a velocidade do sangue estará subestimada.

Há cinco tipos básicos de técnicas com Doppler: onda contínua, onda pulsada, imagem de fluxo colorido, Doppler tissular e varredura duplex.

No Doppler pulsado, um único cristal de ultrassom envia e recebe os feixes sonoros. O cristal do transdutor emite um disparo de ultrassons a certa frequência, que é refletido por um objeto em movimento, sendo que este mesmo cristal recebe a frequência refletida. O número de pulsos transmitidos por um transdutor Doppler a cada segundo é chamado de frequência de repetição de pulsos (FRP). Desse modo, existe uma frequência máxima de emissão, que é igual à metade da FRP; a isto se dá o nome de limite Nyquist. Se a frequência emitida for maior que o limite Nyquist, ocorrerá o fenômeno de *aliasing* ou de ambiguidade, ou seja, o espectro do Doppler é cortado acima do limite Nyquist e as medidas não podem ser realizadas. Outra característica do Doppler pulsado é que, como existe um intervalo entre a transmissão e a recepção dos pulsos, profundidades diferentes podem ser avaliadas, o que cria um "volume-amostra" em um ponto específico ao longo do feixe. Pode-se concluir então que

o Doppler pulsado mede fluxos de baixas velocidades em uma localização intracardíaca específica.

Já no Doppler contínuo, dois cristais estão envolvidos: um que emite e outro que recebe a frequência dos objetos móveis. Assim, há um movimento contínuo de transmissão e recepção, que possibilita uma frequência ilimitada de repetição de pulsos e análise de vários pontos ao longo do feixe. Logo, o Doppler contínuo permite análise de fluxos com velocidades maiores através de orifícios intracardíacos.

A aplicação da equação do fenômeno Doppler possibilita determinar a velocidade das hemácias, ou seja, do fluxo sanguíneo, que pode ser convertida em gradiente de pressão pela equação simplificada de Bernoulli: $\Delta P = 4V.^2$ No canto superior direito da Figura 13.11, pode-se observar a aplicação desta equação. Apresenta velocidade máxima de 5,35 m.s^{-1}. Se elevar essa velocidade ao quadrado e multiplicar o resultado por 4, ter-se-á gradiente máximo de pressão de 114 mmHg, como mostra a Figura 13.11.

O uso da equação do efeito Doppler e de Bernoulli pode ser aplicado a qualquer lugar por onde o sangue passa. Logo, é possível medir o fluxo sanguíneo em cada uma das quatro valvas cardíacas e nos grandes vasos.

Com o conhecimento destes conceitos, é possível compreender as ferramentas utilizadas para o cálculo dos parâmetros hemodinâmicos.

Neste tópico, serão abordados os principais métodos de análise hemodinâmica a partir do ecodopplercardiograma 2D.

GRADIENTES TRANSVALVARES[27-32]

Uma das aplicações mais importantes do método com Doppler contínuo é medir gradientes transvalvares de pressão. A equação de Bernoulli é válida em muitas situações clínicas e se correlaciona bem com as medidas invasivas de pressão. A maior aplicação dessa técnica é a classificação da gravidade de estenose valvar.

Para que a medida do gradiente de pressão tenha a maior acurácia possível, é necessário o ajuste adequado do ganho, o alinhamento ideal do feixe e a procura cuidadosa e meticulosa da melhor imagem.

Pressões intracardíacas[27-32]

A análise dos fluxos transvalvares pode ser usada para estimar as pressões intracardíacas. Alguns exemplos desta aplicação são:

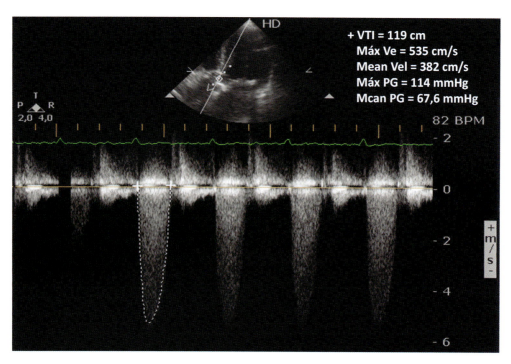

FIGURA 14.11 Aspecto da aplicação do Doppler para medir a velocidade do fluxo sanguíneo na valva aórtica. Observa-se que a velocidade é expressa no eixo das abscissas e o tempo no eixo das ordenadas.

- **Medida da pressão sistólica do ventrículo direito (PSVD) e da artéria pulmonar (PsAP):** a velocidade de uma regurgitação pela valva tricúspide reflete a diferença entre as pressões sistólicas no ventrículo direito (VD) e no átrio direito (AD). Logo, com a curva de velocidade *versus* tempo do fluxo de regurgitação tricúspide, pode-se usar a equação de Bernoulli e obter-se o gradiente de pressão máximo deste fluxo. Somando-se a medida da pressão no AD a este gradiente, obtém-se a PSVD. Se não houver nenhuma alteração na via de saída do ventrículo direito (VSVD), pode-se dizer que a PSVD é igual à PsAP. Mas como é feita a estimativa da pressão no AD? Pela análise da veia cava inferior (VCI). Se o vaso estiver normal quanto ao tamanho e colapsar em resposta a uma inspiração forçada, a pressão de átrio direito (PAD) está em menos de 10 mmHg; caso não se altere com a respiração, pode-se estimar 10 a 15 mmHg, e, se dilatada (> 2,5 cm), sem resposta à inspiração, a pressão é maior que 15 mmHg. Caso o paciente tenha cateter venoso central, pode-se medir a pressão venosa central (PVC) e acrescentá-la ao gradiente de pressão através da valva tricúspide para obter a PsAP.

- **Pressão média na artéria pulmonar (PAPM) e pressão diastólica final na AP:** seguindo a mesma linha de raciocínio, com o valor da velocidade de pico de um jato de regurgitação na valva pulmonar e da velocidade de regurgitação pulmonar no final da diástole, pode-se estimar a PAPM e a pressão diastólica final na AP, respectivamente.

- **Pressão do átrio esquerdo (PAE) e pressão diastólica final no VE:** de modo análogo ao lado direito, a velocidade de um jato de regurgitação mitral reflete a diferença de pressão sistólica entre o VE e o AE. Em pacientes sem obstrução à VSVE, pode-se afirmar que a pressão arterial sistólica (PAs) é igual à pressão sistólica final no VE. Logo, a pressão no AE é igual à diferença entre a PAS e o gradiente de pressão máximo dado pelo jato de regurgitação mitral. Já um jato de insuficiência aórtica reflete a diferença entre a pressão arterial diastólica e a pressão diastólica final do ventrículo esquerdo (PDFVE). Portanto, a PDFVE é igual à diferença entre a pressão arterial diastólica e o gradiente de pressão máximo do jato de regurgitação aórtico.

Tabela 14.1 Cálculo das pressões intracardíacas

Pressão	Equação
PSVD ou PsAP	$4(v_{RT})^2 + PAD$
PAPM	$4(v_{inicial}IP)^2 + PAD$
PDAP	$4(v_{final}IP)^2 + PAD$
PAE	$PSS - 4(v_{RM})^2$
PDFVE	$PAD - 4(v_{IA\,final})^2$

IA: insuficiência aórtica; **IP:** insuficiência pulmonar; **PAD:** pressão de átrio direito; **PAE:** pressão de átrio esquerdo; **PdAP:** pressão diastólica da artéria pulmonar; **PDAP:** pressão diastólica final da artéria pulmonar; **PSD:** pressão sanguínea diastólica; **PSS:** pressão sanguínea sistólica; **RM:** regurgitação mitral; **RT:** regurgitação tricúspide; **v:** velocidade de pico.

VOLUME SISTÓLICO E DÉBITO CARDÍACO[27,28]

Um determinado volume sanguíneo pode ser obtido a partir do produto entre a área seccional de um orifício e a velocidade do fluxo sanguíneo que passa por essa área. No caso do VS, pode-se medir a área da VSVE e multiplicar pela integral tempo-velocidade (VTI, do inglês: *velocity-time integral*) do fluxo que passa por ela (Figura 14.12).

Mede-se o diâmetro da VSVE e, depois, o fluxo pelo Doppler pulsado, também na via de saída, o que fornecerá a VTI. Multiplicando-se a área da VSVE pela VTI, obtém-se o VS, que, quando multiplicado pela FC, será igual ao DC.

Na prática, apenas a medida da VTI pode ser suficiente. Primeiro, porque a área da VSVE não mudará. Depois, porque com o advento da ecocardiografia 3D e com a análise de outros exames de imagem, como tomografia computadorizada e ressonância magnética, pode-se ver que a VSVE não é um círculo perfeito; longe disso, ela é elíptica. Logo, pela ecocardiografia 2D não é possível saber se está medindo o maior ou o menor eixo. Levando-se em consideração que a fórmula para cálculo da área da VSVE eleva o raio encontrado ao quadrado, um erro de medida pode tornar o cálculo do DC por esse método bastante equivocado. Por esse motivo, a análise isolada da VTI pode, além de mais rápida, ser mais fidedigna. Interpreta-se redução da VTI como redução do DC e vice-versa.

Essa medida também pode ser realizada no VD, mas, pela facilidade de aquisição de imagens e alinhamento entre o fluxo sanguíneo e o feixe de US, a VSVE é a mais comumente empregada.

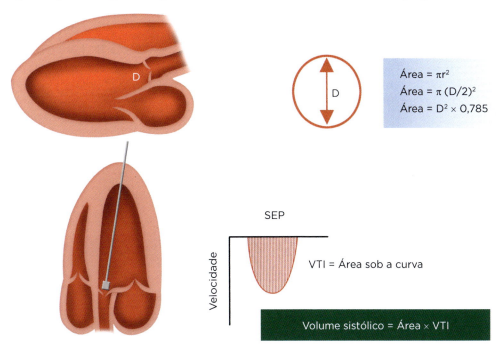

■ **FIGURA 14.12** Determinação do cálculo do volume sistólico.
Fonte: Adaptada de Feigenbaum H, Armstrong W, Ryan T., 2005.[28]

RELAÇÃO ENTRE OS FLUXOS PULMONAR E SISTÊMICO[27,28]

A aplicação do princípio utilizado anteriormente para calcular o VS do lado esquerdo também pode ser usada para o lado direito, basta medir o diâmetro da VSVD. Se for possível um correto alinhamento, deve-se calcular a VTI através da valva pulmonar, utilizando o Doppler pulsado. Com os VS esquerdo e direito, tem-se a razão entre eles, ou seja, o Qp/Qs. Este cálculo é importante para avaliar a gravidade dos desvios intracardíacos, principalmente em lesões congênitas, e para orientar o tratamento.

EQUAÇÃO DA CONTINUIDADE[27,28]

A equação da continuidade é usada principalmente para calcular a área valvar e baseia-se no princípio de conservação de massa. Ou seja, o fluxo volumétrico através do coração é constante (Figura 14.13).

Tempo de meia-pressão[27,28]

O tempo de meia-pressão é o tempo necessário para o gradiente máximo de pressão transvalvar se reduzir à metade. Em geral, quanto maior o orifício, mais curto é o tempo de meia-pressão, porque a pressão pode se equalizar mais rapidamente. A avaliação da gravidade da estenose mitral e da insuficiência aórtica pode ser auxiliada pelo tempo de meia-pressão (Figura 14.14).

VARIAÇÃO DE PRESSÃO/VARIAÇÃO DE TEMPO (dP/dt)[27,28]

Trata-se de um índice de contratilidade do VE. Ele correlaciona a variação de pressão causada pelo VE em um dado intervalo de tempo. Para a medida do dP/dt, usa-se o jato de regurgitação mitral. A partir da aplicação do Doppler, observa-se o tempo para a velocidade do refluxo mitral sair de 1 m . s^{-1} para 3 m . s^{-1}; ou seja, sair de um gradiente de 4 mmHg para 36 mmHg ou, ainda, variar 32 mmHg. Quanto maior o tempo que o VE demora para atingir essa variação de gradiente pressórico, pior é a contratilidade. Logo, quanto maior a relação dP/dt, melhor a contratilidade, sendo que o valor ideal utilizado atualmente é de 1.200 mmHg . s^{-1} ou mais (Figura 14.15).

RESISTÊNCIAS VASCULARES[27,28]

De acordo com a lei de Ohm, a diferença de potencial entre 2 pontos é proporcional à corrente: U = R . i, em que "U" é a diferença de potencial, "R" é a resistência e "i" é a intensidade da corrente.

Aplicando esse conceito ao sistema cardiovascular, obtém-se que a diferença de pressão entre dois pontos é proporcional ao fluxo sanguíneo:

$$R = \frac{\text{Diferença de pressão}}{\text{DC}}$$

Se estimar o DC, como demonstrado anteriormente, e tendo os valores da pressão arterial média (PAM) e da PVC, pode-se, então, calcular a resistência vascular sistêmica (RVS).

A resistência vascular pulmonar (RVP) pode ser estimada dividindo-se a velocidade máxima do jato de regurgitação tricúspide (VRT) pela VTI da VSVD, uma vez que a RVP tem relação direta com a alteração

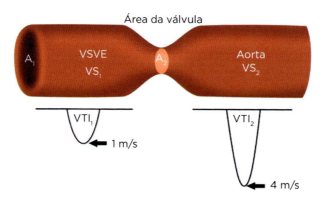

FIGURA 14.13 Princípio da equação da continuidade. O mesmo volume que passa por A1 também passa por A2. Logo, se A2 representar uma área estenótica, por exemplo, pode-se demonstrar que: $A_2 \times VTI_2 = A_1 \times VTI_1 \rightarrow A_2 = A_1 \times VTI_1 / VTI_2$.
VSVE: via de saída do ventrículo esquerdo; **VS:** Volume sistólico; **VTI:** Integral tempo-velocidade.
Fonte: Adaptada de Feigenbaum H, Armstrong W, Ryan T., 2005.[28]

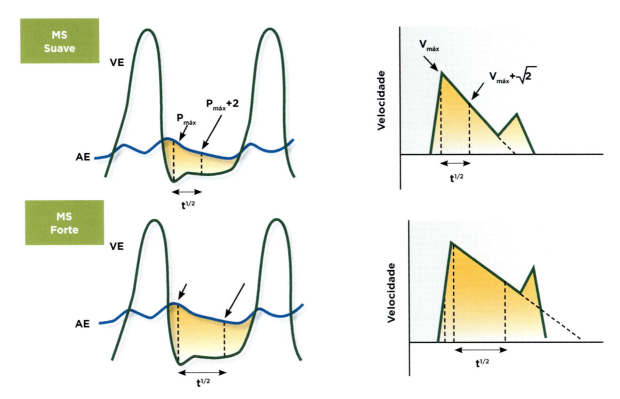

■ **FIGURA 14.14** Determinação do tempo de meia-pressão do jato de estenose mitral. Acima, observa-se uma estenose leve, com tempo de meia-pressão curto. Abaixo, nota-se um tempo de meia-pressão aumentado, quando a estenose se torna mais grave.

VE: Ventrículo direito; **AE:** Átrio esquerdo.

Fonte: Adaptada de Feigenbaum H, Armstrong W, Ryan T., 2005.[28]

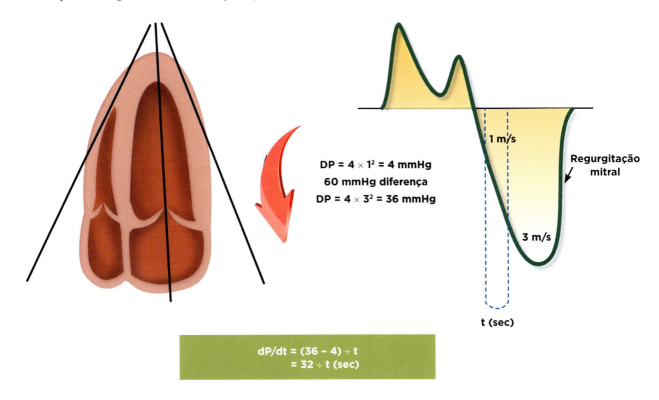

■ **FIGURA 14.15** Cálculo do dP/dt.

Fonte: Adaptada de Feigenbaum H, Armstrong W, Ryan T., 2005.[28]

na pressão e relação indireta com o fluxo pulmonar. A equação utilizada é:

$$RVP = \frac{VRT}{IVT_{VSVD}} \cdot 10 + 0,16$$

A aplicação dessa equação pode ser útil para diferenciar pressão da artéria pulmonar alta decorrente de aumento do fluxo pulmonar e hipertensão pulmonar decorrente de RVP aumentada. Se a pressão da AP estiver alta, mas a relação VRT / VTI_{VSVD} estiver baixa (< 0,2), há maior probabilidade de RVP baixa, com pressão elevada secundária a fluxo aumentado.

VARIAÇÃO DA VELOCIDADE DE FLUXO AÓRTICO[27,28,33-38]

Nos mesmos locais onde se obtêm as medidas para a estimativa do VS, pode-se correlacionar a variação do fluxo pela valva aórtica com o ciclo respiratório para avaliar a responsividade à infusão de fluidos. Isso é possível uma vez que o fluxo sanguíneo aórtico é diretamente proporcional ao volume ejetado pelo VE e a variação respiratória nesse fluxo revela a interdependência ventricular, ou seja, a responsividade a fluidos.

Em elegante estudo, Feissel *et al.* demonstraram que a variação na velocidade de pico (V_{pico}) do fluxo sanguíneo aórtico > 12% ($\Delta V_{pico} = (V_{pico\ máx} - V_{pico\ mín}) / (V_{pico\ máx} + V_{pico\ mín}) / 2$) em pacientes com diagnóstico de choque séptico, mas com função ventricular prévia normal, é um método eficiente de avaliar a responsividade a fluidos.[33] Vale ressaltar que a $V_{pico\ máx}$ é aferida durante a expiração e a $V_{pico\ mín}$ é aferida durante a inspiração, e, para que se obtenham as medidas mais precisas, é necessário acoplar um capnógrafo ao aparelho de ecocardiografia.

ANÁLISE DA VEIA CAVA[33-38]

Seguindo a ideia acima descrita, de que variações nas pressões intratorácicas durante o ciclo respiratório no paciente em ventilação mecânica são transmitidas para as estruturas vasculares, pode-se analisar as variações do diâmetro das veias cavas com a respiração. Tal conceito baseia-se na seguinte premissa: as mudanças

induzidas no retorno venoso pela insuflação mecânica são mais acentuadas nos pacientes que se encontram na ascensão da curva de Frank-Starling e que tem a capacidade de realizar recrutamento de pré-carga e, por conseguinte, incrementar o DC.

A variação dos diâmetros máximo e mínimo da veia cava superior durante a expiração e inspiração, respectivamente, é calculada pela fórmula:

$$ICVCS = \frac{diâmetro_{máx\ expiratório} - diâmetro_{mín\ inspiratório}}{diâmetro_{máx\ expiratório}}$$

ICVCS: índice de colapsilibildade de veia cava superior.

Segundo Vieillard-Baron *et al.*, valores até 36% possibilitam separar pacientes sépticos respondedores dos não respondedores, com sensibilidade de 90% e especificidade de 100%.[35]

O mesmo grupo de autores, desta vez liderado por Barbier, estudou a distensibilidade da veia cava inferior também em pacientes sépticos.[36] Após expansão com 7 mL/kg de fluido, os pacientes que tiveram aumento do índice cardíaco maior que 15% foram classificados como respondedores, aqueles com aumento menor que 15% foram classificados como não respondedores. Nesse caso, a fórmula é:

$$IDVCI = \frac{diâmetro_{máx\ inspiratório} - diâmetro_{mín\ expiratório}}{diâmetro_{mín\ expiratório}}$$

IDVCI: Índice de distensibilidade da veia cava inferior.

Com um valor de corte de 18%, foi possível classificar respondedores de não respondedores com sensibilidade e especificidade de 90% (Figura 14.16).

Pacientes que apresentem uma das seguintes condições como hipertensão pulmonar grave, disfunção de VD, hipertensão intra-abdominal, arritmia cardíaca, esforço ventilatório, volume corrente inferior a 8 mL/kg de peso predito pela estatura, pressão expiratória positiva final (PEEP, do inglês *positive end-expiratory pressure*) maior que 10 cmH_2O não devem ter esses parâmetros dinâmicos de fluidorresponsividade analisados.

A   Linha de base   Após a expansão do volume sanguíneo

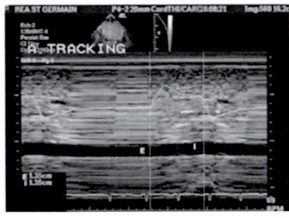
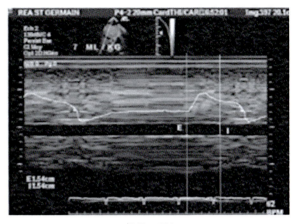

dIVC = 0%   dIVC = 0%
CI = 2,3 L/min/m²   CI = 2,3 L/min/m²

B

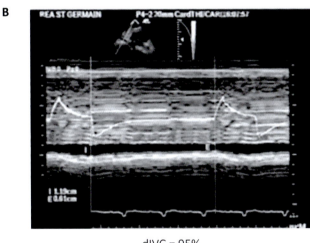
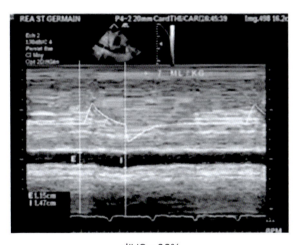

dIVC = 95%   dIVC = 28%
CI = 1,8 L/min/m²   CI = 2,6 L/min/m²

■ **FIGURA 14.16** Medida da distensibilidade da VCI em pacientes não-respondedores (A) e respondedores (B).
Fonte: Modificada de Barbier, *et al.*, 2004.[36]

ESTIMATIVA DA PRESSÃO DE ENCHIMENTO DO VENTRÍCULO ESQUERDO[28,29]

A pressão de enchimento do VE é um parâmetro importante da função diastólica, além de ser usada para estimar o *status* volêmico do intravascular. Ela pode ser avaliada em diferentes pontos do coração esquerdo, desde que não existam alterações anatômicas ou funcionais preexistentes das estruturas envolvidas nesse trajeto. Portanto, a expressão da pressão de enchimento do VE pode ser dada por: pressão diastólica ventricular esquerda, pressão média atrial esquerda ou pressão de oclusão da artéria pulmonar (POAP).

O enchimento do VE ocorre durante a diástole, quando a valva mitral se abre em consequência do aumento da pressão do AE (Figura 14.17).

Existem duas ondas mostradas pelo modo Doppler durante a diástole. A primeira é chamada de onda E e representa o enchimento rápido ventricular. A segunda é a onda A, que revela a fase de enchimento dependente da contração atrial. A velocidade da onda E se correlaciona com a diferença de pressão entre o AE e o VE durante a abertura da valva mitral. Logo, quan-

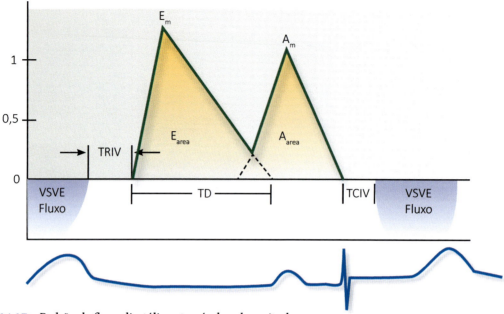

FIGURA 14.17 Padrão de fluxo diastólico através da valva mitral.

VSVE: Via de saída do ventrículo esquerdo; **TRIV:** Tempo de relaxamento isovolumétrico; **TD:** Tempo de desaceleração; **TCIV:** Tempo de contração isovolumétrico.

Fonte: Adaptada de Feigenbaum H, Armstrong W, Ryan T., 2005.[28]

to maior a pressão do AE no momento da abertura da mitral, maior será a velocidade da onda E. Além disso, o tempo de desaceleração da onda E está também relacionado à pressão atrial esquerda: se a pressão no AE aumentar, ocorrerá aumento na diferença de pressão entre o AE e o VE, o que caracterizará uma onda E mais alta e com tempo de desaceleração menor. No entanto, essa análise sofre múltiplas interferências e pode variar com o grau de complacência ventricular esquerda, a idade e a função atrial esquerda.

O estudo do anel mitral com Doppler tissular também revela um padrão de ondas semelhante ao estudo Doppler da valva propriamente dita. A colocação do volume-amostra do Doppler tecidual na junção do anel mitral com o VE, tanto do lado medial quanto lateral, registra três ondas: uma sistólica, uma diastólica rápida e uma diastólica tardia, como mostra a Figura 14.18.

A relação entre a onda E mitral (onda E) e a onda E tissular (onda Ea) tem mostrado boa correlação com a pressão atrial esquerda e a pressão de enchimento ventricular esquerda. Quando ocorre um aumento da pressão no AE, a onda E aumenta, como mencionado anteriormente. Tal fato decorre do aumento do gradiente de pressão entre AE e VE. Por outro lado, a onda Ea tende a diminuir em virtude do aumento compensatório na pressão atrial esquerda que acompanha o relaxamento comprometido. Assim, a relação aumentará significativamente. Uma relação normal é menor que 10. Se estiver maior que 15, correlaciona-se com uma pressão de enchimento do VE (ou POAP) acima de 15 mmHg. Se estiver menor que 10, correlaciona-se com uma pressão de enchimento menor que 10.

DESEMPENHO SISTÓLICO DO VENTRÍCULO ESQUERDO, AVALIAÇÃO DE ISQUEMIA E DE HIPOTENSÃO ARTERIAL[23,39-45]

Um dos objetivos mais frequentes do uso da ecocardiografia é a avaliação da função sistólica. Mesmo se não for o foco principal do exame, o desempenho ventricular sistólico deve ser avaliado. Conhecer a função sistólica do paciente é fundamental nos casos de instabilidade hemodinâmica que porventura possam ocorrer, uma vez que torna possível o diagnóstico de novas alterações, como é o caso de mudanças da contratilidade miocárdica que podem sugerir infarto. A análise qualitativa é extensamente usada e validada como método para análise da função ventricular, apesar de não apresentar precisão em sua avaliação. Muitas vezes, a simples pergunta "O VE está com contralidade adequada ou não?" pode auxiliar no ajuste hemodinâmico.

Existem diversas ferramentas para avaliar a função sistólica. Podem ser utilizadas medidas lineares, me-

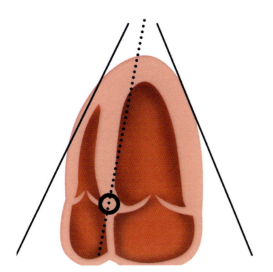
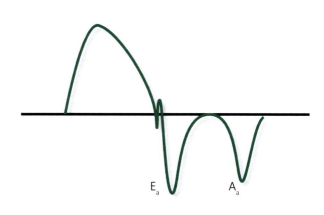

■ **FIGURA 14.18** Localização do volume-amostra do Doppler tecidual no anel mitral e seu padrão de movimentação trifásico. Fonte: Adaptada de Feigenbaum H, Armstrong W, Ryan T., 2005.[28]

didas bidimensionais, marcadores indiretos em modo M, avaliação com Doppler contínuo e pulsado, avaliação com Doppler tecidual, com Doppler tecidual colorido, rastreamento de textura, avaliação da sincronia do VE, avaliação da deformação tecidual (*strain*) e uso da técnica de *speckle-tracking* e ecocardiografia 3D.

Alguns exemplos de avaliação com Doppler foram citados anteriormente, como o cálculo do VS e DC e a análise do dP/dt.

Neste item será abordado o uso das medidas bidimensionais como encurtamento endocárdico fracionário, mudança na área fracionária e método de discos (ou regra de Simpson modificada).

ENCURTAMENTO ENDOCÁRDICO FRACIONÁRIO

Para calcular o encurtamento endocárdico fracionário são necessárias as medidas do diâmetro interno do VE na diástole (DIVEd) e do diâmetro interno do VE na sístole (DIVEs):

$$\text{Encurtamento endocárdico fracionário (\%)} = [(\text{DIVEd} - \text{DIVEs}) / \text{DIVEd}] \times 100$$

Medidas lineares como esta têm algumas desvantagens. Uma das mais óbvias é evidenciada quando são analisados pacientes com variação regional da contratilidade, como aqueles portadores de doença arterial coronária. A avaliação em modo M fornece informações relacionadas com o tamanho e a contratilidade ao longo de uma única linha. Desse modo, se uma porção normal do coração for avaliada, o encurtamento endocárdico fracionário estará superestimado e, ao contrário, se avaliar uma porção comprometida, ele estará subestimado. Outra limitação do modo M é que nem sempre é aferida a porção verdadeira em eixo curto, o que geralmente leva a medidas superestimadas.

No entanto, essa é uma medida rápida e simples da função sistólica e que pode ser realizada em diferentes momentos para fins de comparação.

Vale ressaltar que esse mesmo princípio é aplicado para o cálculo da fração de ejeção pelo método de Teichholz no ecocardiograma transtorácico. O método de Teichholz consiste em fazer o corte paraesternal longitudinal no modo M. Do mesmo modo, esse método avalia a contratilidade miocárdica ao longo de uma só linha, o que pode fornecer uma interpretação errônea em casos de pacientes com alterações segmentares da contratilidade.

Mudança na área fracionária

Neste caso, a área da cavidade do VE é medida ao final da sístole (AVEs) e ao final da diástole (AVEd). O endocárdio é manualmente investigado ao redor da cavidade ventricular, ignorando-se os músculos papilares (Figuras 14.19 e 14.20). A fórmula para cálculo é:

$$\text{Mudança na área fracionária (\%)} = [(\text{AVEd} - \text{AVEs} / \text{AVEd}] \times 100$$

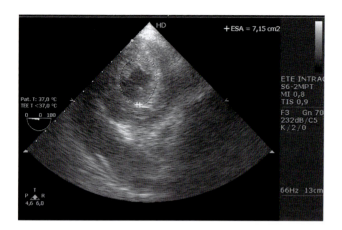

■ **FIGURA 14.19** Visualização do eixo curto transgástrico demonstrando o traçado do VE no final da sístole, sem incluir os músculos papilares.

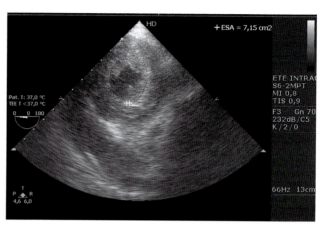

■ **FIGURA 14.20** Visualização do eixo curto transgástrico, demonstrando o traçado do VE no final da diástole sem incluir os músculos papilares.

Embora este método, quando comparado ao anterior, possa ter interpretação mais ampla (i. e., avaliação da área em vez de diâmetro), ele avalia a área apenas ao nível que está sendo investigado (no nível dos músculos papilares). Logo, se houver disfunção regional fora desse plano, ela não será considerada. Entretanto, constitui mais uma medida rápida e simples que pode ser utilizada para fins de comparação.

Outra aplicação desta modalidade é a medida da área diastólica final como parâmetro de responsividade a fluido e de hipovolemia aguda por perda sanguínea.[45]

Método de discos (ou regra de Simpson modificada)

Trata-se do método mais comum para determinar volumes ventriculares. Esta técnica requer as visualizações de quatro e de duas câmaras, nas quais a borda endocárdica é delineada ao final da sístole e da diástole. O ventrículo é dividido em uma série de 20 discos da base para o ápice. O *software* do aparelho calcula o volume de cada um dos discos e os volumes são somados para dar o volume final do VE (Figura 14.21).

Fração de ejeção (%) = [(VDFVE−VSFVE)/VDFVE] × 100

Onde:

VDFVE: volume diastólico final do ventrículo esquerdo;

VSFVE: volume sistólico final do ventrículo esquerdo

A avaliação em quatro e em duas câmaras aumenta a acurácia do método, que é o mais recomendado para as mensurações volumétricas do VE, principalmente em pacientes com anormalidades regionais do movimento da parede ou aneurismas.

Esta é uma técnica que exige um corte fiel do eixo longitudinal do VE, mais fidedigna na ecocardiografia transtorácica do que na transesofágica.

AVALIAÇÃO DE ISQUEMIA

O reconhecimento qualitativo das alterações segmentares da parede ventricular é a base para a detecção de isquemia.

A redução ou o desaparecimento do espessamento sistólico da parede ventricular é a mudança mais sensível quando ocorre isquemia. Em geral, esta é uma avaliação visual em que se compara o espessamento de diferentes paredes em um mesmo corte. Deve-se ter em mente dois principais diagnósticos diferenciais, que são miocárdio atordoado e miocárdio hibernante. Para diferenciar miocárdio isquêmico de atordoado e de hibernante, se faz pela infusão de dobutamina. No primeiro caso, não há resposta do segmento comprometido, e a isquemia se torna mais evidente porque os outros segmentos normais ficam mais hipercinéticos. Quando se trata de miocárdio atordoado, há melhora da função segmentar com baixas doses de dobutamina, o que indica um miocárdio viável, com reserva contrátil (isto é comum de acontecer em pacientes com estenose aórtica que já têm comprometimen-

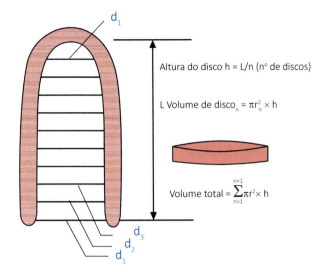
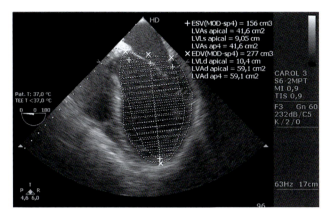

■ **FIGURA 14.21** Representação esquemática e ultrassonográfica do método para determinar o volume do VE a partir da regra dos discos.

to da função sistólica, mas que ainda apresentam reserva miocárdica). Por fim, o miocárdio hibernante mostra resposta bifásica da contratilidade, com melhora da função empregando-se doses baixas de inotrópico e deterioração em doses mais altas.

Além disso, alterações segmentares ocorrem com frequência em casos de hipotensão grave, taquicardia ou aumento acentuado da pós-carga. Nestas situações, como a causa da alteração não é trombose coronária, há melhor resposta ao tratamento clínico imediato.

Os planos ecocardiográficos mostram diferentes paredes ventriculares em diferentes cortes, sejam eles longitudinais ou transversais. Em cada um destes cortes é possível identificar as partes basais, médias e apicais e correlacionar com a artéria coronária responsável pelo suprimento sanguíneo. A avaliação da mobilidade das paredes do endocárdio geralmente é subjetiva e descrita em termos de espessamento, mudança de raio e direção da mudança com relação à cavidade ventricular esquerda durante a sístole. Divide-se em normal, hipocinesia, hipocinesia grave, acinesia e discinesia.

É importante saber reconhecer o território de irrigação das principais artérias coronárias e avaliá-las em cada uma das paredes e segmentos ventriculares correspondentes. Isto torna possível o diagnóstico precoce de alterações isquêmicas.

A ETE tem limitações relevantes quanto à análise da função ventricular. Em primeiro lugar, o ápex ventricular esquerdo está longe do transdutor e pode ser visualizado de forma inadequada, comprometendo todos os métodos de avaliação que incluam a geometria do ventrículo. Além disso, o alinhamento para os cálculos com Doppler pode ser um desafio, em especial os que necessitam da valva aórtica, o que torna os índices de função baseados nesse princípio não precisos.[11]

AVALIAÇÃO DE HIPOTENSÃO ARTERIAL

Além da observação de alterações estruturais e anatômicas das estruturas cardíacas e dos grandes vasos, o diagnóstico diferencial de hipotensão arterial baseia-se fundamentalmente em um tripé, cujos pilares são: alterações da pré-carga, diminuição da contratilidade e alterações da pós-carga.[46]

Com as metodologias descritas até agora, é possível montar uma tabela simplificada (Tabela 14.2), que auxilia na identificação rápida da alteração de um ou mais desses pilares.

Tabela 14.2 Avaliação da hipotensão arterial guiada pelo ecocardiograma transesofágico.

	Área diastólica final	Fração de ejeção
Hipovolemia	↓↓↓	↑↑↑
↓Contratilidade	↑↑↑	↓↓↓
↓ RVS	Normal ou ↓	↑↑↑

ETE: ecocardiograma transesofágico; **RVS:** resistência vascular sistêmica.

AVALIAÇÃO DO VENTRÍCULO DIREITO[47,48]

O VD apresenta geometria complexa e assimétrica e em forma de crescente. Por este motivo, a avaliação quantitativa de padrões de fluxo, as mensurações volumétricas e as análises segmentares são extremamente difíceis. É mais difícil visualizar o VD pelo ETE do que pelo exame transtorácico. Os valores para recomendações específicas de medidas do VD, tanto 2D quanto pelo modo Doppler, ainda não foram validados para o DETE.

Uma análise qualitativa, procurando observar a forma do VD, sua relação com o VE, a comparação entre o tamanho do VD com relação ao VE, o comportamento do septo interventricular e a avaliação da tricúspide, pode ser suficiente em muitas situações. Sinais de disfunção do VD incluem:

- Espessura da parede maior que 5 mm no final da diástole, o que pode ocorrer em pacientes com pressão da AP aumentada ou estenose da valva pulmonar;

- Mudança da forma do VD de triangular para redonda, com área transversal maior que 60% da área transversal do VE, normalmente presente nos casos de sobrecarga de volume para o VD;

- Diminuição da mobilidade da parede livre do VD;

- Achatamento ou abaulamento do septo interventricular. O septo tem um comportamento diferente quando a sobrecarga do VD é de volume ou de pressão. No primeiro caso, a distorção do septo é máxima ao final da diástole, o que corresponde ao tempo de enchimento de pico diastólico do VD. Durante a sístole, este achatamento se reverte com o movimento septal paradoxal em direção à cavidade do VD. Quando a sobrecarga é pressórica, a distorção septal máxima é produzida no final da sístole e começo da diástole, o que corresponde ao tempo de pico sistólico de pós-carga do VD.

A avaliação com Doppler contínuo do refluxo tricúspide também fornece informações importantes sobre o lado direito do coração, conforme discutido no item sobre "avaliação hemodinâmica" (Figura 14.22). Demonstrou-se que a velocidade de uma regurgitação pela valva tricúspide reflete a diferença entre as pressões sistólicas no VD e no AD. Medindo o gradiente de pressão máximo desse refluxo e a ele somando a PAD, obtém-se a PsAP. Algumas ressalvas são importantes: a primeira delas é que dificilmente um quadro de hipertensão pulmonar ou disfunção do VD graves não causam regurgitação tricúspide. Logo, sua ausência torna pouco provável esses diagnósticos. No entanto, pode haver disfunção primária da valva sem alteração da função do VD ou da PAP. Assim, um refluxo tricúspide deve ser avaliado dentro do contexto clínico do paciente.

Outro método que também envolve a valva tricúspide é a excursão sistólica do plano do anel tricúspide (TAPSE, do inglês *tricuspid annular plane systolic excursion*). Ele analisa a movimentação da valva tricúspide pelo modo M ou pelo Doppler tecidual do anel tricúspide e mede a distância percorrida pelo anel entre a sístole e a diástole. Se este valor for menor que 2 cm, pode-se inferir que há disfunção ventricular direita.

AVALIAÇÃO DO ÁTRIO DIREITO E CONEXÕES VENOSAS[11]

O AD recebe sangue pelas veias cavas superior e inferior e pelo seio coronário. Além destas três estruturas, é possível identificar remanescentes embrionários como a válvula de Eustáquio, rede de Chiari e crista terminal. O conhecimento destas estruturas evita diagnósticos errôneos, como o entendimento de que existe algum trombo, e não um correspondente embrionário, por exemplo.

A janela bicaval é uma das mais adequadas para identificar o AD e suas conexões. Além disso, é possível visualizar o septo interatrial e avaliar a comunicação interatrial ou o forâmen oval patente (FOP) (Figura 14.23). O FOP nem sempre é fácil de identificar. Se existir dúvida, pode ser feito o teste da microbolha, em que pequena quantidade de soro, agitado com mínima quantidade de ar, é injetado por via venosa. Se houver visualização de bolhas no átrio esquerdo, está confirmado o FOP (Figura 14.24).

DESEMPENHO DIASTÓLICO DO VENTRÍCULO ESQUERDO[23,49-51]

A diástole deixou de ser vista como um período passivo de enchimento do VE para ganhar importân-

ECOCARDIOGRAFIA EM PACIENTES GRAVES

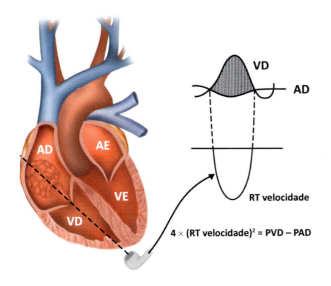
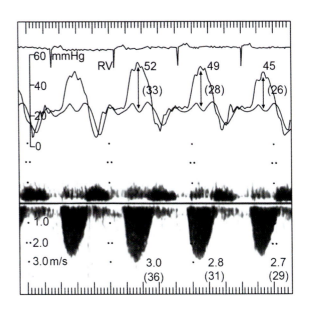

■ **FIGURA 14.22** Análise do refluxo tricúspide.

AD: Átrio direito; **AE:** Átrio esquerdo; **VE:** Ventrículo esquerdo; **VD:** Ventrículo direito; **PVD:** Pressão ventricular direita; **PAD:** pressão de átrio direito; **RT:** Refluxo tricúspide.

Fonte: Adaptada de Feigenbaum H, Armstrong W, Ryan T., 2005.[28]

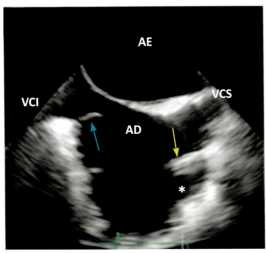

■ **FIGURA 14.23** Janela bicaval. À esquerda, observa-se a veia cava inferior, e a seta azul indica a válvula de Eustáquio. À direita, observa-se a veia cava superior, e a seta amarela indica a *crista terminalis*, enquanto o asterisco aponta o apêndice atrial direito. Nesse plano também é possível visualizar adequadamente o septo interatrial.

AE: Átrio esquerdo; **AD:** Átrio direito; **VCI:** Veia cava inferior; **VCS:** Veia cava superior.

Fonte: Adaptada de Hahn *et al.*, 2014.[11]

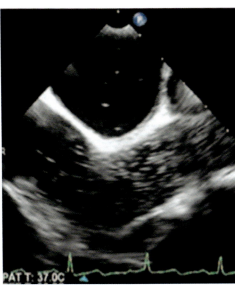
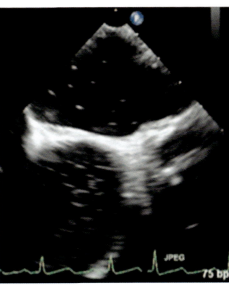

■ **FIGURA 14.24**

Teste de microbolhas. Após a opacificação do lado direito, observam-se bolhas no átrio esquerdo.

Fonte: Adaptada de Hahn *et al.*, 2014.[11]

cia como um período complexo, que depende de relaxamento ventricular adequado, complacência e função sistólica, pressão intratorácica, interação ventricular, ritmo cardíaco e função atrial.

O estudo da função diastólica é importante por diversos motivos:

- A disfunção diastólica é achado que aparece em conjunto com uma série de doenças cardiovasculares que vão desde a hipertensão arterial até doenças infiltrativas como a amiloidose;

- Casos de insuficiência cardíaca por disfunção diastólica são diagnosticados cada vez com mais frequência [cerca de 50% dos pacientes com insuficiência cardíaca congestiva (ICC) têm disfunção diastólica e fração de ejeção normal];

- A análise da função diastólica possibilita ao médico detectar aumentos na PDFVE na ausência de um CAP;

- A disfunção diastólica precede a disfunção sistólica nos casos de isquemia aguda;

- No período perioperatório, a análise da função diastólica pode ajudar a guiar a terapêutica, como a instituição de vasodilatadores no lugar de inotrópicos.

A diástole é dividida em quatro fases (Figura 14.17). A primeira começa com o fechamento da valva aórtica e termina com a abertura da valva mitral. Como no começo do período de relaxamento ventricular dependente de energia, tanto a valva aórtica como a valva mitral estão fechadas, esse período é denominado "tempo de relaxamento isovolumétrico" (TRIV). Quando a pressão ventricular esquerda cai abaixo da PAE, a valva mitral abre-se e começa a segunda fase da diástole, ou seja, o "enchimento ventricular rápido".

Essa fase é representada pela onda E na análise por Doppler pulsado durante o fluxo diastólico pela valva mitral (visto no item sobre "avaliação do enchimento ventricular esquerdo"). O tempo de desaceleração (TD) representa o tempo necessário para a pressão cair do pico da onda E para a linha de base. A pressão no VE aumenta durante o enchimento rápido, e o gradiente de pressão entre o VE e o AE cai. Essa redução do gradiente de pressão retarda o enchimento ventricular, nessa terceira fase da diástole conhecida como "diástase". Esse período é seguido pela contração atrial,

responsável pela quarta fase da diástole. Essa fase também é chamada de "enchimento ventricular tardio" e é representada pela onda "A".

A relação entre as velocidades das ondas E e A deve ser maior que 1 (Figura 14.25). Normalmente, essa relação é expressa como E/A > 1. Quando E < A, pode-se dizer que existe um comprometimento do relaxamento ventricular esquerdo (Figura 14.26). Por outro lado, E > A representa um padrão restritivo; ou seja, a complacência do VE está comprometida. Pode existir, no entanto, um momento em que o VE tem disfunção diastólica em transição, com o padrão de fluxo mitral passando de alteração do relaxamento para alteração da complacência. Nesse caso, E > A, mas representa um padrão denominado pseudonormal.

Para diferenciar padrão normal de pseudonormal, lança-se mão da análise do Doppler tecidual (TDI, do inglês *tissue doppler imaging*) do anel mitral e do Doppler pulsado do fluxo pelas veias pulmonares.

No item "estimativa da pressão de enchimento do ventrículo esquerdo", também se demonstrou o modo para realizar o TDI do anel mitral. Essa análise pode ajudar a diferenciar um padrão normal de um pseudonormal, porque o TDI do anel mitral permanece reduzido com a pseudonormalização, inclusive nos casos de alteração da complacência. Deste modo, a análise de E' ou Ea (onda E do TDI do anel mitral) é uma medida relativamente insensível à pré-carga da função diastólica do VE, que pode ser útil no intraoperatório, quando as condições de carga podem variar consideravelmente.

Já o padrão de fluxo pelas veias pulmonares (PVV) também tem um componente sistólico e um diastólico. O componente sistólico pode ser dividido em dois: um primeiro momento em que o fluxo acompanha o relaxamento atrial e um segundo que acompanha o deslocamento do anel mitral em direção ao ápice ventricular esquerdo. O componente diastólico ocorre quando a valva mitral se abre. No final da diástole, coincidente com a contração atrial, pode-se visualizar um fluxo reverso que representa sangue partindo do átrio em direção às veias pulmonares. A análise desse fluxo reverso também é importante para avaliar a função diastólica.

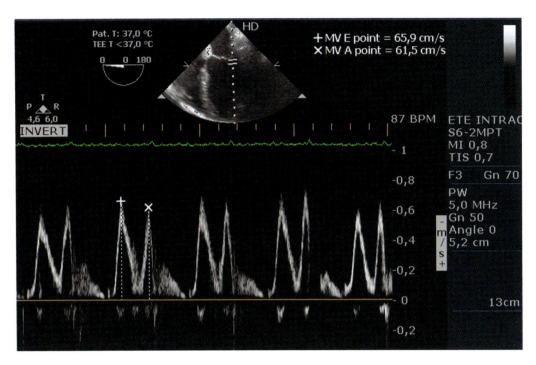

■ **FIGURA 14.25** Perfil de velocidade do Doppler pulsado do fluxo transmitral. No exemplo da acima, E/A = 65,9 / 61,5 = 1,07, uma relação normal.

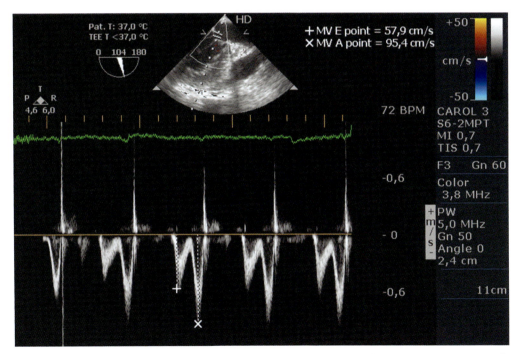

■ **FIGURA 14.26** Perfil de velocidade do Doppler pulsado do fluxo transmitral. E/A = 57,9/95,4 = 0,6, há alteração do relaxamento.

Por fim, o tempo de desaceleração, que reflete a complacência média entre o AE e o VE está diminuído em pacientes com alteração da complacência e aumentado em pacientes com alteração do relaxamento ventricular.

A Figura 14.27 representa a análise combinada do fluxo diastólico mitral, do TDI do anel mitral e do fluxo pelas veias pulmonares para a determinação do grau de disfunção diastólica.

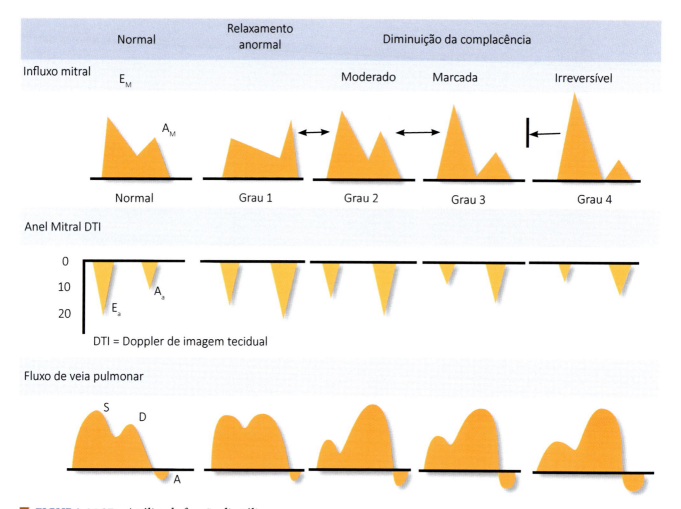

■ **FIGURA 14.27** Análise da função diastólica.
Fonte: Adaptada de Matyal R, Skubas NJ, Shernan SK, et al., 2011.[50]

CONSIDERAÇÕES FINAIS

A ecocardiografia é um método valioso de monitorização que possibilita a melhora significativa na qualidade dos cuidados ao paciente, com impacto nos desfechos.[52] O médico intensivista está habituado a analisar e correlacionar: os efeitos cardiovasculares das medicações usadas no ambiente da terapia intensiva, dos fármacos vasoativos e das medicações prévias em uso pelo paciente; o estado hemodinâmico e ventilatório atual; as perdas e a reposição volêmicas; as demandas e as características hemodinâmicas dos diferentes estados de choque.

Desse modo, o treinamento dos profissionais que cuidam de pacientes graves deve ser incentivado, e a certificação pelas instituições competentes deve ser padronizada e exigida, a fim de que a qualidade durante a realização do exame e a segurança do paciente estejam sempre à frente de qualquer objetivo.

REFERÊNCIAS

1. Cecconi M, Arulkumaran N, Kilic J, Rhodes A. Update on hemodynamic monitoring and management in septic patients. Minerva Anestesiol. 2014;80(6):701-11.
2. Hamilton MA, Cecconi M, Rhodes A. A systematic review and meta-analysis on the use of preemptive hemodynamic intervention to improve postoperative outcomes in moderate and high-risk surgical patients. Anesth Analg. 2011;112(6):1392-402.
3. Cecconi M, De Backer D, Antonelli M, Beale R, Bakker J, Hofer C, et al. Consensus on circulatory shock and hemodynamic monitoring. Task Force of the European Society of Intensive Care Medicine. Intensive Care Medicine. 2014;40(12):1795-815.

4. de Assunção MSC, Casaroto E, Barros DS. Monitorização hemodinâmica pela ecocardiografia: indicações, vantagens e limitações. In: Ecografia em terapia intensiva e na medicina de urgência. de Assunção MSC, Barros DS, Bravim BA. São Paulo: Editora Atheneu; 2019.

5. Vincent JL, Pelosi P, Pearse R, Payen D, Perel A, Hoeft A, et al. Perioperative cardiovascular monitoring of high-risk patients: a consensus of 12. Critical Care. 2015;19:224-36.

6. Labovitz AJ, Noble VE, Bierig M, Goldstein SA, Jones R, Kort S, et al. Focused cardiac ultrasound in the emergent setting: a consensus statement of the American Society of Echocardiography and American College of Emergency Physicians. J Am Soc Echocardiogr. 2010;23:1225-30.

7. Beaulieu Y. Bedside echocardiography in the assessment of the critically ill. Crit Care Med. 2007;35(5 Suppl):S235-49.

8. Beaulieu Y, Marik PE. Bedside ultrasonography in the ICU Part 1. CHEST. 2005;128:881-95.

9. Beaulieu Y, Marik PE. Bedside ultrasonography in the ICU Part 2. CHEST. 2005;128:1766-81.

10. Flachskampf FA, Badano L, Daniel WG, Feneck RO, Fox KF, Fraser AG, et al. Recommendations for transoesophageal echocardiography: update 2010. Eur J Echocardiogr. 2010;11(7):557-76.

11. Hahn RT, Abraham T, Adams MS, Bruce CJ, Glas KE, Langet RM, et al. Guidelines for performing a comprehensive transesophageal echocardiographic examination: recommendations from the American Society of Echocardiography and the Society of Cardiovascular Anesthesiologists. J Am Soc Echocardiogr. 2013;26(9):921-64.

12. Rengasamy S, Subramaniam B. Basic physics of transesophageal echocardiography. International Anesthesiology Clinics 2008;46:11-29.

13. Feigenbaum H, Armstrong W, Ryan T. Physics and instrumentation. In: Feigenbaum's Echocardiography. 6. ed. Williams & Wilkins; 2005. p. 12-45.

14. Maslow A, Perrino AC. Princípios e tecnologia de ecocardiografia bidimensional. In: Perrino Jr. AC, Reeves ST. Ecocardiografia transesofágica. Uma abordagem prática. 2. ed. Williams & Wilkins; 2010. p. 3-23.

15. Perrino Jr AC. Tecnologia e técnica Doppler. In: Perrino Jr. AC, Reeves ST. Ecocardiografia transesofágica. Uma abordagem prática. 2. ed. Williams & Wilkins; 2010. p. 109-26.

16. Zimmerman JM, Coker BJ. The nuts and bolts of performing focused cardiovascular ultrasound (FoCUS). Anesth Analg. 2017;124:753-60.

17. Silva CES, Guimarães JI. Normatização dos Equipamentos e Técnicas de Exame para Realização de Exames Ecocardiográficos. Arq Bras Cardiol. 2004;82 (suppl 2):1-10.

18. Spencer KT, Kimura BJ, Korcarz CE, Pellikka PA, Rahko PS, Siegel RJ. Focused cardiac ultrasound: recommendations from the American Society of Echocardiography. J Am Soc Echocardiogr. 2013;26:567-81.

19. Shanewise JS, Cheung AT, Aronson S, Stewart WJ, Weiss RL, Market JB, al. ASE/SCA Guidelines for performing a comprehensive intraoperative multiplane transesophageal echocardiography examination: recommendations of the American Society of Echocardiography Council for Intraoperative Echocardiography and the Society of Cardiovascular Anesthesiologists Task Force for Certification in Perioperative Transesophageal Echocardiography. Anesth Analg. 1999;89:870-84.

20. Canty DJ, Royse CF. Audit of anaesthetist-performed echocardiography on perioperative management decisions for non-cardiac surgery. Br J Anaesth. 2009;103:352-8.

21. Manasia AR, Nagaraj HM, Kodali RB, Hufanda JF, Ernest Benjamin RN, Goldman MD, et al. Feasibility and potential clinical utility of goal-directed transthoracic echocardiography performed by noncardiologist intensivists using a small hand-carried device (SonoHeart) in critically Ill patients. J Cardiothorac Vasc Anesth. 2005 Apr;19(2):155-9.

22. Micka PV, Frank MBJ, Lesage J, Mücke F, François B, Normand S, et al. Hand-held echocardiography with doppler capability for the assessment of critically-ill patients: is it reliable? Intensive Care Med. 2004;30:718-23.

23. Melamed R, Sprenkle MD, Ulstad VK, Herzog CA, Leatherman JW. Assessment of left ventricular function by intensivists using hand-held echocardiography. CHEST. 2009;135:1416-20.

24. Benjamin E, Griffin K, Leibowitz AB, Manasia A, Oropello JM, Geffroy V, et al. Goal-directed transesophageal echocardiography performed by intensivists to assess left ventricular function: comparison with pulmonary artery catheterization. J Cardiothorac Vasc Anesth. 1998 Feb;12(1):10-5.

25. Marik PE. Pulmonary artery catheterization and esophageal doppler monitoring in the ICU. CHEST. 1999;116:1085-91.

26. Dabaghi SF, Rokey R, Rivera JM, Saliba WI, Majid PA. Comparison of echocardiographic assessment of cardiac hemodynamics in the intensive care unit with right-sided cardiac catheterization. Am J Cardiol. 1995;76:392-5.

27. Maslow A, Perrino Jr AC. Doppler quantitativo e hemodinâmica. In: In: Perrino Jr. AC, Reeves ST. Ecocardiografia transesofágica. Uma abordagem prática. 2. ed. Williams & Wilkins; 2010. p. 127-45.

28. Feigenbaum H, Armstrong W, Ryan T. Hemodynamics. In: Feigenbaum's Echocardiography. 6. ed. Williams & Wilkins; 2005. p. 215-46.

29. Schober P, Loer SA, Schwarte L. Perioperative hemodynamic monitoring with transesophageal doppler technology. Anesth Analg. 2009;109:340-53.

30. Brown JM. Use of echocardiography for hemodynamic monitoring. Crit Care Med. 2002;30:1361-4.

31. Poelaert JI, Schupfer G. Hemodynamic monitoring utilizing transesophageal echocardiography. The relationships among pressure, flow, and function. CHEST. 2005;127:379-90.

32. Ahmed SN, Syed FM, Porembka DT. Echocardiographic evaluation of hemodynamic parameters. Crit Care Med. 2007;35(8 Suppl):S323-9.

33. Feissel M, Michard F, Mangin I, Ruyer O, Faller JP, Teboul JL. Respiratory changes in aortic blood velocity as an indicator of fluid responsiveness in ventilated patients with septic shock. CHEST. 2001;119:867-73.

34. Cavallaro F, Sandroni C, Antonelli M. Functional hemodynamic monitoring and dynamic indices of fluid responsiveness. Minerva Anestesiol. 2008;4:23-35.

35. Vieillard-Baron A, Chergui K, Rabiller A, Peyrouset O, Page B, Beauchet A, et al. Superior vena caval collapsibility as a gauge of volume status in ventilated septic patients. Intensive Care Med. 2004;30(9):1734-9.

36. Barbier C, Loubières Y, Schmit C, Hayon J, Ricôme JL, Jardin F, et al. Respiratory changes in inferior vena cava diameter are helpful in predicting fluid responsiveness in ventilated septic patients. Intensive Care Med. 2004;30(9):1740-6.

37. Boyd JH, Walley KR. The role of echocardiography in hemodynamic monitoring. Curr Opin Crit Care. 2009,15:239-43.

38. Gerstle J, Shahul S, Mahmood F. Echocardiographically derived parameters of fluid responsiveness. International Anesthesiology Clinics. 2010;48:37-44.

39. Garwood S. Desempenho sistólico do ventrículo esquerdo e patologia. In: Perrino Jr. AC, Reeves ST. Ecocardiografia transesofágica. Uma abordagem prática. 2. ed. Williams & Wilkins; 2010. p. 53-86.

40. London MJ. Diagnóstico de isquemia miocárdica. In: Perrino Jr. AC, Reeves ST. Ecocardiografia transesofágica. Uma abordagem prática. 2. ed. Williams & Wilkins; 2010. p. 87-106.

41. Feigenbaum H, Armstrong W, Ryan T. Coronary artery disease. In: Feigenbaum's Echocardiography. 6. ed. Williams & Wilkins; 2005. p. 438-87.

42. Shanewise JS. How to reliably detect ischemia in the intensive care unit and operating room. Seminars in Cardiothoracic and Vascular Anesthesia. 2006;10(1):101-9.

43. Galal W, Hoeks SE, Flu WJ, van Kuijk JP, Goei D, Galema T, et al. Relation between preoperative and intraoperative new wall motion abnormalities in vascular surgery patients. Anesthesiology. 2010;112:557-66.

44. Prada G, Fritz AV, Restrepo-Holguín M, Guru PK, Diaz-Gomez J. Focused cardiac ultrasonography for left ventricular systolic function. N Engl J Med. 2019;381:e36.

45. Silva AA. Monitorização intraoperatória com a ecocardiografia transesofágica. In: Potério GMB, Pires OC, Callegari DC, Slullitel A. Atualização em Anestesiologia – Monitorização em Anestesia. São Paulo: Manole, 2010. v. 14; p 110-19.

46. Subramaniam B, Talmor D. Echocardiography for management of hypotension in the intensive care unit. Crit Care Med. 2007;35(8).

47. Schroeder RA, Sreeram GM, Mark SJ. Ventrículo direito, átrio direito, válvula tricúspide e válvula pulmonar. In: Perrino Jr. AC, Reeves ST. Ecocardiografia transesofágica. Uma abordagem prática. 2. ed. Williams & Wilkins; 2010. p. 281-95.

48. Feigenbaum H, Armstrong W, Ryan T. Left atrium, right atrium, and right ventricle. In: Feigenbaum's Echocardiography. 6. ed. Williams & Wilkins; 2005. p. 182-213.

49. Shernan SK. Uma abordagem prática à avaliação ecocardiográfica da função diastólica ventricular. In: Perrino Jr. AC, Reeves ST. Ecocardiografia transesofágica. Uma abordagem prática. 2. ed. Williams & Wilkins; 2010. p. 146-68.

50. Matyal R, Skubas NJ, Shernan SK, Mahmood F. Perioperative assessment of diastolic dysfunction. Anesth Analg. 2011;113:449-72.

51. Nicoara A, Whitener G, Swaminathan M. Perioperative diastolic dysfunction: a comprehensive approach to assessment by transesophageal echocardiography. Seminars in Cardiothoracic and Vascular Anesthesia. 2014;18(2):218-36.

52. Cahalan MK. Transesophageal echocardiography for the occasional cardiac anesthesiologist. In: The ASA Refresher Courses in Anesthesiology CME Program. Williams & Wilkins; 2007. p. 31-40.

15

Abordagem Hemodinâmica pela Ecocardiografia

Dalton de Souza Barros
Ricardo Luiz Cordioli
Dante Moreira Lima

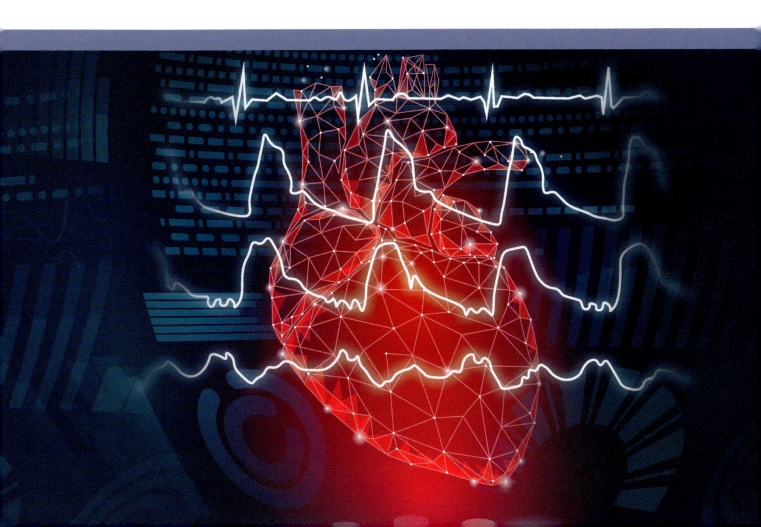

DESTAQUES

- Médicos intensivistas devem ter competência mínima para usar a ultrassonografia no cuidado de pacientes graves, pois podem realizar diagnósticos diferenciais, monitorizar, identificar e tratar prontamente condições que ameaçam a vida;
- Existem três janelas torácicas usadas habitualmente na terapia intensiva: paraesternal, apical e subcostal;
- Ao realizar a ecocardiografia em pacientes graves, são considerados cinco cortes essenciais: paraesternal longitudinal, paraesternal transversal, apical de quatro câmaras, apical de cinco câmaras e subxifoide de quatro câmaras;
- A função sistólica do ventrículo esquerdo pode ser avaliada qualitativa ou quantitativamente e classificada como gravemente reduzida (< 30%), moderadamente reduzida (> 30% a < 40%), levemente reduzida (> 40% a < 55%), normal (55% a 70%) e hiperdinâmica (> 70%);
- O edema pulmonar hidrostático pode ser diferenciado da síndrome do desconforto respiratório agudo por avaliação da pressão de enchimento do ventrículo esquerdo;
- A repercussão hemodinâmica do tamponamento cardíaco evidencia-se por colapso do átrio direito durante a sístole e com progressão do aumento de pressão intrapericárdica, por colapso do ventrículo direito durante a diástole, tendo achado auxiliar *sine qua non* a dilatação da veia cava inferior;
- A avaliação de responsividade a fluido por emprego do ecocardiograma pode ser realizado ao utilizar a distensibilidade de veia cava inferior, variabilidade respiratória da integral da velocidade do fluxo sanguíneo através da via de saída do ventrículo esquerdo e variabilidade da integral da velocidade do fluxo sanguíneo através da via de saída do ventrículo esquerdo à manobra de elevação passiva dos membros inferiores.

INTRODUÇÃO

A ultrassonografia do corpo inteiro e, principalmente, a ecografia cardíaca são ferramentas indispensáveis no cuidado do paciente grave. A ecografia de diversos sistemas, executada de maneira direcionada, provê informação rápida e tempestiva capaz de responder perguntas clínicas cruciais e monitorizar as terapêuticas instituídas. Quando feita por profissional responsável pelo cuidado à beira do leito, o exame pode ser repetido quantas vezes necessário. De vez em quando, condições que ameaçam imediatamente à vida são prontamente identificadas e tratadas [como o tamponamento pericárdico e o tromboembolismo pulmonar (TEP)]. Portanto, médicos intensivistas devem ter competência mínima para usar a US no cuidado de enfermos graves.

Zelosas dessa necessidade, diversas sociedades médicas e especialistas no mundo inteiro defendem um currículo mínimo de formação em ecografia para médicos envolvidos no cuidado do paciente. Diversas diretrizes já foram publicadas, bem como foram propostas várias maneiras de verificação da competência e do credenciamento para embasar a formação desses profissionais.[1,2]

PRINCÍPIOS DA PRODUÇÃO DA IMAGEM ECOGRÁFICA

O ultrassom (US) é normalmente produzido por cristais sintéticos que exibem propriedades piezoelétricas (p. ex., titanato e zirconato de chumbo). Quando excitados por uma corrente elétrica, cristais piezoelétricos vibram emitindo ondas ultrassônicas (acima do limiar da capacidade de audição humana de 20 kHz), em uma frequência característica, que depende da corrente aplicada. Quando atingidos pelas ondas do US, os cristais vibram em consonância e produzem correntes elétricas de amplitude específica para cada frequência ultrassônica aplicada neles. Portanto, o transdutor de US, com a sua matriz incorporada de cristais piezoelétricos, tem a função dupla de ser um alto-falante e um microfone para as ondas de US.

Os feixes de US produzidos pelo transdutor propagam-se desde a superfície da pele até a profundidade da parte do corpo sob insonação, sofrendo, no caminho, um processo de atenuação. Isso se dá em cada interface com tecidos de diferentes densidades acústicas, com a perda de sua coesão e intensidade. Aí ocorre espalhamento progressivo ou refração das ondas até serem finalmente absorvidas e dissipadas em calor. Todavia, parte considerável dos feixes emitidos são refletidos nas interfaces entre tecidos e retornam diretamente à superfície da pele e ao transdutor. Esses ecos são convertidos em sinal elétrico de amplitude específica, que pode ser codificada digitalmente e corresponder a determinado tom em uma escala de cinza. Cada ponto de eco é representado então na tela com seu brilho e em sua localização representativa.

TRANSDUTORES, JANELAS E CORTES DO ECOCARDIOGRAMA

O transdutor do ecocardiograma (ECO) mais amplamente disponível em unidade de terapia intensiva (UTI) é o transtorácico (TT). Contudo, muitas vezes, não é possível realizar o exame através do tórax em pacientes graves, seja por dificuldade de posicionamento do paciente no leito, pela falta de janelas ecográficas com interposição de pulmão sob pressão positiva ou por curativos e drenos no tórax. A opção nessas situações é a via transesofágica de insonação. Em decorrência da proximidade do transdutor com o mediastino,

o ECO transesofágico (TE) produz imagens com melhor definição do coração e das estruturas ao seu redor, mesmo em condições adversas. O ECO TE também é bem indicado na investigação do choque, quando há suspeita de catástrofes aórticas e endocardite em pacientes com próteses valvares, e no intraoperatório.

O ECO TT é realizado com transdutor setorial (ou de matriz em fase), que produz uma banda de frequências entre 1 e 5 MHz. Ele é capaz de adquirir imagens entre os espaços intercostais, pois sua área de contato com a pele (*footprint*) é pequena, e os feixes de US emanam de um único ponto focal. Três são as janelas torácicas de uso habitual na UTI. Em cada uma, diversos cortes podem ser obtidos. No ECO de pacientes graves, cinco cortes são considerados essenciais (Figura 15.1). Na janela paraesternal esquerda, normalmente ao nível do terceiro ou do quarto espaço intercostal, junto à borda esternal, adquirem-se os cortes em eixo longo ou longitudinal (PEL) e em eixo curto ou transversal (PET) do coração. Na janela apical, localizada sobre o *ictus cordis*, no tórax lateralmente, próximo ao quinto espaço intercostal, obtêm-se os cortes apicais quatro (A4C) e cinco câmaras (A5C). Na janela subcostal, sobre a região epigástrica, imediatamente abaixo do apêndice xifoide, obtêm-se os cortes em quatro câmaras (SC4C) e longitudinal da veia cava inferior (VCI). Além dos cortes essenciais, também podem ser obtidos cortes complementares do coração, como aqueles na janela subcostal em PET, principalmente úteis quando as janelas torácicas forem inacessíveis.

ECOCARDIOGRAMA NO CHOQUE

A avaliação do choque demanda a obtenção de medidas quantitativas de pré-carga, contratilidade, pós-carga e fluxo.

Por sua praticidade e capacidade de prover diversas dessas informações, além de dados sobre a etiologia do choque, o ECO tem sido utilizado com mais frequência do que outras ferramentas de monitorização hemodinâmica no manejo de pacientes com choque, sendo considerado a ferramenta de primeira escolha na avaliação inicial.[1] Ademais, diferentemente de outros dispositivos, o ECO pode estimar o volume sistólico (VS) e o débito cardíaco (DC) batimento a batimento, porém ressalta-se que não de forma contínua. Desse modo, as variações do VS com o ciclo respiratório, determinadas por intera-

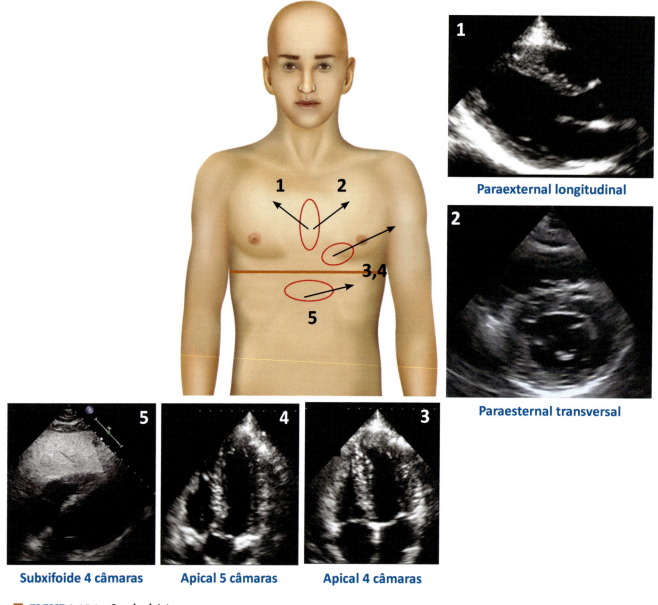

FIGURA 15.1 Janelas básicas.

ção entre o coração e o pulmão em pacientes sob pressão positiva, podem ser aferidas acuradamente respeitando as condições para poder avaliar de acordo com parâmetros dinâmicos de fluidoresponsividade.

A abordagem hemodinâmica baseada no ECO deve ser orientada por respostas a diversas perguntas que buscam descartar as causas do choque e orientar o tratamento:

- Como está a função do ventrículo esquerdo (VE)?
- Como está o VS?
- Como está a pressão de enchimento (função diastólica) do VE?
- Como está a função do ventrículo direito (VD)?
- Há sinais de TEP agudo?
- Há derrame pericárdico com tamponamento cardíaco?
- O coração depende de pré-carga?

O exame não deve ser feito de maneira exclusivamente exploratória, mas procurar responder às dúvidas clínicas específicas do paciente em estado de choque.

O maior potencial benéfico do ECO está na avaliação sucessiva dessas questões, principalmente antes e após intervenções, como ajuste ventilatório, volume intravenoso, uso de inotrópicos e de vasoconstritores etc.

Antes de firmar qualquer diagnóstico por meio do ECO, a alteração encontrada em determinado corte deve ser ratificada em diferentes planos. Outras modalidades de ecografia devem ser buscadas para complementar o ECO, como US torácico (p. ex., para descartar pneumotórax por deslizamento pleural ou confirmar a congestão pulmonar por padrão B) e US venoso (determinando trombose venosa profunda por falta de compressibilidade venosa em segmentos profundos) etc.

Como está a função do ventrículo esquerdo?

Avaliação qualitativa da função sistólica do ventrículo esquerdo

A função sistólica do VE pode ser avaliada qualitativa ou quantitativamente e classificada como gravemente reduzida (< 30%), moderadamente reduzida (> 30% a < 40%), levemente reduzida (> 40% a < 55%), normal (55% a 70%) e hiperdinâmica (> 70%). Uma recente diretriz classificou o limite de normalidade da fração de ejeção do ventrículo esquerdo (FEVE) em valores ≥ 52% em homens e ≥ 54% em mulheres.[3]

A maneira mais rápida e consistentemente executável de verificar a função sistólica do VE é a avaliação qualitativa (*eyeballing* ou impressão), que é fácil de verificar quando nos extremos (Figura 15.2). Médicos pouco experientes são capazes de distinguir prontamente uma função ventricular normal de uma gravemente reduzida. Entretanto, para reconhecer disfunções leves e moderadas é preciso maior experiência.

A observação ordenada de cinco características da contração miocárdica e do movimento valvar auxiliam na categorização qualitativa da função sistólica.

Na sístole, são sinais de função sistólica preservada: (1) o espessamento evidente do miocárdio, (2) o encurtamento > ⅓ dos diâmetros (D) cavitários, (3) o encurtamento > ⅓ da área cavitária e (4) o movimento evidente (> 1 cm) do plano da válvula mitral em direção ao ápice, no corte A4C.

Na diástole, (5) a pequena separação da ponta do folheto mitral anterior em relação ao septo (EPSS, do inglês *e-point septal separation*), estando próxima ou encostando nele, indica retorno venoso compatível com VS normal ou aumentado (Figura 15.3).

A avaliação da contratilidade global do VE é complementada pela observação do aspecto da cavidade, do seu tamanho e da espessura de suas paredes. O VE normal tem o formato de um projétil (semiesferoide oblato).

Alterações do contorno podem indicar doenças específicas. Um ventrículo mais esférico, com D longitudinal e transversal aproximadamente iguais, acom-

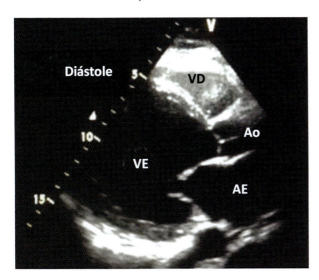 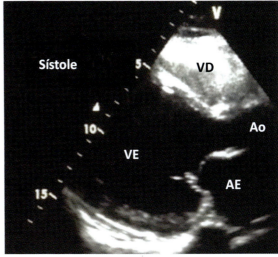

■ **FIGURA 15.2** VE dilatado, com disfunção sistólica grave. Observar dilatação do VE e variação pequena da sua cavidade na diástole e na sístole.

VE: ventrículo esquerdo; **VD:** ventrículo direito; **AE:** átrio esquerdo; **Ao:** raiz aórtica.

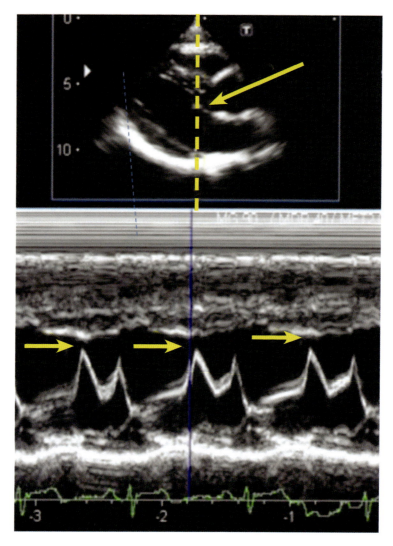

■ **FIGURA 15.3** Distância do E-septo (EPSS). Observar aproximação da cúspide anterior da valva mitral em direção ao septo interventricular, no início da protodiástole.

panham a miocardiopatia dilatada. A alteração isolada da morfologia de "ápice em balão" sugere miocardiopatia por estresse (síndrome de Takotsubo). O aumento da espessura miocárdica pode indicar miocardiopatia hipertrófica ou infiltrativa. Alterações segmentares da contratilidade secundárias à doença arterial coronariana podem ser vistas nos cortes A4C e PET. Paredes de espessura miocárdica reduzida podem representar regiões cicatriciais de infarto antigo do miocárdio. Um átrio aumentado pode sugerir pressões de enchimento do VE elevadas, além de enfermidades que contribuem para a instabilidade hemodinâmica, como doença valvar mitral ou aórtica significativa, *shunt* interatrial ou arritmias atriais.

Avaliação quantitativa da função sistólica do ventrículo esquerdo

Fração de encurtamento

A fração de encurtamento (FS) consiste em medida simples da função sistólica do VE. Reflete a redução percentual do D do VE entre a diástole e a sístole. Para obtê-la, mede-se o diâmetro diastólico final do ventrículo esquerdo (DDF) e o diâmetro sistólico final (DSF) no corte PEL (Figura 15.4), no modo bidimensional ou no modo M. O feixe de US deve seccionar perpendicularmente o VE ao nível do limite da transição entre os segmentos basal e médio do VE. Calcula-se a fração de encurtamento pela fór-

ABORDAGEM HEMODINÂMICA PELA ECOCARDIOGRAFIA

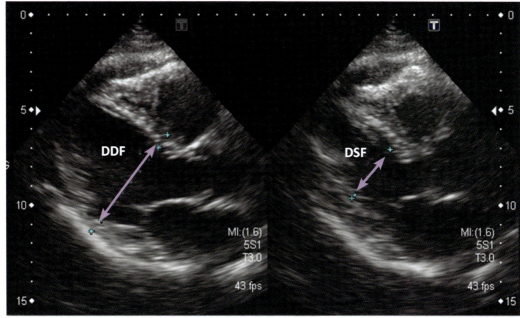

DDFVE: 48 mm VDFVE: 108 mL
DSFVE: 33 mm VSFE: 43 mL
FS: 31% FEVE: 60%

■ **FIGURA 15.4** Avaliação da função sistólica do VE pelo método de Teichholz. Ver imagem do paraesternal longitudinal, com a medida de DDF e DSF do VE. O equipamento calcula automaticamente o volume diastólico final (VDF) e o volume sistólico final (VSF), procedendo ao cálculo da FS e da fração de ejeção (FE): FS = (DDF − DSF) / DDF; FE = (VDF − VSF)/VDF.
DDF: diâmetro diastólico final; **DSF:** o diâmetro sistólico final.

mula: (DDF − DSF)/DDF. Valores superiores a 30% são normais. Alterações segmentares da contratilidade do VE podem levar a sub ou superestimação da função sistólica do VE.

Fração de ejeção do ventrículo esquerdo

A medida quantitativa mais notória da função sistólica do VE é a FEVE. Trata-se de medida adimensional, que expressa a variação do volume do VE entre a diástole e a sístole em percentual. Essa variação é calculada pela fórmula: FEVE = (volume diastólico final do VE − volume sistólico final do VE)/volume diastólico final do VE.

Esses volumes podem ser estimados de diversas maneiras. A forma mais simples é utilizar o DDF e o DSF e estimar os volumes a partir da fórmula de Teichholz: volume do VE (mL) = 7 × D³ / (2,4 + D) (Figura 15.4). Outro modo mais complexo, porém mais acurado, é o método de Simpson. O volume do VE é aproximado pela soma de vários discos pequenos de espessura igual (em geral 20), porém de D diferentes, "empilhados" longitudinalmente na cavidade do VE.

Necessitam-se de boas imagens dos planos de corte de 4 e 2 câmaras na janela apical, com frequências inexequíveis em pacientes graves (Figura 15.5).

Como está o volume sistólico?

Integral da velocidade do fluxo sanguíneo através da via de saída do ventrículo esquerdo

O VS pode ser medido a partir do produto da integral da velocidade do fluxo sanguíneo através da via de saída do ventrículo esquerdo (VTI$_{VSVE}$) pela área de secção transversa da via de saída do ventrículo esquerdo (A$_{VSVE}$). A integral representa, em centímetros, a altura de deslocamento da coluna de sangue através da via de saída do ventrículo esquerdo (VSVE) a cada sístole. A VTI$_{VSVE}$ é obtida no corte A5C com Doppler pulsado (DP). O cursor do DP deve estar centralizado e bem alinhado com o fluxo sanguíneo na VSVE e seu volume de amostragem (espessura de 2 a 4 mm) posicionado imediatamente abaixo do anel aórtico (Figura 15.6).

A área sob o traçado do envelope (velocidade modal) do espectro do DP é igual à VTI$_{VSVE}$ (Figura 15.6). Deve-se extrair a média da VTI$_{VSVE}$ obtida em 3 a 5 batimentos consecutivos. Para se obter o VS em cm³, multiplica-se essa média pela A$_{VSVE}$, que corresponde à área do ânulo aórtico em cm².

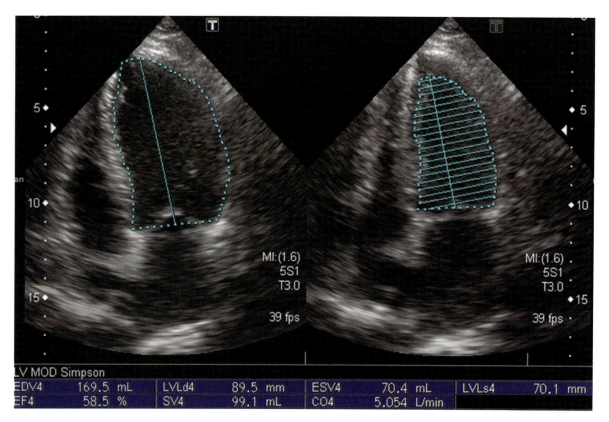

FIGURA 15.5 Método de Simpson. Observar delineamento das bordas endocárdicas do VE na janela A4C ao final da diástole e da sístole. Para completar o cálculo, deve-se repetir o mesmo processo na janela apical 2 câmaras.

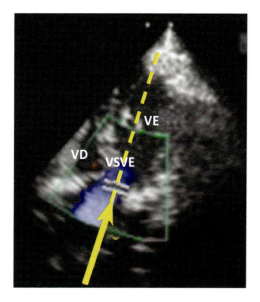
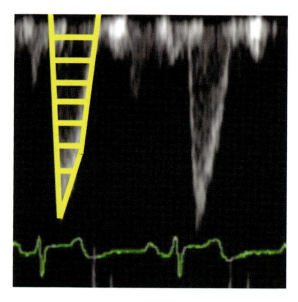

FIGURA 15.6 Estimativa da VTI$_{VSVE}$. Observar posicionamento do cursor do DP na VSVE (ver seta), alinhando com o fluxo sanguíneo. Ao lado, observar o traçado da curva de velocidade do espectro do DP durante a sístole, ao longo do tempo. A área sob a curva de cada traçado representa a medida da VTI$_{VSVE}$.

VE: ventrículo esquerdo; **VD:** ventrículo direito; **VSVE:** via de saída do VE; **DP:** Dopppler pulsado.

O D do ânulo aórtico é medido durante a sístole, no corte PEL, imediatamente abaixo da inserção das válvulas aórticas (Figura 15.7): $A_{VSVE} = \pi \times (D/2)^2$. Portanto, $VS = VTI_{VSVE} \times A_{VSVE}$ e, por extensão, $DC = VS \times$ frequência cardíaca.

Como a A_{vsve} muda muito pouco, as variações do VS são determinadas habitualmente diretamente por variações da VTI_{vsve}. Portanto, para acompanhar as tendências do VS, utiliza-se somente a VTI_{VSVE}, sem necessidade de calcular o VS nem acrescentar erro à medida por meio do cálculo da A_{VSVE}. Considera-se VTI_{VSVE} normal 18 a 22 cm para frequências cardíacas de 55 a 95 batimentos/minuto.[4] Frequências mais baixas devem ser acompanhadas de VTI_{VSVE} superiores a 18 cm; caso contrário, o VS estará reduzido. Por outro lado, com frequências superiores a 95, a VTI_{VSVE} ficará abaixo de 22 cm, mas nunca muito inferior a 18 cm.

Considerando o princípio da conservação de massa, na falta de regurgitação ou *shunt* significativos, o VS será o mesmo através de cada válvula, aorta ascendente e artéria pulmonar. Portanto, outros sítios, que não a VSVE, podem ser utilizados para medir a integral da velocidade do fluxo sanguíneo (VTI, do inglês *velocity time integral*). Apesar do VS ser constante, a VTI variará em cada região, já que as áreas de secção de cada orifício serão diferentes.

Como está a pressão de enchimento VE?

A estimativa da pressão de enchimento do VE realizada pelo ECO pode contribuir para diferenciar o edema hidrostático do edema inflamatório nos casos de síndrome do desconforto respiratório agudo. O Doppler ECO possibilita a avaliação seriada, intemitente e não invasiva dessas pressões. Em ritmo sinusal, a velocidade do fluxo diastólico através da válvula mitral pelo DP (obtida no A4C, com volume de amostragem de 1 a 2 mm, e posicionada entre as pontas dos folhetos da válvula mitral) apresenta perfil bifásico com onda E, que corresponde ao enchimento rápido protodiastólico, e onda A, determinada pela contração atrial telediastólica (Figura 15.8).

Já o DP tecidual adquirido nas porções lateral e medial do ânulo mitral mede a velocidade de deslocamento do miocárdio dessas regiões (Figura 15.9). A ve-

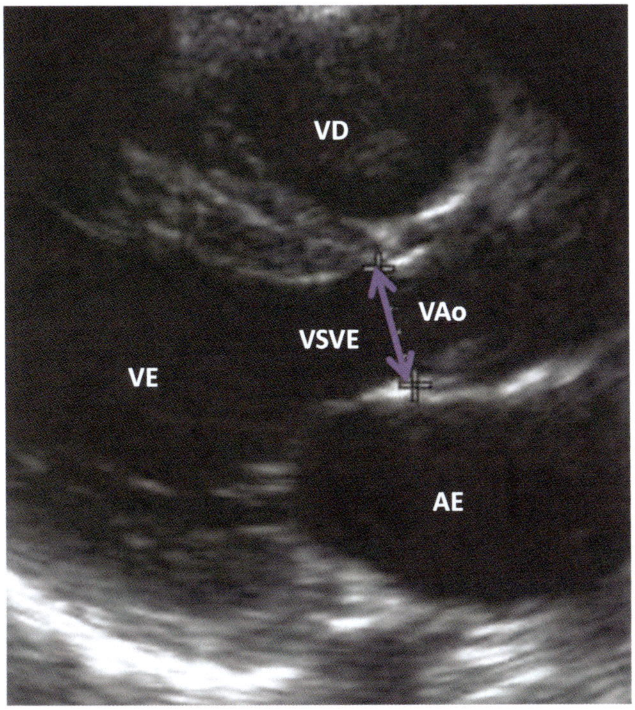

■ **FIGURA 15.7** Medida do D da VSVE. Observar imagem da janela paraesternal longitudinal e medir imediatamente antes da inserção da valva aórtica, na mesossístole, com a valva aórtica aberta.

VE: ventrículo esquerdo; **VSVE:** via de saída do VE; **AE:** átrio esquerdo; **VD:** ventrículo direito; **VAo:** valva aórtica.

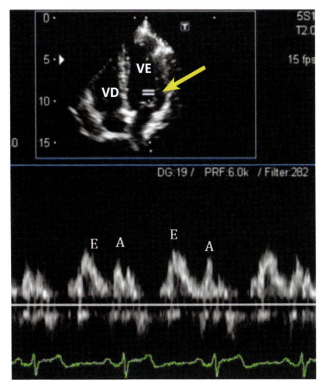

■ **FIGURA 15.8** Avaliação da função diastólica do VE pelo DP transmitral. Observar, na parte superior, o posicionamento do cursor do DP ao nível da via entrada do VE, na janela A4C. Na parte inferior, é possível notar as ondas E (protodiástole) e A (telediástole) do espectro do DP.

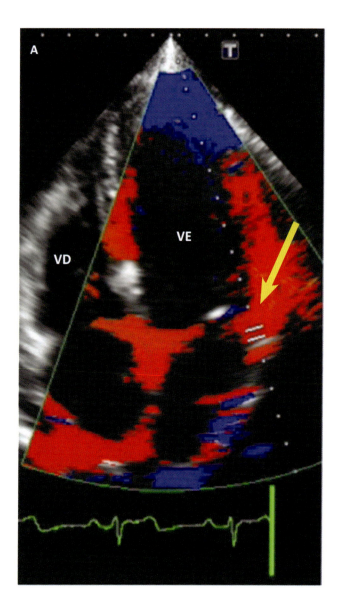

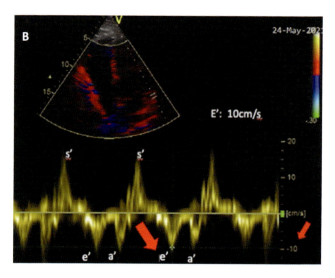

FIGURA 15.9 Doppler tecidual mitral. Observar na primeira imagem (A) o posicionamento do cursor do Doppler tecidual na intersecção do anel lateral mitral com a parede lateral do ventrículo esquerdo. Na segunda imagem (B), observar o traçado do Doppler espectral tecidual e a onda protodiastólica e'.

locidade tecidual também apresenta um perfil bifásico, com ondas e' protodiastólica e a' telediastólica, equivalentes às obtidas pelo DP do fluxo mitral. A média das velocidades teciduais de cada região é obtida para calcular a razão E/e'.

Conforme a função diastólica do VE piora e a pressão do átrio esquerdo (AE) aumenta, o pico da velocidade de E se eleva e o pico da velocidade de e' diminui. Portanto, a razão E/e', entre as velocidades de pico, guarda estreita relação com a pressão do AE. Valores da relação E/e' média > 14 indicam pressão de enchimento ventricular esquerdo elevada. Já valores da relação < 8 indicam pressão de enchimento normal. Valores entre 8 e 14 não possibilitam uma definição. A razão E/A também permite inferências sobre as pressões de enchimento. Uma razão E/A > 2 indica pressão de enchimento aumentada, sobretudo em pacientes com disfunção ventricular. Razão E/A < 0,8 demonstra pressões normais, e entre 0,8 e 2 não possibilita definições. Em pacientes jovens saudáveis, pode haver razão E/A elevada sem pressão de enchimento elevada, em virtude de um mecanismo de enchimento ventricular superfacilitado.[5]

Um estudo recente avaliou a correlação da relação E/e' com a pressão de oclusão da artéria pulmonar (POAP) em 53 pacientes sob ventilação mecânica. Uma relação E/e' lateral > 15 foi preditiva de POAP ≥ 18 mmHg, com sensibilidade de apenas 25%, mas especificidade de 95%. Já uma relação E/e' < 7 esteve correlacionada com POAP < 18 mmHg, com sensibilidade de 32% e especificidade de 81%.[6]

Como está a função do ventrículo direito?

Avaliação qualitativa do ventrículo direito

O VD normal tem paredes finas e formato triangular no A4C. No PET, ao nível dos músculos papilares, o VD tem formato em crescente sobre um VE circular. O VD não participa da formação do ápice no corte A4C. No PEL, a via de saída do ventrículo direito (VSVD) é a estrutura cardíaca mais próxima do transdutor e seu D guarda relação com os D da aorta ascendente e do AE de aproximadamente 1:1:1.

O septo interventricular é abaulado para dentro do VD durante todo o ciclo cardíaco. Mais bem observada no corte A4C, ao final da diástole, a área do VD é bem menor que a área do VE (< 0,6 × área do VE).

Alterações da morfologia e das dimensões do VD implicam disfunção e sobrecarga por volume ou pressão (Figura 15.10). A elevação aguda da pós-carga de VD manifesta-se com dilatação da câmara e, quando a relação de áreas VD:VE for > 1 no A4C, a dilatação é grave. A hipertrofia das paredes do VD indica doença crônica. Com a dilatação e a hipertrofia do VD, seu formato vai se aproximando de um elipsoide e sua ponta compõe o ápice no A4C.

Variação fracional da área do ventrículo direito

A variação fracional da área (FAC, do inglês *fractional area change*) consiste em medida quantitativa da função global do VD. No A4C centrado no VD, a borda endocárdica do VD é tracejada no fim da diástole e da sístole, então cada área delimitada é contabilizada. A FAC do VD é igual à diferença entre as áreas diastólica final e sistólica final, dividida pela área diastólica final. Valor < 35% indica disfunção sistólica do VD. Trata-se do parâmetro objetivo mais fidedigno de avaliação da função sistólica do VD no ECO TT bidimensional.[7] Todavia, exige boa janela ecocardiográfica e maior experiência do observador.

Excursão sistólica do plano anular tricúspide

A função sistólica do VD depende principalmente do encurtamento miocárdico longitudinal; portanto, pode ser avaliada pela excursão sistólica do plano anular tricúspide (TAPSE, do inglês *tricuspid anular plane systolic excursion*).

A TAPSE é medida a partir da incidência apical 4C, colocando-se o cursor do modo M na intersecção entre a parte lateral do anel valvar tricúspide e a parede livre do VD (Figura 15.11). Ativando-se a função

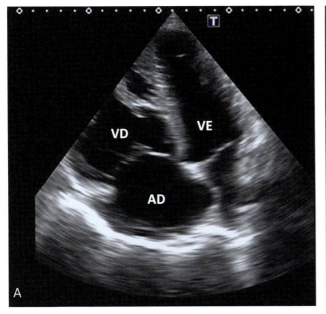 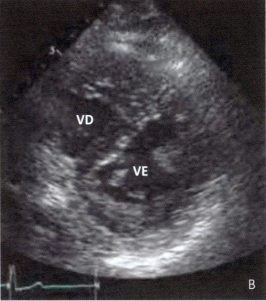

■ **FIGURA 15.10** *Cor pulmonale.* (A) Observar dilatação importante de câmaras direitas na janela A4C. (B) Notar movimento paradoxal (retificação) do septo interventricular na janela paraesternal transversal.

VE: ventrículo esquerdo; **VD:** ventrículo direito; **AD:** átrio direito.

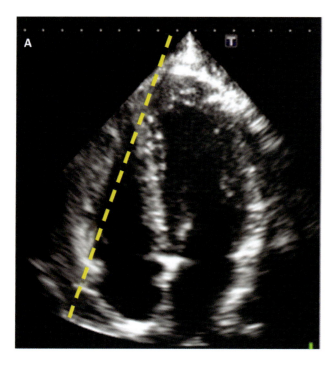
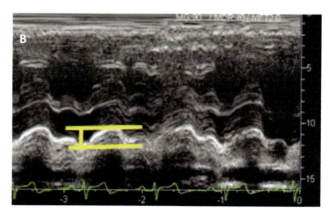

■ **FIGURA 15.11** TAPSE. Observar em (A) o posicionamento do cursor do modo M na região lateral do anel tricúspide na janela A4C, bem como em (B) o posterior traçado da curva do modo M em formato de onda. A altura da onda representa a medida do TAPSE.

do modo M será formada uma curva em formato de onda. A TAPSE representa altura da onda, que por sua vez indica o deslocamento da base do VD em direção ao ápice. Valor ≤ 16 mm indica disfunção do VD.[7] Por avaliar somente a função longitudinal, sem representar a função de todo o VD, a TAPSE pode indicar erroneamente uma contratilidade normal em pacientes com contrações radial e transversal reduzidas. Logo, é importante observar se outras características de disfunção do VD (como FAC reduzida e aumento da cavidade) estão presentes, antes de assegurar função contrátil global preservada por TAPSE > 16 mm. Um VD gravemente dilatado, com TAPSE no limite inferior da normalidade, apresenta provavelmente disfunção. A TAPSE pode mostrar-se falsamente normal até mesmo em decorrência de um fenômeno rotacional do VD, sob a contração vigorosa do ápice do VE, sem espessamento contrátil efetivo da parede livre ventricular direita.

Interdependência ventricular

A contração do VE contribui para a capacidade do VD normal gerar pressões e fluxo na artéria pulmonar. Quando sua parede livre é hipocontrátil, o VD passa a depender da contração do VE e do septo interventricular. Com a progressão da falência do VD, a função do VE pode ser prejudicada. Os ventrículos estão contidos pelo pericárdio em uma câmara de volume limitada, cuja elastância eleva-se rapidamente com o aumento de seu conteúdo. Com a disfunção do VD, as pressões de enchimento à direita elevam-se. Pela limitação pericárdica, essas elevações transmitem-se ao septo interventricular ao longo do ciclo cardíaco. O septo passa a ser rechaçado para dentro do VE, precipitando a modificação de sua geometria e a redução de seu enchimento diastólico (efeito Bernheim reverso; Figura 15.10). O enchimento diastólico do VE reduz por diminuição da cavidade do VE e aumento de suas pressões de enchimento. Como consequência da redução da pré-carga do VE, o VS do VE e o DC são reduzidos e a função VE pode se apresentar hiperdinâmica.

O impacto da disfunção do VD sobre a dinâmica septal tem melhor visualização no PET, ao nível dos músculos papilares. Com a elevação de pressões no VD, perdem-se os formatos em crescente do VD e circular do VE normal. Quando as pressões do VD forem maiores que as pressões do VE durante o ciclo cardíaco, o septo interventricular se desviará, e o VE passará a ter o formato de um D, enquanto o VD terá o formato de uma elipse (movimento paradoxal do septo interventricular).

Na sobrecarga por volume isolada (p. ex., no *shunt* da esquerda para direita, na insuficiência tricúspide moderada a importante), o septo achata-se predominantemente durante a diástole. Já na sobrecarga por pressão (p. ex., na hipertensão arterial pulmonar), a elevação de pressão é suficiente para deslocar o septo durante todo o ciclo cardíaco, com a deformação mais acentuada ao final da sístole. Em casos de sobrecarga pressórica grave causando dilatação moderada a importante do VD, pode haver movimento paradoxal do septo, tanto sistólico quanto diastólico. Alterações patológicas da dinâmica septal podem também ser observadas na hipervolemia, na ventilação mecânica com altos níveis de pressão, na síndrome do desconforto respiratório agudo e na hipertensão arterial pulmonar.

Pressão sistólica da artéria pulmonar

Elevações agudas da pressão da artéria pulmonar, como as vistas no TEP, podem resultar em insuficiência do VD. A pressão sistólica do ventrículo direito (PSVD) é igual à pressão sistólica da artéria pulmonar (PsAP) sem obstrução da VSVD ou estenose pulmonar. Na grande maioria dos pacientes com hipertensão pulmonar (HP), a resistência sofrida pelo VD para ejetar o sangue resulta em algum grau de regurgitação tricúspide. Assim, o gradiente de pressão entre o VD e o átrio direito (AD) pode ser estimado a partir da velocidade do fluxo regurgitante através da válvula tricúspide (V_{Tr}), utilizando-se a equação de Bernoulli modificada: Gradiente (VD − AD) = 4 × V_{Tr}^2 (em m/s) (Figura 15.12).[7]

O jato regurgitante pode ser identificado inicialmente com Doppler colorido através da válvula tricúspide no A4C e em outros cortes, como PEL da via de entrada do VD e PET ao nível da válvula aórtica e subcostais. Após identificar o jato com Doppler colorido, alinha-se o cursor do Doppler contínuo com o jato e mensura-se a velocidade máxima registrada. Valores de V_{Tr} < 2,5 m/s têm baixa probabilidade de estarem associados à HP (gradiente VD-AD < 25 mmHg). Va-

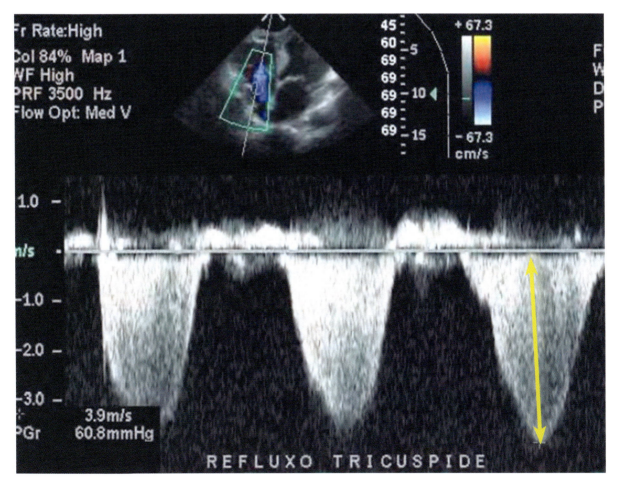

FIGURA 15.12 Medida da estimativa da velocidade máxima do jato de regurgitação tricúspide. Observar, na parte superior, imagem da janela A4C e alinhamento do cursor do Doppler contínuo com refluxo tricúspide do Doppler colorido. Na parte inferior, na imagem do Doppler espectral contínuo, observar velocidade de pico.

lores de PsAP > 35 mmHg ou pressão média na artéria pulmonar (PAPM) > 25 mmHg são considerados normalmente elevados.

Como a PsAP é semelhante à PSVD sem estenose pulmonar e obstrução da VSVD, pode-se obter a estimativa da PsAP somando-se o gradiente de pressão, calculado com a pressão do AD medida (por cateter venoso central) ou estimada.

Gradiente (VD − AD) = $4 \times V_{Tr}^2$

PSVD − pressão de átrio direito (PAD) = $4 \times V_{Tr}^2$

PsAP − PAD = $4 \times V_{Tr}^2$

PsAP = $4 \times V_{Tr}^2$ + PAD

A PAD pode ser estimada pela variabilidade respiratória e o D da VCI na janela subcostal (Figura 15.13). Uma VCI de D < 21 mm, que colaba > 50% com a inspiração, indica PAD de 3 mmHg. Já uma VCI com D > 21 mm e colabamento < 50% indica PAD aumentadas (15 mmHg).

Situações intermediárias entre D e colabamento da VCI (VCI < 21 mm com variação < 50% ou VCI > 21 mm com variação > 50%) indicam PAD intermediária (8 mmHg).[7] Todavia, a estimativa da PAD através do D da VCI é validada principalmente nos pacientes em respiração espontânea.

Há sinais de tromboembolismo pulmonar agudo?

A sensibilidade do ECO para identificar TEP de baixa gravidade é pequena. Todavia, no TEP grave com repercussão hemodinâmica, o ECO é altamente sensível para detectar alterações. Pacientes muito sintomáticos e/ou com grandes trombos apresentam dilatação e disfunção do VD com sobrecarga pressórica.

O sinal de McConnel, visto no A4C e caracterizado por acinesia da parede livre médio-basal e preservação da contração apical do VD, foi considerado, por muito tempo, sugestivo de TEP. Contudo, pode estar também presente em casos de sobrecarga pressórica por outras etiologias, não consistindo em sinal patognomônico de TEP.

No TEP agudo grave, o VD não consegue se adaptar rapidamente à elevação de pós-carga e gerar pressões elevadas na artéria pulmonar. Apesar da PsAP ficar acima de 35 mmHg, ela normalmente não ultrapassa 70 mmHg quando estimada pela velocidade máxima do refluxo tricúspide, uma vez que está normalmente associada à disfunção do VD. Neste caso, outro sinal ecocardiográfico de HP é a medida do tempo de aceleração (TAC) pulmonar, estimado pelo tempo decorrido entre o início da sístole e o pico de velocidade do fluxo através da VSVD, pelo DP. O TAP pulmonar diminui conforme a PAPM aumenta, e o normal é ser > 120 ms.

A VSVD é vista ao nível da válvula aórtica no PET, e a velocidade de fluxo é medida com o cursor do DP paralelo ao fluxo pulmonar e com o volume de amostragem logo abaixo da válvula pulmonar. Valores de TAC < 100 ms indicam HP. Valores < 60 ms sugerem HP grave, compondo o sinal 60/60. Existe, inclusive, uma fórmula para estimar a PAPM pelo TAC:[7]

$$PAPM = 79 - (0{,}45 \times TAC),$$

sendo a PAPM medida em mmHg e o TAC em ms.

A elevação crônica da pós-carga do VD leva a várias mudanças compensatórias. No *cor pulmonale* crô-

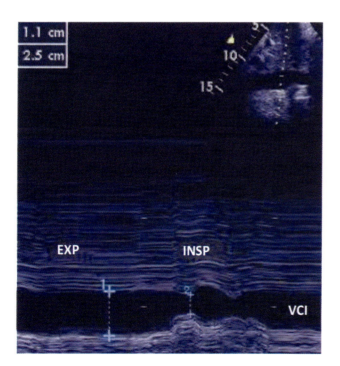

■ FIGURA 15.13 Medida dos D máximo e mínimo da VCI através do modo M. Observar que, no paciente em inspiração espontânea, o D mínimo da VCI ocorre na inspiração.
VCI: veia cava inferior; EXP: Expiração; INSP: Inspiração.

nico, além da dilatação do VD, as paredes se espessam para preservar o VS à custa de pressões pulmonares acentuadamente elevadas. A espessura da parede livre do VD é medida ao final da diástole no SC4C. Trabeculações não devem ser incluídas na medida. Valores > 5 mm são elevados e indicam *cor pulmonale* crônico ou infiltração miocárdica.

Há derrame pericárdico com tamponamento cardíaco?

Uma causa incomum de choque prontamente diagnosticada pelo ECO é o tamponamento cardíaco. No ECO, o derrame pericárdico aparece como uma faixa anecoica circundando o coração. Ele pode ser visto em vários cortes, como no PEL, A4C e SC4C. Sua repercussão hemodinâmica é evidenciada por colapso do AD durante a sístole e pelo colapso do VD durante a diástole (Figura 15.14), com a progressão do aumento da pressão intrapericárdica. Um achado auxiliar *sine qua non* é a dilatação da VCI.

O coração depende de pré-carga?

A avaliação da responsividade à pré-carga objetiva identificar se o coração é responsivo à infusão de fluido intravenoso com a elevação do VS em, pelo menos, 10% a 15%. Ventrículos de tamanho reduzido sugerem pré-carga reduzida e possível responsividade a fluidos (RF). Rapidamente identificável no PEL e no PET, a obliteração da cavidade do VE durante a sístole, em que se pode visualizar paredes opostas que se aproximam quase completamente, caracteriza função do VE hiperdinâmica, padrão denominado sinal do beijo (ou *kissing wall*; Figura 15.15). Esse hiperdinamismo pode ser visto na sepse, no choque distributivo e na hipovolemia. A obstrução dinâmica sistólica da VSVE associada à hipertrofia miocárdica pode provocar hipotensão, respondendo à administração de fluidos pelo aumento da cavidade do VE.

O hiperdinamismo do VE também é visto na sobrecarga pressórica acentuada do VD com diminuição isolada da pré-carga do VE. A administração de fluido intravenoso nessa situação não está relacionada, em geral, com aumento do VS e pode precipitar piora do quadro clínico pelo agravamento da hipotensão e pelo aumento paradoxal de variação da pressão de pulso e do VS com a ventilação mecânica. Mesmo a oferta de uma pequena quantidade de fluido aumenta a cavidade do VD, a restrição pericárdica e a limitação adicional ao enchimento do VE por mecanismos de interdependência ventricular. Na verdade, muitos pacientes com *cor pulmonale* agudo e, principalmente, crônico beneficiam-se mais da remoção de fluido, e a solução para instabilidade é o emprego de vasopressor.

Diâmetro e variabilidade respiratória da veia cava inferior

O D e a variabilidade respiratória da VCI parecem se correlacionar com a previsão de responsividade a fluido (RF). VCI pequena pode evidenciar estado de dependência da pré-carga, sobretudo em pacientes com disfunção ventricular. Em contrapartida, VCI com D aumentado indicaria o oposto. Todavia, não é possível precisar um valor de corte para o D da VCI capaz de prever a RF. Também se advoga a variabilidade da VCI com o ciclo respiratório como marcador de RF.

Nos pacientes sob ventilação mecânica invasiva controlada, sem HP, disfunção do VD, refluxo tricúspide de graus moderado a importante ou valores elevados de pressão expiratória final positiva (PEEP), avalia-se a distensibilidade da VCI, que se distende na inspiração sob pressão positiva. Quanto maior a variação entre o menor e o maior D (delta-VCI), maior a chance de RF.

Novamente, um valor de corte ideal é difícil de estabelecer. Deve-se estar atento a vários fatores que interferem na acurácia da distensibilidade da VCI para prever a RF. O D da VCI deve ser aferido entre 1 e 3 cm da sua desembocadura no AD. Importante não medir obliquamente o D. Mesmo com medidas acuradas da VCI, existem outros fatores de confusão. Em pacientes respirando espontaneamente, o esforço inspiratório varia, bem como o seu impacto na colapsibilidade da VCI. Nos pacientes em ventilação mecânica, deve-se garantir que não haja esforço respiratório que influencie a medida, o ritmo cardíaco deve ser sinusal, estar com volume corrente 8 a 12 mL/Kg de peso predito pela estatura, tórax não pode estar aberto e PEEP < 10 cmH_2O. Pacientes com disfunção crônica de VD apresentam dilatação da VCI não relacionada com ausência de RF. Pressões intra-abdominais (PIA) > 12 mmHg determinam a perda de qualquer correlação entre o D da VCI e a RF.[8]

Para pacientes em ventilação mecânica, a distensibilidade da VCI, medida pela fórmula $(D_{máx} - D_{mín})/$

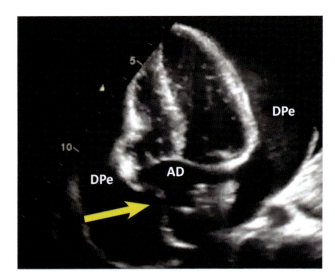 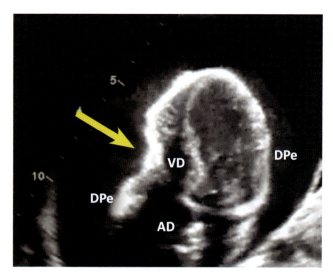

■ **FIGURA 15.14** Tamponamento pericárdico. Observar derrame pericárdico (DPe) importante difuso ao redor do coração na janela A4C, com sinais de colapso (ver setas) de AD e VD.

DP: Doppler pulsado; **AD:** Átrio direito; **VD:** Ventrículo direito; **DPe:** Derrame pericárdico.

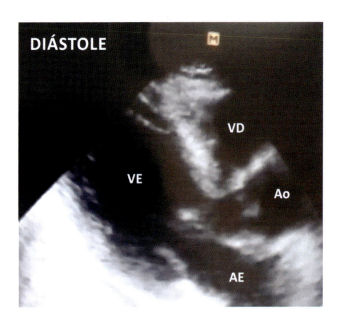 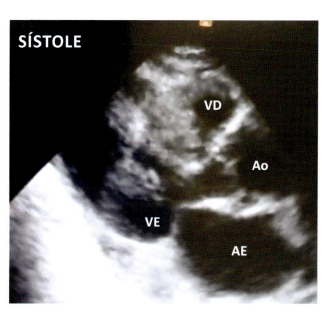

■ **FIGURA 15.15** Sinal do beijo. Observar variação importante da cavidade do VE entre a diástole e a sístole. Na sístole, observar aproximação quase total das paredes do VE.

VE: ventrículo esquerdo; **AE:** átrio esquerdo; **VD:** ventrículo direito; **Ao:** raiz aórtica.

($D_{mín}$), com valor de corte de 18%, teve especificidade de 90% para determinar a RF pelo aumento de 15% do índice cardíaco em 39 pacientes, após desafio hídrico empregando 7 mL/kg de gelatina a 20% durante 30 minutos.[9] Os pacientes deviam estar em ventilação mecânica sem esforço respiratório evidente, com volume corrente ≥ 8 mL/kg de peso predito pela estatura e sem arritmias cardíacas.

Outro método de avaliação da variabilidade da VCI em pacientes sob ventilação mecânica foi calculado pela fórmula $(D_{máx} - D_{mín})/(D_{méd})$, com valor de corte proposto de 12%, para prever aumento de 15% do DC em 23 pacientes após 8 mL/kg de hidroxietilamido a 6% durante 20 minutos, com valores preditivos positivo e negativo superiores a 90%.[10] Todavia, um estudo mais recente sobre a variabilidade da VCI em pacientes sob ventilação mecânica, que envolveu 540 pacientes, obteve acurácia de apenas 64% para prever RF depois de aumento de 10% da VTI_{VSVE} após manobra de elevação passiva dos membros inferiores, com ponto de corte de 8%.[11]

Alguns estudos avaliaram o uso da variabilidade da VCI como preditor da RF em pacientes respirando espontaneamente. Os artigos que encontraram resultados positivos para diagnosticar a RF utilizaram como valor de corte 25% a 42% de colapsibilidade, calculado pela fórmula $(D_{máx} - D_{mín})/(D_{máx})$, em um ciclo respiratório, com acurácia de 62% a 77%.[12,13] Um desses estudos comparou a acurácia do ponto de corte de 25% de variabilidade da VCI para prever RF entre profissionais experientes e iniciantes. Os valores encontrados, respectivamente, foram 82% e 69% de acurácia para prever aumento de 10% do índice cardíaco após 500 mL de fluido.

Considerando a acurácia não tão boa da VCI para prever RF nos estudos mais atuais, o parâmetro deve ser interpretado de maneira cautelosa, sobretudo nos casos limítrofes. A tendência atual é valorizar a variabilidade da VCI como parâmetro de RF nos casos mais extremos; ou seja, quando ela está dilatada e com mínima variação ou em situações nas quais a VCI apresente variação ampla.

Variabilidade da integral da velocidade do fluxo sanguíneo através da via de saída do ventrículo esquerdo com manobra de elevação passiva das pernas

A elevação passiva das pernas (PLR, do inglês: *passive leg raising*) constitui manobra que transfere aproximadamente 300 mL de sangue venoso da metade inferior do corpo ao coração direito. Trata-se de desafio hídrico transitório, sem administração intravenosa de fluido, capaz de aumentar o VS em pacientes com dependência de pré-carga. A manobra inicia-se com a cabeceira elevada do paciente em 30º a 45º. Executa-se medida prévia da VTI$_{VSVE}$ nessa posição. A cabeceira deve ser baixada rapidamente a 0º e as pernas do paciente elevadas a 45º. Deve-se então medir a VTI$_{VSVE}$ nessa posição em até 1 minuto. O teste identifica acuradamente a RF quando a variação da VTI$_{VSVE}$ é > 10% a 15%. Contudo, o método exige grande experiência do observador para garantir que a variação obtida não ocorreu por variabilidade intraobservador.[14]

Os efeitos hemodinâmicos da PLR são rapidamente reversíveis e não há risco de sobrecarga hídrica. A elevação significativa do VS com a PLR possibilita identificar quem se beneficiará, de fato, de um *bolus* de fluido intravenoso. O teste permanece confiável mesmo se respiração espontânea, arritmias (tirando-se a média da variação da VTI$_{VSVE}$ de, pelo menos, 5 batimentos), ventilação mecânica com baixos volumes correntes e complacência pulmonar reduzida.

Variabilidade respiratória da velocidade máxima de fluxo sanguíneo através da via de saída do ventrículo esquerdo

A ventilação mecânica determina uma variação cíclica do regime pré e pós-carga dos ventrículos, com consequente variação do VS. Quanto maior a dependência de pré-carga, maior essa variabilidade. Por sua vez, a variação do VS determina variação respiratória do fluxo sanguíneo através da VSVE. Isso influenciará as velocidades e a VTI medidas através da VSVE com DP, possibilitando avaliar a RF.

Esse parâmetro tem sido estudado principalmente em crianças e neonatos com instabilidade hemodinâmica e sob ventilação mecânica. Uma metanálise avaliou 11 estudos que utilizaram a variabilidade da velocidade de pico da VTI$_{VSVE}$. Foram encontrados valores agrupados de sensibilidade e especificidade em torno de 89% e 85%, com área sob a curva característica de operação do receptor (ROC, do inglês *receiver operator characteristic curve*) de 91%. Contudo, os pontos de corte variaram de 7% a 20%, mantendo-se, a maioria, em torno de 12% a 13%.[15]

MANOBRA DE OCLUSÃO EXPIRATÓRIA FINAL

Em pacientes sob ventilação mecânica, o aumento no índice cardíaco durante uma manobra de oclusão expiratória final pode prever a RF.

Em estudo (MOEF) que avaliou essa manobra em 50 pacientes, a velocidade de pico da VTI$_{VSVE}$ foi medida antes e ao término da MOEF de 12 segundos, a fim de prever aumento de 15% no DC após 500 mL de solução salina a 0,9%, ministrado por 15 minutos. O aumento de 9% na VTI$_{VSVE}$ foi capaz de prever a RF com sensibilidade de 89%, especificidade de 95% e área sob a curva ROC de 96%. O aumento de 8,5% na velocidade de pico da VSVE previu RF com sensibilidade de 64%, especificidade de 77% e área sob a curva ROC de 70%.[16]

Tolerância à administração de volume

O aumento das pressões de enchimento estimadas pelo ECO após a administração de fluidos pela medida da variabilidade da VCI ou pela relação E/e' mitral pode indicar potencial intolerância à infusão de fluido intravenoso. Demonstra que a fase de independência de pré-carga da curva de Frank-Starling foi alcançada, com alto risco de congestão se houver administração continuada de fluidos. Contudo, carece-se, na literatura, de estudos que avaliem esse tema especificamente no paciente grave.[17]

Por outro lado, acompanhar o aumento das linhas B no US pulmonar constitui ferramenta simples e reprodutível para detectar elevação precoce da água pulmonar extravascular após ressuscitação volêmica ou para monitorizar a retirada de fluidos em pacientes com congestão pulmonar.[18] Trata-se de um parâmetro que aparece precocemente, antes mesmo dos sinais clínicos e radiológicos de congestão pulmonar.[19]

CONSIDERAÇÕES FINAIS

Na atualidade, o ECO consiste em uma ferramenta indispensável na avaliação hemodinâmica de pacientes graves. Todo médico envolvido no cuidado intensivo deve ter habilidades básicas com essa ferramenta e buscar continuamente aprimorar-se. Os diversos dados hemodinâmicos fornecidos pelo ECO podem substituir a monitorização invasiva na grande maioria das situações.

Nos casos em que ainda é necessário o cateter de artéria pulmonar ou a monitorização minimamente invasiva do DC, o ECO complementa sobremaneira as informações desses dispositivos. Diferentemente deles, o ECO é capaz de revelar dados anatômicos e da etiologia responsável pelo choque de modo seguro e reprodutível. Porém, é uma ferramenta que avalia de forma intermitente e não contínua.

Não obstante, os dados adquiridos com o ECO estão sujeitos a muitos erros de aquisição e interpretação. Daí a importância do treinamento continuado.

Deve-se lembrar, também, de sempre buscar tratar o paciente e não o exame. Um indivíduo com sinais ecocardiográficos indiretos de TEP, mas sem sinais clínicos, não pode ser tratado com anticoagulação. Deve-se evitar a infusão de fluidos no paciente com sinais ecocardiográficos de hipovolemia, mas sem choque ou hipoperfusão, e com hipoxemia grave.

Por fim, ressalta-se a grandeza dessa ciência, oferecida pela copiosidade de janelas, cortes, modos e métodos para se avaliar determinado aspecto cardíaco, aliado ao julgamento clínico.

REFERÊNCIAS

1. Cecconi M et al. Consensus on circulatory shock and hemodynamic monitoring. Task force of the European Society of Intensive Care Medicine. Intensive Care Med. 2014;40(12):1795-815.

2. Kirkpatrick JN et al. Recommendations for echocardiography laboratories participating in cardiac Point of Care Cardiac Ultrasound (POCUS) and critical care echocardiography training: report from the American Society of Echocardiography. J Am Soc Echocardiogr. 2020;33(4):409-22.

3. Lang RM et al. Recommendations for cardiac chamber quantification by echocardiography in adults: an update from the American Society of Echocardiography and the European Association of Cardiovascular Imaging. J Am Soc Echocardiogr. 2015;28:1-39.

4. Blanco P, Aguiar FM, Blaivas M. Rapid Ultrasound in Shock (RUSH) velocity-time integral: a proposal to expand the RUSH protocol. J Ultrasound Med. 2015;34(9):1691-700.

5. Nagueh SF et al. Recommendations for the evaluation of left ventricular diastolic function by echocardiography: an update from the American Society of Echocardiography and the European Association of Cardiovascular Imaging. J Am Soc Echocardiogr. 2016;29:277-314.

6. Mercado P et al. Doppler echocardiographic indices are specific but not sensitive to predict pulmonary artery occlusion pressure in critically ill patients under mechanical ventilation. Crit Care Med. 2021;49(1):e1-e10.

7. Rudski LG et al. Guidelines for the echocardiographic assessment of the right heart in adults: a report from the American Society of Echocardiography endorsed by the European Association of Echocardiography, a registered

branch of the European Society of Cardiology, and the Canadian Society of Echocardiography. J Am Soc Echocardiogr. 2010;23:685-713.

8. Millington SJ et al. Ultrasound assessment of the inferior vena cava for fluid responsiveness: easy, fun, but unlikely to be helpful. Can J Anaesth. 2019;66(6):633-8.

9. Barbier C et al. Respiratory changes in inferior vena cava diameter are helpful in predicting fluid responsiveness in ventilated septic patients. Intensive Care Med. 2004;30(9):1740-6.

10. Feissel M et al. The respiratory variation in inferior vena cava diameter as a guide to fluid therapy. Intensive Care Med. 2004;30(9):1834-7.

11. Vignon P et al. Comparison of echocardiographic indices used to predict fluid responsiveness in ventilated patients. Am J Respir Crit Care Med. 2017;195(8):1022-32.

12. Corl KA et al. Performance of a 25% Inferior vena cava collapsibility in detecting fluid responsiveness when assessed by novice versus expert physician sonologists. J Intensive Care Med. 2020;35(12):1520-8.

13. Airapetian N et al. Does inferior vena cava respiratory variability predict fluid responsiveness in spontaneously breathing patients? Crit Care. 2015;19:400.

14. Monnet X et al. Passive leg raising: five rules, not a drop of fluid! Crit Care. 2015;19(1):18.

15. Wang X et al. Value of respiratory variation of aortic peak velocity in predicting children receiving mechanical ventilation: a systematic review and meta-analysis. Crit Care. 2019;23(1):372.

16. Georges D et al. End-expiratory occlusion maneuver to predict fluid responsiveness in the intensive care unit: an echocardiographic study. Crit Care. 2018;22(1):32.

17. Ritzema JL et al. Serial Doppler echocardiography and tissue Doppler imaging in the detection of elevated directly measured left atrial pressure in ambulant subjects with chronic heart failure. JACC Cardiovasc Imaging. 2011;4(9):927-34.

18. O'Hara DN et al. Bedside ultrasound for guiding fluid removal in patients with pulmonary edema: the Reverse-FALLS Protocol. J Vis Exp. 2018;(137):57631.

19. Wooten WM et al. Bedside ultrasound versus chest radiography for detection of pulmonary edema: a prospective cohort study. J Ultrasound Med. 2019;38(4):967-73.

16

Classificação dos Estados de Choque

Thiago Domingos Corrêa
Nelson Akamine
Elias Knobel

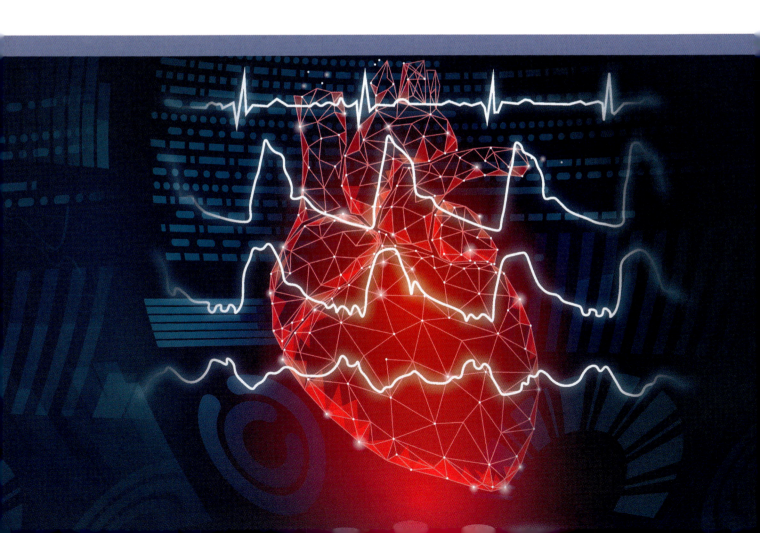

DESTAQUES

- Nos estados de choque, existe um déficit na produção de energia (adenosina trifosfato) requerida pelo organismo devido à diminuição da oferta do substrato (oxigênio) causada pela inadequada perfusão tecidual;
- Os estados de choque podem ser classificados, de acordo com o padrão de hipóxia, quanto ao estágio evolutivo, ao padrão de fluxo e ao padrão hemodinâmico;
- Quanto ao tipo de hipóxia, pode-se classificar em citotóxica, hipóxica, anêmica e estagnante;
- As fases evolutivas do estado de choque compreendem: choque compensado (fase I), choque descompensado (fase II) e choque irreversível ou refratário (fase III);
- Nos estados de choque de alto fluxo, a saturação venosa de oxigênio encontra-se elevada devido ao retorno de sangue mais oxigenado para o coração direito, enquanto nos estados de choque de baixo fluxo ocorre o inverso;[1]
- A classificação hemodinâmica dos estados de choque utiliza o cateter de artéria pulmonar para avaliar o débito cardíaco, as pressões de enchimento das camaras cardíacas (pressão de átrio direito e pressão de oclusão de artéria pulmonar) e a saturação venosa mista de oxigênio.

INTRODUÇÃO

Quando se está diante de um paciente em estado de choque, costuma-se pensar inicialmente em hipotensão arterial sistêmica, hipoperfusão tecidual e disfunção orgânica. Todavia, o estado de choque é definido pela presença de desequilíbrio entre oferta (DO_2) e consumo (VO_2) de oxigênio tecidual e celular, sem obrigatoriedade de haver hipotensão arterial concomitante.

Em outras palavras, pode-se dizer que nos estados de choque existe um déficit na produção de energia (adenosina trifosfato – ATP) requerida pelo organismo devido à diminuição da oferta do substrato (oxigênio) causada pela inadequada perfusão tecidual. Assim, podem existir alterações de fluxo ou oxigenação, visto que assegurar perfusão adequada é garantir fluxo e oxigenação tecidual e celular às necessidades metabólicas do organismo nas variadas situações.

Geralmente, hipotensão arterial em adultos é definida como pressão arterial sistólica PAs < 90 mmHg ou pressão arterial média (PAM) < 65 mmHg, ou diminuição de 40 mmHg na PAS basal do paciente.

Frequentemente, sinais de disfunção orgânica (p. ex., oligúria, confusão mental, extremidades mal perfundidas, taquipneia etc.) são as primeiras manifestações clínicas do choque.

CLASSIFICAÇÃO DOS ESTADOS DE CHOQUE

Do ponto de vista fisiopatológico, o choque pode ser classificado por vários aspectos. Este entendimento é crucial para o correto tratamento dos pacientes.

Os estados de choque podem ser classificados quanto ao padrão de hipóxia, ao estágio evolutivo, ao padrão de fluxo e ao padrão hemodinâmico.

Quanto ao tipo de hipóxia

Os estados de choque cursam com diminuição da perfusão tecidual, e isso leva ao aparecimento de hipóxia tecidual. A hipóxia pode ser classificada em:

- **Citotóxica ou histotóxica:** o fluxo e o conteúdo arterial de oxigênio estão adequados, mas há disfunção mitocondrial. Portanto, caracteriza-se pelo comprometimento, ou seja, pela redução da capacidade celular de utilização de oxigênio;
- **Estagnante:** o baixo fluxo, ou baixo débito cardíaco (DC), é o principal componente na redução da DO_2 causando a hipóxia;
- **Anêmica:** determinada pela queda do conteúdo arterial de oxigênio em virtude de redução importante dos níveis de hemoglobina;
- **Hipóxica:** determinada pela queda do conteúdo arterial de oxigênio em virtude de redução importante da saturação arterial de oxigênio (SaO_2).

Por ordem de importância, hipóxia citotóxica e estagnante são as mais significativas, quando comparadas às hipóxias anêmica e hipóxica. Contudo, em termos de correção da hipóxia, pode-se atuar em todos os tipos, exceto nas situações em que ocorre hipóxia citotóxica, na qual as formas de tratamento são ineficazes na grande maioria das vezes. Ainda não há intervenções capazes e eficazes que revertam a disfunção mitocondrial.

De modo geral, a hipóxia citotóxica ocorre em decorrência de processo inflamatório que leva à disfunção mitocondrial, ou seja, mesmo com DO_2 adequada, pelo fato da "fábrica" estar desligada, a célula não consegue consumir o oxigênio e, por conseguinte, não ocorre a produção de energia (ATP).

Quanto ao estágio evolutivo

Os estados de choque podem ser classificados, quanto ao seu estágio evolutivo, em três grupos:

- Compensado (fase I);
- Descompensado (fase II);
- Irreversível ou refratário (fase III).

Choque compensado

Caracteriza-se pelos seguintes mecanismos compensatórios:

- Aumento da frequência cardíaca (FC) e da contratilidade miocárdica mediada por catecolaminas;
- Vasoconstrição do sistema venoso;
- Vasoconstrição do sistema arterial;
- Ativação do sistema renina-angiotensina-aldosterona;
- Liberação de hormônio antidiurético (ADH).

Neste estágio, o paciente pode manter níveis aceitáveis de pressão arterial, sem necessariamente apresentar oligúria e confusão mental, mas com acidose metabólica e má perfusão tecidual.

Pode-se detectar alteração da perfusão tecidual sistêmica pela análise dos níveis séricos de lactato e mensuração da saturação venosa central ($SvcO_2$) ou mista (SvO_2) de oxigênio, que se encontram alterados.

A reversão do choque nas primeiras horas de instalação é mais rápida e efetiva. Portanto, a ressuscitação precoce com adequação da perfusão tecidual e da DO_2 antes do desenvolvimento de disfunções orgânicas reduz a morbidade e a mortalidade dos pacientes.[2-4]

O conceito de choque oculto (hipóxia tecidual oculta) surgiu no final da década de 1990. Essa denominação se dá pelo fato de o choque oculto não ser perceptível a "olho nu", ou seja, são necessários exames laboratoriais para sua identificação.[5,6] Nesta situação, marcadores de perfusão/oxigenação sistêmica (macro-hemodinâmica), como lactato arterial, $SvcO_2$ ou SvO_2, poderão estar alterados, enquanto variáveis clínicas, como PAS, PAM, pressão venosa central (PVC), diurese entre outras, poderão estar normais.[7]

Choque descompensado

Caracteriza-se por falência dos mecanismos compensatórios, o que torna as disfunções orgânicas mais acentuadas. As principais disfunções orgânicas são a cardiovascular, a renal, a metabólica, a pulmonar e a neurológica.

Clinicamente, os pacientes podem apresentar hipotensão arterial, taquicardia, pulsos filiformes, pele fria e pegajosa, livedo, sudorese, oligúria, taquipneia, cianose de extremidades, alteração do estado de consciência (que pode variar desde agitação psicomotora até letargia), rebaixamento do nível de consciência e coma.

Nesta fase a instalação do distúrbio de perfusão tecidual é perceptível. A realização de um exame físico adequado associado à história clínica sugere a hipótese diagnóstica de estado de choque e as possibilidades etiológicas.

Choque irreversível

Caracteriza-se pela falta de resposta cardiovascular à infusão de fluidos e à administração de fármacos vasoativos. Nesse caso, a síndrome da disfunção de múltiplos órgãos (SDMO) está instalada e evolui para a insuficiência de múltiplos órgãos (IMO). Apesar de muitas vezes os termos falência e disfunção serem confundidos, toma-se por convenção que a disfunção ainda apresenta possibilidade de reversão do quadro, enquanto a falência é um estágio em que todas as medidas realizadas são inúteis.

Quanto ao padrão de fluxo

É fundamental para o tratamento do estado de choque definir se a síndrome é de baixo ou alto fluxo (Tabela 16.1). Com base nessa classificação, pode-se definir a melhor estratégia de suporte hemodinâmico e tratamento.

Do ponto de vista didático, a circulação sistêmica pode ser comparada a um sistema ferroviário, no qual a locomotiva é o DC; os vagões que transportam a carga (oxigênio ligado à hemoglobina) são o conteúdo arterial de oxigênio (CaO_2); a estação central, que fornece oxigênio aos vagões (hemácias), é constituída pelos pulmões; os consumidores que recebem o oxigênio são as células e tecidos; e os trilhos são os vasos sanguíneos (Figura 16.1).[8]

Situações de alto fluxo são caracterizadas por SvO_2 elevada, ou seja, retorno de mais sangue oxigenado para o lado direito do coração, e podem ser compreendidas pelo fato de a "composição" passar muito rapidamente pelos tecidos que não têm tempo hábil para retirar o oxigênio dos vagões, taxa de extração de oxigênio diminuída (TEO_2). Assim, a "composição" retorna para a estação central com maior quantidade de oxigênio.

Situações de baixo fluxo podem ser caracterizadas pela diminuição da velocidade da "composição", o que propicia maior tempo para a extração de oxigênio pelos tecidos. Dessa forma, retorna menor quantidade de sangue oxigenado para o coração direito, que promove a SvO_2 com valor diminuído, TEO_2 aumentada. Neste caso, a quantidade de oxigênio que chega aos tecidos também pode ser pequena, se existirem poucos vagões para carreá-lo; assim, quando os vagões extraem oxigênio, retorna uma quantidade menor ainda para o lado direito do coração. Com isso, pode-se perceber que a SvO_2 apresenta relação direta com o fluxo e a quantidade de oxigênio transportados pela composição.

Quanto ao padrão hemodinâmico

Os estados de choque podem ser classificados, de acordo com seu padrão hemodinâmico, em quatro grandes grupos:

- Hipovolêmico:
  - Hemorragia;
  - Desidratação;
  - Sequestro de líquidos.
- Cardiogênico:
  - Insuficiência ventricular esquerda;
  - Infarto agudo do miocárdio (IAM);
  - Miocardite/miocardiopatia;
  - Arritmias/distúrbios de condução;
  - Lesões valvares;
  - Disfunção miocárdica da sepse.

Tabela 16.1 Classificação dos estados de choque quanto ao padrão de fluxo.				
	Hipóxia tecidual	DO_2/VO_2 dependência	SvO_2 ou $SvcO_2$	$(CaO_2 - CvO_2)$ ou $(CvCO_2 - CaCO_2)$
Síndrome de baixo fluxo	Sim	Sim	Baixa	Elevada
Síndrome de alto fluxo	Variável	Não necessariamente	Normal ou elevada	Normal ou baixa

DO_2: oferta de O_2; VO_2: consumo de oxigênio; SvO_2: saturação venosa mista de O_2; $SvcO_2$: saturação venosa central de oxigênio; $(CaO_2 - CvO_2)$: diferença entre o conteúdo arterial e venoso de O_2; $(CvCO_2 - CaCO_2)$: diferença entre conteúdo venoso e arterial de CO_2.

capítulo 16 — CLASSIFICAÇÃO DOS ESTADOS DE CHOQUE

CONCEITOS FUNDAMENTAIS

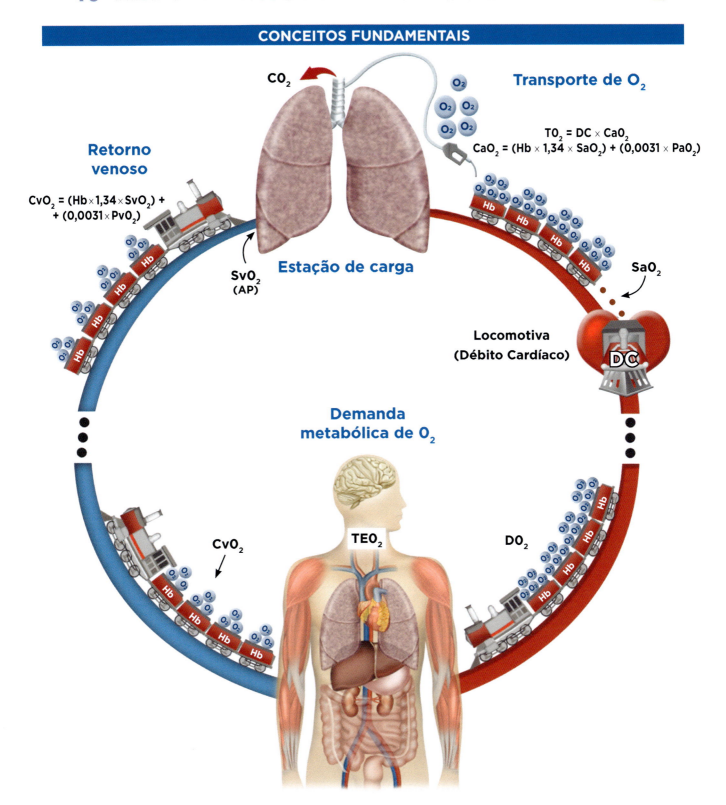

FIGURA 16.1 Parâmetros de oxigenação tecidual – infográfico didático.

Transporte de oxigênio (TO_2): como o oxigênio é transportado para as células e tecidos. Oferta de O_2: (DO_2) quantidade de oxigênio que chega às células.

AP: artéria pulmonar; CO_2: dióxido de carbono; CaO_2: conteúdo arterial de oxigênio; CvO_2: conteúdo venoso misto de oxigênio; **DC:** débito cardíaco; SaO_2: saturação arterial de oxigênio; TEO_2: taxa de extração de oxigênio; SvO_2: saturação venosa mista de oxigênio; PaO_2: pressão parcial arterial de oxigênio; PvO_2: pressão parcial venoso misto de oxigênio.

© Elias Knobel. Todos os direitos reservados.

- Obstrutivo:
  - Embolia pulmonar;
  - Tamponamento cardíaco;
  - Pneumotórax hipertensivo.
- Distributivo:
  - Vasoplégico (choque séptico, intoxicação por monóxido de carbono, qualquer choque prolongado etc.);
  - Neurogênico;
  - Anafilaxia;
  - Hipotireoidismo/hipocortisolismo;
  - Síndrome de hiperviscosidade.

Pode ocorrer sobreposição entre esses grupos de choque.

É importante esclarecer que a nomenclatura "choque misto" não existe. A sobreposição dos tipos de choque se deve à predominância de um determinado tipo de componente secundário. Um exemplo fácil de entender é o que ocorre no choque séptico, que, embora apresente padrão clássico de choque distributivo, também pode ter um componente de hipovolemia decorrente da venodilatação, um componente cardiogênico decorrente de depressão miocárdica ou um componente obstrutivo decorrente da hipertensão pulmonar oriunda da ação de mediadores inflamatórios e da hipóxia.

Choque hipovolêmico

É causa frequente de choque em pacientes internados em unidade de terapia intensiva (UTI). Qualquer distúrbio ou condição que leve à perda excessiva de fluidos e, consequentemente, à redução do volume circulatório efetivo pode originar choque hipovolêmico.[9]

Este choque caracteriza-se pela redução das pressões de enchimento diastólico [PVC e pressão de oclusão da artéria pulmonar (POAP)] e, consequentemente, pela redução do DC devido à diminuição do estiramento das fibras musculares cardíacas (Figuras 16.2 e 16.3). As características hemodinâmicas e de oxigenação do choque hipovolêmico são:[10]

- Pressão arterial normal ou próxima dos níveis ideais nos estágios iniciais, porém, em sua evolução, a hipotensão arterial se instala;
- DC baixo ou normal. Na fase inicial, o DC pode estar normal em decorrência de mecanis-

mos compensatórios. Contudo, na evolução, sua queda é uma constante;
- PVC diminuída;
- POAP diminuída;
- DO_2 aos tecidos diminuída;
- SvO_2 ou $SvcO_2$ diminuídas em virtude do aumento da TEO_2;
- Gradiente venoarterial de CO_2 ($GapPCO_2(v-a)$) aumentada;
- Níveis de ácido láctico aumentados.

O choque hipovolêmico pode apresentar dois padrões de hipóxia tecidual:[11]

- Hipóxia anêmica, quando há perda sanguínea secundária ao trauma;
- Hipóxia estagnante, decorrente da diminuição do DC e, consequentemente, do baixo fluxo.

Por analogia com o sistema ferroviário citado anteriormente, esta situação é traduzida pela diminuição no número de vagões (hemoglobinas que carregam o oxigênio) nos casos de hemorragias, ou pela diminuição do DC (fluxo) decorrente de perdas de fluidos.

As principais características clínicas e laboratoriais e o tratamento de pacientes com choque hipovolêmico são apresentados no Capítulo 33 – Choque Hipovolêmico.

Choque cardiogênico

Este tipo de choque pode acontecer em diversas situações, sendo o choque cardiogênico associado ao IAM o mais frequente. Caracteriza-se por redução do DC e da pressão arterial, com consequente hipóxia tecidual do tipo estagnante, pois há importante diminuição do fluxo sanguíneo.

A diminuição da contratilidade cardíaca é fator fundamental na caracterização do choque cardiogênico. Outra importante alteração nesse tipo de choque é a diminuição da complacência ventricular, que leva ao aumento da pressão diastólica final do ventrículo esquerdo (Figura 16.4). Fazendo uma analogia ao sistema ferroviário descrito anteriormente, a diminuição do DC pode ser equivalente à diminuição da velocidade da locomotiva da composição, acarretando diminuição na entrega de oxigênio para os tecidos.

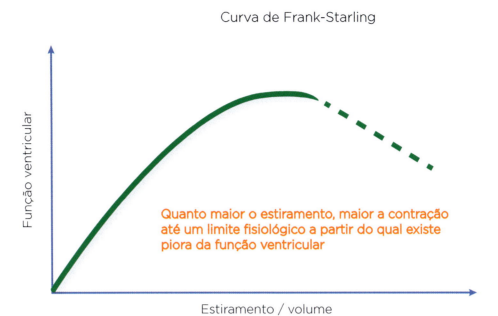

■ **FIGURA 16.2** Curva de Frank-Starling. No choque hipovolêmico, a menor quantidade de sangue que chega ao coração acarreta menor estiramento da fibra muscular (pré-carga), determinando diminuição do DC.

Fonte: Acervo dos autores.

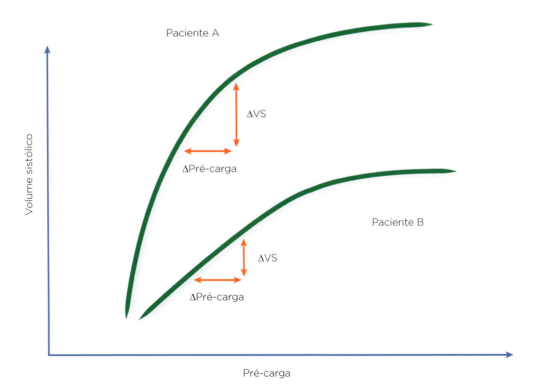

■ **FIGURA 16.3** No choque hipolovêmico, a pré-carga é sempre muito importante. Contudo, cada paciente terá a sua. O paciente (A) tem pré-carga diferente do paciente (B).

Fonte: Acervo dos autores.

A

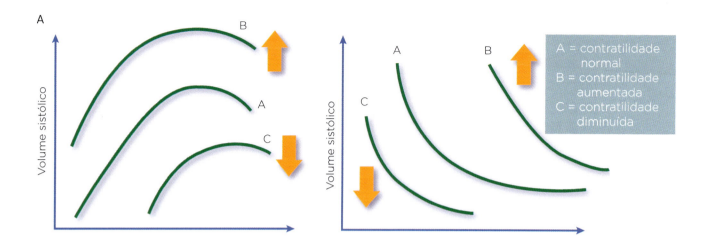

B

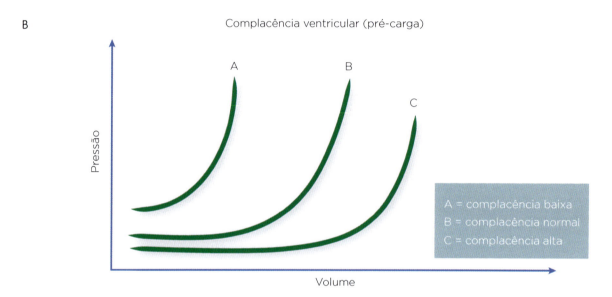

FIGURA 16.4 Aumento inadequado da pressão diante da elevação da pré-carga. Este comportamento é comumente observado quando existe baixa complacência. (A) Contratilidade cardíaca. (B) Complacência ventricular.

A Figura 16.5 apresenta de forma esquemática a fisiopatologia do choque cardiogênico.

As principais alterações hemodinâmicas encontradas nos pacientes com choque cardiogênico são:

- PAS < 90 mmHg;
- PVC aumentada;
- POAP > 18 mmHg (em pacientes desidratados ou com infarto agudo de ventrículo direito, esses valores podem estar normais ou diminuídos);
- Índice cardíaco (IC) baixo, variando entre 1,8 e 2,2 L/min/m^2;
- Fração de ejeção ventricular diminuída;
- DO$_2$ diminuída;
- SvO$_2$ ou SvcO$_2$ diminuídas devido ao aumento da taxa de extração de oxigênio;
- ΔPCO$_2$ aumentada;
- Hiperlactatemia.

Deve-se lembrar de que os achados hemodinâmicos podem variar de acordo com a etiologia do choque cardiogênico. Por exemplo, o choque cardiogênico devido ao IAM do ventrículo direito pode apresentar POAP diminuída ou normal e IC diminuído.

Detalhes da fisiopatologia do choque cardiogênico, como etiologia, manifestações clínicas e laboratoriais, tratamento e suporte de pacientes, são apresentados no Capítulo 28 – Choque Cardiogênico.

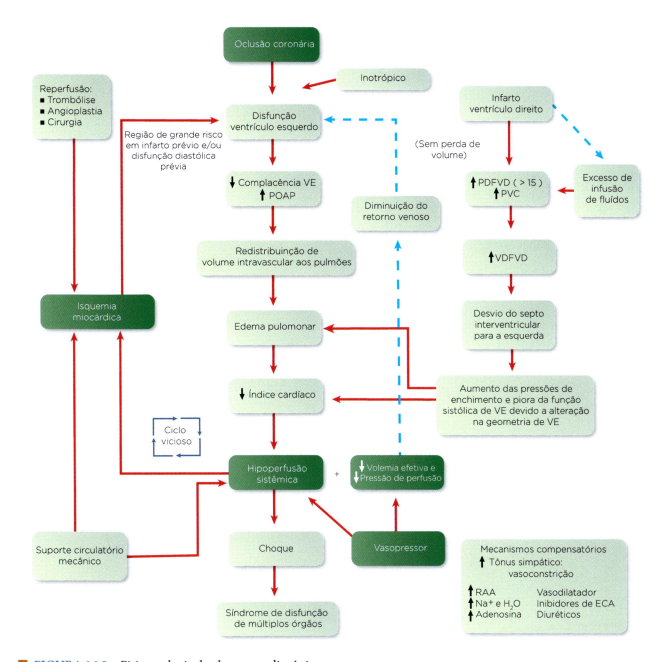

FIGURA 16.5 Fisiopatologia do choque cardiogênico.

VE: ventrículo esquerdo; **POAP:** pressão de oclusão da artéria pulmonar; **PDFVD:** pressão diastólica final do ventrículo direito; **PVC:** pressão venosa central; **RAA:** renina-angiotensina-aldosterona; **ECA:** enzima de conversão em angiotensina; **VDFVD:** volume diastólico final de ventrículo direito.

Fonte: Acervo dos autores.

Choque distributivo

Pode ser classificado em:
- Vasoplégico;
- Neurogênico;
- Anafilático;
- Por hipotireoidismo/hipocortisolismo;
- Por hiperviscosidade.

Entre as causas de choque vasoplégico, destacam-se:
- Sepse;
- Intoxicação por monóxido de carbono (CO);
- Hipotensão prolongada;

- Doenças mitocondriais;
- Parada cardiorrespiratória;
- Intoxicação por cianeto;
- Intoxicação por metformina.

O choque vasoplégico pode ser causado por inúmeras situações, mas que apresentam mecanismos semelhantes para a hipotensão (Figura 16.6).[12]

Choque séptico

É o mais frequente e o mais importante representante desse grupo. Por isso, é importante reconhecer e entender os diversos conceitos que envolvem infecção e choque séptico.[13-15] Devido à sua própria fisiopatologia complexa, às intervenções terapêuticas e aos eventos clínicos correlacionados, o choque séptico é abordado de forma mais detalhada no Capítulo 29 – Sepse e Choque Séptico.

O padrão hemodinâmico dos pacientes com choque séptico é classificado da seguinte maneira:

- Hiperdinâmico:
    - Pressão arterial diminuída ou normal;
    - PVC diminuída; mas, se houver alteração da complacência ventricular direita, pode haver um aumento desproporcional;
    - POAP diminuída;
    - DC "normal" ou elevado;
    - Resistência vascular pulmonar (RVP) estará normal, mas pode haver aumento se existir associação com síndrome do desconforto respiratório agudo ou com congestão pulmonar;
    - Resistência vascular sistêmica (RVS) normal ou reduzida;
    - SvO_2 ou $SvcO_2$ aumentadas;

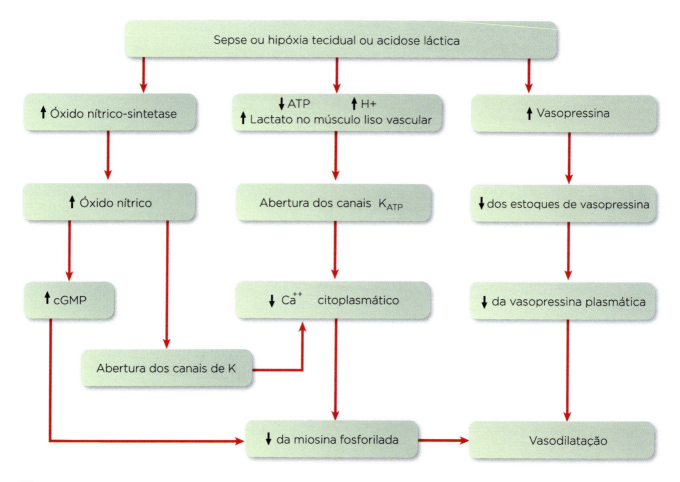

FIGURA 16.6 Fisiopatologia do choque vasoplégico. Adaptada de Landry e Oliver, 2001.[16]

ATP: adenosina trifosfato.

- Níveis de lactato[17] podem estar normais ou aumentados;
- Hipodinâmico:
  - Pressão arterial diminuída;
  - PVC diminuída, se houver hipovolemia, ou aumentada, se houver alteração da complacência ventricular direita ou aumento da RVP decorrente da hipoxemia ou da ação de mediadores da resposta inflamatória;
  - POAP diminuída se houver hipovolemia; contudo, a POAP pode estar normal ou aumentada;
  - DC baixo devido à hipovolemia e/ou à depressão miocárdica associada à sepse;
  - RVP normal; mas pode haver aumento se existir associação com síndrome do desconforto respiratório agudo ou com congestão pulmonar;
  - RVS normal ou aumentada;
  - SvO_2 ou $SvcO_2$ geralmente baixas;
  - Níveis de lactato geralmente aumentados.

O choque séptico apresenta padrão predominantemente distributivo, mas pode ter componente cardiogênico, obstrutivo e hipovolêmico, decorrente de depressão miocárdica, hipovolemia relativa ou absoluta e aumento da pós-carga de ventrículo direito, respectivamente.[18] Assim, ao se referir a uma situação de choque séptico com depressão miocárdica, deve-se considerar que existe um choque distributivo com componente cardiogênico.

Choque neurogênico

De maneira geral, as lesões intracranianas não levam ao choque; por isso, é importante a investigação de outras causas. Por exemplo, o choque associado ao trauma de crânio, em geral, é hipovolêmico. Outro exemplo é o choque neurogênico associado à hemorragia subaracnoide, cuja fisiopatologia é desconhecida.

O choque neurogênico pode ser decorrente de várias etiologias. E como está associado ao trauma, até que se prove o contrário, todo choque no paciente politraumatizado, com ou sem lesão medular, deve ser tratado como hipovolêmico (Figura 16.7). O choque neurogê-

nico é abordado de forma mais detalhada no Capítulo 32 – Choque Neurogênico.

O choque neurogênico associado à lesão medular é bem conhecido e muito frequente em pacientes com trauma raquimedular. Deve-se à perda do tônus simpático, causando hipotensão arterial e aumentando o efeito fisiopatológico da hipovolemia.

Os achados hemodinâmicos mais frequentes são:

- PAS de aproximadamente 100 mmHg em posição supina, mas muito sensível à mudança de decúbito;
- Hipotensão postural e bradicardia associadas à hipotensão;
- Diminuição das pressões de enchimento (PVC e POAP) devido ao aumento do território venoso (vasodilatação) por perda da atividade simpática;
- DC normal ou diminuído; em geral, a queda do DC está associada a diminuição importante das pressões de enchimento;
- SvO_2 ou $SvcO_2$ diminuídas se houver queda importante do DC.

ANAFILAXIA

É um estado caracterizado por insuficiência respiratória, frequentemente relacionado com o choque, podendo ou não estar associado a urticária e/ou angioedema, que ocorre minutos após a exposição a um antígeno específico.

Inúmeras substâncias podem causar choque anafilático, como:

- Antibióticos: penicilinas, anfotericina B, aminoglicosídeos, cefalosporinas etc.;
- Anti-inflamatórios não esteroidais e analgésicos;
- Venenos: cobras, aranhas etc.;
- Agentes diagnósticos: contrastes;
- Hormônios: insulina, ACTH (Hormônio adrenocorticotrófico) etc.;
- Anestésicos: lidocaína;
- Pólens;
- Alimentos: chocolate, ovos, crustáceos etc.;
- Derivados do sangue;
- Outros: heparina, diuréticos etc.

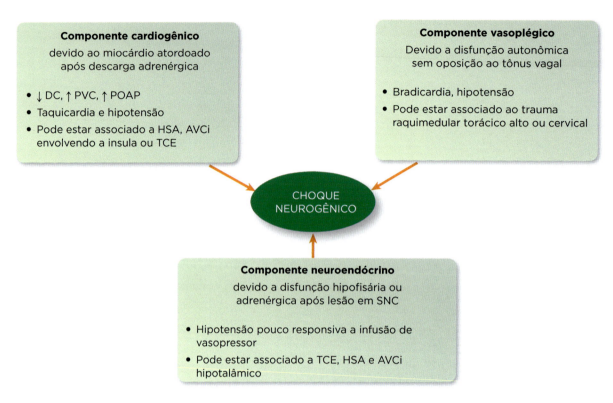

■ **FIGURA 16.7** Mecanismos do choque neurogênico.

DC: débito cardíaco; **PVC:** pressão venosa central; **POAP:** pressão de oclusão da artéria pulmonar; **HSA:** hemorragia subaracnóidea; **AVCi:** acidente vascular cerebral isquêmico; **TCE:** trauma cranioencefálico; **SNC:** sistema nervoso central.

Fonte: Acervo dos autores.

Os achados hemodinâmicos mais frequentes são:
- Hipotensão arterial;
- POAP e PVC diminuídas;
- DC aumentado inicialmente, mas que tende a diminuir com a evolução do quadro;
- RVP normal, mas que pode aumentar devido à hipoxemia;
- SvO_2 ou $SvcO_2$ tendem estar diminuídas devido ao choque e à hipoxemia.

O choque anafilático é uma emergência e precisa de tratamento rápido e adequado. Por isso, na maioria dos casos, dispensa monitorização com cateter de artéria pulmonar.

Choque obstrutivo

Geralmente ocorre quando o esvaziamento do ventrículo direito está prejudicado (embolia pulmonar) ou quando há diminuição do seu enchimento (tamponamento cardíaco ou pneumotórax hipertensivo). No choque obstrutivo, a hipóxia tecidual é do tipo estagnante devido ao baixo DC, podendo ocorrer hipóxia hipoxêmica associada.

Choque obstrutivo por embolia pulmonar

Na embolia pulmonar, as características da apresentação hemodinâmica dependem de fatores como:
- Tamanho do êmbolo;
- Número de êmbolos;
- Liberação de substâncias vasoativas;
- Velocidade de instalação do quadro;
- Condições associadas (insuficiência cardíaca, hipovolemia etc.).

O organismo adapta-se melhor a êmbolos pequenos, em pequena quantidade e com velocidade de instalação gradual. Na Tabela 16.2 estão as características hemodinâmicas da embolia pulmonar. Uma abordagem mais ampla do choque nessa condição pulmonar é apresentada no Capítulo 31 – Tromboembolismo Pulmonar.

Tabela 16.2 Achados hemodinâmicos e de oxigenação tecidual observados habitualmente no tromboembolismo pulmoar.

	Embolia pulmonar não maciça	Embolia pulmonar maciça
Frequência cardíaca	Normal ou aumentada	Raramente aumentada ou muito aumentada
Pressão arterial média	Normal	Diminuída
Pressão venosa central	Normal*	Aumentada ou raramente normal
Pressão de oclusão da artéria pulmonar	Normal	Normal ou raramente aumentada**
Índice cardíaco	Normal ou raramente aumentada	Diminuída
Resistência vascular pulmonar	Aumentada ou raramente normal	Aumentada
Pressão de artéria pulmonar	Normal ou raramente aumentada	Aumentada***
SvO_2 ou $SvcO_2$	Normal ou diminuída	Diminuída
Lactato sérico	Normal	Aumentada

* Depende da presença ou não de insuficiência tricúspide, hipovolemia e da função ventricular direita.

** Ocorre raramente, devido à disfunção ventricular esquerda importante associada.

*** Em algumas situações, não aumenta muito em virtude da queda do DC.

Fonte: Acervo dos autores

Choque obstrutivo por tamponamento cardíaco

No caso do tamponamento cardíaco, sua apresentação hemodinâmica depende da presença de fatores associados como:

- Hipovolemia;
- Velocidade de acúmulo do derrame pericárdico;
- Respostas do sistema nervoso simpático;
- Presença de doenças associadas (insuficiência cardíaca, trauma, insuficiência renal crônica, neoplasia etc.).

A hipovolemia pode mascarar os sinais clínicos e hemodinâmicos do tamponamento cardíaco. A velocidade de acúmulo de líquido pericárdico é fator importante na apresentação clínica e hemodinâmica desta condição. O organismo pode tolerar de 1 a 2 L de líquidos, acumulados em semanas ou meses, sem aumentar as pressões intracardíacas de forma importante. No entanto, estas podem aumentar rapidamente com pequenos volumes (p. ex., 100 mL), caso se acumulem em minutos a horas.

A resposta do sistema nervoso simpático pode ser atenuada por drogas, como bloqueadores beta-adrenérgicos, vasodilatadores etc. Esta alteração de resposta pode influenciar de forma importante a hemodinâmica do paciente.

Os achados hemodinâmicos e de oxigenação encontrados no tamponamento cardíaco são:

- Pressão arterial inicialmente aumentada devido à resposta adrenérgica. No entanto, na evolução, tende a diminuir (PAS $\cong$ 90 a 100 mmHg). Outro comportamento da pressão arterial é o aparecimento do pulso paradoxal, definido como a queda da PAS em mais de 10 mmHg durante a inspiração;
- PVC e POAP aumentadas;
- RVP aumentada se hipoxemia e acidose estiverem associadas;
- Pressão sistólica da artéria pulmonar geralmente normal, mas a pressão diastólica da artéria pulmonar é semelhante à PVC e POAP, com variação em torno de 3 mmhg entre elas.

Algumas vezes, pode-se detectar a equalização das pressões intracardíacas;

- Diminuição do DC;
- Diminuição da DO_2;
- SvO_2 ou $SvcO_2$ diminuídas;
- Hiperlactatemia.

CONSIDERAÇÕES FINAIS

A avaliação clínica do paciente em choque inicia-se no exame físico, quando o examinador observa alterações de nível de consciência, pele, extremidades, temperatura, frequência cardíaca, amplitude de pulso e padrão respiratório. Nessa fase inicial, os dados de história e de exame físico ajudam a formular a hipótese diagnóstica sobre a possível etiologia do choque, bem como seu estado evolutivo (choque compensado, reversível e irreversível).

Quando não é possível identificar a etiologia do choque com base em dados clínicos, deve-se utilizar a monitorização hemodinâmica e das variáveis de oxigenação para auxiliar no diagnóstico diferencial e posteriormente na condução do tratamento e avaliação da resposta a terapia instituída.

Em situações clínicas nas quais o diagnóstico etiológico do choque é difícil mesmo utilizando-se as variáveis hemodinâmicas e de oxigenação, um período de observação e de medidas hemodinâmicas seriadas pode elucidar o quadro.

Na Tabela 16.3 é apresentado um resumo dos padrões hemodinâmicos observados nos diversos tipos de choque.

Tabela 16.3 Resumo dos padrões hemodinâmicos no choque.

Diagnósticos	IC	POAP	SvO_2	Lactato
• Choque séptico e fluxo adequado	↑	NL	↑	↓
• Choque séptico e hipofluxo	↓	NL ou ↓	↓	↑
• Hipovolemia e sepse	↓	NL ou ↓	↓	↑
• Depressão miocárdica e sepse				
• Hipofluxo e VO_2 baixo				
• Choque hipovolêmico	↓	↓	↓	↑
• Choque cardiogênico devido à disfunção do miocárdio	↓	↑	↓	↑
• Choque cardiogênico devido a defeito mecânico (rotura do septo ventricular agudo): ICVD > ICVE	↓	NL ou ↑	↑	NL ou ↑
• Choque cardiogênico devido à insuficiência mitral aguda: ondas V na POAP são características				
• Infarto de VD	↓	↑	↓	NL ou ↑
• Aumento das pressões de câmaras direitas associado a POAP normal ou baixa é característico				
	↓	NL ou ↓	↓	NL ou ↑
• Choque obstrutivo devido à embolia de pulmão. O aumento das pressões de câmaras direitas + POAP NL ou ↓ + *shunt* pulmonar muito aumentado é característico	↓	NL ou ↓	↓	↑
• Choque obstrutivo devido a tamponamento cardíaco. A equalização das pressões entre as câmaras cardíacas é característica	↓	↑	↓	↑

↓: baixo; **↑**: alto; **NL**: normal; **IC**: índice cardíaco; **POAP**: pressão ocluída da artéria pulmonar; **SvO_2**: saturação venosa da artéria pulmonar; **ICVD**: índice cardíaco de ventrículo direito; **ICVE**: índice cardíaco de ventrículo esquerdo, **VO_2**: consumo de oxigênio; **VD**: ventrículo direito.

Fonte: Acervo dos autores.

REFERÊNCIAS

1. Bloos F, Reinhart K. Venous oximetry. Intensive Care Med. 2005;31(7):911-3.

2. Correa TD, Vuda M, Blaser AR, Takala J, Djafarzadeh S, Dunser MW et al. Effect of treatment delay on disease severity and need for resuscitation in porcine fecal peritonitis. Crit Care Med. 2012;40(10):2841-9.

3. Regueira T, Djafarzadeh S, Brandt S, Gorrasi J, Borotto E, Porta F et al. Oxygen transport and mitochondrial function in porcine septic shock, cardiogenic shock, and hypoxaemia. Acta Anaesth Scand. 2012;56:846-59.

4. Gorrasi J, Eleftheriadis A, Takala J, Brandt S, Djafarzadeh S, Bruegger LE et al. Different contribution of splanchnic organs to hyperlactatemia in fecal peritonitis and cardiac tamponade. BiomedResInt. 2013;2013:251084.

5. Howell MD, Donnino M, Clardy P, Talmor D, Shapiro NI. Occult hypoperfusion and mortality in patients with suspected infection. Intens Care Med. 2007;33(11):1892-9.

6. Jansen TC, van BJ, Schoonderbeek FJ, Sleeswijk Visser SJ, van der Klooster JM, Lima AP et al. Early lactate-guided therapy in intensive care unit patients: a multicenter, open-label, randomized controlled trial. Am J Respir Crit Care Med. 2010;182(6):752-61.

7. Blow O, Magliore L, Claridge JA, Butler K, Young JS. The golden hour and the silver day: detection and correction of occult hypoperfusion within 24 hours improves outcome from major trauma. J Trauma. 1999;47(5):964-9.

8. Mekontso-Dessap A, Castelain V, Anguel N, Bahloul M, Schauvliege F, Richard C et al. Combination of venoarterial PCO_2 difference with arteriovenous O_2 content difference to detect anaerobic metabolism in patients. Intens Care Med. 2002;28(3):272-7.

9. Vincent JL, De Backer D. Circulatory shock. N Engl J Med. 2013;369(18):1726-34.

10. Vincent JL, Rhodes A, Perel A, Martin GS, Della Rocca G, Vallet B et al. Clinical review: Update on hemodynamic monitoring--a consensus of 16. Crit Care. 2011;15(4):229.

11. Fink MP. Bench-to-bedside review: cytopathic hypoxia. Crit Care. 2002;6(6):491-9.

12. Kraut JA, Madias NE. Lactic acidosis. N Engl J Med. 2015;372(11):1078-9.

13. Rivers E, Nguyen B, Havstad S, Ressler J, Muzzin A, Knoblich B et al. Early goal-directed therapy in the treatment of severe sepsis and septic shock. N Engl J Med. 2001;345(19):1368-77.

14. Rocha LL, Pessoa CM, Correa TD, Pereira AJ, de Assuncao MS, Silva E. Current concepts on hemodynamic support and therapy in septic shock. BrazJ Anesthesiol. 2015;65(5):395-402.

15. Corrêa TD, Jakob SM, Takala J. Mitochondrial function in sepsis. Crit Care Horizons. 2015;1:31-41.

16. Landry DW, Oliver JA. The pathogenesis of vasodilatory shock. N Engl J Med. 2001;345(8):588-95.

17. Filho RR, Rocha LL, Correa TD, Pessoa CM, Colombo G, Assuncao MS. Blood lactate levels cutoff and mortality prediction in sepsis — Time for a reappraisal? A retrospective cohort study. Shock. 2016;46(5):480-5.

18. Singer M, Deutschman CS, Seymour CW, Shankar-Hari M, Annane D, Bauer M et al. The Third International Consensus Definitions for Sepsis and Septic Shock (Sepsis-3). JAMA. 2016;315(8):801-10.

17

Epidemiologia do Choque

Flávio Eduardo Nácul
Rui Moreno
Thiago Domingos Corrêa

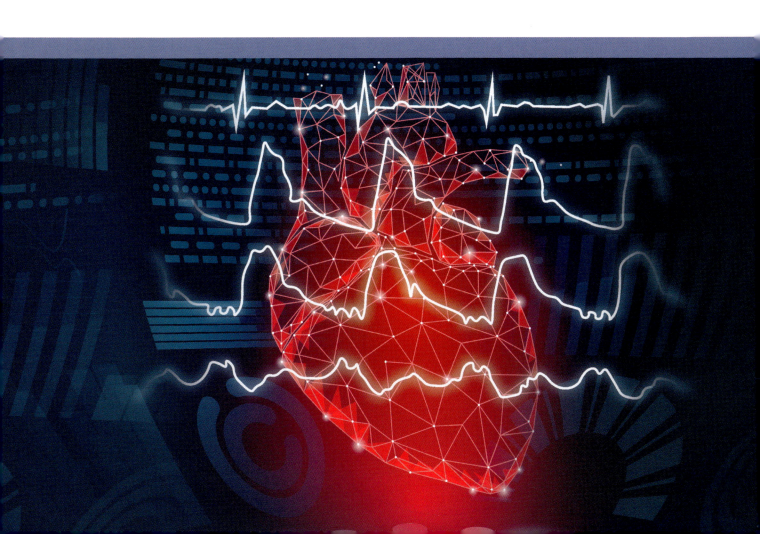

DESTAQUES

- O choque caracteriza-se pelo fornecimento insuficiente de oxigênio para atender à demanda metabólica celular;
- Os estados de choque podem ser classificados, de acordo com o padrão hemodinâmico, em distributivo, hipovolêmico, cardiogênico e obstrutivo;
- Em estudo multicêntrico internacional, o choque séptico foi a modalidade mais frequente, seguida por choque cardiogênico e hipovolêmico;
- O choque séptico, principal representante do choque distributivo, é uma das causas mais comuns de internação em unidade de terapia intensiva e está associado a morbidade e mortalidade elevadas;
- O choque cardiogênico, forma mais grave de manifestação da insuficiência cardíaca aguda, é caracterizado por hipoperfusão de órgão-alvo resultante de baixo débito cardíaco;
- O choque hipovolêmico é resultante da depleção do conteúdo intravascular, seja por perda sanguínea, seja por perda de líquido extracelular;
- O choque obstrutivo é causado por obstrução aguda do fluxo sanguíneo nos vasos centrais da circulação sistêmica ou pulmonar, impedindo que o sangue entre no coração direito durante a diástole (pneumotórax hipertensivo ou tamponamento cardíaco) ou que o coração ejete o sangue devido à obstrução física (embolia pulmonar ou obstrução da via de saída do ventrículo esquerdo).

INTRODUÇÃO

O choque é uma condição de falência circulatória com risco à vida, caracterizado pelo fornecimento insuficiente de oxigênio para atender às necessidades metabólicas celulares e de consumo. Como resultado, originam-se hipóxia celular e tecidual e disfunção de órgãos vitais. Se não tratado, o choque resulta em disfunção prolongada de múltiplos órgãos, lesão de órgão-alvo e morte.[1]

No século I, o sábio romano Aulus Cornelius Celsus observou que, quando muito sangue é perdido, o pulso fica fraco, a pele torna-se extremamente pálida, o corpo fica coberto por um suor fétido, as extremidades ficam geladas e a morte ocorre rapidamente. Em 1737, o cirurgião francês Henri François Le Dran introduziu o termo "choque" para descrever o colapso das funções vitais que culminou na morte de soldados atingidos por mísseis. Mais tarde esse termo foi adaptado pelo médico inglês Clarke, que o utilizou para descrever uma vítima de trauma gravemente ferida, e por Warren, que o descreveu como uma "pausa momentânea do ato de morrer". Recentemente os fisiologistas introduziram a noção de que a hipoperfusão tecidual, em vez da hipotensão arterial, é a principal característica do choque hemorrágico.[2]

O choque resulta de quatro mecanismos fisiopatológicos potenciais e não necessariamente exclusivos: distributivo (p. ex., sepse ou anafilaxia pela liberação de mediadores inflamatórios), hipovolêmico (por perda de líquido interna ou externa), cardiogênico (p. ex., infarto agudo do miocárdio, cardiomiopatia terminal, doença cardíaca valvular avançada, miocardite ou arritmias cardíacas) e obstrutivo (p. ex., embolia pulmonar, tamponamento cardíaco ou pneumotórax hipertensivo).[3] A frequência de cada tipo de choque depende da população estudada.

Um estudo de coorte de base populacional realizado em um hospital universitário na Dinamarca demonstrou que, entre os pacientes com choque, 27,2% apresentaram choque séptico, 23,4% choque distributivo não séptico, 14% choque cardiogênico, 30,8% choque hipovolêmico por hemorragia e 0,9% choque obstrutivo.[4] O estudo também mostrou que 0,4% dos pacientes admitidos no departamento de emergência apresentavam choque, com incremento substancial da mortalidade por todas as causas em 7 e 90 dias, e que a idade, a presença de comorbidades e o número de falência de órgãos são fatores prognósticos nessa população.[4]

Em outro estudo que incluiu pacientes com choque admitidos no departamento de emergência, 36% dos pacientes apresentaram choque hipovolêmico, 33% choque séptico, 29% choque cardiogênico e 2% outras formas de choque.[5] No estudo Sepsis Occurence in Acutely ILL Patients II (SOAP II), choque séptico foi a causa mais frequente, representando 62% dos casos, seguido por choque cardiogênico (17%) e choque hipovolêmico (16%).[6] Em estudo europeu multicêntrico e randomizado conduzido para estudar vasopressores em choque, o choque séptico foi observado com maior frequência (62,2%), seguido do choque cardiogênico (16,7%) e do choque hipovolêmico (15,7%).[7]

EPIDEMIOLOGIA

Choque distributivo

O choque séptico é definido como sepse [*Sequential Organ Failure Assessment* (SOFA score) ≥ 2 pontos] associada a lactato sérico ≥ 2 mmol/L e hipotensão arterial persistente, apesar de reposição volêmica adequada, exigindo a utilização de vasopressores para manter uma pressão arterial média ≥ 65 mmHg.

Esse tipo de choque representa uma das causas mais comuns de internação tanto na população adulta quanto na pediátrica e está associado à taxa de mortalidade significativamente alta. Sobreviventes frequentemente têm qualidade de vida reduzida devido a sequelas cognitivas, psicológicas e físicas em longo prazo, além de apresentarem risco maior de mortalidade em 1 ano após a alta hospitalar.[8-10]

Apesar de sua alta mortalidade associada, faltam dados epidemiológicos abrangentes sobre a sepse. Estima-se a partir de dados provenientes de países de alta renda, que 31,5 milhões de casos de sepse serão tratados em hospitais em todo mundo a cada ano.[11,12] Um estudo que incluiu adultos maiores de 18 anos com diagnóstico de sepse na alta hospitalar, em hospitais americanos, mostrou que a taxa de mortalidade geral por choque séptico foi de 34,2% e que os custos foram de US$ 38.298 por paciente.[13]

Além das tendências de incidência e mortalidade, as fontes de infecção e os patógenos causadores da sepse mudaram ao longo do tempo. Apesar do aumento dos casos de sepse, há uma diminuição da letalidade. Globalmente, as infecções do trato respiratório são consistentemente a causa mais comum, embora haja maior variabilidade na distribuição microbiológica de patógenos. As infecções bacterianas Gram-positivas ultrapassaram os organismos Gram-negativos como a classe predominante associada às formas mais graves. E a proporção de casos de sepse com infecções fúngicas concomitantes também aumentou nos últimos anos.

O choque anafilático é reação alérgica sistêmica de início rápido, potencialmente fatal e que pode afetar pessoas de qualquer gênero ou idade. Embora existam poucos dados sobre a incidência e a mortalidade associadas a esse tipo de choque, os alimentos representam o gatilho mais comum para internações hospitalares por anafilaxia, mas não a causa mais comum de fatalidades relacionadas a essa condição. As hospitalizações por anafilaxia alimentar atingem o pico na faixa etária pediátrica, mas contribuem significativamente para as internações de adultos, nos quais tipicamente as internações por anafilaxia por medicamentos excedem as por alimentos a partir da sexta década de vida.

Vários estudos mostram que a incidência de anafilaxia aumentou nos últimos anos. Um estudo sobre a incidência de anafilaxia com instabilidade hemodinâmica reportou taxa de aproximadamente 8 a 9 casos a cada 100.000 por pessoa por ano.[14,15]

Choque cardiogênico

O choque cardiogênico, forma mais grave de manifestação da insuficiência cardíaca aguda, é caracterizado por hipoperfusão de órgão-alvo resultante do estado de baixo débito cardíaco. O choque cardiogênico ocorre em 5% a 7% dos pacientes que apresentam infarto agudo do miocárdio (IAM) e é mais comum em pacientes com IAM com supradesnivelamento do segmento ST (IAMCST) do que sem supradesnivelamento (IAMSST).

De acordo com a *Critical Care Cardiology Trials Network*, uma rede multicêntrica de unidades de terapia intensiva cardíacas avançadas (UTIC) na América do Norte, 22% das admissões em UTIC atenderam aos critérios clínicos para choque. O tipo de choque foi variado, com 66% avaliados como cardiogênico, 7% como distributivo, 3% como hipovolêmico, 20% como cardiogênico com componente distributivo e 4% como indeterminado. Entre os pacientes com choque cardiogênico, 30% apresentavam choque cardiogênico secundário a IAM, 18% tinham cardiomiopatia isquêmica sem IAM, 28% tinham cardiomiopatia não isquêmica e 17% apresentavam outra causa cardíaca além da disfunção miocárdica primária. Portanto, conclui-se que a epidemiologia dos pacientes com choque tratados em UTIC contemporâneas tem se modificado.[16]

Embora o IAM com disfunção ventricular esquerda grave dominasse as causas de choque cardiogênico no passado, atualmente o choque cardiogênico secundário a IAM representa menos de um terço de todos os casos nessas UTIC terciárias.[17]

Apesar dos avanços significativos no tratamento de infarto, taxas de mortalidade persistentemente altas foram observadas em pacientes com choque cardiogênico nos últimos anos. No entanto, novas abordagens que enfatizam a rápida redução da pressão e do volume do ventrículo esquerdo e a revascularização coronariana imediata podem reduzir a morbidade e a mortalidade dessa grave complicação do IAM.

Choque hipovolêmico

O choque hipovolêmico resulta da depleção do volume intravascular, seja por perda de sangue, ou por perda de líquido extracelular. O choque hipovolêmico hemorrágico pode resultar de trauma, sangramento gastrintestinal, sangramento durante procedimentos cirúrgicos, ruptura de aneurismas aórticos e hemorragia periparto, enquanto o choque hipovolêmico não hemorrágico pode ser causado por desidratação grave secundária a perdas maciças de líquido gastrintestinal ou urinário. Essas perdas são comuns em condições como cetoacidose diabética ou cólera, por exemplo. A perda insensível maciça de água ou transpiração também pode precipitar o choque em pacientes com grandes queimaduras ou insolação. Outra forma de choque hipovolêmico não hemorrágico é causada pelo sequestro de líquidos no compartimento extravascular resultante de causas como obstrução intestinal e pancreatite aguda.

O choque hemorrágico ocorre com maior frequência em virtude de traumas. A maioria das mortes potencialmente evitáveis após o trauma está relacionada à hemorragia, sendo que a maior parte dos casos se dá antes da chegada ao hospital. Um ponto importante é que aproximadamente um quarto das mortes por trauma pode ser potencialmente evitável por meio de intervenções médicas e cirúrgicas precoces.

Outro aspecto relevante que deve ser considerado é que pacientes idosos têm maior probabilidade de sofrer choque hipovolêmico devido à perda de líquidos, pois têm menor reserva fisiológica.[18]

Apesar dos avanços importantes no tratamento de traumas agudos nas últimas décadas, como ressuscitação de hemorragia maciça, cirurgia de controle de danos e novas tecnologias em cuidados intensivos, o impacto de pacientes vítimas de traumas e choque hemorrágico para a sociedade permanece substancial.

É importante ressaltar que a doença mental foi reconhecida como um fator de risco potencial para lesões intencionais e não intencionais. Cerca de 50% dos pacientes que apresentam lesões autoinfligidas em setores de emergência têm transtorno psiquiátrico conhecido anteriormente, enquanto os indivíduos com doença mental são internados por trauma duas vezes mais do que aqueles sem doença mental conhecida.[19]

Do ponto de vista da saúde pública, lesões traumáticas continuam sendo a principal causa de morte, respondendo por 59% de todos os óbitos entre indivíduos de até 45 anos de idade nos Estados Unidos, e são responsáveis por custo de mais de US$ 406 bilhões em cuidados médicos e perda de produtividade a cada ano.[20]

Com base no entendimento de que a hemorragia representa a etiologia mais importante das mortes potencialmente evitáveis após o trauma, os esforços para reduzir a hemorragia evoluíram de forma significativa na última década. O princípio da cirurgia para controle de danos, estratégia que prioriza a estabilização fisiológica e bioquímica em detrimento do reparo anatômico completo das lesões – e novos protocolos de transfusão maciça têm diminuído a mortalidade do paciente traumatizado.

Choque obstrutivo

O choque obstrutivo é causado por obstrução aguda do fluxo sanguíneo nos vasos centrais da circulação sistêmica ou pulmonar, impedindo que o sangue entre no coração direito durante a diástole, como no pneumotórax hipertensivo ou tamponamento cardíaco, ou que ocorra aumento da pós-carga do coração por obstrução física, o que dificulta a ejeção de sangue para a circulação pulmonar ou sistêmica, como no caso de embolia pulmonar (EP) ou obstrução da via de saída do ventrículo esquerdo, respectivamente.

A EP maciça é caracterizada pela presença de instabilidade hemodinâmica ou choque. Um estudo demonstrou que o número de internações por EP aumentou de quase 60.000, em 1993 (23:100.000), para mais de 202.000 em 2012 (65: 100.000). Apesar do aumento da incidência de EP, houve diminuição da incidência de EP maciça e de mortalidade hospitalar no mesmo período. A maior incidência de EP e sua concomitante redução da mortalidade provavelmente refletem o aumento do uso de angiotomografia mais sensível ao diagnóstico, em vez de uma mudança real na prevalência. Contudo, mesmo com as melhoras das modalidades diagnósticas e terapêuticas, os pacientes com EP maciça apresentam mortalidade estimada de 25% a 65%.[21,22]

O tamponamento cardíaco e o pneumotórax hipertensivo são condições potencialmente fatais que podem levar à morte se não forem tratadas imediatamente. O tamponamento cardíaco resulta de diferentes causas, incluindo trauma, intervenções cardíacas, cirurgias cardiovasculares, pericardite e tratamento com anticoagulantes, enquanto o pneumotórax hipertensivo é encontrado em pacientes com trauma ou ventilação mecânica com pressão positiva. Em uma série de 3.500 autópsias, pneumotórax hipertensivo não suspeitado foi encontrado em 12 cadáveres, dos quais 10 receberam ventilação mecânica e nove foram submetidos à reanimação cardiorrespiratória.[23]

Lesões torácicas significativas apresentam alto risco estimado de pneumotórax associado. Em muitos casos, o pneumotórax pode não ser observado na radiografia de tórax. Em um estudo, 12% dos pacientes assintomáticos com feridas por arma branca apresentaram pneumotórax ou hemotórax tardio. Dados do estudo *Vietnam Wound Data and Munitions Effectiveness Team* mostraram que o pneumotórax hipertensivo foi a causa da morte em 3% a 4% dos feridos em combate.[24] O diagnóstico imediato e o reconhecimento da causa do tamponamento cardíaco e do pneumotórax hipertensivo são essenciais para a terapia.

O choque obstrutivo é menos comum, mas é importante. A característica mais marcante desse tipo de choque é que a detecção da causa da obstrução associada à terapia rápida e bem direcionada é essencial para seu manejo adequado. Os sinais e sintomas, e o manejo e tratamento do choque obstrutivo dependem da causa.

CONSIDERAÇÕES FINAIS

O choque é uma síndrome multifatorial e hemodinamicamente associada a falência múltipla de órgãos e óbito. Representa condição complexa e seu tratamento requer a adoção dos melhores padrões de qualidade e de cuidado multidisciplinar coordenado.

Uma ampla variação da prevalência e da incidência das diferentes causas de choque, assim como da sua morbidade e mortalidade, tem sido reportada na literatura. Essa variação é explicada pelas diversas etiologias do choque, pela idade dos pacientes, pela presença de comorbidades e, principalmente, por fatores relacionados ao tratamento administrado.

REFERÊNCIAS

1. Cecconi M, DeBacker D, Antonelli M, Beale R, Bakker J, Hofer C et al Consensus on Circulatory Shock and Hemodynamic Monitoring. Task Force of the European Society of Intensive Care Medicine. Intensive Care Med. 2014;40:1795-815.

2. Glazer JM, Rivers EP, Gunnerson KJ. Shock. In: O'Donnell JM, Nacul FE (eds). Surgical intensive care medicine. New York: Springer; 2016.

3. Vincent JL, DeBacker D. Circulatory shock. N Engl J Med. 2013;369:1726-34.

4. Holler JG, Henriksen DP, Mikkelsen S, Rasmussen LM, Pedersen C, Lassen AT. Shock in the emergency department; a 12 year population based cohort study scand. J Trauma Resusc Emerg Med. 2016;24:87.

5. Kheng CP, Rahman NH. The use of end-tidal carbon dioxide monitoring in patients with hypotension in the emergency department. Int J Emerg. 2012;5(1):31

6. Vincent JL, Sakr Y, Sprung CL, Ranieri VM, Reinhart K, Gerlach H et al. Sepsis in European intensive care units: results of the SOAP study. Crit Care Med. 2006;34:344-53.

7. De Backer D, Biston P, Devriendt J, Madl C, Chochrad D, Aldecoa C et al. Comparison of dopamine and norepinephrine in the treatment of shock. N Engl J Med. 2010;362:779-89.

8. Yende S, Austin S, Rhodes A, Finfer S, Opal S, Thompson T et al. Long-term quality of life among survivors of severe sepsis: analyses of two international trials. Crit Care Med. 2016;44:1461-7.

9. Iwashyna TJ, Ely EW, Smith DM, Langa KM. Long-term cognitive impairment and functional disability among survivors of severe sepsis. JAMA. 2010;304:1787-94.

10. Prescott HC, Osterholzer JJ, Langa KM, Angus DC, Iwashyna TJ. Late mortality after sepsis: propensity matched cohort study. BMJ. 2016;353:i2375.

11. Fleischmann C, Scherag A, Adhikari NK, Hartog CS, Tsaganos T, Schlattmann P et al. Assessment of global incidence and mortality of hospital-treated sepsis current estimates and limitations. Am J Respir Crit Care Med. 2016;193:259-72.

12. Jawad I, Luksic I, Rafnsson SB. Assessing available information on the burden of sepsis: global estimates of incidence, prevalence and mortality. J Glob Health. 2012;2(1):010404.

13. Paoli CJ, Reynolds MA, Sinha M, Gitlin M, Crouser E. Epidemiology and costs of sepsis in the United States: an analysis based on timing of diagnosis and severity level. Crit Care Med. 2018;46:1889-97.

14. Tanno LK, Bierrenbach AL, Simons FER, Cardona V, Thong BY, Molinari N et al. Critical view of anaphylaxis epidemiology: open questions and new perspectives. Allergy Asthma Clin Immunol. 2018;14:12.

15. Helbling A, Hurni T, Mueller UR, Pichler WJ. Incidence of anaphylaxis with circulatory symptoms: a study over a 3-year period comprising 940,000 inhabitants of the Swiss Canton Bern. Clin Exp Allergy. 2004;34:285-90.

16. Berg DD, Bohula EA, van Diepen S, Katz JN, Alviar CL, Baird-Zars VM, Barnett CF, Barsness GW, Burke JA, Cremer PC, Cruz J, Daniels LB, DeFilippis AP, Haleem A, Hollenberg SM, Horowitz JM, Keller N, Kontos MC, Lawler PR, Menon V, Metkus TS, Ng J, Orgel R, Overgaard CB, Park JG, Phreaner N, Roswell RO, Schulman SP, Jeffrey Snell R, Solomon MA, Ternus B, Tymchak W, Vikram F, Morrow DA. Epidemiology of Shock in Contemporary Cardiac Intensive Care Units. Circ Cardiovasc Qual Outcomes. 2019 Mar;12(3):e005618.

17. Berg DD. Epidemiology of shock in contemporary cardiac intensive care units. Circ Cardiovasc Qual Outcomes. 2019;12(3):e005618.

18. Hooper N, Armstrong TJ. Hemorrhagic shock. Treasure Island: StatPearls Publishing; 2020

19. Adlam M, Feehan A, Metaxa V. Prevalence of psychiatric disorders in trauma patients: results from a major trauma unit. Crit Care. 2015;19(Suppl 1):P477.

20. Eastridge BJ, Holcomb JB, Shackelford S. Outcomes of traumatic hemorrhagic shock and the epidemiology of preventable death from injury. Transfusion 2019;59;1423-8.

21. Smith SB, Geske JB, Kathuria P, Cuttica M, Schimmel DR, Courtney DM et al. Analysis of national trends in admissions for pulmonary embolism. Chest. 2016;150:35-45.

22. Turetz M, Sideris AT, Friedman OA, Triphathi N, Horowitz JM. Epidemiology, pathophysiology, and natural history of pulmonary embolism. Semin Intervent Radiol. 2018;35:92-8

23. Ludwig J, Kienzle GD. Pneumothorax in a large autopsy population. A study of 77 cases. Am J Clin Pathol. 1978;70:24-6.

24. McPherson JJ, Feigin DS, Bellamy RF. Prevalence of tension pneumothorax in fatally wounded combat casualties. J Trauma. 2006;60:573-8.

18

Transporte, Oferta e Consumo de Oxigênio

Thiago Domingos Corrêa
Renan Sandoval de Almeida
Murillo Santucci Cesar de Assunção

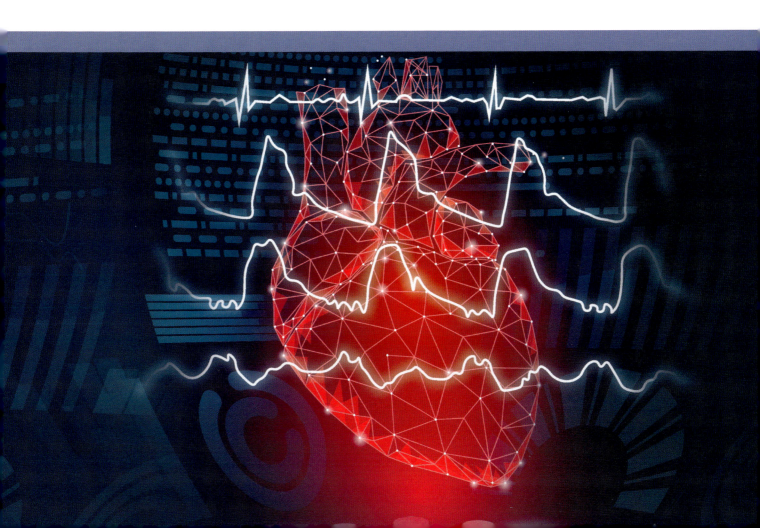

DESTAQUES

- Define-se como choque o desequilíbrio entre oferta e consumo de oxigênio tecidual para atender a demanda metabólica do organismo;
- A monitorização de pacientes graves deve ser realizada de forma precoce e com o objetivo de restabelecer a perfusão tecidual o mais rápido possível. O conhecimento dos principais componentes que impactam na oferta de oxigênio é fundamental para que os profissionais que lidam com pacientes graves consigam estabelecer prioridades e metas para o tratamento;[1]
- O transporte de oxigênio inicia-se quando as moléculas de oxigênio captadas na atmosfera difundem-se dos alvéolos pulmonares para o sangue capilar pulmonar;
- Aproximadamente 98% do oxigênio transportado dos pulmões para os tecidos é transportado pela hemoglobina contida nas hemácias;
- A oferta de oxigênio é definida como a quantidade de oxigênio efetivamente entregue aos tecidos em 1 minuto;
- O consumo de oxigênio é a variável que melhor reflete a demanda metabólica global;
- Em condições normais, o consumo não é dependente da oferta de oxigênio, sendo que à medida em que há queda da oferta, ocorre ativação de mecanismos compensatórios, principalmente pelo aumento do débito cardíaco.

INTRODUÇÃO

Define-se como choque o desequilíbrio entre oferta de oxigênio (DO_2) e consumo de oxigênio (VO_2) de oxigênio tecidual, sem, necessariamente, presença de hipotensão arterial sistêmica. Dessa forma, a restauração da estabilidade macro-hemodinâmica não significa e não garante que não está ocorrendo hipóxia no nível celular (hipóxia oculta). Esse conceito é extremamente importante, pois a avaliação e o tratamento dos pacientes em choque com base apenas nos parâmetros hemodinâmicos clássicos, como pressão arterial média (PAM), pressão venosa central (PVC), pressão de oclusão da artéria pulmonar (POAP), débito cardíaco (DC) e diurese, mostraram-se pouco eficazes em identificar hipoperfusão tecidual e metabolismo anaeróbio em pacientes graves.[2]

O transporte de oxigênio (TO_2) e a DO_2 não têm o mesmo significado. A DO_2 reflete a quantidade de oxigênio que realmente chega às células, enquanto o TO_2 reflete a maneira como O_2 é transportado até elas.

O objetivo deste capítulo é apresentar os principais conceitos relacionados a transporte, oferta e consumo de oxigênio em pacientes graves.

TRANSPORTE DE OXIGÊNIO

O TO_2 inicia-se quando as moléculas de oxigênio captadas na atmosfera difundem-se dos alvéolos pulmonares para o sangue capilar pulmonar. A pressão parcial de oxigênio nos alvéolos pulmonares é de aproximadamente 104 mmHg, enquanto a pressão parcial de oxigênio nos capilares pulmonares em sua porção arterial é de aproximadamente 40 mmHg. Esse gradiente parcial de oxigênio faz com que ele se difunda do espaço alveolar para os capilares pulmonares (Figuras 18.1 e 18.2).[3]

capítulo 18

TRANSPORTE, OFERTA E CONSUMO DE OXIGÊNIO

Ver também Capítulo 16 – Classificação dos estados de choque, Figura 16.2.

CONTEÚDO ARTERIAL DE OXIGÊNIO

O conteúdo arterial de oxigênio (CaO$_2$; mL/min) representa a soma da quantidade de oxigênio ligado à hemoglobina (Hb) e dissolvido no plasma.

Oxigênio ligado à hemoglobina

Aproximadamente 98% do oxigênio transportado dos pulmões para os tecidos é transportado pela Hb contida nas hemácias. Quando a pressão parcial de oxigênio é elevada, como nos capilares pulmonares, as moléculas de oxigênio combinam-se de forma reversível com a porção heme da Hb. Quando a pressão parcial de oxigênio é baixa, como nos capilares teciduais, o oxigênio é liberado pela Hb. Um indivíduo sadio contém aproximadamente 15 g de Hb para cada 100 mL de sangue. Cada grama de Hb pode ligar-se a aproximadamente 1,34 mL de oxigênio. A curva de dissociação da oxi-hemoglobina demonstra as alterações da capacidade da Hb de carregar oxigênio em diferentes condições metabólicas (Figura 18.3).[3]

A curva de dissociação da oxi-hemoglobina tem formato sigmoide devido ao aumento da afinidade por oxigênio à medida em que há mais oxigênio ligado à Hb (Figura 18.3). Isso se mantém até que um platô é atingido, quando mesmo grandes diferenças de pressão parcial arterial de oxigênio (PaO$_2$) irão produzir somente pequenos incrementos na oxigenação.[3]

- Desvio da curva para a esquerda significa maior afinidade da Hb pelo oxigênio:
  - Redução do 2,3-difosfoglicerato (2-3 DPG), da pressão parcial arterial de dióxido de carbono (PaCO$_2$) ou temperatura (T) e aumento do pH.
- Desvios para a direita significam menor afinidade da Hb pelo O$_2$.
  - Aumento do 2,3-DPG, da PaCO$_2$ ou T e redução do pH.

O valor que melhor expressa a situação na curva de oxigenação é o percentil 50 (P50), que é o valor de PaO$_2$ no qual a saturação de oxigênio (SO$_2$) se encontra em 50%. O valor normal da PaO$_2$ é 26 mmHg (sob condições-padrão, pH: 7,4; PaCO$_2$ > 40 mmHg; T: 37°C).[3]

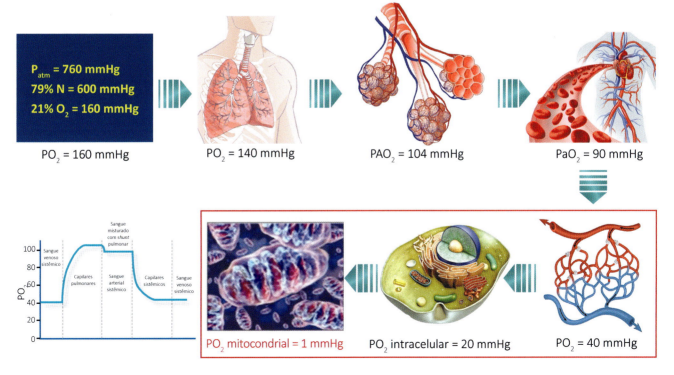

■ **FIGURA 18.1** Transporte de oxigênio.

N: nitrogênio; **PO$_2$**: pressão parcial de oxigênio; **PAO$_2$**: pressão parcial alveolar de oxigênio; **PaO$_2$**: pressão parcial arterial de oxigênio.

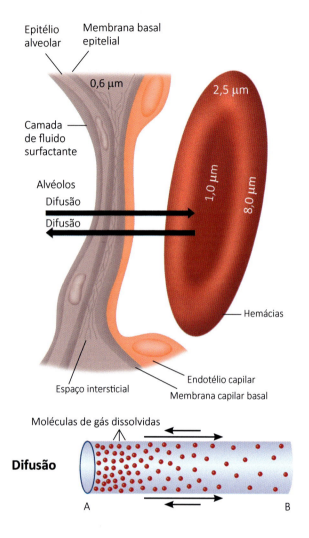
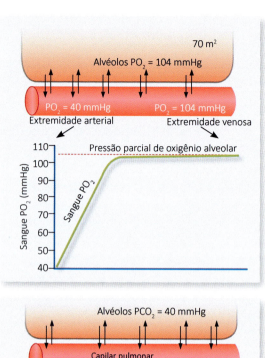
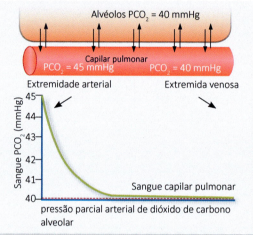

■ **FIGURA 18.2** (A) Representação visual do gradiente de O_2 entre a hemácia e o alvéolo. (B) Representação gráfica do gradiente de O_2 (B1) e CO_2 (B2) entre o capilar pulmonar e o alvéolo.
Fonte: Modificada de Hall JE et al.[3]

Aumentos no P50 indicam desvio para a direita (menor afinidade de oxigênio), e reduções indicam desvio para a esquerda (maior afinidade de oxigênio). Em pacientes graves, sob TO_2 limítrofe, manipulações na curva de dissociação da Hb podem ser importantes. O desvio da curva de dissociação de Hb para a direita é vantajoso na maioria dos pacientes.[3]

As abordagens para otimizar a dissociação de Hb são:
- Evitar hipofosfatemia, acidose prolongada e transfusão de sangue estocado (impedir a queda do 2,3-DPG);
- Evitar alcalemia (alcalose respiratória; correção pela ventilação mecânica);
- Manter normotermia.

Oxigênio dissolvido no plasma

Somente 2% do oxigênio é transportado dissolvido no plasma em condições habituais devido à sua baixa solubilidade no sangue. Cada mmHg de PaO_2 corresponde a 0,0031 mL de oxigênio em 100 mL de sangue.[3]

Somando a quantidade de oxigênio ligado à Hb e a quantidade de oxigênio dissolvido no plasma, tem-se:

$$CaO_2 \text{ (mL/dL)} = (Hb \times SpO_2 \times 1,34) + (0,0031 \times PaO_2)$$

Em que:

PaO_2: pressão parcial arterial de oxigênio;

1,34: quantidade de moles de oxigênio em 1 g de Hb completamente saturada que é capaz de carrear;

0,0031: coeficiente de solubilidade do O_2 no plasma.[3]

Assim, o CaO_2 em um indivíduo com Hb de 15 g/dL, SpO_2 de 98% e PaO_2 de 90 mmHg será de aproximadamente 20 mL/dL (ou 200 mL/L).

$$CaO_2 \text{ (mL/dL)} = (15 \times 0{,}98 \times 1{,}34) + (0{,}0031 \times 90) = 20 \text{ mL/dL}$$

OFERTA DE OXIGÊNIO

A DO_2 é definida como a quantidade de oxigênio efetivamente entregue aos tecidos em 1 minuto, definida como produto do DC pelo CaO_2:[3]

$$DO_2 \text{ (mL/min)} = DC \times CaO_2$$

Assim, o CaO_2 em um indivíduo com Hb de 15 g/dL, SaO_2 de 98% e PaO_2 de 90 mmHg e DC 5 L/min será de aproximadamente 1.000 mL/min.

DÉBITO CARDÍACO (FIGURA 18.3)

É o maior determinante da capacidade transportadora de oxigênio. Os seguintes fatores determinam sua magnitude:

- Frequência cardíaca;
- Pré-carga;
- Pós-carga;
- Contratilidade.

Pré-carga

É o estiramento da fibra ventricular no período telediastólico, correspondendo a medida do volume diastólico final. O estiramento das fibras musculares cardíacas está diretamente relacionado à volemia do paciente e à complacência ventricular. Sua avaliação é

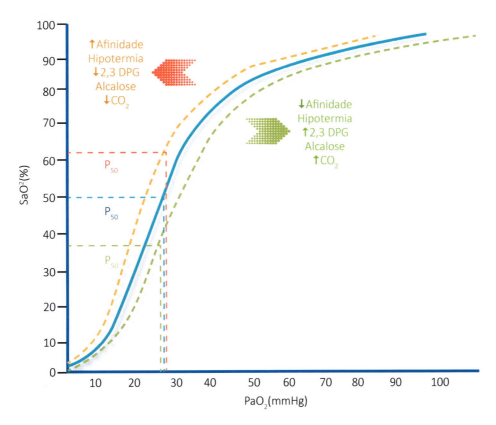

■ FIGURA 18.3 Curva de dissociação da oxi-hemoglobina.

PaO_2: pressão parcial arterial de oxigênio; **SO_2:** saturação de oxigênio; **P50:** valor de PaO_2 no qual a SaO_2 se encontra em 50%; **2-3 DPG:** 2,3-difosfoglicerato; **$PaCO_2$:** pressão parcial arterial de dióxido de carbono.

importante pois a manipulação terapêutica da pré-carga do ventrículo esquerdo (VE), por meio de reposição volêmica, promove alterações no desempenho cardíaco de acordo com o mecanismo de Frank Starling.[4]

Pelo fato da pré-carga ser parâmetro que não pode ser mensurado diretamente, várias alternativas foram propostas, muitas com imprecisões associadas ao método. A literatura é extensa em relatos documentando a falta de sensibilidade de variáveis estáticas em predizer a volemia.[5] Ainda que a pressão de oclusão da artéria pulmonar (POAP) seja utilizada na prática para estimar a pré-carga, esse pressuposto pode ser inadequado em doentes graves em função da alteração da complacência ventricular.[5] A mensuração do volume diastólico final reflete o enchimento ventricular com maior precisão.

O uso clínico da pressão venosa central (PVC) como indicador da POAP pressupõe a existência de alguma relação entre as funções ventriculares direita e esquerda. Em condições de alterações dessa relação, como ocorre frequentemente em doentes sépticos, queimados ou cardiogênicos, o uso clínico das pressões de enchimento do ventrículo direito (VD) está seriamente limitado como indicador da pré-carga do VE.[6]

O guia mais fidedigno da adequação do *status* do intravascular em pacientes graves não é uma medida isolada de pressão ou volume, mas sim o monitoramento dinâmico das respostas fisiológicas secundárias às alterações no conteúdo intravascular.[7]

Pós-carga

A pós-carga refere-se a fatores que determinam a velocidade de encurtamento das fibras ventriculares durante a sístole. Em termos clínicos, esses fatores contribuem para impedância oferecida ao fluxo sanguíneo do ventrículo.[4] Incluem-se:

- Viscosidade sanguínea;
- Complacência ventricular;
- Distensibilidade dos grandes vasos;
- Tônus arteriolar.

Ainda que não seja fisiologicamente correto imputar à resistência vascular sistêmica (RVS) o conceito de pós-carga, é clinicamente útil mensurar alterações nela como alterações na pós-carga do VE.

Contratilidade

A determinação da contratilidade ventricular à beira-leito não é possível com a monitorização hemodinâmica invasiva. Entretanto, pode-se inferir a função ventricular pela construção de curva cujos pontos na abscissa representam a estimativa da pré-carga (POAP) e na ordenada os valores correspondentes ao trabalho ventricular, avaliado pelo índice de trabalho sistólico do ventrículo esquerdo (ITSVE) (Figura 18.4).[8,9]

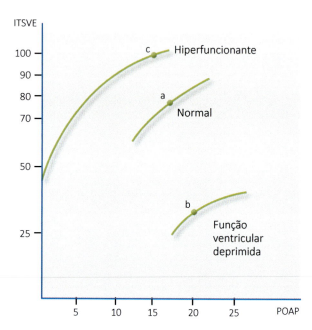

FIGURA 18.4 Curva de Frank-Starling construída a partir do índice de trabalho sistólico do VE pela pressão de oclusão da artéria pulmonar.

ITSVE: índice de trabalho sistólico de VE; **POAP:** pressão de oclusão da artéria pulmonar.

DETERMINANTES DA DO$_2$

A oferta de oxigênio pode ser calculada pela fórmula a seguir:

$$DO_2 \text{ (mL/min)} = DC \times [(Hb \times SaO_2 \times 1{,}34) + (0{,}0031 \times PaO_2)]$$

Todavia, cada um dos determinantes da DO$_2$ têm impacto diferente sobre ela, conforme demonstrado na Figura 18.5.

Revisando os determinantes da DO$_2$ e seus componentes, tem-se:

capítulo 18 — TRANSPORTE, OFERTA E CONSUMO DE OXIGÊNIO

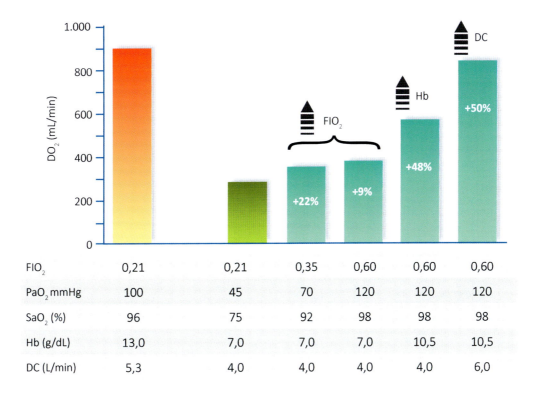

FIGURA 18.5 Efeitos relativos das mudanças de PaO_2, Hb e DC sobre a DO_2 em pacientes graves. Na coluna laranja, DO_2 em indivíduo sadio de 75 kg em repouso. Na coluna verde, DO_2 em paciente com hipoxemia, anemia e DC diminuído. As colunas verdes mostram o efeito sequencial das intervenções sobre a DO_2. O número em cada coluna representa o incremento calculado na DO_2 comparado com o valor precedente.

FIO_2: fração inspirada de oxigênio; **PaO_2**: pressão parcial arterial de oxigênio; **SaO_2**: saturação arterial de oxigênio; **Hb**: hemoglobina; **DC**: débito cardíaco.

Fonte: Modificada de Leach RM et al.[10]

Hb:

- Transportador de O_2;
- Capacidade influenciada pelo seu estado na curva de dissociação da oxi-hemoglobina;
- Determinante da viscosidade sanguínea e no tônus vascular. A viscosidade aumenta em 50% quando o hematócrito é elevado de 25% a 50%;[11]
- É aceitável Hb > 7,0 g/dL, exceto em pacientes coronariopatas agudos, acidente vascular cerebral e trauma cranioencefálico (Hb-alvo > 8,0 g/dL);[12]

Saturação arterial de oxigênio:

- Contribuição linear ao transporte de O_2;
- Influenciada pela PaO_2. Geralmente PaO_2 > 60 mmHg é suficiente para SaO_2 > 90% em caso de ausência de desvio da curva de dissociação da oxi-hemoglobina;

PaO_2:

- Contribui majoritariamente na SaO_2;
- Contribuição mínima no O_2 dissolvido no plasma;

DC:

- Principal determinante na oferta de O_2;
- Principal mecanismo de resposta compensatória em situações de crise energética;
- Promove otimização da perfusão tecidual a partir de avaliação da pré-carga, contratilidade e pós-carga (passos essenciais para oferta adequada de oxigênio).

CONSUMO DE OXIGÊNIO

O consumo de oxigênio (VO_2) é a soma de todas as reações oxidativas e, por isso, é a variável que melhor reflete a demanda metabólica global. É determinado pelo produto do DC pela diferença arteriovenosa do conteúdo de oxigênio [$C(a-v)O_2$].[3]

$$VO_2 \text{ (mL/min)} = DC \times C(a-v)O_2$$

O VO_2 pode ser mensurado por meio de calorimetria indireta ou estimado pela equação de Fick modificada. O conteúdo venoso misto de oxigênio (CvO_2) é calculado de forma análoga ao CaO_2, porém com a saturação venosa mista (SvO_2) e a pressão venosa mista de oxigênio (PvO_2), conforme apresentado a seguir:[3]

$$CvO_2 \text{ (mL/dL)} = (1{,}34 \times Hb \times SvO_2) + (0{,}0031 \times PvO_2)$$

Assim, o CvO_2 em um indivíduo com Hb de 15 g/dL, SvO_2 de 73% e PvO_2 de 40 mmHg, calcula-se:

$$CvO_2 = (14{,}7) + (0{,}12) = 15 \text{ mL/dL}$$

Para o cálculo do $C(a\text{-}v)O_2$, tem-se:

$$C(a\text{-}v)O_2 \text{ (mL/dL)} = CaO_2 - CvO_2 = 20 - 15 =$$
$$5 \text{ mL/dL} = 50 \text{ mL/L}$$

$$C(a\text{-}v)O_2 = 20 - 15 = 5 \text{ mL/dL ou } 50 \text{ mL/L}$$

$$VO_2 = DC \times C(a\text{-}v)O_2 = 5 \text{ L/min} \times 50 \text{ mL/L} = 250 \text{ mL/min}$$

Nas mesmas condições do cálculo anterior (Hb: 15 g/dL; DC: 5 L/min; SaO_2: 100%), o DO_2 calculado seria de 1.000 mL/min. Isso mostra que, em condições habituais, somente 25% do oxigênio ofertado é extraído pelos tecidos.

$$TEO_2 = (VO_2/DO_2) \times 100$$

O oxigênio remanescente (SvO_2) corresponde a 75% do oxigênio que foi ofertado sob essas condições.

$$SvO_2 = SaO_2 \times 1 - (VO_2/DO_2)$$

Essa relação demonstra a importância dos monitoramentos de parâmetros venosos (PvO_2 e SvO_2). A redução desses parâmetros ($SvO_2 < 65\%$) alerta para possível queda de Hb, redução do débito cardíaco,

queda de SaO_2 ou aumento da demanda metabólica. Apesar de não serem específicos, são importantes indícios de uma condição potencialmente fatal que pode culminar em uma crise energética.[10,13]

CRISE ENERGÉTICA

Em condições normais, o VO_2 não é dependente da DO_2. À medida em que há queda da DO_2, ocorre a ativação de mecanismos compensatórios para tentar adequar a DO_2 à demanda metabólica (principalmente aumento do DC). Todavia, mediante a progressão do insulto com queda da DO_2, esses mecanismos se tornam insuficientes e o VO_2 é mantido à custa de aumento da taxa de extração de oxigênio (TEO_2). Quando a oferta cai a um nível crítico (DO_2 crítico), o aumento da TEO_2 não consegue manter o VO_2, que começa a cair e tem início uma crise energética com aumento do metabolismo anaeróbio e acidose lática (Figura 18.6).[13]

As condições patológicas, frequentemente encontradas em pacientes graves (sepse, insuficiência respiratória, hipertensão pulmonar, doença pulmonar obstrutiva crônica), determinam prejuízo na capacidade tissular de extração de oxigênio, tornando ainda mais significativa a necessidade de conhecer e monitorar os parâmetros de oxigenação tecidual nessa população.[14,15]

Em condições que cursam com aumento da demanda metabólica, como o choque séptico, a presença da TEO_2 constante frente ao aumento na DO_2 representa aumento significativo e imediato do VO_2, o que sugere que o metabolismo celular se encontrava inadequado e possivelmente limitado pelo transporte (dependência patológica da DO_2) (Figura 18.6). Assim, com o monitoramento dinâmico da TEO_2, é possível acompanhar o comportamento do VO_2 em decorrência de manipulações terapêuticas da DO_2, determinando a eventual adequação da oxigenação tecidual.[13,14,16]

O VO_2 pode ser mensurado diretamente com calorimetria indireta. Entretanto, a análise da relação entre índice cardíaco (IC) e TEO_2 (medidas independentes) é uma alternativa relativamente simples para avaliação do VO_2 à beira-leito.[17] A análise da relação entre IC e TEO_2 permite verificar que, em alguns pacientes, o aumento da DO_2 não é acompanhado pelo aumento do

capítulo 18 — TRANSPORTE, OFERTA E CONSUMO DE OXIGÊNIO

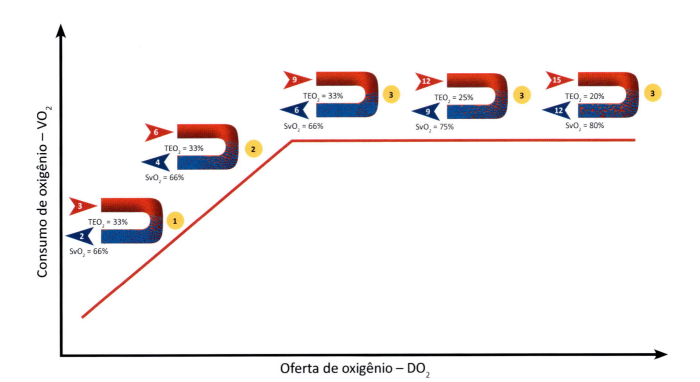

FIGURA 18.6 Relação entre DO_2 e VO_2.

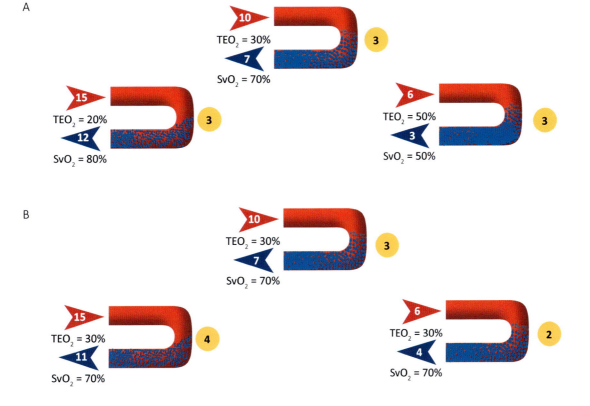

FIGURA 18.7 Relação entre oferta de oxigênio (DO_2) e TEO_2 e SvO_2. (A) Alterações da oferta de oxigênio, com TEO_2 inalterada, acarretará alterações de forma proporcional no consumo de oxigênio. (B) O aumento da DO_2 com diminuição da TEO_2, caracteriza que não acarretou aumento do consumo de oxigênio (VO_2), que permaneceu o mesmo. Em outras palavras, a otimização da DO_2 não trouxe benefício esperado, que seria o incremento do VO_2 para atender a demanda metabólica.

VO$_2$ (a SvO$_2$ aumenta em paralelo ao aumento da DO$_2$) (Figura 18.6). Isso mostra que o acoplamento matemático entre IC e TEO$_2$ nem sempre está presente.

É importante ressaltar que existem diferenças regionais de resposta circulatória durante o choque. Assim, a mensuração dos marcadores sistêmicos de perfusão tecidual, como o lactato, a SvO$_2$ e o gradiente venoarterial de CO$_2$, pode falhar na detecção de distúrbios regionais de perfusão.[16] Nesse contexto, a monitorização da relação entre DO$_2$ e VO$_2$ por TEO$_2$ e IC permite determinar de maneira mais precisa a correção da hipoperfusão tecidual e orientar as intervenções terapêuticas visando a evitar disfunção/falência celular. Novos dispositivos que permitem a monitoração regional da relação entre DO$_2$ e VO$_2$ têm sido estudados, porém ainda não estão validados para aplicabilidade diária à beira-leito.[10,18]

CONSIDERAÇÕES FINAIS

A monitorização de pacientes graves deve ser realizada de forma precoce e com o objetivo de restabelecer a perfusão tecidual o mais rapidamente possível, e por conseguinte adequar o VO$_2$ à demanda metabólica do organismo. O conhecimento dos principais componentes que impactam na DO$_2$ é fundamental para que os profissionais que lidam com pacientes graves consigam estabelecer prioridades e metas para o tratamento.

Os marcadores sistêmicos de perfusão tecidual, como o lactato, a SvO$_2$ e o gradiente venoarterial de CO$_2$, em adição à monitorização da DO$_2$ e do VO$_2$, permitem acompanhar o comportamento da TEO$_2$ em decorrência de manipulações terapêuticas da DO$_2$, determinando a adequação da oxigenação tecidual.

REFERÊNCIAS

1. Hayes MA, Timmins AC, Yau EH, Palazzo M, Hinds CJ, Watson D. Elevation of systemic oxygen delivery in the treatment of critically ill patients. N Engl J Med. 1994;330(24):1717-22.

2. Gattinoni L, Brazzi L, Pelosi P, Latini R, Tognoni G, Pesenti A et al. A trial of goal-oriented hemodynamic therapy in critically ill patients. SvO$_2$ Collaborative Group. N Engl J Med. 1995;333(16):1025-32.

3. Hall JE, Hall ME, Guyton AC. Guyton and Hall textbook of medical physiology. 14. ed. Philadelphia: Saunders; 2020.

4. Opie LH. Mechanisms of cardiac contraction and relaxation. In: Libby P, Bonow RO, Mann DL, Zipes DP (eds.). Braunwald's heart disease: a text-book of cardiovascular medicine. 8th ed. Philadelphia: Saunders; 2008.

5. Michard F, Teboul JL. Predicting fluid responsiveness in ICU patients: a critical analysis of the evidence. Chest. 2002;121(6):2000-8.

6. Marik PE, Cavallazzi R. Does the central venous pressure predict fluid responsiveness? An updated meta-analysis and a plea for some common sense. Crit Care Med. 2013;41(7):1774-81.

7. Marik PE, Cavallazzi R, Vasu T, Hirani A. Dynamic changes in arterial waveform derived variables and fluid responsiveness in mechanically ventilated patients: a systematic review of the literature. Crit Care Med. 2009;37(9):2642-7.

8. Ochagavía A, Zapata L, Carrillo A, Rodríguez A, Guerrero M, Ayuela JM. Evaluación de la contractilidad y la poscarga en la unidad de cuidados intensivos [Evaluation of contractility and postloading in the intensive care unit]. Med Intensiva. 2012;36(5):365-74.

9. Gouvea F, Ferreira E, Campos AP, Pereira MF, Ferreira Jr W, Iskin D, Manzoni MH et al. Hemodynamic monitoring: invasive methods. Rev Bras Anest. 1992;(42)1:21-40.

10. Leach RM, Treacher DF. The pulmonary physician in critical care * 2: oxygen delivery and consumption in the critically ill. Thorax. 2002 Feb;57(2):170-7.

11. Çınar Y, Demir G, Paç M, Çınar AB. Effect of hematocrit on blood pressure via hyperviscosity. Am J Hypertension. 1999;12(7):739-43.

12. Vlaar AP, Oczkowski S, de Bruin S, Wijnberge M, Antonelli M, Aubron C et al. Transfusion strategies in non-bleeding critically ill adults: a clinical practice guideline from the European Society of Intensive Care Medicine.Intensive. Care Med. 2020;46:673-96.

13. Duscio E, Vasques F, Gattinoni L. Oxygen delivery. In: Pinsky MR, Tebou JL, Vincent JL (eds.). Hemodynamic monitoring, lessons from the ICU. New York: Springer; 2019.

14. Vincent JL, De Backer D. Oxygen transport-the oxygen delivery controversy. Intensive Care Med. 2004;30(11):1990-6.

15. Alia I, Esteban A, Gordo F, Lorente JA, Diaz C, Rodriguez JA et al. A randomized and controlled trial of the effect of treatment aimed at maximizing oxygen delivery in patients with severe sepsis or septic shock. Chest. 1999;115(2):453-61.

16. Friedman G, De Backer D, Shahla M, Vincent JL. Oxygen supply dependency can characterize septic shock. Intensive Care Med. 1998;24(2):118-23.

17. Vincent JL. Determination of oxygen delivery and consumption versus cardiac index and oxygen extraction ratio. Crit Care Clin. 1996;12(4):995-1006.

18. Marik PE. Sublingual capnography: a clinical validation study. Chest. 2001;120(3):923-7.

19

Avaliação do Lactato em Pacientes Graves

Murillo Santucci Cesar de Assunção
Alejandra Del Pilar Gallardo Garrido
Jean-Louis Vincent

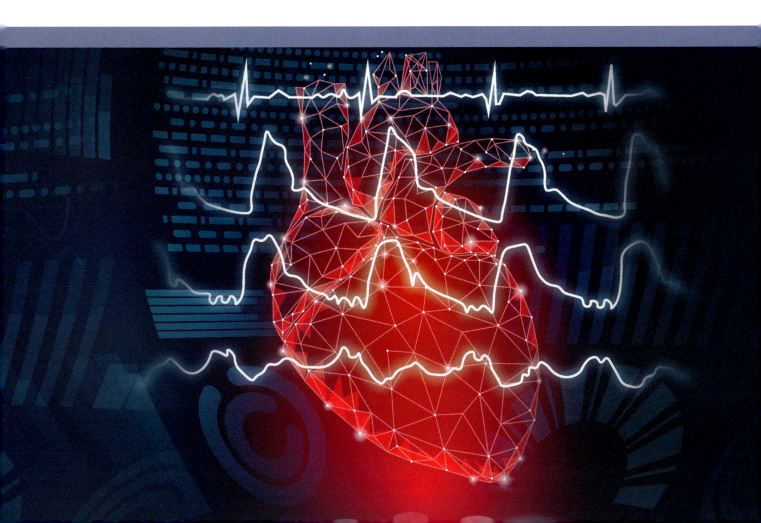

DESTAQUES

- Estado de choque é definido como um desequilíbrio entre a oferta e a utilização de oxigênio celular para a produção de energia com o objetivo de atender à demanda metabólica;
- O objetivo da perfusão tecidual e celular é a manutenção da homeostasia orgânica com a produção de adenosina trifosfato para a manutenção da integridade celular;
- Nos quadros agudos, a presença de hiperlactatemia é marcador de hipoperfusão tecidual;
- Na oferta de oxigênio crítica, o consumo de oxigênio se torna limitado e há aumento acentuado dos níveis de lactato;
- Além da hipoperfusão tecidual, outras causas podem aumentar os níveis de lactato, como deficiência de tiamina, hipomagnesemia, uso de diversas drogas (beta-agonistas, biguanidas, inibidores da transcriptase reversa, análogos de nucleosídeos, propofol, lorazepam injetável, linezolida, nitroprussiato etc.) e intoxicações (propilenoglicol, etilenoglicol, cocaína etc.);
- Clareamento de lactato pode ser marcador prognóstico, além de auxiliar na intervenção e na reavaliação terapêutica;
- Pacientes graves devem ter a monitorização do lactato sérico ao longo do tempo durante a fase de ressuscitação e otimização até se estabilizarem.

INTRODUÇÃO

Estado de choque é definido como um desequilíbrio entre oferta (DO_2) e o consumo de oxigênio (VO_2) celular para a produção de energia com o objetivo de atender à demanda metabólica. Essa condição caracteriza a hipoperfusão tecidual, sem necessariamente ocorrer hipotensão arterial. Define-se perfusão tecidual como fluxo sanguíneo e oxigenação adequados aos tecidos e células.[1]

O objetivo da perfusão tecidual e celular é a manutenção da homeostasia orgânica com a produção de energia, isto é, adenosina trifosfato (ATP), para a manutenção da integridade celular e, por consequência, para a preservação adequada da vida. O entendimento de que perfusão está associada ao fluxo e à oxigenação facilita a compreensão do estado de choque, ou seja, o estado de hipoperfusão.

Nos quadros agudos que envolvem pacientes em estado de choque, a presença de hiperlactatemia, até que se prove o contrário, é marcador de hipoperfusão tecidual. Entretanto, pode-se encontrar pacientes com alterações de marcadores de perfusão tecidual mesmo com a presença de parâmetros clínicos razoavelmente estáveis. A hipoperfusão tecidual é um dos mecanismos que corrobora para o início da disfunção celular, a qual, se não for corrigida, pode evoluir para disfunção de múltiplos órgãos e óbito.

Entretanto, após descartar a hipoperfusão como causa da hiperlactatemia, deve-se ter o discernimento de que persistir com otimização e incremento do fluxo sanguíneo pode produzir desfechos deletérios ao paciente.[2-4] Por isso, as interpretações errôneas dos níveis séricos de lactato podem resultar em intervenções terapêuticas não justificadas.[5]

A simples correção dos parâmetros clínicos, como pressão arterial, frequência cardíaca ou diurese, não é suficiente para ressuscitação de pacientes com choque. Em elegante estudo, Rady *et al.*,[6] ao corrigir os parâmetros clínicos de pacientes que se apresentavam em estado de choque na sala de emergência, constataram que 31 dos 36 envolvidos ainda permaneciam com alteração de marcadores de perfusão sistêmica, identificados por hiperlactatemia e diminuição da saturação venosa central de oxigênio ($SvcO_2$). Contudo, a identificação de índices confiáveis de adequação da perfusão celular, aplicáveis de forma simples à beira do leito, ainda representa um desafio para a medicina intensiva e de urgência.

O lactato tem sido utilizado tradicionalmente como um marcador de perfusão tecidual.[7-9] Níveis séricos de lactato são indicadores disponíveis para avaliar o metabolismo celular em pacientes graves, mesmo sabendo que a interpretação desse teste nem sempre é direta. Todavia, reconhece-se que, apesar da complexidade das vias bioquímicas relacionadas à cinética do lactato sanguíneo, este tem se mostrado melhor preditor prognóstico do que as variáveis derivadas da oxigenação tecidual, como oferta de oxigênio (DO_2) e consumo de oxigênio (VO).

A mensuração do lactato à beira do leito é de fácil execução, baixo custo e pode ser utilizada como marcador de gravidade para a ressuscitação de pacientes admitidos na sala de emergência.[10-12] Tanto por medidas isoladas quanto por medidas seriadas, o lactato pode ser utilizado como um biomarcador para estimar o padrão e a extensão da hipoperfusão tecidual, ajudar na avaliação da resposta ao tratamento ou prever o prognóstico de pacientes graves de acordo com sua cinética.[13]

Assim, a interpretação adequada dos níveis séricos de lactato, especialmente em pacientes graves, é importante para elucidar não só os mecanismos fisiopatológicos que produziram sua elevação, mas também as vias pelas quais seria possível interferir nesses mecanismos.[14]

METABOLISMO DO LACTATO

O lactato é subproduto da glicólise. Na produção de ATP por metabolização da glicose, são identificados dois processos diferentes. No primeiro, que ocorre no citoplasma da célula e não necessita de oxigênio, a glicose é metabolizada a piruvato e, posteriormente, convertida em lactato – via da glicólise anaeróbica (via Embden-Meyerhof), gerando apenas 2 mols de ATP/mol de glicose. Esse é o processo primário para a obtenção de energia em células que funcionam em ambiente com baixo teor de oxigênio ou em tecidos que estão em hipoperfusão.

No segundo processo, as reações enzimáticas ocorrem na mitocôndria e necessitam de oxigênio. O piruvato, após a conversão em acetil-coenzima A pela enzima piruvato desidrogenase, entra no ciclo do ácido tricarboxílico (ciclo de Krebs) e, sequencialmente, na cadeia respiratória, sendo oxidado em dióxido de carbono (CO_2) e água (H_2O), com produção de 38 mols de ATP/mol de glicose (Figura 19.1). Esta é a via oxidativa da glicose.[8,9,15]

A conversão de piruvato em lactato é reservada principalmente para o excesso de níveis de piruvato. Em geral, isso ocorre quando há saturação das mitocôndrias, as quais estão produzindo ATP na sua capacidade total. Pode-se tentar identificar o tipo de hiperlactatemia presente ao avaliar a relação entre lactato e piruvato, a qual normalmente é de 10:1. Esta relação eleva-se em caso de hipóxia tecidual e em outras condições clinicamente relevantes.[9,16,17] Quando o oxigênio está novamente disponível e a célula e a função mitocondrial estão preservadas, o excesso de lactato é rapidamente convertido em piruvato e metabolizado no ciclo de Krebs, produzindo CO_2 e H_2O.[18]

A acidose láctica é definida como o aumento da concentração de lactato associado à acidose metabó-

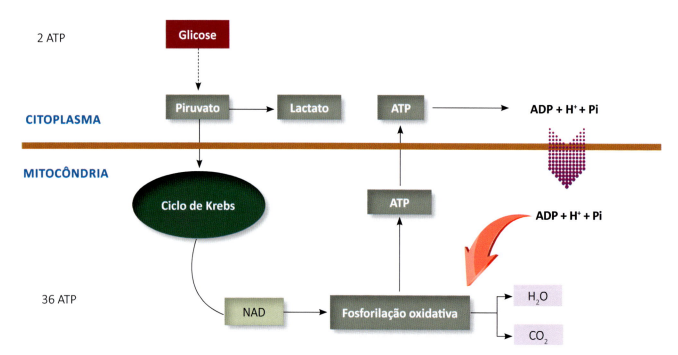

FIGURA 19.1 Metabolismo aeróbico e anaeróbico da glicose. Um mol de glicose produz 38 ATP por via aeróbica e apenas 2 ATP por via anaeróbica.

ADP: adenosina difosfato; **ATP:** adenosina trifosfato; **H⁺:** íons de hidrogênio; **NADH:** redução de dinucleotídicos nicotinamida adenina; **Pi:** fosfato inorgânico.
Fonte: Adaptada de Vallet et al., 2000.[19]

lica independentemente do pH do sangue, ou seja, da presença de acidemia.[20] O metabolismo da glicose durante a hipóxia tecidual resulta na produção de lactato, ATP e H_2O. A produção de íons H^+ se origina a partir da hidrólise de ATP para adenosina difosfato (ADP). Na presença de oxigênio, os íons H^+ podem ser usados em conjunto com o lactato na fosforilação oxidativa na mitocôndria, sendo menos provável o desenvolvimento da acidose.[15] Portanto, a acidose láctica requer a combinação de produção de lactato, consumo de ATP e metabolismo oxidativo limitado.

A concentração normal de lactato no sangue arterial, que varia de 0,7 a 1,3 mmol/L, reflete o equilíbrio entre sua produção, utilização e depuração. A produção de lactato diária é de aproximadamente 1.400 mmol (20 mmol/kg), e, embora todos os tecidos possam produzi-lo, ele tem origem principalmente no músculo esquelético (25%), na pele (25%), no cérebro (20%), no intestino (10%) e nas hemácias (20%).[8,12]

Em condições patológicas, produção significativa de lactato ocorre em outros órgãos. Na lesão pulmonar aguda, o pulmão pode ser fonte produtora de lactato mesmo na ausência de hipóxia tecidual. Os leucócitos têm capacidade limitada – não relacionada com a pri-

vação de oxigênio – para a produção aeróbica (mitocondrial) de ATP e também podem produzir grandes quantidades de lactato durante a fagocitose ou quando ativados em quadros de sepse.[8,12]

O lactato é metabolizado principalmente no fígado (60%), nos rins (30%) e no coração (10%). No fígado, pode ser convertido em oxaloacetato ou alanina mediante o piruvato ou pode ser utilizado diretamente por hepatócitos periportais para produzir glicogênio e glicose (gliconeogênese, ciclo de Cori).[8,12] Em pacientes com doença hepática crônica e que apresentem descompensação clínica, a depuração de lactato é reduzida, contribuindo também para níveis sanguíneos elevados. No entanto, se a produção de lactato não está aumentada, os níveis de lactato são normais. A hiperlactatemia não ocorre em virtude da alteração da função hepática, a menos que haja hepatectomia quase completa.

Os rins também participam no metabolismo do lactato, com o córtex renal atuando classicamente como metabolizador por meio da neoglicogênese e a medula como produtor de lactato. No entanto, o limiar de excreção renal é de 5 a 6 mmol/L; assim, em condições fisiológicas, o lactato não é excretado na urina.[12]

Nos casos de insuficiência renal aguda, a hiperlactatemia pode ser decorrente da disfunção renal instalada.

A Figura 19.2 representa o metabolismo do lactato em diferentes cenários. Em condições estáveis, a glicólise e a fosforilação oxidativa metabolizam continuamente a glicose (Figura 19.2 A), e o piruvato é a molécula que conecta esses dois processos. A velocidade da glicólise pode aumentar 2 a 3 ordens de grandeza a mais do que a fosforilação oxidativa nos casos em que a demanda metabólica está extremamente elevada, gerando muitas moléculas de piruvato. Nessa situação, o piruvato acumulado será rapidamente convertido em lactato, para gerar moléculas de ATP e atender à demanda metabólica, enquanto a glicólise continua a produção aeróbica de lactato (Figura 19.2 B). Sob condições anaeróbicas, a mitocôndria é incapaz de metabolizar o piruvato, que, então, é reduzido a lactato – produção anaeróbica de lactato (Figura 19.2 C). Com o restabelecimento da oxigenação, o lactato é convertido em piruvato e, posteriormente, oxidado no ciclo de Krebs (Figura 19.2 D).[15,21]

Assim, quando grandes quantidades de energia são necessárias de imediato, como em condições de estresse celular, o lactato serve como um tampão crítico que permite acelerar a glicólise. Além disso, também atua como um combustível intermediário que é facilmente trocado entre vários tecidos, facilitado por uma família de proteínas transportadoras monocarboxilato (MCT), ligados à membrana.[15]

Ao longo das últimas duas décadas, tem se observado o transporte de lactato entre astrócitos, neurônios, músculo estriado, músculo cardíaco, fígado e rins. O ciclo de Cori já pode ser considerado um dos muitos transportes de lactato, e, apesar do consumo de energia para converter lactato em glicose no fígado ou nos rins, a troca de lactato entre órgãos não consome energia, de modo que mesmo o lactato exógeno pode servir como substrato combustível adequado.[7,15,21]

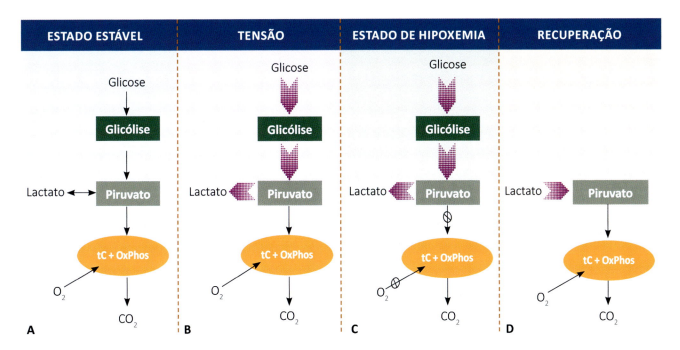

■ **FIGURA 19.2** Metabolismo do lactato sob condições diferentes. Muitas vezes, o fator determinante dos níveis de lactato não é falta de oxigênio em si, mas o aumento da demanda metabólica (metabolismo energético agudo). (A) **Condições estáveis:** a glicose é convertida em piruvato e, por conseguinte, completamente oxidada, gerando CO_2 e 38 ATP. (B) **Sob tensão:** a glicólise pode aumentar para um fator de 100 a 1.000 e o piruvato é convertido em lactato mesmo com função mitocondrial ótima e oxigenação; essa taxa de produção de piruvato irá saturar o ciclo mitocondrial tricarboxílico (tC) e a fosforilação oxidativa (OxPhos). (C) **Estado de hipoxemia:** em condição anaeróbica ou inibição enzimática, o piruvato produzido é convertido (via da glicólise) em lactato gerando apenas 2 ATP. (D) **Durante a recuperação:** o lactato é convertido novamente em piruvato e totalmente oxidado.

Fonte: Adaptada de Bakker *et al.*, 2013.[15]

FISIOPATOLOGIA DA HIPERLACTATEMIA

Produção anaeróbica de lactato

A hiperlactatemia está tipicamente presente nos estados de choque, quando o consumo de oxigênio se torna dependente do seu fornecimento. Nesse estado, o piruvato acumulado do metabolismo anaeróbico é desviado predominantemente para a formação de lactato, levando ao acúmulo citoplasmático de lactato e à sua excreção para a corrente sanguínea. Nesse cenário, os níveis elevados de lactato sérico são reflexo da hipóxia tecidual.[11,12]

Estudos experimentais têm confirmado a relação entre hipóxia tecidual e produção de lactato mediante redução dos componentes da DO_2 sistêmica (nível de hemoglobina, saturação de oxigênio e débito cardíaco), até a demanda de oxigênio tecidual não ser mais atendida – DO_2 crítica.[22,23] No nível da DO_2 crítica, o VO_2 torna-se limitado e há aumento acentuado dos níveis de lactato. Ronco et al.[24] demonstraram em seres humanos que esse fenômeno também estava presente quando a DO_2 foi reduzida gradativamente até a parada circulatória em pacientes sob cuidados de fim de vida.[24] Adicionalmente, Friedman et al.[25] demonstraram que o mesmo processo está presente na fase precoce da ressuscitação de pacientes graves, sugerindo que a ressuscitação reverte a dependência entre DO_2 e VO_2 e, consequentemente, a hiperlactatemia. Em pacientes com choque séptico, níveis elevados de lactato antes da ressuscitação coincidiram com baixa saturação venosa central de oxigênio ($SvcO_2$). Nesse estudo, o aumento da oferta de oxigênio com a terapia precoce guiada por metas foi associado à redução dos níveis de lactato.[26]

Produção aeróbica de lactato

Embora os tecidos hipóxicos tenham aumento da glicólise anaeróbica com produção de lactato, tecidos bem oxigenados também podem gerar lactato pela glicólise aeróbica, isto é, glicólise não atribuída à privação de oxigênio.[1,7,15] Assim, o metabolismo aeróbico da glicose pode ser a via preferencial para produzir rapidamente quantidades significativas de energia.[15]

A administração de adrenalina resulta em aumento nos níveis de lactato dose-dependentes.[27] A esti-

mulação da enzima fosfofrutoquinase pela alcalose (respiratória e metabólica) também aumenta os níveis de lactato.[28] Os glicocorticosteroides, frequentemente usados na prática clínica, também têm mostrado que aumentam a produção aeróbica de lactato.[29]

A produção aeróbica de lactato como fonte de energia está relacionada a níveis muito altos de lactato encontrados em pacientes com linfoma, um fenômeno denominado efeito Warburg.[30] Estudos experimentais e clínicos demonstram que a atividade da bomba Na^+/K^+, a qual requer grande quantidades de ATP para a sua função, aumenta os níveis de lactato sem hipóxia tecidual.[1,31] O aumento da glicólise pode ser desencadeado pela captação de glicose citocina-mediada[32] ou pelo aumento da atividade da bomba Na^+/K^+ induzido por catecolaminas.[1,33]

Discussão recente, ainda não resolvida, foca na presença de disfunção mitocondrial em pacientes graves como possível limitante do metabolismo do piruvato (e, consequentemente, responsável pelo aumento os níveis de lactato) na ausência de disponibilidade limitada de oxigênio.[34]

A infusão de Ringer-lactato não altera os níveis séricos de lactato. E, finalmente, a terapia de substituição renal depura quantidades insignificantes de lactato, embora o uso de soluções-tampão contendo essa substância possam induzir hiperlactatemia transitória.[15]

Outras causas que podem aumentar os níveis de lactato, provavelmente não relacionadas à presença de hipóxia tecidual, são: deficiência de tiamina, hipomagnesemia, uso de diversas drogas (beta-agonistas, biguanidas, inibidores da transcriptase reversa, análogos de nucleosídeos, propofol, lorazepam injetável, linezolida, nitroprussiato etc.) e intoxicações (propilenoglicol, etilenoglicol, cocaína etc.), como apresentado na Tabela 19.1.[15,35]

DEPURAÇÃO DE LACTATO COMO META DE RESSUSCITAÇÃO

A mensuração seriada de lactato melhora seu poder prognóstico.[36] A depuração eficaz de lactato tem sido associada à redução da mortalidade em pacientes em diferentes cenários clínicos, enquanto a falha em depurá-lo se relaciona com pior desfecho clínico. Em pacientes com hipoperfusão tecidual, essa falha exige

Tabela 19.1 Principais causas de hiperlactatemia.

Choque	Agentes farmacológicos
Distributivo	Acetaminofeno
Cardiogênico	Análogos de nucleosídeos antirretrovirais – zidovudina, didanosina
Obstrutivo	
Pós-parada cardíaca	Lamivudina
Isquemia regional tecidual	Agonistas beta-adrenérgicos: epinefrina, ritodrina, terbutalina; biguanidas: fenformina, metformina
Isquemia mesentérica	Fluorouracil
Isquemia de membro	Halotano
Síndrome de compartimento	Ferro isoniazida linezolida
Infecções necrosantes dos tecidos moles	Ácido nalidíxico
Doenças subjacentes	Niacina
Cetoacidose diabética	Propofol Salicilatos
Insuficiência hepática	Açúcares e álcoois de açúcar (frutose, sorbitol, xilitol) Sulfassalazina
Vírus da imunodeficiência humana malignidade	Nutrição parenteral total
Insuficiência renal	Ácido valproico
Síndrome da resposta inflamatória sistêmica	
Queimaduras, trauma	
Deficiências de vitaminas (tiamina e biotina)	
Doença mitocondrial	
Atividade muscular	**Drogas/toxinas**
Convulsões	Álcoois: etanol, metanol, dietileno glicol, isopropanol, propileno glicol, cocaína, metanfetamina
Exercício pesado	Composto cianogênico: cianeto, nitrilos alifáticos, nitroprussiato, monóxido de carbono
Trabalho de respiração excessivo	Éter
	Estricnina
Erros do metabolismo de inatos	**Medicamentos em veículo propilenoglicol**
Deficiência de frutose-1,6-difosfatase	Diazepam
Deficiência de glucose-6-fosfatase (doença de von Gierke) Síndrome de Kearns-Sayre	Esmolol
	Hidralazina
Acidose láctica e episódios semelhantes a acidente vascular cerebral (mEIAS)	Multivitaminas
	Pentobarbital
Acidemia metilmalônica	Fenitoína
Epilepsia mioclônica com fibras rotas vermelhas (mErrF) Deficiência de PDh	Digoxina
	Etomidato
Síndrome de Pearson (encefalomiopatia mitocondrial) Deficiência de piruvatocarboxilase	Lorazepam
	Nitroglicerina
	Fenobarnital
	Sulfametoxazol trimetoprima

a reavaliação do esforço de ressuscitação. Em pacientes com trauma, a normalização do nível de lactato em 24 horas foi associada a 100% de sobrevida, enquanto naqueles cujos níveis de lactato foram depurados em 48 horas a sobrevida foi de 75%.[37]

Em pacientes graves cirúrgicos internados em unidade de terapia intensiva (UTI), foi demonstrada a importância da monitorização do lactato quando o risco de morte foi estratificado com base na diminuição de seus níveis nas primeiras 24 horas, de 24 a 48 horas, 48 horas ou mais até a normalização ou em caso de não normalização. A mortalidade observada foi de 10%, 20%, 23% e 67%, respectivamente, nos quatro grupos.[38]

Em pacientes com sepse e choque séptico, Nguyen *et al.*[36] demonstraram que a lenta redução dos níveis de lactato (< 10%), dentro das primeiras 6 horas, relacionou-se com mortalidade mais elevada. Por isso, a mudança nos níveis de lactato tem sido usada para orientar a terapêutica.[12,37,39-41] Em estudo randomizado e controlado, a redução de pelo menos 20% no lactato sérico a cada 2 horas foi estabelecida como meta nas primeiras 8 horas de ressuscitação. Nesse estudo, a meta de depuração de lactato foi associada à diminuição da morbidade e da mortalidade.[39]

No entanto, há evidências de que, em pacientes graves, até níveis de lactato no limite superior da normalidade, estão associados a desfechos clínicos desfavoráveis, de modo que alguns autores defendem a normalização do lactato como meta principal do tratamento.[12,42]

Jones *et al.*[41] realizaram estudo randomizado em pacientes com sepse grave ou choque séptico e compararam o algoritmo da terapia precoce dirigida por metas, tendo como objetivo a otimização da $SvcO_2$[26] com um algoritmo modificado que substituía a $SvcO_2$ pelo clareamento de lactato $\geq$ 10% como meta. Neste estudo, não houve diferença significativa entre os grupos no tocante à mortalidade intra-hospitalar e tempo de permanência em unidade de terapia intensiva (UTI). Portanto, os autores concluíram que a utilização de $SvcO_2$ e a depuração de lactato $\geq$ 10% são equivalentes como metas durante a ressuscitação.[41]

A diminuição dos níveis de lactato não deve ser uma meta isolada. Entretanto, a mensuração seriada de seus níveis é útil como marcador da evolução na ressuscitação de pacientes em choque.[8]

DOSAGEM DE LACTATO NA PRÁTICA CLÍNICA | VANTAGENS E LIMITAÇÕES

Se os níveis de lactato no sangue são elevados ou não em função do aumento da produção de lactato anaeróbica ou aeróbica e/ou pela redução de sua depuração, a mensuração seriada tem seu valor comprovado como biomarcador na doença aguda, especialmente em pacientes em choque. O lactato é de fácil mensuração, tradicionalmente obtido por meio de amostras arteriais. A boa correlação dos valores arteriais com o sangue venoso central, e até mesmo com o sangue venoso periférico (na ausência de torniquetes), possibilita seu uso em diferentes cenários clínicos.[43,44]

Em pacientes com choque, a concentração de lactato no sangue varia na proporção do déficit de oxigenação tecidual em curso.[45] Medidas seriadas, demonstrando redução na concentração de lactato, podem indicar o restabelecimento da DO_2 com a instituição da ressuscitação efetiva.[25,26] Adicionalmente, níveis elevados de lactato, e a falha subsequente para normalizá-los durante a ressuscitação, estão associados à elevada morbimortalidade, fornecendo informações valiosas a respeito da adequação da ressuscitação.[46-51]

No entanto, as variáveis sistêmicas que incluem as concentrações de lactato no sangue podem não detectar hipoperfusão regional. Este é o ponto de especial preocupação no choque séptico, no qual há profunda alteração na distribuição do fluxo sanguíneo sistêmico e microvascular. Adicionalmente, é importante reconhecer que outros fatores relacionados à doença grave podem afetar os níveis de lactato e devem ser considerados ao se interpretar essa variável, incluindo hiperprodução aeróbica, diminuição na remoção de lactato hepático e outras etiologias.

Apesar desses problemas, a associação entre elevados níveis de lactato e hipoperfusão tecidual em pacientes graves é consistente, sobretudo nas fases precoces da ressuscitação hemodinâmica. Portanto, o rápido reconhecimento da hiperlactatemia em pacientes graves é essencial, bem como as intervenções precoces para restabelecer a perfusão tecidual, e por conseguinte, diminuir a mortalidade. Nesse contexto, o nível de lactato pode ser usado para triagem e estratificação de risco, permitindo alocação apropriada dos pacientes e adequação de recursos.

Níveis de lactato elevados ajudam a monitorizar e orientar a resposta do paciente à terapia. Portanto, recomenda-se a inclusão dessa dosagem na rotina laboratorial de pacientes graves, com repetição periódica das mensurações.

CONSIDERAÇÕES FINAIS

Níveis elevados de lactato podem ser vistos em diversos cenários clínicos. Pacientes com níveis elevados de lactato têm elevado risco morte e necessitam de rápida e agressiva ressuscitação. Apesar das limitações e complexidades, os níveis de lactato sanguíneo são facilmente medidos e podem fornecer informações úteis quando incorporados no contexto clínico apropriado.

REFERÊNCIAS

1. Levy B, Gibot S, Franck P, Cravoisy A, Bollaert P-E. Relation between muscle Na+K+ ATPase activity and raised lactate concentrations in septic shock: a prospective study. Lancet. 2005;365(9462):871-5.

2. Gattinoni L, Brazzi L, Pelosi P, Latini R, Tognoni G, Pesenti A et al. A trial of goal-oriented hemodynamic therapy in critically ill patients. SvO$_2$ Collaborative Group. N Engl J Med. 1995;333(16):1025-32.

3. Hayes MA, Timmins AC, Yau EH, Palazzo M, Hinds CJ, Watson D. Elevation of systemic oxygen delivery in the treatment of critically ill patients. N Engl J Med. 1994;330(24):1717-22.

4. Alía I, Esteban A, Gordo F, Lorente JA, Diaz C, Rodriguez JA et al. A randomized and controlled trial of the effect of treatment aimed at maximizing oxygen delivery in patients with severe sepsis or septic shock. Chest. 1999;115(2):453-61.

5. Napoli AM, Seigel TA. The role of lactate clearance in the resuscitation bundle. Crit Care. 2011;15(5):199.

6. Rady MY, Rivers EP, Nowak RM. Resuscitation of the critically ill in the ED: responses of blood pressure, heart rate, shock index, central venous oxygen saturation, and lactate. Am J Emerg Med. 1996;14(2):218-25.

7. Philp A, Macdonald AL, Watt PW. Lactate--a signal coordinating cell and systemic function. J Experiment Biol. 2005;208(Pt 24):4561-75.

8. Vernon C, Letourneau JL. Lactic acidosis: recognition, kinetics, and associated prognosis. Crit Care Clin. 2010;26(2):255-83.

9. Kraut JA, Madias NE. Lactic acidosis. N Engl J Med. 2014;371(24):2309-19.

10. De Backer D. Lactic acidosis. Minerva Anestesiol. 2003;69(4):281-4.

11. De Backer D. Lactic acidosis. Intensive Care Med. 2003;29(5):699-702.

12. Okorie ON, Dellinger P. Lactate: biomarker and potential therapeutic target. Critical care clinics. 2011;27(2):299-326.

13. Kirschenbaum LA, Astiz ME, Rackow EC. Interpretation of blood lactate concentrations in patients with sepsis. Lancet. 1998;352(9132):921-2.

14. Vincent JL, Quintairos ESA, Couto Jr L, Taccone FS. The value of blood lactate kinetics in critically ill patients: a systematic review. Crit Care. 2016;20(1):257.

15. Bakker J, Nijsten MW, Jansen TC. Clinical use of lactate monitoring in critically ill patients. Ann Intensive Care. 2013;3(1):12.

16. Levraut J, Ciebiera JP, Chave S, Rabary O, Jambou P, Carles M et al. Mild hyperlactatemia in stable septic patients is due to impaired lactate clearance rather than overproduction. Am J Respir Crit Care Med. 1998;157(4 Pt 1):1021-6.

17. Fink MP. Does tissue acidosis in sepsis indicate tissue hypoperfusion? Intensive Care Med. 1996;22(11):1144-6.

18. Levy B. Lactate and shock state: the metabolic view. Curr Opin Crit Care. 2006;12(4):315-21.

19. Vallet B, Tavernier B, Lund N. Assessment of tissue oxygenation in the critically-ill. Eur J Anaesthesiol. 2000;17(4):221-9.

20. Rachoin JS, Weisberg LS, McFadden CB. Treatment of lactic acidosis: appropriate confusion. Journal of Hospital Medicine: an official publication of the Society of Hospital Medicine. 2010;5(4):E1-7.

21. Kjelland CB, Djogovic D. The role of serum lactate in the acute care setting. J Intensive Care Med. 2010;25(5):286-300.

22. Cain SM. Appearance of excess lactate in anesthetized dogs during anemic and hypoxic hypoxia. Am J Physiol. 1965;209(3):604-10.

23. Zhang H, Vincent JL. Oxygen extraction is altered by endotoxin during tamponade-induced stagnant hypoxia in the dog. Circulatory Shock. 1993;40(3):168-76.

24. Ronco JJ, Fenwick JC, Tweeddale MG, Wiggs BR, Phang PT, Cooper DJ, et al. Identification of the critical oxygen delivery for anaerobic metabolism in critically ill septic and nonseptic humans. JAMA. 1993;270(14):1724-30.

25. Friedman GFM, De Backer D, Shahla M, Vincent J-L. Oxygen supply dependency can characterize septic shock. Intensive Care Med. 1998;24(2):118-23.

26. Rivers EP, Nguyen B, Havstad S, Ressler J, Muzzin A, Knoblich B et al. Early goal-directed therapy in the treatment of severe sepsis and septic shock. N Engl J Med. 2001;345(19):1368-77.

27. Griffith Jr FR, Omachi A. The effect of intravenous adrenalin on blood flow, sugar retention, lactate output and respiratory metabolism of peripheral (leg) tissues in the anesthetized cat. Am J Physiol. 1947;149(1):64-76.

28. Zborowska-Sluis DT, Dossetor JB. Hyperlactatemia of hyperventilation. J Appl Physiol. 1967;22(4):746-55.

29. McMahon M, Gerich J, Rizza R. Effects of glucocorticoids on carbohydrate metabolism. Diabetes Metab Rev. 1988;4(1):17-30.

30. Ruiz JP, Singh AK, Hart P. Type B lactic acidosis secondary to malignancy: case report, review of published cases, insights into pathogenesis, and prospects for therapy. Scientific World J. 2011;11:1316-24.

31. Levy B, Desebbe O, Montemont C, Gibot S. Increased aerobic glycolysis through beta2 stimulation is a common mechanism involved in lactate formation during shock states. Shock. 2008;30(4):417-21.

32. Taylor DJ, Faragher EB, Evanson JM. Inflammatory cytokines stimulate glucose uptake and glycolysis but reduce glucose oxidation in human dermal fibroblasts in vitro. Circulatory Shock. 1992;37(2):105-10.

33. James JH, Luchette FA, McCarter FD, Fischer JE. Lactate is an unreliable indicator of tissue hypoxia in injury or sepsis. Lancet. 1999;354(9177):505-8.

34. Brealey D, Brand M, Hargreaves I, Heales S, Land J, Smolenski R et al. Association between mitochondrial dysfunction and severity and outcome of septic shock. Lancet. 2002;360(9328):219-23.

35. Andersen LW, Mackenhauer J, Roberts JC, Berg KM, Cocchi MN, Donnino MW. Etiology and therapeutic approach to elevated lactate levels. Mayo Clin Proc. 2013;88(10):1127-40.

36. Nguyen HB, Rivers EP, Knoblich BP, Jacobsen G, Muzzin A, Ressler JA et al. Early lactate clearance is associated with improved outcome in severe sepsis and septic shock. Crit Care Med. 2004;32(8):1637-42.

37. Murtuza B, Wall D, Reinhardt Z, Stickley J, Stumper O, Jones TJ et al. The importance of blood lactate clearance as a predictor of early mortality following the modified Norwood procedure. Eur J Cardiothorac Surg. 2011;40(5):1207-14.

38. Husain FA, Martin MJ, Mullenix PS, Steele SR, Elliott DC. Serum lactate and base deficit as predictors of mortality and morbidity. Am J Surg. 2003;185(5):485-91.

39. Jansen TC, van Bommel J, Schoonderbeek FJ, Sleeswijk Visser SJ, van der Klooster JM et al. Early lactate-guided therapy in intensive care unit patients: a multicenter, open-label, randomized controlled trial. Am J Resp Crit Care Med. 2010;182(6):752-61.

40. Fuller BM, Dellinger RP. Lactate as a hemodynamic marker in the critically ill. Curr Opin Crit Care. 2012;18(3):267-72.

41. Jones AE, Shapiro NI, Trzeciak S, Arnold RC, Claremont HA, Kline JA et al. Lactate clearance vs central venous oxygen saturation as goals of early sepsis therapy: a randomized clinical trial. JAMA. 2010;303(8):739-46.

42. van Beest PA, Brander L, Jansen SP, Rommes JH, Kuiper MA, Spronk PE. Cumulative lactate and hospital mortality in ICU patients. Ann Intensive Care. 2013;3(1):6.

43. Lavery RF, Livingston DH, Tortella BJ, Sambol JT, Slomovitz BM, Siegel JH. The utility of venous lactate to triage injured patients in the trauma center. J Am Coll Surg. 2000;190(6):656-64.

44. Nascente AP, Assunção M, Guedes CJ, Freitas FG, Mazza BF, Jackiu M et al. Comparison of lactate values obtained from different sites and their clinical significance in patients with severe sepsis. Sao Paulo Med J. 2011;129(1):11-6.

45. Holley A, Lukin W, Paratz J, Hawkins T, Boots R, Lipman J. Review article: Part two: Goal-directed resuscitation--which goals? Perfusion targets. EMA. 2012;24(2):127-35.

46. Hernandez G, Castro R, Romero C, de la Hoz C, Angulo D, Aranguiz I et al. Persistent sepsis-induced hypotension without hyperlactatemia: is it really septic shock? J Crit Care. 2011;26(4):435:e9-14.

47. Abramson D, Scalea TM, Hitchcock R, Trooskin SZ, Henry SM, Greenspan J. Lactate clearance and survival following injury. J Trauma. 1993;35(4):584-8.

48. Bakker J, Coffernils M, Leon M, Gris P, Vincent JL. Blood lactate levels are superior to oxygen-derived variables in predicting outcome in human septic shock. Chest. 1991;99(4):956-62.

49. Bakker J, Gris P, Coffernils M, Kahn RJ, Vincent JL. Serial blood lactate levels can predict the development of multiple organ failure following septic shock. Am J Surg. 1996;171(2):221-6.

50. McNelis J, Marini CP, Jurkiewicz A, Szomstein S, Simms HH, Ritter G et al. Prolonged lactate clearance is associated with increased mortality in the surgical intensive care unit. Am J Surg. 2001;182(5):481-5.

51. Arnold RC, Shapiro NI, Jones AE, Schorr C, Pope J, Casner E et al. Multicenter study of early lactate clearance as a determinant of survival in patients with presumed sepsis. Shock. 2009;32(1):35-9.

20

Interpretação dos Gradientes Sanguíneos e Teciduais de CO_2

Gilberto Friedman

Elias Knobel

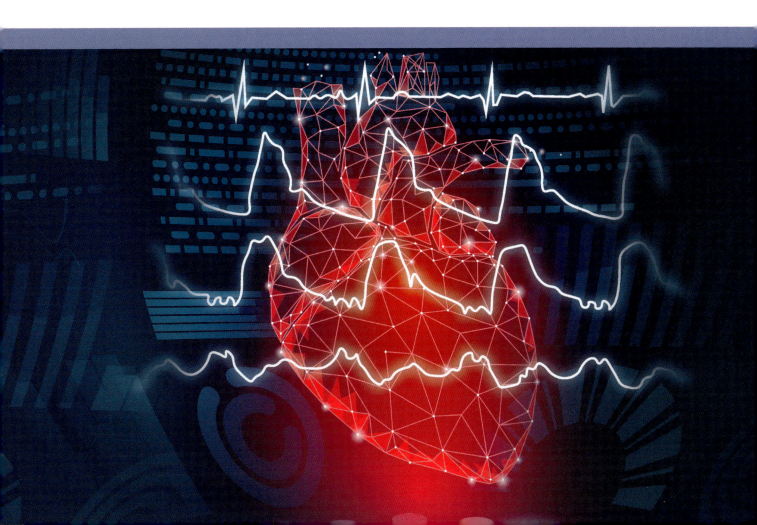

DESTAQUES

- O dióxido de carbono é transportado no sangue em três formas: 7% dissolvido no plasma, 70% como íon bicarbonato e em combinação com proteínas plasmáticas e o restante como carbamino-hemoglobina;
- Efeito Haldane é a redução da hemoglobina pelo dióxido de carbono;
- O dióxido de carbono é o produto final do metabolismo oxidativo, por isso o conteúdo de dióxido de carbono no sangue venoso é maior que no arterial;
- O alargamento do gradiente venoarterial de CO_2 ocorre pelo fenômeno de estagnação. Se o fluxo sanguíneo é lento na microcirculação, uma maior quantidade de dióxido de carbono será adicionada ao sangue venoso, assim, o maior determinante do gradiente venoarterial é o débito cardíaco.
- A diferença venoarterial da tensão do dióxido de carbono pode ser utilizada para avaliar a adequação do fluxo sanguíneo venoso (débito cardíaco) a fim de remover o dióxido de carbono tecidual, e não como marcador de hipóxia tecidual;
- As diferenças venoarteriais da tensão do dióxido de carbono com sangue venoso misto e central demonstram boa concordância entre si.

INTRODUÇÃO

A diferença de tensão do dióxido de carbono venoarterial [$GapPCO_2(v-a)$] é a diferença entre a PCO_2 no sangue venoso misto ($PvCO_2$) e a PCO_2 no sangue arterial ($PaCO_2$). Fisiologicamente, a $GapPCO_2(v-a)$ varia de 2 a 5 mmHg:[1]

$$GapPCO_2(v-a) = PvCO_2 - PaCO_2$$

O dióxido de carbono (CO_2) é transportado no sangue em três formas:[1] 7% dissolvido no plasma, 70% como íon bicarbonato e em combinação com proteínas plasmáticas, e como compostos carbamino-hemoglobina. O CO_2 é cerca de 20 vezes mais solúvel que o oxigênio, de modo que a forma dissolvida desempenha um papel mais significativo no transporte normal no sangue.

O bicarbonato é formado no sangue pela seguinte sequência:

$$CO_2 + H_2O \leftrightarrow H_2CO_3 \leftrightarrow HCO_3^- + H^+$$

Em que:
H_2O: água;
H_2CO_3: ácido carbônico;
HCO_3^-: íon bicarbonato;
H^+: íon hidrogênio.

A primeira reação é lenta no plasma, mas rápida na hemácia, devido à presença de anidrase carbônica. A segunda reação ocorre rapidamente dentro das hemácias e não precisa de enzima. Quando as concentrações celulares de HCO_3^- e H^+ aumentam, o HCO_3^- se difunde das hemácias para o plasma, mas o H^+ não pode se difundir facilmente porque a membrana celular é relativamente impermeável aos cátions. Alguns dos H^+ liberados estão ligados à hemoglobina (Hb):

$$H^+ + HbO_2 \leftrightarrow H^- Hb + O_2$$

No sangue periférico, o carregamento de CO_2 é facilitado pela presença de Hb reduzida (efeito Haldane). Assim, a descarga de oxigênio nos capilares periféricos facilita o carregamento de CO_2, enquanto a oxigenação aumenta a descarga de CO_2 nos pulmões.[2]

DETERMINANTES DA DIFERENÇA VENOARTERIAL DE PCO_2

Equação de Fick

A aplicação da equação de Fick ao CO_2 mostra que a excreção de CO_2 (chama-se de produção de CO_2 = VCO_2) se iguala ao produto do débito cardíaco (DC) pela diferença entre o conteúdo de CO_2 (CCO_2) no sangue venoso ($CvCO_2$) e no sangue arterial ($CaCO_2$):

$$VCO_2 = DC \times (CvCO_2 - CaCO_2)$$

A relação normal entre a pressão de CO_2 e o conteúdo é quase linear em condições fisiológicas. A PCO_2 pode substituir o CCO_2, e assim se obtém a equação modificada e corrigida pelo coeficiente de correlação K:[3,4]

$$VCO_2 = DC \times K \times (GapPCO_2(v-a))$$

Então, a equação pode ser reescrita:

$$GapPCO_2(v-a) = k \times VCO_2/DC$$

O CO_2 é o produto final do metabolismo oxidativo, por isso o CCO_2 no sangue venoso é maior que no arterial. Se o aporte de oxigênio aos tecidos é normal, a VCO_2 é diretamente relacionada ao consumo de oxigênio (VO_2). Se o DC permanecer estável, mas o VO_2 se elevar por aumento do metabolismo oxidativo ou por uma ingestão maior de calorias, a VCO_2 deveria aumentar – e o inverso também seria verdadeiro.

Relação com o débito cardíaco

De acordo com a Equação de Fick modificada, a $GapPCO_2(v-a)$ é inversamente correlacionada ao DC. Essa relação é curvilínea e depende do nível de VCO_2 (Figura 20.1).

Em condições estáveis de VO_2 e VCO_2, o decréscimo do DC será acompanhado pelo alargamento da Gap $PCO_2(v-a)$.[4] O alargamento da $GapPCO_2(v-a)$ ocor-

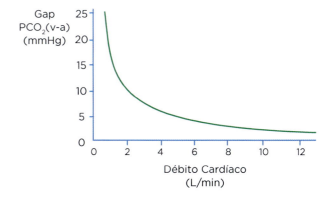

■ **FIGURA 20.1** Relação entre o gradiente venoarterial de CO_2 ($GapPCO_2(v-a)$) e DC é curvilínea. Para valores constantes de VCO_2, alterações no DC resultam em grandes mudanças no $GapPCO_2(v-a)$ quando o DC é baixo, mas em poucas mudanças no $GapPCO_2(v-a)$ quando o DC é elevado. Essas relações serão mais complexas sempre que a VCO_2 mudar junto com o DC; por isso, em estados hiperdinâmicos, como a sepse, se a VCO_2 estiver aumentado, o $GapPCO_2(v-a)$ poderá alargar mesmo com valores de DC elevados.

re pelo fenômeno de estagnação. Se o fluxo sanguíneo é lento na microcirculação, uma maior quantidade de CO_2 será adicionada ao sangue venoso. Portanto, o conceito de lentidão do DC é relativo à condição metabólica do paciente, de modo que o maior determinante da GapPCO_2(v-a) é o DC em situações de hipóxia ou não.[5] Esse marcador deve ser usado para avaliar a adequação do fluxo sanguíneo venoso (DC) a fim de remover o CO_2 tecidual, e não como marcador de hipóxia tecidual.[6]

A interpretação do GapPCO_2(v-a) pode ser enganosa se a fisiologia não for observada. Em choque, se existir dependência do consumo de oxigênio (VO_2) pela oferta de oxigênio (DO_2), o GapPCO_2(v-a) pode estreitar mais lentamente, pois o aumento do VO_2 com a ressuscitação também leva a um aumento da VCO_2. O GapPCO_2(v-a) diminuirá rapidamente quando a ressuscitação levar à independência do VO_2 pela DO_2, o que significa que a VCO_2 também será constante (Figura 20.2).[4,7] Nessa condição, o DC será o único ou maior determinante do GapPCO_2(v-a). A combinação do GapPCO_2(v-a) com a saturação venosa mista (SvO_2) ajuda a adequar a terapêutica e a definir a fase da ressuscitação em que o paciente se encontra.

Em resumo, sempre que houver hipóxia tecidual grave com redução do VO_2, por consequência, a VCO_2 também diminuirá e mesmo um DC lento será capaz de remover o CO_2 venoso em menor quantidade, de modo que o GapPCO_2(v-a) pode não alargar ou pouco se alterar.

GapPCO_2(v-a) normal indica que o DC é suficiente para lavar o CO_2 tecidual. Em condições de hipoperfusão, GapPCO_2(v-a) normal deve ser avaliado com cautela, pois não consegue caracterizar hipóxia tecidual – daí a necessidade de associar outros parâmetros, como lactato e SvO_2. Nas situações em que há hiperlactatemia com GapPCO_2(v-a) normal, na fase aguda de ressuscitação, o incremento do DC deve ser realizado e os marcadores de perfusão tecidual precisam ser reavaliados. Caso ocorra clareamento do lactato, há indícios de que ainda haveria dependência do DC para correção da hipoperfusão tecidual.

DIFERENÇA VENOSA CENTRAL E ARTERIAL

GapPCO_2(v-a) utilizando o sangue venoso obtido na veia cava superior é usado como um substituto do GapPCO_2(v-a) global (sangue venoso misto). A coleta de sangue venoso misto implica a inserção do cateter de artéria pulmonar, método invasivo e reservado a pacientes muito graves. Contudo, em pacientes graves o acesso venoso central é amplamente utilizado.

Cuschieri et al.[8] estudaram a possível correlação entre GapPCO_2(v-a) venoso central-arterial e índice cardíaco (IC). Vários investigadores observaram boa concordância entre as GapPCO_2(v-a) com sangue venoso misto e central e uma relação inversa entre estes e o DC, demonstrando assim a possibilidade de substituição da PCO_2 venosa mista pela central para determinar a adequação do DC em remover o CO_2 tecidual.[9,10]

ESTUDOS CLÍNICOS

Diversos estudos mostram que a redução do DC está associada ao alargamento do GapPCO_2(v-a).[11] Bakker

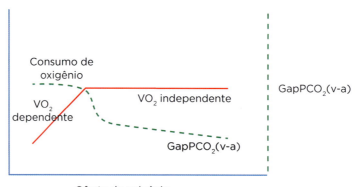

■ FIGURA 20.2 O gráfico representa as duas fases da ressuscitação. Na primeira, o VO_2 aumenta com o aumento DO_2 frente às intervenções com fluidos ou drogas vasoativas (Fase VO_2 dependente). Na segunda, o VO_2 máximo para a condição do paciente foi atingido e não aumenta mais, já o GapPCO_2(v-a) diminui rapidamente porque a VCO_2, em paralelo ao VO_2, também estabiliza, e o principal determinante nesse momento é o DC (Fase VO_2 independente). Como a relação é curvilínea, o GapPCO_2(v-a) estreita muito inicialmente e depois lentamente, quando normaliza.

et al., em uma série de 64 pacientes com choque séptico, demonstraram relação inversa entre GapPCO$_2$(v-a) e DC. Ao analisarem os pacientes subdividindo-os em dois grupos – GapPCO$_2$(v-a) normal e anormal (> 6 mmHg) –, observaram que o grupo GapPCO$_2$(v-a) anormal tinha DC mais baixo e que ambos os grupos apresentavam níveis semelhantes de lactato e VO$_2$, sugerindo que a diferença encontrada não se deve a um aumento na VCO$_2$.[13]

Valleé *et al.* estudaram pacientes com choque séptico avaliados após a ressuscitação inicial[10] e encontraram correlação inversa entre DC e GapPCO$_2$(v-a) e valor médio mais baixo de DC nos pacientes com GapPCO$_2$(v-a) elevada. Após a ressuscitação, 89% dos pacientes apresentavam SvcO$_2$ acima de 70%. Neste grupo, aqueles que tiveram GapPCO$_2$(v-a) normal apresentaram concentração de lactato mais baixa, assim como um clareamento de lactato significativo nas primeiras 12 horas e um decréscimo no escore de disfunção orgânica nas primeiras 24 horas quando comparados ao grupo com GapPCO$_2$(v-a) anormal.

Araujo *et al.*[12] também estudaram a GapPCO$_2$(v-a) de 60 pacientes com choque séptico imediatamente após a ressuscitação inicial. Pacientes com SvcO$_2$ normal (> 70%) e GapPCO$_2$(v-a) anormal (> 6 mmHg) apresentaram escores SOFA mais altos. Os pacientes com GapPCO$_2$(v-a) normal reduziram seus níveis de lactato em comparação com o grupo GapPCO$_2$(v-a) anormal ao longo de 24 horas (Figura 20.3). Esses achados, em conjunto, sugerem que GapPCO$_2$(v-a) elevada é útil para identificar pacientes ainda não adequadamente ressuscitados, apesar da SvcO$_2$ normalizada.

O estudo Andromeda randomizou duas estratégias de ressuscitação em choque séptico: uma por lactato e outra por tempo de enchimento capilar.[13] Foi possível observar que os pacientes apresentavam valores médios de 70% de SvcO$_2$ na unidade de terapia intensiva (UTI), mas GapPCO$_2$(v-a) médio alargado e hiperlactatemia. Com ambas as estratégias de ressuscitação o lactato clareou, o GapPCO$_2$(v-a) estreitou e a SvcO$_2$ média aumentou para 73% ao longo de 24 horas.

Outro estudo sugere que a correção dos valores de GapPCO$_2$(v-a) melhora o fluxo sanguíneo associando-se à melhora da hipóxia, apesar de a SvcO$_2$ inicial já sugerir um equilíbrio DO$_2$/VO$_2$.

Wendon *et al.*,[14] em estudo com pacientes com hipotensão por hepatite fulminante, demonstraram que, mesmo na presença de hipóxia, esses pacientes apresentavam ΔPCO$_2$ < 3 mmHg, provavelmente por baixa produção de CO$_2$ em paralelo ao baixo VO$_2$, mas associado a um IC elevado que remove o CO$_2$ tecidual.[14]

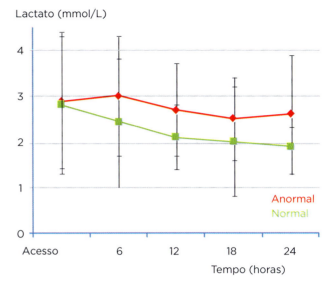

FIGURA 20.3 Os pacientes que apresentavam Gap PCO$_2$(v-a) normal (< 6 mmHg) continuaram a clarear o lactato sanguíneo ao longo de 24 horas após a ressuscitação inicial.
Fonte: Modificada de Araujo *et al.*[12]

GRADIENTES DE CO$_2$ REGIONAIS

O princípio fisiológico que explica a diferença venoarterial de conteúdo de CO$_2$ pode ser aplicado a outras regiões do corpo.[15-17] A região esplâncnica foi a mais estudada, por sua importância no choque, e é uma das primeiras a sofrer redução de fluxo e uma das últimas a normalizar em estados de choque. Nos anos 1990, foi utilizada uma técnica conhecida como tonometria que monitorava a produção de CO$_2$ geralmente na mucosa gástrica (Figura 20.4) e analisava o comportamento do gradiente regional-arterial, um equivalente fisiológico do GapPCO$_2$(v-a) de CO$_2$. A presença de um gradiente alargado era marcador de redução do fluxo sanguíneo e sua normalização estava associada a manobras de ressuscitação e diminuição de mortalidade.[18-20]

INTERPRETAÇÃO CLÍNICA DO GAPPCO$_2$(v-a)

GapPCO$_2$(v-a) é calculado pela coleta de sangue arterial (PaCO$_2$) e venoso misto (PvCO$_2$) obtido na

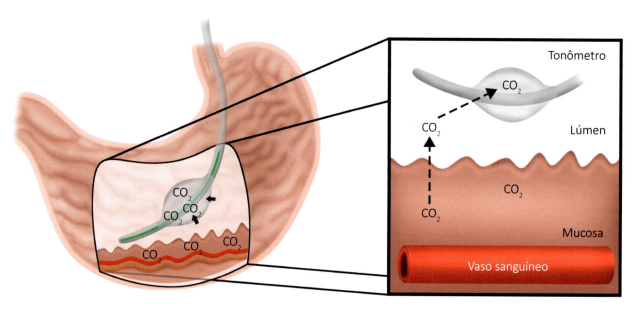

FIGURA 20.4 Sonda de tonometria gástrica com balonete de silicone, o qual é inflado e, após 15 minutos, tem o ar aspirado pelo tonômetro, que faz a leitura dos gases do balonete. Como citado anteriormente, o CO_2 é altamente difusível e, dessa forma, nas situações em que existe fluxo estagnado, ocorre seu aumento porque não há "lavagem" do CO_2 até os pulmões para ser expirado.
Fonte: Modificada de van Wijck et al.[21]

ponta do cateter de artéria pulmonar. Fisiologicamente, $GapPCO_2(v-a)$ varia entre 2 e 5 mmHg.

Com o conceito de lentidão do fluxo sanguíneo destacado anteriormente, pode-se resumir as seguintes implicações:

- $GapPCO_2(v-a)$ alargada sugere que o DC é lento para a condição metabólica do paciente;
- Em condições de hipoperfusão (p. ex., hiperlactatemia), $GapPCO_2(v-a)$ alargado pode ser usado para decidir aumentar o DC e reduzir a hipóxia tecidual;
- Em condições aeróbicas, $GapPCO_2(v-a)$ alargado pode significar que o fluxo sanguíneo não é suficiente mesmo se estiver normal. Esse contexto pode estar associado a um aumento da demanda de oxigênio e, consequentemente, ao aumento da VCO_2.

CONSIDERAÇÕES FINAIS

A principal limitação é quando o DC está elevado e as variações do fluxo sanguíneo se associam a pequenas mudanças no $GapPCO_2(v-a)$, que já estará estreita. Esse contexto é particularmente importante no choque séptico hiperdinâmico. Além disso, $GapPCO_2(v-a)$, global ou sistêmica, não exclui redução de fluxo regional, como o território esplâncnico.[22]

Outras fontes de erros podem ser significativas e é importante destacar problemas de coleta e transporte de qualquer amostra de sangue para análise de gases.

Por fim, $GapPCO_2(v-a)$ alargado não é sinônimo de hipóxia – e o contrário também é verdadeiro –, sendo importante associar outros marcadores de perfusão tecidual na análise da resposta à ressuscitação dos pacientes em choque, visto que $GapPCO_2(v-a)$ normal não exclui hipóxia.[1,23]

REFERÊNCIAS

1. Lamia B, Monnet X, Teboul JL. Meaning of arterio-venous PCO_2 difference in circulatory shock. Minerva Anestesiol. 2006;72(6):597-604.
2. Groeneveld AB. Interpreting the venous-arterial PCO_2 difference. Crit Care Med. 1998;26(6):979-80.
3. Giovannini I, Chiarla C, Boldrini G, Castagneto M. Calculation of venoarterial CO_2 concentration difference. J Appl Physiol. 1993;74(2):959-64.

4. Zhang H, Vincent JL. Arteriovenous differences in PCO_2 and pH are good indicators of critical hypoperfusion. Am Rev Respir Dis. 1993;148(4 Pt 1):867-71.

5. Durkin R, Gergits MA, Reed JF, Fitzgibbons J. The relationship between the arteriovenous carbon dioxide gradient and cardiac index. J Crit Care. 1993;8(4):217-21.

6. Dubin A, Estenssoro E. Mechanisms of tissue hypercarbia in sepsis. Front Biosci. 2008;13:1340-51.

7. Groeneveld AB, Vermeij CG, Thijs LG. Arterial and mixed venous blood acid-base balance during hypoperfusion with incremental positive end-expiratory pressure in the pig. Anesth Analg. 1991;73(5):576-82.

8. Cuschieri J, Rivers EP, Donnino MW, Katilius M, Jacobsen G, Nguyen HB et al. Central venous-arterial carbon dioxide difference as an indicator of cardiac index. Intensive Care Med. 2005;31(6):818-22.

9. Futier E, Robin E, Jabaudon M, Guerin R, Petit A, Bazin JE et al. Central venous O(2) saturation and venous-to-arterial CO(2) difference as complementary tools for goal-directed therapy during high-risk surgery. Crit Care. 2010;14(5):R193.

10. Vallée F, Vallet B, Mathe O, Parraguette J, Mari A, Silva S et al. Central venous-to-arterial carbon dioxide difference: an additional target for goal-directed therapy in septic shock? Intensive Care Med. 2008;34(12):2218-25.

11. Bakker J, Vincent JL, Gris P, Leon M, Coffernils M, Kahn RJ. Veno-arterial carbon dioxide gradient in human septic shock. Chest. 1992 Feb;101(2):509-15. doi: 10.1378/chest.101.2.509. PMID: 1735281.

12. Araujo DT, Felice VB, Meregalli AF, Friedman G. Value of Central venous to arterial CO_2 difference after early goal-directed therapy in septic shock patients. Indian J Crit Care Med. 2019;23(10):449-53.

13. Hernandez G, Ospina-Tascon GA, Damiani LP, Estenssoro E, Dubin A, Hurtado J et al. Effect of a Resuscitation strategy targeting peripheral perfusion status vs serum lactate levels on 28-day mortality among patients with septic shock: The ANDROMEDA-SHOCK Randomized Clinical Trial. JAMA. 2019;321(7):654-64.

14. Wendon JA, Harrison PM, Keays R, Gimson AE, Alexander G, Williams R. Arterial-venous pH differences and tissue hypoxia in patients with fulminant hepatic failure. Crit Care Med. 1991;19(11):1362-4.

15. Dubin A, Murias G, Estenssoro E, Canales H, Badie J, Pozo M et al. Intramucosal-arterial PCO_2 gap fails to reflect intestinal dysoxia in hypoxic hypoxia. Crit Care. 2002;6(6):514-20.

16. Schlichtig R, Mehta N, Gayowski TJ. Tissue-arterial PCO_2 difference is a better marker of ischemia than intramural pH (pHi) or arterial pH-pHi difference. J Crit Care. 1996;11(2):51-6.

17. Correa TD, Pereira AJ, Takala J, Jakob SM. Regional venous-arterial CO_2 to arterial-venous O_2 content difference ratio in experimental circulatory shock and hypoxia. Intensive Care Med Exp. 2020;8(1):64.

18. Friedman G, Berlot G, Kahn RJ, Vincent JL. Combined measurements of blood lactate concentrations and gastric intramucosal pH in patients with severe sepsis. Crit Care Med. 1995;23(7):1184-93.

19. Calvete JO, Schonhorst L, Moura DM, Friedman G. Acid-base disarrangement and gastric intramucosal acidosis predict outcome from major trauma. Rev Assoc Med Bras. 2008;54(2):116-21.

20. Gutierrez G, Palizas F, Doglio G, Wainsztein N, Gallesio A, Pacin J et al. Gastric intramucosal pH as a therapeutic index of tissue oxygenation in critically ill patients. Lancet. 1992;339(8787):195-9.

21. van Wijck K, Lenaerts K, Grootjans J, Wijnands KA, Poeze M, van Loon LJ et al. Physiology and pathophysiology of splanchnic hypoperfusion and intestinal injury during exercise: strategies for evaluation and prevention. Am J Physiol Gastrointest Liver Physiol. 2012;303(2):G155-68.

22. Ruokonen E, Takala J, Kari A, Saxen H, Mertsola J, Hansen EJ. Regional blood flow and oxygen transport in septic shock. Crit Care Med. 1993;21(9):1296-303.

23. Dubin A, Ferrara G, Kanoore Edul VS, Martins E, Canales HS, Canullan C et al. Venoarterial PCO_2-to-arteriovenous oxygen content difference ratio is a poor surrogate for anaerobic metabolism in hemodilution: an experimental study. Ann Intensive Care. 2017;7(1):65.

21

Monitorização da Microcirculação à Beira do Leito

Roberto Rabello Filho
Thiago Domingos Corrêa
Arnaldo Dubin

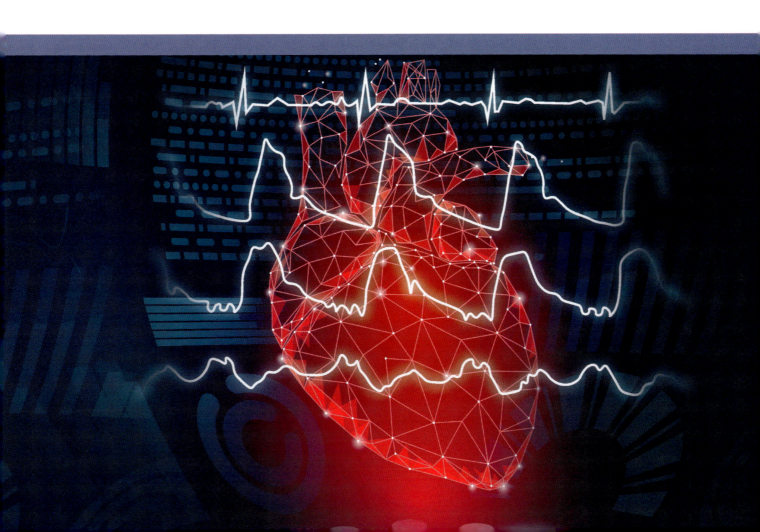

DESTAQUES

- O sistema microcirculatório se carcateriza pelo dinamismo e por sua constante adaptação a situações de alta demanda metabólica;
- "Dissociação hemodinâmica" é a discrepância entre variáveis macro e microcirculatórias de perfusão tecidual;
- É importante a relação entre a persistência de alterações em parâmetros microcirculatórios e piores desfechos em pacientes graves;
- Os obstáculos para a utilização de dispositivos que avaliam a microcirculação à beira do leito são a dificuldade de obter boas imagens com a videomicroscopia e a ausência de estudos que validem, em tempo real, o *software* de análise dos vídeos da microcirculação sublingual;
- Para um futuro próximo, esperam-se variáveis microcirculatórias na monitorização de pacientes graves, inclusive como possíveis metas terapêuticas nos diferentes estados de choque.

INTRODUÇÃO

Parâmetros hemodinâmicos macrocirculatórios, como pressão arterial média (PAM), pressão venosa central (PVC) e débito cardíaco (DC), bem como parâmetros sistêmicos de perfusão tecidual, como saturação venosa mista de oxigênio (SvO_2), saturação venosa central de oxigênio ($SvcO_2$) e lactato sérico, são as variáveis mais comumente utilizadas para avaliação hemodinâmica de pacientes críticos.[1-4] Contudo, estudos recentes têm demonstrado dissociação entre esses parâmetros e a microcirculação em pacientes graves.[5-7]

O recente desenvolvimento de novas técnicas de avaliação da microcirculação, em conjunto com o crescente número de publicações nessa área, têm trazido grande conhecimento sobre as características da microcirculação, especialmente sobre sua fisiopatologia nos diferentes estados de choque circulatório.[8,9]

Está bem estabelecido na literatura médica que anormalidades no fluxo sanguíneo da microcirculação estão associadas ao desenvolvimento de disfunções orgânicas em pacientes em unidades de terapia intensiva UTIs.[5-7,10] Ademais, mesmo após a otimização de variáveis macro-hemodinâmicas, a persistência de alterações em variáveis microcirculatórias está associada a maior mortalidade.[6,11] Portanto, a avaliação da microcirculação possivelmente terá grande importância para o futuro desenvolvimento de novos protocolos de tratamento e melhores desfechos clínicos em UTI.[12]

Os principais parâmetros atualmente utilizados como metas terapêuticas no choque, como lactato e SvO_2, são medidas globais da perfusão tecidual, não refletindo o fluxo sanguíneo regional, principalmente em territórios periféricos.[13,14] Além disso, esses parâmetros não avaliam de forma direta a função do sistema microcirculatório.[8,9,12] Assim, o propósito deste capítulo é descrever a estrutura e as funções da microcirculação, sua condição em estados fisiológicos e patológicos e apresentar os métodos disponíveis para sua avaliação em pacientes graves.

CARACTERÍSTICAS DA MICROCIRCULAÇÃO EM CONDIÇÕES FISIOLÓGICAS

O sistema microcirculatório consiste em vasos com diâmetro inferior a 100 μm, incluindo arteríolas, meta-arteríolas, capilares e vênulas (Figura 21.1).[15] As arteríolas são responsáveis pela manutenção do tônus vascular local e, consequentemente, pelo controle do gradiente de pressão entre os capilares proximais e distais da unidade microcirculatória.[16] Dessa forma, o controle do fluxo sanguíneo local é promovido de acordo com a demanda metabólica tecidual regional.[8,9]

Os capilares têm origem nas arteríolas e são compostos por uma camada simples de células endoteliais.[16] São os responsáveis pela transferência de oxigênio e nutrientes do compartimento intravascular para as células adjacentes.[16] Em condições de repouso, somente 20% a 30% desses capilares estão "abertos", isto é, participando ativamente da perfusão tecidual.[8,12] Em condições de hipóxia tecidual, ocorre rápido recrutamento, com a abertura de esfíncteres pré-capilares.[7,12] Essa característica dinâmica permite a adequada manutenção de um ambiente de troca gasosa e de nutrientes para os tecidos em condições de alta demanda metabólica.[17,18] Além disso, a arquitetura da microcirculação pode se adaptar de acordo com as funções de cada órgão, ou seja, a densidade vascular pode ser maior em tecidos com maior necessidade de oxigênio, por exemplo.[17,18]

As vênulas, em contrapartida, exercem importantes funções no sistema imunológico, além de apresentarem alto grau de distensibilidade, o que permite o armazenamento e a mobilização de grande quantidade de fluxo sanguíneo conforme a necessidade tecidual local.[8,19,20]

A microcirculação deve ser compreendida como uma unidade complexa de distribuição de fluxo san-

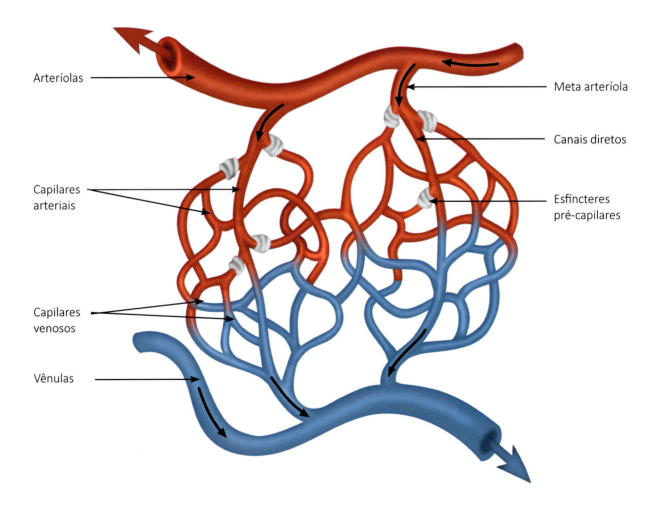

■ FIGURA 21.1 Anatomia da microcirculação.

guíneo e, consequentemente, de oferta de oxigênio. A lei de Poiseuille mostra que os vasos sanguíneos apresentam fluxo laminar mais lento no território mais próximo à parede vascular em comparação ao seu centro (Figura 21.2), principalmente devido à aderência de componentes sanguíneos ao endotélio.[21,22] A partir da avaliação do fluxo concêntrico caracterizado por diferentes velocidades, de acordo com a proximidade da parede vascular, pode-se obter a seguinte fórmula que define a lei de Poiseuille:

$$F = \pi \Delta P r^4 / (8 \eta L)$$

Em que:

F: fluxo sanguíneo;

ΔP: gradiente de pressão entre o início e o final do vaso;

R: raio;

L: comprimento do vaso;

η: viscosidade do sangue.[22]

A partir dessa equação, pode-se observar que as características reológicas dos fluidos, sendo viscosidade a principal delas, são extremamente importantes para a manutenção do fluxo sanguíneo na microcirculação.[23-25] Em geral, essas características afetam o fluxo sanguíneo regional e a densidade funcional dos capilares.[23] Ademais, a resistência vascular, controlada pelo endotélio, também altera o fluxo sanguíneo regional.[23,24]

A molécula de hemoglobina também apresenta características importantes para a regulação do fluxo sanguíneo regional. O formato da molécula, assim como a liberação de substâncias que controlam o tônus vascular, como a adenosina trifosfato (ATP) e o óxido nítrico (NO), são fatores primordiais para a adequada troca de oxigênio entre os capilares e os tecidos.[12,21,24,25]

Finalmente, os componentes convectivos e difusivos do fluxo sanguíneo também são essenciais para o transporte de oxigênio.[26] O componente convectivo está relacionado ao número de eritrócitos e à saturação de hemoglobina, sendo essencialmente determinado pelo fluxo sanguíneo.[26] Já o componente difusivo é diretamente relacionado pela pressão parcial de oxigênio (PO_2) nos capilares e pela distância de difusão de oxigênio entre os capilares e as mitocôndrias. Portanto, a hemodiluição pode alterar de maneira importante o transporte local de oxigênio.[26]

MICROCIRCULAÇÃO EM CONDIÇÕES PATOLÓGICAS

A maioria dos estudos sobre disfunção da microcirculação em pacientes graves envolveu indivíduos com sepse ou choque séptico.[27] Está bem descrito que alterações na microcirculação reduzem a oferta de oxigênio tecidual, prejudicando a síntese mitocondrial de ATP.[28] Especificamente na sepse, ocorre disfunção microcirculatória devido à inflamação, com ativação da coagulação e lesão do endotélio vascular.[29]

A regulação do tônus vascular é realizada principalmente pelo equilíbrio entre substâncias vasodilatadoras, como NO e prostaciclinas, e substâncias vasoconstritoras, como tromboxano A2 e endotelina.[29,30] Pacientes graves podem apresentar desequilíbrio entre esses componentes, com instabilidade vasomotora local e heterogeneidade do fluxo sanguíneo regional.[29,30]

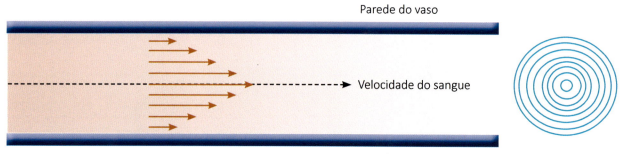

■ **FIGURA 21.2** Fluxo sanguíneo de acordo com o raio e a proximidade da parede vascular (esquerda) e anéis concêntricos hipotéticos de fluxo sanguíneo dentro do vaso (direita).

No choque circulatório, a relação entre fluxo sanguíneo sistêmico e regional depende da causa base.[31-34] No choque cardiogênico, por exemplo, praticamente todas as variáveis microcirculatórias sofrem alterações, como redução do diâmetro das arteríolas e da densidade funcional capilar.[31-34] Nos pacientes com insuficiência cardíaca, a infusão de nitroglicerina pode reverter essas alterações, mesmo com diminuição de pressões de enchimento cardíacas, demonstrando o dinamismo da microcirculação e certo grau de independência entre variáveis macro e micro-hemodinâmicas.[32,33]

Na sepse, por exemplo, a dissociação entre variáveis macro e micro-hemodinâmicas pode ser bastante evidente, caracterizando-se por um padrão hiperdinâmico de choque, ainda que a microcirculação permaneça hipodinâmica.[34] Esse conceito, que define a discrepância entre variáveis macro e microcirculatórias, vem sendo denominado na literatura como choque microcirculatório.[34]

No choque hemorrágico, as alterações na microcirculação são precoces e refletem um estado de baixa oferta de oxigênio (DO_2).[35] Estudo experimental em um modelo de choque em porcos demonstrou que a remoção de cerca de 35% do volume sanguíneo total gera rápida redução de índice cardíaco, SvO_2, DO_2 e consequente queda na saturação tecidual de oxigênio (StO_2) em músculo esquelético.[35] Somente animais que receberam reposição volêmica agressiva precoce, evoluindo com consequente aumento das taxas de StO_2, apresentaram menor mortalidade, o que demonstra como a avaliação dessa variável não invasiva pode ser importante na monitorização à beira do leito do paciente grave.[36]

AVALIAÇÃO DA MICROCIRCULAÇÃO

Por definição, qualquer equipamento que avalie a microcirculação realiza a análise de um local específico, partindo do pressuposto de que aquela área é uma "janela" que reflete alterações em outros tecidos.[12] As técnicas possíveis de monitorização da microcirculação são a avaliação clínica (tempo de enchimento capilar, gradientes de temperatura e *mottling score*), o índice de perfusão periférica, a tecnologia de luz próxima ao infravermelho (NIRS, do inglês *near infrared spectroscopy*) e videomicroscopia (OPS, *orthogonal polarization spectral imaging*; SDF, *sidestream dark field*; ou IDF, *incident dark field illumination*).

A região sublingual é a área mais utilizada para a realização de videomicroscopia, por sua facilidade de acesso e pela característica não invasiva do método.[12] Ademais, estudos demonstram que a pressão parcial de gás carbônico sublingual está diretamente relacionada à pressão parcial de gás carbônico gástrica, indicando que essa região sublingual é um excelente indicativo do estado da perfusão esplâncnica.[37]

É importante ressaltar que a avaliação da microcirculação com equipamentos específicos ainda está restrita a protocolos de pesquisa, e sua utilização como meta terapêutica em pacientes graves carece do desenvolvimento de novos estudos nessa área.[37-39]

Avaliação clínica

Órgãos vitais apresentam capacidade de autorregulação do fluxo sanguíneo para manutenção de perfusão tecidual mesmo durante episódios de hipotensão arterial.[22] Contudo, a circulação cutânea não conta com esse mecanismo, resultando em queda da perfusão tecidual e consequente queda de temperatura em virtude da vasoconstrição local.[40]

Essa variação de temperatura pode ser acessada pelos gradiente de temperatura periférica-ambiente (dTp-a) e gradiente de temperatura central-periférica (dTc-p). Assumindo que a temperatura do ambiente permanece constante, o gradiente dTp-a diminui, enquanto o gradiente dTc-p aumenta, durante situações de falência circulatória.[40,41]

Diversos estudos têm sido conduzidos para avaliar a relação entre os gradientes de temperatura e alterações de fluxo sanguíneo regional.[41,42] Um deles avaliou o gradiente de temperatura entre a ponta do dedo e o cotovelo de voluntários sadios submetidos a experimentos de vasodilatação e vasoconstrição artificiais, demonstrando que diferenças de temperatura de apenas 1,5°C foram detectadas em situações de vasoconstrição.[41] Portanto, já está bem estabelecido o efeito da vasoconstrição nesses gradientes, e estudos recentes têm demonstrado relação dessas variáveis com marcadores de perfusão tecidual, como o lactato sérico.[43]

O tempo de enchimento capilar (TEC) é extremamente prático para a identificação de hipoperfusão periférica em pacientes graves.[44] É obtido aplicando-se pressão firme na falange distal de um dos dedos da mão por 15 segundos.[45] O tempo até retorno à coloração normal é registrado em segundos e um valor de 5 segundos é considerado como limite superior de normalidade, embora possa haver variação de acordo com gênero e idade.[40,44] Como exemplo, o TEC deve estar abaixo de 2,9 segundos em mulheres jovens e abaixo de 4,5 segundos em idosas.[40,44]

Outros estudos têm demonstrado ausência de correlação entre o TEC e variáveis globais, como PAM ou DC, e forte correlação com outros marcadores de perfusão tecidual, como lactato sérico.[40]

No ambiente de UTI, a avaliação de alterações na pele, buscando sinais de má perfusão periférica, é de grande importância. Outro sinal importante, o *mottling*, é definido pela presença de alteração na coloração da pele, com característica "marmorizada".[45] Foi desenvolvido um escore que quantifica essa alteração baseando-se na extensão do seu aparecimento em determinada área (usualmente o joelho).[45] Esse escore é facilmente obtido à beira do leito e também se correlaciona com outros marcadores de perfusão tecidual.

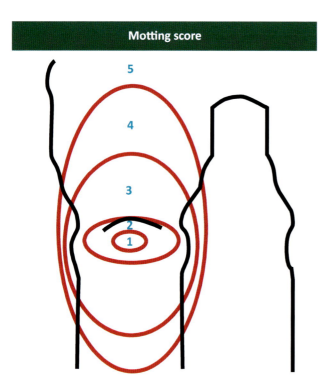

■ **FIGURA 21.3** *Mottling score* baseado na extensão da área de *mottling* nas pernas. Escore 0: ausência de *mottling*; escore 1: área de *mottling* restrita ao centro do joelho (tamanho de uma moeda); escore 2: área mais extensa acometendo toda a região da patela; escore 3: área que não ultrapassa a região média da coxa; escore 4: área extensa que não ultrapassa a virilha; escore 5: área mais extensa que ultrapassa a virilha.
Fonte: Modificado de Ait-Oufella *et al*.[45]

Sua permanência está associada a piores desfechos clínicos, como maior mortalidade em pacientes com choque séptico.[45]

Índice de perfusão periférica

Outro marcador que pode ser facilmente utilizado à beira do leito é o índice de perfusão periférica (IPP).[46] Este método é obtido pelo sinal da oximetria de pulso por meio da diferenciação do componente pulsátil (sangue arterial) e do componente não pulsátil (outros tecidos).[46] Esse parâmetro pode ser obtido independentemente do valor da saturação de oxigênio arterial e parte do conhecimento de que a diminuição do componente pulsátil proporcionalmente ao componente não pulsátil está associada a estados de vasoconstrição periférica.[40,46] Valores de IPP menores ou iguais a 1,4 estão associados à má perfusão periférica.[40]

Videomicroscopia

Equipamentos de videomicroscopia acessam diretamente a microcirculação, emitindo uma luz verde polarizada que é parcialmente absorvida pelos tecidos e produz imagens que representam o movimento das hemácias como corpos pretos.[47,48] Essa técnica pode ser aplicada em órgãos que apresentam camada epitelial fina, como a região sublingual, onde vasos de diferentes diâmetros podem ser visualizados.[48]

As técnicas mais tradicionais de videomicroscopia são a OPS e a SDF – esta última mais utilizada em publicações científicas de 2000 a 2010.[47] São técnicas baseadas em microscópios de mão com capa protetora estéril em sua ponta que emitem luz polarizada com comprimento de onda, o qual é absorvido pelas moléculas de hemoglobina.[47] Um exemplo de imagem da microcirculação com esses dispositivos pode ser observado na Figura 21.4. As limitações técnicas desses dispositivos são a qualidade limitada da imagem, o alto risco de artefatos de pressão devido ao peso do probe e, principalmente, a necessidade de avaliação da imagem *off-line*, o que demanda tempo e impede ações com avaliação em tempo real à beira do leito.[47,49-51]

O recente desenvolvimento de um novo dispositivo com a tecnologia IDF, chamado de dispositivo de terceira geração de videomicroscopia, pode diminuir essa limitação.[52] Esse dispositivo, nomeado Cytocam-IDF, tem um

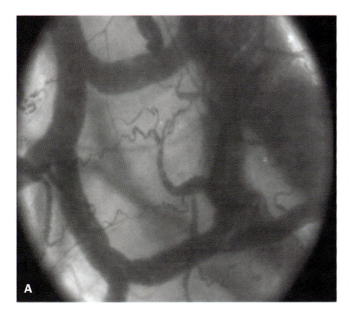 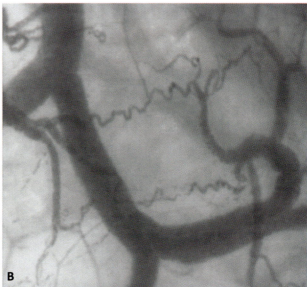

■ **FIGURA 21.4** Imagens obtidas da microcirculação sublingual por meio das técnicas OPS (A) e SDF (B).
Fonte: Adaptada de Bezemer R, et al., 2012.[53]

software específico capaz de realizar análise em segundos,[52] porém ainda sem validação em estudos científicos. Esse aparelho consiste em um probe leve (apenas 120 g) que incorpora o princípio de iluminação IDF em lentes de LED e emite pulsos a cada 2 milissegundos em sua ponta, produzindo imagens de alta qualidade (Figura 21.5).[52]

Estudo recente comparou as técnicas derivadas da tecnologia IDF com SDF, demonstrando que a primeira foi capaz de detectar 30% mais capilares em comparação com a segunda, com imagens de melhor definição.[52] Resultados similares foram obtidos em estudo de validação envolvendo neonatos.[54]

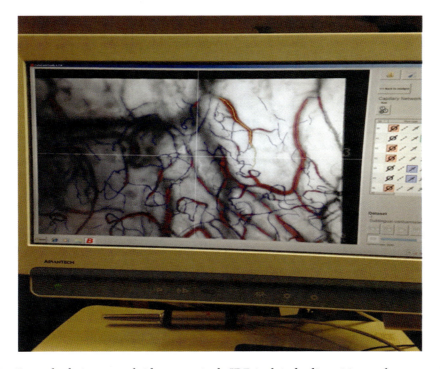

■ **FIGURA 21.5** Exemplo de imagem obtida por meio de IDF, incluindo dispositivo probe responsável pela captação das imagens (na parte inferior da figura).
Fonte: acervo dos autores.

Cinco aspectos são essenciais para a obtenção de imagens de boa qualidade da microcirculação:

- Devem ser avaliados cinco locais diferentes da unidade microcirculatória por análise;
- Deve-se evitar artefatos de pressão;
- Devem ser removidas secreções e saliva e o local de avaliação deve conter vasos de diferentes tamanhos (vênulas, capilares e arteríolas);
- Deve-se ajustar o foco e o contraste durante a obtenção da imagem;
- Os vídeos devem ter duração mínima de 3 a 5 segundos (idealmente 20 segundos), para melhor detecção de fluxo intermitente.[47,55]

As características avaliadas nas imagens obtidas por videomicroscopia incluem a densidade vascular (responsável pelo fornecimento de oxigênio por difusão), o padrão de fluxo sanguíneo local (responsável pelo fornecimento de oxigênio por convecção) e a heterogeneidade da perfusão (presença de alterações de distribuição de fluxo).[47] Diversos escores de análise foram desenvolvidos para categorizar essas características da microcirculação, e a maioria deles divide a unidade microcirculatória avaliada com duas linhas horizontais e duas linhas verticais (nove quadrantes) na tela em que o vídeo está sendo analisado.[5]

O cálculo da densidade vascular é feito pelo número de vasos que cruzam essas linhas dividindo-se pelo comprimento total delas.[5] A densidade vascular total (DVT) é calculada pelo número total de vasos (< 20 μm) que cruzam as linhas; já a densidade vascular funcional faz esse cálculo contabilizando os vasos bem perfundidos.[5]

O fluxo pode ser classificado como contínuo, lento, intermitente ou ausente.[5] A partir dessa definição, calcula-se outra variável denominada proporção de vasos perfundidos (PVP), ou seja, o número de vasos com fluxo sanguíneo dividido pelo número total de vasos na área analisada.[5] Já a heterogeneidade de fluxo é definida pela relação entre a máxima e a mínima PVP observada em cada uma das cinco áreas analisadas do tecido, dividindo-se esse valor pela média de PVP das mesmas áreas.[5]

A microcirculação normal deve exibir uma mínima heterogeneidade e apresentar adequada densidade para o metabolismo necessário para cada tecido.[56,57] Em geral, os tecidos têm adaptação melhor a situações de fluxo lento do que a situações de heterogeneidade.[57,58]

Reduzindo-se a densidade capilar funcional, a distância de difusão do oxigênio aumenta e situações de heterogeneidade de fluxo geram comprometimento ainda maior da extração de oxigênio.[12,47] Portanto, a visualização direta da microcirculação pode trazer informações relevantes, como a identificação de má perfusão periférica mesmo em condições de manutenção de variáveis sistêmicas de perfusão tecidual, como lactato e SvO_2.

Medida da saturação tecidual de oxigênio

A medida da saturação tecidual de oxigênio (StO_2) é obtida de maneira rápida e não invasiva à beira do leito por meio da tecnologia NIRS, que utiliza uma técnica que mensura cromófobos (parte de grupos de átomos responsáveis pela cor da molécula) de oxi-hemoglobina, desoxi-hemoglobina, mioglobina e citocromo aa3 do tecido analisado.[12]

Mensurando-se as frações de oxi e desoxi-hemoglobina é possível calcular a medida da StO_2, ou seja, uma medida indireta entre oferta e consumo de oxigênio, derivada principalmente da musculatura esquelética local.[12] Vale ressaltar que as medidas realizadas por NIRS podem ser afetadas pela quantidade de tecido adiposo local e pela presença de edema no tecido avaliado.[59,60] A eminência tenar da mão é a região mais classicamente utilizada para essas medidas, devido à menor camada de tecido adiposo, com menor variação a mudanças de peso.[59,60]

O NIRS não mensura diretamente o fluxo sanguíneo, de modo que valores absolutos de StO_2 devem ser avaliados com cautela.[61] A análise dinâmica da StO_2 por meio de um teste de oclusão vascular fornece informações de maior acurácia em relação ao estado da perfusão periférica.[55,61] O teste pode se basear em duas técnicas diferentes:

1. Pela oclusão de fluxo sanguíneo arterial e venoso induzindo hipóxia tecidual local a partir da insuflação de esfigmomanômetro a 30 mmHg por 3 minutos acima da pressão sistólica basal do paciente;
2. Pela insuflação do esfigmomanômetro até que haja uma queda de 40% da StO_2 em relação à linha de base.[61-63]

A imagem gráfica de um teste de oclusão vascular é demonstrada na Figura 21.6.

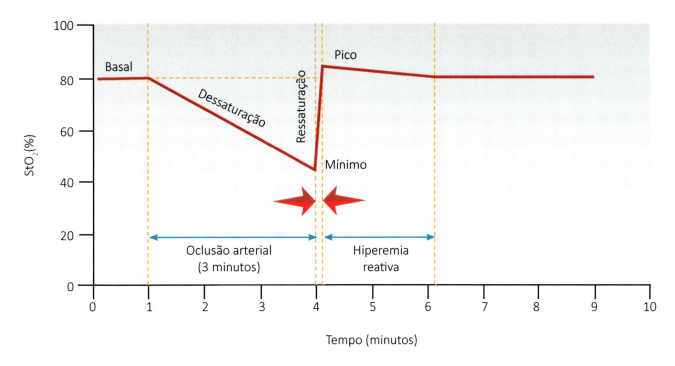

■ **FIGURA 21.6** Imagem gráfica de um teste de oclusão vascular analisado por NIRS.
StO_2: saturação tecidual de oxigênio.
Fonte: acervo dos autores.

Após a oclusão vascular, a StO_2 decresce, gerando taxa de dessaturação (%/segundos) que estima o consumo de oxigênio tecidual.[61-64] Após a desinsuflação do manguito, ocorre uma rápida restauração do fluxo sanguíneo local, chamada de taxa de ressaturação (%/segundos), que estima a reatividade vascular.[61-64] É importante notar que a StO_2 sobe acima da linha de base, indicando vasodilatação intensa pós-isquêmica que quantifica o grau de recrutabilidade vascular da microcirculação.[61-65]

CONSIDERAÇÕES FINAIS

O sistema microcirculatório se caracteriza pelo dinamismo e pela constante adaptação a situações de alta demanda metabólica. Já está bem definida na literatura a presença de dissociação entre variáveis macro e microcirculatórias de perfusão tecidual e a importante relação entre persistência de alterações em parâmetros microcirculatórios e piores desfechos em pacientes.

Apesar dos avanços tecnológicos e do aumento expressivo de artigos publicados nessa área, ainda existem obstáculos para a utilização de dispositivos que avaliem a microcirculação à beira do leito, destacando-se principalmente a dificuldade de se obter boas imagens com a videomicroscopia e a ausência de estudos que validem o *software* de análise em tempo real dos vídeos da microcirculação sublingual.

É possível que em um futuro próximo, com o avanço do conhecimento nesse campo, ocorra maior incorporação de variáveis microcirculatórias na monitorização de pacientes graves, inclusive como possíveis metas terapêuticas nos diferentes estados de choque.

REFERÊNCIAS

1. Rivers E, Nguyen B, Havstad S, Ressler J, Muzzin A, Knoblich B et al. Early Goal-Directed Therapy Collaborative Group. Early goal-directed therapy in the treatment of severe sepsis and septic shock. N Engl J Med. 2001;345(19):1368-77.
2. Yealy DM, Kellum JA, Huang DT, Barnato AE, Weissfeld LA, Pike F et al. A randomized trial of protocol-based care for early septic shock. N Engl J Med. 2014;370(18):1683-93.

3. Peake SL, Delaney A, Bailey M, Bellomo R, Cameron PA, Cooper DJ et al. Goal-directed resuscitation for patients with early septic shock. N Engl J Med. 2014;371(16):1496-506.

4. Mouncey PR, Osborn TM, Power GS, Harrison DA, Sadique MZ, Grieve RD et al. Trial of early, goal-directed resuscitation for septic shock. N Engl J Med. 2015;372(14):1301-11.

5. De Backer D, Creteur J, Preiser JC, Dubois MJ, Vincent JL. Microvascular blood flow is altered in patients with sepsis. Am J Respir Crit Care Med. 2002;166(1):98-104.

6. Sakr Y, Dubois MJ, De Backer D, Creteur J, Vincent JL. Persistent microcirculatory alterations are associated with organ failure and death in patients with septic shock. Crit Care Med. 2004;32(9):1825-31.

7. Trzeciak S, Dellinger RP, Parrillo JE, Guglielmi M, Bajaj J, Abate NL et al. Early microcirculatory perfusion derangements in patients with severe sepsis and septic shock: relationship to hemodynamics, oxygen transport, and survival. Ann Emerg Med. 2007;49(1):88-98.

8. Spronk PE, Zandstra DF, Ince C. Bench-to-bedside review: sepsis is a disease of the microcirculation. Crit Care. 2004;8(6):462-8.

9. Ince C. The microcirculation is the motor of sepsis. Crit Care. 2005;9(Suppl 4):S13-9.

10. Trzeciak S, McCoy JV, Phillip Dellinger R, Arnold RC, Rizzuto M, Abate NL et al. Early increases in microcirculatory perfusion during protocol-directed resuscitation are associated with reduced multi-organ failure at 24 h in patients with sepsis. Intens Care Med. 2008;34(12):2210-7.

11. De Backer D, Donadello K, Sakr Y, Ospina-Tascon G, Salgado D, Scolletta S et al. Microcirculatory alterations in patients with severe sepsis: impact of time of assessment and relationship with outcome. Crit Care Med. 2013;41(3):791-9.

12. De Backer D, Ospina-Tascon G, Salgado D, Favory R, Creteur J, Vincent JL. Monitoring the microcirculation in the critically ill patient: current methods and future approaches. Intensive Care Med. 2010;36(11):1813-25.

13. Bellomo R, Marik P, Kellum JA. Lactic acidosis. N Engl J Med. 2015;372(11):1076.

14. Bloos F, Reinhart K. Venous oximetry. Intensive Care Med. 2005;31(7):911-3.

15. Massey MJ, Shapiro NI. A guide to human in vivo microcirculatory flow image analysis. Crit Care. 2016;20:35.

16. Taylor AE, Moore TM. Capillary fluid exchange. Am J Physiol. 1999;277(6 Pt 2):S203-10.

17. Palade GE, Simionescu M, Simionescu N. Structural aspects of the permeability of the microvascular endothelium. Acta Physiol Scand Suppl. 1979;463:11-32.

18. Hirschi KK, D'Amore PA. Pericytes in the microvasculature. Cardiovasc Res. 1996;32(4):687-98.

19. Kvietys PR, Granger DN. Role of reactive oxygen and nitrogen species in the vascular responses to inflammation. Free Radic Biol Med. 2012;52(3):556-92.

20. Berlin DA, Bakker J. Understanding venous return. Intens Care Med. 2014;40(10):1564-6.

21. Bateman RM, Sharpe MD, Ellis CG. Bench-to-bedside review: microvascular dysfunction in sepsis--hemodynamics, oxygen transport, and nitric oxide. Crit Care. 2003;7(5):359-73.

22. Guyton AC, Hall JE. Textbook of medical physiology. 11. ed. Philadelphia: Saunders; 2006.

23. Groom AC, Ellis CG, Wrigley SJ, Potter RF. Capillary network morphology and capillary flow. Int J Microcirc Clin Exp. 1995;15(5):223-30.

24. Griffith TM. Endothelial control of vascular tone by nitric oxide and gap junctions: a haemodynamic perspective. Biorheology. 2002;39(3-4):307-18.

25. Furchgott RF, Zawadzki JV. The obligatory role of endothelial cells in the relaxation of arterial smooth muscle by acetylcholine. Nature. 1980;288(5789):373-6.

26. Ospina-Tascón GA, Madriñán-Navia H. Should microcirculation monitoring be used to guide fluid resuscitation in severe sepsis and septic shock? Rev Bras Ter Intens. 2015;27(2):92-5.

27. Lima A. Current status of tissue monitoring in the management of shock. Curr Opin Crit Care.2016;22(3):274-8.

28. Balestra GM, Legrand M, Ince C. Microcirculation and mitochondria in sepsis: getting out of breath. Curr Opin Anaesthesiol. 2009;22(2):184-90.

29. Aird WC. Vascular bed-specific hemostasis: role of endothelium in sepsis pathogenesis. Crit Care Med. 2001;29(7 Suppl):S28-34.

30. Condon MR, Kim JE, Deitch EA, Machiedo GW, Spolarics Z. Appearance of an erythrocyte population with decreased deformability and hemoglobin content following sepsis. Am J Physiol Heart Circ Physiol. 2003;284(6):H2177-84.

31. van Genderen ME, Klijn E, Lima A, de Jonge J, Sleeswijk Visser S et al. Microvascular perfusion as a target for fluid resuscitation in experimental circulatory shock. Crit Care Med. 2014;42(2):e96-e105.

32. den Uil CA, Caliskan K, Lagrand WK, van der Ent M, Jewbali LS, van Kuijk JP et al. Dose-dependent benefit of nitroglycerin on microcirculation of patients with severe heart failure. Intensive Care Med. 2009;35(11):1893-9.

33. den Uil CA, Lagrand WK, Spronk PE, van der Ent M, Jewbali LS, Brugts JJ et al. Low-dose nitroglycerin improves microcirculation in hospitalized patients with acute heart failure. Eur J Heart Fail. 2009;11(4):386-90.

34. Edul VS, Enrico C, Laviolle B, Vazquez AR, Ince C, Dubin A. Quantitative assessment of the microcirculation in healthy volunteers and in patients with septic shock. Crit Care Med. 2012;40(5):1443-8.

35. Santora RJ, Moore FA. Monitoring trauma and intensive care unit resuscitation with tissue hemoglobin oxygen saturation. Crit Care. 2009;13(Suppl 5):S10.

36. Taylor JH, Mulier KE, Myers DE, Beilman GJ. Use of near-infrared spectroscopy in early determination of irreversible hemorrhagic shock. J Trauma. 2005;58(6):1119-25.

37. Jin X, Weil MH, Sun S, Tang W, Bisera J, Mason EJ. Decreases in organ blood flows associated with increases in sublingual PCO_2 during hemorrhagic shock. J Appl Physiol (1985). 1998;85(6):2360-4.

38. Nakagawa Y, Weil MH, Tang W, Sun S, Yamaguchi H, Jin X et al. Sublingual capnometry for diagnosis and quantitation of circulatory shock. Am J Respir Crit Care Med. 1998;157(6 Pt 1):1838-43.

39. Micheels J, Alsbjorn B, Sorensen B. Laser doppler flowmetry. A new non-invasive measurement of microcirculation in intensive care? Resuscitation. 1984;12(1):31-9.

40. Lima A, Bakker J. Noninvasive monitoring of peripheral perfusion. Intens Care Med. 2005;31(10):1316-26.

41. House JR, Tipton MJ. Using skin temperature gradients or skin heat flux measurements to determine thresholds of vasoconstriction and vasodilatation. Eur J Appl Physiol. 2002;88(1-2):141-5.

42. Sessler DI. Skin-temperature gradients are a validated measure of fingertip perfusion. Eur J Appl Physiol. 2003;89(3-4):401-2.

43. Schey BM, Williams DY, Bucknall T. Skin temperature as a noninvasive marker of haemodynamic and perfusion status in adult cardiac surgical patients: an observational study. Intens Crit Care Nurs. 2009;25(1):31-7.

44. Schriger DL, Baraff L. Defining normal capillary refill: variation with age, sex, and temperature. Ann Emerg Med. 1988;17(9):932-5.

45. Ait-Oufella H, Bourcier S, Alves M, Galbois A, Baudel JL, Margetis D et al. Alteration of skin perfusion in mottling area during septic shock. Ann Intens Care. 2013;3(1):31.

46. Lima AP, Beelen P, Bakker J. Use of a peripheral perfusion index derived from the pulse oximetry signal as a noninvasive indicator of perfusion. Crit Care Med. 2002;30(6):1210-3.

47. De Backer D, Hollenberg S, Boerma C, Goedhart P, Büchele G, Ospina- Tascon G et al. How to evaluate the microcirculation: report of a round table conference. Crit Care. 2007;11(5):R101.

48. Boerma EC, Mathura KR, van der Voort PH, Spronk PE, Ince C. Quantifying bedside-derived imaging of microcirculatory abnormalities in septic patients: a prospective validation study. Crit Care. 2005;9(6):R601-6.

49. Carsetti A, Aya HD, Pierantozzi S, Bazurro S, Donati A, Rhodes A et al. Ability and efficiency of an automatic analysis software to measure microvascular parameters. J Clin Monit Comput. 2017;31(4):669-76.

50. Vesterager P. Transcutaneous pO_2 electrode. Scand J Clin Lab Invest Suppl. 1977;146:27-30.

51. Clark Jr LC, Wolf R, Granger D, Taylor Z. Continuous recording of blood oxygen tensions by polarography. J Appl Physiol. 1953;6(3):189-93.

52. Aykut G, Veenstra G, Scorcella C, Ince C, Boerma C. Cytocam-IDF (incident dark field illumination) imaging for bedside monitoring of the microcirculation. Intens Care Med Exp. 2015;3(1):40.

53. Bezemer R, Bartels SA, Bakker J, Ince C. Clinical review: Clinical imaging of the sublingual microcirculation in the critically ill--where do we stand? Crit Care. 2012 Jun 19;16(3):224.

54. van Elteren HA, Ince C, Tibboel D, Reiss IK, de Jonge RC. Cutaneous microcirculation in preterm neonates: comparison between sidestream dark field (SDF) and incident dark field (IDF) imaging. J Clin Monit Comput. 2015;29(5):543-8.

55. Lima A, Bakker J. Near-infrared spectroscopy for monitoring peripheral tissue perfusion in critically ill patients. Rev Bras Ter Intensiva. 2011;23(3):341-51.

56. Spronk PE, Ince C, Gardien MJ, Mathura KR, Oudemans-van Straaten HM, Zandstra DF. Nitroglycerin in septic shock after intravascular volume resuscitation. Lancet. 2002;360(9343):1395-6.

57. Zuurbier CJ, van Iterson M, Ince C. Functional heterogeneity of oxygen supply-consumption ratio in the heart. Cardiovasc Res. 1999;44(3):488-97.

58. Farquhar I, Martin CM, Lam C, Potter R, Ellis CG, Sibbald WJ. Decreased capillary density in vivo in bowel mucosa of rats with normotensive sepsis. J Surg Res. 1996;61(1):190-6.

59. Stein JC, Ellis CG, Ellsworth ML. Relationship between capillary and systemic venous PO_2 during nonhypoxic and hypoxic ventilation. Am J Physiol. 1993;265(2 Pt 2):H537-42.

60. Biedrzycka A, Lango R. Tissue oximetry in anaesthesia and intensive care. Anaesthesiol Intens Ther. 2016;48(1):41-8.

61. Lipcsey M, Woinarski NC, Bellomo R. Near infrared spectroscopy (NIRS) of the thenar eminence in anesthesia and intensive care. Ann Intens Care. 2012;2(1):11.

62. Gómez H, Torres A, Polanco P, Kim HK, Zenker S, Puyana JC et al. Use of non-invasive NIRS during a vascular occlusion test to assess dynamic tissue O(2) saturation response. Intens Care Med. 2008;34(9):1600-7.

63. Lima A, van Bommel J, Jansen TC, Ince C, Bakker J. Low tissue oxygen saturation at the end of early goal-directed therapy is associated with worse outcome in critically ill patients. Crit Care. 2009;13(Suppl 5):S13.

64. Gómez H, Mesquida J, Simon P, Kim HK, Puyana JC, Ince C et al. Characterization of tissue oxygen saturation and the vascular occlusion test: influence of measurement sites, probe sizes and deflation thresholds. Crit Care.2009;13 Suppl 5:S3.

65. Massey MJ, Larochelle E, Najarro G, Karmacharla A, Arnold R, Trzeciak S et al. The microcirculation image quality score: development and preliminary evaluation of a proposed approach to grading quality of image acquisition for bedside videomicroscopy. J Crit Care. 2013;28(6):913-7.

22

Variáveis Macro e Micro-hemodinâmicas no Choque

Murillo Santucci Cesar de Assunção
Gustavo Potratz Gonçalves

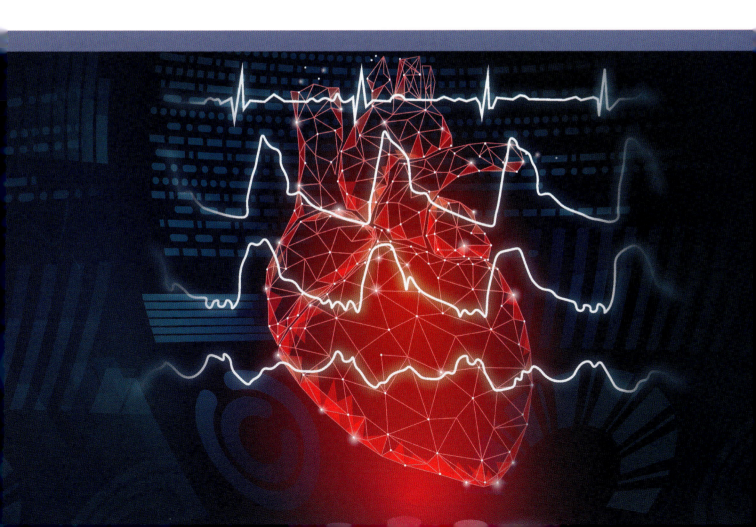

DESTAQUES

- As variáveis macro-hemodinâmicas de avaliação do choque circulatório são: oferta de oxigênio, consumo de oxigênio, taxa de extração de oxigênio, saturação venosa mista de oxigênio, lactato e gradiente venoarterial de dióxido de carbono;
- As variáveis micro-hemodinâmicas de avaliação do choque circulatório incluem as técnicas de microscopia da microcirculação, *laser* Dopplermetria e gradientes regionais de dióxido de carbono. Com a última variável, é possível avaliar a circulação regional, não propriamente a microcirculação;
- À beira do leito, não há métodos validados de avaliação da microcirculação para tomada de decisão, mas os métodos estão sob estudos clínicos em busca da segurança e da utilidade no manejo de pacientes graves;
- Os parâmetros disponíveis para tomada de decisão no tratamento do choque circulatório, atualmente, envolvem apenas as variáveis macro-hemodinâmicas;
- Os sinais clínicos compõem e se somam às variáveis macro-hemodinâmicas para a tomada de decisão e ao contexto atual do paciente.

INTRODUÇÃO

O choque circulatório é uma das causas mais comuns de admissão em unidade de terapia intensiva (UTI), com prevalência de 30% em pacientes já internados nessas unidades.[1] Consideram-se pacientes em choque quando a demanda de oxigênio (O_2) do tecido é maior que sua oferta.[2] A hipotensão e a instabilidade hemodinâmica são apresentações clínicas comuns, embora não sejam imprescindíveis para a ocorrência do choque. Marcadores de perfusão periférica alterados[3] ou outros sinais, como taquicardia não relacionada com dor, ansiedade ou febre, podem ser sinais de alerta para identificar pacientes em choque.[2] A principal característica do choque circulatório é a diminuição da oferta de O_2 (DO_2) adequada ao nível celular, com comprometimento do metabolismo e consequentes desarranjos da homeostasia. Se esta situação não for corrigida prontamente, leva à "falha energética" celular,[4] que implica no comprometimento das funções celulares e, por conseguinte, evolução para falência de múltiplos órgãos.

Neste capítulo, serão abordadas as variáveis micro e macro-hemodinâmicas nos estados de choque circulatório, com a finalidade de entender como interpretar estas variáveis do ponto de vista fisiológico.

VARIÁVEIS MACRO-HEMODINÂMICAS

Transporte de oxigênio

O O_2 desempenha papel essencial no metabolismo aeróbico, agindo como receptor final de elétrons nas mitocôndrias, a partir dos quais a energia, como adenosina trifosfato (ATP), é fornecida a todo o organismo durante o processo da glicólise aeróbica. Pode-se reconhecer três passos essenciais para a utilização do O_2:

1. Ventilação pulmonar: inspira-se a mistura de gases ricos em O_2 do ambiente para os alvéolos, ocorre assim a hematose, passagem do oxigênio para as hemácias pela ligação com a hemoglobina contida nas mesmas;

VARIÁVEIS MACRO E MICRO-HEMODINÂMICAS NO CHOQUE

2. Transporte de sangue oxigenado para os tecidos;
3. Utilização do O_2 nas células pelas mitocôndrias.

O movimento do O_2 inspirado em direção às mitocôndrias é possível graças aos gradientes de pressão; a pressão parcial do oxigênio (PO_2) é de cerca 150 mmHg no gás inspirado no nível do mar e entre 4 e 25 mmHg em seu destino final, a mitocôndria.

A transferência de O_2 dos pulmões para o sangue requer relação ventilação-perfusão adequada dos alvéolos pulmonares. Uma vez no sangue, o O_2 combina-se imediatamente com a hemoglobina (Hb) contida nas hemácias, e apenas uma pequena quantidade permanece dissolvida no plasma sanguíneo. Estas duas formas de transporte de O_2, a dissolvida [(pressão parcial arterial de oxigênio (PaO_2)] e a combinada [saturação arterial de hemoglobina (SaO_2)] representam o conteúdo arterial de O_2 no sangue arterial (Figura 22.1).

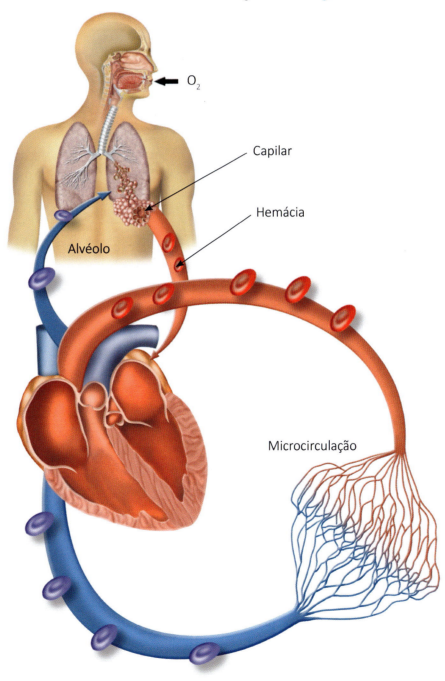

FIGURA 22.1 Transporte de O_2.

Oxigênio ligado à hemoglobina

A ligação do O_2 com a molécula de Hb forma uma molécula chamada oxi-hemoglobina (oxi-Hb). Sabe-se que cada molécula de Hb liga-se a quatro moléculas de O_2 quando totalmente saturada. Dessa maneira, por meio de cálculos estequiométricos, pode-se inferir que cada grama de Hb completamente saturada é capaz de se ligar a 1,34 mL de O_2 até 1,39 mL de O_2.[5] Sabe-se, ainda, que nem todas as moléculas de Hb de um paciente encontram-se totalmente saturadas após as trocas gasosas no pulmão. Então, para calcular a quantidade de O_2 transportada pelas hemácias de um indivíduo, deve-se levar em conta a constante de 1,34 mL de O_2 para cada grama de Hb, que representa a quantidade de Hb presente nas hemácias daquele indivíduo saturadas com O_2.

Logo, pode-se ter a seguinte fórmula:

$$cHbO_2 \text{ (mL/dL)} = 1,34 \times SaO_2$$

Em que: $cHbO_2$ representa a quantidade de O_2 transportado pelas moléculas de Hb; Hb é a quantidade de Hb presente nas hemácias; SaO_2 é a saturação arterial de oxigênio.

A capacidade de ligação da Hb ao O_2 depende também das possíveis mudanças estruturais que as moléculas de Hb sofrem em diferentes condições. Este comportamento é explicado graficamente pela curva de dissociação da Hb (Figura 22.2). A forma sigmoide da curva vem de mudanças na estrutura da proteína causadas pela ligação progressiva do O_2, pois quanto mais O_2 é ligado à Hb, mais a afinidade da Hb pelo O_2 aumenta.[6] Isto é verdadeiro até a Hb alcançar a capacidade máxima de ligação, que corresponde à parte do platô da curva. Neste ponto, mesmo grandes mudanças na PaO_2 do sangue produzirão apenas uma pequena diferença na SaO_2.

Existem muitos outros fatores que afetam a afinidade da Hb pelo O_2, determinando deslocamento da curva para a direita ou para a esquerda (isto é, diminuindo ou aumentando a afinidade pelo O_2). Estes fa-

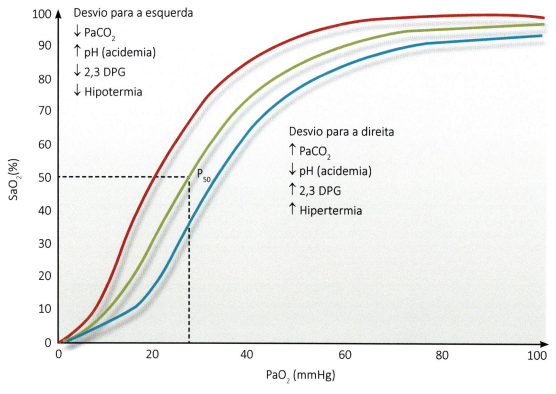

■ **FIGURA 22.2** Curva de dissociação da oxi-Hb. A linha preta central exibe curva de dissociação da oxi-Hb arterial quando PCO_2 de 40 mmHg, pH 7,4, valores normais de 2,3-DPG e temperatura do sangue de 37°C. Aumentos em $PaCO_2$, 2,3-DPG ou temperatura, bem como diminuição no pH (acidemia), produzem deslocamento da curva para a direita (linha azul). Diminuições em $PaCO_2$, 2,3-DPG ou temperatura, bem como aumento no pH (alcalemia), produz deslocamento da curva para a esquerda (linha azul). 2,3-DPG: 2,3-difosfoglicerato; $PaCO_2$: pressão parcial arterial de dióxido de carbono; PaO_2: pressão parcial arterial de oxigênio.
Fonte: Adaptada de Pinsky et al., 2016.[7]

tores incluem pH, temperatura, tensão de dióxido de carbono (CO_2) e concentração de 2,3-difosfoglicerato (2,3-DPG). Se baixa concentração de 2,3-DPG, baixa concentração de CO_2, alcalemia ou hipotermia, a curva de dissociação da oxi-Hb muda para a esquerda. Este fenômeno é traduzido em aumento na afinidade da Hb pelo O_2 e redução na dissociação da oxi-Hb. Em condições opostas (alto 2,3-DPG, alto CO_2, acidemia ou hipertermia), a curva se deslocará para a direita; isto é, ocorrerá redução na afinidade da Hb pelo O_2, com consequente aumento da dissociação das duas moléculas.

Oxigênio dissolvido no sangue

Uma pequena parte do O_2 transportado pelo sangue encontra-se dissolvido no plasma. A concentração de O_2 presente como molécula não ligada à Hb, de acordo com a lei dos gases de Henry, depende da PO_2 na fase gasosa, conforme a seguinte fórmula:

$$C - k \times P$$

Em que: C é a concentração do gás dissolvido; P é a pressão parcial do gás na fase gasosa; k é constante fixa que representa a solubilidade de cada gás.

Considerando O_2 e sangue sob temperatura corporal de 37°C, o coeficiente de solubilidade do O_2 é igual a 0,00314 mL/dL/mmHg. Isso significa que cada mmHg de PO_2 corresponde a 0,0031 mL de O_2 para cada decilitro de sangue. Portanto, a quantidade de oxigênio dissolvido no sangue (csO_2) é:

$$csO_2 (mL/dL) = 0{,}0031 \times PaO_2$$

Considerando a PaO_2 normal de 100 mmHg, a quantidade de O_2 dissolvido no sangue arterial será de 0,3 mL/dL, volume que representa apenas 1,5% do conteúdo arterial de oxigênio (CaO_2), podendo ser considerado desprezível nos cálculos clínicos. Portanto, pode-se concluir que a maior parte do O_2 transportado no sangue está ligado à Hb.

CONTEÚDO ARTERIAL DE OXIGÊNIO

Considerando os dados relatados anteriormente, pode-se calcular o teor de O_2 no sangue arterial em sua totalidade como a soma do O_2 transportado pela Hb e o O_2 dissolvido no plasma:

$$CaO_2 = cHbO_2 + csaO_2$$
$$CaO_2 (mL/dL) = (1{,}34 \times Hb \times SaO_2) + (0{,}0031 \times PaO_2)$$

Na fórmula, PaO_2: pressão parcial arterial de oxigênio; Hb: hemoglobina; 1,34: quantidade que 1g de Hb consegue carrear estando totalmente saturada de O_2; SaO_2: saturação arterial de oxigênio; 0,0031: coeficiente de solubilidade do O_2 no plasma.

O valor normal do CaO_2, considerando pH igual a 7,4, com *base excess* (BE) igual a zero, temperatura de 37°C, PaO_2 de 100 mmHg e Hb de 14 mg/dL, é cerca de 20 mL/dL.

Débito cardíaco

Uma vez que o O_2 foi transferido para o sangue, ligado ou não ligado à Hb, a função cardiocirculatória é de importância crucial para o fornecimento de O_2 aos tecidos periféricos (Figura 22.3). O débito cardíaco (DC) representa o volume de sangue ejetado pelo coração a cada minuto, medido pelo produto entre frequência cardíaca (FC) e volume sistólico (VS):

$$DC (L/min) = FC \times VS$$

O DC é o determinante mais importante da oferta de oxigênio (DO_2), e sua modulação representa o melhor mecanismo compensatório nas crises energéticas celulares. O DC é modulado pelo sistema nervoso autônomo e por vários estímulos químicos e mecânicos. Entre os fatores químicos, PaO_2, $PaCO_2$ e pH são fatores-chave na resposta hemodinâmica à hipoperfusão e hipóxia tecidual.[8] De fato, diminuição no CaO_2 é prontamente compensada por aumento no fluxo sanguíneo, ou seja, pelo DC.

Oferta de oxigênio

O fornecimento de O_2 consiste no volume de O_2 transferido dos pulmões para os tecidos em 1 minuto. Portanto, para calcular a DO_2, deve-se considerar a quantidade de O_2 no sangue que chega aos tecidos; isto é, que chega pela circulação arterial antes de adentrar a circulação capilar e ser utilizado por células e tecidos.

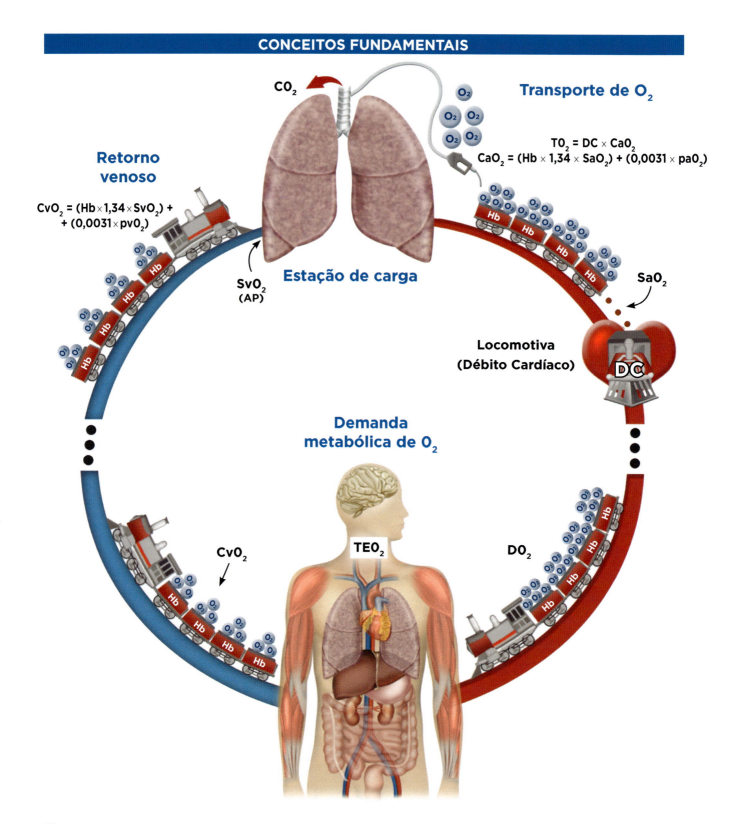

FIGURA 22.3 Parâmetros de oxigenação tecidual – infográfico didático.

Transporte de oxigênio (TO_2): como o oxigênio é transportado para as células e tecidos. Oferta de O_2: (DO_2) quantidade que chega às células.

AP: artéria pulmonar; CO_2: dióxido de carbono; CaO_2: conteúdo arterial de oxigênio; CvO_2: conteúdo venoso de oxigênio; **DC:** débito cardíaco; DO_2: oxigênio disponível; SaO_2: saturação arterial de oxigênio; TEO_2: taxa de extração de oxigênio.

© Elias Knobel. Todos os direitos reservados.

Desse modo, a DO_2 caracteriza-se pela quantidade de O_2 realmente entregue a tecidos e células, diferentemente do transporte de oxigênio (TO_2), que é definido apenas pela maneira como o O_2 é levado até células e tecidos. O cálculo da DO_2 é realizado pelo produto entre CaO_2 e DC.

A DO_2 é representada da seguinte maneira:

$$DO_2 \ (mL/min) = CaO_2 \times DC$$

Em condições normais de repouso (DC igual a 5 L/min, SaO_2 100% e PaO_2 de 100 mmHg), o volume de oxigênio transferido dos pulmões para os tecidos periféricos é de cerca de 1.000 mL/min, e o consumo de cerca de 250 mL/min.

Consumo de oxigênio

O consumo de oxigênio (VO_2) é o volume de O_2 utilizado no metabolismo tecidual durante 1 minuto. Este consumo é a quantidade de O_2 que saiu da circulação sanguínea capilar e foi utilizada pelas células.

Para calcular o VO_2, é necessário saber a quantidade de O_2 ofertada (CaO_2) e a quantidade de O_2 que "retornou" na circulação venosa [conteúdo venoso misto de oxigênio (CvO_2)] para o coração direito; isto é, que não foi utilizada no metabolismo celular. A diferença entre esses conteúdos representa o conteúdo de O_2 utilizado pelos tecidos. Analogamente à DO_2, o DC também exerce função importante para determinar o VO_2. Portanto, estima-se o VO_2 da seguinte maneira:

$$VO_2 = DC \times (CaO_2 - CvO_2)$$

Do mesmo modo que o CaO_2, o CvO_2 pode ser calculado pela fórmula:

$$CvO_2 = (Hb \times SvO_2 \times 1{,}34) + (PvO_2 \times 0{,}0031)$$

em que: SvO_2 é a saturação venosa mista de oxigênio; PvO_2 é a pressão parcial venosa mista de oxigênio.

O sangue venoso misto consiste na amostra de sangue coletada por via distal do cateter de artéria pulmonar (CAP) do sangue de um dos ramos da artéria pulmonar, representando o sangue venoso imediatamente antes de sofrer as trocas gasosas nos pulmões e ser novamente oxigenado.

Considerando que a quantidade de oxigênio dissolvido no plasma é insignificante para cálculos clínicos, pode-se reformular o cálculo do VO_2 para:

$$VO_2 = DC \times Hb \times (SaO_2 - SvO_2) \times 1{,}34$$

Taxa de extração de oxigênio e saturação venosa mista de oxigênio

A taxa de extração de oxigênio (TEO_2) é a quantidade de O_2 extraída da circulação arterial e utilizada pelos tecidos. Ela é diretamente proporcional ao VO_2 e representa a relação entre VO_2 e DO_2.

$$TEO_2 = \frac{VO_2 \times 100}{DO_2}$$

Em situação de repouso e considerando o DC de 5L/min, a DO_2 irá equivaler a aproximadamente 1.000 mL/min e o VO_2 em cerca de 250 mL/min; desta forma, irão restar 750 mL/min de O_2 no sangue venoso misto que não foi utilizado pelo metabolismo celular periférico. Ou seja, foram extraídos do sangue arterial 25% da quantidade de O_2 ofertada, que representa a TEO_2. Portanto, o O_2 que permanece no sangue venoso misto corresponde a 75% do O_2 total fornecido. Essa porcentagem equivale aproximadamente à saturação normal de Hb no sangue venoso misto. Assim, pode-se simplificar a fórmula da TEO_2 e resumir na diferença entre SaO_2 e SvO_2 para calculá-la.

Observando os números apresentados, percebe-se que a quantidade de O_2 ofertada supera 4 a 5 vezes o total de O_2 consumido; isto é, a DO_2 é 4 a 5 vezes maior que o VO_2. Nota-se também que a SvO_2 representa o estoque de oxigênio do organismo. Caso o VO_2 aumente, há quantidade de DO_2 de sobra para manter o metabolismo aeróbico. Portanto:

$$SvO_2 \ (\%) = SaO_2 \times \left(1 - \frac{VO_2}{DO_2} \right)$$

Cada situação que causa diminuição na SaO_2 ou aumento na TEO_2 resultará em diminuição na SvO_2. Esta abordagem destaca a importância de monitorizar a SvO_2 como indicador do equilíbrio entre DO_2 e VO_2. Deve-se lembrar que os determinantes do VO_2 e da DO_2 também influenciarão no valor da SvO_2. Logo, a equação anterior pode ser reescrita, como:

$$SvO_2 = \frac{SaO_2 - VO_2\ (L/min)}{DC\ (L/min)} \times \frac{1}{0,00134 \times Hb\ (g/L)}$$

Esta equação torna explícita a importância de monitorizar a SvO_2. Os valores normais de SvO_2 giram entorno de 70% a 75%. Valores anormais de SvO_2 (inferiores a 65%) indicam alterações de uma ou mais das seguintes variáveis:

- Níveis de Hb;
- Redução da SaO_2;
- Aumento do metabolismo tecidual;
- Redução do DC.

Portanto, a diminuição na SvO_2 não especifica qual de seus determinantes está alterado, apenas a possibilidade de um ou mais deles estar. Portanto, a investigação de qual destes determinantes é responsável pela redução da SvO_2 é imprescindível para que medidas sejam tomadas, a fim de readequar o balanço entre DO_2 e VO_2.

A atividade física, mesmo em indivíduos normais, está associada ao aumento no VO_2 para atender a demanda energética (metabólica). Nesta situação, a resposta do organismo ao aumento da demanda energética é representada por aumento do DC e consequente diminuição da SvO_2. No entanto, em pacientes graves, nos quais a atividade muscular é próxima de zero, alteração na SvO_2 requer diagnóstico das causas subjacentes.

Mecanismos para elevar o DC (compensatórios do próprio organismo ou provenientes de intervenções terapêuticas, como expansão plasmática ou administração de inotrópicos) podem aumentar a SvO_2, a qual precisa ser avaliada em relação ao VO_2 para não exceder em demasia a DO_2, o que pode levar a proporcionar fluxo de luxo. Outras explicações para aumento da SvO_2 são: *shunt* periférico ou dificuldade das mitocôndrias de utilizar o O_2 em virtude de citocinas inflamatórias.

Para analisar o sangue venoso misto e a SvO_2, o paciente deve estar com CAP. A coleta e a análise do sangue venoso central (por meio de um cateter venoso central implantado em veia jugular interna ou veia subclávia com sua extremidade próximo à desembocadura da veia cava superior no átrio direito), bem como da saturação venosa central ($SvcO_2$) podem substituir a SvO_2, porém é importante enfatizar que a $SvcO_2$ não representa numericamente a SvO_2.[9] Deve-se considerar que a análise do sangue venoso central avalia o sangue drenado pela veia cava superior, que drena os membros superiores, região cervical e cabeça. Logo, pode fornecer dados que não representam o balanço entre DO_2 e VO_2 de todo organismo, com exatidão. Também, deve-se ter cuidado ao analisar a $SvcO_2$ em pacientes sedados, pois o principal órgão drenado pela veia cava superior, e o que mais consome oxigênio, é o cérebro. Em pacientes sedados, nos quais a atividade cerebral está suprimida e o VO_2 cerebral reduzido, o valor da $SvcO_2$ pode estar falsamente aumentado, levando à interpretação inadequada do que há com o paciente, bem como a condutas errôneas. Em outras palavras, em uma situação como esta, a $SvcO_2$ elevada não indica que o fluxo sanguíneo esteja aumentado, e deve se associar outros marcadores de perfusão tecidual para decisão de tomada de conduta.

Crise energética celular

Em pacientes que sofrem de condições que podem afetar o TO_2, deve-se fazer o monitoramento apropriado dos determinantes desse transporte durante o curso da doença. A Figura 22.4 ilustra a relação entre DO_2 e VO_2.

O VO_2 permanece constante, enquanto a DO_2 diminui até um ponto crítico, definido como DO_2 crítica. Abaixo deste ponto, o VO_2 diminui linearmente com a DO_2. Esse tipo de relação é possível porque a DO_2 é fisiologicamente 4 a 5 vezes maior que o VO_2, de modo que a redução da oferta pode ser tolerada e compensada pelo aumento da TEO_2.

A SvO_2 é o marcador mais sensível de alterações na DO_2; portanto, antes de atingir a DO_2 crítica, a SvO_2 inicia queda progressiva, enquanto mecanismos compensatórios são ativados para evitar a crise energética. Depois que a DO_2 crítica foi alcançada, o metabolismo aeróbico começa a ser prejudicado e ocorre mudança em direção ao metabolismo anaeróbico, com aumento da produção de lactato (Figura 22.5).

Esse tipo de comportamento de DO_2/VO_2 é preservado em muitas condições de choque, exceto no cho-

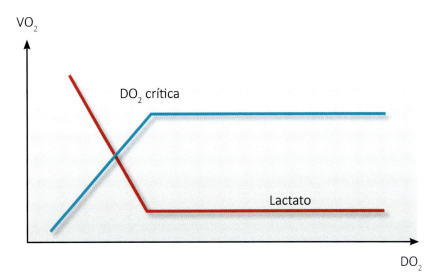

FIGURA 22.4 Relação entre DO_2 e VO_2. Depois que a DO_2 crítica é atingida, o VO_2 diminui com a DO_2. Ao mesmo tempo, o metabolismo anaeróbico torna-se mais significativo e o nível de lactato sanguíneo aumenta.
Fonte: Adaptada de Pinsky et al., 2016.[7]

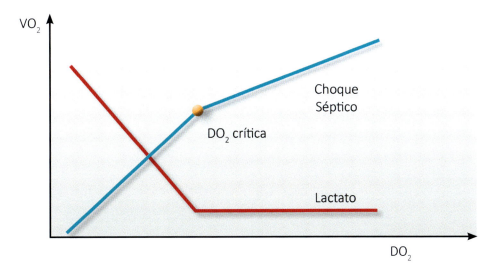

FIGURA 22.5 Relação entre DO_2 e VO_2 em pacientes com choque séptico. Comparado à Figura 22.4, as curvas são mais íngremes e deslocadas para cima e para a direita. Isso implica aumento precoce do nível de lactato sanguíneo e redução de VO_2, que ocorre desde a primeira fase do choque.
Fonte: Adaptada de Pinsky et al., 2016.[7]

que séptico, que é o choque distributivo mais comum. Neste caso, a DO_2 crítica desloca-se para cima e para a direita, enquanto a inclinação das curvas torna-se muito mais pronunciada (Figura 22.5).

Conforme visto, as fases iniciais dos estados de choque podem não acarretar alteração do VO_2 global. Os órgãos periféricos reagem de maneira muito diferente à redução do fluxo sanguíneo em virtude dos mecanismos fisiológicos serem diferentes. O coração, por exemplo, tem a TEO_2 muito alta, de modo que o VO_2 depende essencialmente do fluxo sanguíneo coronário, cujo declínio gerará redução do metabolismo aeróbico, com comprometimento da função cardíaca.[10] Em contrapartida, os rins que recebem quantidade muito elevada de fluxo sanguíneo (cerca de 25% do DC), e extraem quantidade muito baixa de O_2, podem tolerar um período mais longo de isquemia.[11]

Independentemente da causa e da característica de cada tipo de choque, os estados de choque podem ser definidos como condições que implicam utilização alterada do O_2 no nível celular. Concentrando a atenção na última parte da cadeia de distribuição de O_2, entende-se que dois mecanismos principais são responsáveis pelo estabelecimento do choque: a redução da DO_2 para as células e a incapacidade de usar o O_2 fornecido pelo fluxo sanguíneo capilar.

A redução da DO_2 é consequente da diminuição do DC ou da Hb na maior parte dos tipos de choque. No choque séptico, apesar da DO_2 normal ou numericamente alta, a heterogeneidade do fluxo sanguíneo na microcirculação determina concentrações celulares de O_2 muito baixas. Isto se deve, em grande parte, ao aumento da distância entre os vasos perfundidos e as células em virtude de edema intersticial inflamatório, acarretando *shunt* periférico e disponibilidade reduzida de O_2 celular.

Alguns modelos experimentais e clínicos têm demonstrado que, mesmo em condições de fluxo sanguíneo capilar normal, a atividade mitocondrial pode estar consistentemente reduzida em virtude do aumento da produção de citocinas inflamatórias, comum no choque séptico.[4] Seja qual for a causa, se não corrigido prontamente o equilíbrio entre DO_2 e VO_2, pode haver déficit energético, o que prejudica o metabolismo celular.[12] Entretanto, o problema pode estar na utilização do O_2 pela célula e não necessariamente na DO_2. Enquanto a produção de ATP está essencialmente relacionada com a DO_2 e os substratos (glicose, lipídeo, proteína), a demanda de ATP é atribuível a muitas funções celulares, como síntese de ácido desoxirribonucleico (DNA) e ácido ribonucleico (RNA), produção de proteína e atividade de bomba transmembrana [particularmente bomba sódio-potássio (Na/K ATPase)]. Quando ocorre utilização inadequada de O_2, a concentração de ATP diminui e as atividades celulares energéticas são de alguma forma "hibernadas" hierarquicamente para permitir a sobrevivência celular. A demanda de ATP da bomba transmembrana costuma ser preservada até as últimas fases do choque, com o objetivo de manter constante o gradiente elétrico fisiológico transmembrana, em virtude da necessidade de manutenção da sua função. Se a deficiência no uso de O_2 não for resolvida rapidamente, ocorre diminuição progressiva na concentração de ATP citoplasmático com aumento da produção de lactato. A perda de funcionalidade das bombas transmembranas induz alterações celulares, levando à disfunção orgânica com sinais clínicos clássicos de choque. No entanto, durante as fases iniciais do choque, os sinais de comprometimento hemodinâmico, como hipotensão e taquicardia, podem não ser sempre tão evidentes. Portanto, o déficit de O_2 e o aumento do metabolismo anaeróbico com certo grau de disfunção orgânica podem ocorrer antes dos sinais hemodinâmicos clássicos.

Em outros casos, o comprometimento hemodinâmico é a causa do déficit de O_2 celular, e as alterações hemodinâmicas precedem ligeiramente ou acompanham sinais de metabolismo anaeróbico e falência de órgãos. Em todos os casos, o tratamento precoce da causa do choque e a correção imediata da hipoperfusão tecidual podem interromper a progressão para disfunção de múltiplos órgãos e morte.

Lactato

O lactato é um parâmetro que tem sido relacionado com hipoperfusão e disóxia durante a disfunção circulatória aguda.[14-17] A hiperlactatemia persistente é forte fator prognóstico durante os estados de choque, e a diminuição nos níveis de lactato durante a ressuscitação da perfusão tecidual está associada a melhor desfecho clínico.[18-22] Por esses motivos, a avaliação do lactato é recomendada como parte fundamental do acompanhamento do paciente grave. Além disso, a hiperlactatemia foi incorporada à definição mais recente de choque séptico[13] e proposta como meta de ressuscitação pela *Surviving Sepsis Campaign* (SSC).[23]

O lactato é produzido em todas as células humanas como parte do metabolismo intracelular da glicose.[24-26] O metabolismo da glicose em duas moléculas de piruvato gera duas moléculas de ATP e não requer oxigênio, denominando-se, portanto, glicólise anaeróbica. O piruvato pode ser metabolizado por diferentes vias, pela conversão em lactato pela desidrogenase láctica (DHL) ou segue pelo ciclo de Krebs na mitocôndria, isto depende da atividade do complexo piruvato desidrogenase (PDH) e da disponibilidade de O_2. A glicólise anaeróbica é o mecanismo pelo qual as células hipoperfundidas podem produzir ATP, e sua taxa pode aumentar várias vezes, compensando até certo ponto a diminuição da função mitocondrial. Durante a hipoperfusão, o aumento do lactato gerado pelo mecanismo de anaerobiose é liberado na circulação e alerta sobre tecidos em sofrimento. Outra situação é a demanda metabólica exceder o metabolismo aeróbico, havendo a necessidade de compensar com a produção maior de energia pela via anaeróbica.

Durante a inflamação sistêmica, a ativação do complexo neuro-hormonal adrenérgico compensatório aumenta os níveis de adrenalina, que é proporcional à magnitude da lesão. A adrenalina estimula os receptores adrenérgicos beta-2 do músculo esquelético, elevando a atividade do monofosfato cíclico de adenosina (AMP cíclico), promovendo assim a glicogenólise e a glicólise aeróbica com a ativação concomitante da bomba Na/K ATPase.[24,25] O piruvato gerado eventualmente supera a capacidade da enzima PDH durante o estresse orgânico, aumentando a conversão em lactato. O lactato é exportado e pode ser usado como combustível metabólico por células musculares ou órgãos, como o cérebro e o coração.[25] A produção de lactato, impulsionada pela liberação adrenérgica, é um processo aeróbico, uma vez que ocorre na presença de O_2.

O aumento da produção de lactato é sempre multifatorial durante os estados de choque. Em pacientes ressuscitados com sucesso, a produção de lactato diminui em relação à reperfusão e à desativação da resposta adrenérgica.[14] Ao contrário, a hiperlactatemia persistente e progressiva é característica do choque refratário, representando a soma de hipóxia, hiperadrenergia tóxica e outros mecanismos.[14]

Os órgãos metabolizadores do lactato mais relevantes são o fígado e os rins. Juntos, esses órgãos são responsáveis por mais de 90% da depuração sistêmica, seja por oxidação ou neoglicogênese por meio do ciclo de Cori.[24-26]

O equilíbrio entre a produção e a depuração mantém os níveis normais de lactato, mesmo quando ele aumenta, como nas síndromes inflamatórias ou na disfunção circulatória leve. A transição dos níveis normais de lactato para hiperlactatemia reflete a transição do equilíbrio fisiológico para estado fisiopatológico descompensado, afetando um ou mais dos mecanismos envolvidos no metabolismo normal do lactato.[14] Portanto, a hiperlactatemia progressiva está associada a mau prognóstico em diferentes contextos clínicos.[15,17,18,22,27]

A SSC sugere que a ressuscitação nos pacientes com hipoperfusão tecidual, bem como a adequação da perfusão, ocorram com base na normalização dos níveis séricos de lactato quando estiverem elevados.[23] Deve-se contextualizar as condições clínicas do paciente e observar sua resposta à otimização da perfusão tecidual. Nos casos em que persistir a hiperlactatemia após a otimização do fluxo sanguíneo por infusão de fluidos nos pacientes fluidorresponsivos ou por emprego de inotrópicos nos pacientes não fluidorresponsivos para corrigir a hipoperfusão tecidual, deve-se ter o cuidado de tentar identificar outras causas para hiperlactatemia, como glicólise anaeróbica em territórios na microcirculação, especialmente se fluxo heterogêneo grave,[14,28-30] glicólise aeróbica induzida por liberação adrenérgica relacionada com estresse[25] e depuração hepática de lactato prejudicada, bem como aumento da glicólise para atender à demanda metabólica.[31-33]

Reconhecer o padrão clínico da hiperlactatemia relacionada com hipoperfusão tecidual é relevante, uma vez que otimizar o fluxo sanguíneo sistêmico pode reverter a hipoperfusão em andamento, ajustar a DO_2 com relação à demanda metabólica e melhorar o desfecho clínico. Em contrapartida, o excesso de incremento do DC pode levar ao fluxo de luxo (fluxo em excesso), no qual o O_2 ofertado em demasia não será utilizado, aumentando a morbimortalidade.[14,34,35]

Gradiente venoarterial de dióxido de carbono

As técnicas de monitorização da perfusão tecidual se concentram amplamente no ajuste do fluxo sanguíneo sistêmico e no equilíbrio entre a demanda de O_2 e DO_2 aos tecidos.[36,37] A otimização hemodinâmica precoce, ao utilizar pacotes de ressuscitação com foco na pressão venosa central (PVC), na pressão arterial média (PAM) e na saturação venosa central de oxigênio ($ScvO_2$), conseguiu reduzir a mortalidade na sepse e no choque séptico significativamente.[38] No entanto, a mudança de paradigma no contexto da precocidade do início do tratamento nos pacientes graves fez com que estudos subsequentes[39-41] tentassem comparar a ressuscitação precoce dirigida por metas com o tratamento habitual, porém em outra fase da abordagem inicial de pacientes graves. Essa "nova fase" é diferente, pois o primeiro ensaio clínico[38] apresentou, como mensagem mais importante, que a ressuscitação deve ser feita precocemente. A mudança de paradigma consistiu em não atrasar o início da terapia de pacientes graves, principalmente em estados de choque. Entretanto, o uso isolado dos parâmetros de oxigenação tem sido fortemente questionado;[42] portanto, parâmetros derivados do CO_2 têm sido agregados na avaliação durante a tomada de decisão na ressuscitação de pacientes graves. Gradientes venoarteriais de CO_2 podem fornecer informações valiosas sobre os fluxos sistêmicos e regionais, de acordo com o sítio avaliado, durante as fases iniciais do choque, mesmo quando $SvcO_2$ parecer ter sido corrigida.[36,43-46] Além disso, as variações de CO_2 ocorrem de modo mais rápido do que o clareamento dos níveis de lactato, o que torna atraente sua utização como ferramenta de monitorização e guia terapêutico durante os estágios iniciais da ressuscitação.

O CO_2 é um produto metabólico terminal produzido em condições normóxicas durante o ciclo de Krebs. A produção total de dióxido de carbono ($\dot{V}CO_2$) está diretamente relacionada com o VO_2 pela relação $\dot{V}CO_2$ = RQ × VO_2, na qual RQ representa o quociente respiratório. Este RQ reflete a razão de mols de CO_2 gerados por mol de O_2 consumido no nível tissular, com variação de 0,6 a 1 de acordo com as condições metabólicas e o substrato energético consumido predominantemente. Em condições de repouso aeróbico, o RQ não será > 1, pois a $\dot{V}CO_2$ não deve ultrapassar a quantidade de O_2 consumido. No entanto, durante a atividade muscular exaustiva ou durante certas situações patológicas, a geração anaeróbica de CO_2 pode ser responsável por razões $\dot{V}CO_2/VO_2$ > 1. Assim, independentemente do mecanismo que aumenta a $\dot{V}CO_2$ aeróbica, o gradiente de PCO_2 entre o sangue arterial e o sangue venoso misto [gradiente venoarterial de dióxido de carbono ($GapPCO_2$(v-a))] aumentará apenas quando o aumento compensatório do DC não for suficiente para eliminar o CO_2 produzido pelos tecidos.

Quando ocorre hipóxia tecidual, a $\dot{V}CO_2$ aeróbica diminui, enquanto a $\dot{V}CO_2$ anaeróbica é ativada. A $\dot{V}CO_2$ anaeróbica elevada é a consequência final do tamponamento do próton de hidrogênio ($[H^+]$) pelo bicarbonato (HCO_3^-) citosólico e plasmático. Este últi-

mo é o principal responsável pelo aumento anaeróbico da $\dot{V}CO_2$, quando o HCO_3^- captura o excesso de H^+ para se tornar ácido carbônico (H_2CO_3) e, posteriormente, se dissociar em CO_2 e água (H_2O). Uma fonte adicional de $\dot{V}CO_2$ anaeróbica resulta da descarboxilação anaeróbica de alguns substratos, como alfa-cetoglutarato e oxaloacetato, que ocorreu durante o metabolismo intermediário, mas sua contribuição para a $\dot{V}CO_2$ total é muito pequena.[47]

De maneira geral, o $GapPCO_2$(v-a) depende da $\dot{V}CO_2$, do DC, da complexa relação entre as pressões parciais de CO_2 e o conteúdo sanguíneo de CO_2 e, provavelmente, da distribuição do fluxo sanguíneo na microcirculação. A equação de Fick indica que a excreção de CO_2, ou seja, o equivalente a $\dot{V}CO_2$ no estado de repouso, deve ser igual ao produto entre o DC e a diferença venoarterial de CO_2:

$$\dot{V}CO_2 = DC \times (CvCO_2 - CaCO_2)$$

O conteúdo total de CO_2 (CCO_2) e a PCO_2 mantêm relação relativamente linear nas faixas fisiológicas usuais. Portanto, os valores de PCO_2 foram sugeridos como substitutos do CCO_2 ao avaliar a diferença de CO_2 venoso-arterial à beira do leito.[48-51] Como resultado, pode-se obter a equação de Fick modificada pela substituição do CCO_2 por PCO_2:

$$\Delta PCO_2 = k\,(\dot{V}CO_2/DC)$$

em que k é um coeficiente pseudolinear assumido como constante durante as condições fisiológicas.[49] De acordo com a equação de Fick modificada, o $GapPCO_2$ (v-a) e o DC mantêm relação curvilínea inversa, quando os aumentos de $GapPCO_2$(v-a) seguem reduções progressivas do DC. Como resultado, sob condições estáveis de VO_2 e $\dot{V}CO_2$, o $GapPCO_2$(v-a) aumenta progressivamente em resposta às reduções no DC, em virtude do fenômeno de estagnação de CO_2, no qual o tempo de trânsito retardado dos glóbulos vermelhos leva à maior adição de CO_2 por unidade de sangue que flui através dos microvasos eferentes.

A ligação do CO_2 à Hb variará de acordo com o estado oxigenado ou desoxigenado da Hb. Esse fenômeno, conhecido como efeito de Haldane, possibilita melhor carregamento de CO_2 dos tecidos para o sangue, quando o O_2 se move na direção oposta, aumentando assim a capacidade de transporte de CO_2 do sangue venoso. Por outro lado, o O_2 que se move dos alvéolos para o sangue capilar aumenta a descarga de CO_2 da Hb, facilitando sua eliminação pulmonar.

Diferenças de CO_2 venoso-arterial devem ser consideradas marcadores de fluxo sanguíneo, em vez de indicadores de hipóxia tecidual. A concomitância de altos níveis de $GapPCO_2(v\text{-}a)$ (> 6 mmHg) e baixos níveis de SvO_2 reflete geralmente DC diminuído em condições inflamatórias e não inflamatórias. Do mesmo modo, a SvO_2 normal acompanhada de $GapPCO_2(v\text{-}a)$ persistentemente elevado sugere DC insuficiente para "limpar" o CO_2 produzido pelos tecidos; ou seja, o fluxo sanguíneo transporta o CO_2 dos tecidos até os pulmões para ser eliminado, e caso o fluxo esteja lento, ocorrerá o acúmulo de CO_2. Ademais, altos valores de $GapPCO_2(v\text{-}a)$ com valores normais ou mesmo altos de SvO_2 coincidem com distúrbios da microcirculação, como densidade capilar funcional diminuída ou maior heterogeneidade do fluxo sanguíneo microvascular, pelo menos durante os estágios iniciais do choque séptico.[43,52] Em qualquer caso, o aumento de $GapPCO_2(v\text{-}a)$ reflete alterações de fluxo sanguíneo nas regiões avaliadas, independentemente da presença de metabolismo anaeróbico. Consequentemente, $GapPCO_2(v\text{-}a)$ elevado deve encorajar medidas de otimização do DC ou, possivelmente, recrutar a microcirculação para melhorar a perfusão tecidual, principalmente quando os níveis de lactato estão aumentados e os sinais clínicos de hipoperfusão estão presentes. No entanto, essas decisões devem levar em consideração o contexto clínico e a associação com outras variáveis pela monitorização multimodal pode corroborar o diagnóstico de hipoperfusão.[53] Por outro lado, $GapPCO_2(v\text{-}a)$ sistêmico normal (< 6 mmHg) sugere que o DC é suficiente para limpar o CO_2 produzido pelos tecidos, porém não exclui a possibilidade de hipóxia tecidual.[54,55]

VARIÁVEIS MICRO-HEMODINÂMICAS

Embora a perfusão tecidual seja o principal alvo para a ressuscitação do estado de choque, a monitorização hemodinâmica fornece apenas evidências indiretas da perfusão tecidual. Apesar da otimização da hemodinâmica sistêmica, monitorizada pelas variáveis macro-hemodinâmicas, como lactato, SvO_2, $GapPCO_2(v\text{-}a)$, DO_2, VO_2 e TEO_2, muitos pacientes com insuficiência circulatória ainda apresentam alterações na perfusão tecidual. Embora a distribuição prejudicada do fluxo sanguíneo deva ser considerada, alterações na microcirculação também estão presentes e não podem ser avaliadas à beira do leito por parâmetros habituais.

A identificação de alterações na microcirculação em pacientes graves é difícil em virtude da falta de tecnologia validada para o uso diário à beira do leito. No entanto, avanços recentes na tecnologia possibilitam avaliar a microcirculação em pacientes. Disfunção microvascular foi relatada inicialmente em pacientes com sepse e choque séptico,[56] mas também, posteriormente, em muitas outras condições nos pacientes graves.

A microcirculação é composta por vasos menores que 100 mícrons e por arteríolas, capilares e vênulas (Figura 22.6). A arquitetura mais comum é o aspecto de árvore ramificada, com arteríolas dividindo-se em outras menores, em vários pontos de ramificação, até os capilares, que se agrupam em vênulas, para, então, se agruparem novamente em vênulas maiores. A função das arteríolas é basicamente distribuir o fluxo sanguíneo para as diferentes partes dos órgãos, adaptando o fluxo ao metabolismo local. As arteríolas maiores são chamadas de arteríolas resistivas, pois experimentam grande queda de pressão entre a entrada e a saída destes vasos. As arteríolas distais e os capilares são os locais onde ocorrem a troca de O_2 com os tecidos. À medida que o O_2 se difunde dos glóbulos vermelhos, fluindo nos capilares, a distância de difusão torna-se o fator limitante. Portanto, na microcirculação, a densidade dos vasos perfundidos é mais relevante para a oxigenação do tecido do que a velocidade com que os glóbulos vermelhos estão fluindo nos capilares perfundidos. Órgãos, como rins e intestinos, têm arquiteturas microvasculares diferentes, associadas a *shunt* pré-capilar ou troca contracorrente, o que os tornam mais vulneráveis à hipóxia do que outros órgãos. O controle da perfusão da microcirculação é influenciado por fatores locais, com comunicação retroativa por diferentes canais, permitindo a adaptação da perfusão ao metabolismo local.

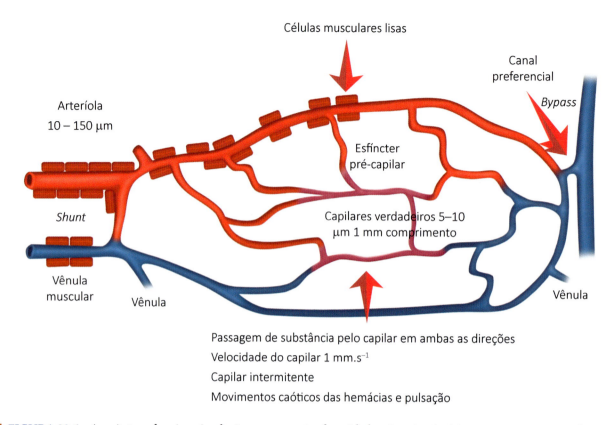

■ **FIGURA 22.6** Arquitetura da microcirculação: componentes da unidade microcirculatória com seus respectivos diâmetros.

Outro fator importante para o fornecimento de O_2 na microcirculação é o hematócrito capilar. Como o efeito volumétrico da camada de plasma na superfície do endotélio vascular é proporcionalmente maior no nível capilar do que nos grandes vasos, o hematócrito capilar é muito menor que o sistêmico. Consequentemente, o hematócrito capilar é difícil de prever a partir de medições do hematócrito sistêmico. Todos estes fatores tornam difícil antever a perfusão microvascular e a DO_2 aos tecidos a partir dos parâmetros macro-hemodinâmicos. Além disso, as intervenções terapêuticas, com o objetivo de otimizar a DO_2 sistêmica, podem falhar no incremento da DO_2 na microcirculação.

De Backer *et al.* demonstraram que a microcirculação sublingual de pacientes com sepse e choque séptico apresentava alterações significativas em comparação com voluntários saudáveis e pacientes do grupo controle internados em UTI.[56] Os pacientes sépticos apresentam redução na densidade dos vasos perfundidos decorrente de locais com fluxo interrompido. Melhorias na perfusão microvascular estão associadas à melhora nos níveis de lactato.[30,56,57] Entre as variáveis microcirculatórias associadas a melhores desfechos, a densidade capilar perfundida e a proporção de capilares perfundidos foram positivamente associadas com aumento de sobrevida, enquanto o índice de heterogeneidade foi diretamente relacionado com maior mortalidade.[30,52,56,57] Ao contrário, a velocidade das hemácias nos vasos perfundidos não diferiu entre sobreviventes e não sobreviventes.[58]

Modelos experimentais de sepse destacaram que vários mecanismos estão implicados nas alterações da microcirculação, incluindo disfunção endotelial, sensibilidade prejudicada a substâncias vasoconstritoras e vasodilatadoras, alterações do glicocálix e adesão de células circulantes.[59]

A relação entre a perfusão da microcirculação e a pressão arterial ou DC é fraca.[60,61] As alterações microvasculares são semelhantes em pacientes sépticos de baixo e alto fluxo.[62] Portanto, eles não podem ser detectados pela análise da hemodinâmica sistêmica, parâmetros macro-hemodinâmicos. Todavia, a ressuscitação ainda deve ser guiada por parâmetros sistêmicos, visto que a perfusão da microcirculação não pode ser sustentada se não obtido DC ou pressão arterial mínimos. O valor adequado sofre grande variação entre os indivíduos, de modo que é difícil identificar o melhor valor de corte, e um valor predeterminado não deve ser perseguido. Por esta razão, o aumento da pressão de perfusão e do DC está associado à resposta variável e imprevisível de cada indivíduo, sendo sempre importante avaliar se os valores estão adequados às necessidades do paciente.[61,63]

Alterações na microcirculação relativamente semelhantes (embora com frequência menos graves) àquelas relatadas no choque séptico também foram observadas em outras condições, como choque cardiogênico. Nesta condição, a densidade microvascular e a perfusão dos capilares estão diminuídas, associadas ao aumento na heterogeneidade da perfusão.[55,64]

Em pacientes politraumatizados com choque hipovolêmico hemorrágico, a proporção de vasos perfundidos (PPV) foi o melhor discriminador para identificar pacientes com escore SOFA (Sequential Organ Failure Assessment score) > 6 no dia 4 após a inclusão no estudo, com área sob a curva de 0,87 [0,54 a 1,01]. Se comparar com o lactato, a área sob a curva é de 0,81 [0,60 a 1,02], e com o índice de fluxo na microcirculação, a área sob a curva é de 0,56 [0,29 a 0,84] (Figuras 22.7 e 22.8).[65] Da mesma maneira, pacientes cirúrgicos de alto risco, apresentando complicações pós-operatórias, tiveram disfunção da microcirculação perioperatória mais grave e prolongada do que sua contraparte com curso não complicado.[66]

A monitorização clínica da perfusão periférica é importante, pois tanto a pele quanto os músculos são os primeiros a sofrerem alterações da perfusão pela ausência de autorregulação da circulação cutânea. Também constituem os primeiros locais a sofrerem vasoconstrição precocemente mediada pela neuroativação simpática. Sinais clínicos, como manchas na pele (escore de *Mottling*), tempo de enchimento capilar e gradiente de temperatura da pele, podem ser utilizados como índices de perfusão periférica,[67] que são facilmente medidos e baratos (Tabela 22.1).

Esses sinais clínicos aproximam-se da perfusão microvascular da pele e são muito influenciados por condições locais (temperatura ambiente), condição do paciente (doença arterial periférica, fenômeno de Raynaud etc.) ou uso de vasopressor. Além disso, a microvasculatura da pele pode não refletir áreas centrais da microcirculação, especialmente porque a vasoconstrição da pele é uma resposta fisiológica importante, ajudando a preservar a perfusão de órgãos nobres. Perseguir a normalização da perfusão periférica causa risco de tratamento excessivo ou mesmo desvio do fluxo sanguíneo de órgão nobre para a perfusão da pele, como pode ocorrer com agentes

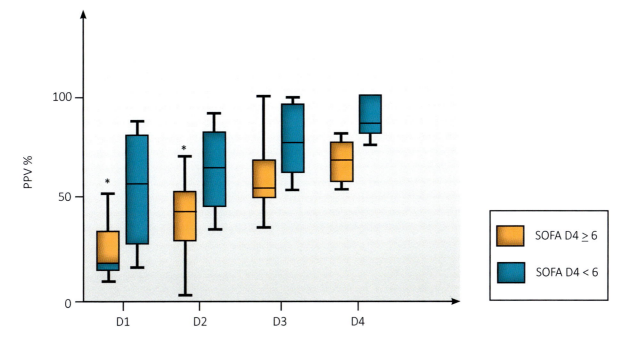

■ FIGURA 22.7   Porcentagem de PPV em pacientes com SOFA escore.
PPV: proporção dos vasos perfundidos.
Fonte: Adaptada de Tachon G.[65]

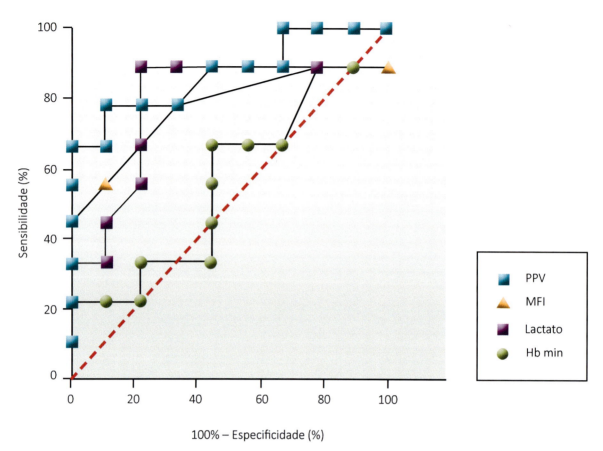

■ **FIGURA 22.8** Curva ROC para predição do SOFA ≥ 6 no dia 4, com variáveis laboratoriais e da microcirculação. Gráfico de plotagem da curva ROC, sensibilidade *vs* (1 – especificidade) para diferentes limites de valores das variáveis.

MFI: índice de fluxo da microcirculação; **ROC:** receiver operator characteristic curve; **PPV:** proporção dos vasos perfundidos; **Hb min:** hemoglobina mínima.

Fonte: Adaptada de Tachon G.[65]

Tabela 22.1 Métodos clínicos utilizados para monitorizar a perfusão periférica.

Método	Variável	Vantagens	Limitações	Cortes sugeridos - alta mortalidade
Mancha de pele (*Mottling score*)	Ausência/presença	Pode ser realizado por enfermeiras(os)	Carência de especificidade	—
	Escore para manchas	Fácil de usar e aprendizado reprodutível	Não é útil em pacientes com pele escura	Escore entre 4 e 5 (pontuação de 0 a 5)
Tempo de Preenchimento Capilar (*em inglês*, CRT)	Índice CRT	Fácil de usar e aprender, reprodutível	Variabilidade entre os avaliadores	Gravemente doente > 5s Choque séptico > 2,4s
	Curva CRT	Reprodutível	Não é útil em pacientes com pele escura	Choque séptico > 4,9s
Gradiente de Temperatura	Do antebraço ao dedo	Método validado	Requer tecnologia com maior complexidade	> 4°C
	Do centro para o dedo do pé	Método validado		>7°C

Fonte: Adaptada de Ait-Oufella e Bakker, 2016.[67]

vasodilatadores. Portanto, há ainda a necessidade de ensaios clínicos para constatar qual o real benefício de tentar restaurar a perfusão periférica com o emprego de vasodilatadores.

Imagem espectral de polarização ortogonal, campo escuro *Sidestream* e *Cytoscan® Microcirculation*

A técnica de imagem espectral de polarização ortogonal (OPS, do inglês *orthogonal polarization spectral imaging*) utiliza luz polarizada, que ilumina o tecido a ser examinado. Apenas a luz que penetra em maior profundidade no tecido torna-se despolarizada e, ao enviar a luz refletida pelo polarizador ortogonal, possibilita que apenas a luz despolarizada passe, excluindo reflexos. Desse modo, a luz coletada forma imagem da área iluminada. Ao polarizar a luz da fonte com um comprimento de onda que é absorvido pela Hb, as hemácias ficarão escuras, compondo uma imagem da microcirculação. Isso resulta em vasos visíveis apenas se contiverem hemácias em seu interior, pois o que realmente é visto são as sombras das hemácias dando o formato dos vasos **(Figura 22.9)**.[68]

Uma versão modificada da técnica OPS é sua utilização com um microscópio compacto (Cytoscan®, Cy-

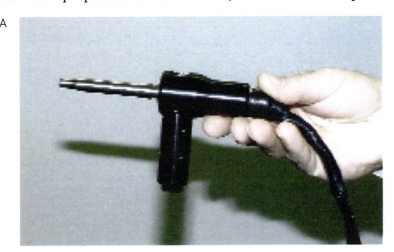

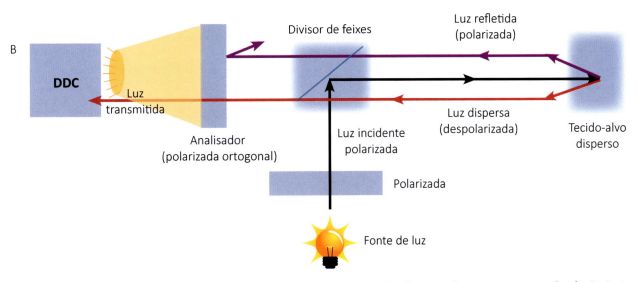

■ **FIGURA 22.9** (A) Probe utilizado pela OPS. (B) Esquema óptico de obtenção da imagem com probe de OPS. A amplificação típica de 10 vezes é mantida entre o alvo e a formação da imagem. Isso resulta em resolução de aproximadamente 1 μm/pixel, o qual é limitada pela dimensão do dispositivo de acoplamento de cargas (DDC) da videocâmara em pixel. O probe pode focar na superfície do alvo até 1 mm de profundidade, dependendo do tipo de alvo e da óptica utilizada. Em *vivo*, a profundidade típica do foco é de aproximadamente 0,2 mm.

Fonte: Adaptada de Groner *et al.*, 1999.[69]

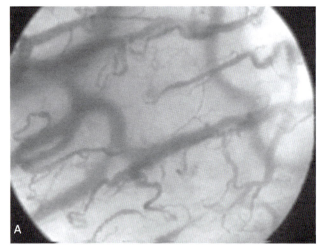
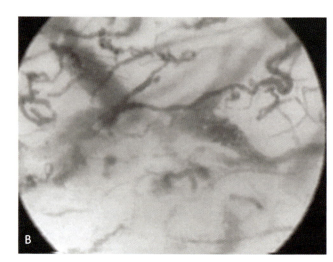
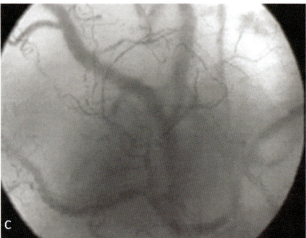

■ **FIGURA 22.10** Imagem da microcirculação sublingual obtida por Cytoscan®. (A) Indivíduo sadio com imagem de microcirculação sublingual normal. (B) Paciente com choque cardiogênico. (C) Paciente com choque séptico.
Fonte: Cytometrics. *Cytoscan microcirculation: static images*. Disponível em: www.cytometrics.com/seeing.htm. Acesso em: 06 abr 2022.[70]

tometrics, Philadelphia, Penn., USA) (Figura 22.10). A pequena e leve sonda do microscópio pode ser segurada manualmente ou por dispositivos de posicionamento simples. Um protetor de lente descartável estéril (Cytolens®) permite a investigação de qualquer superfície acessível, como pele, membranas mucosas ou órgãos internos, durante procedimentos cirúrgicos.[69]

A segunda geração baseou-se na obtenção de imagem pela técnica do campo escuro Sidestream (SDF, do inglês *Sidestream dark-field*), na qual a iluminação é gerada pela luz da ponta do guia, que tem diodos emissores de luz, criando a iluminação do campo escuro. Basicamente, o campo a ser avaliado é iluminado ao usar a reflexão da luz de camadas mais profundas, e os vasos são visualizados porque a luz é absorvida no comprimento de onda da Hb contida nas hemácias. Essa tecnologia aplica-se principalmente na avaliação da microcirculação sublingual, e cuidados na obtenção de imagem são importantes a fim de avaliar a microcirculação de modo adequado. A aplicabilidade da avaliação à beira do leito ainda não é prática, e alguns *softwares* têm sido desenvolvidos para análise quase em tempo real, porém com bastante limitação na acurácia e na precisão para identificar as áreas perfundidas dos pequenos vasos. A presença de saliva e a limitação dos artefatos de pressão, bem como o cuidado para não deixar a imagem nem escura nem clara demais, são também fatores importantes que interferem na qualidade da imagem obtida.[71]

Fluxometria por *laser* Doppler

A fluxometria por *laser* Doppler (LDF, do inglês *laser doppler flowmetry*) é uma técnica que pode ser utilizada em vários tecidos, e o probe pode ser inserido através de sonda nasogástrica para avaliar o fluxo sanguíneo do trato digestivo superior. Contudo, apresenta limitações, visto não ser capaz de diferenciar os fluxos de arteríolas, capilares e vênulas, pois avalia o fluxo como um todo. O volume de amostra e de avaliação das ferramentas de Doppler a *laser* disponíveis situa-se entre 0,5 e 1 mm^3, o que representa cerca de 50 vasos (entre arteríolas, capilares e vênulas), com fluxo de tamanhos variados, diversas direções e áreas perfundidas. Por avaliar múltiplos vasos, esta técnica pode ser útil em situações nas quais a diminuição do fluxo é padrão predominante, como ocorre no choque hipovolêmico secundário a sangramento ou no choque cardiogênico.

Na sepse, por exemplo, como o fluxo na microcirculação é marcado por ser heterogêneo, a técnica não possibilita a avaliação da perfusão na microcirculação de maneira adequada. A LDF utiliza o deslocamento Doppler, ou seja, a mudança de frequência que a luz (comprimento de onda) e todas as ondas sofrem quando refletidas por objetos em movimento (no caso, as hemácias). Um feixe de luz *laser* de baixa potência entra no tecido a ser estudado. As células sanguíneas que atravessam esse tecido são atingidas pela luz e a refletem, por meio do qual a luz sofre um deslocamento Doppler. O tecido circundante também reflete luz, mas de forma não deslocada. Portanto, a imagem a ser formada é uma mistura de áreas estáticas e em movimento. A magnitude e a frequência do movimento estão relacionadas com o número de células em movimento e sua velocidade.[72] Técnicas recentes evoluíram para poder distinguir os fluxos dos vasos; porém, em decorrência de seu tamanho, ficam restritas a estudos experimentais e à avaliação da pele. Constituem técnicas novas o Doppler a *laser* de varredura e a microscopia confocal de varredura a *laser*.

Gradiente venoarterial de dióxido de carbono da mucosa gástrica

As células da mucosa intestinal estão normalmente sob uma tensão de O_2 baixa, porque o hematócrito efetivo, dentro das vilosidades, é diminuído, e as vilosidades apresentam arquitetura microvascular peculiar, caracterizada por troca de O_2 em contracorrente da arteríola para a vênula adjacente ao longo de seu comprimento.

Em condições normais, este desvio de O_2 não é prejudicial às vilosidades. No entanto, em condições nas quais o fluxo sanguíneo esplâncnico torna-se mui-

to reduzido, como nos estados de choque, o déficit de O_2 nas pontas das vilosidades pode se tornar tão grave que as células presentes nestes locais podem sofrer morte isquêmica e se desintegrar.

A tonometria gástrica foi desenvolvida como método de avaliação da perfusão esplâncnica, em virtude da relação inversa entre PCO_2 tecidual e fluxo sanguíneo local. Trata-se de técnica minimamente invasiva, que mede a PCO_2 da superfície da mucosa do estômago por meio de uma sonda nasogástrica modificada, com um balão permeável ao CO_2 em sua ponta.[73] Este balonete tem o ar aspirado por monitor (tonômetro) e mede o CO_2 a cada 15 min.

Junto ao tonômetro, há a possibilidade de monitorizar continuamente a capnometria nos pacientes sob intubação orotraqueal acoplada à ventilação mecânica invasiva e, dessa maneira, monitorizar continuamente o *End-tidal carbon dioxide* ($ETCO_2$). Entretanto, em pacientes graves, a $ETCO_2$ não pode refletir a pressão parcial arterial de dióxido de carbono ($PaCO_2$) em virtude de alterações pulmonares, como consolidações e edemas. Portanto, pela amostra de sangue arterial, realiza-se a gasometria arterial para aferir a $PaCO_2$. O gradiente entre a PCO_2 da mucosa gástrica e a $PaCO_2$ é tanto maior quanto menor for o fluxo tecidual local, o qual é proporcional a $\dot{V}CO_2$ e VO_2. O desafio, entretanto, é interpretar qual nível de gradiente de CO_2 indicaria hipóxia tecidual, visto que a produção anaeróbica de CO_2 é contraposta pela diminuição de sua produção aeróbica. Pela falha de ensaios clínicos em obter o real benefício de se guiar a terapia para correção do $GapPCO_2$(v-a) de mucosa gástrica e arterial, a ferramenta passou a ser desacreditada.

Outra técnica semelhante é utilizada para mensurar a PCO_2 sublingual. A tonometria sublingual apresentou boa correlação com os valores obtidos pela tonometria gástrica (Figura 22.11), bem como maior facilidade na obtenção dos dados, já que não precisa seguir os cuidados que a tonometria gástrica requerem. Como a tonometria gástrica pode sofrer influência de infusão da dieta enteral, de maior acidez gástrica e temperatura, os pacientes precisam ter pausa da infusão da dieta enteral pelo menos 30 antes das avaliações e receber protetores gástricos para controlar a acidez, a fim de evitar interferências no valor da PCO_2 de mucosa gástrica.

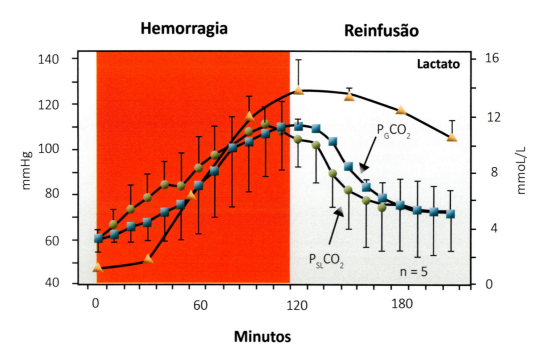

■ **FIGURA 22.11** Comparação entre a tonometria gástrica e a sublingual em estudo experimental em animais.
PgCO₂: pressão parcial de dióxido de carbono da mucosa gástrica; **P_SL CO₂**: pressão parcial de dióxido de carbono sublingual.
Fonte: Adaptada de Povoas et al., 2000.[74]

CONSIDERAÇÕES FINAIS

As variáveis macro-hemodinâmicas são as mais utilizadas e possíveis de serem aplicadas à beira do leito. Podem ser obtidas de forma prática e fácil, porém requerem análise e interpretações cuidadosas, agregadas ao contexto clínico e atual do paciente.

As variáveis e as ferramentas que avaliam a microcirculação ainda não apresentam praticidade no uso à beira do leito e requerem mais estudos a fim de comprovar o real benefício de empregá-las na terapia de pacientes graves.

REFERÊNCIAS

1. Vincent JL, Sakr Y, Sprung CL, Ranieri VM, Reinhart K, Gerlach H, et al. Sepsis in European intensive care units: results of the SOAP study. Crit Care Med. 2006;34(2):344-53.
2. Vincent J-L, Backer D. Circulatory shock. N Engl J Med. 2013;369:1726-34.
3. Vincent J, Dufaye P, Berre J, Leeman M, Degaute J, Kahn R. Serial lactate determinations during circulatory shock. Crit Care Med. 1983;11(6):449-51.
4. Vincent J-L, Dufaye P, Berré J, Leeman M, Degaute J-P, Kahn RJ. Association between mitochondrial dysfunction and severity and outcome of septic shock. Lancet. 2002;360(Saps Ii):219-23.
5. Gattinoni L, Pesenti A, Matthay M. Understanding blood gas analysis. Intensive Care Med. 2018 Jan;44(1):91-3.
6. Gomez-Cambronero J. The oxygen dissociation curve of hemoglobin: bridging the gap between biochemistry and physiology. J Chem Educ. 2001;78(6):757-9.
7. Pinsky M, Teboul J, Vicent J. Hemodynamic monitoring. Surgical Intensive Care Medicine. 3.ed. 2016.;99-108.
8. Shepherd AP, Grange HJ, Smith EE, Guyton AC, Granger HJ. Local control of tissue oxygen to the regulation delivery of cardiac and its output contribution. Am J Physiol. Ed. Springer, 1973;225(3):747-55.
9. Reinhart K, Rudolph T, Bredle DL, Hannemann L, Cain SM. Comparison of central-venous to mixed-venous oxygen saturation during changes in oxygen supply/demand. Chest. 1989;95(6):1216-21.

10. Ardehali A, Ports T. Myocardial oxygen supply and demand. Chest. 1990;98(3):699-705.

11. O'Connor PM. Oxygen delivery: matching delivery to metabolic demand. Clin Exp Pharmacol Physiol. 2006;33(10):961-7.

12. Carré JE, Singer M. Cellular energetic metabolism in sepsis: the need for a systems approach. Biochim Biophys Acta. 2008;1777(7-8):763-71.

13. Singer M, Deutschman CS, Seymour CW, Shankar-Hari M, Annane D, Bauer M, et al. The Third International Consensus Definitions for Sepsis and Septic Shock (Sepsis-3). JAMA. 2016;315(8):801-10.

14. Hernandez G, Bruhn A, Castro R, Regueira T. The holistic view on perfusion monitoring in septic shock. Curr Opin Crit Care. 2012 Jun;18(3):280-6.

15. Bakker J, Nijsten MWN, Jansen TC. Clinical use of lactate monitoring in critically ill patients. Ann Intensive Care. 2013;3(1):12.

16. Bakker J. The oxygen supply dependency phenomenon is associated with increased blood lactate levels. Intensive Care Med. 1998;24(2):118-23.

17. Bakker J, Coffernils M, Leon M, Gris P, Vincent J. Blood lactate levels are superior to oxygen-derived variables in predicting outcome in human septic shock. Chest. 1991;99(4):956-62.

18. Mikkelsen ME, Miltiades AN, Gaieski DF, Goyal M, Fuchs BD, Shah C V, et al. Serum lactate is associated with mortality in severe sepsis independent of organ failure and shock. Crit Care Med. 2009;37(5):1670-7.

19. Jansen TC, Bommel J Van, Schoonderbeek FJ, Visser SJS, Klooster JM Van Der, Lima AP, et al. Early lactate-guided therapy in intensive care unit patients. Am J Respir Crit Care Med. 2010;182(6):752-61.

20. Gu W, Wang F, Bakker J, Tang L, Liu J. The effect of goal-directed therapy on mortality in patients with sepsis - earlier is better: a meta-analysis of randomized controlled trials. Crit Care. 2014;18(570).

21. Nguyen HB, Rivers EP, Knoblich BP, Jacobsen G, Muzzin A, Ressler JA, et al. Early lactate clearance is associated with improved outcome in severe sepsis and septic shock. Crit Care Med. 2004;32(8):1637-42.

22. Arnold RC, Shapiro NI, Jones AE, Schorr C, Pope J, Casner E, et al. Multicenter study of early lactate clearance as a determinant of survival in patients with presumed sepsis. Shock. 2009;32(1):35-9.

23. Evans L, Rhodes A, Alhazzani W, Antonelli M, Coopersmith CM, French C, et al. Surviving Sepsis Campaign: International Guidelines For Management Of Sepsisand Septic Shock 2021. Intensive Care Med. 2021;47(11):1181-247.

24. Levy B. Lactate and shock state: the metabolic view. Curr Opin Crit Care. 2006;12(4):315-21.

25. Garcia-Alvarez M, Marik P, Bellomo R. Sepsis-associated hyperlactatemia. Crit Care. 2014;18(503):1-11.

26. Cori C. Mammalian carbohydrate metabolism. Physiol Rev. 1931;11(2):143-275.

27. Casserly B, Phillips GS, Schorr C, Dellinger RP, Townsend SR, Osborn TM, et al. Lactate measurements in sepsis-induced tissue hypoperfusion: results from the surviving sepsis campaign database. Crit Care Med. 2015;43(3):567-73.

28. Vellinga NAR, Boerma EC, Koopmans M, Donati A, Dubin A, Shapiro NI, et al. Mildly elevated lactate levels are associated with microcirculatory flow abnormalities and increased mortality: a microSOAP post hoc analysis. Crit Care. 2017;21:255.

29. Hernandez G, Bruhn A, Ince C. Microcirculation in sepsis: new perspectives. Curr Vasc Pharmacol. 2013;11(2):161-9.

30. Hernandez G, Boerma EC, Dubin A, Bruhn A, Koopmans M, Kanoore V, et al. Severe abnormalities in microvascular perfused vessel density are associated to organ dysfunctions and mortality and can be predicted by hyperlactatemia and norepinephrine requirements in septic shock patients. J Crit Care. 2013;28(4):538.e9-538.e14.

31. Hernández G, Tapia P, Alegría L, Soto D, Luengo C, Gomez J, et al. Effects of dexmedetomidine and esmolol on systemic hemodynamics and exogenous lactate clearance in early experimental septic shock. Crit Care. 2016;20(1):234.

32. Levraut J, Ciebiera J, Chave S, Rabary O, Jambou P, Carles M, et al. Mild hyperlactatemia in stable septic patients is due to impaired lactate clearance rather. Am J Respir Crit Care Med. 1998;157(4):1021-6.

33. Tapia P, Soto D, Bruhn A, Alegría L, Jarufe N, Luengo C, et al. Impairment of exogenous lactate clearance in experimental hyperdynamic septic shock is not related to total liver hypoperfusion. Crit Care. 2015;19(1):188.

34. Gattinoni L, Brazzi L, Pelosi P, Latini R, Tognoni G, Pesenti A, et al. A trial of goal-oriented hemodynamic therapy in critically ill patients. SvO_2 Collaborative Group. N Engl J Med. 1995;333(16):1025-32.

35. Hayes MA, Timmins AC, Yau EH, Palazzo M, Hinds CJ, Watson D. Elevation of systemic oxygen delivery in the treatment of critically ill patients. N Engl J Med. 1994;330(24):1717-22.

36. Valleé F, Vallet B, Mathe O, Parraguette J, Mari A, Silva S, et al. Central venous-to-arterial carbon dioxide difference: an additional target for goal-directed therapy in septic shock? Intensive Care Med. 1998;34(12):2218-25.

37. Shoemaker W, Appel P, Kram H. Tissue oxygen debt as a determinant of lethal and nonlethal postoperative organ failure. Crit Care Med. 1988;16(11):1117-20.

38. Rivers E, Nguyen B, Havstad S, Ressler J, Muzzin A, Knoblich B, et al. Early goal-directed therapy in the treatment of severe sepsis and septic shock. N Engl J Med. 2001;345(19):1368-77.

39. Yealy DM, Kellum JA, Huang DT, Barnato AE, Weissfeld LA, Pike F, et al. A randomized trial of protocol-based care for early septic shock. N Engl J Med. 2014;370(18):1683-93.

40. Peake S, Delaney A, Bailey M, Bellomo R, Cameron P, Cooper D, et al. Goal-directed resuscitation for patients with early septic shock. N Engl J Med. 2014;371(16):1496-506.

41. Mouncey PR, Osborn TM, Power GS, Harrison DA, Sadique MZ, Grieve RD, et al. Trial of early, goal-directed resuscitation for septic shock. N Engl J Med. 2015;372(14):1301-11.

42. Bellomo R, Reade MC, Warrillow SJ. The pursuit of a high central venous oxygen saturation in sepsis: growing concerns. Crit Care. 2008; 12(2):130.

43. Ospina-tasco GA, Umaña M, Bermu WF, Bautista-rinco DF, Valencia JD, Madriñán HJ, et al. Can venous-to-arterial carbon dioxide differences reflect microcirculatory alterations in patients with septic shock? Intensive Care Med. 2016;42(2):211-21.

44. Ospina-Tascón GA, Umanã M, Bermúdez W, Bautista-Rincón DF, Hernandez G, Bruhn A, et al. Combination of arterial lactate levels and venous-arterial CO_2 to arterial-venous O_2 content difference ratio as markers of resuscitation in patients with septic shock. Intensive Care Med. 2015;41(5):796-805.

45. Ospina-Tascón GA, Bautista-Rincón DF, Umaña M, Tafur JD, Gutiérrez A, García AF, et al. Persistently high venous-to--arterial carbon dioxide differences during early resuscitation are associated with poor outcomes in septic shock. Crit Care. 2013;17(6):R294.

46. Mekontso-Dessap A, Castelain V, Anguel N, Bahloul M, Schauvliege F, Richard C, et al. Combination of venoarterial PCO_2 difference with arteriovenous O_2 content difference to detect anaerobic metabolism in patients. Intensive Care Med. 2002;28(3):272-7.

47. Randall HM, Cohen JJ. Anaerobic CO_2 production by dog kidney in vitro. Am J Physiol. 1966;211(2):493-505.

48. Giovannini I, Chiarla C, Boldrini G, Castagneto M. Calculation of venoarterial concentration difference. J Appl Physiol. 1993;74(2):959-64.

49. Lamia B, Monnet X, Teboul JL. Meaning of arterio-venous PCO_2 difference in circulatory shock. Minerva Anestesiol. 2006;72(6):597-604.

50. McHardy GJ. The relationship between the differences in pressure and content of carbon dioxide in arterial and venous blood. Clin Sci. 1967;32(2):299-309.

51. Cavaliere F, Giovannini I, Chiarla C, Conti G, Pennisi MA, Montini L, et al. Comparison of two methods to assess blood CO_2 equilibration curve in mechanically ventilated patients. Respir Physiol Neurobiol. 2005;146(1):77-83.

52. Sakr Y, Dubois M, Backer D, Creteur J, Vincent J. Persistent microcirculatory alterations are associated with organ failure and death in patients with septic shock. Crit Care Med. 2004;32(9):1825-31.

53. Alegría L, Vera M, Dreyse J, Castro R, Carpio D, Henriquez C, et al. A hypoperfusion context may aid to interpret hyperlactatemia in sepsis-3 septic shock patients: a proof-of-concept study. Ann Intensive Care. 2017;7(1):29.

54. Chioléro R, Flatt JP, Revelly JP, Jéquier E. Effects of catecholamines on oxygen consumption and oxygen delivery in critically ill patients. Chest. 1991;100(6):1676-84.

55. Backer D, Creteur J, Dubois MJ, Sakr Y, Vincent JL. Microvascular alterations in patients with acute severe heart failure and cardiogenic shock. Am Heart J. 2004;147(1):91-9.

56. Backer D, Creteur J, Preiser JC, Dubois MJ, Vincent JL. Microvascular blood flow is altered in patients with sepsis. Am J Respir Crit Care Med. 2002;166(1):98-104.

57. Backer D, Donadello K, Sakr Y, Ospina-Tascón G, Salgado D, Scolletta S, et al. Microcirculatory alterations in patients with severe sepsis: impact of time of assessment and relationship with outcome. Crit Care Med. 2013;41(3):791-9.

58. Edul VSK, Enrico C, Laviolle B, Vazquez AR, Ince C, Dubin A. Quantitative assessment of the microcirculation in healthy volunteers and in patients with septic shock. Crit Care Med. 2012;40(5):1443-8.

59. Backer D, Donadello K, Taccone FS, Ospina-Tascon G, Salgado D, Vincent J. Microcirculatory alterations: potential mechanisms and implications for therapy. Ann Intensive Care. 2011;1(1):27.

60. Ospina-Tascon G, Neves AP, Occhipinti G, Donadello K, Buchele G, Simion D, et al. Effects of fluids on microvascular perfusion in patients with severe sepsis. Intensive Care Med. 2010;36(6):949-55.

61. Backer D, Creteur J, Dubois M, Sakr Y. The effects of dobutamine on microcirculatory alterations in patients with septic shock are independent of its systemic effects. Crit Care Med. 2006;34(2):403-8.

62. Edul VSK, Ince C, Vazquez AR, Rubatto PN, Emilio D, Espinoza V, et al. Similar microcirculatory alterations in patients with normodynamic and hyperdynamic septic shock. Ann Am Thorac Soc. 2015;13(2):240-7.

63. Dubin A, Pozo MO, Casabella CA, Pálizas F, Murias G, Moseinco MC, et al. Increasing arterial blood pressure with norepinephrine does not improve microcirculatory blood flow: a prospective study. Crit Care. 2009;13(3):1-8.

64. den Uil CA, Lagrand WK, Ent M van der, Jewbali LSD, Cheng JM, Spronk PE, et al. Impaired microcirculation predicts poor outcome of patients with acute myocardial infarction complicated by cardiogenic shock. Eur Heart J. 2010;31(24):3032-9.

65. Tachon G, Harrois A, Tanaka S, Kato H, Huet O, Pottecher J, et al. Microcirculatory alterations in traumatic hemorrhagic shock. Crit Care Med. 2014;42(6):1433-41.

66. Jhanji S, Lee C, Watson D, Hinds C, Pearse RM. Microvascular flow and tissue oxygenation after major abdominal surgery: association with post-operative complications. Intensive Care Med. 2009;35(4):671-7.

67. Ait-Oufella H, Bakker J. Understanding clinical signs of poor tissue perfusion during septic shock. Intensive Care Med. 2016;42(12):2070-2.

68. Eriksson S, Nilsson J, Sturesson C. Non-invasive imaging of microcirculation: a technology review. Med Devices. 2014;7:445-52.

69. Groner W, Winkelman JW, Harris AG, Ince C, Bouma GJ, Messmer K et al. Orthogonal polarization spectral imaging: a new method for study of the microcirculation. Nat Med. 1999;5(10):1209-12.

70. Cytometrics. Cytoscan microcirculation: static images. Disponível em: www.cytometrics.com/seeing.htm. Acesso em: 06 abr 2022.

71. Ince C, Boerma EC, Cecconi M, Backer D, Shapiro NI, Duranteau J, et al. Second consensus on the assessment of sublingual microcirculation in critically ill patients: results from a task force of the European Society of Intensive Care Medicine. Intensive Care Med. 2018;44(3):281-99.

72. Micheels J, Alsbjorn B, Sorensen B. Laser doppler flowmetry. A new non-invasive measurement of microcirculation in intensive care? Resuscitation. 1984;12(1):31-9.

73. Fiddian-Green RG. Gastric intramucosal pH, tissue oxygenation and acid-base balance. Br J Anaesth. 1995;74(5):591-606.

74. Povoas HP, Weil MH, Tang W, Moran B, Kamohara T, Bisera J. Comparisons between sublingual and gastric tonometry during hemorrhagic shock. Chest. 2000;118(4):1127-32.

23

Metas do Tratamento do Choque

Murillo Santucci Cesar de Assunção
Fábio Barlem Hohmann
Fabio Tanzillo

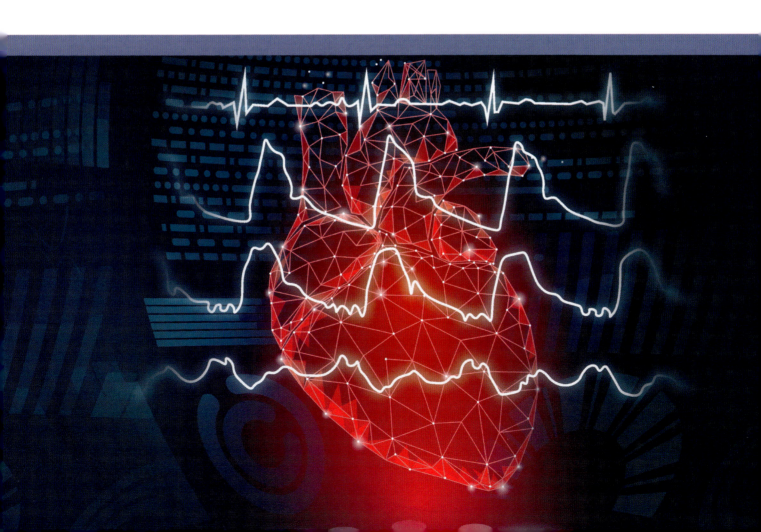

DESTAQUES

- As metas do tratamento do estado de choque incluem o restabelecimento do fluxo sanguíneo e da oxigenação para células e tecidos;
- O primeiro objetivo é garantir a pressão de perfusão tecidual por infusão de fluidos e uso de vasopressor;
- A ativação do sistema simpático, a liberação do hormônio antidiurético e a ativação do sistema renina-angiotensina são mecanismos de resposta iniciais ao estado de choque para corrigir a oferta de oxigênio à demanda metabólica, e desta forma restabelecer o consumo de oxigênio;
- A gravidade do choque e a necessidade de fluido podem ser determinantes para o início precoce de vasopressor, constituindo a noradrenalina sempre como fármaco de primeira escolha.

INTRODUÇÃO

O restabelecimento do fluxo sanguíneo e da oxigenação para células e tecidos faz parte das metas de tratamento do estado de choque. Baseia-se, inicialmente, em resgate da pressão de perfusão, otimização da adequação do equilíbrio entre oferta de oxigênio (DO_2) e demanda metabólica, estabilização e manutenção da perfusão tecidual e, por fim, de-ressuscitação por eliminação do excesso de líquido ofertado durante toda a terapia (Figura 23.1).

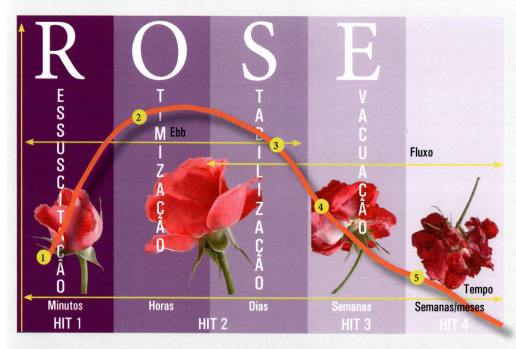

■ **FIGURA 23.1** Curva de ressuscitação do paciente em estado de choque, dividida em quatro fases importantes: (1) Resgate – reverter a hipotensão ameaçadora à vida por infusão de fluidos e associação de vasopressores. (2) Otimização – adequar a perfusão tecidual (oxigenação e fluxo) às necessidades metabólicas do organismo. (3) Estabilização – manutenção da perfusão e retirada de vasopressores e inotrópicos com objetivo de manter o balanço hídrico (BH) adequado. Por vezes, utiliza-se diuréticos para atingir este objetivo. (4) De-ressuscitação – objetiva buscar o BH negativo, eliminando o excesso de fluido infundido para o tratamento do estado de choque.

Fonte: Adaptada de Malbrain *et al.*, 2018.[1]

A intervenção sobre o agente causal da doença é importante para a interrupção do fator que causa o desequilíbrio entre a DO_2 e o consumo de oxigênio (VO_2) em relação à demanda metabólica do organismo, associada ao restabelecimento da perfusão tecidual, que consiste no pilar principal da terapia do estado de choque. Por fim, procede-se com a reversão e a prevenção da progressão de disfunções orgânicas instaladas.

FASE DE RESSUSCITAÇÃO BASEADA NOS NÍVEIS DE PRESSÃO ARTERIAL SISTÊMICA

Na fase de ressuscitação, também chamada de resgate, objetiva-se garantir a pressão de perfusão tecidual. Inicialmente, alíquotas de fluidos são oferecidas rapidamente e, de acordo com a intensidade da hipotensão arterial (se ameaçadora à vida), deve-se instituir prontamente o uso de vasopressor. Importante ressaltar que, para qualquer tipo de estado de choque, a noradrenalina é o vasopressor de escolha.[2]

Hipotensão arterial não é obrigatória para definir estado de choque, pois, muitas vezes, ela é corrigida na fase inicial de instalação do choque circulatório pela descarga adrenérgica, que ativa o sistema nervoso simpático, promovendo: venoconstrição para recrutar volume sanguíneo venoso não estressado e, então, aumento do retorno venoso (RV), e aumento da frequência cardíaca (FC), o que incrementa o débito cardíaco (DC). Vale ressaltar que o DC é o produto da FC pelo volume sistólico (VS) ejetado. Ocorre também liberação de hormônio antidiurético (ADH) e ativação do sistema renina-angiotensina (SRA), aumentando a retenção de água a fim de elevar o RV e ajustar o DC para manter a pressão arterial sistêmica (PA). Isso ocorre na fase inicial compensatória por liberação dos hormônios em resposta ao estado de choque.

Quando se desenvolve hipotensão arterial, o objetivo principal da ressuscitação não é apenas restaurar numericamente a PA, mas fornecer fluxo sanguíneo de modo adequado para atender o metabolismo celular. Para isso, a correção da hipotensão arterial é um pré-requisito a fim de iniciar a adequação da DO_2.[3] No início, o objetivo é restaurar a pressão arterial média (PAM) para 65 a 70 mmHg, mas deve-se avaliar o valor ideal para adequar o restabelecimento da perfusão tecidual, considerando o nível de consciência, o tempo de enchimento capilar (TEC), a FC, a aparência da pele, o débito urinário, bem como os marcadores laboratoriais de perfusão sistêmica, como lactato, gradiente venoarterial de dióxido de carbono $GapPCO_2$(v-a) e saturação venosa mista de oxigênio (SvO_2).[3,4]

Em pacientes com oligúria e, principalmente, com antecedentes de hipertensão arterial sistêmica, os efeitos do incremento adicional da PA sobre o débito urinário devem ser avaliados regularmente para ver se há melhora do quadro. Há, ainda, situações em que, no início da abordagem, valores de pressão arterial sistólica (PAs) menores que 90 mmHg podem ser aceitáveis, como em pacientes com sangramento agudo, sem repercussões neurológicas, a fim de limitar a perda de sangue e a coagulopatia associada, até a fonte do sangramento ser controlada sem aumentar a mortalidade. Esta medida é conhecida como hipotensão permissiva.[3,5,6]

Pode ocorrer também situações nas quais o restabelecimento da PAM em torno de 50 mmHg já é suficiente para manter as perfusões cerebral e cardíaca, sem necessariamente ter de empregar excessivamente vasopressores (Figura 23.2).[7] Entretanto, quando houver comorbidades, como estenose de valva aórtica, estenose subtotal de carótida, comprometimento de tronco de coronária esquerda ou disfunção ventricular direita grave (ou as duas condições), será necessário manter os níveis pressóricos mais elevados para garantir as perfusões cerebral e coronariana.

PAM inicial em torno de 65 mmHg restabelece, em geral, a perfusão tecidual; porém, deve-se reavaliar a fim de evitar o uso de vasopressor em excesso. Em pacientes com disfunção ventricular esquerda grave, o incremento da PAM corrobora o aumento da pós-carga de VE e pode comprometer ainda mais a perfusão tecidual.

Nos portadores de hipertensão arterial sistêmica (HAS), a PAM mais adequada pode ser superior a 70 mmHg. Entretanto, aumentar a PAM em virtude do uso de vasopressor pode desencadear taquiarritmias.[8]

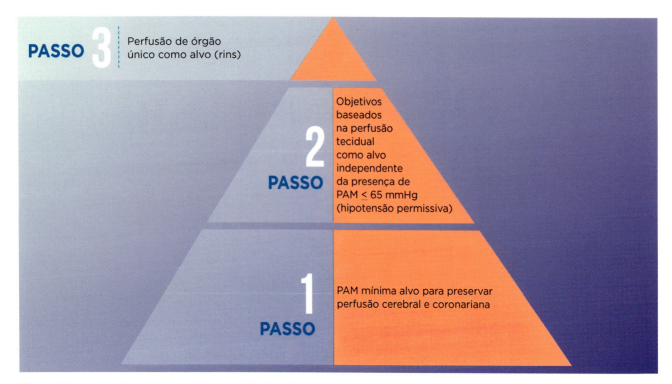

■ **FIGURA 23.2** Hierarquia dos objetivos da fase de ressuscitação em relação aos níveis pressóricos. Passo 1 – restabelecer a PAM em torno de 50 mmHg para garantir perfusões cerebral e coronariana. Passo 2 – adequar o nível de pressão arterial, tendo como alvo os marcadores de perfusão tecidual. Passo 3 – avaliar a perfusão em um único órgão; por exemplo, a necessidade de elevar o nível pressórico para adequar a perfusão renal.

PAM: Pressão arterial média.

Fonte: Adaptada de Dünser *et al.*, 2013.[7]

O resgate da hipotensão arterial dá-se inicialmente pela infusão de fluidos. A velocidade da infusão deve ocorrer de acordo com a gravidade da hipotensão arterial. No geral, inicia-se com 30 mL/kg de peso ideal para as primeiras 3 horas.[9] Alguns pacientes podem não suportar essa alíquota, outros requerem alíquotas maiores. O importante é avaliar e reavaliar constantemente a resposta do indivíduo a cada intervenção e evitar tanto a hipervolemia como a hipovolemia relativa ou absoluta.[10,11]

Caso a hipotensão seja grave ou persistente mesmo com a infusão de fluidos, indica-se o início de vasopressor.[3] A terapia com vasopressores pode iniciar imediatamente antes, durante ou após a ressuscitação com fluidos, não há regra fixa. O que indica o emprego de vasopressor é a gravidade da hipotensão arterial sistêmica. Apesar da fraca evidência, o uso precoce de vasopressor para correção da hipotensão arterial associado à infusão de fluidos pode contribuir para melhorar o desfecho clínico e reduzir a progressão das disfunções orgânicas.[12,14]

FASE DE OTIMIZAÇÃO DA OXIGENAÇÃO E FLUXO SANGUÍNEO TECIDUAL

Define-se estado de choque por insuficiência circulatória aguda, incapaz de prover oxigênio suficiente para atender às demandas metabólicas celular e tecidual, o que resulta em disóxia, tendo como uma das consequências o aumento do lactato decorrente do mecanismo de compensação anaeróbico.[15]

Após o resgate da pressão de perfusão, nos casos em que ocorre hipotensão arterial, o objetivo será o ajuste da DO_2 aos tecidos e às células. Caso não exista hipotensão arterial o objetivo será o mesmo, adequar o equilíbrio entre DO_2 e VO_2 para atender a demanda metabólica.

O transporte de oxigênio (TO_2) (Figura 23.3) e a DO_2 apresentam a mesma fórmula (Quadro 23.1), ambos são calculados pelo produto entre o DC e o conteúdo arterial de oxigênio (CaO_2). Entretanto, apresentam conceitos distintos: TO_2 é a maneira com que o oxigênio é transportado para alcançar a célula, tem início no

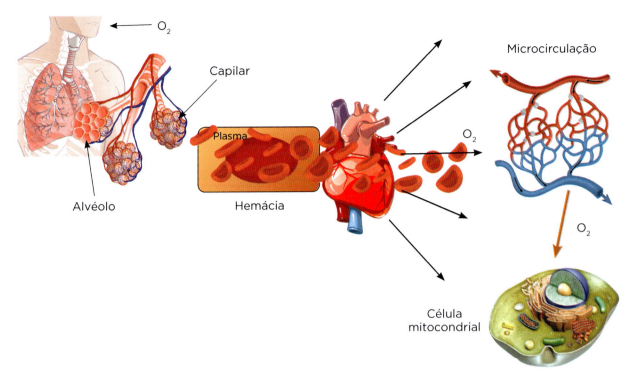

■ **FIGURA 23.3** Transporte de oxigênio. Após inspirado, o oxigênio passa pelas vias aéreas superiores, alcança as vias aéreas inferiores e atinge os alvéolos, passando então para os capilares, onde uma pequena parte ficará dissolvida no plasma e grande parte se ligará às hemoglobinas das hemácias. Pela circulação pulmonar, bem como por vênulas e veias pulmonares, o oxigênio chega ao coração esquerdo, que ejeta o fluxo sanguíneo contendo as hemácias que transportam oxigênio. O oxigênio ligado às hemácias e dissolvido no plasma serão ejetados para a circulação sistêmica, para atingir a microcirculação. Na microcirculação, as hemácias entregam o oxigênio às células para o consumirem a fim de produzirem energia, adenosina trifosfato (ATP). O_2: oxigênio.

ato da inspiração do oxigênio; DO_2 é a quantidade de oxigênio que realmente chega às células para ser consumido e produzir energia a fim de atender à demanda metabólica celular e dos órgãos.[16]

Quadro 23.1 Cálculo do transporte e da oferta de oxigênio.

$TO_2 = DC \times CaO_2$

$DO_2 = DC \times CaO_2$

$CaO_2 = (Hb \times 1,34 \times SaO_2) + (PaO_2 \times 0,0031)$

CaO_2: conteúdo arterial de oxigênio; **DC:** débito cardíaco; **DO_2:** oferta de oxigênio; **Hb:** hemoglobina; **PaO_2:** pressão parcial arterial de oxigênio; **SaO_2:** saturação arterial de oxigênio; **TO_2:** transporte de oxigênio; 0,0031: constante da diluição do oxigênio no plasma; 1,34: constante relacionada com quanto 1 g de hemoglobina consegue transportar estando totalmente saturada de oxigênio.

A quantidade de oxigênio que as células consomem relaciona-se com a capacidade de extração celular de oxigênio e sua utilização.[16] Desta maneira, define-se VO_2 pela quantidade de oxigênio extraída pelas células para produzir energia com a finalidade de suprir sua demanda metabólica.[17] Percebam que há relação entre as três variáveis relacionadas com a produção de adenosina trifosfato (ATP): a DO_2, que envia o substrato; o VO_2, que produz a energia; e a demanda metabólica, que direciona as primeiras duas variáveis para mais ou para menos, de acordo com a necessidade do organismo. Portanto, o estado inflamatório aumenta a necessidade metabólica, o que faz ser necessário ofertar e consumir mais substrato a fim de aumentar a produção de energia e atender à demanda metabólica aumentada. Também pode ocorrer o inverso; por exemplo, durante a anestesia, ocorre diminuição da demanda metabólica e, desse modo, a oferta de substrato estará diminuída, assim como o consumo, pois a necessidade de energia é menor.

A DO_2 pode ser otimizada com intervenções sobre seus componentes, como suplementação de oxigênio, correção de anemia e otimização do fluxo sanguíneo.

Entre as três intervenções, a que apresenta maior impacto é a intervenção sobre o DC (Figura 23.4).

Com os três pilares que apresentam maior impacto no DC (pré-carga, contratilidade e pós-carga), inicia-se a otimização do fluxo sanguíneo por meio da avaliação da responsividade à infusão de fluidos e do recrutamento da pré-carga.[18]

O benefício da infusão de fluidos ocorre quando o paciente encontra-se no segmento ascendente da curva de Frank-Starling; ou seja, o paciente ainda apresenta pré-carga recrutável.[18] Caso o paciente encontre-se no platô desta curva, isto é, sem responder à infusão de fluidos, inicia-se o uso de agentes inotrópicos (p. ex.: dobutamina) para otimizar o fluxo sanguíneo a fim de corrigir a hipoperfusão tecidual.

Não se deve perseguir, como alvo, o valor numérico absoluto do DC, mas deve-se avaliar se a DO_2 está ou não adequada às necessidades do organismo, verificando a resposta sobre os parâmetros e os marcadores de perfusão tecidual (Tabela 23.1).

Principalmente em estados de choque distributivo de origem inflamatória, o DC pode apresentar valores absolutos elevados e até alcançar valores considerados de supranormalidade (DO_2 > 600 mL/min/m²) para atingir as necessidades; mas este valor não deve e não pode ser perseguido empiricamente. Com o incremento do DC, marcadores de perfusão tecidual, como lactato, SvO_2 e $GapPCO_2$(v-a), devem ser avaliados a cada intervenção, para que, após o incremento da otimização não se perpetue com a otimização, resultando no aumento demasiado do DC, o que caracteriza o fluxo de luxo.

Fluxo de luxo consiste fluxo demasiado, que entrega muito oxigênio que não será utilizado pela célula. Este tipo de terapia está associado ao aumento de morbimortalidade em pacientes graves.[19-21]

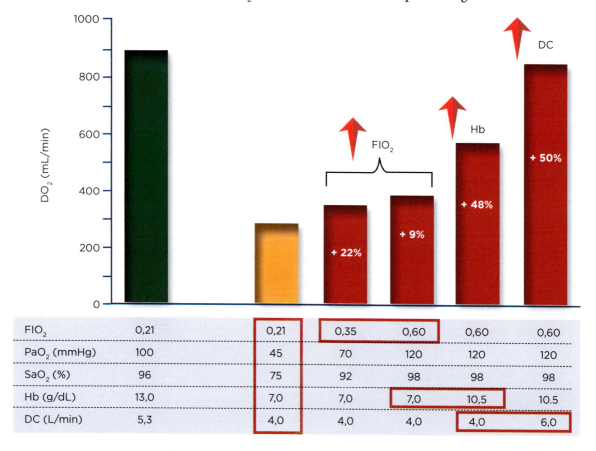

■ **FIGURA 23.4** Alterações nos componentes da oferta de oxigênio e seu impacto. Coluna verde: indivíduo sadio, com 75 kg, em repouso; coluna laranja: paciente em estado de choque com hipoxemia, anemia e débito cardíaco diminuído; colunas vermelhas: efeito sequencial das intervenções sobre a oferta de oxigênio, comparando com o valor precedente à intervenção.

DC: débito cardíaco; **DO_2:** oferta de oxigênio; **FIO_2:** fração inspirada de oxigênio; **Hb:** hemoglobina; **PaO_2:** pressão parcial arterial de oxigênio; **SaO_2:** saturação arterial de oxigênio.

Fonte: Adaptada de Huang, 2005.[22]

METAS DO TRATAMENTO DO CHOQUE

Tabela 23.1 Objetivos da otimização da oxigenação e fluxo sanguíneo baseados nos parâmetros de perfusão tecidual.

Categoria	Parâmetro	Objetivo	Intervalo de verificação sugerido	Justificativa fisiopatológica	Implicações terapêuticas
Perfusão periférica	Tempo de preenchimento capilar	< 4,5 s	15 a 60 min[a]	Fluxo sanguíneo sistêmico inadequado	Fluidos, transfusão de hemácias, inotrópicos, vasodilatador
	Mottling cutâneo	Ausente	—	—	Somente vasopressores para manter mínima a PAM para perfusões cerebral e coronariana
	Temperatura periférica	Quente	—	—	
	Índice de perfusão periférica	≥ 1,4	Contínuo	—	
	Saturação de oxigênio tecidual	≥ 70%	—	—	
Saturação venosa de oxigênio	Central	≥ 65% a 70%	Contínuo	—	—
	Mista	> 60% a 65%	Contínuo	—	—
Lactato arterial	Valor absoluto	< 2 mmol/L (< 18 mg/dL)	2 h	Fluxo sanguíneo sistêmico inadequado ou vasodilatação excessiva	Fluidos, transfusão de hemácias, inotrópicos, vasodilatador e/ou vasopressor
	Clearance	> 20%	2 h		
GapPCO$_2$(v-a)	—	4 a 6 mmHg	2 h	Fluxo estagnante	Fluidos, transfusão de hemácias, inotrópicos, vasodilatador
Diurese	—	≥ 0,5 mL/kg/h	15 a 60 min[a]	—	—

[a] Dependendo da fase de ressuscitação: 15 minutos durante a fase inicial, instável; 60 minutos durante a fase subsequente, estável.

Duas ou mais categorias alteradas (lactato, saturação venosa de oxigênio, gradiente venoarterial de oxigênio e diurese) indicam choque. Considera-se choque revertido quando uma ou nenhuma categoria está alterada.

CO$_2$: dióxido de carbono; **PAM:** pressão arterial média.

O acompanhamento do *clearance* de lactato, associado ao ajuste do GapPCO$_2$(v-a), pode auxiliar na correção da hipoperfusão tecidual. A correção da hipóxia tecidual é muito difícil de ser mensurada, mas pode ser inferida pela relação entre o índice cardíaco (IC) e a taxa de extração de oxigênio (TEO$_2$) sobre as *isoplets* de VO$_2$, a fim de avaliar indiretamente a tendência de comportamento do VO$_2$. Desse modo, realiza-se ajustes finos e evita-se, também, o fluxo de luxo (Figura 23.5).[17,18]

Independentemente da estratégia adotada, com a manutenção dos valores da TEO$_2$, o aumento do fluxo sanguíneo e, por consequência, da DO$_2$ infere na elevação do VO$_2$.[18] Pode-se também utilizar a SvO$_2$ em vez da TEO$_2$, empregando o mesmo racional, para interpretar a análise do VO$_2$, desde que a saturação arterial de oxigênio (SaO$_2$) permaneça a mesma antes e após a intervenção (Figura 23.5).

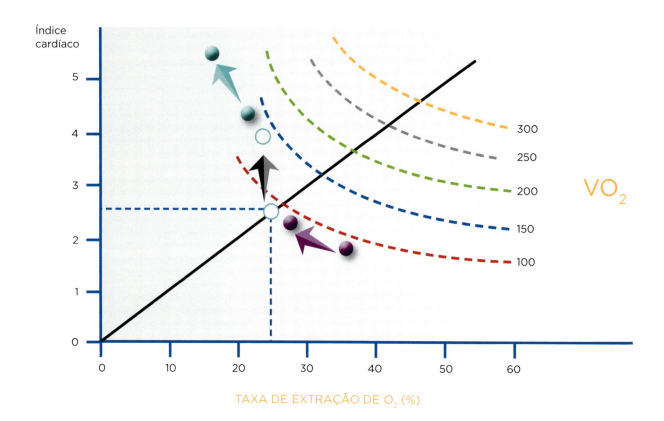

■ **FIGURA 23.5** Relação entre índice cardíaco e taxa de extração de oxigênio sobre o consumo de oxigênio. Na seta azul, *isoplets* demonstram aumento do índice cardíaco (IC) com redução da TEO$_2$, mantendo faixa de VO$_2$ (fluxo de luxo). A seta preta indica aumento do IC com TEO$_2$ constante e elevação do VO$_2$, o que mostra a efetividade da terapia. A seta lilás indica aumento do IC com redução da TEO$_2$, mantendo a faixa de VO$_2$ observada no desmame de fármacos vasoativos, com retorno aos parâmetros basais. VO$_2$: consumo de oxigênio.

Fonte: Adaptada de Vincent, 1996.[17]

Parâmetros clínicos, como tempo de preenchimento capilar (TEC), avaliação da presença de *mottling*, temperatura periférica, diurese, e parâmetros de monitores, como índice de perfusão (IP), saturação tecidual de oxigênio (StO$_2$), também são importantes e devem ser associados aos marcadores de perfusão sistêmicos laboratoriais (lactato, SvO$_2$ e GapPCO$_2$(v-a)) na avaliação para tomada de decisão.

O estudo ANDROMEDA mostrou que o uso do TEC para guiar a ressuscitação não diminuiu a mortalidade quando comparado com *clearance* de lactato > 20% em 2 horas no fim de 8 horas de ressuscitação; porém, pode-se interpretar que é seguro e deve ser incorporado à prática clínica, principalmente em locais onde não há disponibilidade da dosagem de lactato sérico.[23]

A SvO$_2$ reflete o total de sangue oxigenado, que retorna para o coração direito oriundo do organismo, drenado pelas veias cavas superior e inferior, seio coronário e rede de Thebesius. Para obter amostra desse sangue, realiza-se a coleta pela via distal do cateter de artéria pulmonar, cuja desembocadura localiza-se na artéria pulmonar.

Por sua vez, a saturação venosa central de oxigênio (SvcO$_2$) corresponde à saturação de oxigênio pela Hb na amostra de sangue coletado na transição entre a veia cava superior e o átrio direito. Corresponde à quantidade de oxigênio que retorna ao coração direito oriunda dos membros superiores, pescoço e crânio.[24]

Em indivíduos sadios, a SvcO$_2$ apresenta valor médio de 77%, com variação entre 66% e 84%, enquanto a SvO$_2$ tem valor médio de 78%, com variação entre 73% e 85%.[25] No entanto, em decorrência do maior VO$_2$ na circulação esplâncnica, nos órgãos intra-abdominais e em membros inferiores, ocorre uma inversão dessa tendência nos estados de choque, e a SvcO$_2$ passa a apresentar valores superiores aos da SvO$_2$ em até dez pontos (Figura 23.6).[24,26-29] Em valores absolutos para a prática diária, adota-se o valor de normalidade para a SvcO$_2$: 65% a 70% e para SvO$_2$: 60% a 65%.

METAS DO TRATAMENTO DO CHOQUE

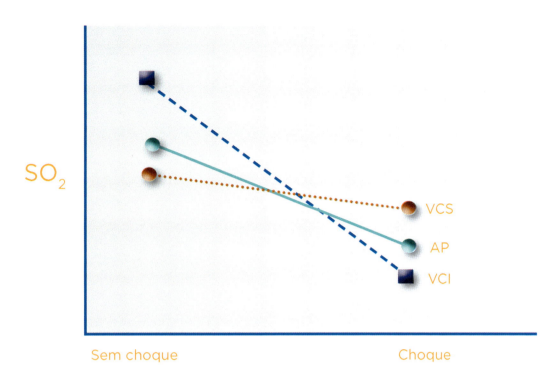

■ **FIGURA 23.6** Relação entres as saturações venosas, conforme o local, em pacientes com e sem choque.
AP: artéria pulmonar; **SO₂:** saturação de oxigênio; **VCS:** veia cava superior; **VCI:** veia cava inferior.
Fonte: Adaptada de Nelson, 1987.[25]

A SvcO₂ é variável, mas pode ser utilizada em equivalência à SvO₂, pois quando a SvO₂ eleva-se, a SvcO₂ também aumenta. Do mesmo modo, quando a SvO₂ diminui, a SvcO₂ reduz. Desta maneira, a monitorização da SvcO₂ pode constituir uma alternativa à SvO₂, visto que apresentam comportamentos semelhantes.[30,31] Contudo, há limitações principalmente quando os pacientes encontram-se em sedação profunda, anestesiados ou hipotérmicos, pois o metabolismo cerebral apresenta-se diminuído, com menor consumo de oxigênio, e, por conseguinte, retornará mais sangue oxigenado para o coração direito pela veia cava superior.[3,32,33]

Além disso, é importante lembrar que, nos pacientes com sedação profunda, caso se utilize a SvcO₂ e ela apresentar valores elevados, superiores a 70%, isto não significa, necessariamente, que o paciente apresenta perfusão adequada. Com a redução da demanda metabólica cerebral, espera-se que a SvcO₂ esteja mais elevada. Contudo, nesse caso, a SvcO₂ terá significância quando estiver com valores reduzidos ou apresentar redução ao longo do tempo.

Fisiologicamente, todas as vezes que ocorrer redução da DO₂, haverá aumento da TEO₂ para manter o VO₂ celular adequado e produzir energia suficiente a fim de atender e manter a demanda metabólica. Essa redução de DO₂, em situações de DC reduzido, com baixo fluxo, desencadeia diminuição da SvO₂, pois aumenta a TEO₂ pelas células. De modo didático, para explicar a diminuição da SvO₂ nessa situação, pode-se dizer que as células retiram o máximo de oxigênio que conseguem, pois o fluxo é lento e demorará para retornar e suprir novamente com oxigênio, fazendo com que menor quantidade de oxigênio chegue ao coração direito. Essa situação pode ser vista nos casos de choque cardiogênico, choque obstrutivo e choque hipovolêmico.

Em situações de alto fluxo, com DC elevado (caso do choque distributivo), a SvO₂ aumenta, pois a TEO₂ está diminuída pelas células. Isso ocorre porque o fluxo passa tão rápido, que não há tempo para a célula retirar o oxigênio. Também ocorre pela própria abertura de *shunts* na microcirculação; dessa maneira, mais sangue venoso com oxigênio retornará para o coração direito. Essa seria uma forma simplista de explicar o aumento da SvO₂.[17] Portanto, manter a SvO₂ como guia na ressuscitação pode auxiliar na otimização da perfusão tecidual, mas sempre associada a outros parâmetros, como lactato e GapPCO₂(v-a). O mais importante será a interpretação com o IC, para ajustar a DO_2 à demanda metabólica pelo incremento do VO_2 (Figura 23.5).

Quando os parâmetros clínicos e laboratoriais forem restabelecidos, para se ter certeza de que a ressuscitação atingiu seu objetivo, deve-se descartar déficit de oxigênio, o qual será caracterizado ao ajustar o VO_2 até sua necessidade fisiológica. Isso significa que, a partir do momento em que a DO_2 está adequada e o VO_2 estável, incrementos na DO_2 não elevarão o VO_2 e a taxa de extração de oxigênio diminuirá, visto que não ocorrerá aumento do VO_2. Assim, incrementos na DO_2 terão como consequência aumentos da SvO_2 mantendo o VO_2 de acordo com a demanda metabólica (Figura 23.5).[17]

Como a SvO_2 constitui marcador sistêmico de adequação do fluxo sanguíneo, mesmo se atingir valores superiores a 70%, isso não significa que o fluxo sanguíneo regional (leia-se em cada órgão e tecido) esteja otimizado por completo, visto que este valor corresponde ao total circulante e disponível para extração. Todavia, pode-se ter locais no organismo onde tanto o fluxo quanto a extração estejam inadequados.[34] Portanto, durante a abordagem de pacientes em choque, deve-se, além da correção dos parâmetros clínicos, monitorizar o fluxo sanguíneo adequadamente e atingir a relação DO_2/VO_2 apropriada por meio de intervenções e reavaliações frequentes.[16]

Ao realizar incrementos do IC, tanto por reposição com fluidos como pelo uso de inotrópicos, com aumento paralelo do VO_2, pode-se inferir que áreas que não estavam com perfusão tecidual adequada, passaram a ter fluxo sanguíneo e oxigenação apropriados, o que acarretou aumento do VO_2 por recrutamento da microcirculação.[16]

Por fim, a adequação do IC à demanda metabólica, associada ao restabelecimento dos marcadores de perfusão sistêmicos, possibilita concluir que a ressuscitação foi realizada com êxito.[16]

Importante destacar que a análise integrada de vários parâmetros hemodinâmicos e de oxigenação é a estratégia mais adequada no tratamento de pacientes em estado de choque quando comparada ao uso de variável isolada.[16]

O $GapPCO_2(v\text{-}a)$ está relacionado com fluxo sanguíneo, sendo inversamente proporcional a esse fluxo, desde que a produção de dióxido de carbono (VCO_2) permaneça constante. O valor normal do $GapPCO_2(v\text{-}a)$ é ≤ 6 mmHg.[35] Em situações nas quais observa-se SvO_2 diminuída e aumento do $GapPCO_2(v\text{-}a)$, isto corresponderá à diminuição do DC.[21] Quando a SvO_2 está dentro dos limites da normalidade ou mesmo aumentada, o aumento no $GapPCO_2(v\text{-}a)$ reflete disfunção da microcirculação, na capacidade de extração do oxigênio.[36,37]

Parâmetros de oxigenação apresentam baixa correlação com presença de metabolismo anaeróbico; além disso, outros importantes determinantes, como demanda metabólica e capacidade de extração de oxigênio, interferem na hipóxia tecidual. A produção de CO_2 anaeróbica pode ocorrer com hipóxia tecidual em virtude do tamponamento dos íons bicarbonatos por produção excessiva de prótons secundária à hidrólise de ATP.[38] A partir do conceito de que a perfusão é compreendida por dois componentes (fluxo e oxigenação), em modelos animais de choque hipovolêmico por hemorragia, encontrou-se correlação entre lactato e $GapPCO_2(v\text{-}a)$, sendo que o aumento expressivo do $GapPCO_2(v\text{-}a)$ foi observado durante o período de dependência entre VO_2/DO_2.[39,40] Contudo, também demonstrou-se, em modelos animais, que não ocorre aumento do $GapPCO_2(v\text{-}a)$ em situações de hipóxia tecidual decorrente de hipóxia hipoxêmica sem fluxo estagnante.[41,42]

Importante salientar que há situações em que o $GapPCO_2(v\text{-}a)$ alargado não está associado à hipoperfusão tecidual, como pode ser evidenciada na insuficiência cardíaca grave compensada, na qual os níveis de lactato encontram-se normais e não há dependência de VO_2/DO_2. Esse é um exemplo da falta de especificidade do $GapPCO_2(v\text{-}a)$ em detectar hipóxia tecidual.[43]

O $GapPCO_2(v\text{-}a)$ é utilizado como marcador de fluxo. Faz parte do arsenal de monitorização durante a ressuscitação. Assim como a SvO_2, deve estar associado a outras variáveis. O $GapPCO_2(v\text{-}a)$ é útil na ressuscitação de pacientes em estado de choque, pois funciona como guia terapêutico no ajuste do fluxo sanguíneo para correção da perfusão tecidual, além de apresentar maior significância ao avaliar o aumento do VO_2 em pacientes fluidorresponsivos quando comparado a $SvcO_2$.[43,44]

O $GapPCO_2(v\text{-}a)$ pode ser utilizado no cálculo do quociente respiratório (RQ, do inglês *respiratory quotient*), o qual se torna útil na identificação do metabolismo anaeróbico se estiver com valor superior a 1,3.[45] A fórmula para calcular o RQ é:

$$RQ = GapPCO_2(v\text{-}a) \div (C_{(a\text{-}v)}O_2)$$

Em que:

$$C_{(a-v)}O_2 = [Hb \times 1,34 \times SaO_2 + (PaO_2 \times 0,0031)] - [Hb \times 1,34 \times SvO_2 + (PvO_2 \times 0,0031)]$$

Desde os estudos de Weil *et al.*, usa-se os níveis de lactato como marcadores de perfusão tecidual em pacientes graves.[46-48] Em condições normais, ocorre produção diária de 1.500 mmol de lactato. Entre as fontes produtoras estão músculos, intestinos, hemácias, cérebro e pele.[49] O metabolismo do lactato ocorre, em sua maior parte, em fígado (60%) e rins (30%),[6] resultando na concentração normal de 1 mEq/L. Pequena elevação (> 1,5 mEq/L) implica no aumento da mortalidade em casos agudos.[50,51] De um modo geral, considera-se valores associados à hipoperfusão > 2 mmol/L (18 mg/dL).[52]

A hiperlactatemia é um dos marcadores do estado de choque em quadros agudos,[3,15] e a intensidade do seu aumento está diretamente relacionada com a intensidade do choque e a elevada mortalidade.[53-55]

A elevação dos níveis de lactato pode ocorrer por produção aumentada, eliminação diminuída ou ambas; desse modo, é importante monitorizar a tendência de queda ou a ascensão dos níveis séricos.[56] Pacientes graves, admitidos com hiperlactatemia na unidade de terapia intensiva (UTI), e que demoram para normalizar os valores nas primeiras 24 horas, apresentam desfecho clínico desfavorável. Esse período é conhecido como *lactime*.[57] Quanto menor a variação do nível de lactato nas 24 horas (Δ24Lac) após admissão em UTI (*cut-off* 19%), maior associação com complicações. Valores elevados de Δ24Lac foram associados a menor mortalidade intra-hospitalar (a cada 1% Δ24Lac; HR 0.987 95%CI 0.985–0.990; *p* < 0.001). O Δ24Lac ≤ 19% foram associados tanto com aumento de mortalidade intra-hospitalar (15% *vs* 43%; OR 4.11; 95%CI 3.23–5.21; *p* < 0.001) quanto a mortalidade em longo prazo (HR 1.54 95%CI 1.28–1.87; *p* < 0.001), mesmo após a correção com APACHE II, necessidade de catecolaminas e intubação orotraqueal.[55]

Na fase aguda, a monitorização seriada a cada 2 horas[16] para avaliar o *clearance* de lactato pode ser estratégia na avaliação da repostas às intervenções, bem como do prognóstico do paciente.[58] Indivíduos que apresentam queda de 10% nos níveis de lactato ao fim das primeiras 6 horas[58] ou de 10% a 20% em 2 horas[59] têm maior sobrevida.

Pode-se contestar se o termo *clearance* de lactato é o mais apropriado, já que é empregado na interpretação da queda dos níveis de lactato; no entanto, esse *clearance* pode estar associado à cessação da produção suprafisiológica de lactato e não à sua eliminação (Figura 23.7).[60,61]

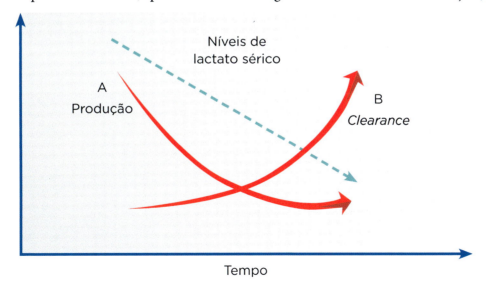

FIGURA 23.7 Níveis de lactato sérico, ao longo do tempo, durante a abordagem de paciente em estado de choque. Diminuição progressiva da produção de lactato (linha A) e aumento do *clearance* (linha B). Nota-se que as linhas não são dirigidas por dados, e o declínio do lactato não ocorre, necessariamente, de maneira linear.
Fonte: Adaptada de Vincent, 2015.[60]

Combinação de lactato, GapPCO$_2$(v-a) e medidas de SvcO$_2$ durante fase de otimização

A combinação de variáveis, como lactato, Gap PCO$_2$(v-a) e SvO$_2$ ou SvcO$_2$, pode ajudar a conduzir e identificar qual parte do sistema está contribuindo para alterações que favorecem a hipoperfusão tecidual.[35] Em geral, ocorre a identificação de baixo fluxo e não adequação da oxigenação tecidual para atender à demanda metabólica.[35]

A identificação de baixo fluxo por alargamento do GapPCO$_2$(v-a), hiperlactatemia e diminuição da SvO$_2$ (SvcO$_2$) pode ser corrigida pela infusão de fluidos quando o paciente apresentar fluidorresponsividade (i. e., exibir pré-carga recrutável) e, deste modo, incrementar o DC. Caso o paciente não seja fluidorresponsivo, pode-se empregar inotrópicos. O ajuste do fluxo sanguíneo (DC) para a correção da hipoperfusão é a intervenção de maior impacto no tratamento do estado de choque.[15,22]

A otimização também pode ser avaliada e compreendida pela associação de outras variáveis, como o RQ, a relação excesso de bases e diferença de íons fortes (BE/SID, do inglês *base acess/strong ions difference*) e pela espectroscopia no infravermelho próximo (NIRS, do inglês *near infrared spectroscopy*) (Tabela 23.2).

FASE DE ESTABILIZAÇÃO E CONTROLE DA INFLAMAÇÃO

Após o restabelecimento da perfusão tecidual, ainda com a necessidade de vasopressor, o objetivo é manter a perfusão tecidual adequada e evitar que as disfunções orgânicas revertidas possam reaparecer, bem como prevenir o surgimento de novas disfunções.[3]

Portanto, a monitorização (i. e., a vigilância dos marcadores de perfusão) deve ser feita, observando que, com o restabelecimento da perfusão tecidual, mesmo com permanência de vasopressor, apesar de paciente ser fluido responsivo, não há necessidade de ofertar novas alíquotas de fluidos. Deve-se ter paciência e aguardar a retirada do vasopressor, que ocorrerá conforme estabeleça a desinflamação do organismo.

Nesta fase, é importante manter o balanço hídrico (BH) equilibrado. Pacientes com sobrecarga hídrica > 10 L durante os 2 primeiros dias de tratamento podem levar até 3 semanas para excretar todo o excesso de fluido,[62] indicando-se, caso necessário, diuréticos mesmo na vigência de vasopressores. Por isso, a atenção aos marcadores de perfusão é fundamental para detectar qualquer alteração que possa resultar em perdas exageradas capazes de comprometer a perfusão tecidual. Pacientes que receberam alta da UTI com BH positivo ($\geq$ 4,5 L) apresentam aumento de mortalidade em 90 dias [HR 1,54 (1,20 a 2,01); p = 0,001] quando comparados àqueles com BH < 4,5 L.[63,64,65] É importante buscar o equilíbrio do BH, pois BH positivo está associado a desfecho clínico desfavorável com aumento da morbimortalidade.[3,66,67]

FASE DE DE-RESSUSCITAÇÃO

Nessa fase, na qual o paciente já se encontra sem vasopressor, o objetivo principal é o BH negativo, que ocorre, muitas vezes, de maneira espontânea; porém, também pode ser necessário empregar diuréticos (de-ressuscitação ativa).

Em situações nas quais não se consegue atingir o equilíbrio hídrico, pode ser necessário iniciar ultrafiltração,[3] principalmente se existir sobrecarga hídrica grave.[11]

Tabela 23.2 Avaliação integrada dos parâmetros à beira do leito.

SvO$_2$	Lactato	BE/SID	RQ	GapPCO$_2$(v-a)	NIRS	Característica
→	↓	↑	↓	↓	↑	Melhora a oxigenação tecidual
↑	→	→	→	↓	→	Aumenta o fluxo tecidual
↑	↑	↓	↑	↑	↓	*Shunt*; efeito calorigênico

SvO$_2$: saturação venosa mista de oxigênio; BE/SID: *base acess/strong ions difference*; RQ: quociente respiratório; GapPCO$_2$(v-a): gradiente venoarterial de dióxido de carbono; NIRS: espectroscopia no infravermelho próximo.

CONSIDERAÇÕES FINAIS

Em face do exposto ao longo do capítulo, pode-se concluir que é importante capacitar médicos para reconhecer precocemente o estado de choque, identificar sua etiologia de modo adequado e ter competência para prover ao paciente o melhor tratamento por meio dos recursos diagnósticos e terapêuticos disponíveis.

Atingindo-se esse objetivo, haverá, com certeza, um impacto positivo na morbimortalidade associada à essa patologia.

REFERÊNCIAS

1. Malbrain M, Van Regenmortel N, Saugel B, De Tavernier B, Van Gaal PJ, Joannes-Boyau O et al. Principles of fluid management and stewardship in septic shock: it is time to consider the four D's and the four phases of fluid therapy. Ann Intensive Care. 2018;8(1):66.

2. De Backer D, Biston P, Devriendt J, Madl C, Chochrad D, Aldecoa Cet al. Comparison of dopamine and norepinephrine in the treatment of shock. N Engl J Med. 2010;362(9):779-89.

3. Vincent JL, De Backer D. Circulatory shock. N Engl J Med. 2013;369(18):1726-34.

4. Mallat J, Lemyze M, Tronchon L, Vallet B, Thevenin D. Use of venous-to-arterial carbon dioxide tension difference to guide resuscitation therapy in septic shock. World Journal of Critical Care Medicine. 2016;5(1):47-56.

5. Bickell WH, Wall Jr. MJ, Pepe PE, Martin RR, Ginger VF, Allen MK et al. Immediate versus delayed fluid resuscitation for hypotensive patients with penetrating torso injuries. N Engl J Med. 1994;331(17):1105-9.

6. Dutton RP, Mackenzie CF, Scalea TM. Hypotensive resuscitation during active hemorrhage: impact on in-hospital mortality. J Trauma. 2002;52(6):1141-6.

7. Dünser MW, Takala J, Brunauer A, Bakker J. Re-thinking resuscitation: leaving blood pressure cosmetics behind and moving forward to permissive hypotension and a tissue perfusion-based approach. Crit Care. 2013;17(5):326.

8. Asfar P, Meziani F, Hamel JF, Grelon F, Megarbane B, Anguel N et al. High versus low blood-pressure target in patients with septic shock. N Engl J Med. 2014;370(17):1583-93.

9. Kuttab HI, Lykins JD, Hughes MD, Wroblewski K, Keast EP, Kukoyi O et al. Evaluation and predictors of fluid resuscitation in patients with severe sepsis and septic shock. Crit Care Med. 2019;47(11):1582-90.

10. Sim J, Kwak JY, Jung YT. Association between postoperative fluid balance and mortality and morbidity in critically ill patients with complicated intra-abdominal infections: a retrospective study. Acute Crit Care. 2020;35(3):189-96.

11. Vincent JL, Pinsky MR. We should avoid the term "fluid overload". Crit Care. 2018;22(1):214.

12. Bai X, Yu W, Ji W, Lin Z, Tan S, Duan K et al. Early versus delayed administration of norepinephrine in patients with septic shock. Crit Care. 2014;18(5):532.

13. Waechter J, Kumar A, Lapinsky SE, Marshall J, Dodek P, Arabi Y et al. Interaction between fluids and vasoactive agents on mortality in septic shock: a multicenter, observational study. Crit Care Med. 2014;42(10):2158-68.

14. Black LP, Puskarich MA, Smotherman C, Miller T, Fernandez R, Guirgis FW. Time to vasopressor initiation and organ failure progression in early septic shock. J Am Coll Emerg Physicians Open. 2020;1(3):222-30.

15. Cecconi M, De Backer D, Antonelli M, Beale R, Bakker J, Hofer C et al. Consensus on circulatory shock and hemodynamic monitoring. Task force of the European Society of Intensive Care Medicine. Intensive Care Med. 2014;40(12):1795-815.

16. Assuncao MSC, Bravim B de A, Silva E. Como escolher os alvos terapêuticos para melhorar a perfusão tecidual no choque séptico. Einstein. 2015:13(3):441-7.

17. Vincent JL. Determination of oxygen delivery and consumption versus cardiac index and oxygen extraction ratio. Crit Care Clin. 1996;12(4):995-1006.

18. Assuncao MS, Correa TD, Bravim B de A, Silva E. How to choose the therapeutic goals to improve tissue perfusion in septic shock. Einstein. 2015;13(3):441-7.

19. Hayes MA, Timmins AC, Yau EH, Palazzo M, Hinds CJ, Watson D. Elevation of systemic oxygen delivery in the treatment of critically ill patients. N Engl J Med. 1994;330(24):1717-22.

20. Gattinoni L, Brazzi L, Pelosi P, Latini R, Tognoni G, Pesenti A et al. A trial of goal-oriented hemodynamic therapy in critically ill patients. SvO_2 Collaborative Group. N Engl J Med. 1995;333(16):1025-32.

21. Alia I, Esteban A, Gordo F, Lorente JA, Diaz C, Rodriguez JA et al. A randomized and controlled trial of the effect of treatment aimed at maximizing oxygen delivery in patients with severe sepsis or septic shock. Chest. 1999;115(2):453-61.

22. Huang YC. Monitoring oxygen delivery in the critically ill. Chest. 2005;128(5 Suppl 2):554S-60S.

23. Hernandez G, Ospina-Tascon GA, Damiani LP, Estenssoro E, Dubin A, Hurtado J et al. Effect of a resuscitation strategy targeting peripheral perfusion status vs serum lactate levels on 28-day mortality among patients with septic shock: the ANDROMEDA-SHOCK Randomized Clinical Trial. JAMA. 2019;321(7):654-64.

24. Bloos F, Reinhart K. Venous oximetry. Intensive Care Med. 2005;31(7):911-3.

25. Nelson LD. Chapter 16 - Mixed Venous Oximetry. Oxygen Transport in The Critically Ill. 1 ed1987. 554 p.

26. Machado F, Carvalho R, Freitas F, Sanches L, Jackiu M, Mazza B et al. Central and mixed venous oxygen saturation in septic shock: is there a clinically relevant difference? Revista Brasileira de Terapia Intensiva. 2008;20:398-404.

27. Gutierrez G, Chawla LS, Seneff MG, Katz NM, Zia H. Lactate concentration gradient from right atrium to pulmonary artery. Crit Care. 2005;9(4):R425-9.

28. Gutierrez G, Comignani P, Huespe L, Hurtado FJ, Dubin A, Jha V et al. Central venous to mixed venous blood oxygen and lactate gradients are associated with outcome in critically ill patients. Intensive Care Med. 2008;34(9):1662-8.

29. Varpula M, Karlsson S, Ruokonen E, Pettilä V. Mixed venous oxygen saturation cannot be estimated by central venous oxygen saturation in septic shock. Intensive Care Med. 2006;32(9):1336-43.

30. Bauer P, Reinhart K, Bauer M. Significance of venous oximetry in the critically ill. Medicina intensiva. 2008;32(3):134-42.

31. Dueck MH, Klimek M, Appenrodt S, Weigand C, Boerner U. Trends but not individual values of central venous oxygen saturation agree with mixed venous oxygen saturation during varying hemodynamic conditions. Anesthesiology. 2005;103(2):249-57.

32. Reinhart K, Rudolph T, Bredle DL, Hannemann L, Cain SM. Comparison of central-venous to mixed-venous oxygen saturation during changes in oxygen supply/demand. Chest. 1989;95(6):1216-21.

33. Da Fonseca FIRM, Rezende AH, Falcão LFR, Correa TD. Central venous oxygen saturation in patients undergoing major surgery with total intravenous anesthesia. Intensive Care Medicine. 2014;40(1):1-308.

34. Rivers E, Nguyen B, Havstad S, Ressler J, Muzzin A, Knoblich B et al. Early goal-directed therapy in the treatment of severe sepsis and septic shock. N Engl J Med. 2001;345(19):1368-77.

35. De Backer D. Detailing the cardiovascular profile in shock patients. Crit Care. 2017;21(Suppl 3):311.

36. Ospina-Tascon GA, Umana M, Bermudez WF, Bautista-Rincon DF, Valencia JD, Madrinan HJ et al. Can venous-to--arterial carbon dioxide differences reflect microcirculatory alterations in patients with septic shock? Intensive Care Med. 2016;42(2):211-21.

37. Perner A, Gordon AC, De Backer D, Dimopoulos G, Russell JA, Lipman J et al. Sepsis: frontiers in diagnosis, resuscitation and antibiotic therapy. Intensive Care Med. 2016;42(12):1958-69.

38. Randall Jr. HM, Cohen JJ. Anaerobic CO_2 production by dog kidney in vitro. Am J Physiol. 1966;211(2):493-505.

39. Van der Linden P, Rausin I, Deltell A, Bekrar Y, Gilbart E, Bakker J et al. Detection of tissue hypoxia by arteriovenous gradient for PCO_2 and pH in anesthetized dogs during progressive hemorrhage. Anesth Analg. 1995;80(2):269-75.

40. Zhang H, Vincent JL. Arteriovenous differences in PCO_2 and pH are good indicators of critical hypoperfusion. Am Rev Respir Dis. 1993;148(4 Pt 1):867-71.

41. Vallet B, Teboul JL, Cain S, Curtis S. Venoarterial CO(2) difference during regional ischemic or hypoxic hypoxia. J Appl Physiol. 2000;89(4):1317-21.

42. Dubin A, Murias G, Estenssoro E, Canales H, Badie J, Pozo M et al. Intramucosal-arterial PCO_2 gap fails to reflect intestinal dysoxia in hypoxic hypoxia. Crit Care. 2002;6(6):514-20.

43. Teboul JL, Mercat A, Lenique F, Berton C, Richard C. Value of the venous-arterial PCO_2 gradient to reflect the oxygen supply to demand in humans: effects of dobutamine. Crit Care Med. 1998;26(6):1007-10.

44. Monnet X, Julien F, Ait-Hamou N, Lequoy M, Gosset C, Jozwiak M et al. Lactate and venoarterial carbon dioxide difference/arterial-venous oxygen difference ratio, but not central venous oxygen saturation, predict increase in oxygen consumption in fluid responders. Crit Care Med. 2013;41(6):1412-20.

45. Mekontso-Dessap A, Castelain V, Anguel N, Bahloul M, Schauvliege F, Richard C et al. Combination of venoarterial PCO_2 difference with arteriovenous O_2 content difference to detect anaerobic metabolism in patients. Intensive Care Med. 2002;28(3):272-7.

46. Broder G, Weil MH. Excess lactate: an index of reversibility of shock in human patients. Science. 1964;143(3613):1457-9.

47. Peretz DI, McGregor M, Dossetor JB. Lacticacidosis: a clinically significant aspect of shock. Can Med Assoc J. 1964;90:673-5.

48. Weil MH, Afifi AA. Experimental and clinical studies on lactate and pyruvate as indicators of the severity of acute circulatory failure (shock). Circulation. 1970;41(6):989-1001.

49. Levy B. Lactate and shock state: the metabolic view. Curr Opin Crit Care. 2006;12(4):315-21.

50. Nichol AD, Egi M, Pettila V, Bellomo R, French C, Hart G, et al. Relative hyperlactatemia and hospital mortality in critically ill patients: a retrospective multi-centre study. Crit Care. 2010;14(1):R25.

51. Singer M, Deutschman CS, Seymour CW, Shankar-Hari M, Annane D, Bauer M et al. The Third International Consensus Definitions for Sepsis and Septic Shock (Sepsis-3). JAMA. 2016;315(8):801-10.

52. Hernandez G, Bellomo R, Bakker J. The ten pitfalls of lactate clearance in sepsis. Intensive Care Med. 2019;45(1):82-5.

53. Nichol A, Bailey M, Egi M, Pettila V, French C, Stachowski E, et al. Dynamic lactate indices as predictors of outcome in critically ill patients. Crit Care. 2011;15(5):R242.

54. Haas SA, Lange T, Saugel B, Petzoldt M, Fuhrmann V, Metschke M et al. Severe hyperlactatemia, lactate clearance and mortality in unselected critically ill patients. Intensive Care Med. 2016;42(2):202-10.

55. Masyuk M, Wernly B, Lichtenauer M, Franz M, Kabisch B, Muessig JM et al. Prognostic relevance of serum lactate kinetics in critically ill patients. Intensive Care Med. 2019;45(1):55-61.

56. Vincent JL, Quintairos ESA, Couto Jr. L, Taccone FS. The value of blood lactate kinetics in critically ill patients: a systematic review. Crit Care. 2016;20(1):257.

57. Bakker J, Gris P, Coffernils M, Kahn RJ, Vincent J-L. Serial blood lactate levels can predict the development of multiple organ failure following septic shock. Am J Surg. 1996;171(2):221-6.

58. Nguyen HB, Rivers EP, Knoblich BP, Jacobsen G, Muzzin A, Ressler JA et al. Early lactate clearance is associated with improved outcome in severe sepsis and septic shock*. Crit Care Med. 2004;32(8):1637-42.

59. Jansen TC, van Bommel J, Schoonderbeek FJ, Sleeswijk Visser SJ, van der Klooster JM, Lima AP et al. Early lactate-guided therapy in intensive care unit patients: a multicenter, open-label, randomized controlled trial. Am J Respir Crit Care Med. 2010;182(6):752-61.

60. Vincent JL. Serial blood lactate levels reflect both lactate production and clearance. Crit Care Med. 2015;43(6):e209.

61. Vincent JL. Lactic acidosis. N Engl J Med. 2015;372(11):1077-8.

62. Plank LD, Hill GL. Sequential metabolic changes following induction of systemic inflammatory response in patients with severe sepsis or major blunt trauma. World J Surg. 2000;24(6):630-8.

63. Lee J, de Louw E, Niemi M, Nelson R, Mark RG, Celi LA et al. Association between fluid balance and survival in critically ill patients. J Intern Med. 2015;277(4):468-77.

64. Thacker JK, Mountford WK, Ernst FR, Krukas MR, Mythen MM. Perioperative fluid utilization variability and association with outcomes: considerations for enhanced recovery efforts in sample us surgical populations. Ann Surg. 2016;263(3):502-10.

65. Shin CH, Long DR, McLean D, Grabitz SD, Ladha K, Timm FP et al. Effects of intraoperative fluid management on postoperative outcomes: a hospital registry study. Ann Surg. 2018;267(6):1084-92.

66. Malbrain ML, Marik PE, Witters I, Cordemans C, Kirkpatrick AW, Roberts DJ et al. Fluid overload, de-resuscitation, and outcomes in critically ill or injured patients: a systematic review with suggestions for clinical practice. Anaesthesiol Intensive Ther. 2014;46(5):361-80.

67. Boyd JH, Forbes J, Nakada T-A, Walley KR, Russell JA. Fluid resuscitation in septic shock: a positive fluid balance and elevated central venous pressure are associated with increased mortality. Crit Care Med. 2011;39(2):259-65.

24

Responsividade à Infusão de Fluidos

Renato Carneiro de Freitas Chaves
Luiz Marcelo de Sá Malbouisson
João Manoel Silva Jr

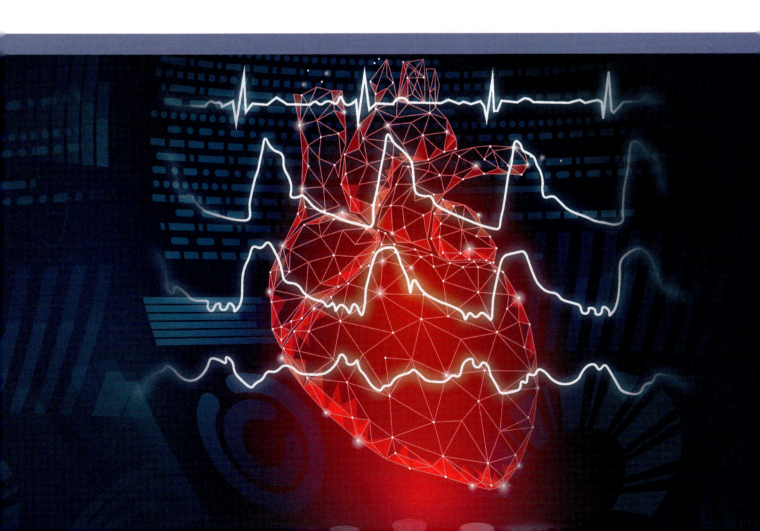

DESTAQUES

- O adequado volume intravascular é fundamental para a manutenção da oferta tecidual de oxigênio e a estabilidade hemodinâmica;
- A expansão volêmica com fluido deve ser realizada idealmente em pacientes que apresentam sinais de hipoperfusão tecidual e preditores positivos de responsividade a fluidos;
- Aproximadamente 50% dos pacientes graves não se beneficiarão de uma expansão volêmica com fluido intravenoso;
- Parâmetros dinâmicos, quando comparados aos parâmetros estáticos, têm maior acurácia em predizer responsividade a volume.

INTRODUÇÃO

Expansão volêmica é uma conduta frequente em pacientes graves.[1] Entretanto, a despeito de ser um procedimento corriqueiro, cerca de 50% dos pacientes não se beneficiam de expansão volêmica com fluido intravenoso (IV).[1,2] Sabe-se que a sobrecarga de fluidos está associada ao aumento da morbidade e da mortalidade.[3] Desse modo, é crucial fazer avaliação acurada e objetiva da resposta à infusão de fluidos antes da expansão volêmica.[1-3]

Responsividade a fluido pode ser definida como o aumento do volume sistólico (VS), do débito cardíaco (DC) ou do índice cardíaco (IC) ≥10% ou ≥15% após desafio hídrico apropriado.[1] As primeiras descrições sobre avaliação da responsividade a fluido foram descritas a princípio em pacientes profundamente sedados, sob ventilação mecânica controlada sem esforço respiratório, com volume corrente (VC) de, pelo menos, 8 mL/kg de peso predito pela estatura, tórax fechado, e pressão expiratória final positiva (PEEP) < 10 cmH_2O.[4] Entretanto, o manejo atual do paciente crítico inclui ventilação protetora, desmame da ventilação mecânica o mais precocemente possível e sedação mais superficial. Portanto, torna-se mandatória a realização de parâmetros de avaliação da responsividade a fluido conforme o manejo atual desses pacientes.[1]

Com o melhor entendimento de conceitos de fisiologia aplicada à beira leito, associado à melhoria das técnicas de monitorização hemodinâmica, propiciou-se grande avanço no manejo volêmico. Diversos parâmetros foram propostos para avaliar a responsividade a fluidos, sendo os métodos de avaliação da responsividade a fluidos classificados didaticamente em estáticos e dinâmicos. Neste capítulo, serão descritos os principais conceitos e métodos de avalição da responsividade a volume.

FISIOLOGIA APLICADA À BEIRA LEITO

A interação entre coração, pulmão e compartimento abdominal é parte fundamental para o completo entendimento e interpretação dos dados hemodinâmicos obtidos.[5] A ventilação pulmonar, mecânica ou espontânea, interfere significativamente no retorno venoso (RV), no VS e no DC.[5] Todas as modalidades de ventilação aumentam ciclicamente o volume pulmonar.[5] Entretanto, a ventilação espontânea e a ventilação com pressão positiva exercem efeitos opostos na pressão intratorácica e, por consequência, influenciam de maneira oposta o RV e VS.[1,5]

Durante a fase inspiratória dos pacientes em ventilação mecânica, ocorre o aumento da pressão intratorácica (PIT), desencadeando a queda no RV e a redução do VS.[5] A consequência da queda do volume sistólico, caso a frequência cardíaca (FC) não se eleve, é a queda do DC e do IC. Em contrapartida, na expiração, efeitos opostos acontecem, durante a fase expiratória ocorre queda da PIT causando aumentos do RV e do VS.[5] A consequência da elevação do VS, caso a FC não diminua, é a elevação do DC e do IC.[5]

A ventilação espontânea e a ventilação com pressão positiva exercem efeitos opostos na PIT.[1,2,5] Durante a inspiração de pacientes em ventilação espontânea, a PIT reduz em virtude do aumento do diâmetro da caixa torácica decorrente da movimentação do diafragma. A queda da PIT aumenta o RV e o VS.[5]

Uma vez que a ventilação mecânica age ciclicamente, aumentando e diminuindo o RV para o coração, a amplitude dessa variação é relacionada com a capacidade do sistema cardiovascular em responder à infusão de fluidos com aumento do DC.[1,2] O entendimento e a aplicação dos conceitos de fisiologia podem ser utilizados para quantificar a variação cíclica dos parâmetros hemodinâmicos induzida pelo ciclo respiratório, o que possibilita o desenvolvimento de parâmetros de responsividade a fluido.[1,5]

Do ponto de vista fisiológico, o paciente que se beneficia da expansão volêmica tem dependência da pré-carga; portanto, encontra-se na porção ascendente da curva de Frank-Starling.[1,5] Todavia, se estiver na fase de platô, a infusão de fluidos não será efetiva e poderá trazer inclusive efeitos deletérios.[1,5]

EXPANSÃO VOLÊMICA

A infusão de fluidos deve ser realizada idealmente em pacientes que apresentam sinais de hipoperfusão tecidual e preditores positivos de responsividade a fluidos.[1,6] O adequado volume intravascular é fundamental para a manutenção da oferta de oxigênio (DO_2) tecidual e a estabilidade hemodinâmica.[6,7] Entretanto, antes da expansão com fluidos é essencial utilizar parâmetros de responsividade a volume com o objetivo de evitar a sobrecarga hídrica.[1] Até o momento, não existe um consenso universal sobre qual o melhor flui-

do e por quanto tempo a infusão do fluido deve ser realizada.[1] Em geral, no paciente adulto, considera-se desafio hídrico adequado, se infundir 250 mL de fluido por via intravenosa (IV) em menos de 30 minutos.[1] Diversas soluções comerciais estão disponíveis, sendo os cristaloides as mais comumente utilizadas durante a expansão volêmica.[1] Expansões volêmicas com coloide sintético do tipo amido, como hidroxietilamido, são fortemente desencorajadas por aumentar o risco de disfunção renal aguda, terapia renal substitutiva e coagulopatia.[8,9]

PARÂMETROS ESTÁTICOS DE AVALIAÇÃO DA RESPONSIVIDADE A FLUIDO

Os parâmetros estáticos de avaliação da reposição volêmica sofreram inúmeras críticas ao longo do tempo por não se mostrarem confiáveis em predizer a resposta do aumento do DC à infusão de fluidos.[10-12] Os ajustes dos parâmetros de ventilação mecânica impactam na hemodinâmica e na interpretação dos parâmetros de responsividade a fluido.[12-14] Os principais parâmetros estáticos de avaliação da reposição volêmica são: pressão venosa central (PVC), pressão de oclusão da artéria pulmonar (POAP), volume diastólico final do ventrículo direito (VDFVD) e volume diastólico final global (GEDV, do inglês *global end-diastolic volume*) (Tabela 24.1).

Tabela 24.1 Parâmetros estáticos de avaliação da responsividade a volume.

Parâmetros	Monitor	Faixa normal
PVC	Cateter venoso central	1-6 mmHg
CAP	Cateter de artéria pulmonar	2-12 mmHg
VDFVD	Cateter volumétrico de artéria pulmonar	80-150 mL/m^2

Fonte: Acervo dos autores.

Pressão venosa central

A PVC ou a pressão do átrio direito (PAD) é utilizada há muito tempo para otimizar o volume intravascular e a pré-carga cardíaca. Os termos PVC e PAD são essencialmente equivalentes desde que não haja obstrução da veia cava, porém PVC é mais comumente utilizado. A PVC costuma ser mensurada por meio de um transdutor de pressão acoplado a um cateter venoso em uma veia central, constituindo seu valor de normalidade em torno de 2 a 6 mmHg. Em pacientes sem lesão valvar tricúspide, a PVC é igual à pressão diastólica final ventricular direita (PDFVD), representando a pré-carga do ventrículo direito (VD).[10]

A PVC está prontamente disponível em qualquer paciente com cateter venoso central (CVC). Entretanto, mesmo sem ele, pode ser clinicamente estimada pela inspeção das veias jugulares. A PVC é determinada pela interação da função cardíaca e da função que determina o retorno do sangue ao coração. A acurácia da PVC em predizer as alterações no DC em resposta à infusão de fluidos é limitada.[10,11] Esta falha em encontrar a aplicabilidade clínica para a PVC pode ser explicada pela dificuldade em considerar os determinantes fisiológicos dessa medida.[14] Diversos fatores podem influenciar a análise da PVC (Figura 24.1). Outra importante consideração é o ponto de mensuração da PVC, que pode ser medido em relação às ondas normais "a", "c" e "v", tendo cada onda significado distinto. Pode existir grandes diferenças entre os valores mensurados em cada onda, interferindo no valor numérico da PVC, conforme demonstra a Figura 24.2. Para a estimativa da pré-carga cardíaca, que é a questão clínica mais comum, a pressão na base da onda "c" é mais apropriada, porque é a última pressão atrial antes da contração ventricular e, portanto, a melhor estimativa da pré-carga cardíaca. Se a onda "c" não puder ser identificada, a base da onda "a" fornece boa aproximação. Como alternativa, se o monitor tiver capacidade

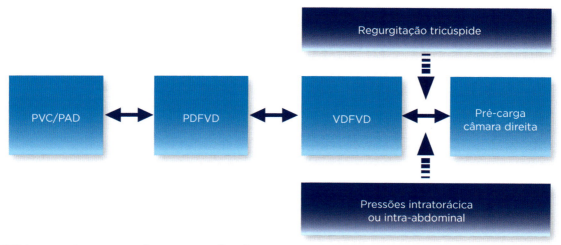

■ **FIGURA 24.1** Fatores que influenciam a análise da PVC.
PAD: pressão de átrio direito; **PDFVD:** pressão diastólica final de ventrículo direito; **VDFVD:** volume diastólico final de ventriculo direito.
Fonte: Cheatham ML. Right. Int J Intensive Care 2000; 7(3):165-176.

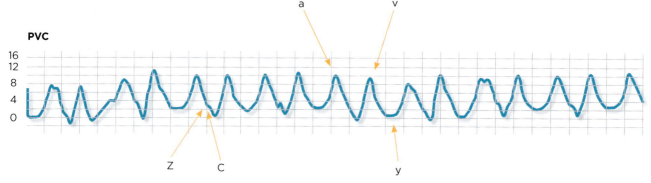

■ **FIGURA 24.2** Exemplo de rastreamento da PVC com ondas proeminentes "a" e "v". Há uma pequena onda "c" após a onda "a", seguida pela descida "x". O ponto apropriado para a medição é a base da onda "c" (ou a onda "a" quando a onda "c" não puder ser vista). Nesse exemplo, a diferença entre a parte inferior (a posição correta) e a parte superior é de 8 mmHg.
Fonte: Acervo dos autores.

de traçar uma linha vertical através da onda Q do eletrocardiograma ajudará a identificar essa posição.

Apesar da facilidade em obter a PVC, diversos estudos demonstraram a baixa aplicabilidade da PVC como método de avalição da responsividade a volume.[10,11] Em revisão sistemática da literatura, incluindo 24 estudos e 803 pacientes, evidenciou-se que a área sobre a curva característica de operação do receptor (ROC, do inglês *receiver operating characteristic*) da PVC, para predizer responsividade a volume, é de 0,56.[10] Resultados semelhantes foram reportados por outra revisão sistemática da literatura, incluindo 51 estudos e 1.148 pacientes, demonstrando que a área sobre a curva ROC da PVC < 8 mmHg, para predizer responsividade a volume, foi de 0,57; a PVC de 8 a 12 mmHg foi de 0,54; e a PVC > 12 mmHg foi de 0,56.[11]

Desse modo, a PVC, por si só, não é um bom indicador da adequação do volume vascular nem a pré-carga cardíaca.[10,11] Considere, por exemplo, a PVC de uma pessoa hígida: o valor geralmente tende a zero na postura ereta, mas, por definição, o DC e o volume vascular são normais. Por outro lado, PVC alta pode estar presente em alguém com função cardíaca normal e volume intravascular bastante expandido, bem como em um indivíduo com função cardíaca deprimida e volume vascular normal. Essas duas possibilidades podem ser diferenciadas somente pelo conhecimento do DC **(Figura 24.3)**. Da mesma maneira, a PVC pode ser baixa em alguém com função cardíaca acentuadamente aumentada e volume vascular normal ou até aumentado, como ocorre durante o exercício, ou pode ser baixa em alguém com volume vascular diminuído e função cardíaca normal.

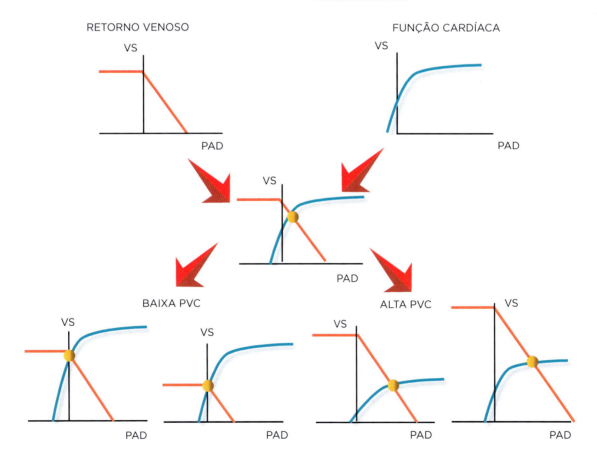

■ **FIGURA 24.3** Interação entre retorno venoso, função cardíaca e DC para determinar a PVC. No canto inferior esquerdo, uma PVC baixa pode estar associada a alto DC e retorno venoso normal ou à função cardíaca normal, mas volume e retorno venoso diminuídos. No canto inferior direito, uma PVC alta pode estar associada a retorno venoso normal, mas função cardíaca diminuída, ou à função cardíaca normal com retorno venoso alto em virtude do excesso de volume. Portanto, um único valor da PVC não indica *status* do volume ou da função cardíaca.

VS: volume sistólico; **PAD:** Pressão do átrio direito; **PVC:** pressão venosa central.

Fonte: Magder S. How to use central venous pressure measurements. Curr Opin Crit Care. 2005 Jun;11(3):264-70.

Portanto, não se deve esperar que a medida da PVC, por si só, tenha muito valor, e grande parte do significado clínico da PVC pode ser avaliada apenas em conjunto com medida direta ou previsão clínica do DC.

Uma segunda consideração importante é que o aumento na PVC pode elevar o DC apenas quando a função cardíaca não for limitada. No entanto, na maioria dos pacientes, a medida do DC não está disponível. Nestes pacientes, o valor clínico da PVC é potencialmente mais útil no sentido negativo; ou seja, quanto menor o valor, maiores são as chances do paciente ser respondedor a fluidos (Figura 24.4). Entretanto, existe uma grande sobreposição de valores entre pacientes responsivos e não responsivos a volume, inviabilizando a escolha de um ponto de corte apropriado (Figura 24.5).

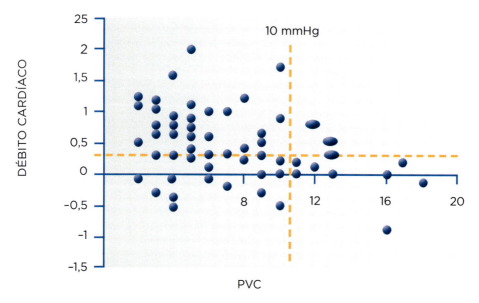

■ **FIGURA 24.4** Alteração do índice cardíaco em cada PVC. A maioria dos pacientes respondeu com PVC < 10 mmHg.
Fonte: Adaptada de Magder e Bafaqeeh, 2007.[14]

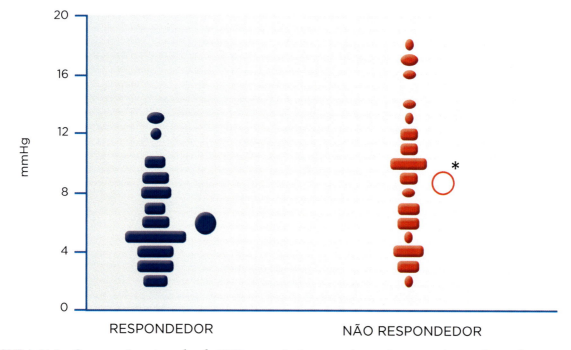

■ **FIGURA 24.5** Comparação entre valor de PVC em paciente responsivo e não responsivo a volume. Quanto menor a PVC maiores as chances de ser respondedor.
Fonte: Adaptada de Magder e Bafaqeeh, 2007.[14]

Pressão de oclusão de artéria pulmonar

Para aferir a pressão de oclusão da artéria pulmonar (POAP) é necessário o cateter de artéria pulmonar (CAP). A POAP é medida com o balão inserido no corpo do CAP insuflado; portanto, não há fluxo entre a ponta do cateter e o átrio esquerdo. Então, na ausência de disfunção da válvula mitral, a POAP é igual à pressão do átrio esquerdo (PAE), que é igual à pressão diastólica final do ventrículo esquerdo (PDFVE). Do mesmo modo, a PVC, sem disfunção da válvula tricúspide, equivale à PAD e à PDFVD.

Contudo, como a complacência ventricular esquerda pode variar rapidamente, é possível ocorrer mudanças na relação entre pressão de enchimento e volume diastólico final. Por consequência, a relação entre pressões de enchimento cardíaco e volumes diastólicos finais é curvilínea e pode variar entre indivíduos.[15] Nem os valores absolutos das pressões de enchimento nem as mudanças nas pressões de enchimento estão associados a um volume diastólico final específico ou a suas alterações.[16] Além disso, pacientes gravemente enfermos costumam necessitar de ventilação com pressão positiva, o que afeta a pressão intratorácica e a pressão pericárdica em oposição à respiração espontânea. O aumento da PIT é acompanhado por elevação da pressão pericárdica e, secundariamente, por aumento das pressões cardíacas de enchimento, sugerindo uma terapia inadequada e potencialmente prejudicial (Figura 24.6).[17]

Volume diastólico ventricular

A modificação no CAP possibilitou estimar a fração de ejeção e o VDFVD que, até então, era verificado por mensurações de pressões das câmaras cardíacas; ou seja, as medidas de volumes eram extrapoladas pela avaliação das pressões das câmaras cardíacas. Numerosos estudos têm mostrado a boa correlação entre restauração do VDFVD e melhora do índice cardíaco.[18-20] Todavia, faltam evidências conclusivas que indiquem este método como preditor da resposta por fluidos. Certas situações clínicas podem levar a correlações ruins entre POAP, PVC e pré-carga do ventrículo esquerdo, como choque circulatório, que requer a infusão de fármacos vasoativos, hipertrofia miocárdica ou isquemia, restrições nas superfícies pleurais ou pericárdicas em virtude da aplicação de pressão positiva nas vias aéreas, tamponamento pericárdico, parede torácica ou abdômen rígidos. Todos estes fatores induzem alterações na complacência cardíaca funcional, ou seja, na relação entre a pressão de enchimento transmural e o volume diastólico final.

Como o VDFVD representa uma avaliação volumétrica da pré-carga ventricular, sugeriu-se que o VDFVD derivado da termodiluição possa fornecer uma avaliação mais útil ao leito do enchimento ventricular. Em particular, os extremos do VDFVD preveem, com confiabilidade, a resposta hemodinâmica ao desafio hídrico. Um índice de volume diastólico final de ventrículo direito (IVDFVD) > 138 ou 140 mL/m² foi

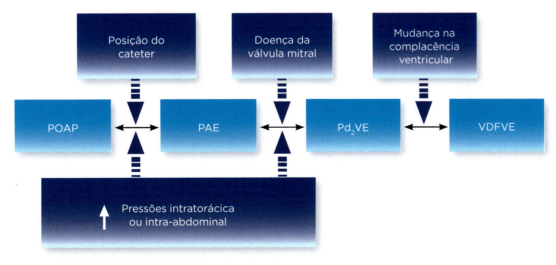

FIGURA 24.6 Fatores que influenciam na análise da POAP.

Pd₂VE: pressão diastólica final do ventrículo esquerdo. **VDFVE:** volume diastólico final do ventrículo esquerdo; **POAP:** pressão de oclusão de artéria pulmonar; **PAE:** pressão do átrio esquerdo.

Fonte: Cheatham ML. Right. Int J Intensive Care 2000; 7(3):165-176.

associado invariavelmente à fraca resposta ao desafio com fluidos. Em alguns casos, pacientes com IVDFVD alto apresentaram diminuição do DC após infusão de fluidos, o que foi atribuído à interdependência ventricular causada pela distensão do VD. No outro extremo, IVDFVD < 90 mL/m² foi associado invariavelmente a aumento de DC com desafio hídrico.

Mesmo utilizando variáveis volumétricas, como o IVDFVD, por meio do CAP, os resultados mostraram-se limitados. Nesse sentido, valores extremos < 90 mL/m² e > 140 mL/m², respectivamente, indicam quem é ou não respondedor, mas também não constituem dados totalmente confiáveis.

Volume diastólico final global

O GEDV obtido por termodiluição transpulmonar (TDTP) é uma variável volumétrica estática de pré-carga, usando a análise matemática da curva de TDTP.[17] O cálculo da variável é feito com *bolus* salino gelado, seguido pelo cálculo do tempo médio de trânsito do indicador térmico (detecção das mudanças a jusante de temperatura), que representa a passagem média ponderada de todas as partículas indicadoras entre injeção (venosa central) e pontos de detecção (aorta distal).

O produto do DC e o tempo médio de transição é o volume de distribuição do indicador térmico, o chamado volume térmico intratorácico (ITTV, do inglês *intrathoracic thermal volume*), que teoricamente representa a soma do volume sanguíneo intratorácico (ITBV, do inglês *intrathoracic blood volume*) e da água pulmonar extravascular (APEV).[5] O produto do DC e o tempo de declínio exponencial da curva de termodiluição é o volume térmico pulmonar (PTV, do inglês *pulmonary thermal volume*), composto por volume sanguíneo pulmonar e APEV. GEDV é a diferença entre ITTV e PTV e deve ser a soma dos volumes diastólicos finais do coração direito e esquerdo (Figura 24.7).

PARÂMETROS DINÂMICOS DE AVALIAÇÃO DA RESPONSIVIDADE A VOLUME

Evidências atuais demonstram que os parâmetros dinâmicos, quando comparados com os parâmetros estáticos, têm maior acurácia em predizer responsividade a fluido.[1,2] Os principais parâmetros dinâmicos de avaliação da responsividade a fluido são: variação da pressão de pulso (ΔPP), manobra de elevação passiva das pernas (EPP), variação do volume sistólico (VVS), teste de oclusão expiratória final, índice de variabilidade pletismográfica (curva de pletismografia) e desafio hídrico (do inglês *mini fluid challenge*).

Variação da pressão de pulso

A variação da pressão de pulso (ΔPP) é um dos principais métodos dinâmicos de avaliação da responsividade a fluido. Baseia-se na análise das pressões arteriais sistólica e diastólica. É bem estabelecido que a ventilação espontânea ou mecânica induz oscilações cíclicas na pressão arterial (PA).[1,2] Alterações na ventilação mudam a pressão sistólica (PAs) e, como o volume sistólico (VS) do ventrículo esquerdo (VE) é o maior determinante da PAS, o cálculo da diferença

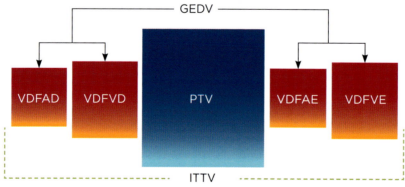

■ **FIGURA 24.7** Diagrama esquemático dos compartimentos de fluido intratorácico relevantes e sua derivação.
VDFAD: volume diastólico final do átrio direito; **VDFVD:** volume diastólico final do ventrículo direito; **VDFAE:** volume diastólico final do átrio esquerdo; **VDFVE:** volume diastólico final do ventrículo esquerdo; **PTV:** do inglês *pulmonary thermal volume*; **GEDV:** volume diastólico final global; **IITV:** volume térmico intratorácico.
Fonte: Acervo dos autores.

entre a PAS na inspiração e na expiração poderia proporcionar avaliação do volume intravascular (Figura 24.8).[21] A quantificação destas oscilações possibilita inferir a interação hemodinâmica do sistema coração-pulmão e a responsividade a fluido. Baseado nestas premissas, desenvolveu-se o ΔPP, um dos principais parâmetros de avaliação da responsividade a fluido.[4]

A ΔPP é definida como a diferença entre a pressão de pulso máxima ($PP_{máx}$) e a pressão de pulso mínima ($PP_{mín}$), determinadas pela variação da pressão intratorácica induzida pelo ciclo ventilatório com pressão positiva. A ΔPP é diretamente proporcional ao VSVE e inversamente proporcional à complacência arterial.

Pressão de pulso (PP) resulta da diferença entre pressões arteriais sistólica e diastólica em um mesmo ciclo respiratório. Dessa maneira, calcula-se a $PP_{máx}$ e a $PP_{mín}$ (Figura 24.9). A ΔPP é calculada matematicamente conforme equação a seguir:

$$\Delta PP\ (\%) = 100 \times (PP_{máx} - PP_{mín}) / (PP_{máx} + PP_{mín}) / 2$$

Nos pacientes em ventilação mecânica, ΔPP maior que 13% tem boa acurácia em predizer responsividade a fluido (Figura 24.9).[4,22]

Manobre de elevação passiva das pernas

A manobra de elevação passiva das pernas (EPP) consiste na modificação do decúbito do paciente com o objetivo de transferir sangue dos membros inferiores para a circulação central.[23-26] O paciente é posicionado inicialmente semirecumbente, com o tronco elevado a 45° e as pernas em posição horizontal. Em seguida, o tronco é deslocado para a posição horizontal e as duas pernas são elevadas a 45°, devendo tomar o cuidado para que não ocorra formação de 90° entre os membros inferiores e o tronco para não comprimir as veias e desta forma diminuir o retorno venoso. A EPP assemelha-se ao desafio hídrico, visto que o volume de sangue é transferido dos membros inferiores para a circulação central.[1] Entretanto, a manobra tem o benefício de ser reversível, visto que não houve infusão de fluidos IV; além disso, há duas formas de interpretar como resposta positiva:

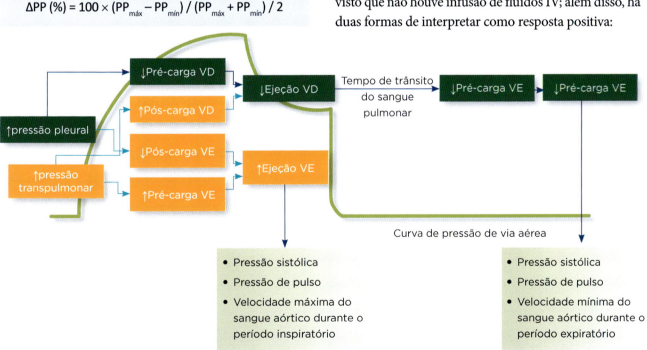

■ **FIGURA 24.8** Efeitos hemodinâmicos da insuflação pulmonar sob ventilação mecânica com pressão positiva. O volume sistólico do ventrículo esquerdo é máximo no final do período inspiratório e mínimo 2 a 3 batimentos após esse período (i. e., durante a fase expiratória). As alterações cíclicas no volume sistólico do ventrículo esquerdo são relacionadas com diminuição da pré-carga do ventrículo esquerdo na fase expiratória em virtude da diminuição do enchimento e do débito do ventrículo direito durante a fase inspiratória.

VE: ventrículo esquerdo; **VD:** ventrículo direito.
Fonte: Adaptada de Michard e Teboul, 2000.[21]

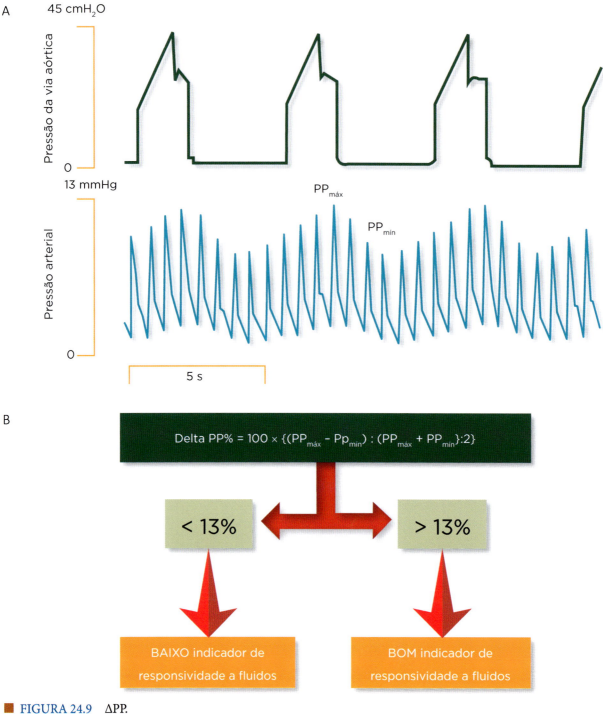

FIGURA 24.9 ΔPP.
Fonte: Acervo do autor.

1. elevação da PA
2. incremento do DC, importante ressaltar que pode haver incremento do DC sem aumentar a PA.

Para a certeza da resposta, a monitoração do DC é indicada, antes e após a manobra.[1]

Em revisão sistemática com metanálise, publicada em 2010, foram incluídos nove estudos, totalizando 353 pacientes.[25] Demonstrou-se que a variação do DC após a EPP tem elevada acurácia em predizer responsividade a fluido.[25] A vantagem da EPP, em comparação com outros métodos diagnósticos, é a aplicabilidade em paciente com arritmia e em ventilação espontânea.[1,23]

Deve-se ressaltar que a pressão intra-abdominal elevada é importante limitação da aplicabilidade da EEP.[26] Se pressão intra-abdominal superior a 16 mmHg, o retorno venoso estará dificultado e diminuirá a capacidade da EPP em predizer a resposta a fluidos.[26]

Variação do volume sistólico

A VVS pode ser obtida continuamente a partir do VS batimento a batimento. O método baseia-se na análise do contorno da onda de pulso da pressão arterial. A ventilação induz oscilações cíclicas no VS, sendo que o sistema identifica o volume sistólico máximo ($VS_{máx}$) e o volume sistólico mínimo ($VS_{mín}$). A VVS pode ser calculada a partir da diferença entre $VS_{máx}$ menos $VS_{mín}$, dividido pela média entre $VS_{máx}$ e $VS_{mín}$, conforme a equação a seguir:

$$VVS\ (\%) = 100 \times (VS_{máx} - VS_{mín}) / (VS_{máx} + VS_{mín}) / 2$$

O melhor ponto de corte para predizer responsividade a volume é VVS > 10%.[27]

Teste de oclusão expiratória final

Nos pacientes em ventilação mecânica, o aumento da pressão intratorácica dificulta o retorno venoso.[2] Comprime também a vasculatura pulmonar, que resulta em um aperto dos vasos pulmonares intra-alveolares após um fluxo inicial de sangue em direção às veias pulmonares. Por sua vez, a diminuição do retorno venoso e a compressão da vasculatura pulmonar reduzem a pré-carga cardíaca esquerda. Nesse sentido, a pressão expiratória final positiva diminui o volume sanguíneo central, reduz o DC e aumenta a capacidade de resposta à pré-carga.

Durante a ventilação, cada inspiração exerce o mesmo efeito ciclicamente. Assim, oclusão expiratória final por 15 segundos, como realizada comumente para medir a pressão expiratória positiva total, produz o impedimento cíclico na pré-carga cardíaca esquerda e pode atuar, portanto, como um desafio hídrico.[20] Esse fato serve como teste funcional para a resposta a fluidos (Figura 24.10). Como sua duração abrange vários ciclos cardíacos, a previsão de responsividade a fluidos pode ser independente de arritmias cardíacas. O teste também pode ser usado

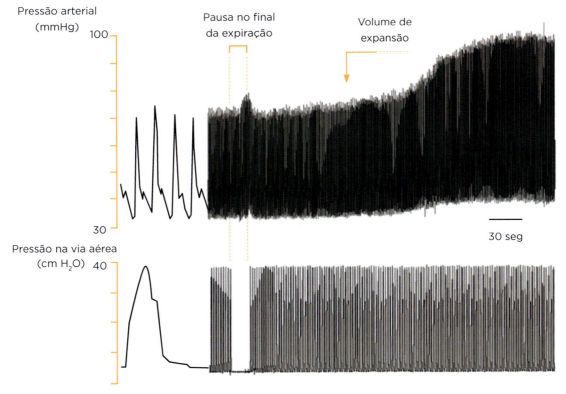

■ **FIGURA 24.10** Registro típico da curva de pressão arterial antes e durante a oclusão expiratória final, bem como antes e durante a expansão do fluido. O aumento da pressão de pulso arterial induzido pela expansão de fluidos foi precedido por aumento de 11% na pressão arterial durante a oclusão expiratória final.
Fonte: Modificado de Monnet et al.[28]

em pacientes com atividade respiratória espontânea leve o suficiente para permitir oclusão expiratória final.

Índice de variabilidade pletismográfica (curva de pletismografia)

As ondas de pulso pela pletismografia sofrem alterações pelas variações respiratórias induzidas pela respiração. Quando o paciente esta sob ventilação mecânica invasiva, estas alterações da forma de onda pletismográfica são semelhantes àquelas encontradas na análise do contorno de pulso de PA, visto que contém o componente do volume sistólico. Assim, estes sinais fisiológicos passaram a ser aceitáveis na avaliação da resposta do DC à infusão de fluidos. Alguns monitores são equipados com a medição automática *on-line* desses parâmetros (Figura 24.11). Diminuição do volume circulante de 5% a 10% pode ser detectada pela alteração no formato da onda pletismográfica assim como pela alteração da onda de contorno de pulso da pressão arterial da monitorização da PA invasiva.[29]

Desafio hídrico (*mini fluid challenge*)

Em termos de fluidos intravenosos, é consenso que desafios hídricos sequenciais devem ser administrados com o objetivo de atingir incremento sustentado no VS por, pelo menos, 20 minutos. Isso é baseado na lei de Starling do coração.

Em alguns casos, o valor máximo de VS atingido pode ser então usado como meta no período de intervenção. Embora essa abordagem tenha base fisiológica robusta, a identificação da resposta do aumento do VS por meio da administração de fluidos é uma tarefa difícil (Figura 24.12).

O desafio hídrico resulta em aumento no RV. Quando o volume plasmático é baixo, este aumento será associado ao aumento no VS e consequentemente no DC. A ausência da resposta incremento do VS sugere que não há pré-carga recrutável e desafios hídricos devem ser descontinuados.

AVALIAÇÃO ECOCARDIOGRÁFICA DE PARÂMETROS DE RESPONSIVIDADE A FLUIDOS

A monitorização hemodinâmica pela ecocardiografia possibilita estimar o DC por meio da análise da câmara cardíaca esquerda. Contudo, requer certa habilidade e conhecimento do operador. A avaliação da função cardíaca pode ser realizada pela estimativa visual da fração de

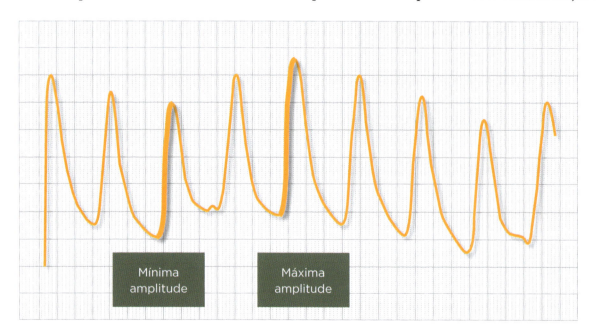

■ **FIGURA 24.11** As alterações na forma de onda foram medidas *off-line* e manualmente, a partir de uma impressão contendo as curvas da linha arterial e do pletismógrafo, realizadas durante um período de três ciclos de ventilação. Todas as curvas apresentavam, pelo menos, 25 mm de altura. Como a curva obtida pelo oxímetro de pulso não tem dimensão, quantifica-se a forma de onda alterada como 100 (amplitude máxima – amplitude mínima) / (amplitude máxima + amplitude mínima) / 2, expressa em %.

Fonte: Acervo do autor.

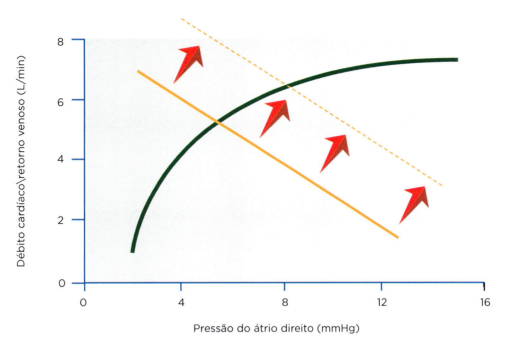

FIGURA 24.12 Aplicação da lei de Starling para identificar pacientes fluidorresponsivos.
Fonte: Acervo do autor.

ejeção ou por métodos tradicionais, como o de Simpson. Apesar de ser método não invasivo, é importante ressaltar que se trata totalmente de método operador-dependente e que ao menos 30% dos pacientes não apresentam janela visual adequada para o exame, principalmente quando em ventilação mecânica. A experiência com o método é muito importante; portanto, é necessária uma curva de aprendizagem para o pleno uso do método como no caso dos monitores de débito cardíaco.

Como estimar e calcular débito cardíaco, índice cardíaco, volume sistólico e integral tempo-velocidade

A avaliação da função sistólica do VE pode auxiliar o manejo clínico ao flagrar disfunção ventricular grave, com potencial benefício da administração de fluido ou inotrópico na tentativa de otimização da perfusão tecidual.

São vários os métodos de avaliação ecocardiográfica do VE, alguns bastante sofisticados e que exigem maior tempo de treinamento. Pela ecocardiografia básica é possível fazer a avaliação sistólica global do VE de maneira subjetiva.

O método consiste na avaliação da cavidade ventricular no maior número possível de janelas ecocardiográficas e na observação do quanto as paredes cardíacas aproximam-se do centro da cavidade. A função ventricular é, desta maneira, classificada primeiramente como normal ou alterada; e, nesse último caso, categorizada como alterada de forma leve a moderada ou importante. Após um treinamento de curta duração, mesmo intensivistas sem experiência prévia são capazes de reconhecer uma função ventricular esquerda normal ou alterada com boa acurácia. O principal erro nesse tipo de abordagem consiste em superestimar a função ventricular no momento de reconhecê-la como alterada de maneira leve a moderada ou importante; todavia, é improvável que uma alteração importante da função sistólica seja classificada como normal. Assim, a estimativa do valor absoluto do DC pode ser obtida seguindo os passos (Tabela 24.2):

- Medida do diâmetro na via de saída do VE;
- Medida da velocidade de fluxo na via de saída do VE;
- Determinação da integral tempo-velocidade (VTI, do inglês *velocity-time integral*);
- Estimativa do VS;
- Estimativa do DC.

O passo a passo será descrito a seguir.

Tabela 24.2 Elementos importantes na estimativa do DC pelo ecodopplercardiograma.	
Medida do diâmetro da via de saída do ventrículo esquerdo	Corte paraesternal longitudinal
Medida da velocidade de fluxo na via de saída do ventrículo esquerdo	Corte apical de cinco câmaras
Determinação do VTI	Envelopamento manual da velocidade de fluxo registrada na via de saída do ventrículo esquerdo
Cálculo do volume sistólico	$\pi D^2 / 4 \times VTI$
Cálculo do DC	$VS \times FC$
D: diâmetro na via de saída do ventrículo esquerdo; FC: frequência cardíaca; VS: volume sistólico; VTI: integral tempo-velocidade.	

Fonte: Acervo do autor.

Medida do diâmetro na via de saída do ventrículo esquerdo

A medida do diâmetro na via de saída do VE é realizada no corte paraesternal longitudinal. Aplicando-se a imagem na via de saída em *zoom*, com as cúspides aórticas abertas, delimita-se a distância do ponto de inserção de uma cúspide a outra (Figura 24.13). Com a obtenção do diâmetro da via de saída do VE, é possível calcular sua área pela fórmula: $\pi D^2/4$. Importante destacar que essa é a principal fonte de erro no cálculo do DC, pois um erro no valor da medida do diâmetro da via de saída do VE será elevado à segunda potência.

Medida da velocidade de fluxo na via de saída do ventrículo esquerdo

Com o uso do Doppler pulsátil, é possível medir a velocidade de fluxo na via de saída do VE pelo corte apical de cinco câmaras, colocando-se o volume amostral do Doppler logo abaixo da valva aórtica (quinta câmara). Desta maneira, obtém-se o gráfico da velocidade em função do tempo nessa localização.

Determinação da integral tempo-velocidade

A integral tempo-velocidade (VTI) é obtida pelo envelopamento manual da velocidade de fluxo registrado anteriormente na via de saída do VE e representa a distância que o fluxo de sangue se desloca na aorta durante cada ciclo cardíaco; portanto, constitui uma variável registrada em centímetro (Figura 24.14).

Cálculo do volume sistólico

Após os passos anteriores, o VS pode ser facilmente calculado multiplicando-se a área da via de saída do VE, medida em cm², pela VTI, medida em cm, obtendo-se o VS em cm³ ou mL.

Estimativa do débito cardíaco

Para a estimativa final do DC, basta multiplicar o VS pela frequência cardíaca (FC). Seguindo-se os passos descritos anteriormente, é possível estimar o DC de maneira intermitente e acompanhar a sua variação ao longo do tempo, antes e após determinada intervenção. Pacientes com aumento do DC de mais de 10% a 15% após desafio hídrico serão identificados como responsivos a fluido.

Integral tempo-velocidade

A VTI, conforme descrita anteriormente, representa a distância em que a coluna de sangue é deslocada na aorta durante cada ciclo cardíaco e depende não somente da pré-carga ventricular, mas da pós-carga e da contratilidade miocárdica; ou seja, as mesmas variáveis que influenciam o VS. Portanto, ela pode ser

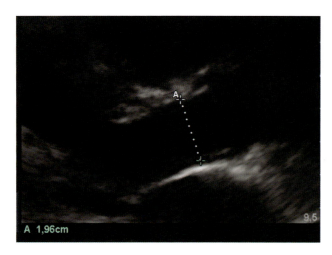

■ **FIGURA 24.13** Imagem em *zoom* obtida a partir de um corte paraesternal transversal, com medida do diâmetro da via de saída do ventrículo esquerdo de 1,96 cm, delimitando a distância de uma cúspide aórtica a outra no local de sua implantação.

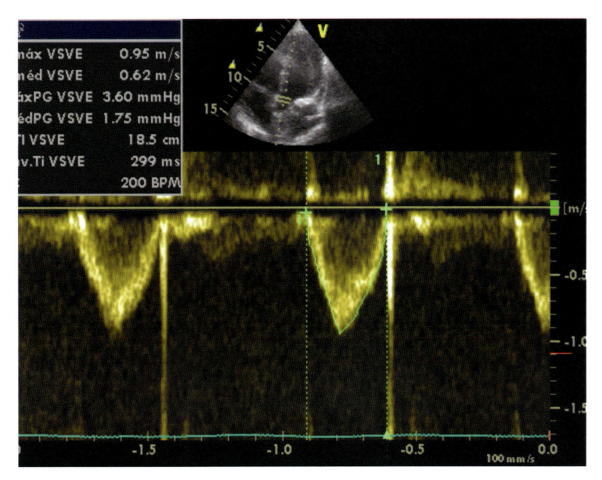

■ **FIGURA 24.14** Registro da velocidade de fluxo em função do tempo na via de saída do ventrículo esquerdo pelo Doppler pulsado. O envelopamento manual do segundo fluxo (traçado verde) gera a VTI, que, nesse caso, é de 18,5 cm.
Fonte: Acervo do autor.

utilizada para avaliar a responsividade a fluidos em pacientes com ventilação espontânea ou não.

Integral tempo-velocidade em pacientes em ventilação espontânea

Tendo em vista que a identificação de pacientes fluidorresponsivos depende da variação do DC, não do valor absoluto, e que a via de saída do VE tem diâmetro constante, conclui-se que a variação do DC medido pela ecocardiografia depende, em última instância, da variação da VTI, desde que a FC não se altere.

Logo, pode-se utilizar a variação da VTI na identificação de paciente responsivos a fluidos. Incremento do VTI maior que 12% a 15% após desafio hídrico ou após EPP é capaz de discriminar a responsividade a fluidos de maneira prática e fidedigna; porém, não de forma contínua.

Deve-se destacar, entretanto, que outros fatores, além da pré-carga, podem influenciar a variação da VTI, como a variação normal dos seus valores durante o ciclo respiratório. Por isso o cálculo da VTI deve ser feito sempre durante a expiração. Além disso, pacientes com arritmia cardíaca podem apresentar variações da VTI decorrentes apenas da variabilidade da FC.

Integral tempo-velocidade em pacientes em ventilação mecânica invasiva controlada

Em pacientes em ventilação mecânica invasiva controlada e sem esforço respiratório, é possível empregar os conceitos de interação cardiopulmonar por meio da VTI para avaliar a responsividade a fluidos.

Durante a inspiração em ventilação mecânica com pressão positiva, o aumento da PIT e da pressão transpulmonar levam, respectivamente, à diminuição do RV e ao aumento na pós-carga do VD, com consequente diminuição do VS. Considerando os VD e VE como duas câmaras em série, e devido ao tempo e trânsito pulmonar que varia de três a quatro ciclos cardíacos, a diminuição do VS no VE ocorrerá durante a expiração. Essa variação do volume sistólico durante o ciclo respiratório será tão mais intensa quanto maior for a dependência da pré-carga.

As variações do volume sistólico em virtude da interação cardiopulmonar com ventilação em pressão positiva podem ser detectadas de duas maneiras: por meio da variabilidade da velocidade máxima ($V_{máx}$) de fluxo na via de saída do VE (Figura 24.15) ou da variabilidade da VTI.

Em um corte apical de cinco câmaras, com o registro da velocidade de fluxo na via de saída do VE pelo uso do Doppler pulsado, é possível quantificar a variação na $V_{máx}$ de fluxo durante o ciclo respiratório por meio da fórmula:

$$\text{Variação da } V_{máx} = \frac{(V_{máx} \text{ na inspiração} - V_{máx} \text{ na expiração})}{(V_{máx} \text{ na inspiração} - V_{máx} \text{ na expiração}) / 2}$$

Alternativamente, em vez de utilizar as $V_{máx}$, é possível empregar a variação da VTI durante o ciclo respiratório, obtida pelo envelopamento manual das curvas de velocidade de fluxo, pela seguinte fórmula:

$$\text{Variação da VTI} = \frac{(\text{VTI máxima na inspiração} - \text{VTI mínima na expiração})}{(\text{VTI máxima na inspiração} + \text{VTI mínima na expiração}) / 2}$$

Respectivamente, valores maiores que 12% e 20%, para cada uma das fórmulas anteriores iden-

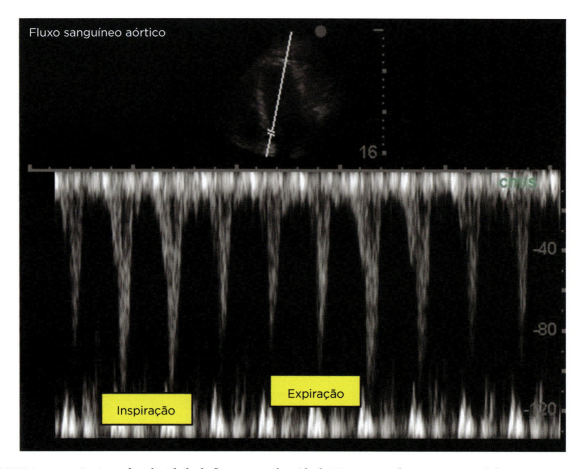

■ **FIGURA 24.15** Registro da velocidade de fluxo na via de saída do VE, a partir de um corte apical de cinco câmaras, mostrando uma grande variação da $V_{máx}$ de fluxo durante o ciclo respiratório em um paciente em ventilação mecânica com pressão positiva e que se mostrou fluidorresponsivo.
Fonte: Acervo do autor.

tificam indivíduos responsivos a fluidos. É fundamental destacar que as limitações metodológicas para usar a variação $V_{máx}$ ou a variabilidade da VTI na via de saída do VE são, além da ventilação mecânica controlada, a necessidade de ritmo sinusal, volume corrente > 8 mL/kg de peso predito pela estatura e pressão expiratória final positiva < 10 cmH$_2$O ou seja, as mesmas limitações descritas para a utilização da ΔPP, pois utilizam o mesmo conceito de interação cardiopulmonar.

Variação da veia cava inferior

A ultrassonografia bidimensional da veia cava inferior (VCI) é obtida facilmente a partir do corte subcostal, girando o transdutor em 90° no sentido anti-horário, visualizando-se um corte longitudinal deste vaso na sua porção extratorácica (Figura 24.16). Com o uso da ultrassonografia em modo "M", é possível avaliar com precisão a variabilidade dos diâmetros da VCI durante o ciclo respiratório (Figura 24.17). Esta variabilidade será tanto maior quanto maior a responsividade a fluido pelo paciente.[30,31]

O diâmetro da VCI também pode ser medido em modo M e utilizado simultaneamente com o modo bidimensional para garantir alinhamento perfeito da sonda, perpendicular ao longo eixo da VCI (Figura 24.18). Em pacientes em ventilação mecânica invasiva, mede-se o diâmetro da VCI no final da inspiração (diâmetro máximo) e no final da expiração (diâmetro mínimo) para calcular o índice de distensibilidade. É importante manter a sonda em posição fixa durante o ciclo respiratório. Esta análise, no entanto, tem limitações e deve ser avaliada diferentemente em pacientes com respiração espontânea ou ventilação mecânica controlada.[1,32]

Variação da veia cava inferior em pacientes em ventilação espontânea

Em paciente sob ventilação espontânea durante a inspiração ocorre aumento do RV, com tendência ao colapso da VCI. A variação nos diâmetros da VCI durante o ciclo respiratório em pacientes sob ventilação espontânea pode ser quantificada pelo índice de colapsabilidade da veia cava inferior (ICVCI), obtido pela seguinte fórmula:

$$ICVCI = \frac{(\text{diâmetro máximo da expiração} - \text{diâmetro mínimo da inspiração})}{\text{diâmetro máximo da expiração}}$$

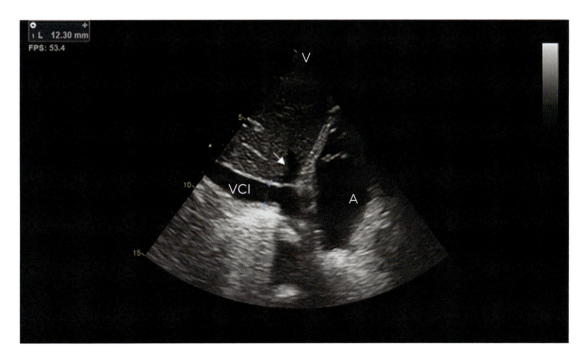

■ **FIGURA 24.16** Técnica de medição do diâmetro da VCI. A VCI deve ser medida em modo bidimensional, na janela subcostal, utilizando o longo eixo distal à veia hepática (seta), a cerca de 1 a 3 cm da entrada da VCI, na aurícula direita (A).
Fonte: Acervo do autor.

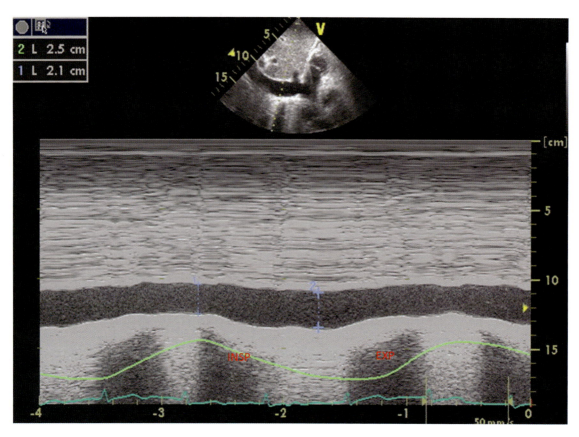

■ **FIGURA 24.17** Ecocardiografia em modo "M", a partir de corte subcostal, mostrando a pletora da VCI e variação muito pequena de seus diâmetros durante o ciclo respiratório em paciente sob ventilação espontânea: 2,5 cm na expiração e 2,1 cm na inspiração. A linha verde clara, na base da imagem, registra o movimento da parede torácica, possibilitando discriminar as duas fases do ciclo respiratório.

Exp: expiração; **Insp:** inspiração.

Fonte: Acervo do autor

ICVCI > 40% aponta responsividade a fluido com sensibilidade de 70% e especificidade de 80%; entretanto, valores < 40% não excluem dependência de pré-carga de maneira acurada. Portanto, em pacientes em ventilação espontânea, a variabilidade dos diâmetros da VCI deve ser utilizada de maneira cautelosa e, preferencialmente, não consistir no único índice utilizado na predição de fluidorresponsividade.[31]

Variação da veia cava inferior em pacientes sob ventilação mecânica controlada

Nos pacientes sob ventilação mecânica com pressão positiva ocorre aumento da PIT, com resultante diminuição do RV durante a fase inspiratória do ciclo respiratório. Portanto, a VCI apresenta aumento dos seus diâmetros na inspiração e diminuição na expiração; ou seja, exatamente o contrário do que ocorre em ventilação espontânea.

Nessa situação, a variabilidade dos diâmetros da VCI pode ser quantificada de maneira objetiva por seu índice de distensibilidade da veia cava inferior (IDVCI), por meio de duas fórmulas:

$$IDVCI = \frac{(\text{diâmetro máximo da inspiração} - \text{diâmetro mínimo da expiração})}{\text{diâmetro mínimo da expiração}}$$

$$IDVCI = \frac{(\text{diâmetro máximo da inspiração} - \text{diâmetro mínimo da expiração})}{(\text{diâmetro máximo da inspiração} + \text{diâmetro mínimo da expiração}) / 2}$$

Valores maiores que 18% e 12%, respectivamente, identificam pacientes fluidorresponsivos com boa acurácia. As principais limitações metodológicas para o uso do IDVCI são: necessidade de ventilação mecânica com pressão positiva; ausência de esforço respiratório do paciente; volume corrente ≥ 8 mL/kg de peso predito pela estatura; PEEP < 10 cmH$_2$O; e água. Além disso, é preciso afastar outros fatores, como hipertensão pulmonar, hipertensão intra-abdominal e uso de vasopressores em altas doses, que podem alterar a complacência vascular da VCI e limitar o uso de seu índice de distensibilidade.

Variação na velocidade de pico do fluxo da artéria braquial e femoral

As variações respiratórias sobre a velocidade de pico da artéria braquial (ΔV*peakbrach*) ou da artéria femoral (ΔV*peakfemoral*) são intimamente correlacionadas com as variações de pressão de pulso da artéria radial, parâmetro bem conhecido de responsividade a fluidos.

Além disso, um valor de ΔV*peakbrach* ≥ 16% é altamente preditivo de ΔPP ≥ 13% (o valor limiar usual de ΔPP para discriminar pacientes que respondem ou não a fluidos), de modo que o ΔV*peakbrach* pode ser usado como substituto não invasivo do VS do VE para avaliar a dependência da pré-carga em pacientes que recebem ventilação mecânica com pressão positiva (Figura 24.19).[33]

CONSIDERAÇÕES FINAIS

A avaliação da responsividade ao fluido, realizado de modo apropriado, propicia grande avanço no manejo do *status* da volemia do paciente grave. O adequado volume intravascular é fundamental para a

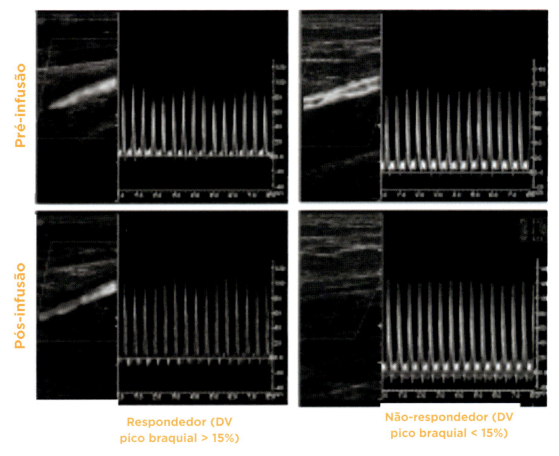

■ **FIGURA 24.19** Exemplo ilustrativo de avaliação Doppler da velocidade de ΔV*peakbrach* em paciente respondedor (à esquerda) e não respondedor (à direita). No paciente respondedor, a infusão de fluidos induziu a diminuição de ΔV*peakbrach* em 15% (de 23% na linha de base para 8% após a expansão do volume) e aumento nos índices de volume sistólico e cardíaco em 27% e 12%, respectivamente.

Fonte: Acervo dos autores

manutenção da oferta de oxigênio tecidual e a estabilidade hemodinâmica. Entretanto, a expansão plasmática com fluidos deve ser realizada de maneira criteriosa, evitando a sobrecarga hídrica, visto que aproximadamente metade dos pacientes graves não se beneficiarão da infusão de fluidos IV. Com o objetivo de atingir os melhores desfechos, a expansão do intravascular pela infusão de fluido deve ser realizada idealmente em pacientes que apresentam sinais de hipoperfusão tecidual e preditores positivos de responsividade a fluidos.

REFERÊNCIAS

1. Chaves RCF, Corrêa TD, Neto AS, Bravim BA, Cordioli RL, Moreira FT, et al. Assessment of fluid responsiveness in spontaneously breathing patients: a systematic review of literature. Annals of Intensive Care. 2018;8(1):21.

2. Monnet X, Teboul JL. Assessment of volume responsiveness during mechanical ventilation: recent advances. Crit Care. 2013;17(2):217.

3. Payen D, de Pont AC, Sakr Y, Spies C, Reinhart K, Vincent JL. A positive fluid balance is associated with a worse outcome in patients with acute renal failure. Crit Care. 2008;12(3):R74.

4. Michard F, Boussat S, Chemla D, Anguel N, Mercat A, Lecarpentier Y, et al. Relation between respiratory changes in arterial pulse pressure and fluid responsiveness in septic patients with acute circulatory failure. Am J Respir Crit Care Med. 2000;162(1):134-8.

5. Mahmood SS, Pinsky MR. Heart-lung interactions during mechanical ventilation: the basics. Ann Transl Med. 2018;6(18):349.

6. Filho RR, Chaves RCF, Assunção MSC, Neto AS, De Freitas FM, Romagnoli ML, et al. Assessment of the peripheral microcirculation in patients with and without shock: a pilot study on different methods. Journal of Clinical Monitoring and Computing. 2020 Dec;34(6):1167-1176.

7. Tafner PF, Chen FK, Rabello R Filho, Corrêa TD, Chaves RC, Serpa A Neto. Recent advances in bedside microcirculation assessment in critically ill patients. Rev Bras Ter Intensiva. 2017;29(2):238-47.

8. Zarychanski R, Abou-Setta AM, Turgeon AF, Houston BL, McIntyre L, Marshall JC, et al. Association of hydroxyethyl starch administration with mortality and acute kidney injury in critically ill patients requiring volume resuscitation: a systematic review and meta-analysis. JAMA. 2013;309(7):678-88.

9. Perner A, Haase N, Guttormsen AB, Tenhunen J, Klemenzson G, Åneman A, et al. Hydroxyethyl starch 130/0.42 versus Ringer's acetate in severe sepsis. N Engl J Med. 2012;367(2):124-34.

10. Marik PE, Baram M, Vahid B. Does central venous pressure predict fluid responsiveness? A systematic review of the literature and the tale of seven mares. Chest. 2008;134(1):172-8.

11. Eskesen TG, Wetterslev M, Perner A. Systematic review including re-analyses of 1148 individual data sets of central venous pressure as a predictor of fluid responsiveness. Intensive Care Med. 2016;42(3):324-32.

12. Bigatello LM, Kistler EB, Noto A. Limitations of volumetric indices obtained by trans-thoracic thermodilution. Minerva Anestesiol. 2010;76:945-9.

13. Algera AG, Pisani L, Chaves RCF, Amorim TC, Cherpanath T, Determann R, et al. Effects of peep on lung injury, pulmonary function, systemic circulation and mortality in animals with uninjured lungs-a systematic review. Annals of Translational Medicine. 2018;6(2):25.

14. Magder S, Bafaqeeh F. The clinical role of central venous pressure measurements. J Intensive Care Med. 2007;22:44-51.

15. Brown RM, Semler MW. Fluid management in sepsis. J Intensive Care Med. 2019;34:364-73.

16. Schmidt C, Berggreen AE, Heringlake M. Perioperative hemodynamic monitoring: still a place for cardiac filling pressures? Best Pract Res Clin Anaesthesiol. 2019;33:155-63.

17. Michard F, Biais M, Lobo SM, Futier E. Perioperative hemodynamic management 4.0. Best Pract Res Clin Anaesthesiol. 2019;33:247-55.

18. Malbrain ML, De Waele JJ, De Keulenaer BL. What every ICU clinician needs to know about the cardiovascular effects caused by abdominal hypertension. Anaesthesiol Intensive Ther. 2015;47:388-99.

19. Messina A, Pelaia C, Bruni A, Garofalo E, Bonicolini E, Longhini F, et al. Fluid challenge during anesthesia: a systematic review and meta-analysis. Anesth Analg. 2018;127:1353-64.

20. Si X, Song X, Lin Q, Nie Y, Zhang G, Xu H, et al. Does end-expiratory occlusion test predict fluid responsiveness in mechanically ventilated patients? A systematic review and meta-analysis. Shock. 2020;54(6):751-60.

21. Michard F, Teboul JL. Using heart-lung interactions to assess fluid responsiveness during mechanical ventilation. Crit Care. 2000;4(5):282-9.

22. Marik PE, Cavallazzi R, Vasu T, Hirani A. Dynamic changes in arterial waveform derived variables and fluid responsiveness in mechanically ventilated patients: a systematic review of the literature. Critical Care Medicine. 2009;37(9):2642-7.

23. Boulain T, Achard JM, Teboul JL, Richard C, Perrotin D, Ginies G. Changes in BP induced by passive leg raising predict response to fluid loading in critically ill patients. Chest. 2002;121(4):1245-52.

24. Monnet X, Rienzo M, Osman D, Anguel N, Richard C, Pinsky MR, et al. Passive leg raising predicts fluid responsiveness in the critically ill. Crit Care Med. 2006;34(5):1402-7.

25. Cavallaro F, Sandroni C, Marano C, La Torre G, Mannocci A, De Waure C, et al. Diagnostic accuracy of passive leg raising for prediction of fluid responsiveness in adults: systematic review and meta-analysis of clinical studies. Intensive Care Medicine. 2010;36(9):1475-83.

26. Mahjoub Y, Touzeau J, Airapetian N, Lorne E, Hijazi M, Zogheib E, et al. The passive leg-raising maneuver cannot accurately predict fluid responsiveness in patients with intra- abdominal hypertension. Critical Care Medicine. 2010;38(9):1824-9.

27. Hofer CK, Müller SM, Furrer L, Klaghofer R, Genoni M, Zollinger A. Stroke volume and pulse pressure variation for prediction of fluid responsiveness in patients undergoing off-pump coronary artery bypass grafting. Chest. 2005;128(2):848-54.

28. Monnet X, et al. Crit Care Med. 2009; 37(3):951-6.

29. Liu T, Xu C, Wang M, Niu Z, Qi D. Reliability of pleth variability index in predicting preload responsiveness of mechanically ventilated patients under various conditions: a systematic review and meta-analysis. BMC Anesthesiol. 2019;19:67.

30. Orso D, Paoli I, Piani T, Cilenti FL, Cristiani L, Guglielmo N. Accuracy of ultrasonographic measurements of inferior vena cava to determine fluid responsiveness: a systematic review and meta-analysis. J Intensive Care Med. 2020;35:354-63

31. Pereira RM, Silva A, Faller J, Gomes BC, Silva JM Jr. Comparative analysis of the collapsibility index and distensibility index of the inferior vena cava through echocardiography with pulse pressure variation that predicts fluid responsiveness in surgical patients: an Observational Controlled Trial. J Cardiothorac Vasc Anesth. 2020;34:2162-8.

32. Gudejko MD, Gebhardt BR, Zahedi F, Jain A, Breeze JL, Lawrence MR, et al. Intraoperative hemodynamic and echocardiographic measurements associated with severe right ventricular failure after left ventricular assist device implantation. Anesth Analg. 2019;128:25-32.

33. Monge Garcia MI, Gil Cano A, Diaz Monrove JC. Brachial artery peak velocity variation to predict fluid responsiveness in mechanically ventilated patients. Crit Care. 2009;13:R142.

25

Drogas Vasoativas

Guilherme Benfatti Olivato
Rodrigo Martins Brandão
Leonardo Rolim Ferraz

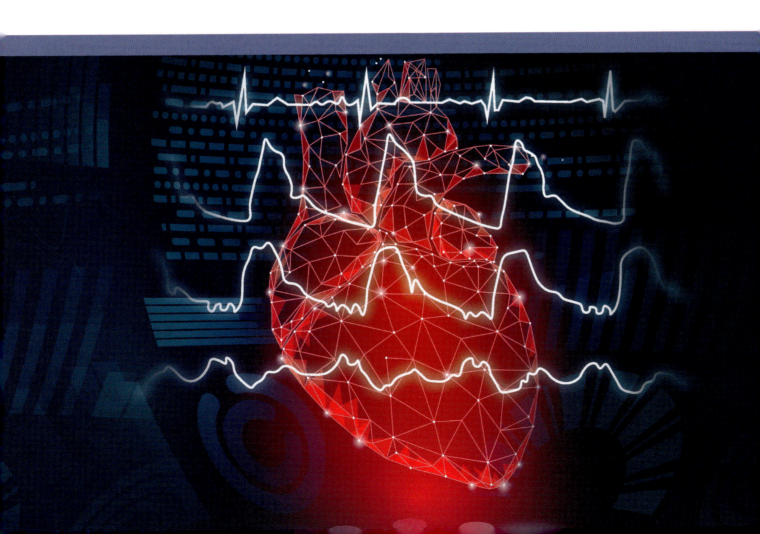

DESTAQUES

- Os vasopressores são uma classe poderosa de drogas que induzem vasoconstrição e elevam a pressão arterial média;
- A hipovolemia deve ser corrigida antes da instituição da terapia vasopressora para que haja eficácia máxima, e os pacientes devem ser reavaliados frequentemente assim que a terapia vasopressora for iniciada;
- As complicações da terapia vasopressora incluem hipoperfusão (comprometendo particularmente as extremidades, o mesentério ou os rins), arritmias, isquemia miocárdica e extravasamento periférico com necrose cutânea;
- A escolha de um agente inicial deve ser baseada na suspeita da etiologia subjacente do choque (p. ex., dobutamina para choque cardiogênico sem hipotensão significativa; norepinefrina para choque séptico e cardiogênico com hipotensão; epinefrina para choque anafilático).

INTRODUÇÃO

A administração de drogas vasoativas para o tratamento de pacientes com distúrbios perfusionais visa a restaurar a oferta de oxigênio e nutrientes aos tecidos, reequilibrando-a às demandas metabólicas teciduais. As drogas utilizadas com esse objetivo podem ser didaticamente classificadas em: vasopressoras, vasodilatadoras e inotrópicas. O efeito final, ou resposta modulada, dependerá da dose prescrita, do local de administração e do tipo celular de atuação do fármaco (sistema vascular ou miocárdio).[1]

Os ensaios clínicos que utilizam drogas vasoativas são voltados às alterações nas variáveis hemodinâmicas ou na perfusão orgânica em curto prazo. A preferência da droga vasoativa é baseada no objetivo imediato do seu emprego (isto é, vasoconstrição, vasodilatação ou inotropismo) e nos possíveis efeitos adversos. O efeito dessas drogas tem início e término rápidos, sendo a dose necessária de fácil titulação.

A otimização da volemia do paciente antes do início da administração de drogas vasopressoras é muito importante, pois os efeitos adversos do fármaco são mais comuns quando existe hipovolemia. Contudo, isso nem sempre é possível, em virtude do quadro hemodinâmico instável. Nesses casos, a otimização volêmica é realizada conjuntamente com a introdução dos vasopressores.[2]

MECANISMOS FISIOLÓGICOS VASCULARES/CARDIOLÓGICOS

As principais categorias de receptores adrenérgicos relevantes para a atividade vasopressora são os receptores alfa-1, beta-1 e beta-2 adrenérgicos, bem como os receptores de dopamina.[3,4]

Alfa-adrenérgicos

A ativação dos receptores alfa-1 adrenérgicos, localizados nas paredes vasculares, induz vasoconstrição significativa. Esses receptores também estão presentes no coração e podem aumentar a duração da contração sem causar cronotropismo. No entanto, o significado clínico desse fenômeno não é claro.[3,4]

Beta-adrenérgicos

Os receptores beta-1 adrenérgicos são mais comuns no coração e promovem aumentos de inotropismo e cronotropismo com vasoconstrição mínima. A estimulação dos receptores beta-2 adrenérgicos nos vasos sanguíneos induz vasodilatação.[3,4]

Dopamina

Os receptores de dopamina estão presentes nos leitos vasculares renal, esplâncnico (mesentérico), coronário e cerebral, e sua estimulação promove vasodilatação. Um segundo subtipo de receptores de dopamina causa vasoconstrição ao induzir a liberação de norepinefrina.[3,4]

Sensibilizadores de cálcio

Alguns agentes elevam a sensibilidade do aparelho contrátil do miocárdio ao cálcio, causando um aumento no desenvolvimento da tensão do miofilamento e na contratilidade do miocárdio (p. ex., pimobendan, levosimendan). Esses agentes têm propriedades farmacológicas adicionais, como a inibição da fosfodiesterase, que podem aumentar o inotropismo e a vasodilatação.[3,4]

PRÍNCIPIOS

O uso racional de vasopressores e inotrópicos é orientado por três conceitos fundamentais:[3,4]

- **Um medicamento, muitos receptores:** um determinado medicamento costuma ter vários efeitos devido às ações sobre mais de um receptor. Como exemplo, a dobutamina aumenta o débito cardíaco (DC) pela ativação do receptor beta-1 adrenérgico; no entanto, também atua sobre os receptores beta-2 adrenérgicos e, portanto, induz vasodilatação, podendo causar hipotensão;

- **Curva de dose-resposta:** muitos agentes têm curvas de dose-resposta, de modo que o subtipo de receptor adrenérgico primário ativado pela droga é dose-dependente. Como exemplo, a dopamina estimula os receptores beta-1 adrenérgicos em doses de 2 a 10 mcg/kg/minuto, e os receptores alfa adrenérgicos quando as doses excedem 10 mcg/kg/minuto;

- **Ações diretas *versus* reflexas:** um determinado agente pode afetar a pressão arterial média (PAM) tanto por ações diretas nos receptores adrenérgicos quanto por ações reflexas desencadeadas pela resposta farmacológica. A estimulação adrenérgica beta-1 induzida pela norepinefrina sozinha normalmente causaria taquicardia. No entanto, a PAM elevada da vasoconstrição induzida pelo receptor alfa-adrenérgico da norepinefrina resulta em uma diminuição reflexa da frequência cardíaca. O resultado líquido pode ser uma frequência cardíaca estável ou ligeiramente reduzida quando o medicamento é utilizado.

A Tabela 25.1 ilustra a atividade das medicações nos receptores e seus efeitos clínicos.

Tabela 25.1 Atividade no receptor e efeitos clínicos.[1-4]					
Medicamento	**Atividade no receptor**				**Efeitos clínicos predominantes**
	Alfa- 1	**Beta- 1**	**Beta- 2**	**Dopaminérgico**	
Norepinefrina	+++	++	0	0	↑↑ RVS, DC ↔ / ↑
Epinefrina	+++	+++	++	0	↑↑ DC, ↓ RVS (dose baixa), ↑ RVS (dose alta)
Dopamina (mcg/kg/min)*					
0,5 a 2	0	+	0	++	↑ DC
5 a 10	+	++	0	++	↑ DC, ↑ RVS
10 a 20	++	++	0	++	↑↑ RVS
Dobutamina	0/+	+++	++	0	↑ DC, ↓ RVS

+++: efeito muito forte; **++:** efeito moderado; **+:** efeito fraco; **0:** sem efeito; **RVS:** resistência vascular sistêmica; **DC:** débito cardíaco.

*Doses entre 2 e 5 mcg/kg/min têm efeitos variáveis.

AGENTES VASOPRESSORES

Podem causar isquemia local grave do tecido, de modo que a administração em linha central é preferida. Quando um paciente não possui cateter venoso central, os vasopressores podem ser administrados temporariamente em baixa concentração por meio de um cateter venoso periférico apropriadamente posicionado (isto é, em uma veia calibrosa em local próximo, evitando fossa antecubital, mão e punho) por menos de 24 horas. É necessário monitorar de perto o local do cateter durante a infusão a fim de evitar lesões por extravasamento, e assim que possível, garantir acesso venoso central.

Em caso de extravasamento, a infiltração local imediata de um antídoto (p. ex., fentolamina) pode ser útil para limitar a isquemia tecidual e a consequente necrose cutânea.[5,6]

Noradrenalina (norepinefrina)

Atua nos receptores alfa-1 e beta-1 adrenérgicos, produzindo vasoconstrição potente e discreto aumento no DC, respectivamente. Uma bradicardia reflexa geralmente ocorre em resposta ao aumento da PAM, de forma que o leve efeito cronotrópico é anulado e a frequência cardíaca permanece inalterada ou até mesmo reduz ligeiramente.

Assim, promove o aumento da resistência vascular sistêmica (RVS) e da pressão de perfusão, com pouco impacto positivo no aumento do DC. É o medicamento mais usado – e o de primeira escolha – em quadros de choque.

A noradrenalina é o vasopressor de escolha para o tratamento do choque séptico. Nos pacientes com choque cardiogênico, é imprescindível sua associação com uma droga inotrópica positiva.[7]

Adrenalina (epinefrina)

Tem atividade potente no receptor beta-1 adrenérgico e efeitos moderados nos receptores beta-2 e alfa-1 adrenérgicos. Clinicamente, baixas doses de epinefrina aumentam o DC devido aos efeitos inotrópicos e cronotrópicos do receptor beta-1 adrenérgico, enquanto a vasoconstrição induzida pelo receptor alfa-adrenérgico é frequentemente compensada pela vasodilatação do receptor beta-2 adrenérgico. O resultado é um aumento do DC, com diminuição da RVS e efeitos variáveis na PAM. No entanto, em doses mais altas, o efeito do receptor alfa-adrenérgico predomina, produzindo aumento da RVS e do DC.

A epinefrina é mais frequentemente usada para o tratamento da anafilaxia como um agente de segunda linha (após a norepinefrina) em choque séptico e para tratamento de hipotensão após cirurgia de revascularização do miocárdio.[8]

Sua aplicabilidade também ocorre na PCR, sendo a droga de primeira escolha durante a RCP (nesse caso, sua infusão é em *bolus*). As principais desvantagens são as arritmias (devido à estimulação do receptor beta-1 adrenérgico) e a vasoconstrição esplâncnica. O grau de vasoconstrição esplâncnica parece ser maior com epinefrina do que com doses equipotentes de norepinefrina ou dopamina em pacientes com choque grave, embora a importância clínica disso ainda não seja clara.[8]

Dopamina

Tem uma variedade de efeitos, dependendo da faixa de dose administrada. É mais frequentemente usada como alternativa de segunda linha na bradicardia sintomática. Seus efeitos de acordo com a dose são:[9,10]

- 1 a 2 mcg/kg/minuto: atua predominantemente nos receptores de dopamina-1 nos leitos renal, mesentérico, cerebral e coronário, resultando em vasodilatação seletiva. Alguns estudos sugerem que a dopamina eleva a produção de urina, aumentando o fluxo sanguíneo renal e a taxa de filtração glomerular, e da natriurese, inibindo a aldosterona e o transporte tubular de sódio renal. No entanto, o significado clínico desses fenômenos não é claro, e alguns pacientes podem desenvolver hipotensão mesmo com doses baixas;

- 2 a 5 mcg/kg/minuto: têm efeitos variáveis na hemodinâmica em pacientes individuais. A vasodilatação é frequentemente equilibrada pelo aumento do volume sistólico, produzindo pouco efeito real sobre a pressão arterial sistêmica;

- 5 a 10 mcg/kg/minuto: também estimula os receptores beta-1 adrenérgicos e aumenta o DC, predominantemente pelo aumento do volume sistólico, com efeitos variáveis na frequência cardíaca;

- 10 mcg/kg/minuto: estimula os receptores alfa-adrenérgicos e produz vasoconstrição com aumento da RVS. No entanto, o efeito geral do receptor alfa-adrenérgico da dopamina é mais fraco que o da norepinefrina, e a estimulação do receptor beta-1 adrenérgico da dopamina em doses maiores que 2 mcg/kg/minuto pode resultar em arritmias limitantes da dose.

A faixa de dose usual é de 2 a 20 mcg/kg/minuto.

Em termos práticos, os efeitos dose-dependentes da dopamina significam que mudar a dose é semelhante a trocar vasopressores. Por outro lado, simplesmente aumentar a dose de dopamina sem estar ciente das diferentes populações de receptores ativadas pode causar resultados indesejáveis.[11]

Vasopressina

Seus efeitos são mediados por três tipos de receptores: V1, V2 e V3. O receptor V1 encontra-se em vários tecidos do corpo, como o músculo liso vascular, a bexiga, o fígado, o baço, o rim, o sitema nervoso central, os testículos e as plaquetas. Os receptores V2 são encontrados nos dutos coletores renais, onde exercem seu efeito antidiurético. Já os receptores V3 localizam-se na pituária anterior e estão envolvidos na secreção de hormônios adrenocorticotrópicos.[12]

Os efeitos vasoconstritores, que requerem concentrações de vasopressina mais elevadas do que para ações antidiuréticas, são mediados por meio da estimulação direta dos receptores V1 presentes no músculo liso vascular. Isso aumenta a sensibilidade vascular a outros agentes vasopressores e incrementa a liberação do cortisol, cujos níveis séricos estão comprometidos pela ocorrência de insuficiência adrenal relativa na sepse.[13] O aumento da PAM foi atribuído ao aumento da RVP.

Administrada em doses suprafisiológicas, a vasopressina provoca poderosos efeitos vasoconstritores e é mais potente que a angiotensina II ou a noradrenalina. E, diferentemente das catecolaminas, como a adrenalina, os efeitos da vasopressina não são reduzidos pela acidose.

Uma ação discutida é a constrição seletiva das arteríolas glomerulares eferentes, mantendo a filtração glomerular mesmo quando há uma redução global no fluxo sanguíneo renal, enquanto a maioria das aminas vasoativas contrai ambas as arteríolas aferentes e eferentes, com consequente redução da filtração glomerular.[14]

As recentes diretrizes recomendam vasopressina na dose fixa de 0,03 a 0,04 U/minuto em pacientes que estejam em uso de doses moderadas de noradrenalina, com o intuito de reduzir a dose desse fármaco. A vasopressina não é recomendada como agente único para o tratamento do choque.[15]

O fabricante rotula a dose entre 0,01 U/minuto até 0,07 U/minuto, adicionado à noradrenalina para atingir a PAM adequada e/ou diminuir a dose de noradrenalina, uma vez que vários estudos descrevem hipotensão clinicamente significativa quando a vasopressina é descontinuada antes da administração da noradrenalina. Quando se pretende interromper a terapia, deve-se considerar a diminuição gradual de 0,01 U/minuto a cada 30 a 60 minutos, a fim de reduzir o risco de hipotensão.[16]

Terlipressina

É um análogo da vasopressina, porém possui propriedades farmacodinâmicas diferentes, entre elas a meia-vida e a duração de ação longas, por volta de 4 a 6 horas.

Sua principal indicação é na hemorragia digestiva de etiologia varicosa (esofágica). Nos casos de choque, seu uso ainda não está bem definido.

Os possíveis efeitos adversos são: redução do DC, isquemia periférica (dermatite necrótica), isquemia miocárdica e mesentérica, hiponatremia e vasoconstrição pulmonar.[14-16]

AGENTES INOTRÓPICOS

Podem ser administrados por infusão periférica, não ocasionando risco de necrose cutânea (diferentemente dos agentes vasopressores), e também necessitam de bomba de infusão para maior controle da dosagem.[5,6]

Dobutamina

É uma catecolamina sintética com especial afinidade sobre receptores beta-adrenérgicos.

Uma mistura racêmica estimula os receptores beta-1 adrenérgicos do miocárdio, resultando em aumento da contratilidade e da frequência cardíaca, e estimula tanto beta-2 quanto alfa-1 receptores na vasculatura. Embora os receptores adrenérgicos beta-2 e alfa-1 também sejam ativados, os efeitos da ativação do receptor beta-2 podem igualmente compensar ou ser ligeiramente maiores do que os efeitos do alfa-1 estimulação, resultando em alguma vasodilatação além das ações inotrópicas e cronotrópicas. Dessa forma, pode determinar hipotensão arterial em pacientes hipovolêmicos, nos quais o mecanismo compensatório de aumento do DC não acontece, constituindo um sinal indireto de hipovolemia.[17]

A dobutamina reduz a pressão venosa central e a pressão em cunha, mas tem pouco efeito na resistência vascular pulmonar. Promove aumento da contratilidade miocárdica e, consequentemente, do DC (por combinar as ações em beta-1 e beta-2), além de elevar a frequência cardíaca (ação em beta-1) e diminuir a RVS (ação em beta-2).

A dose com efeito em receptores beta-1 suficiente para aumentar o DC é de, pelo menos, 5 mcg/kg/minuto. Essa dose é frequentemente usada em choque cardiogênico e choque séptico com disfunção miocárdica importante, após correção da volemia.[17]

Seus efeitos adversos importantes são: taquiarritmias (efeito beta-1) e possível queda da PAM (efeito beta-2).[17]

INIBIDORES DA FOSFODIESTERASE

Os inibidores da fosfodiesterase, como a inamrinona e a milrinona, são drogas não adrenérgicas com ações inotrópicas e vasodilatadoras.

Essas drogas aumentam as concentrações intracelulares de monofosfato cíclico de adenosina (AMPc), sem ligação agonista com receptores beta-adrenérgicos, com ação farmacológica dependente da atividade da proteína quinase.

Apresentam efeitos muito semelhantes aos da dobutamina, porém com menor índice de taquiarritmias. Por isso, são uma alternativa terapêutica em caso de falência ou complicações relacionadas à dobutamina, pois esses pacientes apresentam disfunção de receptores beta e, visto que esse composto atua de forma independente desses receptores, há aumento do DC apesar de alteração fisiopatológica.[17-19]

Levosimedan

É um inotrópico positivo com efeitos vasodilatadores. O inotropismo é mediado por alterações na troponina C, aumentando a sensibilidade ao cálcio. O efeito vasodilatador ocorre pela abertura de canais de potássio na musculatura lisa vascular.[18]

Em relação à farmacocinética, possui um metabólito que permanece ativo por 1 semana, explicando seus efeitos hemodinâmicos para além do período de infusão. Seus efeitos não são reduzidos pelo uso conjunto de betabloqueadores.[18]

Promove aumento do DC secundário ao efeito inotrópico positivo. Diferentemente de outros inotrópicos, não tem ação sobre o relaxamento diastólico, pois seu efeito é cálcio-dependente. Assim, a combinação de efeitos da vasodilatação e do fato de não interferir no período diastólico produz aumento do fluxo coronariano (propriedade anti-isquêmica).[19]

Sua principal indicação e a insuficiência cardíaca aguda (ou crônica agudizada) grave.

O tratamento pode ser iniciado em dose de ataque de 12 mcg/kg, infundidos em 10 minutos, seguidos por infusão contínua de 0,1 mcg/kg/minuto, entretanto a dose de ataque pode causar hipotensão arterial e se optado por realizar, monitorar adequadamente o paciente. A dose pode ser titulada até 0,2 mcg/kg/minuto e a duração da infusão não deve ultrapassar 24 horas.[19]

A Tabela 25.2 sintetiza as faixas terapêuticas das doses e as características de cada agente.

AGENTES VASODILATADORES – PRODUTORES DE ÓXIDO NÍTRICO

Podem ser administrados por infusão periférica, sem risco de necrose cutânea (diferente dos agentes vasopressores), e também necessitam de bomba de infusão para maior controle da dosagem infundida devido ao grande potencial em alteração da pressão arterial.[5,6]

Nitroglicerina

A nitroglicerina produz óxido nítrico de radical livre. No músculo liso, o óxido nítrico ativa a enzima

capítulo 25

DROGAS VASOATIVAS 349

Tabela 25.2 Síntese de vasopressores e inotrópicos no tratamento de estados de choque.[20]

Agente	Dose inicial	Faixa de dose de manutenção	Faixa de doses máximas usadas em choque refratário	Características
Vasopressores				
Norepinefrina (noradrenalina)	5 a 15 mcg/min (0,05 a 0,15 mcg/kg/min) Choque cardiogênico: 0,05 mcg/kg/min	2 a 80 mcg/minuto (0,025 a 1 mcg/kg/min) Choque cardiogênico: 0,05 a 0,4 mcg/kg/min	80 a 250 mcg/min (1 a 3,3 mcg/kg/min)	1. Vasopressor inicial de escolha em choque séptico, cardiogênico e hipovolêmico 2. Grande variedade de doses utilizadas clinicamente 3. Deve ser diluída (a concentração usual é de 4 mg em 250 mL de soro glicosado)
Epinefrina (adrenalina)	1 a 15 mcg/min (0,01 a 0,2 mcg/kg/min)	1 a 40 mcg/min (0,01 a 0,5 mcg/kg/min)	40 a 160 mcg/min (0,5 a 2 mcg/kg/min)	1. Vasopressor inicial de escolha no choque anafilático 2. Agente adicional à norepinefrina no choque séptico quando há necessidade de aumentar a PAM 3. Aumenta a frequência cardíaca, pode induzir taquiarritmias e isquemia 4. Efeito inotrópico adquirido em dose no limite superior 5. Aumenta as concentrações de lactato e pode diminuir a perfusão mesentérica 6. Deve ser diluída (a concentração usual é de 1 mg em 250 mL de soro glicosado)
Dopamina	2 a 5 mcg/kg/min	5 a 20 mcg/kg/min	20 a 50 mcg/kg/min	1. Sua maior indicação é em bradicardia sintomática 2. Doses mais baixas (p. ex., 1 a 3 mcg/kg/min) não devem ser usadas para efeito protetor renal e podem causar hipotensão durante o desmame 3. Deve ser diluída (a concentração usual é 400 mg em 250 mL de soro glicosado)

(Continua)

MONITORIZAÇÃO HEMODINÂMICA E ESTADOS DE CHOQUE

Tabela 25.2 (*Continuação*) Síntese de vasopressores e inotrópicos no tratamento de estados de choque.[20]

Agente	Dose inicial	Faixa de dose de manutenção	Faixa de doses máximas usadas em choque refratário	Características
Vasopressores				
Vasopressina	0,01 a 0,03 U/ min	0,03 a 0,04 U/ min	0,04 a 0,07 U/min Doses > 0,04 U/ min podem causar isquemia cardíaca e devem ser reservadas para terapia de resgate	1. Deve-se fazer associação com norepinefrina para atingir a PAM desejada ou para diminuir a necessidade de norepinefrina. Não é recomendada como substituto de um vasopressor de primeira linha 2. Vasoconstritor puro; pode diminuir o volume sistólico e o DC na disfunção miocárdica ou mesmo levar a depressão miocardica, ou precipitar isquemia na doença arterial coronariana 3. Deve ser diluída (a concentração usual é de 25 U em 250 mL de soro glicosado)
Inotrópicos				
Milrinona	Dose de ataque opcional: 50 mcg/ kg em 10 min	0,125 a 0,75 mcg/kg/ min	—	1. Alternativa para aumento do DC em choque cardiogênico refratário a outros agentes 2. Aumenta a contratilidade cardíaca e eleva modestamente a frequência cardíaca em altas doses. Pode causar vasodilatação periférica, hipotensão e/ou arritmia ventricular 3. Necessita de ajuste da dose para disfunção renal 4. Deve ser diluída (a concentração usual é de 40 mg em 200 mL de soro fisiológico)

(*Continua*)

Tabela 25.2 (*Continuação*) Síntese de vasopressores e inotrópicos no tratamento de estados de choque.[20]

Agente	Dose inicial	Faixa de dose de manutenção	Faixa de doses máximas usadas em choque refratário	Características
Inotrópicos				
Dobutamina	0,5 a 1 mcg/kg/min	2 a 20 mcg/kg/min	20 a 40 mcg/kg/min Doses > 20 mcg/kg/min não são recomendadas na insuficiência cardíaca e devem ser reservadas para terapia de resgate	1. Agente inicial de escolha no choque cardiogênico com baixo DC e pressão arterial mantida 2. Necessita de associação com norepinefrina para aumento do DC em choque séptico com disfunção miocárdica (p. ex., pressões de enchimento ventricular esquerdo elevadas e PAM adequada) ou hipoperfusão contínua apesar do volume intravascular adequado e uso de agentes vasopressores 3. Aumenta a contratilidade e a frequência cardíaca. Pode causar hipotensão e taquiarritmias 4. Deve ser diluída (a concentração usual é 250 mg em 250 mL de soro fisiológico)

guanilato ciclase, que aumenta o monofosfato cíclico de guanosina (GMPc), levando à desfosforilação das cadeias leves da miosina e ao relaxamento do músculo liso. E produzindo maior vasodilatação venosa do que arterial, com redução da pressão de enchimento do ventrículo esquerdo (VE), principalmente devido à venodilatação e à redução de pré-carga. Em doses mais altas, diminui de forma variável a RVS e a pós-carga do VE, aumentando o volume sistólico e o DC.[21]

Suas indicações na terapia intensiva são tratamento de angina do peito e insuficiência cardíaca descompensada. A dose inicial é de 5 a 10 mcg/minuto, sendo titulada conforme a resposta e a tolerabilidade do paciente; os incrementos são feitos de 5 a 10 mcg/minuto, a cada 3 a 5 minutos, até um máximo de 200 mcg/minuto no contexto da insuficiência cardíaca descompensada.

Tem meia-vida de 3 a 5 minutos e doses mais baixas produzem dilatação venosa; no entanto, a vasodilatação arterial pode ocorrer com doses elevadas.

Na angina de peito persistente, é possível aumentar a dose em 10 a 20 mcg/minuto, a cada 3 a 5 minutos, até uma dose máxima de 400 mcg/minuto.

Os potenciais efeitos adversos incluem hipotensão e cefaleia. Deve ser evitada ou usada com cuidado em situações em que a hipotensão é provável ou pode resultar em descompensação grave, como infarto do ventrículo direito ou estenose aórtica. A administração de nitrato é contraindicada após o uso de inibidores de fosfodiasterase, como o sildenafil. A taquifilaxia se desenvolve em 24 a 48 horas após a administração contínua.[22]

NITROPRUSSIATO DE SÓDIO

Promove formação de óxido nítrico com consequente efeito de vasodilatação periférica pela ação direta sobre o músculo liso venoso e arteriolar, reduzindo, assim, a resistência vascular periférica e a pós-carga, o que acarreta aumento do DC e redução da impedância da aorta e da pós-carga do VE. Portanto, causa dilatação arterial e venosa equilibrada.

Em pacientes nos quais a resistência sistêmica está elevada, a diminuição resultante na pós-carga pode aumentar o volume sistólico sem baixar a pressão arterial; ao passo que, se a RVS não estiver elevada, o nitroprussiato pode causar hipotensão. Da mesma forma, a dilatação arterial e a redução da pós-carga podem ser importantes em pacientes com volume sistólico deprimido devido à pós-carga elevada do VE, como insuficiência aórtica aguda, insuficiência mitral aguda, ruptura do septo ventricular aguda ou emergência hipertensiva.[23]

Suas indicações em unidade de terapia intensiva (UTI) são emergências hipertensivas e insuficiência cardíaca descompensada. A dose inicial é de 0,3 a 0,5 mcg/kg/minuto; pode ser titulada em 0,5 mcg/kg/minuto, a cada 3 a 5 minutos, até atingir o efeito hemodinâmico desejado – a dose máxima é de 10 mcg/kg/minuto (por 10 minutos no máximo). Para evitar toxicidade, recomenda-se uma dose máxima de 2 mcg/kg/minuto.

Devido aos seus efeitos hemodinâmicos muito potentes, com risco de reduzir excessivamente a pressão arterial, seu uso requer monitoramento hemodinâmico rigoroso, geralmente com um cateter intra-arterial. Sua meia-vida é de 1 a 10 minutos.[23]

É importante manter a vigilância da dose em pacientes com insuficiência renal:

- *Clearance* de creatinina < 30 mL/minuto/ 1,73 m²: a dose máxima é < 3 mcg/kg/minuto;
- Anúria: a dose máxima é < 1 mcg/kg/minuto.

A principal limitação é o produto de seu metabolismo em cianeto. A taxa de infusão > 2 mcg/kg/minuto por mais de 24 horas pode levar ao acúmulo de cianeto ou, raramente, tiocianato, toxicidade que pode ser fatal. Nesse caso, o nitroprussiato dá origem a grandes quantidades de cianeto. É necessário monitorar a toxicidade do cianeto por meio do equilíbrio ácido-básico (acidose metabólica), da concentração de oxigênio venoso (redução), da frequência cardíaca (bradicardia) e do *status* neurológico (confusão mental, convulsão).[24]

A administração de nitroprussiato requer monitoramento cuidadoso e contínuo da pressão arterial e também pode causar taquicardia reflexa. Outro risco potencial é a vasoconstrição de rebote após sua descontinuação.

A Figura 25.1 ilustra as principais características dos vasodilatadores.

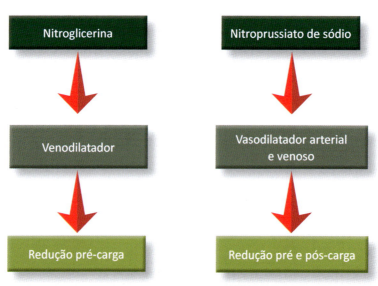

■ FIGURA 25.1 Principais efeitos da nitroglicerina e nitroprussiato.[21-24]

CONSIDERAÇÕES FINAIS

Os vasopressores são uma classe poderosa de drogas que induzem vasoconstrição e, portanto, elevam a PAM. Esses medicamentos diferem dos inotrópicos, que aumentam a contratilidade cardíaca; entretanto, muitos têm efeitos vasopressores e inotrópicos.

Embora muitos vasopressores tenham sido usados desde a década de 1940, poucos ensaios clínicos controlados compararam diretamente esses agentes ou documentaram melhores resultados devido ao seu uso. Assim, a maneira como eles são comumente empregados reflete amplamente a opinião de especialistas, dados de animais e o uso de desfechos substitutos (p. ex., oxigenação de tecidos).

Em relação aos vasodilatadores, a seleção depende da hemodinâmica subjacente. Um vasodilatador que diminui o tônus arterial (p. ex. nitroprussiato) é recomendado para pacientes com necessidade urgente de redução da pós-carga (p. ex., hipertensão grave). Já a terapia vasodilatadora, que diminui principalmente o tônus venoso (p. ex., nitroglicerina), é preferencialmente usada para pacientes que necessitam de redução da pré-carga.

REFERÊNCIAS

1. Russell JA, Gordon AC, Williams MD, Boyd JH, Walley KR, Kissoon N. Vasopressor therapy in the intensive care unit. Semin Respir Crit Care Med. 2021;42(1):59-77.

2. Jeon K, Song JU, Chung CR, Yang JH, Suh GY. Incidence of hypotension according to the discontinuation order of vasopressors in the management of septic shock: a prospective randomized trial (DOVSS). Crit Care. 2018;22(1):131.

3. Lamontagne F, Richards-Belle A, Thomas K, Harrison DA, Sadique MZ, Grieve RD et al. Effect of reduced exposure to vasopressors on 90-day mortality in older critically ill patients with vasodilatory hypotension: a randomized clinical trial. JAMA. 2020;323(10):938-49.

4. Annane D, Vignon P, Renault A, Bollaert PE, Charpentier C, Martin C et al. Norepinephrine plus dobutamine versus epinephrine alone for management of septic shock: a randomised trial. Lancet. 2007;370(9588):676-84.

5. Tian DH, Smyth C, Keijzers G, Macdonald SP, Peake S, Udy A et al. Safety of peripheral administration of vasopressor medications: a systematic review. Emerg Med Australas. 2020;32(2):220-7.

6. Lewis T, Merchan C, Altshuler D, Papadopoulos J. Safety of the peripheral administration of vasopressor agents. J Intensive Care Med. 2019;34(1):26-33.

7. Bauer SR, Aloi JJ, Ahrens CL, Yeh JY, Culver DA, Reddy AJ. Discontinuation of vasopressin before norepinephrine increases the incidence of hypotension in patients recovering from septic shock: a retrospective cohort study. J Crit Care. 2010;25(2):362.e7-362.e11.

8. Levy B, Clere-Jehl R, Legras A, Morichau-Beauchant T, Leone M, Frederique G et al. Epinephrine versus norepinephrine for cardiogenic shock after acute myocardial infarction. J Am Coll Cardiol. 2018;72(2):173-182.

9. De Backer D, Biston P, Devriendt J, Madl C, Chochrad D, Aldecoa C et al. Comparison of dopamine and norepinephrine in the treatment of shock. N Engl J Med. 2010;362(9):779-89.

10. American Heart Association. CPR & first aid: emergency cardiovascular care. adult bradycardia algorithm. Disponível em: https://cpr.heart.org/en/resuscitation-science/cpr-and-ecc-guidelines/algorithms. Acesso em: 12/04/2022.

11. McIntyre WF, Um KJ, Alhazzani W, Lengyel AP, Hajjar L, Gordon AC et al. Association of vasopressin plus catecholamine vasopressors vs catecholamines alone with atrial fibrillation in patients with distributive shock: a systematic review and meta-analysis. JAMA. 2018 May 8;319(18):1889-900.

12. Russell JA. Bench-to-bedside review: Vasopressin in the management of septic shock. Crit Care. 2011;15(4):226.

13. Russell JA, Walley KR, Singer J, Gordon AC, Hébert PC, Cooper DJ et al. Vasopressin versus norepinephrine infusion in patients with septic shock. N Engl J Med. 2008;358(9):877-87.

14. Bissell BD, Magee C, Moran P, Bastin MLT, Flannery AH. Hemodynamic instability secondary to vasopressin withdrawal in septic shock. J Intensive Care Med. 2019;34(9):761-5.

15. Polito A, Parisini E, Ricci Z, Picardo S, Annane D. Vasopressin for treatment of vasodilatory shock: an ESICM systematic review and meta-analysis. Intensive Care Med. 2012;38(1):9-19.

16. Gordon AC, Mason AJ, Thirunavukkarasu N, Perkins GD, Cecconi M, Cepkova M et al. Effect of early vasopressin vs norepinephrine on kidney failure in patients with septic shock: the vanish randomized clinical trial. JAMA. 2016;316(5):509-18.

17. Yealy DM, Kellum JA, Huang DT, Barnato AE, Weissfeld LA, Pike F et al. A randomized trial of protocol-based care for early septic shock. N Engl J Med. 2014;370(18):1683-93.

18. Landoni G, Lomivorotov VV, Alvaro G, Lobreglio R, Pisano A, Guarracino F et al. Levosimendan for hemodynamic support after cardiac surgery. N Engl J Med. 2017;376(21):2021-31.

19. Mehta RH, Leimberger JD, van Diepen S, Meza J, Wang A, Jankowich R et al. Levosimendan in patients with left ventricular dysfunction undergoing cardiac surgery. N Engl J Med. 2017;376(21):2032-42.

20. Rhodes A, Evans LE, Alhazzani W, Levy MM, Antonelli M, Ferrer R et al. Surviving sepsis campaign: international guidelines for management of sepsis and septic shock: 2016. Crit Care Med. 2017;45(3):486-552.

21. Wang K, Samai K. Role of high-dose intravenous nitrates in hypertensive acute heart failure. Am J Emerg Med. 2020;38(1):132-7.

22. Kozhuharov N, Goudev A, Flores D, Maeder MT, Walter J, Shrestha S et al. Effect of a strategy of comprehensive vasodilation vs usual care on mortality and heart failure rehospitalizations among patients with acute heart failure: The GALACTIC Randomized Clinical Trial. JAMA. 2019;322(23):2292-302.

23. Yancy CW, Jessup M, Bozkurt B, Butler J, Casey DE Jr, Drazner MH et al. 2013 ACCF/AHA guideline for the management of heart failure: a report of the American College of Cardiology Foundation/American Heart Association Task Force on Practice guidelines. Circulation. 2013;128(16):e240-e327.

24. James PA, Oparil S, Carter BL, Cushman WC, Dennison-Himmelfarb C, Handler J et al. 2014 evidence-based guideline for the management of high blood pressure in adults: report from the panel members appointed to the Eighth Joint National Committee (JNC 8). JAMA. 2014;311(5):507-20.

26

Interação Cardiopulmonar

Glauco Adrieno Westphal
Alexandre Marini Ísola

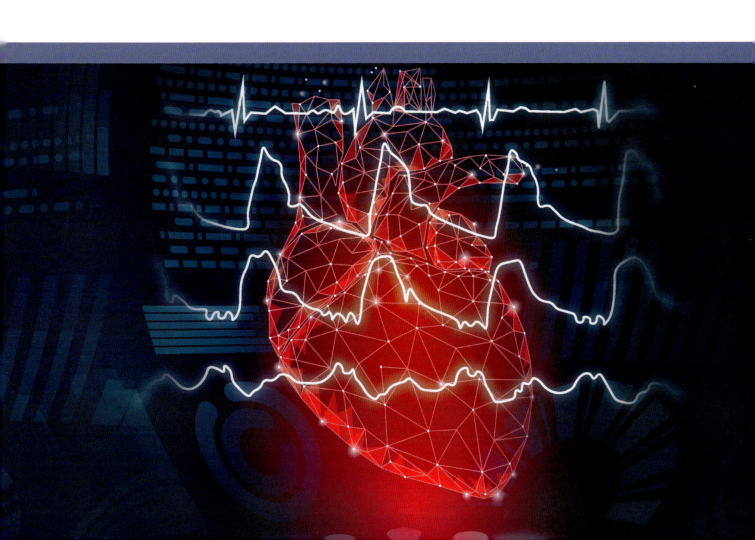

DESTAQUES

- A interação entre coração e pulmões tem implicações diagnósticas e terapêuticas à beira do leito, subsidiando a avaliação da responsividade cardiovascular.
- A ventilação provoca variações cíclicas do volume pulmonar e da pressão intratorácica, o que resulta em variações correspondentes no enchimento das câmaras cardíacas, do volume sistólico e da pressão arterial.
- O dimensionamento das oscilações de fluxo e pressórica provocadas pela ventilação pode auxiliar na identificação do *status* de responsividade à infusão de fluidos em pacientes graves.
- Parâmetros de avaliação da responsividade a fluidos são dispositivos de segurança; portanto, não devem constituir objetivo terapêutico normalizá-los. Em outras palavras, pacientes responsivos não necessitam necessariamente de suplementação de fluidos, o que só deve ser feito se houver evidências concomitantes de hipofluxo tecidual.
- As variáveis dinâmicas de avaliação da responsividade cardiovascular a fluidos são mais precisas que as variáveis estáticas para diferenciar indivíduos responsivos e não responsivos, auxiliando tanto na expansão do intravascular como na prevenção da sobrecarga hídrica.
- Marcadores de fluidorresponsividade estáticos ou dinâmicos têm limitações que devem ser respeitadas para a adequada interpretação do *status* de responsividade a fluidos.
- Pacientes com hipertensão pulmonar e/ou disfunção ventricular direita podem apresentar amplificação das variáveis dinâmicas de fluidorresponsividade (p. ex.: variação da pressão de pulso arterial), sem serem fluidorresponsivos, definindo situações nas quais essas variáveis têm valores falso-positivos.

INTRODUÇÃO

Pulmões e coração constituem um sistema complexo, influenciado por retorno venoso, desempenho cardíaco, volume e pressões pulmonares. O coração, os grandes vasos intratorácicos e o leito vascular pulmonar estão envolvidos pelos pulmões no interior do compartimento torácico. Oscilações volumétricas neste compartimento resultam em variações pressóricas correspondentes, repercutindo na conformação e na função das estruturas intratorácicas.

A ventilação provoca variações cíclicas no volume pulmonar e atua sobre as forças de recolhimento elástico dos pulmões e da caixa torácica. Essas oscilações volumétricas causam variações proporcionais da pressão intratorácica ao expandir os pulmões contra a parede torácica e o diafragma. O resultado da variação cíclica na pressurização torácica é a variação proporcional do enchimento do coração direito.

Todas as variações decorrentes da ventilação com pressão positiva (invasiva e não invasiva) têm algum grau de impacto no desfecho do paciente grave. Monitorizar esse impacto e tomar as medidas necessárias para mitigar ou corrigir seus efeitos é essencial na condução do paciente sob ventilação mecânica.

RETORNO VENOSO

A pré-carga do coração direito depende diretamente do sangue que retorna ao coração oriundo do leito venoso (retorno venoso). Esse retorno é garantido pelo gradiente existente entre a pressão média de enchimento sistêmico [(PmES) ~ 8 mmHg] e a pressão do átrio direito (PAD) ou a pressão venosa central (PVC), que, em situações experimentais controladas, está em torno de 0 mmHg (Figura 26.1). A PmES é determinada pelo conteúdo sanguíneo das vênulas, constituído por 70% do volume sanguíneo total. Três quartos desse volume é praticamente estático, formando um grande "lago" que mantém a forma dos vasos (volume não estressado); apenas um quarto, portanto, está em movimento rumo ao átrio direito (volume de sangue estressado), que é o maior responsável por causar a PmES.[1,2]

Retorno venoso durante a ventilação espontânea

Durante a inspiração espontânea, há diminuição da pressão pleural (Ppl), que é transmitida ao interior do átrio direito e das veias cavas. A intensidade dessa transmissão é inversamente proporcional ao grau de repleção da cavidade atrial. Durante a inspiração espontânea, a redução da Ppl reduz a pressão em torno do coração no nível da pressão atmosférica, favorecendo o retorno venoso. Portanto, quanto maior a transmissão inspiratória (inspiração espontânea) da Ppl ao interior do átrio, maiores são a redução da pressão atrial e o aumento do retorno venoso. Esse incremento do retorno venoso ocorre até alcançar o limite fisiológico, representado pelo platô da Figura 26.1, quando a pressão no interior das grandes veias torácicas torna-se menor que a pressão do seu entorno. Nesse momento, essas veias tendem ao colapso, e o retorno venoso di-

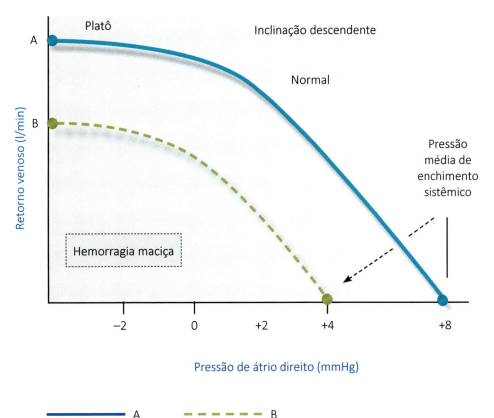

■ **FIGURA 26.1** Demonstração gráfica da influência da PAD e da PmES sobre o retorno venoso. (A) A linha contínua demonstra que, quanto menor a PAD, maior o retorno venoso, desde que a PmES esteja mantida. (B) Diante de uma hemorragia maciça (linha tracejada), o retorno venoso torna-se reduzido, apesar da diminuição da PAD, visto que a PmES cai na mesma proporção. A expansão plasmática restaura o retorno venoso por aumentar a PmES.

Fonte: Elaborada por G Westphal.

minui consideravelmente. Essa redução inspiratória do fluxo venoso foi descrita por Guyton et al., em 1955, e chamada originalmente de "vascular waterfall".[1,2]

Durante a inspiração espontânea, há um verdadeiro "sequestro" sanguíneo (fisiológico) nas câmaras cardíacas direitas e leito vascular pulmonar. Isso diminui a pré-carga do ventrículo esquerdo (VE), o volume sistólico (VS) e a pressão arterial (PA).

Ao contrário, durante a expiração espontânea, ocorre aumento da PAD e consequente diminuição do gradiente pressórico entre PmES e PAD. O resultado é a diminuição expiratória do retorno venoso e do volume intratorácico de sangue. O sangue acumulado anteriormente na vasculatura pulmonar é direcionado ao VE, implicando no aumento expiratório do VS e da PA. Portanto, a variação respiratória da PA é um fenômeno fisiológico que pode ser intensificada por condições que interfiram nos determinantes do retorno venoso e/ou que limitem o fluxo ao longo da rede vascular pulmonar.[2]

A variação respiratória da PA tem sua primeira referência histórica em 1669, quando Lomer observou a intensificação patológica dessa variação em um caso de pericardite. Achado semelhante foi descrito por William em 1850. Tratava-se de paciente com broncoespasmo grave, cujo alçaponamento aéreo limitava o fluxo sanguíneo ao longo da vasculatura pulmonar e prejudicava o enchimento VE, principalmente na inspiração. Adolf Kussmaul cunhou o termo "pulso paradoxal" em 1873, após observar o mesmo fenômeno em três pacientes com diagnóstico de pericardite. O paradoxo estava na discrepância entre a ausência de pulso arterial e a presença de batimentos cardíacos durante a inspiração (espontânea). A ventilação mecânica com pressão positiva inverte a sequência de pressurização e despressurização durante o ciclo respiratório. Ao contrário do que ocorre na ventilação espontânea, o aumento da PA ocorre durante a inspiração. Esse fenômeno foi descrito primeiramente por Werko, em 1947, e definido como pulso paradoxal reverso por Massumi, em 1973.[3,4]

Retorno venoso durante a ventilação mecânica

A ventilação mecânica (invasiva e não invasiva) afeta todos os determinantes do débito cardíaco (DC),

com destaque para a pré-carga. A elevação inspiratória da pressão alveolar (Palv), durante a ventilação mecânica, é transmitida ao interior do átrio direito (AD) e das veias cavas, aumentando a PVC e reduzindo o retorno venoso. Ao mesmo tempo, há compressão dos capilares pulmonares, favorecendo a drenagem desses vasos em direção às câmaras cardíacas esquerdas, o que aumenta o volume diastólico final e o VS do VE. A consequência é o incremento inspiratório da pressão arterial sistólica (PAs) e da pressão de pulso arterial (PP).

Na expiração, sem a facilitação da drenagem do conteúdo vascular pulmonar pela compressão dos capilares, o fluxo sanguíneo, ao longo desses vasos, torna-se mais lento. Essa diminuição do fluxo é discreta em indivíduos que se apresentam no platô da curva de Frank-Starling, visto que a característica vascular pulmonar predominante nesses pacientes é a de vasos próprios da zona III de West [pressão da artéria pulmonar (PAP) > pressão venosa pulmonar > Palv inspiratória].

A redução do fluxo sanguíneo durante a expiração diminui o enchimento do VE, o VS, a Ps e a Pp (Figura 26.2).[2,3]

Durante a expiração, o fluxo sanguíneo ao longo dos pulmões é muito mais lento quando há resistência a esse fluxo ao longo da rede vascular pulmonar, que pode ser provocada por hipovolemia, grandes volumes correntes, aumento excessivo da pressão expiratória final positiva (PEEP, do inglês positive end-expiratory pressure) (intrínseca ou extrínseca) e hipertensão arterial pulmonar. Nessas condições, tal lentificação é mais pronunciada na expiração pelo predomínio de vasos próprios da zona I (Palv inspiratória > PAP > pressão venosa pulmonar) e da zona II de West (PAP > Palv inspiratória > pressão venosa pulmonar). Em consequência, caem o enchimento do coração esquerdo, a Ps e a Pp na mesma proporção (expiração). Observa-se, então, a amplificação de variação da pressão sistólica (ΔPS) e variação da pressão de pulso arterial (ΔPp) (Figura 26.3). Portanto, o aumento de variação da PA observada nessas situações deve-se à redução expiratória do débito do VE, que se segue à redução inspiratória do débito do VD.[2,3]

Essas variações respiratórias observadas no leito arterial têm correspondência no leito venoso. Tanto a PA quanto a PVC oscilam de acordo com a variação da pressão intratorácica causada pelos movimentos venti-

capítulo 26 — INTERAÇÃO CARDIOPULMONAR

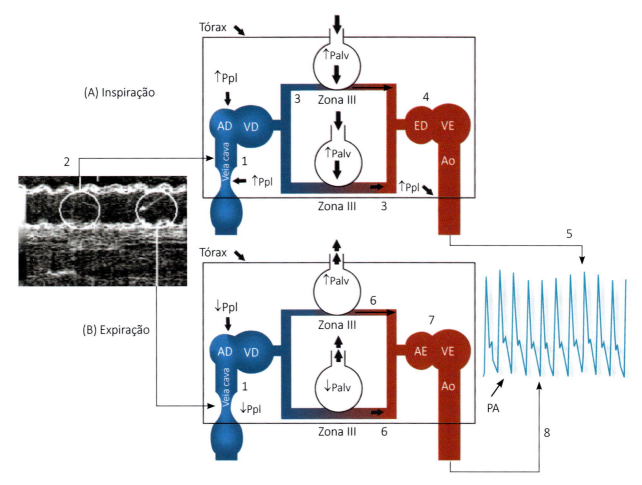

■ **FIGURA 26.2** Efeitos da ventilação mecânica em condições fisiológicas. Durante a inspiração (A), veia cava e átrio direito são pouco compressíveis em razão do seu enchimento total ou quase total, tornando-se relativamente insensíveis às modificações da Ppl (1). Não há deformação importante da veia cava superior à ecocardiografia transesofágica (2). Nessa situação volêmica, as zonas III de West predominam (3). Em face da sua compressão, os capilares venosos são drenados em direção ao ventrículo esquerdo. Há, então, incremento inspiratório da pré-carga do coração esquerdo (4), do VS e da PA (5). Na expiração (B), o predomínio da zona III de West favorece o trânsito expiratório de sangue ao longo da vasculatura pulmonar (6) sem dificultar o enchimento expiratório do ventrículo esquerdo (7). Assim, a redução expiratória do VS, do fluxo aórtico, da Ps e da pressão de pulso são menos acentuados que na hipovolemia.

AD: átrio direito; **AE:** átrio esquerdo; **AO:** aorta; **VD:** ventrículo direito; **VE:** ventrículo esquerdo.

Fonte: Adaptada de Michard, 2005,[3] e Vieillard-Baron et al., 2001.[4]

latórios. A pressão intratorácica incide sobre o coração e os grandes vasos torácicos, influenciando também o retorno sanguíneo ao coração direito.[2-4]

A pressão transmural (P_{tm}) é definida pela diferença entre as pressões internas e externas de uma estrutura elástica. Portanto, quando a pressão em torno da veia cava superior (VCS) excede a pressão interna do vaso, a estrutura vascular tende ao colapso, e a amplitude do traçado da pressão medida no seu interior (pressão de pulso da PVC) diminui. Para manter esse vaso colapsável aberto, é necessária pressão de abertura maior que a pressão crítica de fechamento. O colapso ocorre quando a P_{tm} (real pressão de abertura das estruturas vasculares) da VCS diminui; ou seja, durante a pressurização inspiratória das vias aéreas na ventilação mecânica, quanto menor o enchimento das cavidades, maior a colapsabilidade inspiratória da VCS (Figura 26.2) e menor a amplitude inspiratória do traçado da PVC (Figura 26.3) acompanhadas de amplificação da ΔPp. Por outro lado, nas situações já mencionadas como causadoras de amplificação da ΔPp [PEEP extrínseca (PEEPe), PEEP intrínseca (PEEPi), volume corrente (Vt) excessivo e hipertensão pulmonar], espera-se, ao contrário dos estados hipovolêmicos, que haja amplificação da amplitude do traçado da PVC durante a inspiração.[4,5]

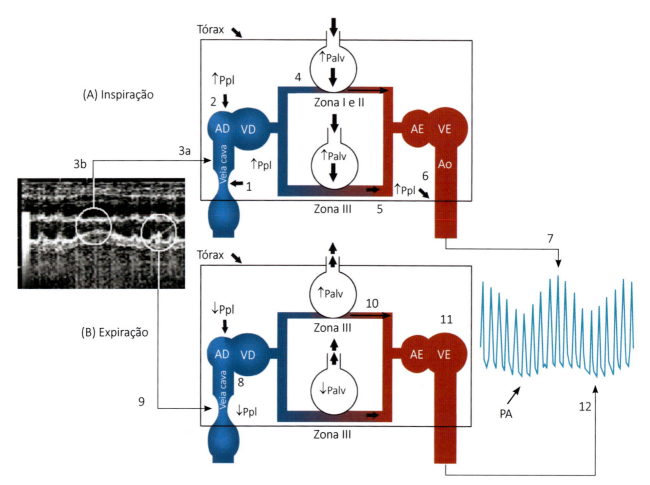

■ **FIGURA 26.3** Efeitos fisiológicos da ventilação mecânica na hipovolemia. A redução da pressão média no interior das veias cavas, causada pela depleção do intravascular, possibilita que a Ppl seja transmitida ao interior dessas estruturas. Essa transmissão ocorre especialmente na fase inspiratória (A), quando a Ppl aumenta. Há elevação da pressão intramural e queda da pressão transmural (pressão interna – pressão externa) dessas câmaras (1 e 2), provocando o colapso da veia cava superior (3a), visualizado pela ecocardiografia transesofágica (3b), e queda da pré-carga do coração direito. Observa-se, na zona I de West (Palv > PCPa > PCPv) e na zona II (PCPa > Palv > PCPv), maior compressão da vasculatura pulmonar, maior resistência ao fluxo sanguíneo e aumento consequente da pós-carga do ventrículo direito (4). Na zona III de West (Palv < PCPv < PCPa), o aumento da Palv favorece a drenagem dos capilares em direção ao coração esquerdo, incrementando o volume diastólico final do ventrículo esquerdo (5). O aumento da Ppl reduz a pós-carga do ventrículo esquerdo (6). A associação das etapas 4 e 5 promove o aumento do VS e da PA (7). Na expiração (B), a queda da Ppl reduz a impedância da veia cava e do átrio direito, facilita o fluxo ao longo da veia cava e aumenta a pré-carga do coração direito (8), que corresponde ao aumento expiratório do diâmetro da veia cava superior, observado à ecocardiografia (9). Na hipovolemia, o fluxo sanguíneo nas zonas I e II de West é mais lento (10), acentuando a queda expiratória da pré-carga do ventrículo esquerdo (11), do VS, do fluxo aórtico, da PA sistólica e da pressão de pulso (12). A

D: átrio direito; **AE:** átrio esquerdo; **AO:** aorta; **PCPa:** pressão do capilar arterial; **PCPv:** pressão do capilar venoso; **VD:** ventrículo direito; **VE:** ventrículo esquerdo.

Fonte: Adaptada de Michard, 2005,[3] e Vieillard-Baron et al., 2001.[4]

APLICAÇÃO CLÍNICA

As bases fisiológicas da interação coração-pulmão têm implicações diagnósticas e terapêuticas à beira do leito, subsidiando a avaliação da responsividade cardiovascular a fluidos e a aplicação de técnicas ventilatórias em situações específicas.

Responsividade cardiovascular à infusão de fluidos

Entende-se por resposta cardiovascular à infusão de fluidos, as modulações do DC observadas mediante a infusão de alíquotas de fluidos. O modelo clássico para avaliar a responsividade à infusão de fluidos é a construção da curva de função ventricular de Frank-

-Starling, que possibilita avaliar variações do VS a partir da infusão de fluidos. Pacientes responsivos apresentam aumentos entre 10% e 15% no DC, após a infusão de uma alíquota de fluidos (Figura 26.4).[3] No entanto, nem sempre é possível e pode demandar algum tempo determinar o DC, o que resulta em atraso desnecessário e indesejável na tomada de decisões.

Portanto, existem métodos que determinam de maneira indireta a responsividade a fluidos (sem estimativa do DC), não constituindo indicadores do estado do conteúdo intravascular ou da pré-carga, mas ferramentas que possibilitam identificar qual a posição mais provável do paciente na curva de Frank-Starling. São métodos que envolvem parâmetros de segurança; assim, não se deve buscar valores de "normalização" como objetivo terapêutico, visto que, se o paciente apresenta-se responsivo à infusão de fluidos, isso não significa necessariamente que requeira suplementação de expansão plasmática. A adição de fluidos entre responsivos só deve ser feita quando houver evidências de hipoperfusão tecidual.

A confiabilidade do método de avaliação da responsividade é uma questão central no manejo dos pacientes com instabilidade hemodinâmica, pois, dependendo das características cardiovasculares individuais, a reposição hídrica pode ser insuficiente ou excessiva e iatrogênica. Portanto, a reposição de fluidos deve ser realizada de maneira criteriosa e guiada por parâmetros fidedignos para auxiliar a restauração da perfusão tecidual com segurança.

Variáveis estáticas

Variáveis estáticas, como PVC e pressão de oclusão da artéria pulmonar (POAP), figuram como métodos preferenciais para avaliar a fluidorresponsividade, apesar de suas limitações. Valores de PVC entre 8 e 12 mmHg constituem limites de segurança a serem atendidos durante a infusão de fluidos em pacientes que ventilam espontaneamente.

O aumento da pressão intratorácica durante a ventilação por pressão positiva (VPP) resulta na adoção

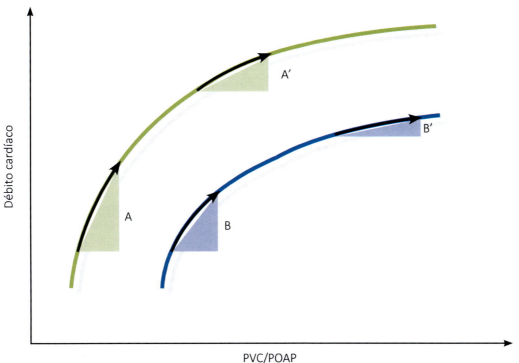

■ **FIGURA 26.4** Curva de função ventricular baseada na pré-carga. As setas representam variações do DC e das pressões de enchimento ventricular (PVC/POAP), a partir da infusão de uma alíquota de líquido. A linha A equivale a uma representação da condição miocárdica normal (grandes variações de DC com pequenas variações da PVC). A' demonstra situação de repleção volêmica, quando o DC é pouco incrementado diante da mesma alíquota. A linha B corresponde à diminuição intrínseca da contratilidade cardíaca quando a mesma alíquota de fluido implica variações menores do DC e grandes oscilações das pressões de enchimentos das câmaras cardíacas (PVC/POAP).

POAP: pressão de oclusão da artéria pulmonar.
Fonte: Elaborada por G Westphal.

arbitrária de valores maiores (12 e 16 mmHg) para pacientes sob ventilação mecânica. No entanto, grande número de estudos representados em diferentes revisões sistemáticas demonstrou que a PVC tem baixa acurácia na predição da responsividade a fluido.[6,7] Em uma dessas revisões sistemáticas, demonstrou-se que valores extremos de PVC podem ter valores preditivos positivo e negativo maiores para fluidorresponsividade, mas, de modo geral, esses valores preditivos são baixos para todos os níveis de PVC estudados.[8]

Variáveis dinâmicas para avaliação da responsividade cardiovascular à infusão de fluidos

São parâmetros bastante precisos para diferenciar indivíduos responsivos e não responsivos, baseados na relação anatômica e funcional entre coração e pulmões, e que prescindem da infusão de líquidos. Consistem em métodos simples, pouco ou nada invasivos, que incluem os leitos venoso e arterial e, a depender do parâmetro escolhido, contemplam indivíduos sob ventilação mecânica e os que ventilam espontaneamente.

Variáveis dinâmicas durante a ventilação espontânea

Inflexão negativa da PVC

As oscilações respiratórias da Ppl podem ser claramente percebidas por uma técnica prática, mas pouco utilizada: a verificação contínua do traçado da PVC. As oscilações ventilatórias desse traçado aproximam-se bastante das oscilações da Ppl. A monitorização contínua do traçado da PVC fornece informações imediatas quanto ao grau em que a pressão das vias aéreas é transmitida para o espaço pleural e as estruturas vasculares.

Em estados hipovolêmicos (p. ex.: hemorragia maciça), o enchimento da cavidade atrial é menor e a transmissão da variação da Ppl para o interior desta cavidade é maior (Figura 26.1). Durante a inspiração, haverá reduções mais intensas da PVC e aumento consequente do retorno venoso e do DC. A medida contínua do traçado da PVC oportuniza aferir a intensidade da oscilação negativa dessa variável e auxiliar no planejamento da reposição volêmica. É assim que a intensidade da inflexão inspiratória do traçado da PVC (ΔPVC) reflete o estado de responsividade do paciente durante a ventilação espontânea.[6]

A ΔPVC pode ser aferida durante a ventilação espontânea ou após uma breve desconexão do ventilador mecânico (Figura 26.5 A). Valores ≥ 1 mmHg identificam pacientes responsivos, com sensibilidade de 84% e especificidade de 94%. No entanto, é necessário que o paciente gere esforço inspiratório suficiente para reduzir a POAP em 2 mmHg; porém, caso não seja possível mensurar a POAP e o paciente apresente ΔPVC - 1 mmHg, este valor deve ser considerado como falso negativo.[6] Esse método não é capaz de predizer a responsividade cardiovascular em pacientes que ventilam espontaneamente com auxílio de pressão de suporte.[9]

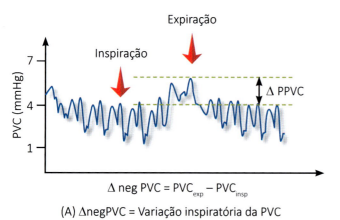

(A) ΔnegPVC = Variação inspiratória da PVC

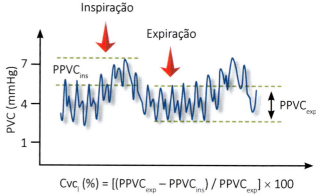

(B) Cvc$_i$ = Índice pressórico de colapso da veia cava superior

■ **FIGURA 26.5** (A) Registro contínuo do traçado da PVC, destacando a ΔPVC durante a inspiração. (B) Registro contínuo do traçado da PVC, destacando a variação respiratória da amplitude da PVC, provocada pela ventilação mecânica.

Cvc$_i$: índice de colapso pressórico da veia cava superior; **PVC$_{exp}$**: pressão venosa central expiratória; **PVC$_{insp}$**: pressão venosa central inspiratória.
Fonte: Elaborada por G Westphal.

Manobra de Valsalva

Consiste na contração voluntária da musculatura expiratória contra a glote fechada, aumentando a Ppl e a pressão abdominal, enquanto o volume pulmonar permanece constante. A hiperinsuflação pulmonar, que ocorre durante a manobra de Valsalva, limita o fluxo sanguíneo ao longo da rede vascular pulmonar, diminui o enchimento ventricular esquerdo e o VS. Essa manobra intensifica a diminuição de fluxo pelos vasos pulmonares nos estados hipovolêmicos e a redução do VS e da Pp.

A análise do traçado da PA durante a manobra de Valsalva pode oferecer informações úteis a respeito do enchimento cardíaco. Em situações normais, o traçado da PA apresenta quatro fases, com padrão sinusoidal (Figura 26.6). A variação da pressão de pulso de Valsalva (VPpV) consiste na variação percentual entre a maior pressão de pulso durante a fase 1 e a menor pressão de pulso durante a fase 2. VPpV ≥ 52% indica indivíduos responsivos a volume, com sensibilidade de 91% e especificidade de 95%. O traçado de padrão "quadrado", com discreta variação da pressão de pulso, está associada geralmente à insuficiência cardíaca ou à intolerância à infusão de volume (Figura 26.6).[10] Essa manobra não pode ser utilizada em pacientes pouco colaborativos ou que apresentam arritmias.

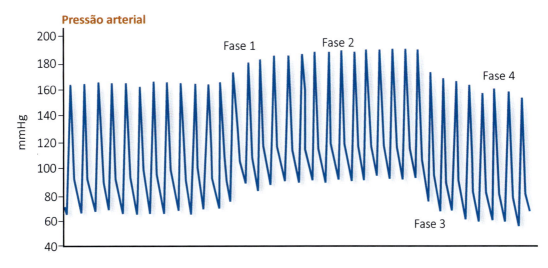

■ **FIGURA 26.6** Traçados da PA durante manobra de Valsalva. (A) Resposta normal com evidente redução da PA durante a fase 2. (B) Resposta anormal apresentando padrão "quadrado" da PA, sem diminuição da pressão de pulso durante a fase 2.
Fonte: García MIM, Cano AG, Monrové JCD, 2009.[10]

Variação respiratória da pressão arterial com respiração forçada/profunda

Hong et al. demonstraram, em 59 pacientes conscientes e colaborativos, que a variação da VPP, observada mediante respiração profunda, pode predizer, com grande precisão, o *status* de fluidorresponsividade [área sob a curva característica de operação do receptor (ROC, do inglês *receiver operating characteristic*) = 0,91; $p < 0,0001$] (Figura 26.7). A maior limitação, entretanto, é que o paciente deve estar consciente e colaborativo para análise segura do traçado da PA.[11]

Variáveis dinâmicas durante a ventilação mecânica

Índice de distensão da veia cava inferior

Variações no diâmetro das veias cavas podem ser utilizadas para avaliar a fluidorresponsividade em pacientes sob ventilação mecânica. A veia cava inferior (VCI) é visualizada durante a ecocardiografia transtorácica e analisada no eixo longo subcostal, utilizando-se o modo M. Observa-se uma distensão fisiológica durante a inspiração mecânica, e a variabilidade do diâmetro é determinada da seguinte maneira:

$$\frac{(\text{diâmetro máximo} - \text{diâmetro mínimo})}{\text{diâmetro mínimo}}$$

Um índice de VCI > 18%, identifica pacientes responsivos a fluido.[12]

Índice de colapso da veia cava superior

Vieillard-Baron et al., utilizando a ecocardiografia transesofágica, observaram que a ventilação mecânica induz ao colapso a VCS, o qual está fortemente relacionado com a intensidade da ΔPp. Indivíduos com índice de colapso da VCS ≥ 36% são identificados como responsivos.[4,5]

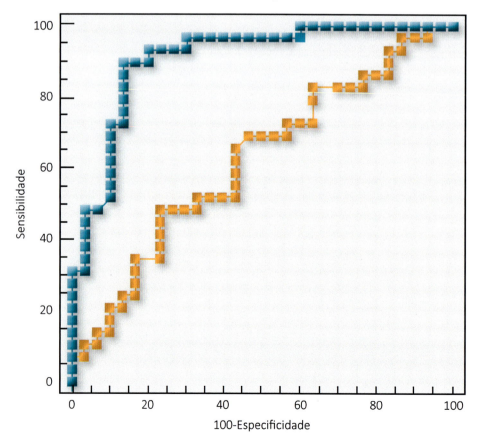

■ **FIGURA 26.7** Curva ROC da variação de pressão de pulso durante inspiração forçada (■) e espontânea (■), antes da expansão plasmática ($P = 0,0002$ para diferença na área sobre as duas curvas).

Fonte: Hong DM, Lee JM, Seo JH, Min JJ, Jeon Y, Bahk JH, 2014.[11]

Índice de colapso pressórico da veia cava superior

A constatação de Vieillard-Baron *et al.*, em 2004, correlacionando o colapso da VCS (ecocardiografia) com ΔPp, sugere que a variação respiratória da amplitude da PVC também poderia estar associada à variação do volume da VCS.[5] Um estudo clínico e observacional demonstrou que a avaliação dinâmica da PVC também pode ter utilidade em pacientes sob ventilação mecânica, a partir do cálculo da variação respiratória da amplitude do traçado da PVC (a exemplo da determinação da ΔPp; Figura 26.5 B). A variação respiratória da amplitude da PVC, denominada índice de colapso pressórico da veia cava superior (Cvc_i), apresenta boa sensibilidade (89%) e especificidade (91%; Figura 26.8) na discriminação de indivíduos com ΔPp ≥ 13%. Pacientes com Cvc_i > 5% são identificados como potencialmente responsivos.[13] Cálculo do Cvc_i:

$$Cvc_i\ (\%) = [(PVC_{exp} - PVC_{insp})/PVC_{exp}] \times 100$$

Em que PVC_{exp} significa pressão venosa central na expiração e PVC_{insp}, pressão venosa central na inspiração.

Variação respiratória do volume sistólico e do pico de fluxo aórtico

Oscilações da pressão intratorácica provocadas pela ventilação mecânica originam modulações cíclicas no enchimento ventricular e, por consequência, no VS e no fluxo aórtico. A variação respiratória do volume sistólico (ΔVS) consiste na aferição contínua da variação percentual entre o VS inspiratório (máximo) e o VS expiratório (mínimo). Valores ≥ 10% identificam indivíduos que responderão à infusão de fluidos com aumento do VS.[14] De modo semelhante, a variação respiratória do pico de fluxo aórtico é significativamente maior entre pacientes responsivos do que entre os não responsivos a fluido. Valores ≥ 12% possibilitam discriminar responsivos dos não responsivos, com valor preditivo positivo de 91% e valor preditivo negativo de 100%.[15]

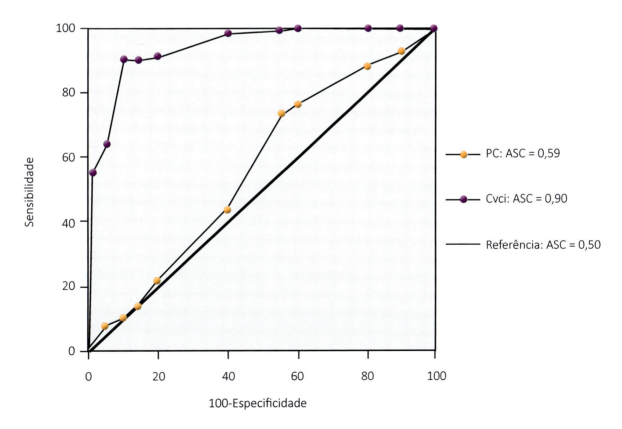

FIGURA 26.8 Curva ROC comparando a capacidade da variação respiratória Cvc_i e PVC em discriminar respondedores à infusão de fluidos potenciais (ΔPp ≥ 13%) e não respondedores (ΔPp < 13%).
Fonte: Adaptada de Westphal *et al.*, 2006.[13]

Variação respiratória da pressão de pulso arterial

A ΔPp é um método simples, sensível e específico para avaliar a responsividade cardiovascular em pacientes com instabilidade hemodinâmica e sob ventilação mecânica controlada. A análise do traçado da PA em 40 pacientes sépticos sob ventilação mecânica constatou que a ΔPp tem alta sensibilidade (94%) e especificidade (96%) para identificar indivíduos responsivos (ΔPp > 13%) e não responsivos (ΔPp < 13%). Para calcular a ΔPp, determina-se a Pp inspiratória ($Pp_{máx}$) e a Pp expiratória ($Pp_{mín}$), que são aplicadas na fórmula: ΔPp (%) = 100 $\times$ ($Pp_{máx}$ – $Pp_{mín}$) / [($Pp_{máx}$ + $Pp_{mín}$) / 2], como demonstra Figura 26.9.[16] Além dessa metodologia de aferição manual, há dispositivos automatizados que possibilitam a aferição contínua à beira do leito.

A ΔPs, embora também reflita o estado de responsividade a fluido, é um método menos acurado. A diferença entre a Ps inspiratória e a Ps expiratória tende a ser maior que a diferença entre Pp_{ins} e Pp_{exp}. Enquanto a ΔPp reflete apenas a variação do VS, a ΔPs resulta da ΔVS e do efeito direto da Ppl (positiva) sobre a aorta durante a inspiração. Portanto, certo grau de ΔPs é sempre observado, mesmo que o VS permaneça constante. Por outro lado, no que diz respeito à ΔPp, a Ppl é transmitida à aorta tanto na sístole quanto na diástole, sem impactar a ΔPp.[14,16]

Variação respiratória da amplitude da pletismografia de pulso

Trata-se de uma alternativa à ΔPp, não invasiva e de fácil utilização (Figura 26.9). Em 2004, em uma população heterogênea de pacientes graves, constatou-se que a variação respiratória da pletismografia de pulso (ΔPplet) tem excelente correlação com ΔPp (r = 0,88).[17] O mesmo grupo reproduziu esses achados ao estudar apenas pacientes em pós-operatório imediato de cirurgia cardíaca, identificando pacientes responsivos com ΔPplet > 11%.[18] Utilizando-se de metodologia semelhante, Cannesson et al. chegaram a resultados parecidos em pacientes sépticos.[19] No entanto, esses estudos se limitaram a comparar os traçados pletismográfico e da PA. Não houve comparação de ΔPplet com a variação do DC após infusão de fluidos.

Posteriormente, com base em medidas do DC por termodiluição, outros estudos observaram que a ΔPplet é capaz de diferenciar responsivos e não responsivos com grande sensibilidade e especificidade.[20,21] As mesmas limitações de uso da ΔPp aplicam-se à ΔPplet.

O cálculo da ΔPplet segue a mesma lógica da ΔPp: determina-se a Pplet inspiratória ($Pplet_{máx}$) e a Pplet expiratória ($Pplet_{mín}$), que são aplicadas na fórmula: ΔPplet (%) = 100 x ($Pplet_{máx}$ – $Pplet_{mín}$) / [($Pplet_{máx}$ + $Pplet_{mín}$) / 2] (Figura 26.9).[17,19]

Variação respiratória do pico de fluxo da artéria braquial

García et al. avaliaram a variação do pico de fluxo da artéria braquial como uma alternativa não invasiva para avaliar a responsividade cardiovascular a fluidos. Variações superiores a 10% identificaram pacientes responsivos, com sensibilidade de 74% e especificidade de 95%.[22]

Teste de variação sistólica respiratória

Trepte et al. demonstraram que uma série de três incrementos sucessivos na pressão das vias aéreas (10, 20 e 30 cmH_2O), realizados automaticamente pelo ventilador mecânico, promoveu diminuição progressiva na Ps. Esse teste automatizado do teste de variação sistólica respiratória (Figura 26.10) reproduziu a acurácia observada com ΔPp e variação do volume sistólico.[23]

Avaliação da fluidorresponsividade a partir da elevação da pressão expiratória final positiva

Dois estudos observacionais pequenos, que avaliaram a variação da pressão arterial média (PAM) a partir da elevação da PEEP, apresentaram resultados conflitantes. O primeiro, realizado com pacientes em choque séptico, identificou que a queda de 8% na PAM após a elevação da PEEP de 10 para 20 cmH_2O indica indivíduos fluidorreponsivos com segurança [área sob a curva ROC = 0,91; intervalo de confiança de 95% (IC 95%); 0,77-1,00].[24] Entretanto, outro estudo similar não conseguiu reproduzir os resultados, mesmo utilizando níveis diferentes de PEEP. Isso poderia ser explicado pelo fato de que, embora se espere queda da PA e do DC em resposta à elevação da PEEP, os níveis da PA estão sujeitos à compensação simpática e podem não corresponder diretamente às oscilações do DC.[25]

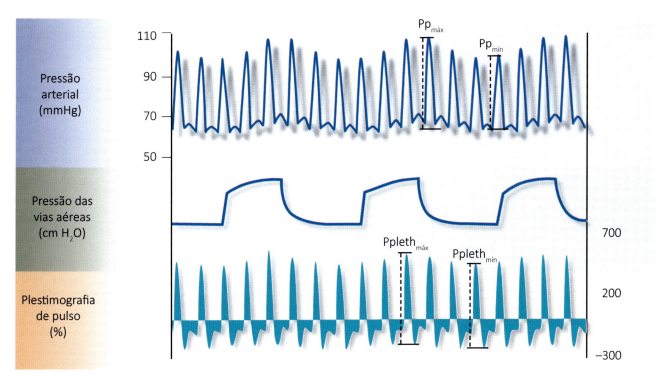

■ **FIGURA 26.9** Variações simultâneas dos traçados da PA (acima) e da pletismografia de pulso (abaixo), durante a ventilação mecânica. A pressão de pulso e a amplitude do sinal pletismográfico são máximas durante a inspiração e mínimas durante a expiração. Assim, $\Delta Pp\ (\%) = 100 \times (Pp_{máx} - Pp_{mín}) / [(Pp_{máx} + Pp_{mín}) / 2]$ e $\Delta Pplet\ (\%) = 100 \times (Pplet_{máx} - Pplet_{mín}) / [(Pplet_{máx} + Pplet_{mín}) / 2]$. $Pp_{máx}$: pressão de pulso máxima; $Pplet_{máx}$: amplitude máxima da pletismografia de pulso; $Pp_{mín}$: pressão de pulso mínima; $Pplet_{mín}$: amplitude mínima da pletismografia de pulso.

Fonte: Adaptada de Westphal GA.[13]

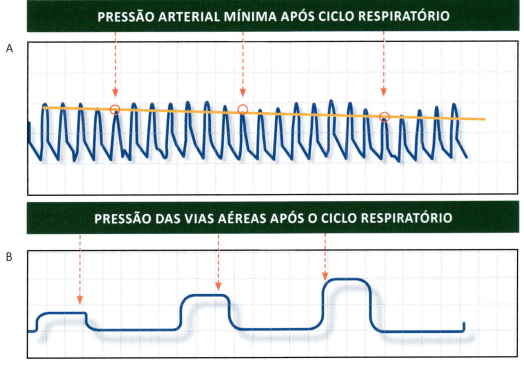

■ **FIGURA 26.10** Impressão da tela de manobra do teste de variação sistólica respiratória. (A) Identificação automatizada da Ps mínima após cada ciclo respiratório mecânico e seu declive ao longo do tempo. (B) Três ciclos respiratórios consecutivos aplicados pelo ventilador mecânico com 10, 20 e 30 cmH_2O.

Fonte: Adaptada de Trepte et al., 2013.[23]

Limitações das variáveis dinâmicas

Os parâmetros dinâmicos de avaliação da fluidorresponsividade possibilitam discriminar indivíduos responsivos dos não responsivos à infusão de fluidos com grande precisão. No entanto, esses marcadores dinâmicos limitam-se a avaliar pacientes em ventilação mecânica controlada e Vt entre 8 e 10 mL/kg, perdendo seu valor quando há oscilação do Vt, incursões respiratórias espontâneas, arritmias, hipertensão pulmonar, disfunção ventricular direita e PEEP intrínseco ou extrínseco elevados.[7,15,16] Além disso, observa-se variabilidade de valores discriminatórios em diferentes estudos.

Precisão das variáveis dinâmicas e incerteza da prática clínica

Parâmetros dinâmicos de avaliação da resposta cardiovascular a fluidos são dispositivos bastante seguros em prever a resposta à infusão hídrica em pacientes sob ventilação mecânica, observando-se áreas sob a curva ROC > 0,90 na maior parte das publicações sobre o tema. Apesar de se tratar de métodos tão precisos, estudos diversos chegaram a *cut-offs* discriminatórios diferentes. Tomando a ΔPp como exemplo, o valor de corte mais comumente usado é 13%, embora diversos estudos sobre o tema tenham chegado a valores que variam entre 9% e 17%. Talvez essa variabilidade resulte de diferenças nas condições ventilatórias que interferem na relação da interação cardiopulmonar, como frequência respiratória, Vt, PEEP, complacência torácica e resistência das vias aéreas. Além disso, devem ser consideradas as condições cardiovasculares intrínsecas de cada população estudada, como frequência cardíaca, resistência vascular pulmonar (RVp), função miocárdica e RVP. Parte dos vários *cut-offs* da ΔPp encontrados nos diferentes estudos poderiam, em tese, constituir zona intermediária, cujos limites superior e inferior são 9% e 15% para pacientes que ventilam com Vt ≥ 8 mL/kg.[26]

Considerando que a prática médica não é um procedimento binário que possibilita dividir as situações em "positivas ou negativas", responsivas ou não responsivas, a zona cinzenta ou de incertezas que permeiam o dia a dia da prática clínica deve ser sempre considerada.

Assim, o grau de certeza em relação ao estado de responsividade é maior quando os valores encontrados aproximam-se ou extrapolam esses pontos extremos.

Ou seja, os pontos extremos possibilitariam identificar pontos de maiores probabilidades positiva e negativa. Valores intermediários exigem outro teste ou o seguimento da resposta clínica do paciente à terapia (p. ex.: desafio hídrico avaliado pela variação do DC).

Na prática, quando os valores encontrados fazem parte da zona de penumbra e há incerteza sobre a real condição de responsividade, deve-se considerar a avaliação da função cardíaca para auxiliar na definição da melhor conduta.

VARIÁVEIS DINÂMICAS, PRESSÃO EXPIRATÓRIA FINAL POSITIVA INTRÍNSECA, PRESSÃO EXPIRATÓRIA FINAL POSITIVA E VOLUME CORRENTE

Normalmente, a RVp é mínima na capacidade residual funcional (CRF) em volume pulmonar de repouso. Conforme o volume pulmonar aumenta, os vasos pulmonares principais dilatam e suas resistências diminuem, enquanto os vasos justa-alveolares são comprimidos pelos alvéolos inflados e suas resistências aumentam. A alteração global da RVp durante a ventilação não é expressiva. Entretanto, quando há hiperinsuflação em virtude de broncoespasmo ou de níveis elevados de PEEP, qualquer aumento adicional do volume pode elevar a RVp, afetar o fluxo sanguíneo dos vasos pulmonares e alterar a dinâmica de enchimento do VE. O resultado é a intensificação da variação fisiológica do VS e da Ps (> 10 mmHg) durante o ciclo respiratório — pulso paradoxal.[27]

Mebazaa *et al.* descrevem, de maneira elegante, esse vórtex da interdependência interventricular como "vício da auto-PAD e da pressão diastólica final do ventrículo direito (PD_2VD), que resulta no aumento do volume diastólico final do ventrículo direito (Vd_2VD), podendo causar (ou piorar) uma insuficiência tricúspide aguda. Esta, por sua vez, favorece a regurgitação do VD para o AD e contribui para piorar a congestão esplâncnica e a perfusão orgânica da região. Ao mesmo tempo, leva à queda da pré-carga de VE, com consequente diminuição do DC esquerdo, hipotensões arteriais sistêmica e coronariana, má perfusão tecidual, fechando o ciclo que, se não interrompido, levará o paciente ao óbito".[28]

Pressão expiratória final positiva intrínseca e pressão expiratória final positiva

No broncoespasmo grave, o pulso paradoxal pode ser identificado e dimensionado com a análise da variação do traçado da PA e da pletismografia de pulso obtida com oxímetros de pulso (Figura 26.11).[29]

Do mesmo modo que no broncoespasmo, a aplicação de níveis crescentes de PEEP provoca aumento progressivo da RVp, que afeta o fluxo sanguíneo ao longo dos vasos pulmonares e o enchimento do VE, principalmente na expiração. O resultado pode ser redução global do DC, acompanhada de intensas variações do VS e da PA. Dessa maneira, a intensificação das medidas dos métodos dinâmicos pode ser útil como sinal de alerta para identificar possíveis efeitos deletérios da PEEP sobre o sistema cardiovascular.[30]

Assim, a amplificação de variáveis dinâmicas (p. ex.: ΔPp) pode estar presente em pacientes com hipertensão pulmonar e/ou disfunção ventricular direita, sem que eles sejam fluidorresponsivos, definindo situações nas quais a ΔPp pode ser falso-positiva. É necessário, portanto, levar em consideração eventual disfunção ventricular direita ou hipertensão pulmonar quando há amplificação da ΔPp. Nesses casos, espera-se encontrar sinais de sobrecarga ventricular direita, como aumento da PVC, diminuição do Cvc_i (< 5%) e/ou evidências ecocardiográficas, como a baixa colapsabilidade da VCS (< 36%).[4,13]

Medidas terapêuticas para tratar o broncoespasmo e regular o ventilador mecânico apropriadamente, com relação Inspiração:Expiração (I:E) e tempo expiratório alongado, possibilitam melhorar a PEEP intrínseca na maioria dos casos, mitigando o efeito hemodinâmico.

Oferecer PEEP extrínseca (75% a 85% do valor da PEEP intrínseca) é uma conduta a ser considerada, mas apenas nos casos em que o mecanismo que está causando a PEEP intrínseca é o aumento da limitação de fluxo expiratório (EFL, do inglês *expiratory flow limitation*), caracterizado por estreitamento dinâmico das vias áreas durante a expiração espontânea ou forçada. Nessa situação, oferecer PEEP extrínseca nos níveis citados anteriormente pode manter as vias colapsadas na expiração abertas, facilitando a saída do ar. No entanto, quando a PEEP intrínseca resultar do aumento da resistência *ôhmica* por obstrução constante (rolha de secreção concêntrica, tumores, tubo dobrado etc.), não há benefício em ofertar PEEP extrínseca.[31]

À beira do leito, é possível diferenciar essas situações: em modo volume controlado (VCV), com fluxo inspiratório quadrado, aumente a PEEP extrínseca em três ou quatro passos de 2 cm H_2O cada e observe o que ocorre com o pico de pressão das vias aéreas (*Ppeak, aw*) a cada passo. Se ele aumentar proporcionalmente, então não há benefício do método. No entanto, se

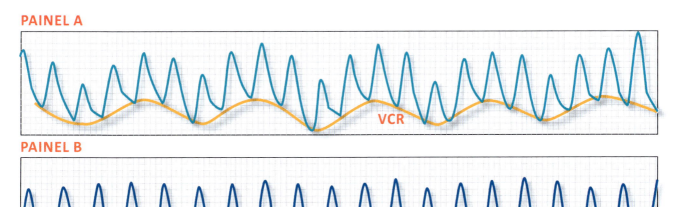

■ **FIGURA 26.11** (A) Variação respiratória da pletismografia de pulso durante o broncoespasmo, com pulso paradoxal de 16 mmHg. (B) Variação respiratória da pletismografia após a compensação medicamentosa do broncoespasmo, quando o pulso paradoxal era de 8 mmHg.

VCR: variação da curva de onda respiratória.
Fonte: Adaptada de Hartert *et al.*, 1999.[29]

a *Ppeak* não se alterar de modo claro, mantendo-se, é possível observar o benefício e depreender que se trata do aumento da EFL; neste caso, há benefício em oferecer 75% a 85% de PEEP extrínseca para tentar mitigar o efeito da auto-PEEP.

Volume corrente

A magnitude das modulações do VS provocadas pela ventilação mecânica, que definem o *status* de responsividade a fluidos, pressupõe o uso de Vt entre 8 e 10 mL/kg de peso predito pela estatura. Entretanto, Vt elevado pode ser lesivo para pacientes com síndrome do desconforto respiratório agudo (SDRA), e há forte recomendação de que o Vt seja limitado a valores menores que 8 mL/kg para a necessária proteção alveolar, iniciando geralmente com 6 mL/kg de peso predito pela estatura e gênero.

Importante destacar que as variáveis dinâmicas são muito sensíveis a mudanças no Vt, e a diminuição do Vt de 8 para 6 mL/kg diminui a ΔPp em quase 60% em responsivos e não responsivos. Além de reduzir a acurácia do método (áreas sob a curva ROC entre 0,62 e 0,77), observa-se grande variabilidade de valores discriminatórios (entre 5% e 10%). É possível que a baixa acurácia e a grande variabilidade dos valores de corte encontrados possam ter sido influenciadas pela diversidade metodológica observada nesses estudos. Por outro lado, Freitas *et al.* identificaram *cut-off* de 6,5%, com sensibilidade de 0,89% e especificidade de 0,90% [área sob a curva ROC de 0,91 (0,82-1,0)], ventilando 40 pacientes com SDRA, utilizando um Vt fixo de 6 mL/kg e um PEEP que variou entre 10 e 16 cmH_2O.[32]

VENTILAÇÃO NÃO INVASIVA E DESMAME VENTILATÓRIO

O efeito cardiovascular da ventilação não invasiva (VNI), assim como a ventilação controlada, afetam todos os principais determinantes do DC (pré-carga, contratilidade, pós-carga e frequência cardíaca), embora os principais efeitos sejam percebidos na pré-carga e na pós-carga. A pressurização da caixa torácica, ao provocar a redução do retorno venoso, diminui o enchimento cardíaco e, portanto, a distensão máxima das fibras cardíacas ao final da diástole, a pré-carga. A tensão miocárdica durante a sístole, a pós-carga, equivale à resistência vascular que o VE deve suplantar

para ejetar o sangue durante a sístole. Com o aumento da pressão nas vias aéreas, o consequente aumento da Ppl é transmitido ao VE e à aorta torácica. Como aumenta a pressão externa a essas estruturas vasculares, o gradiente entre pressões internas e externas diminui, com consequente redução da P_{tm}. Entende-se P_{tm} como a pressão de abertura das estruturas elásticas, como coração e vasos, definida como gradiente entre as pressões interna e externa de uma cavidade (P_{tm} = P_{int} – P_{ext}). Portanto, as pressões internas do VE e da aorta intratorácica são influenciadas pelo aumento da Ppl e elevam-se em relação à aorta extratorácica, diminuindo a tensão exercida pelo VE para ejetar o sangue. O favorecimento da contratilidade cardíaca durante a VNI é consequência dos efeitos da pressurização torácica sobre a pré-carga e a pós-carga.[27]

A instituição da VNI resulta em aumento do Vt em aproximadamente 50% e em diminuição média da frequência respiratória em 6 movimentos respiratórios por minuto. Como resultado, ocorre diminuição do trabalho respiratório, que diminui a demanda de oxigênio e a resposta adrenérgica. A consequente diminuição da frequência cardíaca reduz o consumo miocárdico de oxigênio e favorece o enchimento ventricular. A modulação da resposta adrenérgica proporcionada pela diminuição do trabalho respiratório pode cursar com redução do DC, o que não é necessariamente um mau sinal, mas um reflexo da melhoria da relação entre oferta e demanda de oxigênio.[27]

Em cardiopatas, a aplicação inicial de *Continuous Positive Air Pressure* (CPAP) entre 10 e 12 cmH_2O promove diminuição da frequência respiratória, do trabalho respiratório e dos níveis de pressão parcial arterial de dióxido de carbono ($PaCO_2$). Um estudo multicêntrico, randomizado, observou que o uso de pressão positiva em vias aéreas a dois níveis (BiPAP, do inglês *BI-level positive airway pressure*) (12/5 cmH_2O) e de CPAP (8 cmH_2O) são igualmente eficientes em reduzir a frequência respiratória, bem como a necessidade de ventilação invasiva.[33] Embora as máscaras faciais incrementem o Vt e o padrão de fluxo, os pacientes costumam preferir as máscaras nasais. No entanto, os efeitos cardiovasculares da VNI podem não ser ótimos com a máscara nasal se o paciente mantiver a boca entreaberta. O uso da máscara nasal com a boca fechada produz efeitos cardiovasculares similares aos da máscara facial.[34]

Posição prona e interação coração-pulmão

A posição prona (PPR) tem sido utilizada, nos últimos anos, como terapia adjuvante em pacientes com SDRA, melhorando a oxigenação.[35-41]

Inicialmente, foi considerada sem impacto na sobrevida em virtude dos resultados demonstrados no estudo clássico de Gattinoni *et al.*[41] Todavia, na análise *pós-hoc* do estudo, houve evidência de benefício na redução da mortalidade em 10 dias, no subgrupo de pacientes com relação pressão parcial arterial de oxigênio (PaO_2)/fração inspirada de oxigênio (FiO_2) < 88, o que levantou a hipótese de que os pacientes mais graves poderiam ter benefício de redução da mortalidade com o emprego dessa estratégia. A partir de então, o uso da PPR tornou-se uma terapia adjuvante, com recomendação forte nos casos de SDRA com hipoxemia grave (PaO_2/FiO_2 < 150), em unidades cuja equipe esteja treinada para aplicá-la. Atualmente, novas evidências surgiram a respeito do uso da PPR, com melhora da mortalidade.

Com o advento da pandemia por SARS-CoV-2, os casos que evoluem com SDRA mostram claro benefício do uso da ventilação com PPR. A dificuldade inicial resultante da falta de ventiladores mecânicos para todos, acelerou o uso da ventilação prona em pacientes desintubados com suplementação de oxigênio ou, ainda, da VNI e Cateter Nasal de Alto Fluxo (CNAF) com pressão positiva, em pacientes colaborativos.

A PPR tem a grande vantagem de recrutar alvéolos, com impacto hemodinâmico positivo. Estudos têm demonstrado melhora hemodinâmica, na pressão de platô (Pplat) e na $PaCO_2$ no grupo de respondedores submetidos à PPR.[42-45]

Ísola *et al.* realizaram estudo no qual foram coletados dados de pacientes com SDRA moderada e grave, submetidos à ventilação com PPR por até 12 horas a cada manobra e repetição por até 5 dias consecutivos, se necessário.[44] Nos pacientes pronados considerados respondedores, houve queda significante da $PaCO_2$ e da Pplat, mantidas mesmo após retornarem para posição supina ($n = 21$, 31 manobras de pronação). Parte desses pacientes foram monitorizados com cateter de artéria pulmonar volumétrico ($n = 11$, 18 manobras). No grupo dos considerados respondedores, obser-vou-se aumento significativo da fração de ejeção de ventrículo direito (FEVD), após 12 horas de uso de ventilação em PPR, sem necessidade de incremento na dose de agentes inotrópicos ou aumento da oferta de fluidos no período. Também se observou significante queda de pressão média na artéria pulmonar (PAPM). Esses benefícios sobre a hemodinâmica permaneceram com valores significantes mesmo após voltar o paciente para posição supina.[45]

A PPR também tem sido estudada e descrita como estratégia ventilatória que recruta alvéolos ao mesmo tempo que diminui a sobrecarga do VD, podendo ser preciosa ferramenta nos pacientes com falência aguda de ventrículo direito (ACP, do inglês *acute cor pulmonale*).[28,46-48] A realização de manobras de recrutamento máximo (MRM) objetiva proporcionar a maior abertura possível dos pulmões. Para tanto, essa manobra causa aumento transitório de pós-carga de VD por elevar a RVp durante alguns minutos. Postula-se que esse aumento da RVp (decorrente do aumento da pressão usada) acabe por ser compensado pela reversão da atelectasia nas porções dependentes dos pulmões, abertas com a MRM. No entanto, há que se considerar que essa diminuição da RVp, em virtude da melhora da ventilação em áreas colapsadas, possa ser anulada pelo aumento da RVp ocasionado pela necessidade de uso de PEEP elevada após a MRM, necessária para manter os seus efeitos, como descrito anteriormente. Ou seja, para impedir o "recolapso" e manter o benefício da MRM, será necessário titular a melhor PEEP extrínseca a ser aplicada. A literatura e a experiência clínica têm demonstrado que o valor titulado por métodos de imagem (tomografia computadorizada de tórax ou tomografia de impedância elétrica) são geralmente elevados, acima de 15 a 17 cmH_2O.[49]

A MRM deve ser feita, então, em paciente hemodinamicamente compensado, com ressuscitação com fluidos adequada, curarizado e com reserva funcional de ventrículo direito verificada previamente, sem sinais de ACP, sendo que, após a manobra, é imperativo reavaliar a função de ventrículo direito para verificar se o aumento da pós-carga causou alguma alteração na função ventricular direita.[50-52] Nos pacientes com SDRA e ACP, o uso da PPR como manobra de recrutamento é indicado e mais vantajoso.[28,43-48]

Em elegante estudo, Boissier *et al.* analisaram 226 pacientes admitidos consecutivamente por 5 anos com SDRA moderada e grave,[53] segundo definição de Berlim.[54] Todos foram ventilados com Pplat limitada a 30 cmH_2O, com PEEP média relativamente baixa ($8,8 \pm 3,6$ cmH_2O), e submetidos à ecocardiograma transesofágico nos primeiros 3 dias após o diagnóstico de SDRA. Detectou-se ACP (definida como ventrículo direito dilatado com discinesia septal) em 49 pacientes, evidenciando prevalência de 22% nessa população de pacientes graves (IC 95%; 16%-27%). A mortalidade em 28 dias e hospitalar foi muito maior no grupo que teve *cor pulmonale* agudo (60% *versus* 36%, $P < 0,01$). ACP foi associada com sepse e uso de pressão de distensão elevada (superior a 17 cmH_2O) como fator de risco de mortalidade independente em 28 dias. Portanto, Vieillard-Baron propôs interessante abordagem protetora para o VD no paciente com SDRA, considerando Pplat inferior a 30 cmH_2O e pressão de distensão baixa. Se nessa condição for necessário aumentar a PEEP, é necessário se certificar do *status* da função ventricular direita e titular o valor da PEEP em função dessa resposta.[55]

Não se deve deixar de citar que a PPR também cursa com complicações potenciais e graves, não constituindo um procedimento sem riscos. Na literatura, há um índice baixo de complicações desde que se realize o procedimento com os devidos cuidados e com monitorização adequada em pontos de apoio, por exemplo.[50,51]

Assim, empregar a PPR em ventilações invasiva e não invasiva é um recurso precioso. No caso da ventilação invasiva, em pacientes com SDRA moderada e grave, o recurso já tem benefício comprovado e sua recomendação é clara. Em pacientes com ACP e SDRA, há também claro benefício em diminuir a sobrecarga do VD e reverter o quadro, com impacto positivo na mortalidade. No caso de outras causas de insuficiência respiratória aguda ou no uso do *auto-prone* em pacientes desintubados, é preciso aguardar alguns estudos em andamento para se concluir o melhor método, a quem se aplica e quando, bem como o grau real de benefício e os efeitos sobre a circulação cardiopulmonar e sistêmica.

Desmame ventilatório e relação coração-pulmão

No desmame ventilatório, após a desconexão do ventilador mecânico, restaura-se a fisiologia da relação cardiopulmonar. A despressurização torácica implica aumento do retorno venoso, e a diminuição da Ppl promove aumento da P_{tm} das câmaras cardíacas e inversão dos fenômenos cardiovasculares observados durante a ventilação mecânica.

O resultado é a elevação da pré e da pós-carga ventricular esquerda, o que pode causar sobrecarga ventricular e/ou isquemia miocárdica em pacientes com insuficiência cardíaca e/ou coronariana. Então, pode ocorrer falência do desmame ventilatório ainda que a instituição da ventilação mecânica tenha sido motivada por causa não cardiogênica. A causa cardiogênica de falência de desmame é frequente e deve ser considerada sempre que não houver outras explicações que a justifiquem.[22,56]

Pacientes com história pregressa de insuficiência cardíaca ou que apresentam taquicardia e hipertensão durante a prova de ventilação espontânea têm grande probabilidade de falência de desmame de origem cardíaca. A elevação da POAP, a diminuição da saturação venosa de oxigênio (mista ou central) e/ou achados ecocardiográficos podem auxiliar na determinação de causas cardiogênicas de falência do desmame ventilatório.[28,57]

A dosagem de peptídeo natriurético tipo B (BNP, do inglês *B type natriuretic peptide*) plasmático > 275 pg/mL, antes do teste de ventilação espontânea, prediz insucesso do desmame (área sob a curva ROC = 0,89 ± 0,04). No entanto, dosagens elevadas de BNP antes do teste de ventilação espontânea não são específicas de disfunção cardíaca ou edema pulmonar cardiogênico, podendo refletir a condição de gravidade da doença subjacente em pacientes que não toleram o desmame.[34]

A hemoconcentração durante o desmame também poderia auxiliar na identificação do edema pulmonar induzido pelo desmame. Portanto, a elevação igual ou superior a 6%, observada entre duas medidas de proteína plasmática total realizadas antes da desconexão do ventilador mecânico e ao final do teste de ventilação espontânea, tem alta capacidade de identificar causa cardiogênica de falência do desmame (área sob a curva ROC = 0,93 ± 0,04; sensibilidade de 87% e especificidade de 95%).[58]

CONSIDERAÇÕES FINAIS

A interação cardiopulmonar, seja em ventilação espontânea ou mecânica — invasiva e não invasiva —

fornece recursos extremamente importantes para a monitorização e o suporte ao paciente grave. No entanto, para que se obtenha o máximo de benefício, é preciso avaliar seus efeitos em toda fisiologia do organismo.

A influência da ventilação na hemodinâmica é significativa. Por outro lado, essa mesma influência possibilita entender diversos aspectos na interação cardiopulmonar, fazer diagnósticos hemodinâmicos e instituir terapêuticas apropriadas, melhorando o prognóstico do paciente; porém, pode também trazer complicações graves quando não empregada de maneira adequada. Os efeitos da interação coração-pulmão induzida pela ventilação mecânica – invasiva ou não invasiva – pode ser benéfica para o paciente.

Portanto, é essencial ao profissional que lida com paciente grave compreender detalhadamente essa interação e realizar a monitorização adequada do paciente, a fim de oferecer-lhe a melhor relação custo-benefício.

REFERÊNCIAS

1. Gelman S. Venous function and central venous pressure. Anesthesiology. 2008;108:735-48.
2. Fessler HE. Heart-lung intercations: applications in the critically ill. Eur Respir J. 1997;10:226-37.
3. Michard F. Changes in arterial pressure during mechanical ventilation. Anesthesiology. 2005;103:419-28.
4. Vieillard-Baron A, Augarde R, Prin S, Page B, Beauchet A, Jardin F. Influence of superior vena caval zone condition on cyclic changes in right ventricular outflow during respiratory support. Anesthesiology. 2001;95:1083-88.
5. Vieillard-Baron A, Chergui K, Rabiller A, Peyrouset O, Page, B, Beauchet A, et al. Superior vena caval collapsibility as a gauge of volume status in ventilated septic patients. Int Care Med. 2004;30:1734-9.
6. Magder S. How to use the central venous pressure measurements. Curr Opin Crit Care. 2005;11:264-70.
7. Marik PE, Baram M, Vahid B. Does central venous pressure predict fluid responsiveness? Chest. 2008;134:172-8.
8. Eskesen TG, Wetterslev M, Perner A. Systematic review including re-analyses of 1148 individual data sets of central venous pressure as a predictor of fluid responsiveness. Intensive Care Med. 2016;42(3):324-32.
9. Heenen S, De Backer D, Vincent JL. How can the response to volume expansion in patients with spontaneous respiratory movements be predicted? Critical Care. 2006;10:R102.
10. García MIM, Cano AG, Monrové JCD. Arterial pressure changes during the Valsalva maneuver to predict fluid responsiveness in spontaneously breathing patients. Int Care Med. 2009;35:77-84.
11. Hong DM, Lee JM, Seo JH, Min JJ, Jeon Y, Bahk JH. Pulse pressure variation to predict fluid responsiveness in spontaneously breathing patients: tidal vs. forced inspiratory breathing. Anaesthesia. 2014;69(7):717-22.
12. Barbier C, Loubières Y, Schmit C, Hayon J, Ricôme JL, Jardin F, et al. Respiratory changes in inferior vena cava diameter are helpful in predicting fluid responsiveness in ventilated septic patients. Intensive Care Med. 2004;30:1740-6.
13. Westphal GA, Gonçalves ARR, Caldeira Filho M, Silva E, Poli de Figueiredo LF. Variation in amplitude of central venous pressure curve induced by respiration is a useful tool to reveal fluid responsiveness in postcardiac surgery patients. Shock. 2006;26:140-5.
14. Hofer CK, Müller SM, Furrer L, Klaghofer R, Genoni M, Zollinger A. Stroke volume and pulse pressure variation for prediction of fluid responsiveness in patients undergoing off-pump coronary artery bypass Grafting. Chest. 2005;128:848-54.
15. Feissel M, Michard F, Mangin I, Ruyer O, Faller JP, Teboul JL. Respiratory changes in aortic blood velocity as an indicator of fluid responsiveness in ventilated patients with septic shock. Chest. 2001;119:867-73.
16. Michard F, Boussat S, Chemla D, Anguel N, Mercat A, Lecarpentier Y, et al. Relation between respiratory changes in arterial pulse pressure and fluid responsiveness in septic patients with acute circulatory failure. Am J Respir Crit Care Med. 2000;162:134-8.
17. Westphal GA, Poli de Figueiredo LF, Rocha e Silva M, Caldeira Filho M, Silva E. Pulse oxymetry wave respiratory variations for the assessment of volume status in patients under mechanical ventilation. Society of Critical Care Medicine 34th Critical Care Congress – Phoenix, Arizona, USA. Critical Care Medicine. 2004;32(12):A96.
18. Westphal GA, Eliezer Silva E, Gonçalves AR, Caldeira Filho M, Poli-de-Figueiredo LF. Pulse oximetry wave variation as a noninvasive tool to assess volume status in cardiac surgery. Clinics. 2009;64(4):337-43.
19. Cannesson M, Besnard C, Durand PG, Bohé J, Didier Jacques. Relation between respiratory variations in pulse oximetry plehysmographic waveform amplitude and arterial pulse pressure in ventilated patients. Critical Care. 2005;9:562-8.

20. Feissel M, Teboul JL, Merlani P, Badie J, Faller JP, Bendjelid K. Plethysmographic dynamic indices predict fluid responsiveness in septic ventilated patients. Intensive Care Med. 2007;33:993-9.

21. Wyffels PAH, Durnez PJD, Helderweirt J, Stockman WMA, De Kegel D. Ventilation-induced plethysmographic variations predict fluid responsiveness in ventilated postoperative cardiac surgery patients. Anesth Analg. 2007;105:448-52.

22. García MIM, Cano AG, Monrové JCD. Brachial artery peak velocity variation to predict fluid responsiveness in mechanically ventilated patients. Critical Care. 2009;13:R142.

23. Trepte CJ, Eichhorn V, Haas SA, Stahl K, Schmid F, Nitzschke R, et al. Comparison of an automated respiratory systolic variation test with dynamic preload indicators to predict fluid responsiveness after major surgery. Br J Anaesth. 2013;111(5):736-42.

24. Wilkman E, Kuitunen A, Pettilä V, Varpula M. Fluid responsiveness predicted by elevation of PEEP in patients with septic shock. Acta Anaesthesiol Scand. 2014;58(1):27-35.

25. Cherem S, Fernandes V, Zambonato KD, Westphal GA. Can the behavior of blood pressure after elevation of the positive end-expiratory pressure help to determine the fluid responsiveness status in patients with septic shock? Rev Bras Ter Intensiva. 2020;32(3):374-80.

26. Cannesson M. Pulse pressure variation and goal directed therapy. J Cardiothorac Vasc Anesth. 2010;24:487-97.

27. Perel A, Pizov R. Cardiovascular effects of mechanical ventilation. In: Stock MC, Perel A, eds. Handbook of mechanical ventilatory support. 2.ed. Baltimore MD: Lippincott Williams & Wilkins; 1997. p. 57-73.

28. Mebazaa A, Karpati P, Renaud E, Algotsson L. Acute right ventricular failure-from pathophysiology to new treatments. Intensive Care Med. 2004;30(2):185-96.

29. Hartert TV, Wheeler AP, Sheller JR. Use of pulse oximetry to recognize severity of airflow obstruction in obstructive airway disease. Correlation with pulsus paradoxus. Chest. 1999;115:475-81.

30. Michard F, Chemla D, Richard C, Wysocki M, Pinsky MR, Lecarpentier Y, et al. Clinical use of respiratory changes in arterial pulse pressure to monitor the hemodynamic effects of PEEP. Am J Respir Crit Care Med. 1999;159:935-9.

31. Laghi F, Goyal A. Auto-PEEP in respiratory failure. Minerva Anestesiol. 2012;78(2):201-21.

32. Freitas FGR, Bafi AT, Nascente APM, Assunção M, Mazza B, Azevedo LCP, et al. Predictive value of pulse pressure variation for fluid responsiveness in septic patients using lung-protective ventilation strategies. Br J Anaesth. 2013;110(3):402-8.

33. Moritz F, Brousse B, Gellee B, Chajara A, L'Her E, Hellot MF, et al. Continuous positive airway pressure versus bilevel noninvasive ventilation in acute cardiogenic pulmonary edema: a randomized multicenter trial. Ann Emerg Med. 2007;50(6):666-75.

34. Kallet RH, Diaz JV. The physiologic effects of noninvasive ventilation. Respiratory Care. 2009;54:102-15.

35. Richard JC, Maggiore S, Mercat A. Where are we with recruitment maneuvers in patients with acute lung injury and acute respiratory distress syndrome? Curr Opin Crit Care. 2003;9:22-7.

36. Messerole E, Peine P, Wittkopp S, Marini JJ, Albert RK. The pragmatics of prone positioning. Am J Respir Crit Care Med. 2002;165:1359-63.

37. Venet C, Guyomarc'h S, Migeot C, Bertrand M, Gery P, Page D, Vermesch D, et al. The oxygenation variations related to prone positioning during mechanical ventilation: a clinical comparison between ARDS and non-ARDS hypoxemic patients. Intensive Care Med. 2001;27:1352-9.

38. Blanch L, Mancebo J, Perez M, Martinez M, Mas A, Betbese AJ, Joseph D, et al. Short-term effects of prone position in critically ill patients with acute respiratory distress syndrome. Intensive Care Med. 1997;23:1033-9.

39. Lee DL, Chiang HT, Lin SL, Ger LP, Kun MH, Huang YCT. Prone-position ventilation induces sustained improvement in oxygenation in patients with acute respiratory distress syndrome who have a large shunt. Crit Care Med. 2002;30:1446-52.

40. Jolliet P, Bulpa P, Chevrolet JC. Effects of the prone position on gas exchange and hemodynamics in severe acute respiratory distress syndrome. Crit Care Med. 1998;26:1977-85.

41. Gattinoni L, Tognoni G, Pesenti A, Taccone P, Mascheroni D, Labarta V, et al. Effect of prone positioning on the survival of patients with acute respiratory failure. N Engl J Med. 2001:345:568-73.

42. Jardin F, Vieillard-Baron A. Right ventricular function and positive pressure ventilation in clinical practice: from hemodynamic subsets to respirator settings. Intensive Care Med. 2003;29:1426-34.

43. Gattinoni L, Vagginelli F, Carlesso E, Taccone P, Conte V, Chiumello D, et al. Decrease in $PaCO_2$ with prone position is predictive of improved outcome in Acute Respiratory Distress Syndrome. Crit Care Med. 2003;(31):2727-33.

44. Ísola AM, Rezende EAC, Consorti L, Martins RT, Vieira J, Silva DV. A posição prona deve ser considerada uma manobra de recrutamento alveolar? Rev Bras Ter Intens. 2004;Supl 1:19.

45. Ísola AM, Assunção MSC, Consorti L, Martins RT, Vieira J, Silva DV, et al. Interação coração-pulmão: avaliação das alterações hemodinâmicas durante manobra de recrutamento alveolar, utilizando a posição prona. Rev Bras Ter Intens. 2004;Supl 1:108.

46. Jellinek H, Krenn H, Oczenski W, Veit F, Schwarz S, Fitzgerald RD. Influence of positive airway pressure on the pressure gradient for venous return in humans. J Appl Physiol. 2000;88:926-32.

47. Gatecel C, Mebazaa A, Kong R, Guinard N, Kermarrec 48. N, Matéo J, et al. Inhaled nitric oxide improves hepatic tissue oxygenation in right ventricular failure: value of hepatic venous oxygen saturation monitoring. Anesthesiology. 1995;82:588-90.

48. Vieillard-Baron A, Charron C, Caille V, Belliard G, Page B, Jardin F. Prone positioning unloads the right ventricle in severe ARDS. Chest. 2007;132:1440-6.

49. Matos GFJ, Stanzani F, Passos RH, et al. How large is the lung recruitability in early acute respiratory distress syndrome: a prospective case series of patients monitored by computed tomography. Critical Care. 2012;16(1):R4.

50. Barbas CSV, Ísola AM, Farias AMC, Cavalcanti AB, Gama AMC, Duarte ACM, et al. Recomendações brasileiras de ventilação mecânica, 2013. Parte I. Rev Bras Ter Intensiva. 2014;26(2):89-121.

51. Barbas CSV, Ísola AM, Farias AMC, Cavalcanti AB, Gama AMC, Duarte ACM, et al. Recomendações brasileiras de ventilação mecânica, 2013. Parte II. Rev Bras Ter Intensiva. 2014;26(3):215-39.

52. Kacmarek R, Villar J. Lung recruitment maneuvers during acute respiratory distress syndrome: is it useful? Minerva Anestesiol. 2011;77:85-9.

53. Boissier F, Katsahian S, Razazi K, Thille AW, Roche-Campo F, Leon R, et al. Prevalence and prognosis of cor pulmonale during protective ventilation for acute respiratory distress syndrome. Intensive Care Med. 2013;39(10):1725-33.

54. Ranieri VM, Rubenfeld GD, Thompson BT, Ferguson ND, Caldwell E, Fan E, et al. Acute respiratory distress syndrome the Berlin definition. JAMA. 2012;307(23).

55. Vieillard-Baron A, Price LC, Matthay MA. Acute cor pulmonale in ARDS. Intensive Care Med. 2013;39:1836-8.

56. Teboul JL, Monnet X, Richard C. Weaning failure of cardiac origin: recent advances. Critical Care. 2010;14:211.

57. Teixeira C, da Silva NB, Savi A, Vieria SRR, Nasi LA, Friedman G, et al. Central venous saturation is a predictive of reintubation in difficult-to-wean patients. Critical Care Medicine. 2009;38(2):491-6.

58. Anguel N, Monnet X, Osman D, Castelain V, Richard C, Teboul JL: Increase in plasma protein concentration for diagnosing weaning-induced pulmonary oedema. Intensive Care Med 2008,34:1231–1238].

27

Disfunção Aguda do Ventrículo Direito

Nair Naiara Barros de Vasconcelos
Helio Penna Guimarães
Elias Knobel

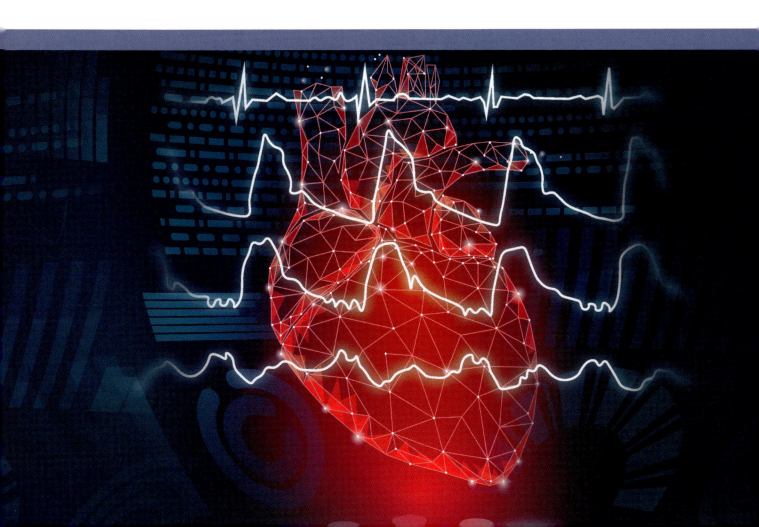

DESTAQUES

- Caracterizada como uma síndrome clínica, a disfunção aguda do ventrículo direito reduz a capacidade de ejeção para a circulação pulmonar e aumenta as pressões venosas sistêmicas, tanto em repouso quanto ao esforço.
- Os principais determinantes da performance do ventrículo direito são pré-carga, pós-carga e contratilidade.
- As principais etiologias relacionadas à disfunção aguda do ventrículo direito são embolia pulmonar, infarto agudo de ventrículo direito e síndrome do desconforto respiratório agudo.
- O ecocardiograma tem papel fundamental no diagnóstico. No entanto, além de ser um exame "operador-dependente", pode apresentar dificuldade técnica de acesso às janelas cardíacas.
- O tratamento consiste em evitar aumentos da pós-carga do ventrículo direito, reduzindo a contratilidade e otimizando a pré-carga; estratégia de ventilação protetora ao ventrículo direito, manutenção do ritmo sinusal e da sincronia atrioventricular são fundamentais.

INTRODUÇÃO

A disfunção aguda do ventrículo direito (DAVD) é definida como uma síndrome clínica secundária à alteração estrutural ou funcional do coração direito, reduzindo a capacidade de ejeção ventricular para a circulação pulmonar e aumentando as pressões venosas sistêmicas ao repouso ou esforço.[1-4] As causas mais comuns para DAVD são frequentes condições clínicas da Medicina Intensiva, tais como síndrome do desconforto respiratório agudo (SDRA), embolia pulmonar (EP) e infarto agudo do ventrículo direito.[5]

A DAVD, de um forma pragmática, é definida por pelo menos um dos seguintes critérios que, embora sejam limitados e de baixa sensibilidade, podem ser aplicados na prática clínica. São eles:

- Disfunção sistólica do ventrículo direito (VD) mensurada por disfunção sistólica contrátil e dilatação da câmara;[4-6]
- Aumento inexplicável de peptídeos natriuréticos, na ausência de disfunção ventricular esquerda ou doença renal;
- Alterações do tipo "padrão *strain*" ao eletrocardiograma (ECG) em derivações do VD (V3R, V4R);
- Evidência de lesão dos cardiomiócitos (elevação da troponina ≥ 0,4 ng/mL, troponina ≥ 0,1 ng/mL): este achado pode sugerir disfunção ventricular de maior gravidade, a despeito de sua baixa sensibilidade e especificidade.

A Tabela 27.1, a seguir, resume os principais critérios diagnósticos objetivos da DVDA.

DISFUNÇÃO AGUDA DO VENTRÍCULO DIREITO

Tabela 27.1 Definição de disfunção aguda de ventrículo direito

Parâmetros ecocardiográficos		Sinais no ECG	Biomarcadores
Função sistólica do VD	Dilatação do VD		
TAPSE < 16 mm	Razão do diâmetro diastólico final do VD/diâmetro do VE > 0,9	Bloqueio de ramo direito, bloqueio completo	BNP > 100 pg/mL
S < 10 cm/seg	Razão da área diastólica final do VD/ área do VE > 0,6	Bloqueio de ramo direito, bloqueio incompleto	N terminal peptídeo natriurético atrial > 900 pg/mL
Mudança de área de fração do VD < 35%	Diâmetro diastólico final do VD (no terço médio do VD) > 42 mm	Elevação anterosseptal do seguimento ST Depressão anterosseptal do seguimento ST	
Fração de ejeção do VD < 45%	Discinesia septal do VD	Inversão de onda T anterosseptal	

ECG: eletrocardiograma; **BNP:** peptídio natriurético atrial; **VD:** ventrículo direito; **VE:** ventrículo esquerdo; **TAPSE:** excursão sistólica do plano do anel tricúspide; Onda S do Doppler pulsátil.

EPIDEMIOLOGIA E ETIOLOGIA

A EP é uma causa comum de DAVD secundária à pós-carga e vasoconstrição em áreas não ocluídas. Os achados ecocardiográficos de DAVD estão presentes entre 30% e 56% dos pacientes normotensos com EP. A taxa de mortalidade em até 30 dias, em pacientes com EP confirmada, é de 5,4% a 10%, e a taxa de mortalidade hospitalar diretamente atribuída à EP é de 1,1% a 3,3%.[7-11]

Ainda que o VD não apresente disfunção prévia e não esteja remodelado, o aumento significativo da pressão da artéria pulmonar (PAP) acima de 50 mmHg [12,13] pode comprometer gravemente sua atividade contrátil. A sobrecarga aguda em um dos quadros já crônicos de disfunção de VD promove melhor tolerância às variações de pressão da artéria pulmonar.[14]

A SDRA também é uma das causas mais comuns de DAVD, com incidência entre 30% e 56%, dependendo dos critérios de definição de DAVD, da gravidade da lesão pulmonar e da estratégia de ventilação mecânica adotada.[15-17] Os mecanismos de DAVD, associados à SDRA, são a vasoconstrição hipoxêmica, hipercarbia, aumento do espaço morto alveolar, microtrombose pulmonar e ativação de citocinas pró-inflamatórias.

O infarto agudo do miocárdio do VD (IAMVD) pode estar associado a 30%-50% dos pacientes com infarto agudo do miocárdio da parede inferior. A artéria coronária direita (CD) geralmente é o vaso "culpado" pelo IAMVD, e lesões miocárdicas mais extensas estão associadas com oclusões de ACD proximal.[18-22]

Em cenários de cirurgias cardíacas, 0,1% dos pacientes submetidos à revascularização miocárdica, 2%-3% dos transplantes cardíacos e até 10%-20% de pacientes que necessitam de dispositivos de assistência ventricular,[2] podem apresentar DAVD; quase a metade dos pacientes hemodinamicamente instáveis após cirurgia cardíaca também apresentam DAVD e, nesta condição, vários fatores podem estar associados, como o tempo prolongado de circulação extracorpórea, oclusão da ACD, proteção miocárdica inadequada, lesão pulmonar de reperfusão, hipertensão pulmonar (HP) secundária, hipertensão pulmonar induzida por protamina, arritmias atriais ou perda da sincronia atrioventricular.[23-26]

ANATOMIA E FISIOPATOLOGIA DA DISFUNÇÃO VENTRICULAR AGUDA DE VD

Em termos anatômicos, e em comparação ao formato elipsoidal do ventrículo esquerdo (VE), o VD parece ter forma triangular descrita em três componentes: a entrada, que consiste na válvula tricúspide, cordalhas tendíneas e músculos papilares; a região apical trabeculada; e o infundíbulo, ou cone, que corresponde à via de saída.

Sob pós-carga normal, a contração do VD começa no seio (câmara de entrada) e progride em direção ao cone ou infundíbulo (câmara de saída), aparentando uma espécie de fole peristáltico, com padrão de assincronia de contração do ápice à base.[27-36]

O VD se contrai por três mecanismos: um movimento para dentro da parede livre, secundária à contração da região basal (orientação transversal), que produz um efeito de fole; a contração do segmento ascendente da região apical (orientação oblíqua), que encurta o eixo longo, projetando o anel tricúspide em direção ao ápice; e a tração da parede livre em pontos fixos secundários à contração ventricular esquerda.[37-39]

A baixa impedância e a alta capacitância da circulação pulmonar normal são refletidas no formato triangular da região de pressão-volume do VD, sem períodos de contração isovolumétrica e relaxamento, como ocorre no VE.[40-43]

A ejeção do VD inicia-se precocemente durante o aumento da pressão intraventricular e permanece durante sua redução: esta ejeção prolongada de baixa pressão implica diretamente em um esvaziamento ventricular direito muito sensível às mudanças na pós-carga, mantendo a fase tardia de ejeção, enquanto o VE já está em diástole isovolumétrica.[38]

A Figura 27.1, a seguir, apresenta os diversos aspectos alterados da mecânica e função que podem impactar na configuração da relação sobrecarga de pressão/volume, e na redução primária da contratilidade por isquemia miocárdica.

O coração tem mecanismos intrínsecos para manter o débito cardíaco compatível com as mudanças na pré-carga e pós-carga, por meio da adaptação de suas dimensões de seu raio, com aumento da força de retração em acordo com sua distensão, descrita pela lei de Starling.

A adaptação aguda do VD à hipertensão pulmonar depende tanto da resistência vascular pulmonar (RVP) quanto da rigidez vascular e da capacitância pulmonar total.[44] O comprometimento sistólico do VD e sua dilatação surgem quando os mecanismos de adaptação intrínseca do miocárdio estão exauridos: aumento da tensão na parede do VD leva ao estresse dos cardiomiócitos e lesão secundária à isquemia, depleção de substrato energético e comprometimento do metabolismo mitocondrial.[38-50]

A inflamação mediada por neutrófilos, secundária ao influxo de células pró-inflamatórias, e a ativação de citocinas, desempenham um papel relevante na produção de dano oxidativo, apoptose e efeitos inotrópicos negativos diretos.[50]

Nos casos de disfunção terminal grave de VE, a transmissão a montante da pressão diastólica final do VE (Pd_2VE) para pressão atrial esquerda, para pressão de oclusão da artéria pulmonar (POAP) e para a média de PAP, pode perpetuar o ciclo à disfunção ventricular.

MANIFESTAÇÕES CLÍNICAS E DIAGNÓSTICO

O diagnóstico da DVAD na medicina intensiva, apesar de muito frequente, pode ser mais dificultoso em função de outras comorbidades que podem causar a hipoperfusão.

Os achados eletrocardiográficos são variáveis e de baixa sensibilidade e especificidade; a ecodopplercardiografia beira leito, realizada pelo próprio intensivista, pode ser recurso considerável na condição de dificuldade de transporte destes pacientes para ambientes de exames complementares fora da unidade de terapia intensiva. No entanto, as mensurações por ecocardiografia bidimensional representam um desafio pela geometria tridimensional complexa do VD e pela interferência dos pulmões nas imagens ultrassonográficas.[6,30,50]

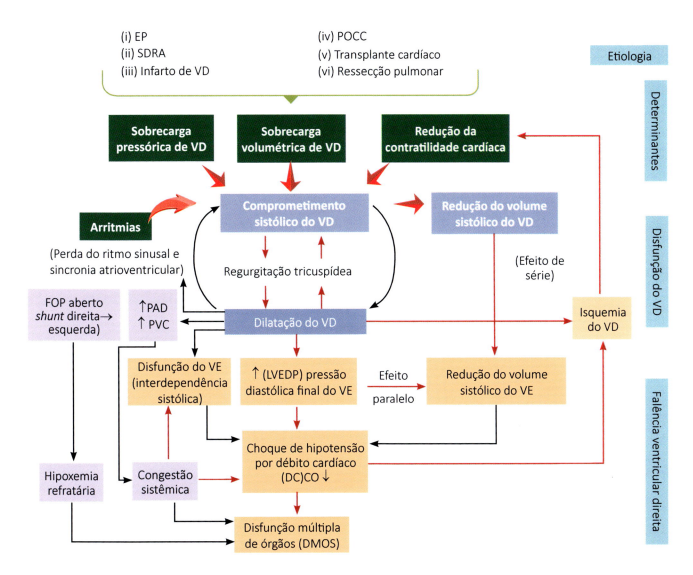

FIGURA 27.1 Mecanismo de disfunção/falência ventricular direita. A disfunção de VD inicia quando há aumento excessivo da pré-carga ou pós-carga que resulta em redução da contratilidade. A isquemia de VD ou o comprometimento da função do VE dão início a um ciclo vicioso de comprometimento da hemodinâmica, culminando na falência ventricular direita.

EP: embolia pulmonar; **SDRA**: síndrome do desconforto respiratório agudo; **VD**: ventrículo direito; **POCC**: pós-operatório cirurgia cardíaca; **PAD**: pressão do átrio direito; **PVC**: pressão venosa central; **FOP**: forâmen oval patente; **DMOS**: disfunção de multiplos órgãos e sistemas; **Pd$_2$VE**: pressão diastólica final de VE.

Existem três grupos de parâmetros que devem ser avaliados na eco:

- Parâmetros estruturais: medições lineares e de áreas para avaliar a dilatação do VD (absoluta e relativa ao VE), predominantemente na câmara de entrada;
- Parâmetros funcionais, como a função sistólica longitudinal, predominantemente global;
- Avaliação da pós-carga.

No eixo paraesternal curto é possível avaliar o tamanho do VD comparado ao VE, e a relação entre eles. Quanto maior esta relação, maior é a sobrecarga das câmaras direitas; no eixo apical, pode-se analisar a contratilidade ventricular, bem como o comportamento do septo interventricular. Um sinal indireto da sobrecarga das câmaras direitas é o septo interventricular rechaçado no sentido do VE, ou simplesmente mais retificado.

A avaliação da função sistólica do VD pode ser realizada pelo TAPSE. O método depende da mobilidade do anéis da tricúspide. Uma forma de medir o TAPSE pode ser por meio do posicionamento do Doppler na válvula tricúspide, e utilização do modo M: trata-se da análise da movimentação do folheto avaliando a sua diferença entre diástole e sístole. Esse valor, quando acima de 18 mm, simboliza que a função sistólica é considerada normal. Além disso, podemos avaliar sinais de sobrecarga através do refluxo tricúspide: quanto maior for a pressão na artéria pulmonar, maior será o refluxo tricúspide.

A variação de áreas do VD (FAC do inglês *fractional area change*) mensura o volume diastólico final durante a sístole e diástole e calcula a diferença desse volume. Quando acima de 35%, o FAC é considerado normal.

O sinal de McConnell trata-se de achado que pode inferir o aumento da PAP de forma aguda. Há visualização da câmara direita dilatada e o ápice do VD hipercinético neste sinal.

A aferição da variabilidade da cava inferior (VCI) também fornece estimativa da pressão venosa central (PVC), ou seja, quanto maior for a PVC, mais dilatada será a cava e menor variabilidade ela terá. Valores acima de 20 mm ou variabilidade maior que 50 % são considerados normais.

O cateter de artéria pulmonar (CAP) permite o monitoramento invasivo e pode ser indicado para pacientes com evidência ecocardiográfica de DAVD grave, uma vez que pode realizar medições seriadas do DC, das pressões de enchimento, da fração de ejeção do VD (FEVD) e do índice de volume diastólico final de ventrículo direito (IVDFVD).[20,50]

Os achados usuais de CAP sugestivos de DAVD incluem PVC elevada (maior que 20 mmHg), um gradiente inverso de pressões (PVC > POAP), índice cardíaco baixo (<2 L/min/m^2), índice de volume sistólico baixo (<30 mL/m^2), saturação venosa mista de oxigênio (SvO$_2$ <55%) FEVD < 30%, IVDFVD > 240 mL/m^2.[50]

Um dos desafios do uso do CAP é a precisão da avaliação POAP devido à influência dos efeitos fásicos da ventilação mecânica, PEEP e do volume da inflação do balonete e aumento a extensão das zonas 1 e 2 de West.[50]

Convém sempre recordar que quando PEEP ≥ 10 cm H$_2$O, a POAP é maior que a pressão diastólica final do VE e (Pd2VE) deve ser mensurada sempre considerando o valor da pressão diastólica da artéria pulmonar ocluída.

TRATAMENTO

O tratamento da DAVD pode ser dividido em etapas:

- Medidas gerais: evitar aumento da pós-carga do VD, otimizar a contratilidade e a pré-carga; aplicar estratégia de ventilação protetora ao VD, manutenção do ritmo sinusal e da sincronia atrioventricular;

- Tratamento farmacológico guiado com suporte inotrópico e vasoativo;
- Tratamento mecânico com dispositivos de suporte circulatório.

Medidas gerais

A prevenção da DAVD na UTI inicia com a identificação de pacientes de alto risco (SDRA grave, IAM inferior, cirurgia cardíaca com longos tempos de circulação extracorpórea, transplantes cardíacos com tamanho incompatível). Uma vez que a DAVD ou de VE são reconhecidas, deve-se buscar a correção imediata de condições reversíveis subjacentes que sejam fatores desencadeantes ou contribuintes para a DAVD.

O adequado ajuste do conteúdo intravascular é essencial para a correção da DAVD, considerando que tanto a hipovolemia quanto a hipervolemia podem resultar em débito cardíaco reduzido: quando há sobrecarga hidríca presente, o uso de diuréticos ou terapia de substituição renal (TSR) podem se fazer necessários.[14] A infusão contínua ou *bolus* de diuréticos são alternativas, e a combinação de diuréticos de alça e tiazídicos podem ser indicadas sempre que há suspeita de resistência à terapia diurética.[50] No entanto, hipovolemia também pode ser prejudicial à função do VD, levando à redução do débito cardíaco, disfunção pré-renal e hipotensão arterial sistêmica.

A disfunção de VD deve ser suspeitada quando o volume sistólico (VS) ou pressão de pulso (PP) não responderem à reposição fluidos;[51] no entanto, a variação do volume sistólico (VVS) e a variação da pressão de pulso ΔPP dependem do status volêmico: em normovolemia, valores altos não conseguiram prever a capacidade de resposta do volume (falso-positivo);[51] por outro lado, durante a hipovolemia, valores normais predizem a ausência de resposta ao volume (verdadeiro negativo), evitando sobrecarga de fluidos.[50]

Nos casos de DAVD, os parâmetros dinâmicos de fluidorresponsividade não devem ser utilizados para predição de resposta à infusão de fluidos, pois são falsos-positivos. Nesta situação, quando houver hipoperfusão tecidual, desafio hídrico pode ser realizado e avaliada sua resposta pela presença de incremento ou não do débito cardíaco (DC). Porém, deve ser feito com pequenas alíquotas (cristaloide - 100 mL) em infusão rápida, em 5 minutos e avaliar a resposta. Deve-se considerar positiva quando houver incremento de 10% a 15% do DC.

DISFUNÇÃO AGUDA DO VENTRÍCULO DIREITO

Quando a DAVD ocorre no contexto de aumento da pós-carga, a restrição de volume deve ser considerada; ao se aumentar o volume de sangue para um VD já sobrecarregado (por ex.: EP, SDRA) não ocorrerá melhora da perfusão, e adicionalmente ocorrerá a queda do DC, agravando a dilatação de VD, aumentando a regurgitação tricúspide e a congestão venosa direita, com redução subsequente do preenchimento VE (interdependência ventricular e efeito serial). De forma contrária, quando ocorre DAVD no ambiente de pós-carga normal (por ex.: infarto do miocárdio do VD), pode haver necessidade de infusão de fluidos para restabelecimento da perfusão tecidual.[50]

Os efeitos da ventilação mecânica podem reduzir a pré-carga e aumentar a pós-carga, que no cenário de DAVD pode ser uma questão crítica; portanto, a estratégia ventilatória é o principal tratamento não farmacológico, por meio do controle da hipoxemia, hipercapnia, acidemia e pressão inspiratória das vias aéreas. Os princípios da ventilação mecânica para pacientes com a DAVD incluem: limitar o volume corrente, a PEEP e a pressão de platô (< 27 cmH$_2$O); evitar hipercapnia (< 60 mmHg) e acidemia, e prevenir ou reverter a vasoconstrição pulmonar hipóxica. Na SDRA, a presença de DAVD, e não apenas a relação PaO$_2$/FiO$_2$, pode ser uma indicação para ventilação em posição prona, objetivando reduzir a sobrecarga de VD e hipercapnia (estratégia de ventilação "protetora de VD").[51]

A contração do átrio direito (AD) contribui com até 35% do volume de enchimento do VD, e é mais importante ainda quando há dilatação do VD. A frequência cardíaca sinusal adequada, bem como a manutenção da sincronia atrioventricular, são formas simples de manter e evitar o comprometimento da contratilidade do VD.

A cardioversão elétrica ou farmacológica para a restauração do ritmo sinusal e a implantação de um marca-passo temporário podem ser consideradas.[50,52]

Tratamento farmacológico

O tratamento farmacológico tem como foco a redução da pós-carga do VD e a preservação de pressão arterial sistêmica (suporte vasoativo), aumentando a contratilidade do VD (suporte inotrópico). O tratamento farmacológico deve:

- Dar suporte inotrópico predominante;
- Evitar a vasoconstrição pulmonar, de preferência vasodilatação;
- Manter a perfusão sistêmica da pressão com uma adequação da perfusão.

Em relação ao suporte vasopressor, os objetivos primários concentra-se em evitar a hipotensão arterial sistêmica, com pressão arterial sistêmica maior do que a pressão de artéria pulmonar. A noradrenalina é o farmáco de escolha. Exceto em altas doses, a noradrenalina demonstrou aumentar a resistência vascular sistêmica enquanto reduz a pressão da artéria pulmonar e a razão resistência vascular pulmonar/resistência vascular sistêmica (doses menores de 0,5 µg/kg/min).[50,53] A noradrenalina também é inotrópico positiva através do agonismo adrenérgico Beta 1, aumentando o índice cardíaco e melhorando o acoplamento VD-pulmonar.[14,53] A vasopressina ($<0,03$ U/min) é outro vasopressor que preferencialmente aumenta o RVS sobre o RVP. Em doses mais altas, deve ser usado com cautela, pois promove efeitos adversos como depressão miocárdica, vaso constrição coronariana, hipoperfusão esplâncnica e lesões em tecidos de partes moles como pele e músculos.[53,54]

A melhora da contratilidade do VD pelo uso da dobutamina tem os efeitos vasculares pulmonares favoráveis em doses mais baixas (< 5 mcg/kg/min), embora leve ao aumento da RVP, taquicardia e hipotensão sistêmica em doses superiores a 10 mcg/kg/min;[53,54] para casos de hipotensão arterial, deve ser usado em combinação com agentes vasopressores, como a noradrenalina. Tanto a dopamina quanto a adrenalina não são recomendadas devido a acentuação de taquicardia, eventos arrítmicos e aumento no consumo de oxigênio do miocárdio. Em doses moderadas a altas de dopamina, a razão RVP/RVS aumenta,[50,53] bem como o influxo de cálcio intracelular.[54]

Entre os inodilatadores (propriedades inotrópicas e vasodilatadoras), tanto a milrinona quanto a levosimendana têm sido recomendadas para o tratamento de DAVD aguda: a milrinona impede a degradação de AMP cíclico, aumentando o influxo de cálcio intracelular para que a contratilidade miocárdica melhore. Mas, semelhante à dobutamina, também promove a vasodilatação sistêmica que pode limitar seu uso; a levosimendana é um sensibilizador de cálcio que melhora a contratilidade cardíaca sem aumentar o consumo de oxigênio, aumentando a sensibilidade dos cardiomiócitos contráteis ao cálcio durante a sístole, sem aumentar a concentração intracelular de cálcio, diminuindo a RVP mesmo em SDRA.[55,56]

Os vasodilatadores pulmonares específicos podem ser úteis para reduzir a pós-carga do VD, particularmente quando a remodelação pulmonar é suspeita ou confirmada. A administração sistêmica de vasodilatadores da circulação pulmonar pode diminuir a pressão arterial sistêmica, reduzindo potencialmente a pré-carga do VD, mas piorando a perfusão coronária e a isquemia do VD. Também podem piorar a oxigenação por embotamento pulmonar hipóxico, vasoconstrição e comprometimento da ventilação-perfusão. Portanto, o uso de inalatório ao invés do sistêmico é o mais recomendado para o uso deste grupo farmacológico.[50]

A terapia vasodilatadora pulmonar se baseia em três vias: doadores de óxido nítrico (NO), estimuladores de guanilato ciclase (GC); estimuladores de adenilato ciclase (AC) e inibidores da fosfodiesterase (PDE).

O NO inalatório (NO) é um potente vasodilatador pulmonar em concentrações de 5 a 40 partes por milhão, com rápido início de ação e meia-vida muito curta, tornando-se um agente ideal para o manejo da HP e/ou hipoxemia em pacientes graves nos quais a redução da PAP e a melhora da função de VD são primordiais.[50,57]

Indica-se o uso de outros vasodilatadores pulmonares atualmente disponíveis, como os antagonistas do receptor de endotelina (ARE) e o estimulador de guanilato ciclase solúvel, recentemente aprovado (riociguate), mas que provavelmente deve ser evitado na DAVD aguda devido à absorção oral não confiável e potencial hepatotoxicidade.

Vasodilatadores pulmonares orais podem ser úteis quando os pacientes se tornam estáveis hemodinamicamente e está planejando retirar agentes parenterais ou inalatórios. Em geral, os inibidores da fosfodiesterase tipo 5 (sildenafil) são os agentes preferidos devido à vasta experiência clínica.[50,58]

Suporte circulatório mecânico

O VD pode apresentar capacidade de recuperação mais rápida em comparação com o VE. O uso de suporte de vida extracorpóreo fornece suporte hemodinâmico e/ou suporte respiratório no quadro agudo, permitindo a resolução de um processo potencialmente reversível (ponte para a recuperação) ou ponte para o transplante. Opções para suporte circulatório mecânico de longo prazo (terapia de destino) ainda não estão alinhadas.[59,60] Dois tipos de assistência circulatória mecânica têm sido descritos para DAVD: dispositivos auxiliares de VD e membrana de oxigenação extracorpórea (ECMO).[50] E podem ser percutâneos (Impella RP, TandemHeart) ou cirurgicamente implantados (Centrimag, Biomedicus).[50] Os dispositivos de suporte circulatório mecânico só devem ser usados em pacientes previamente selecionados. (Figura 27.2)

A Tabela 27.2 faz uma revisão breve direcionada para os principais mecanismos e tratamento recomendado em diferentes causas da disfunção aguda de VD.

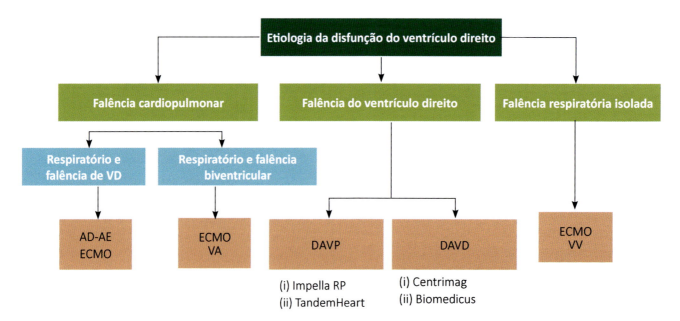

■ **FIGURA 27.2** Algoritmo esquemático para seleção do suporte de vida extracoróreo adequado em pacientes com insuficiência ventricular direita refratária.

AD-AE: Átrio direito-átrio esquerdo; **ECMO:** Oxigenção por membrana extracorpórea; **DAVP:** Dispositivo de assistência ventricular percutânea; **DAVD:** dispositivo de assistência ventricular direita; **VA:** venoarterial; **VV:** venovenoso.

A reperfusão miocárdica precoce de pacientes com infarto do miocárdio de VD (de preferência com intervenção coronária percutânea) pode levar a uma melhora imediata e, mais tarde, à recuperação completa da função do VD e melhor resultado.[59-60] Ao contrário do VE, o VD pode permanecer viável por dias após um IAM[59-60] e a reperfusão tardia é uma opção válida a ser considerada em pacientes com IAM inferior, complicado por DAVD.

Para os casos de EP, o tratamento preferencial é a trombólise sistêmica; a embolectomia pulmonar intervencionista é uma terapia alternativa para pacientes hemodinamicamente instáveis, com contraindicação para trombólise química.[50]

Tabela 27.2 Mecanismos e alvos no manejo da disfunção aguda de VD em cenário clínico específico.		
Cenário clínico	Mecanismos	Tratamento
Infarto de VD	Redução da contratilidade do VD	Reperfusão miocárdica precoce, percutânea ou trombolítico
Embolia pulmonar	Aumento da pós-carga do VD (mecanismo de obstrução e vasoconstrição)	Anticoagulação sistêmica, trombólise sistêmica ou trombectomia, embolectomia
Hipertensão pulmonar descompensada	Aumento da pós-carga do VD	Prostanoides endovenosos (com ou sem vasodilatador pulmonar inalatório)
SDRA	Aumento da pós-carga do VD, redução da contratilidade do VD	Limitar volume corrente e PEEP, evitar acidose, hipoxemia e hipercapnia
Cirurgia não cardíaca	Hipertensão pulmonar aguda, redução da contratilidade do VD (infarto de VD)	Vasodilatador pulmonar, reperfusão miocárdica e drogas inotrópicas
Cirurgia cardíaca	Pós-carga volumétrica, isquemia miocárdica, disfunção de VD preexistente, arritmias	Diuréticos, inotrópicos, cardioversão, antiarritmogênicos

CONCLUSÕES

A DAVD é crescente no contexto da terapia intensiva, causada ou exacerbada em muitas doenças graves. A avaliação ecocardiográfica à beira do leito e o monitoramento hemodinâmico continuam sendo os métodos mais acessíveis e relevantes para diagnosticar e orientar a terapia para a DAVD. As medidas de precaução gerais, diagnóstico precoce de DAVD e a terapia específica da etiologia podem reduzir a morbimortalidade. As terapias de suporte focadas em otimização da pré-carga, melhora da contratilidade e redução da pós-carga são os princípios-chave na gestão de DAVD.

REFERÊNCIAS

1. Mehra MR, Park MH, Landzberg MJ, Lala A, Waxman AB. Right heart failure: toward a common language. The Journal of Heart and Lung Transplantation. 2014;33(2):123–6.

2. Jaff MR, McMurtry MS, Archer SL et al. Management of massive and submassive pulmonary embolism, iliofemoral deep vein thrombosis, and chronic thromboembolic pulmonary hypertension: a scientific statement from the American Heart Association. Circulation. 2011; 123(16):1788–830.

3. Konstantinides SV, Torbicki A, Agnelli G. 2014 ESC guidelines on the diagnosis and management of acute pulmonary embolism. European Heart Journal; 2014;35(43)3033–73.

4. Coutance G, Cauderlier E, Ehtisham J, Hamon M. The prognostic value of markers of right ventricular dysfunction in pulmonary embolism: A meta-analysis. Critical Care. 2011;15(2):R103.

5. Rudski LG, Lai WW, Afilalo J et al. Guidelines for the echocardiographic assessment of the right heart in adults: a report from the American Society of Echocardiography endorsed by the European Association of Echocardiography, a registered branch of the European Society of Cardiology, and the Canadian Society of Echocardiography," Journal of the American Society of Echocardiography. 2010;23(7):685–713.

6. Lang RM, Badano LP, Mor-Avi V et al. Recommendations for cardiac chamber quantification by echocardiography in adults: an update from the American Society of Echocardiography and the European Association of Cardiovascular Imaging. J Am Soc Echocardiogr. 2015; 28(1):39–e14.

7. Cucci AR, Kline JA, Lahm T. Acute Right Ventricular Failure, in The Right Ventricle in Health and Disease, N. F. Voelkel and D. Schranz, Eds., Respiratory Medicine, pp. 161–205, Springer New York, New York, NY, USA, 2015.

8. Miniati M, Monti S, Pratali L et al. Value of transthoracic echocardiography in the diagnosis of pulmonary embolism: results of a prospective study in unselected patients. American Journal of Medicine. 2001;(110)7:528–535.

9. Pollack CV, Schreiber D, Goldhaber SZ et al. Clinical characteristics, management, and outcomes of patients diagnosed with acute pulmonary embolism in the emergency department: Initial report of EMPEROR (multicenter emergency medicine pulmonary embolism in the real world registry). J Am Coll Cardiol. 2011;57(6):700–706.

10. Laporte S, Mismetti P, Decousus H et al. Clinical predictors for fatal pulmonary embolism in 15,520 patients with venous thromboembolism: findings from the Registro Informatizado de la Enfermedad TromboEmbolica venosa (RIETE) registry. Circulation. 2008;117(13):1711–1716.

11. Goldhaber SZ, Visani L, de Rosa M. Acute pulmonary embolism: clinical outcomes in the International Cooperative Pulmonary Embolism Registry (ICOPER). The Lancet. 1999;353(9162):1386–1389.

12. Kucher N, Rossi E, de Rosa M, Goldhaber SZ. Massive pulmonary embolism. Circulation. 2006;113(4):577–582.

13. Smulders YM. Pathophysiology and treatment of haemodynamic instability in acute pulmonary embolism: the pivotal role of pulmonary vasoconstriction. Cardiovascular Research. 2000;48(1):23–33.

14. Price LC, Wort SJ, Finney SJ, Marino PS, Brett SJ. Pulmonary vascular and right ventricular dysfunction in adult critical care: current and emerging options for management: a systematic literature review. Critical Care. 2010;14(5):R169.

15. Vieillard-Baron A, Schmitt JM, Augarde R, et al. Acute cor pulmonale in acute respiratory distress syndrome submitted to protective ventilation: incidence, clinical implications, and prognosis. Critical Care Medicine. 2001;29(8):1551–1555.

16. Wadia SJ, Shah TG, Hedstrom G, Kovach JA, Tandon R. Early detection of right ventricular dysfunction using transthoracic echocardiography in ARDS: a more objective approach. Journal of Echocardiography. 2016;33(12):1874–1879.

17. Dessap AM, Boissier F, Charron C, et al. Acute cor pulmonale during protective ventilation for acute respiratory distress syndrome: prevalence, predictors, and clinical impact. Intensive Care Medicine. 2016;42(5):862–870.

18. Zochios V, Parhar K, Tunnicliffe W, Roscoe A, Gao F. The right ventricle in acute respiratory distress syndrome. Chest. 2017;152(1):181–193.

19. Bueno H, Lopez-Palop R, Perez-David E, Garcia J, Sendon JL, Delcan JL. Combined effect of age and right ventricular involvement on acute inferior myocardial infarction prognosis. Circulation. 1998;98(17):1714–1720.

20. O'Rourke R, Dell'Italia LJ. Diagnosis and management of right ventricular myocardial infarction. Current Problems in Cardiology. 2004;29(1):6–47.

21. Laster SB, Shelton TJ, Barzilai B, Goldstein JA. Determinants of the recovery of right ventricular performance following experimental chronic right coronary artery occlusion. Circulation. 1993;88(2):696–708.

22. Zehender M, Kasper W, Kauder E et al. Right ventricular infarction as an independent predictor of prognosis after acute inferior myocardial infarction. The New England Journal of Medicine. 1993;328(14):981–988.

23. Kaul T, Fields BL. Postoperative acute refractory right ventricular failure: incidence, pathogenesis, management and prognosis. Cardiovascular Surgery. 2000;8(1):1–9.

24. Vlahakes GJ. Right ventricular failure after cardiac surgery. Cardiology Clinics. 2012;30(2):283–289.

25. Haddad F, Couture P, Tousignant C, Denault AY. The right ventricle in cardiac surgery, a perioperative perspective: II. pathophysiology, clinical importance, and management. Anesthesia & Analgesia. 2009;108(2):423–433.

26. Amar D, Zhang H, Pedoto A, Desiderio DP, Shi W, Tan KS. Protective lung ventilation and morbidity after pulmonary resection. Anesthesia & Analgesia. 2017;125(1):190–199.

27. Farb A, Burke AP, Virmani R. Anatomy and pathology of the right ventricle (including acquired tricuspid and pulmonic valve disease). Cardiology Clinics. 1992;10(1):1–21.

28. Van Praagh R, Van Praagh S. Morphologic Anatomy, in Nadas' Pediatric Cardiology. D. C. Fyler, Ed., pp. 17–26, Hanley & Belfus, Inc, London, UK, 1992.

29. Ridley M. Macroevolutionary Change, in Evolution, M. Ridley, Ed., pp. 582–609, Blackwell Science, USA, 1996.

30. Krishnan S, Schmidt GA. Acute right ventricular dysfunction: Real-time management with echocardiography. Chest. 2015;147(3):835–846.

31. Arkles JS, Opotowsky AR, Ojeda J, et al. Shape of the right ventricular Doppler envelope predicts hemodynamics and right heart function in pulmonary hypertension. American Journal of Respiratory and Critical Care Medicine. 2011; 183(2):268–276.

32. Buckberg GD. Basic science review: the helix and the heart. The Journal of Thoracic and Cardiovascular Surgery. 2002;124(5):863–883.

33. Torrent-Guasp F, Ballester M, Buckberg GD, et al. Spatial orientation of the ventricular muscle band: physiologic contribution and surgical implications. The Journal of Thoracic and Cardiovascular Surgery. 2001;122(2):389–392.

34. Kocica MJ, Corno AF, Carreras-Costa F et al. The helical ventricular myocardial band: global, three-dimensional, functional architecture of the ventricular myocardium. European Journal of Cardio-Thoracic Surgery. 2006;29(1):S21–S40.

35. Poveda F, Gil D, MartI E, Andaluz A, Ballester M, Carreras F. Helical structure of the cardiac ventricular anatomy assessed by diffusion tensor magnetic resonance imaging with multiresolution tractography. Revista Espanola de Cardiología (English ed.). 2013;66(10):782–790.

36. Geva T, Powell AJ, Crawford EC, Chung T, Colan SD. Evaluation of regional differences in right ventricular systolic function by acoustic quantification echocardiography and cine magnetic resonance imaging. Circulation. 1998;98(4):339–345.

37. Hristov N, Liakopoulos OJ, Buckberg GD, Trummer G. Septal structure and function relationships parallel the left ventricular free wall ascending and descending segments of the helical heart. European Journal of Cardio-Thoracic Surgery, 2006;29(1):S115–S125.

38. Saleh S, Liakopoulos OJ, Buckberg GD. The septal motor of biventricular function. European Journal of Cardio-Thoracic Surgery. 2006;29(1):S126–S138.

39. Buckberg GD, Castella M, Gharib M, Saleh S. Structure/function interface with sequential shortening of basal and apical components of the myocardial band," European Journal of Cardio-Thoracic Surgery. 2006;29(1):S75–S97.

40. Feneley MP, Elbeery JR, Gaynor JW, Gall Jr. SA, Davis JW, Rankin JS. Ellipsoidal shell subtraction model of right ventricular volume. Comparison with regional free wall dimensions as indexes of right ventricular function. Circulation Research. 1990;67(6):1427–1436.

41. Grignola JC, Pontet J, Vallarino M, Gines F. The characteristics proper of the cardiac cycle phases of the right ventricle. Revista Espanola de Cardiología. 1999;52(1):37–42.

42. Maughan WL, Shoukas AA, Sagawa K, Weisfeldt ML. Instantaneous pressure-volume relationship of the canine right ventricle. Circulation Research. 1979;44(3):309–315.

43. Redington AN, Knight B, Oldershaw PJ, Shinebourne EA, Rigby ML. Left ventricular function in double inlet left ventricle before the Fontan operation: Comparison with tricuspid atresia. Heart. 1988;60(4):324–331.

44. Wauthy P, Pagnamenta A, Vassalli F, Naeije R, Brimioulle S. Right ventricular adaptation to pulmonary hypertension: an interspecies comparison. American Journal of Physiology-Heart and Circulatory Physiology. 2004;286(4):H1441–H1447.

45. Cingolani HE, Perez NG, Cingolani OH, Ennis IL. The Anrep effect: 100 years later. American Journal of Physiology-Heart and Circulatory Physiology. 2013;304(2):H175–H182.

46. Taquini AC, Fermoso JD, Aramendia P. Behavior of the right ventricle following acute constriction of the pulmonary artery. Circulation Research. 1960;8:315–318.

47. Gines F, Grignola JC. Synchronization of the contraction of the right ventricle against an acute afterload increase left ventricle-like mechanical function of the right ventricle. Revista Espanola de Cardiología. 2001;54(8):973–980.

48. Grignola JC, Gines F, Guzzo D. Comparison of the Tei index with invasive measurements of right ventricular function. International Journal of Cardiology. 2006;113(1):25–33.

49. Grignola JC, Domingo E, Devera L, Gines F. Assessment of right ventricular afterload by pressure waveform analysis in acute pulmonary hypertension. World Journal of Cardiology. 2011;3(10):322–328.

50. Grinola JC, Domingo E. Acute Right Ventricular Dysfunction in Intensive Care Unit. BioMed Research International. Volume 2017, Article ID 8217105, 15 pages. Disponível em: https://doi.org/10.1155/2017/8217105

51. Vieillard-Baron A, Charron C, Caille V, Belliard G, Page B, Jardin F. Prone positioning unloads the right ventricle in severe ARDS. Chest. 2007;132(5):1440–1446.

52. Grinstein J, Gomberg-Maitland M. Management of Pulmonary Hypertension and Right Heart Failure in the Intensive Care Unit. Current Hypertension Reports. 2015;17(5).

53. Kerbaul F, Gariboldi V, Giorgi R et al. Effects of levosimendan on acute pulmonary embolism-induced right ventricular failure. Critical Care Medicine. 2007;35(8):1948–1954.

54. Kerbaul F, Rondelet B, Demester JP et al. Effects of levosimendan versus dobutamine on pressure load-induced right ventricular failure. Critical Care Medicine. 2006;34(11):2814–2819.

55. Morelli A, Teboul JL, Maggiore SM, et al. Effects of levosimendan on right ventricular afterload in patients with acute respiratory distress syndrome: A pilot study. Critical Care Medicine. 2006;34(9):2287–2293.

56. Treskatsch S, Balzer F, Geyer T, et al. Early levosimendan administration is associated with decreased mortality after cardiac surgery. Journal of Critical Care. 2015;30(4):859–859e6, 2015.

57. Muzevich KM, Chohan H, Grinnan DC. Management of pulmonary vasodilator therapy in patients with pulmonary arterial hypertension during critical illness. Critical Care (London, England). 2014;18(5):523.

58. Cheung AW, White CW, Davis MK, Freed DH. Short-term mechanical circulatory support for recovery from acute right ventricular failure: clinical outcomes. The Journal of Heart and Lung Transplantation. 2014;33(8):794–799.

59. Kapur NK, Paruchuri V, Jagannathan A et al. Mechanical circulatory support for right ventricular failure. JACC: Heart Failure. 2013;1(2):127–134.

60. Kapur NK, Esposito ML, Bader Y, et al. Mechanical circulatory support devices for acute right ventricular failure. Circulation. 2017;136(3):314–326.

28

Choque Cardiogênico

Leonardo Nicolau Geisler Daud Lopes
Elias Knobel
Hélio Penna Guimarães

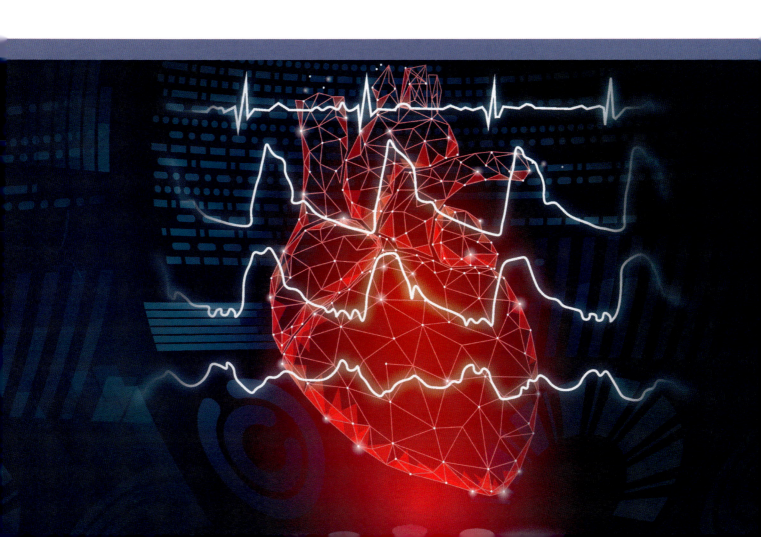

DESTAQUES

- Choque cardiogênico é definido como estado grave de hipoperfusão tecidual por baixo débito cardíaco, na ausência de hipovolemia;
- A principal causa de choque cardiogênico é a perda de músculo cardíaco após infarto agudo do miocárdio;
- É a causa mais comum de morte em pacientes com infarto agudo do miocárdio;
- A utilização de técnicas de reperfusão coronariana, como angioplastia e revascularização miocárdica cirúrgica, causou redução na mortalidade desse tipo de choque, mas sua incidência não diminuiu significativamente;
- O suporte inclui fluidos, drogas vasoativas, revascularização precoce e dispositivos de assistência ventricular.

INTRODUÇÃO

Choque cardiogênico é uma condição clínica caracterizada por inadequada perfusão tecidual em decorrência de grave disfunção cardíaca.[1] O coração torna-se incapaz de atender às demandas metabólicas dos tecidos periféricos por conta da diminuição do débito cardíaco (DC), com evidência de hipóxia tecidual na presença de volume intravascular adequado.[1,2] A avaliação clínica inicial revela hipotensão e evidência de má perfusão tecidual: oligúria, cianose, extremidades frias e alterações do sensório.

A incidência de choque cardiogênico está caindo mundialmente desde meados de 1970. Em estudo na região metropolitana dos Estados Unidos (Worcester, Massachusetts), a incidência foi cerca de 7% entre 1975 e 1990, e desde então está em torno de 5,5% a 6%.[3]

A taxa de mortalidade histórica para choque cardiogênico pós-infarto agudo do miocárdio (IAM) era de 80% a 90%.[4] Atualmente, diversos estudos mostram valores menores na mortalidade de pacientes hospitalizados (48% a 74%)[5,6] e na mortalidade em curto prazo (42% a 48%).[2,6]

DEFINIÇÃO

A definição do choque cardiogênico é determinada pela combinação de parâmetros clínicos e hemodinâmicos cujos valores apresentam variabilidade na literatura médica:[1,2,7]

- Pressão arterial sistólica (PAs) < 90 mmHg por mais de 30 minutos a despeito da ressuscitação adequada com fluido associado a evidências de disfunção orgânica clínicas ou laboratoriais, uso de suporte mecânico ou farmacológico para manter PAS > 90 mmHg, diurese < 30 mL/h;
    - Critérios clínicos: extremidades frias, oligúria, alteração do nível de consciência e pressão de pulso pinçada;
    - Critérios laboratoriais: acidose metabólica, hiperlactatemia e elevação de creatinina.
- Índice cardíaco (IC) < 2 a 2,2 L/min/m² com suporte terapêutico (ou 1,8 L/min/m² sem suporte terapêutico);
- Pressão de oclusão da artéria pulmonar (POAP) > 18 mmHg ou pressão diastólica final do ventrículo direito > 10 a 15 mmHg;
- Diferença arteriovenosa de oxigênio (CAV) > 5,5 mL/dL;
- Resistência vascular sistêmica (RVS) > 2.000 dinas/s/cm⁵/m².

O estudo IABP-SHOCK II acrescentou variáveis metabólicas laboratoriais, como o lactato sérico superior 2 mmol/L, à definição de choque cardiogênico.[8]

ETIOLOGIA

A Sociedade de Intervenções e Angiografia Cardiovascular (SCAI, do inglês, *Society for Cardiovascular Angiography and Interventions*) desenvolveu nova classificação e definições para a evolução do choque cardiogênico, baseando-se em ensaios clínicos considerando a gravidade dos sinais clínicos, alterações laboratoriais e parâmetros hemodinâmicos (Tabela 28.1). Esta Classificação se encontra na Figura 28.1,[9] e foi validada em outras cortes.[10,11]

Tabela 28.1 Descritores dos estágios de choque cardiogênico.

Estágio do choque SCAI	Exame físico	Marcadores laboratoriais	Parâmetros hemodinâmicos
A	PVJ normal Pulmões limpos Pulsos distais cheios Sem alteração do sensório	Função renal normal Normolactatemia	Normotenso (PAS $\geq$ 100 mmHg ou normal para o paciente) Se monitorização hemodinâmica: IC $\geq$ 2,5 L/min/m^2 PVC < 10 SvO$_2$ $\geq$ 65%
B	PVJ elevado EC nos pulmões Pulsos distais cheios Sem alteração do sensório	Normolactatemia Alteração discreta da função renal BNP elevado	PAS < 90 mmHg ou PAM < 60 mmHg ou queda em 30 mmHg da PAS basal Pulso $\geq$ 100 bpm Se monitorização hemodinâmica: IC $\geq$ 2,2 L/min/m^2 SvO$_2$ $\geq$ 65%
C	Pele cianótica, *mottled* Sobrecarga hídrica EC difusos Killip 3 ou 4 BiPAP ou VM Alteração do nível de consciência	Lactato > 2 mmol/dL (18 mg/dL) 2x Cr ou queda > 50% da TFG Elevação das EHC BNP elevado Diurese < 30 mL/h	Uso de fármacos e dispositivos para manter PAS acima dos valores do estágio B IC < 2,2 L/min/m^2 POAP > 15 PAD/POAP $\geq$ 0,8 PAPI < 1,85 Índice potência cardíaca $\leq$ 0,6
D	Qualquer parâmetro do estágio C	Qualquer parâmetro do estágio C e piora	Qualquer parâmetro do estágio C E Necessidade de segundo vasopressor Ou Início de dispositivos de suporte circulatório mecânico para manter perfusão tecidual
E	Pulsos quase não palpáveis Colapso cardíaco Ventilação mecânica Desfibrilação realizada	Lactato $\geq$ 6 pH $\leq$ 7,2	Ausência de PAS sem ressuscitação AESP ou TV/FV refratária Hipotensão a despeito de suporte máximo

PVJ: pulso venoso jugular; **PAS:** pressão arterial sistólica; **IC:** índice cardíaco; **PVC:** pressão venosa central; **SvO$_2$:** saturação venosa mista; **EC:** estertores crepitantes; **PAM:** pressão arterial média; **BiPAP:** do inglês, *BI-level Positive Airway Pressure*; **VM:** ventilação mecânica; **TFG:** taxa de filtração glomerular; **EHC:** enzimas hepatocelulares; **BNP:** do inglês, *Brain Natriuretic Peptide*; **POAP:** pressão de oclusão de artéria pulmonar; **PAD:** pressão de átrio direito; **IPAP:** índice de pulsatilidade da artéria pulmonar; **AESP:** atividade elétrica sem pulso; **TV:** taquicardia ventricular; **FV:** fibrilação ventricular.

Fonte: Modificada de Baran DA *et al*.

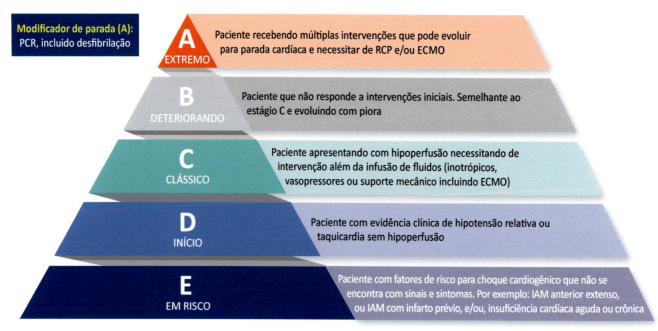

FIGURA 28.1 Pirâmide de classificação do choque cardiogênico.
RCP: ressuscitação cardiopulmonar; **ECMO:** oxigenação por membrana extracorpórea; **IAM:** infarto agudo do miocárdio.
Fonte: Modificada de Baran DA et al.

A causa mais comum de choque cardiogênico é o IAM, uma grave complicação que surge em cerca de 7% dos pacientes com infarto.[4,5,12] Mais frequentemente, o choque cardiogênico está relacionado com perda de massa ventricular esquerda maior do que 40% secundária ao infarto. Contudo, em pacientes com disfunção miocárdica prévia, um pequeno infarto pode ser suficiente para desencadear o choque.

O estudo SHOCK Trial[13] identificou que pacientes idosos, diabéticos ou que apresentavam disfunção ventricular prévia eram mais propensos a desenvolver choque cardiogênico após infarto, com ou sem elevação do segmento ST. Além da perda de grande quantidade de massa muscular miocárdica, o choque cardiogênico pode ocorrer quando houver complicações mecânicas, como insuficiência mitral aguda e ruptura do septo interventricular ou da parede livre do ventrículo esquerdo (VE) secundárias ao IAM e também em casos de infarto do ventrículo direito (VD).

Outras causas de choque cardiogênico incluem: dissecção aórtica complicada por insuficiência aórtica aguda, valvopatias agudas secundárias à endocardite infecciosa, tromboembolismo pulmonar, pericardiopatias com tamponamento cardíaco, miocardite aguda e cardiomiopatia de estresse.

Adicionalmente, pacientes com choque cardiogênico decorrentes do IAM, ou aqueles que estão prestes a desenvolvê-lo, podem ter outros fatores que contribuem para a hipotensão, como choque hemorrágico devido ao tratamento com agentes fibrinolíticos e/ou anticoagulantes; choque séptico em pacientes com cateter de longa permanência ou suspeita de focos infecciosos; hipovolemia por qualquer causa, incluindo terapia diurética; cardiopatia valvar grave com reserva cardíaca limitada, como na estenose aórtica grave; arritmias atriais rápidas, como fibrilação atrial com resposta ventricular rápida ou taquicardia ventricular; e uso excessivo de medicamentos para redução da pressão arterial e/ou inotrópicos negativos, como nitratos, inibidores da enzima de conversão da angiotensina, betabloqueadores ou bloqueadores dos canais de cálcio, diuréticos ou morfina.

FISIOPATOLOGIA

Choque cardiogênico é a situação clínica na qual há deterioração progressiva da função cardíaca juntamente com má perfusão sistêmica e insuficiência funcional de órgãos. Trata-se de uma entidade que envolve todo o sistema circulatório, na qual mecanismos neuro-humorais complexos participam da gênese dos sintomas. Apesar da fisiopatologia descrever classicamente uma condição de isquemia miocárdica como ponto inicial, a sequência de eventos é a mesma para todas as causas de disfunção ventricular aguda.

Uma vez instalada a disfunção ventricular, ocorre diminuição da perfusão no próprio tecido miocárdico, causando perda funcional adicional, com piora progressiva da perfusão sistêmica. Isso constitui em um ciclo vicioso, com queda do DC e hipotensão arterial progressiva. Mecanismos compensatórios, como a liberação de catecolaminas, são ativados para otimizar a pré-carga ventricular e que também levam à vasoconstrição periférica, e por conseguinte, aumento da pós-carga. Para otimizar a pré-carga, o organismo, ainda ativa o sistema renina-angiotensina-aldosterona, bem como a liberação de hormônio antidiurético (ADH) com objetivo de incrementar o retorno venoso pela maior retenção de água livre. Estes mecanismos compensatórios podem, no entanto, agravar o quadro por causar aumento do trabalho ventricular e congestão pulmonar em território venoso. Esta situação contribui para a piora da hipoperfusão tecidual instalada, que gera o aumento do lactato utilizado para manter a homeostase do organismo, tentando atender a demanda metabólica (Figura 28.2).

Disfunção da microcirculação está presente na fase inicial do choque cardiogênico. Ocorre disfunção endotelial com liberação de mediadores inflamatórios, como óxido nítrico (NO), fator de necrose tumoral alfa (TNF-α, do inglês *tumor necrosis factor-alpha*) e interleucinas, os quais promovem resposta inflamatória sistêmica que promove o desenvolvimento de vasodilatação periférica. Um paradoxo que irá se estabelecendo com o decorrer da instalação e progressão do choque cardiogênico. A partir do 2º dia de progressão do choque cardiogênico, cerca de 20% a 40% dos pacientes apresentam resposta inflamatória exacerbada, associada à diminuição da resistência vascular sistêmica.[14]

Pacientes portadores de insuficiência cardíaca (IC) crônica, que apresentam episódios de descompensação aguda, podem desenvolver choque cardiogênico. Cada novo episódio de descompensação poderá piorar a função ventricular, comprometendo o prognóstico e o retorno às condições clínicas basais.

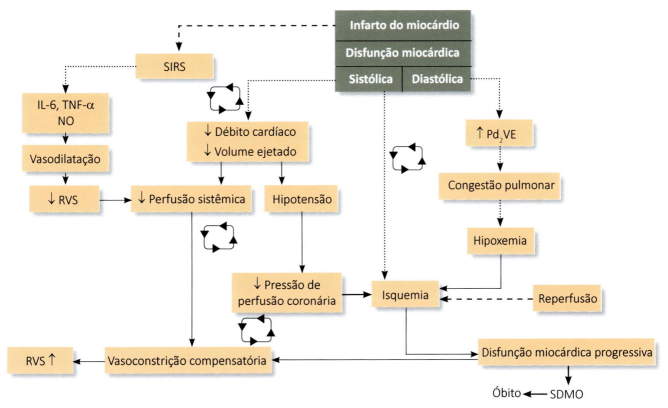

■ **FIGURA 28.2** Fisiopatologia do choque cardiogênico.

SIRS: síndrome da resposta inflamatória sistêmica; **IL-6:** interleucina 6; **TNF-α:** *tumor necrosis factor alpha*; **NO:** óxido nítrico; **RVS:** resistência vascular sistêmica; **SDMO:** síndrome de disfunção de múltiplos órgãos; **Pd₂VE:** pressão diastólica final de ventrículo esquerdo; **VDFVE:** volume diastólico final do ventrículo esquerdo.

O IAM exclusivo do VD é pouco frequente. No estudo SHOCK trial,[13] apenas 5,3% dos quadros de choque cardiogênico decorreram do comprometimento deste ventrículo. Os pacientes eram mais jovens, com alta prevalência de doença coronária uniarterial e, principalmente, com mortalidade semelhante à do choque por disfunção do VE. Ambos apresentaram o mesmo benefício da revascularização precoce.

No IAM com comprometimento de VD, o uso de vasodilatadores e diuréticos pode reduzir a pré-carga do VD, promovendo queda do DC. Por outro lado, a administração excessiva de fluidos pode aumentar a pré-carga do VD e, por meio dos fenômenos de interdependência ventricular, interferir no desempenho do VE (efeito Berheim reverso).

Observa-se que a abordagem do IAM do VD pode estar associada a uma série de iatrogenias que, por sua vez, podem agravar o quadro clínico do paciente:

- Redução da pré-carga: pode ser decorrente de hipovolemia ou do uso de vasodilatadores e diuréticos e acarretar queda do DC;
- Aumento da pré-carga: pode decorrer da sobrecarga excessiva de fluido, com redução do enchimento do VE e consequente queda do DC (Figura 28.3).

Desde a abordagem inicial, o paciente com IAM pode evoluir e sofrer uma série de intervenções que agravam seu quadro hemodinâmico, facilitando, assim, o desenvolvimento do choque. Entre essas intervenções destaca-se o uso de diuréticos, vasodilatadores e inibidores da enzima de conversão em angiotensina,

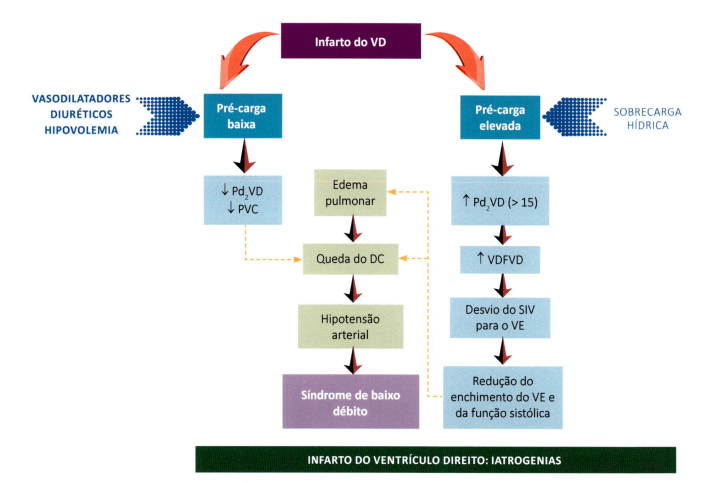

■ **FIGURA 28.3** Fisiopatologia do IAM do VD.

VD: ventrículo direito; **Pd$_2$VD:** pressão diastólica final de ventrículo direito; **PVC:** pressão venosa central; **DC:** débito cardíaco; **VE:** ventrículo esquerdo; **SIV:** septo interventricular; **VDFVD:** volume diastólico final do ventrículo direito.

além de betabloqueadores. Muitas vezes o paciente se apresenta com quadro doloroso e recebe o tratamento com morfina. A soma dessas terapias, ou até somente uma delas, é capaz de causar redução do conteúdo intravascular e vasodilatação concomitante que agravam a perfusão tecidual, contribuindo ou precipitando o quadro de choque. Outras vezes, pacientes que se mantêm aparentemente equilibrados à custa de taquicardia compensatória, ao receberem betabloqueadores, desenvolvem quadro de choque (Figura 28.4).

FATORES PREDITORES

São preditores de mortalidade no choque cardiogênico após IAM: idade, IAM prévio, oligúria e perfil frio e úmido na avaliação hemodinâmica. No estudo GUSTO I,[15] os principais fatores preditores de choque cardiogênico foram: idade, frequência cardíaca, pressão arterial sistólica e classe funcional de Killip (Tabela 29.2).

Com relação ao tempo pós-IAM como fator de ocorrência de choque cardiogênico, vale ressaltar que em apenas 20% dos casos a apresentação do choque cardiogênico foi na admissão, o que justifica a necessidade de contínua observação do paciente durante seu período de internação, visando ao reconhecimento precoce de sinais clínicos e laboratoriais indicativos de choque.[13]

Nos estudos SHOCK trial,[13] o tempo médio após infarto para ocorrência de choque cardiogênico foi de 5 horas. Já nos casos de angina instável/infarto sem supradesnivelamento do segmento ST, houve um aumento significativo desse tempo, demonstrado nos estudos PURSUIT[16] e GUSTO IIb,[17] como demonstrado de 94 e 76 horas, respectivamente.

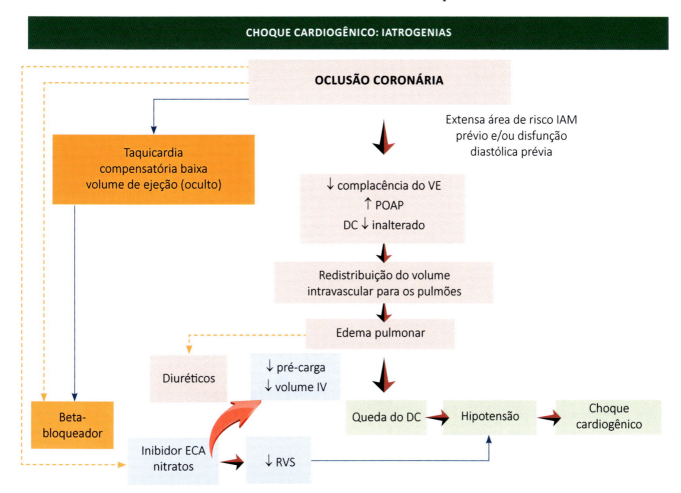

FIGURA 28.4 Iatrogenias na abordagem do paciente com IAM precipitando choque cardiogênico.

IAM: infarto agudo do miocárdio; **VE:** ventrículo esquerdo; **PCP:** pressão capilar pulmonar; **DC:** débito cardíaco; **IV:** intravascular; **ECA:** enzima de conversão em angiotensina; **RVS:** resistência vascular sistêmica.

Tabela 28.2 Subgrupos clínicos e hemodinâmicos no infarto agudo do miocárdio.[13]		
Subgrupo	Características clínicas	Mortalidade hospitalar
Killip		
I	Sem sinais de congestão	< 6%
II	B3, estertores basais	< 17%
III	Edema agudo de pulmão	38%
IV	Choque cardiogênico	81%
Forrester		
I	PCP < 18 mmHg, IC > 2,2	3%
II	PCP > 18 mmHg, IC > 2,2	9%
III	PCP < 18 mmHg, IC < 2,2	23%
IV	PCP > 18 mmHg, IC < 2,2	51%

PCP: pressão capilar pulmonar; **IC:** índice cardíaco (L/min/m^2).

Estudo publicado em 2010 mostra que BNP elevado acima de 1.482 pg/mL, também foi um marcador preditivo de evolução para choque cardiogênico.[18]

ASPECTOS CLÍNICOS

O diagnóstico do choque cardiogênico é essencialmente clínico. Exames complementares podem oferecer indícios da existência de cardiopatia de base e da presença de isquemia miocárdica, além de fornecerem informações prognósticas. O quadro clínico é de IC associada à hipotensão arterial, na ausência de hipovolemia.

Na avaliação clínica do choque cardiogênico, algumas características, apesar de não específicas, podem ser de grande valia:[19,20]

- Presença de distensão venosa jugular importante sugere aumento da pré-carga cardíaca e elevação de pressões de enchimento;
- Pacientes com IC crônica podem apresentar pulmões sem estertores crepitantes, mesmo em situações de congestão e elevadas pressões de enchimento. Esse fenômeno é explicado por mecanismos compensatórios do sistema linfático pulmonar;
- Cianose de extremidades pode refletir baixo DC e aumento importante da resistência vascular periférica;

- Redução da pressão de pulso (pressão arterial sistólica (PAs) – pressão arterial diastólica (PAD) pode refletir estados de baixo DC;
- Pressão percentual de pulso (pressão de pulso dividida pela PAS × 100) < 25% sugere IC (< 2,2 L/ min/m^2).

A hipotensão arterial sistêmica é um dos aspectos mais importantes na caracterização da síndrome do choque cardiogênico. O valor de corte mais comumente utilizado para definição de hipotensão nesse contexto é a PAS < 90 mmHg, conforme alguns autores. A gravidade do choque abrange um amplo espectro e os valores numéricos são meramente arbitrários. A grande variedade e a repercussão dos níveis pressóricos são decorrentes da condição cardíaca de base do indivíduo e até do método de mensuração da pressão arterial, tendo em vista que, em pacientes gravemente enfermos, a pressão não invasiva pode subestimar os valores em até 40 mmHg.

Existe um grupo de indivíduos com disfunção ventricular grave e choque que não preenchem o critério de hipotensão, isto é, apresentam PAS > 90 mmHg (sem o uso de vasopressor), mas com sinais de hipoperfusão decorrente da disfunção miocárdica, sendo, então, caracterizados como portadores de choque cardiogênico oculto. Essa situação ocorre frequentemente em infartos extensos de parede anterior e conferem elevada mortalidade intra-hospitalar, porém menor que a do choque cardiogênico clássico.

DIAGNÓSTICO DIFERENCIAL

Para pacientes com IAM diagnosticado ou suspeito que apresentem ou desenvolvam sintomas e sinais de hipoperfusão, o choque é quase sempre devido a alguma complicação do IAM. No entanto, outros cenários clínicos podem imitar essa apresentação e se dividir em duas categorias gerais: choque devido a causas não cardíacas, como sepse de um cateter de longa permanência, ou hipovolemia causada por diurese excessiva. O perfil hemodinâmico dos pacientes com choque por sepse ou hipovolemia geralmente difere daquele dos pacientes com choque cardiogênico.

Na cardiomiopatia induzida por estresse, conhecida como "cardiomiopatia de Takotsubo" e "síndrome do coração partido", o achado característico do balão apical é observado na ventriculografia esquerda ou na ecocardiografia com elevação do segmento ST no eletrocardiograma de superfície.

A obstrução dinâmica da via de saída do ventrículo esquerdo (VSVE) foi descrita em até 20% dos pacientes com cardiomiopatia induzida por estresse e pode contribuir para a instabilidade hemodinâmica e o desenvolvimento de choque cardiogênico. A obstrução transitória e não significativa da VSVE é provavelmente mais comum do que a hipotensão grave. A correlação da gravidade e do momento da obstrução da VSVE com a instabilidade e hipotensão é de suma importância para estabelecer o significado clínico do achado e fazer os ajustes terapêuticos apropriados.

Apesar do comprometimento hemodinâmico frequente ou mesmo do desenvolvimento de choque cardiogênico, quase todos os pacientes se recuperam completamente em 1 a 4 semanas.

MONITORIZAÇÃO HEMODINÂMICA E METABÓLICA

Associada à anamnese e ao exame físico detalhado, os parâmetros hemodinâmicos e metabólicos são de grande utilidade para a avaliação do choque de origem cardíaca. A monitorização hemodinâmica deve incluir mensuração invasiva da PAS, medida de pressão venosa central e medidas do cateter de artéria pulmonar. O conjunto de dados obtidos da monitorização hemodinâmica e laboratorial contribui para avaliar o estado perfusional e metabólico do paciente.

Os parâmetros clínicos são:

- Pressão arterial média;
- Perfusão periférica/tempo de enchimento capilar;
- Diurese;
- Nível de consciência.

Os parâmetros macro-hemodinâmicos são:

- DC;
- POAP;
- Pressão venosa central;
- Fração de ejeção VD;
- Índice de volume diastólico de VD.

Os parâmetros macro-hemodinâmicos de perfusão sistêmica são:

- Saturação venosa central ($SvcO_2$) ou mista (SvO_2);
- Lactato arterial;
- Excesso de bases;
- Diferença venoarterial de dióxido de carbono $GapPCO_2$(v–a).

Macro-hemodinâmica

Apesar da decrescente utilização, a monitorização invasiva com cateter de artéria pulmonar (Swan-Ganz) ajuda no diagnóstico diferencial de causas de baixo débito, auxiliando no manejo dos pacientes e fornecendo informações quanto ao prognóstico.[21]

Os parâmetros com maior impacto prognóstico são o DC e os fatores derivados, além da POAP. Muitos estudos clínicos utilizam parâmetros obtidos pelo cateter de Swan-Ganz para definição e diagnóstico de choque cardiogênico, com valores muitas vezes discordantes. Pode-se considerar como valores discriminatórios de choque cardiogênico IC $\leq$ 2,2 L/min/m² para os pacientes com algum suporte circulatório (inotrópico, vasopressor ou dispositivo circulatório) e IC $\leq$ 1,8 L/min/m² para aqueles sem suporte.[1]

Vale lembrar que no estudo SHOCK trial[13] cerca de 20% dos pacientes com choque cardiogênico pós-IAM apresentavam características de inflamação sistêmica.

A baixa RVS é uma ocorrência precoce em relação ao diagnóstico de sepse e não decorrente de infecção nosocomial.

O uso do cateter de artéria pulmonar no manejo do choque cardiogênico não tem indicação rotineira, mas pode auxiliar no tratamento de alguns casos, como pacientes com refratariedade ao tratamento farmacológico ou com hipotensão persistente, quando as pressões de enchimento do VE são incertas, e no diagnóstico de complicações mecânicas associadas às síndromes coronárias agudas.

Um estudo clínico randomizado e multicêntrico[21] avaliou 433 pacientes com insuficiência cardíaca grave e comparou um grupo com estratégia guiada pela cateterização da artéria pulmonar a outro guiado apenas pelos dados clínicos. Foi observado que a mortalidade ao final de 30 dias e após 6 meses não foi diferente entre os dois grupos. Assim, o uso do cateter pulmonar foi tão seguro quanto o tratamento baseado apenas em dados clínicos, porém sem melhora nos resultados finais.[22] O Estudo CardShock[23] também não evidenciou melhora da sobrevida.

Outro estudo observacional, com muitas limitações metodológicas (análise de subgrupos), apontou diminuição de mortalidade por todas as causas em geral no paciente internado em IC aguda, com hipotensão e/ou em uso de inotropicos.[24]

Dessa forma, o uso rotineiro do cateter de artéria pulmonar no choque cardiogênico não é utilizado, mas pode beneficiar alguns subgrupos de pacientes com essa condição.

As principais etapas envolvidas na avaliação do choque de origem cardíaca são:

- Estabelecer se o coração realmente é responsável pelo choque;
- Avaliar quais componentes do coração são responsáveis pelo colapso circulatório;
- Mensurar o comprometimento global da disfunção cardíaca.

Métodos de imagem, como o ecocardiograma com Doppler, cumprem bem a função de identificar se o comprometimento cardíaco é responsável pelo choque e avaliar componentes cardíacos com mau funcionamento, além de pesquisar complicações mecânicas das síndromes coronarianas agudas (ruptura de parede livre, ruptura de músculo papilar, defeito agudo de septo interventricular).[25]

Alguns achados no ecocardiograma com Doppler podem auxiliar de forma não invasiva na estimativa da POAP, como a rápida desaceleração de fluxo transmitral (< 140 ms), que tem alto valor preditivo positivo (80%) de POAP $\geq$ 20 mmHg. Além disso, esse método de imagem fornece informações indiretas e qualitativas a respeito da repercussão global da disfunção cardíaca, tornando as medidas hemodinâmicas invasivas úteis para avaliação prognóstica, e dos parâmetros quantitativos de resposta terapêutica.

MARCADORES DE PERFUSÃO TECIDUAL SISTÊMICA (MACRO-HEMODINÂMICOS)

Antes de iniciar este tópico, é preciso esclarecer que não há parâmetros validados à beira do leito que retratem a real situação da micro-hemodinâmica, ou seja, a microcirculação. Esses parâmetros e ferramentas, até o momento, são utilizados apenas em ensaios clínicos e não estão validados para o uso na rotina diária. São eles: glicocálix, saturação tecidual de oxigênio (StO_2), pressão tecidual de oxigênio (PtO_2), $GapPCO_2(v$-$a)$ de mucosa gástrica, densidade dos capilares perfundidos e índice de fluxo na microcirculação. O que se refere a marcadores de perfusão da micro-hemodinâmica, como lactato, saturação venosa mista de oxigênio (SvO_2) e saturação venosa central de oxigênio ($SvcO_2$) ou gradiente venoarterial de CO_2, na verdade representa o *pool* de todo o organismo, e não da microcirculação. Para melhor entendimento, toma-se como exemplo o lactato, marcador amplamente utilizado no cuidado de pacientes graves. O lactato arterial é uma amostra do lactato de todo o organismo, e não somente da microcirculação, assim como o venoso central ou o misto e até mesmo o periférico, pois pode ocorrer áreas com hiperlactatemia em regiões de microcirculação que, ao serem drenadas para a circulação sistêmica, diluem-se e podem não ser detectadas.

Em estudo[26] que avaliou o $GapPCO_2(v$-$a)$ de mucosa gástrica como fator prognóstico em pacientes com sepse grave e choque séptico, notou-se que mesmo com lactato normal, o $GapPCO_2(v$-$a)$ de mucosa gástrica estava elevado, o que evidenciava exatamente a alteração da perfusão regional e o marcador de perfusão sistêmica normal. Isso não significa que na mucosa gástrica não possa existir hiperlactatemia, muito provavelmente até existia, porém, ao dosar o marcador na circulação sistêmica, ele se encontrava dentro dos parâmetros da normalidade, ou seja, aquele provável excesso na mucosa gástrica estava diluído dentro do restante de todo o organismo. Isso mostra por que não se pode referir estes marcadores de perfusão como sendo de micro-hemodinâmica, uma vez que não refletem a microcirculação.

A SvO_2 reflete de forma indireta o somatório do consumo global de oxigênio. Quando o consumo estiver aumentado e o conteúdo arterial de oxigênio for normal, uma saturação venosa de oxigênio baixa expressa maior taxa de extração de oxigênio do leito arterial para suprir a demanda aumentada e manter a homeostase celular.[27]

A SvO_2 diminui quando a oferta de oxigênio (DO_2) está reduzida ou a demanda metabólica sistêmica se eleva. Pode ser tanto um marcador indireto de fluxo quanto um marcador de disóxia; por isso, tendo somente esta variável muitas vezes é difícil compreender a real condição do paciente grave em estado de choque.

Da amostra de sangue da veia cava superior pode se extrair a saturação venosa central de oxigênio ($SvcO_2$), que pode ser equivalente, mas não numericamente igual à SvO_2, a qual é extraída da amostra de sangue da artéria pulmonar, com valores de normalidade de 65% e 70%, respectivamente. Em cardiopatas crônicos esses valores de normalidade podem variar entre 50% e 60% devido ao aumento da taxa de extração pelos tecidos, sem representar hipoperfusão tecidual, mas sim o equilíbrio estabelecido em relação ao regime de baixo fluxo pela disfunção miocárdica. Portanto, para uma adequada interpretação da SvO_2, é necessária complementação da análise metabólica com lactato sérico, gradiente venoarterial de CO_2 e déficit de bases. Isso mostra que a medida de SvO_2 isolada não é validada para uso na monitorização nem como base para intervenções no paciente com insuficiência cardíaca congestiva (ICC), mas quanto menor seu valor, maior a probabilidade da presença de hipoperfusão tecidual, a qual deve ser confirmada em associação a outros marcadores de perfusão, principalmente o lactato.[27]

Em estados de choque persistente, a hipoperfusão miocárdica e dos tecidos periféricos desencadeia desequilíbrio entre oferta e consumo de oxigênio, o que favorece o metabolismo anaeróbico e resulta em acidose lática. O lactato sérico é produzido a partir do metabolismo celular intermediário da glicose, representando um marcador de estresse metabólico. Níveis de lactato séricos elevados (> 2 mmol/L) são indicadores de pior prognóstico e refletem a cascata final do desacoplamento entre a DO_2 e a demanda metabólica.[27]

O excesso de bases-padrão obtidas a partir de gasometrias fornece informações sobre o equilíbrio ácido básico. Na vigência de função renal normal e excluídos fatores perturbadores desse equilíbrio, a negativação progressiva do excesso de bases é decorrente da hipoperfusão tissular e do consequente metabolismo anaeróbico, acumulando ânions fortes e ácidos. Nesse cenário, o valor inferior a –4 está relacionado a maior mortalidade.[27]

TRATAMENTO

O choque cardiogênico é uma situação clínica de alto risco, de modo que, uma vez estabelecido seu diagnóstico, medidas terapêuticas devem ser iniciadas imediatamente. De maneira didática, o tratamento do choque cardiogênico pode ser dividido em etapas. Na prática, porém, todas as medidas são tomadas simultaneamente no sentido de restabelecer a perfusão dos diversos tecidos o mais rápido possível, visando interromper o ciclo vicioso de piora progressiva e morte.

Cada instituição deve, dentro da sua capacidade operacional e dos recursos disponíveis, criar um time de choque, com o objetivo de fornecer aos pacientes o melhor manejo assistencial, integrado e efetivo. Esse time deve conter unidade de terapia intensiva (UTI) especializada, laboratório de hemodinâmica, sala de cirurgia cardíaca e especialistas em insuficiência cardíaca avançada/transplante cardíaco/dispositivo de assistência ventricular.

Do ponto de vista clínico, inicialmente deve-se proceder como a conduta em qualquer choque: realizar reposição de fluidos (desde que não haja congestão pulmonar clínica e radiológica), visando à correção da hipovolemia e da hipotensão (PAM < 65 a 70 mmHg e/ou a PAS < 80 a 90 mmHg); oferecer oxigenoterapia e ventilação adequadas; e corrigir possíveis distúrbios eletrolíticos e/ou metabólicos, bem como arritmias potencialmente comprometedoras do DC.[7] O controle glicêmico em pacientes com choque cardiogênico ainda carece de estudos mais conclusivos. O que se preconiza atualmente é a manutenção da glicemia abaixo de 150 a 180 mg/dL.

Após essa abordagem inicial, deve-se reavaliar a pressão arterial e a perfusão periférica. Se o paciente persistir com lactato alto, excesso de bases inferior a –4, $GapPCO_2(v-a)$ alto, SvO_2 muito baixa, baixa pressão de pulso e redução da diurese, inicia-se suporte inotrópico.

Atualmente existe uma tendência, em especial no choque cardiogênico, de realização de escalonamento rápido de vasopressores catecolaminérgicos, ou seja, combinar diferentes agentes em menores doses e evitar doses extremas para prevenir vasoconstrição isquêmica.

Escores para orientação das doses de inotrópicos e vasopressores

O uso de inotrópicos no choque cardiogênico deve ser iniciado nos pacientes com perfusão tecidual inadequada e volemia adequada. A droga mais utilizada é a dobutamina, que apresenta ação inotrópica positiva pelo efeito beta-adrenérgico predominante, e a dose a ser empregada pode alcançar até 20 µg/kg/min. Nos pacientes com hipotensão acentuada, usa-se inicialmente agente vasopressor (noradrenalina) porque a ação de vasodilatação periférica da dobutamina pode intensificar ainda mais a hipotensão, além de como causar taquicardia, o que pode contribuir para a piora da perfusão coronariana, principalmente nos casos com miocardiopatia isquêmica.

De maneira geral, os inotrópicos promovem melhora hemodinâmica em curto prazo, porém à custa de aceleração da progressão da doença de base.

Como citado anteriormente, no caso de hipotensão arterial grave (PAS < 70 mmHg), o vasopressor de primeira escolha é a noradrenalina, pois sua ação beta-adrenérgica promove aumento da contratilidade miocárdica e do cronotropismo e, devido ao efeito alfa-agonista preponderante, há um incremento significativo da resistência arterial sistêmica, elevando o consumo de oxigênio e aumentando o trabalho cardíaco.[28] De acordo com as últimas diretrizes europeias, um vasopressor (noradrenalina) pode ser considerado em pacientes que persistem em choque cardiogênico, apesar do tratamento com inotrópicos, para aumentar a pressão arterial e melhorar a perfusão de órgãos vitais.[7]

Estudo recente comparou a eficácia entre dopamina e noradrenalina em diversos tipos de choque. No subgrupo do choque cardiogênico houve melhores desfechos com o uso da noradrenalina, com menores efeitos adversos, como o desenvolvimento de arritmias cardíacas, mas ainda são necessários estudos adicionais para essa validação.[28]

Os vasodilatadores atuam de forma positiva na fisiopatologia do choque cardiogênico, promovendo dilatação do leito arterial, com consequente diminuição da pós-carga e aumento do DC. Com a introdução dessas medicações, pode não haver queda significativa da pressão arterial sistêmica, podendo, paradoxalmente, até ocorrer sua elevação em virtude da melhora do DC.

Se a pressão estiver estabilizada (PAS > 85 a 90 mmHg), mas a perfusão ainda permanecer débil, deve-se considerar o uso de vasodilatadores sistêmicos, principalmente os de ação arterial e venosa, como o nitroprussiato de sódio. Eles são a principal estratégia terapêutica no paciente com o conteúdo intravascular otimizado. Nos casos de pacientes com síndromes isquêmicas agudas, prefere-se o uso de nitroglicerina.

Drogas inotrópicas e vasodilatadoras arteriolares, também denominadas inodilatadores, e os inibidores da fosfodiesterase promovem aumento do volume sistólico e do DC, diminuição da POAP e da RVS. Por apresentarem efeito vasodilatador mais precoce, sua utilização exige níveis adequados de volemia e pressão arterial sistólica superior a 90 mmHg. A dose preconizada para o uso intravenoso da milrinona é: ataque de 50 µg/kg em 15 a 30 minutos, seguido da manutenção contínua de 0,35 a 0,75 µg/kg/min. A dose deverá ser corrigida na presença de insuficiência renal, e atualmente a dose de ataque não é mais feita devido aos riscos de hipotensão e arritmias.[7]

Os sensibilizadores do cálcio são um grupo de drogas que aumentam a contratilidade miocárdica sem elevar a liberação intracitoplasmática de cálcio. O mecanismo de ação consiste em aumentar a sensibilidade do miofilamento ao cálcio por ligar-se à troponina C, em uma reação cálcio-dependente. Isso estabelece uma mudança na conformação da troponina C, mudando a cinética de ligação entre os filamentos de actina e miosina, com consequente efeito inotrópico positivo. Além disso, a droga apresenta ação vasodilatadora periférica atribuída à ativação de canais de potássio dependentes de energia. A levosimendana é o representante dessa classe de drogas disponível para uso intravenoso. A dose de ataque geralmente não é feita, e a dose terapêutica é de 0,05 a 0,2 µg/kg/min por 24 a 48 horas. Deve-se salientar que seu uso está indicado em pacientes com insuficiência cardíaca descompensada e não na vigência da fase aguda do choque cardiogênico.[7]

A utilização de drogas vasodilatadoras é desejável nos casos de instabilidade hemodinâmica decorrente de falência ventricular desde que não haja hipotensão. Essas drogas, por atuarem reduzindo a pré e a pós-carga, diminuem as pressões de enchimento ventricular, facilitam a ejeção ventricular, reduzem a resistência vascular sistêmica e o consumo miocárdico de oxigênio. Entretanto, são contraindicadas nos casos de hipotensão arterial importante, com pressão arterial sistólica inferior a 80 a 90 mmHg, pelo risco de precipitar piora da perfusão sistêmica e coronária. As drogas mais utilizadas são nitroprussiato de sódio, nas doses de 0,1 a 10 µg/kg/min, e nitroglicerina, nas doses de 10 a 200 µg/min.[7]

Na evidência de edema pulmonar com a perfusão adequada, deve-se associar diuréticos, sempre lembrando que diurese excessiva pode resultar em depleção intravascular grave, mantendo hipotensão, hipoperfusão, extensão do infarto e isquemia, acrescentando disfunção ao já comprometido VE. Altas doses de furosemida podem ser utilizadas, mas não há vantagens do uso contínuo sobre a administração em *bolus*.

Quando a terapia farmacológica é insuficiente para restabelecer a perfusão sistêmica de forma satisfatória, pode-se lançar mão da assistência circulatória mecânica.

Dentro desta perspectiva, os sete perfis clínicos (e seus modificadores), propostos pelo Interagency Registry for Mechanically Assisted Circulatory Support (INTERMACS)[29] oferecem classificação conveniente e de fácil aplicação clínica para o paciente com IC avançada, incluindo o risco pré-operatório do implante do dispositivo de assistência circulatória mecânica e o momento de indicação deles.

Durante as últimas duas décadas, o suporte circulatório mecânico temporário tem sido uma opção para os pacientes com IC intratável, particularmente naqueles aguardando transplante cardíaco. Com base na experiência adquirida na utilização como ponte para transplante, os sistemas de assistência ventricular esquerda estão entrando em uma nova fase de desenvolvimento que objetiva independência do paciente, qualidade de vida e maior durabilidade. O incremento na função cardíaca observado em pacientes recebendo suporte mecânico prolongado tem importante implicação para o tratamento moderno da insuficiência cardíaca terminal.

O balão intra-aórtico (BIA) é o dispositivo de assistência mecânica mais utilizado na prática médica, atuando na diminuição da pós-carga e no aumento da pressão de perfusão diastólica, aumentando o DC e melhorando o fluxo sanguíneo coronariano. Ao contrário dos agentes inotrópicos e vasopressores, o benefício da terapia com BIA ocorre sem aumentar o consumo de oxigênio miocárdico.

É indicado para pacientes com volemia ajustada, em uso de doses plenas de inotrópicos (muitas vezes com associação de inotrópicos), e que persistem com sinais de má perfusão tecidual ou hipotensão. Pode ser usado como suporte até a realização de terapia definitiva (p. ex., revascularização ou transplante cardíaco) ou até a resolução dos fatores precipitantes.[30]

O uso do BIA não reduziu significativamente a mortalidade em 30 dias de pacientes com choque cardiogênico secundário a IAM nem naqueles com programação de revascularização precoce.[8,31]

Nos pacientes que persistem com quadro de hipoperfusão tecidual importante apesar do uso de inotrópicos, vasodilatadores, BIA e procedimentos de revascularização miocárdica, pode-se instalar outro dispositivo de assistência ventricular (VAD, do inglês *ventricular assist device*), considerado ponte para transplante cardíaco ou suporte terapêutico até que a função cardíaca se restabeleça e o dispositivo possa ser retirado, ou ainda, como terapia visando à alta hospitalar (Figura 28.5).

Os dispositivos percutâneos de assistência ventricular esquerda são usados em pacientes que não respondem ao tratamento habitual, incluindo uso de catecolaminas, reposição de fluidos e BIA.[32] Atualmente, o uso desses dispositivos tem aumentado e há vários tipos disponíveis, mas estudos randomizados sobre efetividade, segurança, indicação e melhor momento para instalação de cada tipo ainda são limitados.[32]

Mesmo havendo o risco de complicações inerentes ao uso de dispositivo invasivo (p. ex., mau funciona-

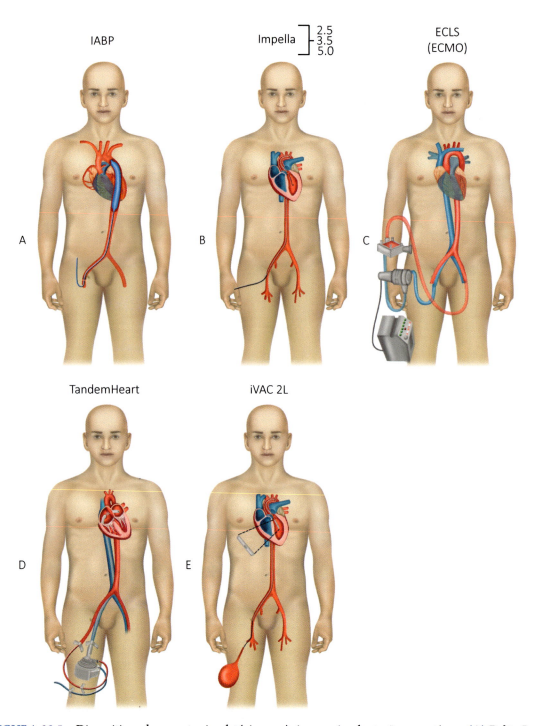

■ FIGURA 28.5 Dispositivos de suporte circulatório mecânico por implantação percutânea. (A) Balão Intra-aórtico. (B) Impella®. (C) ECMO®. (D) TandemHeart™. (E) iVAC 2L®.[33,34]

mento do aparelho, isquemia de membro, hemólise, infecção), o benefício potencial da instalação precoce desses dispositivos de suporte circulatório mecânico (SCM) é a prevenção de síndrome da disfunção de múltiplos órgãos (SDMO), ainda que 60% dos pacientes sem suporte de assistência ventricular mecânica possam sobreviver, segundo estudo IABP-SHOCK II.[31] Por isso, é necessário ser criterioso para selecionar o paciente que terá maiores benefícios e determinar o momento ideal para instalação do dispositivo.

Não está determinado na literatura o melhor dispositivo a ser implantado. Assim, os dispositivos com menor taxa de complicação devem ser empregados nos pacientes em estágio inicial do choque cardiogênico, enquanto os mais agressivos devem ser utilizados nos casos mais graves (Figura 28.6).[32]

Apesar dessas incertezas, as diretrizes europeia[33,34] e americana[35] recomendam considerar o uso de assistência de SCM em choque cardiogênico refratário sem preferência por qualquer tipo de dispositivo (recomendação IIa/C).

Tratamento específico

Adotadas as medidas terapêuticas no choque cardiogênico, o objetivo passa a ser identificar a causa básica da doença e, sempre que possível, iniciar o tratamento específico. Nesse sentido, muitas vezes o tratamento intervencionista está indicado, como a correção cirúrgica de complicações mecânicas do IAM, a revascularização cirúrgica ou percutânea do miocárdio (nesse caso, a recomendação de que a cineangiocoronariografia seja realizada em até 2 horas da admissão do paciente no serviço), o tratamento cirúrgico de valvopatias, a correção de cardiopatias estruturais ou o transplante cardíaco. Essas medidas mudam a evolução natural do choque cardiogênico e alteram a sobrevida dos pacientes.[13,36,37]

PROGNÓSTICO

O prognóstico em curto prazo do choque cardiogênico está diretamente relacionado à gravidade do distúrbio hemodinâmico. Os pacientes geralmente sucumbem à disfunção multiorgânica devido à hipoperfusão de órgãos em andamento. A mortalidade hospitalar é superior a 50%. A sobrevida em longo prazo em pacientes com IAM complicado pelo choque cardiogênico é melhorada com revascularização oportuna no quadro agudo, e o *status* funcional e a qualidade de vida, na maioria dos sobreviventes, são excelentes.

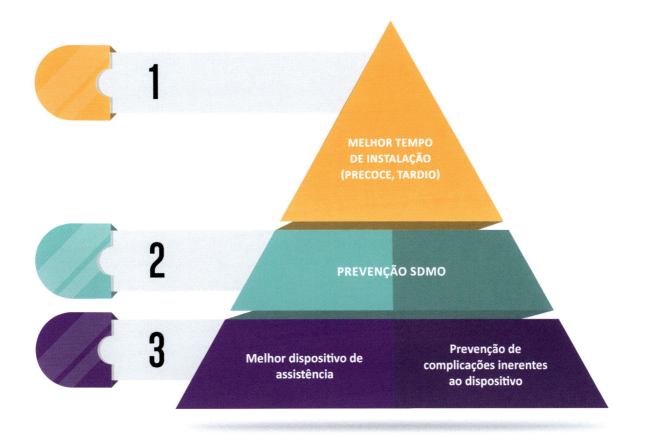

FIGURA 28.6 Premissas para a escolha de um dispositivo de assistência ventricular.
SDMO: síndrome da disfunção de múltiplos órgãos.

No entanto, no estudo do IABP-SHOCK, a IABP-SHOCK II, a mortalidade não foi significativamente importante entre o grupo IABP e controle no seguimento em 6 meses (48·7% *versus* 49·2%, risco relativo [RR] 0·99, 95% CI 0·85–1·16, $P = 0·91$) e em 12 meses após a randomização ((51·8% *vs* 51·4%, RR 1·01, 95% CI 0·86–1·18, $P = 0·91$).[8] Os seguintes fatores foram identificados como de risco para mortalidade em curto e/ou longo prazo no choque cardiogênico:

- Idade avançada;

- Sinais clínicos de hipoperfusão grave, como oligúria, extremidades frias ou úmidas ou evidência bioquímica como aumento de lactato;

- Creatinina elevada;

- Envolvimento neurológico como história de acidente vascular cerebral;

- Parâmetros hemodinâmicos anormais, como PAM reduzida apesar das terapias de suporte, DC reduzido, índice cardíaco e índice de potência cardíaca (PAM × DC/451 × área de superfície corporal em m^2);

- Possível IAM sem supradesnivelamento do segmento ST em oposição ao membro inferior com supradesnivelamento do segmento ST (STEMI).

A mortalidade varia significativamente de acordo com a localização da lesão responsável e é maior em pacientes com lesão da artéria coronária esquerda ou enxerto de veia safena do que naqueles com lesões circunflexa, descendente anterior esquerda ou artéria coronária direita (79% e 70% *versus* 37% a 42%). As lesões responsáveis por coronária direita foram associadas a melhor prognóstico. Doença multiarterial ou cirurgia prévia de revascularização do miocárdio também são fatores de risco para mortalidade.

CONSIDERAÇÕES FINAIS

O choque cardiogênico é uma situação clínica grave com altas taxas de mortalidade. A melhora observada na sobrevida dessa população nas últimas décadas provavelmente se deve ao aumento da utilização precoce de estratégias de reperfusão coronariana, manejo em terapia intensiva otimizado, desenvolvimento progressivo de assistência ventricular e transplante cardíaco.

REFERÊNCIAS

1. Reynolds HR, Hochman JS. Cardiogenic shock: current concepts and improving outcomes. Circulation. 2008;117:686.

2. Califf RM, Bengtson JR. Cardiogenic shock. N Engl J Med. 1994;330:1724.

3. Goldberg RJ, Spencer FA, Gore JM, Lessard D, Yarzebski J. Thirty-year trends (1975 to 2005) in the magnitude of, management of, and hospital death rates associated with cardiogenic shock in patients with acute myocardial infarction: a population-based perspective. Circulation. 2009;119:1211.

4. Goldberg RJ, Gore JM, Alpert JS, Osganian V, de Groot J, Bade J, Chen Z et al. Cardiogenic shock after acute myocardial infarction. Incidence and mortality from a community-wide perspective, 1975 to 1988. N Engl J Med. 1991;325:1117.

5. Hochman JS, Boland J, Sleeper LA, Porway M, Brinker J, Col J et al. Current spectrum of cardiogenic shock and effect of early revascularization on mortality. Results of an International Registry. SHOCK Registry Investigators. Circulation. 1995;91:873.

6. Babaev A, Frederick PD, Pasta DJ, Every N, Sichrovsky T, Hochman JS et al. Trends in management and outcomes of patients with acute myocardial infarction complicated by cardiogenic shock. JAMA. 2005; 294:448.

7. Ponikowski P, Voors AA, Anker SD, Bueno H, Cleland JG, Coats AJ et al. ESC Guidelines for the diagnostic and treatment of acute and chronic heart failure. Eur J Heart Fail. 2016;18(8):891-975.

8. Thiele H, Zeymer U, Neumann FJ, Ferenc M, Olbrich HG, Hausleiter J et al. Intra-aortic balloon counterpulsation in acute myocardial infarction complicated by cardiogenic shock (IABP-SHOCK II): final 12-month results of a randomized, open-label trial. Lance.t 2013;382:1638.

9. Baran DA, et al. SCAI clinical expert consensus statement on the classification of cardiogenic shock: This document was endorsed by the American College of Cardiology (ACC), the American Heart Association (AHA), the Society of Critical

Care Medicine (SCCM), and the Society of Thoracic Surgeons (STS) in April 2019. Catheter Cardiovasc Interv. 2019 Jul 1;94(1):29-37.

10. Thayer KL, et al. Invasive Hemodynamic Assessment and Classification of In-Hospital Mortality Risk Among Patients With Cardiogenic Shock. Circ Heart Fail. 2020 Sep;13(9):e007099.

11. Jentzer JC, et al. Cardiogenic Shock Classification to Predict Mortality in the Cardiac Intensive Care Unit. J Am Coll Cardiol. 2019 Oct 29;74(17):2117-2128.

12. Goldberg RJ, Gore JM, Thompson CA, Gurwitz JH. Recent magnitude of and temporal trends (1994-1997) in the incidence and hospital death rates of cardiogenic shock complicating acute myocardial infarction: the second national registry of myocardial infarction. Am Heart J. 2001;141:65.

13. Hochman JS, Sleeper LA, Webb JG, Sanborn TA, White HD, Talley JD et al. Early revascularization in acute myocardial Infarction complicated by cardiogenic shock. SHOCK Investigators. Should We Emergently Revascularize Occluded Coronaries for Cardiogenic Shock.N Engl J Med. 1999;341:625-34.

14. Prondzinsky R, Unverzagt S, Lemm H, et al. Interleukin-6, -7, -8 and -10 predict outcome in acute myocardial infarction complicated by cardiogenic shock. Clin Res Cardiol 2012; 101:375–384.

15. Holmes Jr DR, Bates ER, Kleiman NS, Zadowski Z, Hordan JH, Morris DC et al. Contemporary reperfusion therapy for cardiogenic shock: the GUSTO-I trial experience. The GUSTO-I Investigators. Global Utilization of Streptokinase and Tissue Plasminogen Activator for Occluded Coronary Arteries. J Am Coll Cardiol. 1995;26:668.

16. Platelet Glycoprotein IIb/IIIa in Unstable Angina: Receptor Suppression Using Integrilin Therapy (PURSUIT) Trial Investigators. Inhibition of platelet glycoprotein IIb/IIIa with eptifibatide in patients with acute coronary syndromes. N Engl J Med. 1998;339:436-43.

17. Cohen MG, Kelly RV, Kong DF, Menon V, Shah M, Ferreira J et al. Pulmonary artery catheterization in acute coronary syndromes: insights from the GUSTO IIb and GUSTO III trials. Am J Med. 2005;118:482-8.

18. Jarai R, Huber K, Bogaerts K, Sinnaeve PR, Ezekowitz J, Ross AM, Zeymer U, Armstrong PW, Van de Werf FJ; ASSENT-4 PCI investigators. Prediction of cardiogenic shock using plasma B-type natriuretic peptide and the N-terminal fragment of its pro-hormone [corrected] concentrations in ST elevation myocardial infarction: an analysis from the ASSENT-4 Percutaneous Coronary Intervention Trial. Crit Care Med. 2010 Sep;38(9):1793-801.

19. Jarai R, Huber K, Bogaerts K, Sinnaeve PR, Ezekowitz J, Ross AM, Zeymer U et al. Prediction of cardiogenic shock using plasma B-type natriuretic peptide and N-terminal fragment of its pro-hormone concentrations in ST elevation myocardial infaction: An analysis from the ASSENT – 4 Percutaneous Coronary Intervention Trial. Crit Care Med. 2010;38(9):1793-801.

20. Nicolau JC, Tarasoutchi F, Rosa LV, Machado FP. Condutas práticas em cardiologia. Barueri: Manole; 2010.

21. Shah MR, O'Connor CM, Sopko G, Hasselblad V, Califf RM, Stevenson LW. Evaluation Study of Congestive Heart Failure and Pulmonary Arthery Catheterization Effectiveness (ESCAPE): design and rationale. Am Heart J. 2001:141:528-35.

22. Sotomi Y, Sato N, Kajimoto K, Sakata Y, Mizuno M, Minami Y, Fujii K, Takano T; investigators of the Acute Decompensated Heart Failure Syndromes (ATTEND) Registry. Impact of pulmonary artery catheter on outcome in patients with acute heart failure syndromes with hypotension or receiving inotropes: from the ATTEND Registry. Int J Cardiol. 2014 Mar 1;172(1):165-72.

23. Sionis A, Rivas-Lasarte M, Mebazaa A, Tarvasmäki T, Sans-Roselló J, Tolppanen H et al. Current use and impact on 30-day mortality of pulmonary artery catheter in cardiogenic shock patients: results from the Card Shock Study. J Intensive Care Med. 2020;35(12):1426-33.

24. Impact of pulmonary artery catheter on outcome in patients with acute heart failure syndromes with hypotension or receiving inotropes: from the ATTEND Registry. Int J Cardiol. 2014;172(1):165-72.

25. Picard MH, Davidoff R, Sleeper LA, Mendes LA, Thompson CR, Dzavik V et al. Echocardiographic predictors of survival and response to early revascularization in cardiogenic shock. Circulation. 2003; 107:279.

26. Silva E, Blecher S, Kai MH, Assunção MC, Martins PC, Rigato Jr O et al. A high gradient between gastric and arterial PCO_2 is related to multiple organ failure and mortality in severe septic patients. Elias Critical Care Medicine. 1999;27(12):A136.

27. Amaral ACK, Park M. Monitorização do balanço entre oferta e consumo de oxigênio na síndrome do choque. Uma revisão sobre o significado fisiopatológico e clínico da saturação venosa central ($ScvO_2$) e da saturação venosa mista de oxigênio (SvO_2). Rev Bras Ter Intens. 2004;16(4):271-5.

28. De Backer D, Creteur J, Silva E, Vincent JL, Annane D, Vignon P et al. Comparison of dopamine and norepinephrine in the treatment of shock. N Engl J Med. 2010;362:779-89.

29. Kirklin JK, Naftel DC, Kosmos RL, Stevenson LW, Pagani FD, Miller MA et al. Thrid INTERMACS Annual Report: the evolution of destination therapy in the United States. J Heart Lung Transplant. 2011;30(2):115-23.

30. Sjauw KD, Engström AE, Vis MM, van der Schaaf RJ, Baan Jr J et al. A systematic review and meta-analysis of intra-aortic balloon pump therapy in ST-elevation myocardial infarction: should we change the guidelines? Eur. Heart J. 2009;30:459.

31. Thiele H, Zeymer U, Neumann FJ, Ferenc M, Olbrich HG, Hausleiter J et al. Intraaortic balloon support for myocardial infarction with cardiogenic shock. N Engl J Med. 2012;367:1287.

32. Thiele H, Ohman EM, de Waha-Thiele S, et al. Management of cardiogenic shock complicating myocardial infarction: an update 2019. Eur Heart J 2019;40:2671-2683.

33. Windecker S, Kolh P, Alfonso F, Collet JP, Cremer J, Falk V et al. Task Force m. 2014 ESC/EACTS Guidelines on myocardial revascularization: The Task Force on Myocardial Revascularization of the European Society of Cardiology (ESC) and the European Association for Cardio-Thoracic Surgery (EACTS) Developed with the special contribution of the European Association of Percutaneous Cardiovascular Interventions (EAPCI). Eur Heart J. 2014; 35:2541–2619.

34. Steg PG, James SK, Atar D, Badano LP, Blömstrom-Lundqvist C, Borger MA et al. ESC guidelines for the management of acute myocardial infarction in patients presenting with ST-segment elevation. Eur Heart J. 2012;33:2569-619.

35. O'Gara PT, Kushner FG, Ascheim DD, Casey DE Jr, Chung MK, de Lemos JÁ et al. 2013 ACCF/AHAGuideline for the management of ST-elevation myocardial infarction: a report of the American College of Cardiology Foundation/American Heart Association Task Force on Practice Guidelines. Circulation. 2013;127:e362-e425.

36. Sanborn TA, Sleeper LA, Webb JG, French JK, Bergman G, Parikh M et al. Correlates of one-year survival in patients with cardiogenic shock complicating acute myocardial infarction: angiographic findings from the SHOCK trial. J Am Coll Cardiol. 2003;42:1373.

37. Hochman JS, Sleeper LA, Webb JG, Dzavik V, Buller CE, Aylward P et al. Early revascularization and long-term survival in cardiogenic shock complicating acute myocardial infarction. JAMA. 2006; 295:2511.

29

Sepse e Choque Séptico

Mayara Laíse Assis
Murillo Santucci Cesar de Assunção

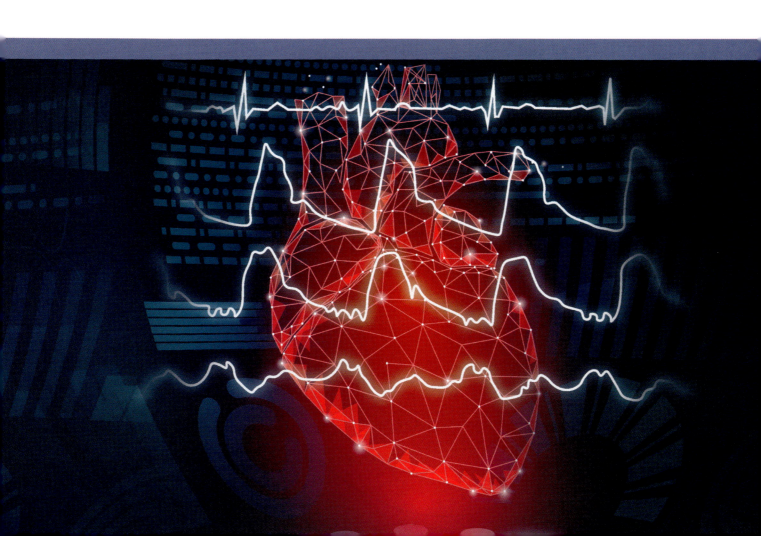

DESTAQUES

- A identificação precoce da sepse possibilita a precocidade das intervenções, o que contribui diretamente para o sucesso do desfecho clínico, principalmente nos casos de choque séptico;
- A nova definição de sepse e choque séptico se baseia em critérios para avaliar as disfunções orgânicas e gravidade dos pacientes;
- O termo "resposta inflamatória desregulada do organismo" adequa-se melhor à fisiopatologia da sepse, por considerar que ocorre concomitantemente um desequilíbrio entre resposta pró-inflamatória e anti-inflamatória (imunossupressão) do organismo à infecção. Todavia, também pode estar associado a processo estéril (p. ex., cirurgia de grande porte), não configurando sepse;
- A disfunção miocárdica na sepse está associada a maior mortalidade, a despeito de ser um quadro potencialmente reversível;
- O tratamento da sepse baseia-se no reconhecimento precoce, coleta de culturas e lactato, antibioticoterapia precoce, restabelecimento da perfusão tecidual e suporte às demais disfunções orgânicas, pilares preconizados na *Surviving Sepsis Campaign* (SSC) 2021;
- A SSC 2021 preconiza a antibioticoterapia precoce em até 1 hora para pacientes com alta probabilidade de sepse e choque séptico;
- Suspeita de sepse ou choque séptico, porém com infecção não confirmada, recomenda-se a reavaliação contínua para diagnósticos alternativos e a descontinuação de antimicrobianos empíricos, caso haja uma causa alternativa de doença fortemente suspeita;
- O uso de cristaloides, preferencialmente os balanceados, é estimulado, ao contrário de coloides na ressuscitação inicial;
- A noradrenalina é o vasopressor de primeira escolha a ser utilizado no choque séptico;
- A avaliação clínica e laboratorial do choque é essencial para seu manejo adequado.

INTRODUÇÃO

A sepse é uma disfunção decorrente de uma resposta inflamatória desregulada do hospedeiro à infecção desencadeada por qualquer tipo de microrganismo (bactérias, vírus ou fungos), com alta mortalidade e morbidade, afetando milhões de pessoas no mundo a cada ano. Ela altera a resposta inflamatória do organismo podendo causar imunossupressão. E os efeitos dessa desregulação causa a falência celular, a disfunção orgânica e, em última instância, a insuficiência de múltiplos órgãos.[1]

Em 2017, a WHO (do inglês, *World Health Organization*) elegeu a sepse como prioridade global e publicou resoluções para garantir a prevenção, o diagnóstico e o manejo dela.[2]

Em 2004, foram elaboradas as diretrizes da Campanha Sobrevivendo à Sepse (*do inglês, Surviving Sepsis Campaign - SSC*), uma iniciativa de várias sociedades médicas que, no ano seguinte, envolveu diversas instituições ao redor do mundo, as quais se comprometeram a adotá-las, com a finalidade de reduzir a mortalidade em 25%. Naquele ano, a primeira publicação das diretrizes era composta por dois *bundles* de tratamento da sepse, 6 e 24 horas. Nos anos seguintes, foram revisadas e ajustadas conforme as novas evidências até a tualização em dos *bundles* 3 e 6 horas em 2018 para *bundle* da primeira hora, e em 2021 as diretrizes foram atualizadas.[3-5]

Neste capítulo serão revisadas definição e características clínicas com enfoque na disfunção cardiovascular e no tratamento da sepse.

EPIDEMIOLOGIA

No Brasil, o estudo BASES (do inglês, *Brazilian Sepsis Epidemiological Study*), mostrou que a taxa de mortalidade aumenta com a progressão da gravidade da doença de 34,7% para 43,7% e, em seguida, para 52,2% (respectivamente sepse, sepse grave e choque séptico – definições utilizadas na data do estudo).[6] Em 2017, outro estudo brasileiro, SPREAD, acompanhou pacientes com sepse e choque séptico, considerando definição de sepse como infecção associada à disfunção orgânica, em 227 unidades de terapia intensiva (UTIs) e encontrou prevalência de 30,2 pacientes sépticos por 100 leitos (95%, CI 28,4-31,9), incidência de 36,3 (95%, CI 29 · 8-44,0) casos em 1000 pacientes-dia nas UTIs, e letalidade observada de 55,7% (95%, CI 52 · 2-59,2).[7]

Rudd KE *et al* estimaram a incidência e a mortalidade de sepse global, regional e nacional em 195 países e territórios, entre os anos de 1990 e 2007, conforme os dados do *Global Burden of Diseases, Injuries, and Risk Factors Study* (GBD) *2017*. Os achados foram 48,9 milhões (IC 95%, 38,9-62,9) casos de sepse no mundo e 11 milhões (IC 95%, 10,1-12,0) de óbitos em sua decorrência, o que representa 19,7% de todas as causas de morte mundiais, sendo os piores achados em regiões da África Subsaariana, na Oceania e na Ásia.[8]

DEFINIÇÃO

Em 1991, durante conferência entre especialistas liderada por Roger Bone, foram definidos os critérios para o diagnóstico de sepse, cuja base seria a síndrome de resposta inflamatória sistêmica (SIRS) decorrente de um foco infeccioso determinado ou presumido. A SIRS precisaria ter dois dos seguintes critérios:

- temperatura axilar maior que 37,8°C ou menor que 36°C;
- leucocitose maior que 12.000 céls/mm³;

- leucopenia menor 4.000 céls/mm³ ou presença de células jovens com desvio à esquerda;
- pressão parcial arterial de CO_2 ($PaCO_2$) menor que 32 mmHg ou frequência respiratória (FR) maior que 20 irpm, ou frequência cardíaca (FC) maior 90 bpm.

Conforme a gravidade da doença, ela passaria a ter a denominação de sepse grave, definida como ocorrência de sepse associada a pelo menos uma disfunção orgânica e, por fim, o quadro de maior gravidade, choque séptico, cuja característica é a presença de sepse grave associada à hipotensão arterial refratária à reposição de fluidos, com necessidade de vasopressor para manter a pressão de perfusão.

Estes critérios foram organizados de maneira a ter alta sensibilidade, embora tivessem baixa especificidade perante a gravidade em pacientes com infecção; por exemplo, em um quadro de amigdalite poderia ser diagnosticado como sepse caso o paciente apresentasse taquicardia e febre secundárias ao foco infeccioso, bem como poderiam rotular como sepse pacientes com SIRS decorrente de outras causas, como pancreatite aguda sem evidência de infecção.[9,10]

Em 2003, em nova reunião de consenso, foram associados aos critérios de SIRS outros parâmetros, os quais não foram eficientes em aumentar a especificidade no tocante à gravidade da doença.[10]

Em 2016, foi elaborado o Sepse 3.0, uma força tarefa na qual a *Society of Critical Care Medicine* e a *European Society of Intensive Care Medicine* redefiniram os conceitos de sepse e choque séptico e abandonaram o termo "sepse grave". Portanto, a definição de sepse passou a ser disfunção orgânica ameaçadora à vida causada pela resposta inflamatória desregulada do hospedeiro em resposta à infecção. Utiliza-se o escore SOFA (do inglês, *Sequential Organ Failure Assessment*) para avaliar a gravidade do paciente bem, como para realizar o diagnóstico de sepse, ao pontuar o nível de disfunção orgânica. Para o diagnóstico de sepse é necessário apresentar 2 ou mais pontos na pontuação do escore SOFA para avaliar as disfunções orgânicas (Quadro 29.1). Este escore necessita de exames laboratoriais que podem não estar presentes na admissão do paciente ou disponíveis rapidamente, porém para avaliação da gravidade do paciente com quadro infeccioso ou presumido, e não com o objetivo para confirmação do diagnóstico de sepse, pode-se utilizar outros escores como *Modified Early Warning Score* (MEWS), *National Early Warning Score* (NEWS) e até os critérios de SIRS baseados na SSC 2021 como recomendação utilizada para triagem do paciente. O escore *Quick Sequential Organ Failure Score* (qSOFA) não é mais recomendado como única ferramenta a ser utilizada na triagem da gravidade nos pacientes com infecção e possível diagnóstico de sespe.[5] De forma semelhante, choque séptico foi redefinido como a presença de hipotensão arterial com necessidade de vasopressor para manter pressão arterial média (PAM) maior ou igual a 65 mmHg, associado a lactato sérico maior 18 mg/dL (2 mmol/L), após reposição adequada de fluidos.[10-12]

FISIOPATOLOGIA E APRESENTAÇÃO CLÍNICA

Os sinais e sintomas iniciais geralmente estão relacionados com o órgão de origem do processo infeccioso primário. Posteriormente, o surgimento de outras manifestações clínicas ocorre, devido ao processo inflamatório exacerbado subjacente com início e progressão de disfunção orgânica ou ao desenvolvimento de novas disfunções orgânicas, o que configura um quadro dinâmico. Os critérios de SIRS na presença de foco infeccioso definido ou presumido são as manifestações e os sinais comuns presentes da sepse. Porém, há pacientes que podem ter sepse sem sinais de SIRS, como observado no estudo de Kaukonen *et al*, no qual um em cada 8 pacientes com infecção e disfunção orgânica não apresentavam critérios de SIRS.[13] A febre é sinal comum na sepse, mas pode não estar presente, assim como a presença de hipotermia é sinal de mau prognóstico. Embora qualquer órgão possa ser acometido, para avaliação clínica de forma prática divide-se nos seis sistemas mais estudados: cardiovascular, respiratório, renal, neurológico, hematológico e hepático. O espectro de acometimento abrange desde formas leves até disfunção orgânica grave, a qual, a depender do tempo e do tratamento instituído, pode ser reversível ou progredir para falência orgânica quando não há mais perspectivas de reversão do quadro.[1,11,14]

Disfunção Cardiovascular

A disfunção cardiovascular da sepse é multifatorial. Do ponto de vista macro-hemodinâmico, de maneira simplista, pode-se considerar o choque séptico

Quadro 29.1 Sequential Organ Failure Score (SOFA score).[11]					
Sistema	0	1	2	3	4
Relação PaO_2/FiO_2	≥ 400	< 400	< 300	< 200 (com suporte respiratório)	< 100 (com suporte respiratório)
Plaquetas	≥ 150.000	< 150.000	< 100.000	< 50.000	< 20.000
Bilirrubina (mg/dL)	< 1,2	1,2-1,9	2-5,9	6-11,9	> 12
Escala de coma de Glasgow	15	13-14	10-12	6-9	< 6
Creatinina (mg/dL)	< 1,2	1,2-1,9	2-3,4	3,5-4,9	> 5
Catecolaminas (dose em µg/kg/min durante, pelo menos, 1 h; PAM em mmHg)	PAM ≥ 70	PAM < 70	Dopamina < 5 ou dobutamina (qualquer dose)	Dopamina 5,1-15 ou adrenalina ≤ 0,1 ou noradrenalina ≤ 0,1	Dopamina > 15 ou adrenalina > 0,1 ou noradrenalina ≥ 0,1

PaO_2: pressão parcial arterial de oxigênio; FiO_2: fração inspirada de oxigênio; **PAM:** pressão arterial média.

Adaptada de Singer *et al.*, 2016.[11]

como um choque distributivo, todavia é importante ressaltar que ele pode apresentar componentes de mais de um tipo de choque, ou seja, pode ter componente cardiogênico, obstrutivo ou hipovolêmico.[1,15-17]

Os principais fatores integrantes da fisiopatologia da hipotensão arterial são: a hipovolemia, resistência vascular periférica (RVP) baixa e depressão miocárdica, esta pode ser grave e se apresentar como disfunção biventricular, mas pode ser somente disfunção ventricular esquerda ou somente direita. Pulido *et al* avaliaram 106 pacientes com sepse ou choque séptico nas primeiras 24 horas de apresentação do quadro, no tocante à função ventricular esquerda e direita e encontraram a frequência de 64% de disfunção miocárdica nesta população de pacientes graves (Figura 29.1).[18]

Nas diversas apresentações de choque circulatório, observa-se que os pequenos vasos da microcirculação dos mais diversos órgãos e tecidos apresentam lentificação do fluxo sanguíneo, fazendo com que o leito capilar correspondente fique mal perfundido. Isso é fato comum em modelos de choque hipodinâmico. Ao contrário do que se pode pensar, este padrão também pode ser encontrado no choque séptico, modelo do choque hiperdinâmico. Devido à ação de toxinas exógenas e de citocinas inflamatórias, há perda do controle do tônus vascular e dilatação dos capilares da microcirculação, o que diminui a resistência ao fluxo nesses vasos e torna essas áreas preferenciais ao fluxo sanguíneo. Além disso, o estado trombótico da sepse favorece a formação de microtrombos na microcirculação, o que causa má perfusão ou até não perfusão em outros leitos capilares e leva à perfusão heterogênea. Isto pode exacerbar a diminuição da perfusão na microcirculação motivado pelo roubo de fluxo decorrente da abertura de *shunts* virtuais que causam o desvio do fluxo sanguíneo.[19] Nestas áreas não há fornecimento suficiente de oxigênio aos tecidos porque há baixa perfusão. Todavia, em áreas nas quais ocorre aumento do fluxo pela abertura dos *shunts* os elementos sanguíneos passam com velocidade acima da ideal, o que dificulta as trocas gasosas, de substratos e metabólitos. Isto pode ocorrer tanto em áreas de alto ou baixo fluxo, o que pode levar ao desenvolvimento de hipóxia tecidual.

A hipovolemia está associada a vários fatores, como perda da relação conteúdo/continente decorrente da vasodilatação arterial e venosa (hipovolemia relativa), aumento da permeabilidade vascular com extravasamento de líquido para o interstício (disfunção do glicocálix),

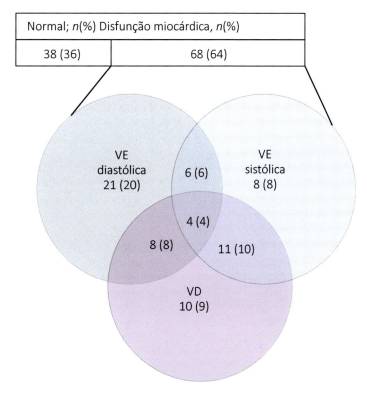

■ **FIGURA 29.1** Distribuição dos tipos de disfunção miocárdica na sepse.
VE: ventrículo esquerdo; **VD:** ventrículo direito.
Fonte: Modificada de Pulido *et al*.[18]

aumento das perdas insensíveis (febre e taquipneia) e diminuição da ingesta hídrica. A hipovolemia promove redução do retorno venoso e por conseguinte redução do débito cardíaco. Se a hipovolemia for corrigida, instala-se quadro de choque hiperdinâmico, com baixa taxa de extração de oxigênio (TEO_2) para os tecidos, débito cardíaco (DC) normal ou aumentado e RVP diminuída, variáveis que em valores absolutos não devem ser utilizadas como alvo do tratamento, e muito menos serem consideradas como valores adequados. Porém, caso não ocorra o restabelecimento adequado do conteúdo intravascular, ou caso ocorra prolongamento do quadro séptico, pode ocorrer a instalação de estado hipodinâmico.[17,20] Caso evolua para esta última condição, poderão ser encontradas alterações laboratoriais como hiperlactatemia, aumento do gradiente venoarterial de CO_2 ($GapPCO_2$(v-a)) decorrentes do componente hipovolêmico, redução da saturação venosa central ($SvcO_2$) ou mista (SvO_2) e acidose metabólica. E ainda é possível encontrar alterações na microcirculação detectadas à beira do leito pelo emprego de novas tecnologias, porém de modo prático ainda não há ferramentas que proporcionem fácil aquisição e interpretação dos dados na prática clínica diária. Conforme o grau de hipoperfusão tecidual, visualiza-se clinicamente a pele em aspecto de mármore, o que pode ser graduado pelo *mottling* escore, um preditor de gravidade.[17,20] Com a correção da hipovolemia, o $GapPCO_2$(v-a) passa a estar com valores dentro da normalidade caracterizando o restabelecimento do fluxo sanguineo, porém ainda podem estar alterados lactato e SvO_2 ou $SvcO_2$ decorrente do aumento da demanda metabólica, o que caracteriza o desequilíbrio entre oferta de oxigênio (DO_2) e consumo de oxigênio (VO_2).

Quando os pacientes com choque séptico evoluem com hipotensão refratária, deve-se avaliar a hipótese do desenvolvimento de síndrome de baixo débito cardíaco devido à depressão miocárdica induzida pela sepse.

Em estudo retrospectivo com 71 pacientes acometidos por sepse, foram encontradas anormalidades no miocárdio que incluem miocardite intersticial (27%), edema intersticial (28%) e necrose de fibras musculares (7%).[21]

As toxinas provenientes do agente causador da infecção e as citocinas liberadas pela resposta inflamatória causam a perda do tônus e da capacidade contrátil das fibras da musculatura lisa dos vasos sanguíneos e deprimem a função contrátil das fibras cardíacas, diminuindo o inotropismo cardíaco (Figura 29.2).[16]

A depressão miocárdica induzida pela sepse pode causar disfunção cardíaca reversível, de mecanismo fisiopatológico ainda não muito bem compreendido, porém de possível origem multifatorial, como liberação de substâncias depressoras do miocárdio, citocinas [principalmente fator de necrose tumoral alfa (TNF-a, do inglês *tumor necrosis factor alpha*) e interleucina -1β [(IL-1β)], liberação do óxido nítrico (NO), alteração da homeostase do cálcio(Ca^{+2}), disfunção mitocondrial (hipóxia citopática) e apoptose celular.

O NO também apresenta efeito negativo nos cardiomiócitos, diminuindo sua contratilidade pelo estímulo da síntese de monofosfato de guanosina-cíclica (GMPc), o qual causa a diminuição do transporte de Ca^{+2} nos canais rápidos de Ca^{+2} e favorece a inibição do inotropismo positivo.[16]

Apesar de apresentar redução da pós-carga devido à vasodilatação e isto favorecer o aumento do fluxo sanguíneo, o componente hipovolêmico pode reduzir o DC por diminuição da pré-carga. A infusão de fluidos e a consequente correção do estado hipovolêmico pode levar ao aumento do DC, que apesar de apresentar a função inotrópica deprimida, pode mostrar incremento do volume sistólico por ser mais complacente. Isto pode ser um marcador de bom prognóstico (Figura 29.3), porém, a diminuição da complacência ventricular se apresenta, principalmente, nos não sobreviventes.

As alterações cardíacas na sepse parecem ser muito prevalentes, apesar de nem sempre apresentarem manifestações clínicas. Muitas vezes são mascaradas pela queda da pós-carga (vasodilatação), que contribui para a diminuição do trabalho ventricular, e pelo aumento da pré-carga, pós-ressuscitação com fluidos, o que gera aumento do débito cardíaco (valor numérico absoluto). Por essa razão, o débito cardíaco, assim como seu índice, não é sensível o suficiente para o diagnóstico da depressão miocárdica induzida pela sepse. A constatação do comprometimento miocárdico deve ser realizada pelo ecocardiograma, o qual pode encontrar fração de ejeção inferior a 50% em indivíduos previamente saudáveis, o que caracteriza o envolvimento cardíaco na sepse. Habitualmente, nos sobreviventes, essas alterações regridem em 7 a 10 dias.[16]

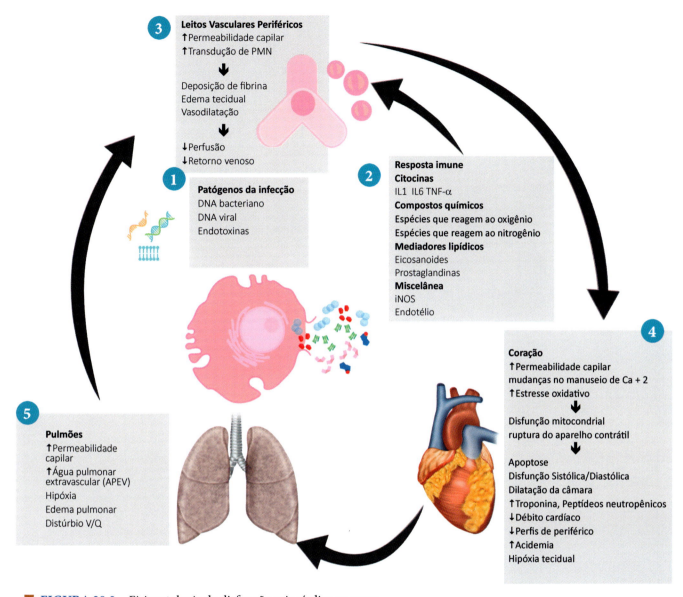

■ **FIGURA 29.2** Fisiopatologia da disfunção miocárdica na sepse.
PMN: polimorfonucleares; **TNF:** *tumor necrosis factor apha*; **IL-2:** interleucina 2; **IL-6:** interleucina 6; **iNOS:** óxido nítrico sintetase induzida; **DNA:** ácido desoxirribonucleico; **V/Q:** ventilação/perfusão.
Fonte: Modificada de Ehrman RR et al.[16]

A troponina (Tn), um marcador de gravidade, pode estar elevada em decorrência de ação citotóxica e não isquêmica na sepse. É muito inespecífica no cenário do paciente grave e pode estar alterada em várias situações com múltiplas variáveis (politraumatizado, trauma torácico, disfunção renal, tromboembolismo pulmonar, entre outros) e não há evidências de que o tratamento da injúria miocárdica baseado na sua elevação resulte em algum benefício clínico. O peptídeo natriurético atrial (BNP) segue este mesmo raciocínio. É importante enfatizar que a presença de fração de ejeção normal não afasta comprometimento miocárdico no paciente séptico hiperdinâmico.[16]

Além da depressão miocárdica induzida pela sepse, pode-se encontrar outras disfunções que estão descritas no Quadro 29.2.

TRATAMENTO

O tratamento da sepse baseia-se no reconhecimento precoce, na coleta de culturas e lactato, na antibioticoterapia precoce, no restabelecimento da perfusão tecidual e no suporte às demais disfunções orgânicas, que são os pilares preconizados na SSC 2021. Mais adiante será abordado o pacote de primeira hora e manejo hemodinâmico (Figura 29.4).[5]

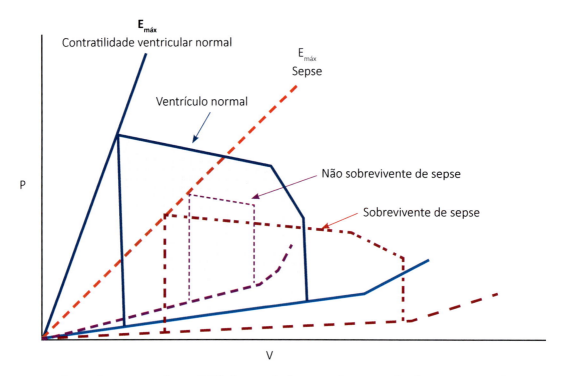

■ **FIGURA 29.3** Curva de pressão-volume (P/V) do ventrículo esquerdo entre indivíduos normais, sobreviventes e não sobreviventes de sepse. A curva azul representa a curva P/V de indivíduos com contração ventricular normal. O gráfico mostra momentos de curva P/V sistólica final em diferentes condições de pós-cargas, que se deslocam de uma curva P/V sistólica final comum pela curva caracterizada (linha preta), a elastância máxima ($E_{máx}$). $E_{máx}$ diminuída (linha pontilhada vermelha) em pacientes sépticos indica a diminuição da contratilidade com o significado de que o ventrículo não é capaz de ejetar o mesmo volume sistólico. A ejeção do mesmo volume sistólico pode ser obtida pelo incremento do volume diastólico final, permitido pelo aumento da complacência ventricular na fase inicial da sepse, situação esta que ocorre nos pacientes sépticos sobreviventes (linha bordô). Em contrapartida, os pacientes sépticos não sobreviventes (linha rosa) progressivamente não são capazes de sustentar o mesmo volume sistólico em detrimento da redução da complacência diastólica ventricular.
Fonte: Modificada de Dhainaut et al.[22]

Além dos exames coletados no pacote da primeira hora (Quadro 29.3), outros exames laboratoriais devem ser coletados como hemograma, creatinina, bilirrubinas totais e frações, tempo de protrombina e razão normalizada internacional (INR, do inglês *international normalized ratio*), gasometria arterial, para avaliar funções orgânicas que não podem ser verificadas pelo exame clínico. Para avaliar a função respiratória, pode-se substituir o valor da pressão parcial arterial de oxigênio (PaO_2) pela oximetria de pulso (SpO_2), de forma prática e rápida, antecedendo o resultado da gasometria arterial.[23]

Coleta de lactato

O lactato é marcador de disfunção orgânica, gravidade, prognóstico e orienta a terapêutica a ser instituída. A presença de hiperlactatemia já demonstra a gravidade desse paciente, visto que pacientes com valores acima de 18 mg/dL (2 mmol/L), na ausência de hipotensão, apresentam letalidade de 25,7%.[11] Nesses casos, deve ser considerada a infusão inicial de solução cristaloide balanceada (30 mL/kg). Mais informações adiante no item "manejo hemodinâmico".[5]

Coleta de culturas

As hemoculturas devem ser coletadas antes da administração do(s) antimicrobiano(s). É recomendado que sejam coletados dois pares de amostras, em locais diferentes de punção, não havendo necessidade de aguardar intervalos entre as coletas das amostras, nem de aguardar a presença de febre. Considerar culturas de outros sítios, conforme o foco suspeito, como urina, líquor, líquido ascítico e/ou líquido pleural.

Quadro 29.2 Demais disfunções na sepse.

Disfunção respiratória	Principal causa de síndrome do desconforto respiratório agudo (SDRA), a sepse de origem pulmonar ou extrapulmonar causa um quadro de inflamação pulmonar, ativação leucocitária e liberação de citocinas no espaço alveolar, formação de edema intersticial por fragilidade da barreira do alvéolo capilar com permeabilidade aumentada e redução do surfactante pulmonar. Ocorre colapso alveolar, formação de *shunt* e espaço morto. A disfunção respiratória se manifesta por dispneia, taquipneia, piora das trocas gasosas, infiltrado alveolar difuso de origem extracardíaca não causada por nódulos, atelectasia ou derrame pleural.[1,14]
Disfunção renal	De etiologia multifatorial, ocorre aumento de escórias nitrogenadas e oligoanúria, e determina elevada mortalidade. Pode ser decorrente do choque hemodinâmico, causando um hipofluxo renal. Pacientes hipertensos e idosos, principalmente se já portadores de doença renal crônica, são mais suscetíveis a níveis pressóricos limítrofes, devido à perda da autorregulação intrarrenal, chamada de IRA isquêmica não hipotensiva. Existem outros mecanismos não hemodinâmicos, vistos em pacientes ressuscitados precocemente ou inclusive que não intercorreram com choque séptico. São eles: ativação da cascata inflamatória sistêmica e renal, ativação do processo de apoptose renal e alterações da microcirculação renal com hipóxia tecidual, levando à necrose tubular aguda. Além desses, síndrome compartimental abdominal, estase venosa renal, ação direta das toxinas e farmatoxicidade. Não há um biomarcador para auxiliar no diagnóstico precoce, mas a creatinina é um marcador tardio, pouco sensível, que sofre interferência da secreção tubular e de drogas, dilui-se com grandes reposições volêmicas e que sofre também influência do estado nutricional e do metabolismo proteico. A disfunção renal pode culminar com indicações para realização de diálise: hipercalemia, hipervolemia, acidose e uremia.[1,14]
Disfunção gastrointestinal	A hipoperfusão intestinal por vasoconstrição arteriolar pode ser o fator desencadeador da lesão de mucosa e disfunção intestinal que ocorre na sepse, muitas vezes subestimada. Manifesta-se com íleo paralítico e/ou gastroparesia, as quais muitas vezes são identificadas pela dificuldade em introduzir dieta enteral ou a sua progressão, com apresentação clínica de vômitos e distensão abdominal, além de hemorragia digestiva e aumento do risco de translocação bacteriana. A disfunção hepática é caracterizada pelo desenvolvimento de colestase, evidenciada pelo aumento de bilirrubinas às custas de bilirrubina direta.[1,14]
Disfunção metabólica	Caracterizada por aumentos nos níveis séricos de catecolaminas, glucagon e cortisol. Como marcador de resposta inflamatória, a hiperglicemia é um distúrbio metabólico presente na sepse, mesmo em pacientes não diabéticos. Outra alteração é a insuficiência suprarrenal relativa ou absoluta, cujo diagnóstico é realizado por meio da suspeição clínica. Exames laboratoriais têm uma acurácia ruim em pacientes graves.[1,14]
Disfunção neurológica	Pode se manifestar pelo rebaixamento do nível de consciência, sonolência, *delirium*, crises convulsivas, agitação psicomotora, déficits motores e sensitivos, independente do foco primário causador da sepse. Geralmente ocorre precocemente, mas pode se manifestar em qualquer momento da doença e é totalmente reversível, se o processo for controlado. Pode ser causado por infecção no tecido nervoso, hipofluxo cerebral, toxinas bacterianas e geração de falsos neurotransmissores. Falência de outros órgãos também pode contribuir, como disfunção urêmica e encefalopatia hepática.[1,14]
Disfunção hematológica	Ocorre um estado pró-coagulante com aparecimento de coagulopatia de consumo ou CIVD e a redução dos sistemas anticoagulantes e fibrinolíticos. Podem ocorrer microtromboses e até quadros de sangramento. Ocorre aumento dos produtos de degradação de fibrina, aumento do tempo de tromboplastina ativada, tempo de protrombina, plaquetopenia e redução do fibrinogênio.[1,14]

SDRA: síndrome do desconforto respiratório agudo; **IRA:** insuficiência renal aguda; **CIVD:** coagulação intravascular disseminada.

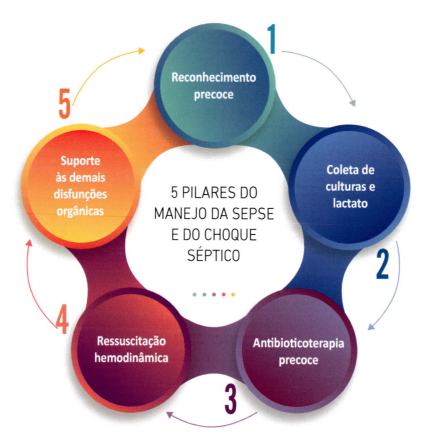

FIGURA 29.4 Pilares do manejo da sepse e choque séptico.[5]

Quadro 29.3 Pacote da primeira hora.[3,5]

- Mensurar o lactato. Repetir se lactato inicial > 18 mg/dL (2 mmol/L).
- Obter culturas antes da administração de antibióticos.
- Administrar antibiótico de amplo espectro, de acordo com o foco infeccioso e local adquirido.
- Administrar 30 mL/kg de peso ideal de cristaloides, se hipotensão e/ou hiperlactatemia, sendo concluída nas primeiras 3 horas.
- Iniciar vasopressores, se paciente apresentar hipotensão arterial durante ou após administração de fluidos para manter PAM > 65 mmHg.

Antibioticoterapia precoce

Para adultos com possível choque séptico ou alta probabilidade para sepse, recomenda-se administrar antimicrobianos imediatamente, de preferência dentro de uma hora após seu reconhecimento e após a coleta das culturas. Entretanto, de acordo com o material a ser coletado, a fim de que não ocorra atraso da administração do antimicrobiano, em pacientes graves não se deve aguardar a coleta da cultura específica, mas realizar a pronta administração dos antimicrobianos. Saber se a infecção é de origem comunitária ou hospitalar é de extrema importância, a fim de verificar o espectro adequado do antimicrobiano, se existe foco a ser controlado por drenagem, cirurgia ou retirada de dispositivos infectados, e se há fatores relacionados com o paciente (imunossupressão), para que a estratégia seja individualizada. O esquema antimicrobiano deve ser revisto periodicamente, bem como seu descalonamento de acordo com o resultado das culturas e antibiogramas disponíveis com a sensibilidade dos antimicrobianos.

A SSC 2021 sugere, para pacientes adultos com possível sepse sem choque, que a investigação de provável foco infeccioso seja rápida, com curso de tempo limitado, e caso a preocupação com a infecção persista, a administração de antimicrobianos deve ser realizada dentro de 3 horas a partir do momento em que a suspeita de sepse for inicialmente reconhecida. E para pacientes com baixa probabilidade de infecção e sem choque, sugere-se adiar a administração de antimicrobianos enquanto a investigação prossegue de forma contínua, mantendo o monitoramento de perto desse paciente (Figura 29.5).[5]

Deve-se otimizar estratégias de dosagem de antimicrobianos com base na farmacocinética aceita, nos princípios farmacodinâmicos (PK / PD) e nas propriedades específicas do fármaco.[5]

Além disso, a cobertura para MRSA (do inglês, *Methicillin-resistant Staphylococcus aureus*), bactérias MDR (do inglês, *multidrug resistent*) e fungos deve ser realizada, quando houver alto risco de infecção por eles. Quando o risco for baixo, sua cobertura é desencorajada.[5]

Manejo hemodinâmico

O objetivo da ressuscitação é o restabelecimento da perfusão tecidual. A fase inicial do manejo é caracterizada pela fase de resgate na qual se realiza a infusão rápida de fluidos, que na presença de hipotensão arterial ameaçadora à vida pode se associar a vasopressores para manter a pressão de perfusão. Após a fase de resgate, inicia-se a fase de otimização da perfusão tecidual a qual se faz pela otimização do débito cardíaco que deve ser realizada com a avaliação da predição da responsividade a fluidos. Com o emprego de parâmetros de fluido responsividade, e desde que existam condições adequadas para isto, ou por técnicas de desafio hídrico, pode se avaliar se haverá ou houve incremento do DC, respectivamente nos pacientes que apresentam hipoperfusão tecidual. Após a fase de otimização, ou seja, após correção da hipoperfusão tecidual, inicia-se a fase de estabilização que, em muitas vezes, é necessário o uso de vasopressor, o qual começa a ser retirado conforme o paciente apresenta redução da resposta inflamatória. Nesta fase o equilíbrio hídrico é muito importante e às vezes é necessário o uso de diuréticos para buscar balanço hídrico zerado, porém sempre deve-se monitorar a perfusão tecidual para não descompensá-la. Após a fase de estabilização inicia-se a fase de descalonamento ou

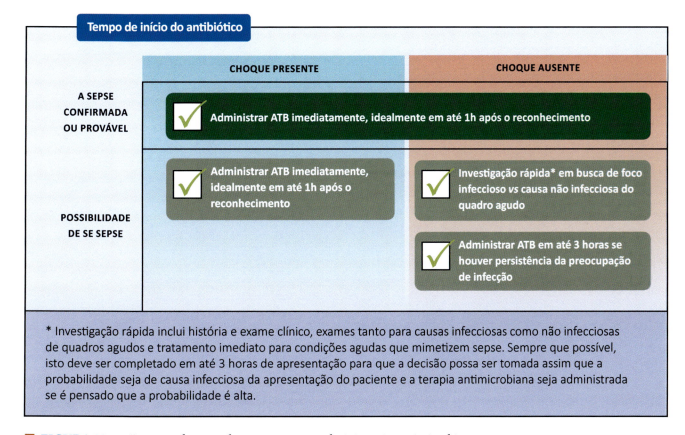

■ **FIGURA 29.5** Recomendações sobre o tempo para administração antimicrobiana.

Fonte: Modificada de Rhodes A *et al*.[5]

de-ressuscitação. Esta fase compreende a excreção do excesso de fluido ofertado durante todo o tratamento, e caso não ocorra de forma espontânea pelo próprio organismo, o uso de diuréticos pode ser empregado para buscar de-ressuscitação ativa (Figura 29.6).

A presença de hipotensão arterial e/ou hiperlactatemia são condições que indicam a infusão de fluidos e, de acordo com a clínica do paciente. Caso o paciente tenha acesso venoso central, pode-se associar a monitoração da resposta à terapia, pela avaliação do gradiente venoarterial de CO_2 (GapPCO$_2$(v-a), SvcO$_2$ e, pelo exame físico, ao tempo de enchimento capilar (TEC).[24,25]

FLUIDOTERAPIA INICIAL

Pacientes que se apresentem com hipotensão arterial ou hiperlactatemia sugere-se administrar 30 mL/kg de peso ideal de solução cristaloide balanceada em até 3 horas ou menos, de acordo com a necessidade e tolerância do paciente. Deve-se realizar com parcimônia nos pacientes com insuficiência cardíaca congestiva, insuficiência renal dialítica e anúricos ou idosos com disfunção diastólica; porém inicia-se a infusão mantendo a vigilância da tolerância do paciente. Apesar de não ter estudos prospectivos comparando diferentes quantidades de fluidos a serem administradas, esta recomendação se manteve na SSC 2021, porém com fraca evidência.[5]

Após a infusão inicial de fluidos, nos casos de hiperlactatemia, nova mensuração do lactato deve ser realizada, para avaliação da resposta a terapia, visto que os pacientes que evoluem com clareamento do lactato de pelo menos 10% nas primeiras 6 horas, apresentam prognóstico melhor. Sugere-se nova dosagem a cada 2 a 4 horas da infusão inicial de fluidos, e que se repita ao final das 6 horas. Se na segunda coleta houver aumento do lactato, deve-se relacionar com a evolução clínica e aventar a possibilidade da lavagem (*washout*) de lactato. Mas para confirmar este fato, nova mensuração ao final de 6 horas deve ser realizada; caso ainda exista a suspeita de hipoperfusão tecidual, a avaliação da responsividade a fluido deve ser realizada para infusão de nova alíquota de fluido, sempre que possível.[3]

Os coloides sintéticos não devem ser administrados porque aumentam o risco de insuficiência renal aguda e hemodiálise.[5,26] Com relação aos cristaloides, considera-se uso de soluções balanceadas sobre salina 0,9%, pois tem sido demonstrado que, em virtude de sua elevada quantidade de cloro, o uso de salina 0,9% pode estar associado a acidose hiperclorêmica, disfunção renal e aumento da mortalidade.[5,27] Em pacientes que já receberam grandes alíquotas de fluidos que apresentam hipoperfusão tecidual, porém ainda são fluidorresponsivos, considera-se a prescrição de albumina, com o objetivo de realizar expansão plasmática com menor quantidade de fluido, a fim de evitar a formação de edemas.[5]

Avaliação de fluido responsividade para posterior administração de fluidos deve ser considerada sempre que possível, visto que o balanço hídrico positivo durante a permanência em UTI é prejudicial e está associado a desfechos clínicos desfavoráveis. Pode-se utilizar parâmetros estáticos e dinâmicos, sendo que estes últimos apresentam maior acurácia em predizer responsividade a fluidos.

A ressuscitação hemodinâmica com fluidos pode ser dividida em quatro fases: resgate, otimização, estabilização e descalonamento, as quais já foram descritas anteriormente (Figura 29.6).[28]

VASOPRESSORES

Concomitante à utilização de fluidos, o início de vasopressores, noradrenalina, não deve ser postergado para atingir PAM $\geq$ 65 mmHg por diversos motivos, entre eles:

- Evitar sobrecarga hídrica;
- Aumento mais precoce do débito cardíaco por inúmeros mecanismos, como: aumento da pré-carga e redução da "pré-carga dependente" na fase inicial do choque séptico, por aumentar a pressão sistêmica média de enchimento e redistribuir o sangue venoso do compartimento não estressado para o estressado; melhorar a perfusão coronariana ao elevar a pressão diastólica e, assim, a contratilidade cardíaca, além de seu efeito inotrópico, apesar de baixo.

Na ausência de acesso venoso central, considera-se iniciar fármacos vasoativos em acesso venoso periférico transitoriamente, e em veia localizada na fossa antecubital até a obtenção de um acesso venoso central. Considera-se, também, a monitorização com pressão arterial invasiva nos casos de choque séptico.[5]

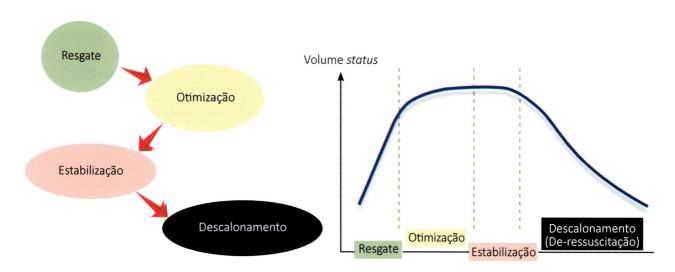

FIGURA 29.6 Relação entre as diferentes fases de ressuscitação e os diferentes estágios do estado da volemia do paciente.
Fonte: Modificada de Malbrain et al.

Valores maiores de PAM estão associados a maior risco de fibrilação atrial. Pacientes hipertensos, por sua vez, podem necessitar de valores mais elevados de PAM, por reduzirem o risco de insuficiência renal e, pacientes com insuficiência cardíaca com fração de ejeção reduzida, podem se beneficiar de valores menores de PAM, com objetivo de redução da pós-carga, que foram desfechos secundários encontrados no estudo SEPSIS PAM.[29]

O vasopressor de primeira escolha é a noradrenalina, atualmente recomendada pela SSC 2021. Apresenta potente efeito α-1 adrenérgico, porém com efeitos cronotrópico e inotrópico reduzidos, com incidência menor de arritmias ao se comparar com a dopamina. A dose de noradrenalina para a qual o choque é considerado refratário é bastante controversa na literatura. Atualmente a SSC 2021 orienta avaliar início de segundo vasopressor adjunto ao tratamento, quando a dose de noradrenalina estiver entre 0,25 e 0,5 g/kg/min.[5] Nestes casos, indica-se a associação de adrenalina ou vasopressina, para redução dos valores das doses de noradrenalina. Quando a noradrenalina for contraindicada, orienta-se o uso de adrenalina ou dopamina como primeiro fármaco.[5] Um estudo observacional identificou a noradrenalina como variável independente de menor mortalidade.[30]

A vasopressina (0,02 a 0,04 UI/min) é um hormônio produzido pelo hipotálamo e liberado em situações de depleção intravascular e aumento da osmolaridade sérica. Age na musculatura lisa causando vasoconstrição. Nos estados de choque, há redução de seus níveis por liberação dos estoques da neuro-hipófise nas primeiras 24 horas. O estudo *Vasopressin and Septic Shock Trial* (VASST), em 2008, com 776 pacientes, demonstrou menor mortalidade ao associar vasopressina à noradrenalina nos casos de choque leve (análise de subgrupo), quando as doses de noradrenalina não ultrapassaram 0,21μg/kg/min.[31] O estudo *Vasopressin vs Norepinephrine as Initial Therapy in Septic Shock* (VANISH), por sua vez, comparou o uso de vasopressina *versus* noradrenalina, associado ou não à hidrocortisona. Não houve diferença com relação à falência renal e mortalidade em 28 dias.[32] Portanto, nenhum estudo evidenciou menor mortalidade com o uso da vasopressina (desfecho primário). A vasopressina pode desencadear efeitos adversos graves, como depressão miocárdica, isquemia esplâncnica e necrose de pele e tecido celular subcutâneo. Não é recomendado que se utilize a vasopressina ou seus análogos como agente vasopressor isolado nos casos de hipotensão induzida pela sepse. E, a despeito dos estudos mencionados não mostrarem benefício, a SSC 2021 sugere o uso de vasopressina como segunda droga no choque séptico (recomendação fraca, com baixa qualidade de evidência).[5]

A adrenalina, potente agente α e β-adrenérgico, promove aumento do tônus vascular e do índice cardíaco, provendo aumento tanto da DO_2 quanto do VO_2. Está indicada como primeira escolha nas situações em que a noradrenalina esteja contraindicada ou como segundo fármaco, se tiver como objetivo adicional o aumento da contratilidade cardíaca.[5] Seu uso também se relaciona com redução do fluxo esplâncnico e aumento dos níveis de lactato, por estimular a glicólise, que acarretará sobrecarga ao ciclo de Krebs e desviará a produção de adenosina trifosfato (ATP) pela síntese de lactato.[33] Myburgh et al. compararam o uso de noradrenalina com adrenalina em pacientes com choque, porém não demonstraram benefício de um fármaco sobre o outro, sendo que a adrenalina se associou a maiores valores de lactato e a hiperglicemia.[33] Outro estudo randomizado, multicêntrico, duplo cego, não evidenciou diferenças clínicas ou hemodinâmicas significativas de adrenalina versus noradrenalina com dobutamina, sugerindo que a adrenalina possa ser utilizada quando se necessitar melhorar o inotropismo cardíaco no choque.[34]

A dopamina tem efeito dose-dependente. Com o objetivo de melhorar a perfusão renal e reduzir a incidência de disfunção renal em pacientes graves, a dopamina foi utilizada, durante um tempo, em dose dopaminérgica. Porém, sua eficácia não foi comprovada em estudo randomizado e está contraindicada para este objetivo. Outro estudo observacional, Sepsis Occurrence in Acutely Patients (SOAP), mostrou que o uso de dopamina em pacientes com choque séptico aumentou a mortalidade.[35] De Backer et al., em estudo multicêntrico e randomizado envolvendo pacientes com choque circulatório, não encontraram maior mortalidade em pacientes tratados com dopamina, quando comparados com noradrenalina, porém o grupo de pacientes tratados com dopamina apresentou maior incidência de arritmias.[36]

A terlipressina também já foi testada no choque séptico, porém não é recomendada.[5,37]

Uma droga em potencial é a angiotensina II. O estudo *Intravenous Angiotensin II for the Treatment of High-output Shock* (ATHOS 3) demonstrou redução de noradrenalina em pacientes que fizeram uso de angiotensina II, porém sem impacto na mortalidade.[38]

É importante compreender que não se justifica administrar maior quantidade de fluidos para a retirada de vasopressor, o que irá ocorrer durante a melhora do processo inflamatório. Oferecer novas alíquotas de fluido tem sempre como objetivo otimizar o fluxo sanguíneo para corrigir a hipoperfusão tecidual nos pacientes com responsividade a fluidos. Caso o paciente não seja fluidorresponsivo e apresente ainda hipoperfusão tecidual, sugere-se otimizar o fluxo com inotrópico, preferencialmente a dobutamina, que pode ser iniciado com doses de 2,5 µg/kg/min e tituladas, de acordo com a resposta do paciente, até 20 µg/kg/min (Figura 29.7). Nestes casos, indica-se a monitorização do índice cardíaco, além do controle laboratorial de

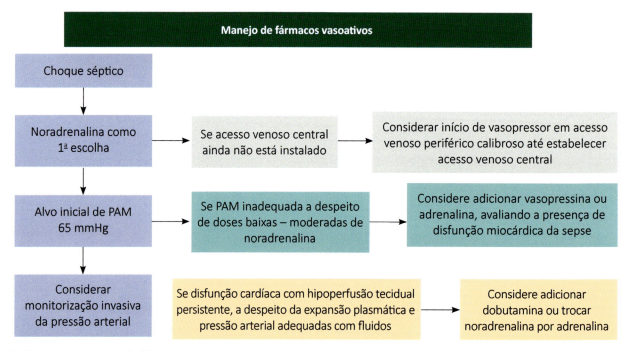

■ **FIGURA 29.7** Manejo de fármacos vasoativos.
Fonte: Modificada de Rhodes A et al.[5]

marcadores de perfusão para avaliação da resposta terapêutica. A sepse pode causar disfunção miocárdica, discutido anteriormente.

TRANSFUSÃO DE CONCENTRADO DE HEMÁCIAS

Nos casos em que o incremento do IC pelo emprego de inotrópico não cause a otimização da oxigenação tecidual, considera-se a transfusão de concentrado de hemácias, para incrementar o carreador de oxigênio para as células e tecidos, na vigência de hipoperfusão tecidual.

O estudo do grupo *Transfusion Requirements in Septic Shock* (TRISS), em 2014, com 998 pacientes, mostrou que a estratégia restritiva (Hb menor que 7,0 a 7,5 g/dL) não estava associada com aumento de mortalidade em 90 dias (43% *versus* 45%, $P = 0,44$) em comparação com grupo liberal (Hb menor que 10,0 a 10,5g/dL), mas associava-se à menor necessidade de transfusão de concentrado de hemácias.[39] Dessa forma, atualmente o valor para desencadear a transfusão de glóbulos vermelhos se encontra com valor de hemoglobina menor que 7,0 a 7,5 g/dL.

Rivers *et al.*, no estudo *Early Goal Direct Therapy* (EGDT),[40] consideraram como valor de hemoglobina para desencadear a transfusão < 10,0 g/dL. Demonstraram que a associação da melhora da DO_2 e da $SvcO_2$ teve como consequência a diminuição da mortalidade, porém estudos posteriores não conseguiram demonstrar o mesmo benefício.[41,42]

Estes estudos serão comentado a seguir.

AVALIAÇÃO DA PERFUSÃO TECIDUAL

Rivers *et al.* publicaram o primeiro estudo baseado num protocolo para o manejo da ressuscitação da perfusão tecidual na sepse, o EGDT. Este estudo foi capaz de reduzir a mortalidade hospitalar, em 28 dias e 60 dias, quando comparado o grupo EGDT e o grupo controle, $P = 0,009$; $P = 0,01$; $P = 0,03$; respectivamente.[40] Posteriormente, três grandes ensaios clínicos avaliaram o EGDT e não conseguiram demonstrar o benefício encontrado deste estudo[41-44] (Tabela 29.1). Porém, deve-se analisar os ensaios clínicos com cuidado, pois foram realizados em momentos e contextos diferentes no tocante à abordagem da sepse. Isto é muito importante, porque já se havia mudado o paradigma com relação ao tempo de abordagem de pacientes sépticos, sem apresentar tolerância no atraso no reconhecimento da sepse e, além disso, o que já implicava grande diferencial para melhora do desfecho clínico, os indivíduos para serem randomizados deveriam ter recebido a primeira dose de antibiótico e pelo menos 1 litro de solução de cristaloide para restabelecer a perfusão tecidual. Outra diferença com relação aos novos estudos foi no tocante à gravidade dos pacientes, que era maior no estudo do Rivers *et al.*

A normalização dos parâmetros clínicos da macro-hemodinâmica é um alvo a ser alcançado, porém deve-se ter cuidado, pois ainda pode existir hipoperfusão tecidual, situação conhecida como choque oculto. Dessa forma, acompanhar o lactato, $SvcO_2/SvO_2$, Gap PCO_2(v-a) é de extrema importância como meta de restabelecimento da perfusão tecidual.

A $SvcO_2/SvO_2$ reduz precocemente com a redução da DO_2, pelo aumento da taxa de extração de oxigênio (TEO_2) para manter o VO_2. Quando a redução da DO_2 chega na DO_2 crítica, passa a existir dependência fisiopatológica entre a DO_2 e o VO_2 e, ou seja, o VO_2 diminui a medida que ocorre a diminuição da DO_2. E para manter a produção de energia, inicia-se o metabolismo anaeróbico com a produção de lactato para sintetizar ATP[45] (Figura 29.8). Porém, em pacientes sépticos, $SvcO_2/SvO_2$ alta não

Tabela 29.1 Linha do tempo entre os estudos que avaliaram o EGDT.		
Estudo	Ano do primeiro recrutamento	Publicação do estudo
Rivers	1997	2001
Process	2008	2014
Arise	2008	2014
ProMiSe	2011	2015

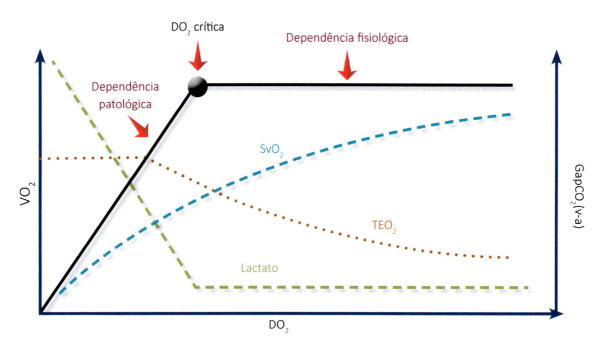

FIGURA 29.8 Relação entre oferta e consumo de oxigênio. Após atingir a DO_2 crítica, desenvolve-se dependência patológica, metabolismo anaeróbio e hiperlactatemia.

VO_2: consumo de oxigênio; DO_2: oferta de oxigênio; SvO_2: saturação venosa de oxigênio; TEO_2: taxa de extração de oxigênio; $GapCO_2$(v-a): Gradiente venoarterial de CO_2.

Fonte: Modificada de Assunção et al.[45]

reflete necessariamente ausência de hipóxia tecidual, muito pelo contrário, pode ser esgotamento da extração de O_2 pelos tecidos. E $SvcO_2/SvO_2$ baixa indica necessidade de adequação da perfusão tecidual, com aumento do fluxo aos tecidos, seja pelo uso de fármacos vasoativos ou pela infusão de fluidos, ou representar aumento da demanda metabólica, por exemplo, a existência de febre, que, no caso, as situações que aumentam a demanda metabólica sempre que possível devem ser controladas. Contudo, por serem parâmetros globais de oxigenação, podem não ser fidedignos para avaliação da perfusão regional e da microcirculação. Nesse cenário, a capnometria tecidual poderia ser utilizada na prática clínica, apesar de necessitar de estudos para ter o uso clínico validado à beira do leito.

A avaliação da perfusão periférica é um parâmetro clínico à beira do leito que pode ser utilizado. Não invasivo, se baseia no fato de que ocorre um desvio do fluxo do sangue para órgãos nobres durante o choque, deixando a pele e músculos com perfusão reduzida. Pode ser avaliado pelo tempo de enchimento capilar (TEC), gradiente de temperatura e avaliação do moteamento da pele (do inglês, *mottling*).[1,46]

Avaliação do tempo de enchimento capilar (TEC) por pressão digital é utilizado à beira do leito para reconhecimento de choque em unidade de terapia intensiva e pronto-socorro. Hernández et al. publicaram elegante estudo envolvendo 424 pacientes com choque séptico identificado nas primeiras 4 horas com lactato ≥ 2 mmol/L em uso de vasopressor para manter PAM ≥ 65 mmHg a despeito da utilização de fluidos. A perfusão foi avaliada pela análise do TEC (checado a cada 30 a 60 min) ou lactato (checado a cada 2 horas) por 8 horas. O alvo era a normalização do TEC e o clareamento do lactato em 20% a cada 2 horas. O protocolo era iniciado: ressuscitação adicional com fluidoterapia, utilização de vasopressores ou inotrópicos, quando a normalização dos parâmetros mencionados não era alcançada. Não houve diferença na mortalidade em 28 dias entre os grupos, sugerindo que a ressuscitação baseada no TEC pode ser semelhante, quando comparada à utilização do lactato, apesar de o estudo não ter sido desenhado para ser um *trial* de não inferioridade.[25]

O moteamento da pele (livedo reticular), próximo a cotovelos e joelhos, reflete vasoconstrição importante e variável de pequenos vasos que comprometem a perfusão da pele. Um estudo observacional desenvolveu um escore de classificação de moteamento (*Mottling score*) de 0 a 5, de acordo com a progressão do joelho para raiz da coxa. A manutenção de um escore alto (entre 4 e 5) por mais de 6 horas é forte preditor de mortalidade em 14 dias[46] (Figura 29.9).

USO DE CORTICOSTEROIDES

De acordo com a SSC 2021, sugere-se o uso de corticosteroide no choque séptico, a partir de dose de noradrenalina ou adrenalina $\geq$ 0,25 µg/kg/min pelo menos durante 4 horas. Utiliza-se hidrocortisona endovenosa na dose de 200 mg/dia (50 mg a cada 6 horas ou em infusão contínua, preferida pela menor incidência de hiperglicemia), sem a associação de fludrocortisona e sem a necessidade de avaliar a resposta à corticotropina. A retirada deve ser realizada após a suspensão do vasopressor e de forma progressiva. Em pacientes com uso crônico, mesmo na ausência de choque, o corticoide deve ser mantido.[5] Uma recomendação ainda fraca, porém com evidência moderada.

No geral, os estudos realizados demonstram que o uso de corticoide está associado a mais dias livres de vasopressores e reversão mais rápida da disfunção orgânica, porém com relação à mortalidade, os dados ainda são controversos.[47-51]

MANEJO DAS DEMAIS DISFUNÇÕES ORGÂNICAS

Na Tabela 29.2, pode-se evidenciar o manejo das demais disfunções orgânicas e terapias de suporte, visto que isso é um dos objetivos do tratamento ao paciente com choque séptico/sepse.

CONSIDERAÇÕES FINAIS

O manejo adequado e identificação precoce da sepse é de extrema importância no desfecho clínico do paciente, e a adequada ressuscitação hemodinâmica é um dos pilares para que a disfunção orgânica irreversível não se instale.

As interpretações se tornam especialmente complexas conforme as disfunções orgânicas progridem e são instalados os suportes às disfunções orgânicas, tais como drogas vasoativas, ventilação mecânica e terapia dialítica. A partir dos conhecimentos da fisiologia humana e da fisiopatologia das doenças, deve-se analisar cada caso, cada paciente, à beira do leito, para a decisão da melhor conduta a ser seguida.

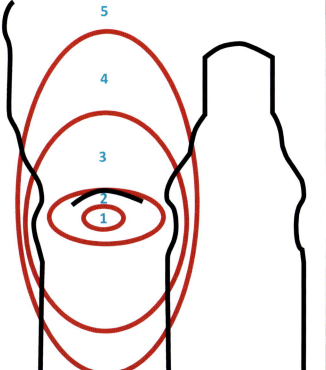
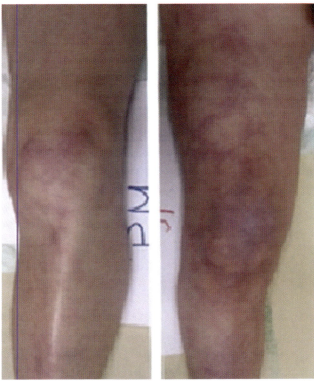

■ **FIGURA 29.9** Avaliação do moteamento da pele.
Fonte: Modificada de Ait-Oufella *et al*.[46]

Tabela 29.2 Tratamento de suporte das demais disfunções orgânicas na sepse/choque séptico.

- Realizar ventilação protetora em pacientes em ventilação mecânica, se necessário.[5]
  Se necessário, realizar bloqueio neuromuscular em SDRA, moderada a grave, preferir uso intermitente.[5]

- Utilizar inibidor de bomba de prótons para pacientes sob risco de sangramento do trato gastrointestinal.[5]

- Utilizar profilaxia para trombose venosa, preferencialmente com heparina de baixo peso molecular sobre a heparina não fracionada, excluir contraindicações.[5]

- Evitar hiperglicemia – correção com insulina se glicemia capilar maior ou igual a 180 mg/dL.[5]

- Terapia nutricional precoce, preferencialmente enteral, dentro de 72 horas do início do quadro.[5]

- Sedação e analgesia mínima para propiciar conforto e adequação do paciente à ventilação mecânica.[5]

REFERÊNCIAS

1. Cecconi M, Evans L, Levy M, Rhodes A. Sepsis and septic shock. The Lancet. Lancet Publishing Group. 2018; 392: 75-87.

2. Konrad Reinhart MD, Ron Daniels MD, Niranjan Kissoon MD, Machado FR, Raymond D. Schachter, LLB and Finfer S. Recognizing Sepsis as a Global Health Priority — A WHO Resolution. N Engl J Med. 2017;377(5):414-7.

3. Rhodes A, Evans LE, Alhazzani W, Levy MM, Antonelli M, Ferrer R et al. Surviving Sepsis Campaign: International Guidelines for Management of Sepsis and Septic Shock: 2016. Critical Care Medicine. 2017; 45: 486-552.

4. Coopersmith CM, De Backer D, Deutschman CS, Ferrer R, Lat I, Machado FR et al. Surviving sepsis campaign: Research priorities for sepsis and septic shock. Crit Care Med. 2018;46(8):1334-56.

5. Rhodes A, Evans LE, Alhazzani W, Antonelli M, Coopersmith CM, French, C et al. Surviving Sepsis Campaign: International Guidelines for Management of Sepsis and Septic Shock 2021. Critical Care Medicine. 2021; 49:1063-e1143.

6. Silva E, de A PM, Sogayar ACB, Mohovic T, Silva CL de O, Janiszewski M et al. Brazilian Sepsis Epidemiological Study (BASES study). Crit Care. 2004;8(4):251-60.

7. Machado FR, Cavalcanti AB, Bozza FA, Ferreira EM, Angotti Carrara FS, Sousa JL et al. The epidemiology of sepsis in Brazilian intensive care units (the Sepsis Prevalence Assessment Database, SPREAD): An observational study. Lancet Infect Dis. 2017;17(11):1180-9.

8. Rudd KE, Johnson SC, Agesa KM, Shackelford KA, Tsoi D, Kievlan DR et al. Global, regional, and national sepsis incidence and mortality, 1990–2017: analysis for the Global Burden of Disease Study. Lancet [Internet]. 2020;395(10219):200–11. Available from: http://dx.doi.org/10.1016/S0140-6736(19)32989-7.

9. Bone RC, Balk RA, Cerra FB, Dellinger RP, Fein AM, Knaus WA et al. Definitions for sepsis and organ failure and guidelines for the use of innovative therapies in sepsis. Chest. 1992;101(6):1644-55.

10. Marshall JC. Sepsis Definitions: A Work in Progress. Crit Care Clin [Internet]. 2018;34(1):1–14. Available from: https://doi.org/10.1016/j.ccc.2017.08.004.

11. Singer M, Deutschman CS, Seymour C, Shankar-Hari M, Annane D, Bauer M et al. The third international consensus definitions for sepsis and septic shock (sepsis-3). JAMA - J Am Med Assoc. 2016;315(8):801-10.

12. Machado FR, De Assunção MSC, Cavalcanti AB, Japiassú AM, De Azevedo LCP, Oliveira MC. Getting a consensus: Advantages and disadvantages of Sepsis 3 in the context of middle-income settings. Rev Bras Ter Intensiva. 2016;28(4):361-5.

13. Kaukonen K-M et al. Systemic Inflammatory Response Syndrome Criteria in Defining Severe Sepsis. N Engl J Med 2015;372:1629-1638.

14. Lelubre, Christopher et al. Mechanisms and treatment of organ failure in sepsis. Nat Rev Nephrol . 2018 Jul;14(7):417-427.

15. Lelubre C, Vincent JL. Mechanisms and treatment of organ failure in sepsis. Nat Rev Nephrol [Internet]. 2018;14(7):417-27. Available from: http://dx.doi.org/10.1038/s41581-018-0005-7.

16. Ehrman RR, Sullivan AN, Favot MJ, Sherwin RL, Reynolds CA, Abidov A, et al. Pathophysiology, echocardiographic evaluation, biomarker findings, and prognostic implications of septic cardiomyopathy: A review of the literature. Crit Care. 2018;22(1):1-14.

17. Vincent J, Backer D de. Clinical Circulatory Shock. N Engl J Med. 2013; 369:1726-34.

18. Pulido JN et al. Clinical spectrum, frequency, and significance of myocardial dysfunction in severe sepsis and septic shock. Mayo Clin Proc. 2012 Jul;87(7):620-8.

19. Ince C. The microcirculation is the motor of sepsis. Crit Care. 2005;9(Suppl. 4):13-9.

20. Atallah C, Ramos FJS, Azevedo LCP. Suporte Hemodinâmico no Choque Séptico. In: Bossa AS et al. Sepse. 2ª ed. São Paulo: Atheneu. 2019;95-115.

21. Jose C, Jr F, Neves RA, Luiz E, Sampaio M, Knobel E. Interstitial Myocarditis in Sepsis Sepsis. Am J Cardiol. 1994;74(1):1994.

22. Dhainaut JF, Cariou A, Laurent I - Myocardial dysfunction in sepsis. Sepsis. 2000;4:89-97.

23. Schoenfeld DA, Ware LB; National Institutes of Health, National Heart, Lung, and Blood Institute ARDS Network. Comparison of the SpO2/FIO2 ratio and the PaO2/FIO2 ratio in patients with acute lung injury or ARDS. Chest. 2007;132(2):410-7.)

24. Scheeren TWL, Wicke JN, Teboul JL. Understanding the carbon dioxide gaps. Curr Opin Crit Care. 2018;24(3):181-9.

25. Hernández G, Ospina-Tascón GA, Damiani LP, Estenssoro E, Dubin A, Hurtado J et al. Effect of a Resuscitation Strategy Targeting Peripheral Perfusion Status vs Serum Lactate Levels on 28-Day Mortality among Patients with Septic Shock: The ANDROMEDA-SHOCK Randomized Clinical Trial. JAMA - J Am Med Assoc. 2019;321(7):654-64.

26. Myburgh JA, Finfer S, Bellomo R, Billot L, Cass A, Gattas D et al. Hydroxyethyl Starch or Saline for Fluid Resuscitation in Intensive Care. N Engl J Med. 2012;367(20):1901-11.

27. Semler MW, Self WH, Wanderer JP, Ehrenfeld JM, Wang L, Byrne DW et al. Balanced Crystalloids versus Saline in Critically Ill Adults. N Engl J Med. 2018;378(9):829-39.

28. Vincent JL. Fluid management in the critically ill. Kidney Int [Internet]. 2019;96(1):52–7. Available from: https://doi.org/10.1016/j.kint.2018.11.047.

29. Asfar P, Meziani F, Hamel J-F, Grelon F, Megarbane B, Anguel N et al. High versus Low Blood-Pressure Target in Patients with Septic Shock. N Engl J Med. 2014;370(17):1583-93.

30. Martin C, Viviand X, Leone M, Thirion X. Effect of norepinephrine on the outcome of septic shock. Crit Care Med. 2000;28(8):2758-65.

31. Russell JA, Walley KR, Singer J, Gordon AC, Hébert PC, James Cooper D, et al. Vasopressin versus Norepinephrine Infusion in Patients with Septic Shock From the iCAPTURE Centre. N Engl J Med [Internet]. 2008;358(9):877-87. Available from: www.nejm.org.

32. Gordon AC, Mason AJ, Thirunavukkarasu N, Perkins GD, Cecconi M, Cepkova M et al. Effect of early vasopressin vs norepinephrine on kidney failure in patients with septic shock: The VANISH randomized clinical trial. JAMA - J Am Med Assoc. 2016;316(5):509-18.

33. Myburgh JA, Higgins A, Jovanovska A, Lipman J, Ramakrishnan N, Santamaria J. A comparison of epinephrine and norepinephrine in critically ill patients. Intensive Care Med. 2008;34(12):2226–34.

34. Annane D, Vignon P, Renault A, Bollaert PE, Charpentier C, Martin C, et al. Norepinephrine plus dobutamine versus epinephrine alone for management of septic shock: a randomised trial. Lancet [Internet]. 2007;370(9588):676-84. Available from: http://dx.doi.org/10.1016/S0140-6736(07)61344-0.

35. Sakr Y, Reinhart K, Vincent JL, Sprung CL, Moreno R, Ranieri VM et al. Does dopamine administration in shock influence outcome? Results of the Sepsis Occurrence in Acutely Ill Patients (SOAP) Study. Crit Care Med. 2006;34(3):589-97.

36. Backer D de, Biston P, Devriendt J, Madl C, Chochrad D, Adlecoa C et al. Comparison of Dopamine and Norepinephrine in the Treatment of Shock. New England Journal. 2010;362(9):609-19.

37. Liu ZM, Chen J, Kou Q, Lin Q, Huang X, Tang Z et al. Terlipressin versus norepinephrine as infusion in patients with septic shock: a multicentre, randomised, double-blinded trial. Intensive Care Med. 2018;44(11):1816-25.

38. Chawla LS, Busse L, Brasha-Mitchell E, Davison D, Honiq J, Alotaibi Z et al. Intravenous angiotensin II for the treatment of high-output shock (ATHOS trial): A pilot study. Crit Care. 2014;18(5):1-9.

39. Wernerman J, PhD, Guttormsen AB, PhD, White JO, Russell L et al. Lower versus Higher Hemoglobin Threshold for Transfusion in Septic Shock. 2014;1-11.

40. Rivers E, Nguyen B, Havstad S, Ressler J, Muzzin A, Knoblich B et al. Early goal-directed therapy in the treatment of severe sepsis and septic shock. N Engl J Med. 2001;345(19):1368-77.

41. ARISE Investigators, Anzics Clinical Trials Group, Peake SL, Delaney A, Bailey M, Bellomo R, Cameron PA et al. Goal-directed resuscitation for patients with early septic shock. N Engl J Med. 2014;371(16):1496-506.

42. Mouncey PR, Osborn TM, Power GS, Harrison DA, Sadique MZ, Grieve RD et al. Protocolised Management In Sepsis (ProMISe): A multicentre randomised controlled trial of the clinical effectiveness and cost-effectiveness of early, goal-directed, protocolised resuscitation for emerging septic shock. Health Technol Assess (Rockv). 2015;19(97):1-150.

43. Nguyen HB, Jaehne AK, Jayaprakash N, Semler MW, Hegab S, Yataco AC, et al. Early goal-directed therapy in severe sepsis and septic shock: Insights and comparisons to ProCESS, ProMISe, and ARISE. Crit Care [Internet]. 2016;20(1). Available from: http://dx.doi.org/10.1186/s13054-016-1288-3.

44. Process Investigators, Yealy DM, Kellum JA, Huang DT, Barnato AE, Weissfeld LA, et al. A randomized trial of protocol-based care for early septic shock. N Engl J Med. 2014;370(18):1683-93.

45. Assuncao MSC de, Corrêa TD., Bravim BA, Silva E. How to choose the therapeutic goals to improve tissue perfusion in septic shock. Einstein (Sao Paulo). 2015;13(3):441–7.

46. Ait-Oufella H, Lemoinne S, Boelle PY, Galbois A, Baudel JL, Lemant J, et al. Mottling score predicts survival in septic shock. Intensive Care Med. 2011;37(5):801-7.

47. Djillali A, MD, PhD, Sebille V, PhD, Charpentier C, MD, Bollaert P, MD, PhD, François B, MD, Korach JM, MD et al. Effect of low doses of hydrocortisone and fludrocortisone on mortality in pts with septic shock. [steroids] - SEE 5972. J Am Med Assoc. 2002;288(7):862.

48. Annane D, Renault A, Brun-Buisson C, Megarbane B, Quenot J-P, Siami S et al. Hydrocortisone plus Fludrocortisone for Adults with Septic Shock. N Engl J Med. 2018;378(9):809-18.

49. Kalenka A, Forst H, Ph D, Laterre P, Reinhart K, Cuthbertson BH et al. Hydrocortisone Therapy for Patients with Septic Shock. N Engl J Med. 2008;358(2); 111-124.

50. Venkatesh B, Finfer S, Cohen J, Rajbhandari D, Arabi Y, Bellomo R et al. Adjunctive Glucocorticoid Therapy in Patients with Septic Shock. N Engl J Med. 2018;378(9):797-808.

51. Keh D, Trips E, Marx G, Wirtz SP, Abduljawwad E, Bercker S et al. Effect of hydrocortisone on development of shock among patients with severe sepsis the HYPRESS randomized clinical trial. JAMA J Am Med Assoc. 2016;316(17):1775-85.

30

Disfunção Cardiovascular na Sepse

Renan Sandoval de Almeida
Ricardo Luiz Cordioli
Elias Knobel

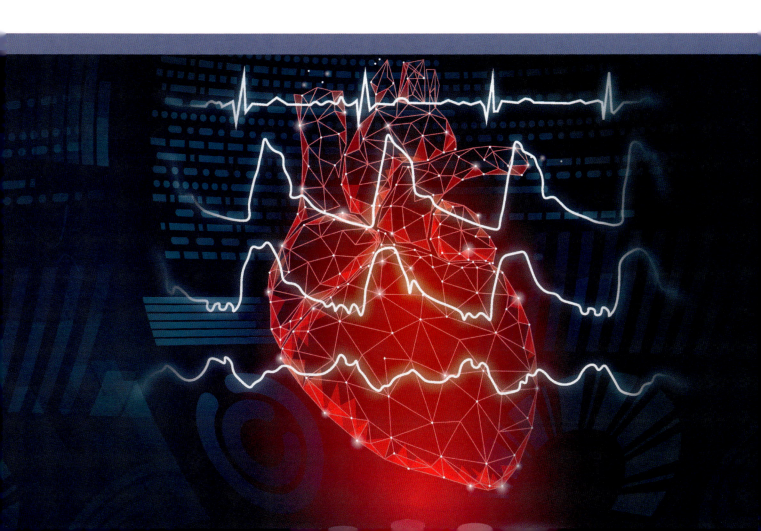

DESTAQUES

- A ocorrência de colapso cardiovascular aumenta em duas vezes o risco de morte na população de pacientes graves;
- É difícil detectar a deterioração da função ventricular sistólica porque ela pode ser mascarada pela redução da pós-carga em decorrência da vasodilatação;
- A complacência diastólica, acompanhada por dilatação ventricular, parece ser mecanismo compensatório que protege contra a redução do volume sistólico em pacientes com disfunção miocárdica em virtude de sepse;
- A disfunção miocárdica não está relacionada à hipoperfusão tecidual, mas a fatores depressivos circulantes ou outros mecanismos, com destaque para combinação de fator de necrose tumoral alfa e interleucina 1 beta;
- A ecocardiografia tem função imprescindível no diagnóstico e na função prognóstica da depressão miocárdica causada pela sepse;
- A lesão miocárdica é condição comum em pacientes com COVID-19 e sua fisiopatologia ainda não está completamente esclarecida.

INTRODUÇÃO

A disfunção miocárdica é uma das manifestações de maior relevância clínica na sepse e uma das disfunções orgânicas mais precoces.[1] Sua prevalência varia de 10% a 70%, com diferentes definições entre os estudos.[2]

Apesar dos avanços tecnológicos laboratoriais e de imagem, seu diagnóstico ainda é subestimado. Em estudos de necropsia de pacientes sépticos, constatou-se a presença de infiltrado de leucócitos polimorfonucleares, miocardite intersticial, vasculite necrosante e microabscessos miocárdicos, embora a maior parte dos casos estudados não apresentasse sinais clínicos de depressão miocárdica (Figura 30.1).[3]

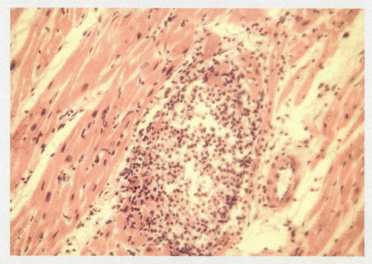

FIGURA 30.1 Histologia do miocárdio de um paciente séptico. Amostra de miocárdio de evidenciando infiltrado de polimorfonucleares e edema entre as células miocárdicas, por vezes formando microabscessos.[3]

Fonte: CJ Fernandes, 1994[3]

FASES DO CHOQUE SÉPTICO E ALTERAÇÕES NA FUNÇÃO CARDÍACA

A fase inicial do choque séptico é caracterizada por alto débito cardíaco (DC), baixa resistência vascular periférica e extremidades quentes (Figura 30.2).[4,5] Inicialmente, há um alto fluxo sanguíneo com o objetivo de tentar suprir a maior demanda de oxigênio no nível tecidual.[6,7] Nesta fase é possível encontrar índice cardíaco com valor numérico normal ou elevado decorrente da ressuscitação adequada com fluidos e da resistência vascular sistêmica (RVS) diminuída (pós-carga reduzida).[7]

Entretanto, o volume sistólico (VS), na fase inicial da sepse, pode ser baixo devido à pré-carga relativamente reduzida, secundária à venodilatação e à elevação da permeabilidade vascular, a despeito da fração de ejeção de ventrículo esquerdo (FEVE) poder estar elevada.

Habitualmente, ocorre taquicardia compensatória, porém, muitas vezes, esta pode ser insuficiente para

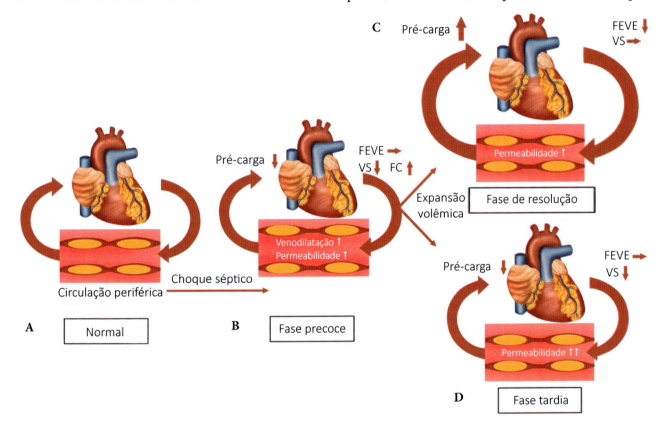

FIGURA 30.2 Fisiopatologia do choque séptico e disfunção miocárdica secundária. (A) Na condição normal, o DC é adequado para atender à demanda de oxigênio em tecidos periféricos. (B) Na fase inicial da sepse, a fração de ejeção do ventrículo esquerdo não está prejudicada (> 55 %), mas o volume sistólico é baixo devido à insuficiência de pré-carga cardíaca consequente ao aumento da permeabilidade vascular e venodilatação. O aumento compensatório da frequência cardíaca é, muitas vezes, insuficiente para manter o DC adequado. (C) Após a ressuscitação volêmica, o volume sistólico pode ser recuperado, especialmente no caso de sobreviventes, enquanto a fração de ejeção do ventrículo esquerdo é temporariamente diminuída (< 45%), em parte devido ao volume diastólico final do ventrículo esquerdo alto. A fração de ejeção do ventrículo esquerdo normal pode não representar o volume sistólico adequado devido ao baixo enchimento ventricular, ao passo que a fração de ejeção do ventrículo esquerdo diminuída pode representar uma adaptação miocárdica devido ao aumento do volume diastólico final do ventrículo esquerdo para acoplar a pré-carga que foi otimizada após a expansão volêmica. (D) Paciente em fase tardia com inflamação crônica ou subaguda. Durante a fase posterior da sepse, os não sobreviventes recebem mais fluido do que os sobreviventes, porém mantêm um volume diastólico final do ventrículo esquerdo mais baixo, sugerindo hiperpermeabilidade persistente e mais intensa, culminando em deficiência de pré-carga. Nesses casos, a fração de ejeção do ventrículo esquerdo pode ser mantida, em parte devido ao baixo volume diastólico final do ventrículo esquerdo ou pela estimulação adrenérgica contínua.

FEVE: Fração de ejeção do ventrículo esquerdo; **VS:** volume sistólico; **FC:** frequência cardíaca; **FEVE:** fração de ejeção de ventrículo esquerdo.
Fonte: Adaptada de Kakihana et al., 2016.[5]

sustentar um DC adequado para atender a demanda metabólica, o que pode ser evidenciado pela elevação dos níveis de lactato.

A avaliação de pacientes sobreviventes de choque séptico demonstra que a FEVE é menor e que o volume diastólico final (VDF) é maior em comparação com os não sobreviventes. Isso sugere que a dilatação ventricular pode ser mecanismo compensatório para manter o DC adequado e proteger contra a disfunção miocárdica (Figura 30.3).[8]

A fase tardia compreende o período de hipotensão com DC reduzido e má perfusão periférica. Durante a evolução do quadro, múltiplos componentes podem interferir na função miocárdica, como:

- Extravasamento vascular e consequente edema no miocardiócito, prejudicando a complacência ventricular;
- Disfunção endotelial prejudicando a regulação de substâncias vasoativas, com possível isquemia local;
- Hipoxemia com consequente aumento da pressão em vasculatura pulmonar e, assim, aumento da pós-carga do ventrículo direito (VD), o qual pode evoluir com *cor pulmonale agudo* e, devido à interdependência biventricular, com consequente disfunção do ventrículo esquerdo (VE);[5,9]
- Ação das citocinas inflamatórias sobre o miocárdio, acarretando redução da função cardíaca.

DISFUNÇÃO MIOCÁRDICA NA SEPSE

De modo geral, o choque séptico é um tipo de choque distributivo, caracterizado principalmente por vasodilatação sistêmica, mas que pode evoluir com disfunção cardíaca direta, e esta depressão da função miocárdica pode aumentar o risco de morte por sepse em até duas vezes.[10]

A miocardiopatia séptica está diretamente ligada à disfunção do cardiomiócito, gerando amplo espectro de manifestações, incluindo disfunção sistólica e/ou dias-

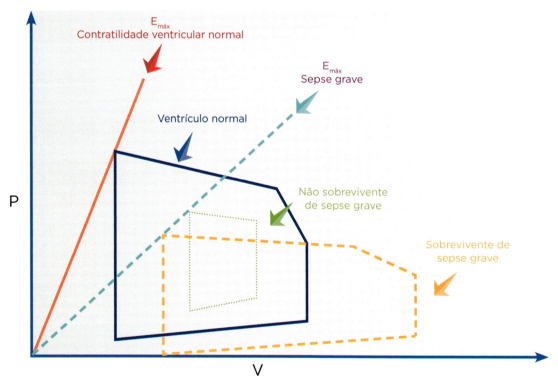

■ **FIGURA 30.3** Figura demonstrando as características de elastância, complacência e contratilidade a partir de curvas pressão-volume ventricular em diferentes grupos de pacientes com sepse. A curva azul demonstra o esperado em um ventrículo normal, com uma linha traçada do ponto zero até a pressão no fim da sístole, determinando a elastância máxima (linha laranja). As curvas subsequentes demonstram diferentes situações em que há a mesma contratilidade (mesmo elastância máxima). A curva pontilhada mostra menor complacência e menor tolerância a volume. A curva verde pontilhada mostra maior complacência, sugerindo que a distensibilidade do ventrículo esquerdo é um mecanismo importante para manutenção de volume sistólico adequado em pacientes com depressão miocárdica na sepse.

Fonte: Modificada de Dhainaut *et al.*[22]

tólica, redução do DC e, por conseguinte, da oferta de oxigênio (DO$_2$) e/ou lesão miocárdica celular primária.[11]

COMPONENTES FISIOPATOLÓGICOS DA DISFUNÇÃO MIOCÁRDICA NA SEPSE

Isquemia global e disfunção miocárdica

O fluxo sanguíneo coronariano macrocirculatório é aumentado em pacientes com choque séptico, mas a microcirculação sofre alterações com disfunção endotelial e má distribuição do fluxo sanguíneo.[12]

Teorias iniciais sugeriam que a isquemia global do miocárdio seria responsável pela disfunção do miocárdio na sepse. Entretanto, estudos não comprovaram a existência de hipóxia do cardiomiócito[13,14] nem de achados de oclusão coronariana.[15]

A hipótese é de que a disfunção miocárdica não está relacionada à hipoperfusão tecidual, mas decorrente da ação de fatores depressivos circulantes ou outros mecanismos.

Depressores do miocárdio

Os principais mecanismos de depressão miocárdica na sepse são:

- Hiporresponsividade miocárdica devido à infrarregulação de receptores beta-adrenérgicos e depressão de vias de sinalização pós-receptor;

- Lesão do miocardiócito ou morte induzida por toxinas, complementos, padrões moleculares associados a danos (DAMPs, do inglês *damage-associated molecular patterns*), armadilhas extracelulares de neutrófilos (NETs, do inglês *neutrophil extracellular traps*) e fatores depressores miocárdicos (MDFs, do inglês *myocardial depressant factor*).[5] Destacam-se a combinação de fator de necrose tumoral alfa (TNF-α, inglês *tumor necrosis factor alpha*) e interleucina 1 beta (IL-1β) como fatores cardiodepressivos;[16]

- Tanto o TNF-α quanto a IL-1β induzem a liberação de fatores adicionais, como o óxido nítrico (NO, do inglês *nitric oxide*), que também têm efeito miocárdico depressor.[17]

É importante entender que há dois "momentos" de lesão miocárdica. O primeiro (precoce) acontece nas 48 horas iniciais, com liberação de TNF-α e IL-1β; há estudos em modelo animal de sepse nos quais o efeito do TNF-α é máximo entre 8 e 48 horas.[18] O segundo momento (tardio) ocorre devido à perpetuação de lesão induzida pela presença aumentada de radicais livres de oxigênio e de NO e pela liberação de DAMPs após a morte celular das células do coração.

Citocinas e óxido nítrico

A sepse leva à expressão de óxido nítrico sintase indutível (iNOS, do inglês *inducible nitric oxide synthase*) no miocárdio, seguida por elevada produção de NO, que tem efeito inotrópico negativo pela via do monofosfato cíclico de guanosina (GMPc).[1]

Durante a sepse ocorre hipoxemia tecidual com consequente produção de radicais livres de oxigênio, que também provocam cardiodepressão.[16-18]

Disfunção mitocondrial

A função mitocondrial é especialmente importante ao coração por sua ação não apenas na produção de energia, mas também na regulação intracelular do cálcio. Durante a sepse, ocorre disfunção mitocondrial devido à produção de NO, TNF-α,IL-1β e radicais livres de oxigênio, o que está fortemente ligado à disfunção cardíaca induzida pela sepse e ao seu respectivo prognóstico.[19]

Padrões moleculares associados ao dano

Histonas e HMGB1 (*high mobility group box 1*) são os principais DAMPs associados à disfunção miocárdica na sepse. Estas vias moleculares podem reduzir o potencial da membrana mitocondrial e os níveis de adenosina trifosfato (ATP) dos cardiomiócitos, contribuindo, assim, para miocardiodepressão na sepse.[20,21] Já o mediador pró-inflamatório HMGB1 tem ação depressora sob múltiplas vias.

Os DAMPs circulatórios (histona e HMGB1) lesam diretamente os cardiomiócitos em processo que se perpetua pela liberação de novos DAMPs por cardiomiócitos fragmentados, resultando em disfunção miocárdica.

MARCADORES NA MIOCARDIOPATIA SÉPTICA

A troponina (Tn) e outros marcadores cardíacos elevam-se na miocardiodepressão induzida pela sepse, e este aumento corrobora o diagnóstico, apesar da sensibilidade e especificidade serem baixas.[22,23] A principal hipótese para a alteração desses marcadores não resulta de evento isquêmico, mas das ações de citocinas inflamatórias que agem no miocárdio, levando ao aumento da permeabilidade da membrana do miocardiócito.[3,24]

Durante a sepse, a ocorrência de níveis elevados de Tn correlaciona-se com a presença de disfunção cardiovascular e com maior morbimortalidade.[25] Todavia, nestes casos, os níveis de Tn não se associam com o grau de comprometimento da disfunção ventricular sistólica ou diastólica.[22]

O peptídeo natriurético do tipo B (BNP, do inglês *B-type natriuretic peptide*) está elevado na depressão miocárdica, e apresenta sensibilidade de 60% quando se encontra acima de 190 pg/mL.[26] Diferentemente da Tn, os níveis de BNP se correlacionam inversamente com a FEVE.[27]

AVALIAÇÃO ECOCARDIOGRÁFICA E IMPACTO CLÍNICO DA MIOCARDIODEPRESSÃO NA SEPSE

A ecocardiografia tem função imprescindível no diagnóstico e na monitorização da evolução da miocardiodepressão induzida pela sepse.[11]

Função sistólica do ventrículo esquerdo

A redução da FEVE é frequentemente a característica inicial da miocardiopatia séptica, podendo ocorrer entre 20% e 60% dos pacientes com choque séptico nas primeiras 72 horas de tratamento,[28,29] com retorno gradual ao basal após o 10º dia do início do quadro (Figura 30.4 A e B).[29] Entretanto, o valor prognóstico da redução da FEVE quando avaliado isoladamente em diferente metanálises recentes, não mostra associação com a mortalidade.[30-33]

A função longitudinal sistólica do VE pode ser avaliada por diversos métodos, como, tradicionalmente, a técnica de Simpsons ou o Doppler tecidual e, mais recentemente, a técnica de rastreamento de pontos (ecocardiografia com *speckle-tracking*). Esta última técnica é baseada em algoritmo semiautomatizado que rastreia o deslocamento de marcadores acústicos naturais (*speckles*) no miocárdio. A deformação do miocárdio (*strain*), mensurada quadro a quadro pela movimentação dos *speckles,* permite a avaliação longitudinal, radial e circunferencial com menor influência da angulação e menores discrepâncias intra e interobservador quando comparada à avaliação pelo Doppler[34] e/ou quando comparada à avaliação pela FEVE, sendo que ambas podem demonstrar a disfunção miocárdica da sepse e sua recuperação (Figura 30.4 A e B), bem como a avaliação por rastreamento de pontos, que pode ser mais acurada e demonstrar algo que a FEVE não consegue (Figura 30.4 C e D).

As vantagens dessa técnica, em comparação à FEVE, são a menor influência das pressões de enchimento, complacência miocárdica e pós-carga, visto que mensura a contração miocárdica diretamente. Entretanto, é uma técnica mais difícil e requer maior experiência do examinador, sobretudo quando empregada em pacientes graves.[35] Seu valor prognóstico ainda não é bem definido, em razão da pequena quantidade de estudos e pacientes, mas há dados que sugerem ser um marcador de mortalidade independente da FEVE.[36]

Função diastólica do ventrículo esquerdo

A disfunção diastólica pode se manifestar sem a presença de disfunção sistólica. Sua apresentação clínica é associada à dificuldade em relação ao manejo de fluidos, com incidência que varia de 20% a 57%.[31] A presença de disfunção diastólica traz valor prognóstico como marcador de mortalidade em duas metanálises,[31,37] sendo, portanto, potencialmente mais grave nestes casos que a ocorrência de disfunção sistólica do VE.

Disfunção do ventrículo direito

A disfunção do VD na sepse é multifatorial. Sua prevalência foi de 35% em metanálise recente e sua ocorrência está associada a maior mortalidade.[38]

MIOCARDITE E COVID-19

Além dos efeitos sistêmicos causados pela alteração na DO_2 e pelas alterações secundárias à mecânica e à resistência pulmonar, há indícios de lesão cardíaca por COVID-19.

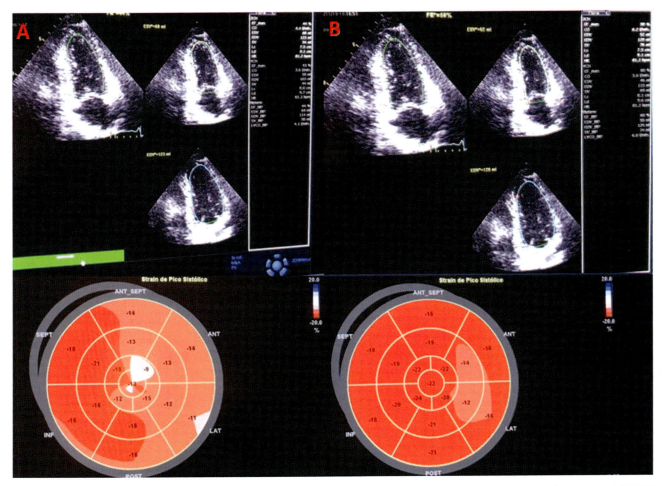
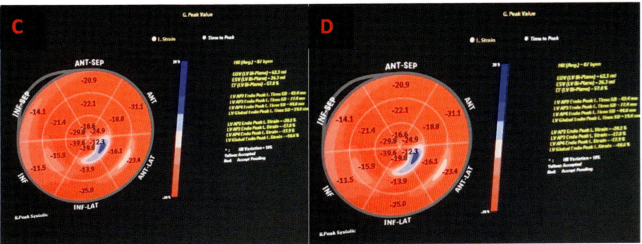

FIGURA 30.4 Avaliação ecocardiográfica com *speckle-tracking* de pacientes com sepse. (A) Paciente com disfunção cardíaca e coronárias normais. ECO evidenciando FEVE de 43% e de *strain* longitudinal global sistólico (GLS) = −15,4% (anormal). (B) Seguimento do mesmo paciente anterior, figura A, após resolução de fase aguda, evidenciado melhora de ambos os parâmetros. FEVE de 59% e GLS = −18,8% (agora normal). (C) Paciente com sepse grave. ECO evidenciando FEVE de 59% e GLS = −12,0% (anormal). (D) Paciente com recuperação do quadro clínico. ECO demonstrando FEVE de 66% e recuperação do GLS para = −18,6%, (agora normal).

Os mecanismos fisiopatológicos pela COVID-19 ainda não estão completamente esclarecidos, mas há evidências de que a tempestade de citocinas seja um dos principais elementos na lesão pulmonar aguda. Essa sobrecarga de citocinas aparenta ser um dos principais componentes da lesão miocárdica, como evidenciado em outras infecções virais, como a H1N1. Na infecção pelo coronavírus da síndrome respiratória aguda grave 2 (SARS-CoV-2, do inglês *Severe acute respiratory syndrome coronavirus-2*), essa ativação de mediadores inflamatórios gera endotelite difusa e ativa fatores pró-coagulantes que também podem contribuir negativamente para a função miocárdica.

Além dos efeitos sistêmicos, há indícios de miocardite como manifestação da doença, porém ainda não está claro se é pura manifestação de inflamação e autoimunidade ou agressão viral direta.[39] O SARS-CoV-2 usa a enzima de conversão em angiotensina 2 (ECA-2), por meio da proteína Spike (S), para se ligar e ancorar aos receptores, sendo um ponto de entrada para a célula.[40] Assim, é possível pensar que a inclusão viral, além da inflamação miocárdica, está associada como patogênese da miocardite.

Entretanto, os achados histológicos predominantes são de alterações inflamatórias e trombóticas inespecíficas com poucas evidências patológicas de invasão direta do SARS-CoV-2 no coração. Há poucos relatos de miocardite linfocítica focal e achados de partículas virais compatíveis nas biópsias cardíacas *post mortem* de pacientes com COVID-19, tendo sido encontrados apenas infiltrados intersticiais mononucleares, sem danos significativos ao tecido cardíaco.[41,42]

MIOCARDITE APÓS VACINAÇÃO PARA COVID-19

As primeiras suspeitas de conexão entre a vacinação para COVID-19 e a miocardite foram feitas em relatório preliminar do Ministério da Saúde de Israel, que descreveu um pequeno número de casos de miopericardite entre adultos jovens que receberam a vacina BNT162b2. Em seguida, houve relatos de casos com quadro semelhante após vacinação para COVID-19 com vacinas mRNA, todos com evolução favorável mediante tratamento convencional para miopericardite.[43] Há prevalência em pacientes jovens e do gênero masculino, maior frequência após a segunda dose e usualmente ocorre vários dias após a vacinação.

Os estudos clínicos das vacinas mRNA para COVID (BNT162b2, Pfizer; e mRNA-1273, Moderna) demonstraram raros eventos cardiovasculares, majoritariamente arritmias ventriculares sem relatos de miocardite ou pericardite.[44,45]

De acordo com o Sistema de Notificação de Eventos Adversos de Vacinas (VAERS) dos Estados Unidos, dos mais de 140 milhões de pessoas vacinadas, existem menos de 1.000 casos de miocardite ou pericardite potencialmente associados à vacina.[46]

Ainda que se estabeleça relação causal entre a vacinação mRNA para COVID-19 e a miopericardite, a incidência parece ser extremamente baixa, os desfechos parecem ser favoráveis e o benefício da vacinação supera muito qualquer risco potencial.

ABORDAGEM TERAPÊUTICA

O reconhecimento precoce da sepse, início da terapia antibiótica na primeira hora, remoção ou drenagem cirúrgica de foco infeccioso, ressuscitação com fluidos de forma adequada na presença de hipotensão arterial ou hiperlactatemia (>18 mg/dL ou 2 mmol/L), serão as condutas que implicarão na melhora do desfecho clínico.[47]

A reposição inicial de fluidos na otimização da perfusão tecidual, guiada preferencialmente por parâmetros de fluido-responsividade, parece ser a estratégia mais racional. Entretanto, o uso de fluidos após a estabilização da perfusão tecidual é desnecessário bem como nos casos em que não haverá incremento do débito cardíaco.

Otimizar medidas para estabilizar a pressão arterial o mais rápido possível é muito importante para restabelecer a perfusão adequada de órgãos, o que ajuda a manter o fluxo sanguíneo para os tecidos e reduz a liberação de DAMPs, além de diminuir a perpetuação da resposta inflamatória e a produção de radicais livres de oxigênio em pacientes com choque séptico.

A noradrenalina é o vasopressor de escolha no choque séptico, que pode ser iniciado na presença de hipotensão arterial ameaçadora à vida, concomitante à infusão de fluidos, ou nas situações em que não há resposta à infusão inicial de fluidos. No entanto, estes esforços não corrigem a hipoperfusão tecidual em 10% a 20% dos pacientes com choque séptico, indicando alta probabilidade da disfunção miocárdica induzida pela sepse diminuir o DC.

Pacientes com depressão miocárdica podem necessitar de medicamentos inotrópicos para obter perfusão tecidual adequada, sendo a dobutamina a primeira escolha recomendada pelas diretrizes da *Surviving Sepsis Campaign* (SSC).[47] Após a otimização volêmica, o DC pode ser aumentado por inotrópicos a fim de elevar a DO_2 a níveis condizentes com a demanda metabólica.

CONSIDERAÇÕES FINAIS

A disfunção miocárdica na sepse está inicialmente relacionada a fatores depressores do miocárdio, em especial TNF-α e IL-1β, podendo persistir pela morte tecidual com liberação de radicais livres, NO e DAMPs por células fragmentadas.

Existem múltiplas ferramentas propedêuticas que facilitam o diagnóstico, e entre elas a ecocardiografia tem papel fundamental, visto que avalia o prognóstico e fornece informações essenciais para guiar o tratamento.

A elevação de Tn é pouco específica, mas tem associação com morbimortalidade, apesar de não se correlacionar ao grau de disfunção miocárdica na sepse. O BNP tem baixas sensibilidade e especificidade para o diagnóstico, mas tem valor prognóstico quando em concentrações elevadas por vários dias subsequentes.

Apesar de ser frequentemente a característica inicial da depressão miocárdica na sepse, a queda da FEVE não tem valor prognóstico em diferentes metanálises, pois pode representar uma adaptação com dilatação ventricular (aumento do VDFVE), achado frequente em grupos de pacientes sobreviventes. Outros métodos de avaliação ecocardiográfica, como Doppler tecidual, avaliação diastólica e *speckle-tracking*, têm maior relevância prognóstica em estudos recentes. A disfunção do VD é frequente e, quando associada, representa um dos marcadores de pior prognóstico.

A lesão miocárdica é comum em pacientes com COVID-19 de fisiopatologia ainda não completamente esclarecida. A endotelite difusa e a ativação de fatores protrombóticos pela tempestade de citocinas parecem ser o principal fator contribuinte, com pouca evidência de dano direto viral ao miocárdio.

Apesar dos indícios de associação entre vacinas mRNA pars COVID-19 e miopercardite, sua incidência parece ser extremamente baixa, os desfechos parecem ser favoráveis e o benefício da vacinação supera muito qualquer risco potencial.

REFERÊNCIAS

1. Court O, Kumar A, Parrillo J, Kumar A. Clinical review: myocardial depression in sepsis and septic shock. Crit Care. 2002;6(6):500-8.

2. Beesley SJ, Weber G, Sarge T, Nikravan S, Grissom CK, Lanspa MJ et al. Septic cardiomyopathy. Crit Care Med. 2018;46:625-34.

3. Fernandes Junior CJ, Iervolino M, Neves RA, Sampaio EL, Knobel E. Interstitial myocarditis in sepsis. Am J Cardiol. 1994;74(9):958.

4. Clowes Jr GH, Vucinic M, Weidner MG. Circulatory and metabolic alterations associated with survival or death in peritonitis: clinical analysis of 25 cases. Ann Surg. 1966;163:866-85.

5. Kakihana Y, Ito T, Nakahara M, Yamaguchi K, Yasuda T. Sepsis-induced myocardial dysfunction: pathophysiology and management. J Intensive Care. 2016;4:22

6. Landry DW, Oliver JA. The pathogenesis of vasodilatory shock. N Engl J Med. 2001;345(8):588-95.

7. Parrillo JE. Pathogenetic mechanisms of septic shock. N Engl J Med. 1993;328(20):1471-7.

8. Parker MM, Shelhamer JH, Bacharach SL, Green MV, Natanson C, Frederick TM et al. Profound but reversible myocardial depression in patients with septic shock. Ann Intern Med. 1984;100:483-90.

9. Moore TD, Frenneaux MP, Sas R, Atherton JJ, Morris-Thurgood JA, Smith ER et al. Ventricular interaction and external constraint account for decreased stroke work during volume loading in CHF. Am J Physiol Heart Circ Physiol. 2001;281:H2385-91.

10. Fernandes Jr CJ, de Assuncao MS. Myocardial dysfunction in sepsis: a large, unsolved puzzle. Crit Care Res Pract. 2012;2012:896430.

11. Messina, A, Villa F, Cecconi M. Heart dysfunction in septic patients: from physiology to echocardiographic patterns. In: Vincent JL. Annual update in intensive care and emergency med. Berli: Springer; 2021.

12. Hinshaw LB. Sepsis/septic shock: participation of the microcirculation: an abbreviated review. Crit Care Med. 1996;24:1072-8.

13. Hotchkiss RS, Rust RS, Dence CS, Wasserman TH, Song SK, Hwang DR et al. Evaluation of the role of cellular hypoxia in sepsis by the hypoxic marker [18F]fluoromisonidazole. Am J Physiol. 1991;261:R965-72.

14. Solomon MA, Correa R, Alexander HR, Koev LA, Cobb JP, Kim DK et al. Myocardial energy metabolism and morphology in a canine model of sepsis. Am J Physiol. 1994;266:H757-68.

15. Madorin WS, Rui T, Sugimoto N, Handa O, Cepinskas G, Kvietys PR. Cardiac myocytes activated by septic plasma promote neutrophil transendothelial migration: role of platelet-activating factor and the chemokines LIX and KC Circ Res. 2004;94:944-51.

16. Kumar A, Thota V, Dee L, Olson J, Uretz E, Parrillo JE. Tumor necrosis factor alpha and interleukin 1beta are responsible for in vitro myocardial cell depression induced by human septic shock serum. J Exp Med. 1996;183:949-58.

17. Kumar A, Brar R, Wang P, Dee L, Skorupa G, Khadour F, Schulz R et al. Role of nitric oxide and cGMP in human septic serum-induced depression of cardiac myocyte contractility. Am J Physiol. 1999;276:R265-76.

18. Natanson C, Eichenholz PW, Danner RL, Eichacker PQ, Hoffman WD, Kuo GC et al. Endotoxin and tumor necrosis factor challenges in dogs simulate the cardiovascular profile of human septic shock. J Exp Med. 1989;169:823-32.

19. Brealey D, Brand M, Hargreaves I, Heales S, Land J, Smolenski R et al. Association between mitochondrial dysfunction and severity and outcome of septic shock. Lancet. 2002;360:219-23.

20. Alhamdi Y, Abrams ST, Cheng Z, Jing S, Su D, Liu Z et al. Circulating histones are major mediators of cardiac injury in patients with sepsis. Crit Care Med. 2015;43:2094-103.

21. Zhang C, Mo M, Ding W, Liu W, Yan D, Deng J et al. High-mobility group box 1 (HMGB1) impaired cardiac excitation-contraction coupling by enhancing the sarcoplasmic reticulum (SR) Ca(2+) leak through TLR4-ROS signaling in cardiomyocytes. J Mol Cell Cardiol. 2014;74:260-73.

22. Kim JS, Kim M, Kim YJ, Ryoo SM, Sohn CH, Ahn S et al. Troponin testing for assessing sepsis-induced myocardial dysfunction in patients with septic shock. J Clin Med. 2019;8(2):239.

23. Fernandes Jr CJ, Akamine N, Knobel E. Cardiac troponin: a new serum marker of myocardial injury in sepsis. Intensive Care Med. 1999;25(10):1165-8.

24. Freitas FG, Salomao R, Tereran N, Mazza BF, Assuncao M, Jackiu M et al. The impact of duration of organ dysfunction on the outcome of patients with severe sepsis and septic shock. Clinics (Sao Paulo). 2008;63(4):483-8.

25. Frencken JF, Donker DW, Spitoni C, Koster-Brouwer ME, Soliman IW, Ong DSY et al. Myocardial Injury in Patients With Sepsis and Its Association With Long-Term Outcome. Circ Cardiovasc Qual Outcomes. 2018;11(2):e004040.

26. Charpentier J, Luyt CE, Fulla Y, Vinsonneau C, Cariou A, Grabar S et al. Brain natriuretic peptide: A marker of myocardial dysfunction and prognosis during severe sepsis. Critical Care Med. 2004;32(3):660-5

27. Post F, Weilemann LS, Messow CM, Sinning C, Münzel T. B-type natriuretic peptide as a marker for sepsis-induced myocardial depression in intensive care patients. Crit Care Med. 2008;36(11):3030-7.

28. Vieillard-Baron A, Caille V, Charron C, Belliard G, Page B, Jardin F. Actual incidence of global left ventricular hypokinesia in adult septic shock. Crit Care Med. 2008;36(6):1701-6.

29. Jardin F, Brun-Ney D, Auvert B, Beauchet A, Bourdarias JP. Sepsis-related cardiogenic shock. Crit Care Med. 1990;18(10):1055-60.

30. Huang SJ, Nalos M, McLean AS. Is early ventricular dysfunction or dilatation associated with lower mortality rate in adult severe sepsis and septic shock? A meta-analysis. Crit Care. 2013;17:R96.

31. Sanfilippo F, Corredor C, Fletcher N, Landesberg G, Benedetto U, Foex P, Cecconi M. Diastolic dysfunction and mortality in septic patients: a systematic review and meta-analysis. Intensive Care Med. 2015;41:1004-13.

32. Sanfilippo F, Corredor C, Fletcher N, Tritapepe L, Lorini FL, Arcadipane A et al. Left ventricular systolic function evaluated by strain echocardiography and relationship with mortality in patients with severe sepsis or septic shock: a systematic review and meta-analysis. Crit Care. 2018;22:183.

33. Sanfilippo F, Huang S, Messina A, Franchi F, Oliveri F, Vieillard-Baron A et al. Systolic dysfunction as evaluated by tissue Doppler imaging echocardiography and mortality in septic patients: a systematic review and meta-analysis. J Crit Care. 2020;62:256-64.

34. Almeida ALC, Gjesdal O, Newton N, Choi EY, Tura-Teixido G, Yoneyama K et al. Speckle-tracking pela ecocardiografia bidimensional: aplicações clínicas. Rev Bras Ecocardiogr Imagem Cardiovasc. 2013;26(1):38-49.

35. Orde S, Huang SJ, McLean AS. Speckle tracking echocardiography in the critically ill: enticing research with minimal clinical practicality or the answer to non-invasive cardiac assessment? Anaesth Intensive Care. 2016;44:542-51.

36. Chang WT, Lee WH, Lee WT, Chen PS, Su YR, Liu PY et al. Left ventricular global longitudinal strain is independently associated with mortality in septic shock patients. Intensive Care Med. 2015;41(10):1791-9.

37. Sanfilippo F, Corredor C, Arcadipane A, Landesberg G, Vieillard-Baron A, Cecconi M et al. Tissue Doppler assessment of diastolic function and relationship with mortality in critically ill septic patients: a systematic review and meta--analysis. Br J Anaesth. 2017;119:583-94.

38. Vallabhajosyula S, Shankar A, Vojjini R, Cheungpasitporn W, Sundaragiri PR, DuBrock HM et al. Impact of right ventricular dysfunction on short- and long-term mortality in sepsis: a meta-analysis of 1,373 patients. Chest 2021;159:2254-63.

39. Pirzada A, Mokhtar AT, Moeller AD. COVID-19 and myocarditis: what do we know so far? CJC Open. 2020;2(4):278-85.

40. Turner AJ, Hiscox JA, Hooper NM. ACE2: from vasopeptidase to SARS virus receptor. Trends Pharmacol Sci. 2004;25:291-4.

41. Tavazzi G, Pellegrini C, Maurelli M, Belliato M, Sciutti F, Bottazzi A et al. Myocardial localization of coronavirus in COVID-19 cardiogenic shock. Eur J Heart Fail. 2020;22:911-5.

42. Helms J, Combes A, Aissaoui N. Cardiac injury in COVID-19. Intensive Care Med. 2021;1-3.

43. Kaul R, Sreenivasan J, Goel A, Malik A, Bandyopadhyay D, Jin C et al. Myocarditis following COVID-19 vaccination. Int J Cardiol Heart Vasc. 2021;36:100872.

44. Polack FP, Thomas SJ, Kitchin N, Absalon J, Gurtman A, Lockhart S et al. Safety and efficacy of the BNT162b2 mRNA COVID-19 vaccine. N Engl J Med. 2020;38(27):2603-15.

45. Baden LR, El Sahly HM, Essink B, Kotloff K, Frey S, Novak R et al. Efficacy and safety of the mRNA-1273 SARS-CoV-2 vaccine. N Engl J Med. 2021;384(5):403-16.

46. Clinical Considerations: Myocarditis and Pericarditis after Receipt of mRNA COVID-19 Vaccines Among Adolescents and Young Adults.

47. Evans L, Rhodes A, Alhazzani W, et al. Surviving sepsis campaign: international guidelines for management of sepsis and septic shock: 2021. Intensive Care Med. 2021;47(11):1181-1247.

31

Tromboembolismo Pulmonar

Hélio Penna Guimarães
Nair Naiara Barros de Vasconcelos
Antonio Cláudio do Amaral Baruzzi

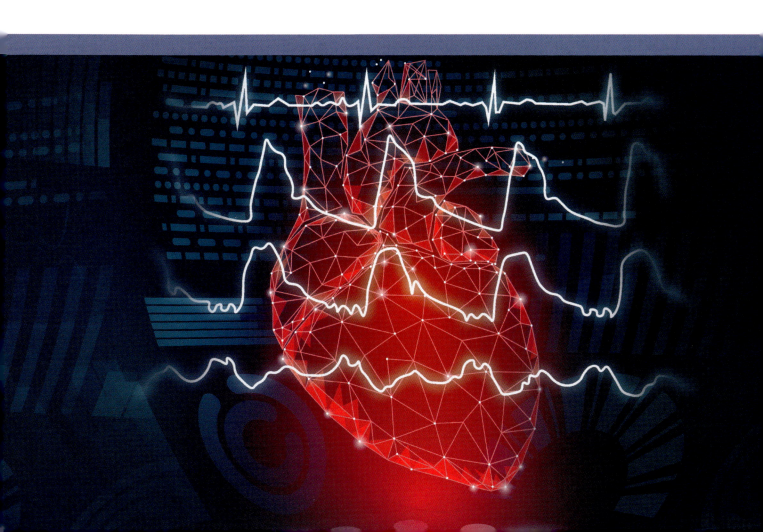

DESTAQUES

- Tromboembolismo pulmonar é a terceira causa mais comum de disfunção cardiovascular intra-hospitalar;
- Historicamente, o teste diagnóstico padrão-ouro para a embolia é a angiografia pulmonar. No entanto, este procedimento tem sido progressivamente abandonado em função das maiores especificidade e sensibilidade de diversos exames complementares menos invasivos;
- A embolectomia cirúrgica é reservada como resgate nos casos de falha da terapia fibrinolítica ou da embolectomia percutânea;
- O tratamento baseia-se em anticoagulação e trombólise, seja com uma das modalidades de heparina (não fracionada ou de baixo peso molecular), pentassacarídio, anticoagulantes orais e trombolíticos.
- A decisão para administração de fibrinolíticos fundamenta-se na estratificação do risco: disfunção de ventrículo direito, aumento da troponina ou aumento de peptídio natriurético do tipo B (BNP).

INTRODUÇÃO

O tromboembolismo pulmonar (TEP) representa a terceira causa mais comum de disfunção cardiovascular intra-hospitalar, acometendo cerca de 5% da população mundial.[1] O progressivo aumento da sensibilidade dos exames de imagem promoveu considerável elevação nas taxas de diagnóstico e hospitalização por embolia pulmonar nos últimos 10 anos, embora a letalidade tenha se mantido estável.[2-4] Registros demonstram que 17% dos pacientes evoluem a óbito dentro de 3 meses do diagnóstico de tromboembolismo venoso,[5] porém muitas dessas mortes podem estar associadas a comorbidades, sem causalidade direta com o TEP.[6-9]

O diagnóstico do TEP não é sempre de fácil obtenção, considerando condições médicas comuns que podem mimetizar o quadro. A apresentação clínica, os escores de probabilidade e a avaliação do D-dímero podem melhorar a interpretação de exames diagnósticos por imagem.[10-13]

É pequena a proporção de pacientes com embolia pulmonar aguda que apresentam alto risco associado, em curto prazo, à deterioração clínica, mas a identificação destes pacientes e a implementação de terapias adicionais à anticoagulação, como trombólise, são fundamentais nesse cenário.[14-16]

EPIDEMIOLOGIA

A incidência anual de embolia pulmonar na população é de 1:1000 pessoas, mas aumenta acentuadamente com a idade, de 1,4:1000 pessoas entre 40 e 49 anos a 11,3:1000 naquelas com 80 anos ou mais.[17-19]

A influência da raça na incidência de tromboembolismo é incerta, mas sua incidência parece ser maior em populações brancas e afrodescendentes e menor em asiáticos. De modo geral, a incidência de tromboembolismo venoso (TEV) em homens é ligeiramente maior do que em mulheres, mas o equilíbrio muda de acordo com a faixa etária – entre mulheres com menos de 45 ou mais de 80 anos, a incidência é maior do que nos homens. Essa interação é provavelmente relacionada ao estrogênio, ao uso de anticoncepcionais e ao risco de gravidez, bem como maior à expectativa de vida de mulheres.[20-22]

Metade dos eventos de TEV estão associados a fator de risco transitório, como cirurgia recente ou internação hospitalar para doenças clínicas; 20% dos casos estão associados a câncer; e o restante a fatores de risco menores ou sem qualquer fator de risco associado.[23-31]

FISIOPATOGENIA E FATORES ASSOCIADOS

A embolia pulmonar (EP) pode acarretar repercussões hemodinâmicas diretamente associadas à sobrecarga pressórica aguda ao ventrículo direito (VD). Considerando-se a proporção de área pulmonar sob obstrução, a liberação de mediadores neuro-humorais (vaso e broncoconstritores), a disfunção/dilatação do VD e a redução da pré-carga das câmaras esquerdas, poderá haver efeito progressivo em cascata, com choque refratário e óbito. A Figura 31.1 ilustra este ciclo.

O trombo venoso é rico em fibrina, hemácias, plaquetas e neutrófilos, motivo pelo qual o TEV e a doença aterosclerótica podem ser considerados uma síndrome cardiovascular sistêmica na qual mediadores pró-inflamatórios, disfunção endotelial, hipoxemia e estresse oxidativo atuam em sinergia na ativação da cascata da coagulação, com consequente trombose.[2,3,6]

Os fatores predisponentes conhecidos para TEP estão descritos na Tabela 31.1.

MANIFESTAÇÕES CLÍNICAS

As manifestações clínicas do TEP geralmente são inespecíficas. Dispneia súbita ou de início recente, dor torácica tipo pleurítica e tosse compõem a tríade mais comum. Entre os principais sinais e sintomas, ressaltam-se dispneia, taquipneia, taquicardia, febre baixa, ritmo de galope do ventrículo direito, hiperfonese da segunda bulha no foco pulmonar, insuficiência tricúspide e estase jugular. Dor torácica, dor e edema de panturrilha, hemoptise e síncope podem estar presentes.

Entre os diagnósticos diferenciais, destacam-se a pleurite, pneumonia, pneumotórax, asma brônquica, síndrome coronária aguda, pericardite, insuficiência cardíaca, condrites, fratura de costela, dor musculoesquelética, neoplasia torácica, colecistite, dissecção agu-

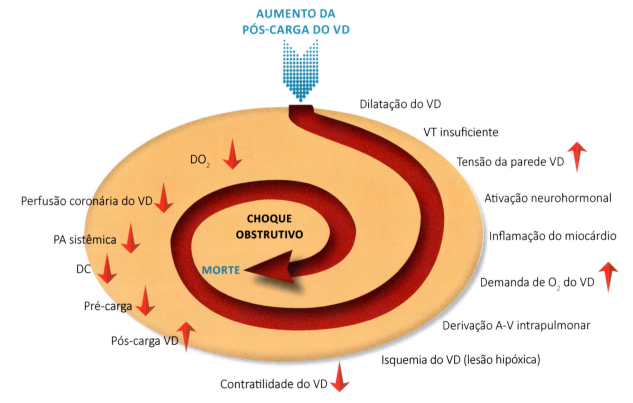

■ FIGURA 31.1 Ciclo da disfunção ventricular aguda de VD.
VD: ventrículo direito; VT: válvula tricúspide; DC: débito cardíaco; PA: pressão arterial; DO$_2$: oferta de oxigênio.

442 MONITORIZAÇÃO HEMODINÂMICA E ESTADOS DE CHOQUE

Tabela 31.1 Fatores associados ao tromboembolismo pulmonar.	
Fatores fortes (*odds ratio* > 10)	
Fratura dos membros inferiores	Infarto do miocárdio (< 3 meses)
Hospitalização por insuficiência cardíaca ou *flutter*/ fibrilação atrial (< 3 meses)	Tromboembolismo venoso prévio
Prótese de joelho ou quadril	Lesão medular espinhal
Traumas graves	—
Fatores moderados (*odds ratio* 2 a 9)	
Artroscopia do joelho	Insuficiência cardíaca e/ou respiratória
Doenças autoimunes	Uso de eritropoetina
Hemotransfusão	Terapia de substituição hormonal
Cateteres centrais, marca-passo, desfibriladores/CDI	Fertilização *in vitro*
Quimioterapia	Infecções respiratórias e urinárias, HIV
Doença inflamatória intestinal	Período pós-parto
Câncer	Trombose venosa superficial
Contraceptivos orais	Trombofilias*
Imobilidade após acidente vascular cerebral isquêmico	e-trombose (várias horas sentado em frente ao computador)
Fatores fracos (*odds ratio* < 2)	
Repouso no leito > 3 dias	Cirurgia laparoscópica
Diabetes melito	Obesidade
Hipertensão arterial sistêmica	Gravidez
Idade > 50 anos	Varizes
Poluição/tabagismo	Síndrome nefrótica
Viagens > 4 h (posição sentada)	Síndrome metabólica

* Mutação homo ou heterozigótica, fator V Leiden, mutação do gene da protrombina, deficiência da antitrombina II, proteínas C e S, síndrome do anticorpo antifosfolipídeo, elevada concentração de fatores VIII, IX e X.

da da aorta, hipertensão pulmonar idiopática, infarto esplênico, sepse e ansiedade.

Convém citar que, em 50% dos casos, os achados clínicos da trombose venosa profunda (TVP) nem sempre estão presentes, o que dificulta o seu diagnóstico.

ESCORES DE PROBABILIDADE CLÍNICA

Os escores de probabilidade clínica podem ser usados para atribuir uma probabilidade pré-teste para EP. Essa avaliação reduz testes desnecessários e é fundamental para a interpretação de resultados. Esse cenário foi ilustrado pela primeira vez no estudo PIOPED (*Prospective Investigation of Pulmonary Embolism Diagnosis*).[32]

Entre os escores de probabilidade clínica mais comumente citados, destacam-se o de Genebra e o de Wells (Tabela 31.2).[33-37] Ambos foram estudados em mais de 55.000 pacientes e têm se mostrado confiáveis, precisos e superiores a uma avaliação clínica não padronizada isolada.[37]

Tabela 31.2 Critérios clínicos de Genebra revisados para predição de embolia pulmonar.		
	Pontuação para decisão clínica	
Item	Versão original	Versão simplificada
História de TVP ou TEP	3	1
Batimentos cardíacos		
75 a 94 bpm	3	1
≥ 95 bpm	5	2
Fratura ou cirurgia no último mês	2	1
Hemoptise	2	1
Câncer ativo	2	1
Dor unilateral nos membros inferiores	3	1
Edema unilateral e dor à palpação venosa profunda	4	1
Idade > 65 anos	1	1
Probabilidade clínica		
Escore em 3 níveis		
Baixo	0 a 3	0 a 1
Intermediário	4 a 10	2 a 4
Alto	≥ 11	≥ 5
Escore em 2 níveis		
Embolia pulmonar improvável	0 a 5	0 a 2
Embolia pulmonar provável	≥ 6	≥ 3

TVP: Trombose venosa profunda; **TEP:** Tromboembolismo pulmonar.

Uma adaptação do escore de Wells, realizada pelo estudo YEARS, mantendo no algoritmo três itens (sinais clínicos de TVP, hemoptise e EP, que seria o diagnóstico mais provável) associado a valores de *cutoff* de d-dímero foi avaliada também em 3465 pacientes com suspeita de EP, demonstrando redução de 14% na solicitação de angiotomografia pulmonar, e acompahamento seguro de 3 meses com ausência de TEP (Figura 31.2). [13]

Apesar do uso rotineiro de escores de probabilidade pré-clinica, apenas 8% dos pacientes nos Estados Unidos e 27% na Europa, investigados por suspeita de EP, tiveram o diagnóstico confirmado.[38,39] Para avançar nesta pesquisa, os critérios de exclusão de EP (escore PERC) foram estudados em ensaio clínico randomizado com 1916 pacientes, avaliados por médicos que consideraram a probabilidade de EP inferior a 15%.[39] O escore PERC consiste em oito variáveis clínicas: hipóxia, edema unilateral da perna, hemoptise, TEV prévio, cirurgia ou trauma re-cente, idade superior a 50 anos, uso de hormônios e taquicardia (além dos testes adicionais: D-dímero e/ou imagem). Esse estudo mostrou que, em pacientes considerados de risco muito baixo para EP, o escore PERC não era inferior ao padrão de predição para o desfecho de TEV durante 3 meses de acompanhamento. No entanto, este escore não deve ser aplicado a pacientes com risco mais elevado de EP, definido como probabilidade pré-teste superior a 15%.[39]

EXAMES COMPLEMENTARES

Eletrocardiograma

Os achados são inespecíficos e incluem alterações do segmento ST e da onda T na parede anterior (isquemia do VD), arritmias atriais (fibrilação e *flutter* atrial comuns) e bloqueio de ramo direito. O padrão clássico de $S_1Q_3T_3$ é achado raro.

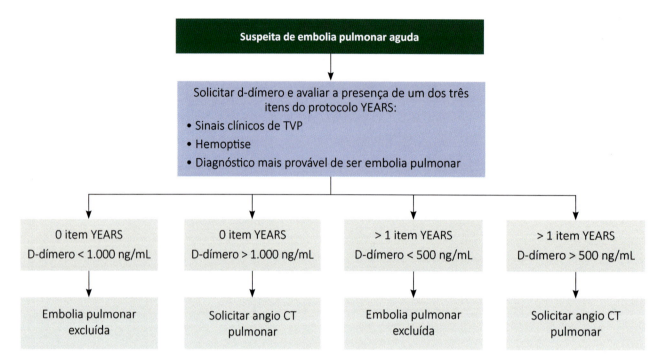

■ **FIGURA 31.2** Algoritmo para investigação de tromboembolismo pulmonar (TEP).
TVP: trombose venosa profunda; **angio CT:** angiotomografia computadorizada.
Fonte: Modificada de van der Hulle T et al.[13]

Radiografia de tórax

Os achados mais comuns são infiltrado pulmonar e elevação de cúpula diafragmática, sendo descritos os sinais clássicos mais raros: sinal de Hampton (infiltrado pulmonar em cunha com base pleural, o que sugere infarto pulmonar), sinal de Westermark (oligoemia focal com artéria proeminente) e sinal de Palla (dilatação da artéria pulmonar).

Teste de D-dímero

A ativação da coagulação e a geração de fibrina simultaneamente levam à ativação da fibrinólise. O D-dímero é um subproduto de degradação da fibrina e ferramenta de diagnóstico útil e de valor negativo, em combinação com baixa probabilidade clínica, sendo útil para excluir diagnóstico de TEV. O D-dímero não deve ser usado como ferramenta de triagem em pacientes nos quais o TEV não é clinicamente suspeito. Antes de se solicitar a dosagem de D-dímero, a avaliação de probabilidade pré-teste clínica deve sempre ter considerado a EP.[40]

Este teste diagnóstico é sensível, mas não específico, e deve ter valor de corte dicotomizado de acordo com a probabilidade do pré-teste. Quando acima 500 ng/mL FEU, apresenta alta sensibilidade (97%) para EP, porém baixa especificidade (42%). Eleva-se em qualquer condição em que há formação e lise da fibrina (gravidez, trauma, pós-operatório, câncer, hospitalizações, estados inflamatórios e sepse). Um teste negativo apresenta probabilidade de 95% de não haver TEV (valor preditivo negativo), atingindo 99% quando a probabilidade clínica também for baixa. Nos pacientes com idade acima de 50 anos é comum observar elevação natural deste marcador, sugerindo-se aumento do *cut-off* multiplicando a idade por 10 ng/mL FEU, com incremento da especificidade entre 30% e 40% e sensibilidade acima de 97%.[40-42]

Troponina, BNP/pró-BNP

São biomarcadores que se relacionam com intensidades variadas de necrose e disfunção do VD. Níveis elevados destes marcadores em pacientes com TEP conferem pior prognóstico clínico.

Exames de imagem para suspeição de embolia pulmonar

O teste padrão-ouro para diagnóstico da EP é a angiografia pulmonar. No entanto, este procedimento tem sido progressivamente abandonado em função das maiores especificidade e sensibilidade de diversos exames complementares menos invasivos, como ventilação-perfusão pulmonar e angiotomografia computadorizada, que, em combinação com escores de probabilidade clínica e teste de D-dímero, aumentam a precisão dos resultados, reduzindo tanto os falsos-positivos quanto os falsos-negativos.[43,44]

Considerando o cenário exposto, angiotomografia normal está associada à incidência de TEV, em 3 meses, de 1,2% (0,8% a 1,8%) e valor preditivo negativo de 98,8% (98,2% a 99,2%).[45] A avaliação com exame de ventilação-perfusão funciona tão bem quanto a angiotomografia no diagnóstico de EP.[46-48] Pacientes com EP excluída por algoritmo diagnóstico combinando exame ventilação-perfusão pulmonar, D-dímero, ultrassom de membros inferiores com compressão e escore de probabilidade clínica tiveram incidência de TEV em 3 meses de 0,1% (0,0% a 0,7%), com valor preditivo negativo de 99,5% (99,1% a 100%).[46-48]

Convém considerar que, ao comparar angiotomografia computadorizada pulmonar com exame de ventilação-perfusão, verificou-se 5% mais embolias pulmonares diagnosticadas pela angiotomografia (de 1,1% para 8,9%). Entretanto, nos pacientes em que a EP foi excluída com base no exame de ventilação-perfusão, não se verificou aumento da incidência de TEV durante o acompanhamento em até 3 meses.[46] Assim, foi possível questionar o impacto clínico das embolias pulmonares não diagnosticadas nas triagens com exames de ventilação-perfusão pulmonar.

A ampla disponibilidade da angiotomografia e o menor número de diagnósticos falsos-negativos, além da capacidade de fornecer diagnósticos alternativos adicionais, fazem deste exame a modalidade diagnóstica mais escolhida, ainda que apresente limitações como exposição à radiação ionizante, toxicidade com doença renal preexistente, risco de sobrediagnóstico e excesso de tratamento para EP clinicamente não significativa.[46-49]

A tomografia computadorizada com emissão de fóton único (SPECT, do inglês *single-photon emission computed tomography*), associada à ventilação-perfusão, é proposta como uma alternativa para exame de ventilação-perfusão habitual, pois essa técnica pode reduzir a proporção de resultados falsos-negativos. A técnica e os critérios de diagnóstico para SPECT com varredura, com ventilação-perfusão, são variáveis e ainda não foram validados de modo consistente.[16]

A gravidez e o período pós-parto conferem aumento do risco de TEV, mas apenas 4% a 7% das mulheres investigadas são diagnosticadas com a EP associada à gravidez.[50-52] O diagnóstico de EP na gravidez é desafiador, pois dispneia e inchaço em extremidades inferiores são queixas comuns e a concentração de D-dímero aumenta mesmo em gravidezes normais. Opções de diagnóstico por imagem em caso de suspeita de EP na gravidez são semelhantes às de pacientes não grávidas, isto é, ventilação-perfusão e angiotomografia[53,54] – em ambos os testes, a exposição fetal à radiação é considerada dentro dos limites aceitáveis.[53]

Devido à idade mais jovem e, consequentemente, ao maior risco vitalício para doenças malignas secundárias, os exames de ventilação-perfusão pulmonar têm sido recomendados a gestantes pelo consenso da Sociedade Americana de Hematologia.[53] A triagem deve começar pela ultrassonografia de membros inferiores, mas a ausência de TVP não exclui a necessidade de imagem do tórax. Contudo, se uma TVP proximal for confirmada, um diagnóstico presuntivo de EP pode ser feito mesmo sem imagens específicas do pulmão.

Ecocardiograma Doppler colorido

Devido à facilidade de ser realizado à beira do leito, o ecocardiograma Doppler colorido (EDC) permite rápida avaliação pelo intensivista e pelo emergencista, sendo de grande valia em quadros agudos em locais com poucos recursos diagnósticos ou em caso de impossibilidade de deslocamento do paciente para tomografia. O EDC é capaz de aferir os níveis pressóricos da artéria pulmonar e sinais de disfunção do VD: dilatação, alteração da contratilidade, desvio do septo interventricular da direita para a esquerda (efeito Boerheim reverso), regurgitação da valva tricúspide, dilatação da veia cava inferior e sua ausência de colapso inspiratório com o paciente em respiração espontânea. Por vezes, identifica também trombos intracavitários e nos ramos proximais da artéria pulmonar.

A dilatação/disfunção VD é caracterizada por:

- Relação dos diâmetros diastólicos dos ventrículos: DVD/DVE > 0,9 em imagem de quatro câmaras ou > 0,6 na imagem do maior eixo paraesternal;

- Hipocinesia e dilatação do VD (> 30 mm);

- Hipertensão pulmonar: velocidade de regurgitação tricúspide > 2,8 m/s;

- Tempo de aceleração ejetivo do VD < 90 ms;

- Gradiente-pico da insuficiência tricúspide (GPIT) > 30 mm.

Quando o EDC é realizado em intervalos regulares, permite monitorar a queda dos níveis pressóricos da artéria pulmonar, especialmente quando é utilizada a terapia fibrinolítica.

Teste de trombofilia

A história familiar de TEV pressupõe risco maior,[54,55] especialmente quando os pacientes têm menos de 50 anos de idade.[56] Apesar disso, uma considerável controvérsia permanece em torno do valor de teste de trombofilia hereditária (mutação do fator V Leiden, mutação do gene da protrombina, deficiência das proteínas C e S e antitrombina), pois as evidências sugerem que a presença de trombofilia não altera o manejo.[56-58]

Apenas 30% das pessoas com história familiar de parente de primeiro grau com TEV terão um resultado positivo em teste de trombofilia.[57-59] Se o teste de trombofilia for usado, deve ser feito após a conclusão do tratamento para um quadro agudo de tromboembolismo, preferencialmente na ausência de terapia de anticoagulação, em virtude de resultados falsos-positivos associados a varfarina (deficiência das proteínas C e S), heparina (lúpus) e a novos anticoagulantes orais (anticoagulante lúpico).[56,60]

Síndrome antifosfolipídica

A síndrome antifosfolipídica é uma trombofilia que deve ser considerada individualmente. Mesmo quando presente, a maioria dos pacientes afetados não apresenta histórico familiar de TEV. A síndrome antifosfolipídica não está associada a alto risco para TEV recorrente e trombose arterial.[61-69] A persistência de anticorpos antifosfolipídios elevados em um primeiro TEV é uma indicação para duração indefinida da anticoagulação.

DIAGNÓSTICO

Uma vez que a apresentação clínica e os exames laboratoriais iniciais (ECG, radiografia do tórax e gasometria arterial) são inespecíficos para o diagnóstico de tromboembolismo venoso, Wells *et al.*[35] elaboraram, e posteriormente simplificaram, um rápido escore de probabilidade pré-teste a ser aplicado nos pacientes com suspeita da doença.

Os pacientes são classificados, de acordo com a pontuação aferida, em probabilidade baixa (0 a 2 pontos) e probabilidade elevada (≥ 3 pontos). A análise combinada de história clínica, exame físico, radiografia do tórax, ECG, escore de Wells, D-dímero e tomografia helicoidal do tórax aumentam a acurácia diagnóstica.

Embora os algoritmos auxiliem no diagnóstico, eles não devem subestimar o raciocínio clínico.[16]

ESTRATIFICAÇÃO DE RISCO

A estratificação de risco baseia-se em três componentes-chave: critérios clínicos, biomarcadores séricos e função do VD. O objetivo é identificar pacientes com elevado risco de óbito em 30 dias e instituir o tratamento mais apropriado. A estratificação é dividida em: alto risco e baixo risco.[14]

Alto risco

Pacientes polissintomáticos apresentam-se com hipotensão arterial e/ou choque obstrutivo, pressão arterial sistólica (PAs) < 90 mmHg ou com queda > 40 mmHg em intervalo de tempo superior a 15 minutos e não relacionada a hipovolemia, sepse, arritmia ou medicamentos; sinais de disfunção/dilatação do VD (vistos em ecocardiograma ou tomografia computadorizada) e extenso comprometimento arterial. O risco de óbito em 30 dias varia de 10% a 25%.

Baixo risco

Pacientes oligossintomáticos apresentam ausência de disfunção/dilatação do VD, embolia pulmonar segmentar ou periférica e biomarcadores (troponina e/ou peptídio natriurético do tipo B (BNP) positivos de forma isolada ou mesmo negativos. O risco de óbito em 30 dias é inferior a 2%.

Pelo caráter dinâmico e recorrente do TEV, um paciente poderá ser inicialmente classificado como de baixo risco e evoluir para um estado de alto risco. Nesse caso, a conduta terapêutica será de acordo com a nova condição clínica.

Alguns autores propõem a estratificação conforme o risco de óbito em 30 dias, adotando-se o escore PESI (*Pulmonary Embolism Severity Index*).[15]

A Figura 31.3 auxilia na condução clínica do paciente com EP.

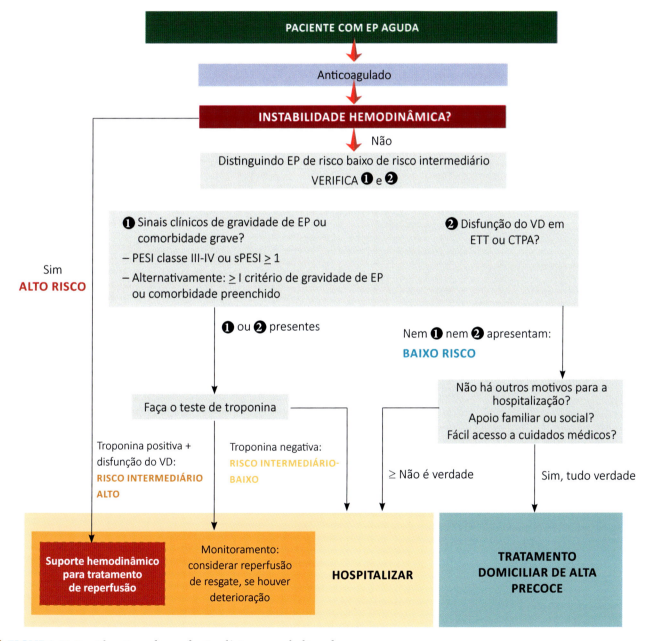

FIGURA 31.3 Algoritmo de condução clínica na embolia pulmonar.
EP: embolia pulmonar; **VD:** ventrículo direito; **ETT:** ecocardiograma transtorácico; **CTPA:** angiografia pulmonar por tomografia computadorizada.

TRATAMENTO INICIAL PARA EMBOLIA PULMONAR

A EP é uma condição heterogênea, variando de apresentação com súbita morte por achados incidentais sem sintomas. A instabilidade hemodinâmica inicial, definida como PAS < 90 mmHg por 15 minutos ou mais, é importante marcador prognóstico. No entanto, esta apresentação é incomum, sendo observada em apenas 5% dos casos. Todavia, a mortalidade em curto prazo deste subgrupo de pacientes com TEP excede 15%.[14-16]

Para os restantes 95% dos casos de TEP que não apresentam hipotensão arterial sistêmica, vários escores foram propostos para estimar o risco de desfecho adverso. Uma revisão sistemática avaliando as características e a qualidade da previsão de risco da EP identificou dezessete modelos preditivos na literatura. Destes, o PESI e o PESI simplificado (sPESI) tiveram evidência e validação mais robustas. Ambas as pontuações de predição de risco foram capazes de diferenciar entre baixo e alto risco de mortalidade em 30 dias.

Os biomarcadores também foram estudados. A avaliação da troponina cardíaca (Tn) como preditor de mortalidade precoce mostrou que, em pacientes classificados como baixo risco pela pontuação PESI ou sPESI, a presença de Tn positiva aumentou em cinco vezes as chances de mortalidade em 30 dias (razão de chances 4,79 para 20,68), embora o amplo intervalo de confiança levante dúvidas sobre a confiabilidade dessa estimativa.

A terapia de anticoagulação para casos agudos confirmados de EP é a base do tratamento e pode ser dividida em três fases: inicial (de 0 a 7 dias), de longo prazo (de 1 semana a 3 meses) e estendida (mais de 3 meses, por tempo indefinido).[14]

O tratamento do TEV baseia-se na anticoagulação, seja com uma das modalidades de heparina (não fracionada, baixo peso molecular ou pentassacarídio), seja com anticoagulantes orais. Entre estes, tem-se a varfarina (utilizada há décadas) ou um dos novos anticoagulantes orais (rivaroxabana, apixabana, edoxabana e dabigatrana).[16] A decisão sobre a administração de fibrinolíticos baseia-se na estratificação do risco:

disfunção de VD, aumento Tn ou aumento de BNP, e na presença de choque circulatório.

Os pacientes de alto risco são inicialmente tratados com fibrinolíticos (estreptoquinase, alteplase ou tenecteplase). A embolectomia percutânea ou cirúrgica estão indicadas para aqueles pacientes que não apresentam melhora clínica após administração ou na vigência de contraindicação ao uso de fibrinolíticos (p. ex., cirurgia recente).

Pacientes de moderado a baixo risco não apresentam hipotensão, mas se cursarem com disfunção isolada do VD ou aumento isolado de troponina/BNP (ou ambos), recomenda-se administrar heparina ou anticoagulante oral.

Em pacientes de baixo risco deve-se administrar heparina ou anticoagulante oral.

Alguns pacientes necessitam de assistência ventilatória, fármacos vasoativos e expansores plasmáticos. O rápido restabelecimento da perfusão pulmonar deve ser prioritário.

Heparina não fracionada

A heparina não fracionada (HNF) é uma mistura heterogênea de cadeias de polissacarídios com pesos moleculares variando de 3.000 a 30.000 dáltons e extraída do intestino suíno. Ao ativar a antitrombina, inibe a ação dos fatores II, VII, IX, X e XI.

Sua infusão é endovenosa, com dose ajustada para manter o tempo de tromboplastina parcial ativada (TTPa) entre 1,5 e 2,5 vezes o controle. Valores < 1,5 vezes aumentam a recorrência de eventos embólicos. Nomogramas baseados no peso do paciente auxiliam no ajuste da dose.[18]

Nos casos de sangramento grave, o antídoto é a protamina endovenosa (1 mg para neutralizar 100 UI de HNF), que deve ser infundida lentamente, acompanhando o TTPa, para avaliar a resposta de reversão. Seu nível terapêutico baseia-se na atividade anti-Xa (0,3 a 0,7 UI/mL).

Heparina de baixo peso molecular

As heparinas de baixo peso molecular (HBPM) são fragmentos da HNF produzidos por processos enzimáticos ou por despolimerização química, com peso molecular entre 4.000 e 6.000 dáltons.

Suas vantagens sobre a HNF são:

- O efeito anticoagulante (atividade anti-Xa) correlaciona-se com o peso do paciente, permitindo efeito previsível após administração de dose fixa;
- A monitorização laboratorial do TTPa é desnecessária, mas deve-se monitorizar a atividade fator anti-Xa, com intervalores maiores do que com o TTPa, para certificar-se de que a dose está ajustada;
- Baixa ligação às proteínas plasmáticas e células endoteliais;
- Maior biodisponibilidade;
- Maior duração do efeito, permitindo uma ou duas administrações diárias;
- Raro risco de plaquetopenia autoimune.

De modo geral, utiliza-se a enoxaparina na dose de 1 mg/kg a cada 12 horas ou de 1,5 mg/kg 24 a cada horas por via subcutânea. Não deve ser utilizada em pacientes com *clearance* de creatinina < 30 mL/min. A atividade sérica anti-Xa, pode ser monitorada após a terceira dose aplicada, em amostra obtida 4 horas após a última administração e auxilia na monitorização terapêutica. Essa atividade varia conforme a dose: 0,6 a 1,0 UI/mL (1 mg/kg a cada 12 horas) e 1,0 a 2,0 UI/mL (1,5 mg/kg a cada 24 horas).[19]

Como antídoto, 1 mg de protamina neutraliza de 1 mg enoxaparina quando esta for aplicada há menos de 8 horas da última dose. Se for aplicada entre 8 e 12 horas, deve-se utilizar 0,5 mg para cada 1 mg enoxaparina.

Pentassacarídio (Fondaparinux®)

Heparina sintética composta por uma cadeia de pentassacarídios, local ativo das heparinas. Inibe o fator Xa, apresenta meia-vida longa (17 horas) e não causa plaquetopenia. É administrada por via subcutânea, em dose única diária, conforme o peso do paciente:

- < 50 kg: 5 mg;
- 51 a 100 kg: 7,5 mg;
- 100 kg: 10 mg.

Não deve ser utilizada com *clearance* da creatinina < 20 mL/min. Entre 20 e 50 mL/min, reduzir a dose em 1,5 mg/dia por via subcutânea.[20]

Anticoagulantes orais

O anticoagulante oral mais utilizado é a varfarina, que inibe a síntese hepática dos fatores de coagulação dependentes da vitamina K (fatores II, VII, IX e X). É administrado na dose diária de 5 a 15 mg, mantendo-se a relação internacional normalizada (RNI) entre 2,0 e 3,0 durante 2 dias consecutivos antes de suspender qualquer uma das modalidades de heparina.

A primeira dose deve ser concomitante com a heparina, a qual deve ser mantida até atingir o pico terapêutico (3 a 5 dias), para então ser retirada.

Quando houver risco de sangramento grave por causa da varfarina, deve-se realizar infusão de complexo protrombínico (50 UI/kg) em 30 minutos para reversão.[21]

Novos anticoagulantes orais

Os novos anticoagulantes orais (NOAC, do inglês *new oral anticoagulants*) inibem diretamente o fator Xa (rivaroxabana, apixabana, edoxabana) ou a trombina (dabigatrana). Quando comparados à varfarina, apresentam rápido início de ação, curta duração, não necessitam de controle laboratorial, são superiores em eficácia e promovem menor risco de sangramentos maiores (segurança), especialmente do sistema nervoso central – mas cabe destacar que essas observações foram sido descritas para pacientes com fibrilação atrial.

Os NOAC devem ser utilizados com cautela, mantendo o *clearance* de creatinina < 30 mL/min, e são contraindicados se < 15 mL/min[22,23] (Tabela 31.3).

Nos casos de reversão do efeito anticoagulante, preconiza-se:

- Complexo protrombínico ativado (FEIBA®): para a reversão da dabigatrana;
- Complexo protrombínico (Prothromplex®, Beriplex®): para a reversão de rivaroxabana, apixabana, edoxabana.

Duração do tratamento geral, para todos pacientes, não apenas os que receberam NOAC. Nos pacientes com TEV cujo fator etiológico é identificado e reversível, a duração preconizada do tratamento é de 3 meses. Nos

Tabela 31.3 Novos anticoagulantes orais.

	Varfarina	Rivaroxabana	Apixabana	Edoxabana	Dabigatrana
Fator inibido	Síntese hepática II, VII, IX, X	Xa	Xa	Xa	IIa
Pró-droga	Não	Não	Não	Não	Sim
Biodisponibilidade	95%	80%	65%	50%	6%
Pico de ação (horas)	72 a 96	2 a 4	3	1 a 3	1 a 2
Meia-vida (horas)	40	7 a 11	8 a 15	9 a 11	9 a 13
Controle laboratorial	Sim	Não	Não	Não	Não
Administração diária	Ajustada RNI	1 ×	2 ×	1 ×	2 ×
Absorção com alimentos	Interferência de alimentos ricos em vitamina K	Aumento de 40%	Não interfere	Não interfere	Não interfere
Eliminação renal	Não	35%	25%	35%	80%
Ligação proteica	90%	90%	90%	90%	5%
Dispepsia	Não	Não	Não	Não	5% a 10%
Interação	Citocromo P3A	Citocromo P3A	Citocromo P3A	Citocromo P3A	Glicoproteína
	Citocromo 1A2	Glicoproteína		Glicoproteína	
	Citocromo 2C9	—	—	—	—

casos idiopáticos ou recorrentes e em pacientes portadores de neoplasias, o tratamento poderá ser postergado por anos ou por tempo indeterminado.[41]

Fibrinolíticos

Indicados para o paciente de alto risco, seu objetivo é reverter a pressão sistólica da artéria pulmonar a níveis inferiores ou iguais a 40 mmHg, medidos em intervalos regulares pelo ecocardiograma à beira do leito.[24,25]

Quanto mais recente o evento, ou seja, trombos ainda não organizados, maiores as chances de sua lise. Os pacientes com horas ou dias do evento poderão beneficiar-se de qualquer um dos esquemas propostos.

Os fibrinolíticos aumentam o risco de sangramento, inclusive os fibrinoespecíficos (alteplase e TNK--tenecteplase), especialmente naqueles com mais de 75 anos. Quando se utilizar tenecteplase, a dose poderá ser reduzida em 50% para essa faixa etária, conforme mostra o estudo PEITHO[70] (Tabela 31.4).

Ao término da trombólise, a anticoagulação é iniciada com heparina seguida de varfarina ou de um dos NOAC, assegurando-se níveis de TTPa < 1,5 vezes e o controle de fibrinogênio > 100 mg/mL.

Pacientes do gênero feminino, com peso inferior ou igual a 50 kg ou idade superior ou igual a 75 anos apresentam maior risco hemorrágico cerebral (1% a 3%). A redução da dose em 50% tem sido sugerida, bem como a não administração concomitante de heparina.

Embora raras, as complicações hemorrágicas graves devem ser precocemente identificadas e tratadas:

- Criopreciptado: 10 U por via endovenosa (rico em fibrinogênio).
- Plasma fresco: 4 U por via endovenosa (rico em fatores da coagulação);
- Ácido épsilon-aminocaproico (Ipsilon®): 4 g em 60 minutos, por via endovenosa;
- Reposição de hemácias: controle da anemia.

As contraindicações dos fibrinolíticos são:

Tabela 31.4 Doses dos fibrinolíticos.

Fibrinolítico	Ataque	Manutenção
Estreptoquinase (Streptase®)	250000 UI × 30 min ou 1.500.000 UI × 2 h	100000 UI/h × 24 a 120 h
rt-PA (Actylise®)	10 mg *bolus*	90 mg × 2 h
TNK (Metalyse®)	30 a 50 mg *bolus* ajustados ao peso	—
< 60 kg = 30 mg		
≥ 60 kg < 70 mg = 35 mg		
≥ 70 kg < 80 mg = 40 mg		
≥ 80 kg < 90 mg = 45 mg		
≥ 90 kg = 50 mg		
* Em pacientes com idade > 75 anos, reduzir a dose em 50%.		

Fonte: Adaptada de Meyer *et al.*, 2014.[70]

- **Absolutas:** acidente vascular cerebral hemorrágico, acidente vascular cerebral isquêmico há menos de 6 meses, neoplasia do sistema nervoso central, trauma ou cirurgia há menos de 3 semanas, sangramento interno ativo há menos de 4 semanas;
- **Relativas:** hipertensão arterial não controlada (PAS > 180 mmHg), cirurgia, biópsia ou punção de vasos não compressíveis há menos de 10 dias, plaquetas < 100.000/mm, alergia aos fibrinolíticos, doença hepática avançada, ressuscitação traumática, endocardite infecciosa.

Filtro de veia cava inferior

O filtro é posicionado na veia cava inferior, abaixo das veias renais, via punção femoral ou jugular, dificultando a migração de tromboêmbolos provenientes do sistema cava inferior.

As principais indicações são a presença de contraindicação absoluta aos anticoagulantes e EP recorrente em paciente sob adequada anticoagulação.

As complicações descritas sobre este dispositivo são o desenvolvimento de trombose do filtro e seu mau posicionamento.

Embolectomia

A embolectomia percutânea ou cirúrgica está indicada nos pacientes com EP de alto risco na vigência de alguma contraindicação ao fibrinolítico ou mesmo nos casos de insucesso terapêutico.[27,28]

Entre os dispositivos percutâneos disponíveis, citam-se:

- **Pronto®:** cateter siliconizado no qual o trombo é aspirado sob pressão negativa de uma seringa;
- **Aspirex®:** aspiração do trombo sob alta rotação, com trombólise ultrassônica e infusão de fibrinolítico;
- **Angiojet®:** aspiração do trombo sob efeito venturi e infusão concomitante de fibrinolítico.

Nas tromboses iliofemorais, a fibrinólise *in locus* via cateterização seletiva percutânea ou embolectomia (Angiojet®) tem sido preconizada.

A embolectomia cirúrgica é reservada como resgate nos casos de falha da terapia fibrinolítica ou da embolectomia percutânea.

Indicação precoce e equipe cirúrgica habilitada são fatores de melhor prognóstico.

CONSIDERAÇÕES FINAIS

A EP apresenta altas taxas de mortalidade no Brasil e no mundo. O diagnóstico e o tratamento precoces são fundamentais para evitar a morbimortalidade. Portanto, em caso de suspeita de EP, o tratamento nunca pode ser postergado. A anticoagulação plena é mandatória, exceto em caso de sangramento ou contraindicação absoluta a essa terapêutica.

O diagnóstico é clínico e associado a exame de imagem, mas deve-se sempre ponderar o valor preditivo do teste com base nos escores diagnósticos. Uma vez feito o diagnóstico e iniciado o tratamento adequado, os pacientes devem ser acompanhados por tempo indeterminado.

REFERÊNCIAS

1. Stein PD, Matta F. Epidemiology and incidence: the scope of the problem and risk factors for development of venous thromboembolism. Clin Chest Med. 2010;31:611-28.

2. Smith SB, Geske JB, Kathuria P, Cuttica M, Schimmel DR, Courtney DM et al. Analysis of national trends in admissions for pulmonary embolism. Chest. 2016;150:35-45.

3. Stein PD, Matta F, Alrifai A, Rahman A. Trends in case fatality rate in pulmonary embolism according to stability and treatment. Thromb Res. 2012;130:841-6.

4. Jiménez D, de Miguel-Díez J, Guijarro R, Trujillo-Santos J, Otero R, Barba R et al. Trends in the Management and outcomes of acute pulmonary embolism: analysis from the RIETE Registry. J Am Coll Cardiol. 2016;67:162-70.

5. Goldhaber SZ, Visani L, De Rosa M. Acute pulmonary embolism: clinical outcomes in the International Cooperative Pulmonary Embolism Registry (ICOPER). Lancet. 1999;353:1386-9.

6. Schulman S, Kearon C, Kakkar AK, Mismetti P, Schelliong S, Eriksson H et al. Dabigatran versus warfarin in the treatment of acute venous thromboembolism. N Engl J Med. 2009;361:2342-52.

7. Bauersachs R, Berkowitz SD, Brenner B, Buller HR, Decousus H, Gallus AS et al.Oral rivaroxaban for symptomatic venous thromboembolism. N Engl J Med. 2010;363:2499-510.

8. Agnelli G, Buller HR, Cohen A, Curto M, Gallus AS, Johnson M et al. Oral apixaban for the treatment of acute venous thromboembolism. N Engl J Med. 2013;369:799-808.

9. Büller HR, Prins MH, Lensin AW, Decousus H, Jacobson BF, Minar E et al. Oral rivaroxaban for the treatment of symptomatic pulmonary embolism. N Engl J Med. 2012;366:1287-97.

10. Ceriani E, Combescure C, Le Gal G, Nendaz M, Perneger T, Bounameaux H et al. Clinical prediction rules for pulmonary embolism: a systematic review and meta-analysis. J Thromb Haemost. 2010;8:957-70.

11. Kearon C, de Wit K, Parpia S, Schulman S, Afilalo M, Hirsch A et al. Diagnosis of pulmonary embolism with d-dimer adjusted to clinical probability. N Engl J Med. 2019;381:2125-34.

12. Righini M, Van Es J, Den Exter PL, Roy PM, Verschuren F, Ghuysen A et al. Age-adjusted D-dimer cutoff levels to rule out pulmonary embolism: the ADJUST-PE study. JAMA. 2014;311:1117-24.

13. van der Hulle T, Cheung WY, Kooij S, Beenen LFM, van Bemmel T, van Es J et al, YEARS study group. Simplified diagnostic management of suspected pulmonary embolism (the YEARS study): a prospective, multicentre, cohort study. Lancet. 2017;390:289-97.

14. Kearon C, Akl EA, Ornelas J, Blaivas A, Jimenez D, Bounameaux H et al. Antithrombotic therapy for VTE disease: CHEST Guideline and Expert Panel Report. Chest. 2016;149:315-52.

15. Konstantinides SV, Meyer G, Becattini C, Bueno H, Geersing GJ, Harjola VP et al. ESC Scientific Document Group. 2019 ESC Guidelines for the diagnosis and management of acute pulmonary embolism developed in collaboration with the European Respiratory Society (ERS). Eur Heart J. 2020;41:543-603.

16. Konstantinides SV, Meyer G, Becattini C, Bueno H, Geersing GJ, Harjola VP et al. The Task Force for the diagnosis and management of acute pulmonary embolism of the European Society of Cardiology (ESC). 2019 ESC Guidelines for the diagnosis and management of acute pulmonary embolism developed in collaboration with the European Respiratory Society (ERS): The Task Force for the diagnosis and management of acute pulmonary embolism of the European Society of Cardiology (ESC). Eur Respir J. 2019;54:1901647.

17. Büller HR, Décousus H, Grosso MA, Mercuri M, Middeldorp S, Prins MH et al. Edoxaban versus warfarin for the treatment of symptomatic venous thromboembolism. N Engl J Med. 2013;369:1406-15.

18. Stein PD, Hull RD, Kayali F, Ghali WA, Alshab AK, Olson RE. Venous thromboembolism according to age: the impact of an aging population. Arch Intern Med. 2004;164:2260-5.

19. Garcia DA, Baglin TP, Weitz JL, Samama MM. Parenteral anticoagulants: Antithrombotic therapy and prevention of thrombosis, 9th ed: American College of Chest Physicians Evidence-Based Clinical Practice. Chest. 2012;141(Suppl 2):e24S-e43S.

20. Buller HR, Davidson BL, Decousus H, Gallus A, Gent M, Piovella F et al. Subcutaneous fondaparinux versus intravenous unfractionated heparin in the initial treatment of pulmonary embolism. N Engl J Med. 2003;349(18):1695-1702.

21. Kimmel SE, French B, Kasner SE, Johnson JA, Anderson JL, Gage BF et al. A pharmacogenetic versus a clinical algorithm for warfarin dosing. N Engl J Med. 2013;369(24):2283-93.

22. Yeh CH, Gross PL, Weitz JI. Evolving use of new oral anticoagulants for treatment of venous thromboembolism. Blood. 2014;124(70):1020-8.

23. Miesbach W, Seifried E. New direct oral anticoagulants – current therapeutic option and treatment recommendations for bleeding complications. Thromb Haemost. 2012;108:625-32.

24. Marti C, John G, Konstantinidis S, Combescure C, Sanchez O, Lankeit M et al. Systematic thrombolytic therapy for acute pulmonary embolism: a systematic review and mata-analysis. Eur Heart J. 2014;35:332-45.

25. Chatterjee S, Chakraborty A, Weinberg I, Kadakia M, Wilensky RL, Sardar P et al. Thrombolysis for pulmonary embolism and risk of all-cause mortality, major bleeding, and intracranial hemorrhage. A meta-analysis. JAMA. 2014;311(23):2414-21.

26. Meyer G, Vicaut E, Danays T, Agnelli G, Becattini C, Beyer-Westendorf J et al. Fibrinolysis for patients with intermediate--risk pulmonary embolism. PEITHO Investigators. N Engl J Med. 2014;370(15):1402-11.

27. Takahashi H, Okada K, Matsumori M, Kano H, Kitagawa A, Okita Y. Aggressive surgical treatment of acute pulmonary embolism with circulatory collapse. Ann Thorac Surg. 2012;94(3):785-91.

28. Kuchert N, Boekstegers P, Muller OJ, Kupatt C, Beyer-Westendorf J, Heitzer T et al. Randomized, controlled trial of ultrasound-assisted catheter-directed thrombolysis for acute intermediate-risk pulmonary embolism. Circulation. 2014;129(4):479-86.

29. Faria R, Oliveira M, Ponte M, Pires-Morais G, Sousa M, Fernandes P. Trombectomia percutânea reolítica no tratamento detromboembolismo pulmonar de alto risco: experiência inicial deum centro. Rev Port Cardiol. 2014;33:371-7.

30. Barritt DW, Jordan SC. Anticoagulant drugs in the treatment of pulmonary embolism. A controlled trial. Lancet. 1960;1:1309-12.

31. van Es N, van der Hulle T, van Es J, den Exter PL, Douma RA, Goekoop RJ et al. Wells rule and d-dimer testing to rule out pulmonary embolism: a systematic review and individual-patient data meta-analysis. Ann Intern Med. 2016;165:253-61.

32. PIOPED Investigators. Value of the ventilation/perfusion scan in acute pulmonary embolism. Results of the prospective investigation of pulmonary embolism diagnosis (PIOPED). JAMA. 1990;263:2753-9.

33. Le Gal G, Righini M, Roy PM, Sanchez O, Aujesky D, Bounameaux H et al. Prediction of pulmonary embolism in the emergency department: the revised Geneva score. Ann Intern Med. 2006;144:165-71.

34. Robert-Ebadi H, Mostaguir K, Hovens MM, Kare M, Verschuren F, Girard P et al. Assessing clinical probability of pulmonary embolism: prospective validation of the simplified Geneva score. J Thromb Haemost. 2017;15:1764-9.

35. Wells PS, Anderson DR, Rodger M, Ginsberg JS, Kearon C, Gent M et al. Derivation of a simple clinical model to categorize patients probability of pulmonary embolism: increasing the models utility with the SimpliRED D-dimer. Thromb Haemost. 2000;83:416-20.

36. Gibson NS, Sohne M, Kruip MJ, Tick LW, Gerdes VE, Bossuyt PM et al. Christopher study investigators. Further validation and simplification of the Wells clinical decision rule in pulmonary embolism. Thromb Haemost. 2008;99:229-34.

37. Lucassen W, Geersing GJ, Erkens PM, Reitsma JB, Moons KG, Büller H et al. Clinical decision rules for excluding pulmonary embolism: a meta-analysis. Ann Intern Med. 2011;155:448-60.

38. Kline JA. Utility of a clinical prediction rule to exclude pulmonary embolism among low-risk emergency department patients: reason to PERC Up. JAMA. 2018;319:551-3.

39. Freund Y, Cachanado M, Aubry A, Orsini C, Raynal PA, Féral-Pierssens AL et al. Effect of the pulmonary embolism rule-out criteria on subsequent thromboembolic events among low-risk emergency department patients: the PROPER Randomized Clinical Trial. JAMA. 2018;319:559-66.

40. Douma RA, Kessels JB, Buller HR, Gerdes VE. Knowledge of the D-dimer test result influences clinical probability assessment of pulmonary embolism. Thromb Res. 2010;126:e271-5.

41. Linkins LA, Takach Lapner S. Review of D-dimer testing: good, bad, and ugly. Int J Lab Hematol. 2017;39(Suppl 1):98-103.

42. Righini M, Goehring C, Bounameaux H, Perrier A. Effects of age on the performance of common diagnostic tests for pulmonary embolism. Am J Med. 2000;109:357-61.

43. Henry JW, Relyea B, Stein PD. Continuing risk of thromboemboli among patients with normal pulmonary angiograms. Chest. 1995;107:1375-8.

44. Wells PS, Ihaddadene R, Reilly A, Forgie MA. Diagnosis of Venous Thromboembolism: 20 Years of Progress. Ann Intern Med. 2018;168:131-40.

45. Mos IC, Klok FA, Kroft LJ, De Roos A, Dekkers OM, Huisman MV. Safety of ruling out acute pulmonary embolism by normal computed tomography pulmonary angiography in patients with an indication for computed tomography: systematic review and meta-analysis. J Thromb Haemost. 2009;7:1491-8.

46. Anderson DR, Kahn SR, Rodger MA, Kovacs MJ, Morris T, Hirsch A et al. Computed tomographic pulmonary angiography vs ventilation-perfusion lung scanning in patients with suspected pulmonary embolism: a randomized controlled trial. JAMA. 2007;298:2743-53.

47. Hayashino Y, Goto M, Noguchi Y, Fukui T. Ventilation-perfusion scanning and helical CT in suspected pulmonary embolism: metaanalysis of diagnostic performance. Radiology. 2005;234:740-8.

48. Wells PS, Anderson DR, Rodger M, Stiell I, Dreyer JF, Barnes D et al. Excluding pulmonary embolism at the bedside without diagnostic imaging: management of patients with suspected pulmonary embolism presenting to the emergency department by using a simple clinical model and d-dimer. Ann Intern Med. 2001;135:98-107.

49. Brenner DJ, Hall EJ. Computed tomography--an increasing source of radiation exposure. N Engl J Med. 2007;357:2277-84.

50. van der Pol LM, Tromeur C, Bistervels IM, Ni Ainle F, van Bemmel T, Bertoletti L et al. Pregnancy-Adapted YEARS algorithm for diagnosis of suspected pulmonary embolism. N Engl J Med. 2019;380:1139-49.

51. Righini M, Robert-Ebadi H, Elias A, Sanchez O, Le Moigne E, Schmidt J et al. Diagnosis of pulmonary embolism during pregnancy: a multicenter prospective management outcome study. Ann Intern Med. 2018;169:766-73.

52. Langlois E, Cusson-Dufour C, Moumneh T, Elias A, Meyer G, Lacut K et al. Could the YEARS algorithm be used to exclude pulmonary embolism during pregnancy? Data from the CT-PE-pregnancy study. J Thromb Haemost. 2019;17:1329-34.

53. Bates SM, Rajasekhar A, Middeldorp S, McLintock C, Rodger MA, James AH et al. American Society of Hematology 2018 guidelines for management of venous thromboembolism: venous thromboembolism in the context of pregnancy. Blood Adv. 2018;2:3317-59.

54. van Mens TE, Scheres LJ, de Jong PG, Leeflang MM, Nijkeuter M, Middeldorp S. Imaging for the exclusion of pulmonary embolism in pregnancy. Cochrane Database Syst Rev. 2017;1:CD011053.

55. Sørensen HT, Riis AH, Diaz LJ, Andersen EW, Baron JA, Andersen PK. Familial risk of venous thromboembolism: a nationwide cohort study. J Thromb Haemost. 2011;9:320-4.

56. Connors JM. Thrombophilia testing and venous thrombosis. N Engl J Med. 2017;377:1177-87.

57. Couturaud F, Leroyer C, Julian JA, Kahn SR, Ginsberg JS, Wells PS et al. Factors that predict risk of thrombosis in relatives of patients with unprovoked venous thromboembolism. Chest. 2009;136:1537-45.

58. Couturaud F, Leroyer C, Tromeur C, Julian JA, Kahn SR, Ginsberg JS et al. Factors that predict thrombosis in relatives of patients with venous thromboembolism. Blood. 2014;124:2124-30.

59. Bezemer ID, van der Meer FJ, Eikenboom JC, Rosendaal FR, Doggen CJ. The value of family history as a risk indicator for venous thrombosis. Arch Intern Med. 2009;169:610-5.

60. Coppens M, Reijnders JH, Middeldorp S, Doggen CJ, Rosendaal FR. Testing for inherited thrombophilia does not reduce the recurrence of venous thrombosis. J Thromb Haemost. 2008;6:1474-7.

61. Baglin T, Gray E, Greaves M, Hunt BJ, Keeling D, Machin S et al. Clinical guidelines for testing for heritable thrombophilia. Br J Haematol. 2010;149:209-20.

62. Langlois NJ, Wells PS. Risk of venous thromboembolism in relatives of symptomatic probands with thrombophilia: a systematic review. Thromb Haemost. 2003;90:17-26.

63. Etchegary H, Wilson B, Brehaut J, Lott A, Langlois N, Wells PS. Psychosocial aspects of venous thromboembolic disease: an exploratory study. Thromb Res. 2008;122:491-500.

64. Heshka J, Palleschi C, Wilson B, et al. Cognitive and behavioural effects of genetic testing for thrombophilia. J Genet Couns. 2008;17:288-96.

65. Cohn DM, Vansenne F, Kaptein AA, De Borgie CA, Middeldorp S. The psychological impact of testing for thrombophilia: a systematic review. J Thromb Haemost. 2008;6:1099-104.

66. Louzada ML, Taljaard M, Langlois NJ, Kahn SR, Rodger MA, Anderson DR et al. Psychological impact of thrombophilia testing in asymptomatic family members. Thromb Res. 2011;128:530-5.

67. Garcia D, Akl EA, Carr R, Kearon C. Antiphospholipid antibodies and the risk of recurrence after a first episode of venous thromboembolism: a systematic review. Blood. 2013;122:817-24.

68. Miyakis S, Lockshin MD, Atsumi T, Branch DW, Brey RL, Cervera R et al. International consensus statement on an update of the classification criteria for definite antiphospholipid syndrome (APS). J Thromb Haemost. 2006;4:295-306.

69. Brandt JT, Triplett DA, Alving B, Scharrer I. Criteria for the diagnosis of lupus anticoagulants: an update. On behalf of the Subcommittee on Lupus Anticoagulant/Antiphospholipid Antibody of the Scientific and Standardisation Committee of the ISTH. Thromb Haemost. 1995;74:1185-90.

70. Meyer G, Vicaut E, Danays T, Agnelli G, Becattini C, Beyer-Westendorf J et al. Fibrinolysis for patients with intermediate--risk pulmonary embolism. N Engl J Med. 2014; 370:1402-11.

32

Choque Neurogênico

Felipe Souza Lima Vianna
Gisele Sampaio
Paula Rodrigues Sanches

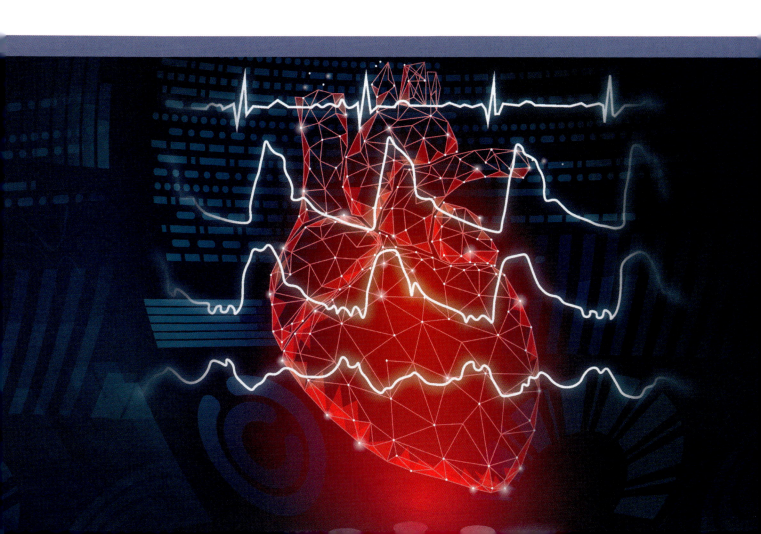

DESTAQUES

- O choque neurogênico é uma forma de choque distributivo relacionado com a disfunção do sistema nervoso simpático que cursa com hipotensão grave e graus variados de bradicardia, tendo como causa principal as lesões medulares agudas;
- A incidência de choque neurogênico nas lesões medulares agudas varia de 14% a 44% dos casos, sendo mais comum nas lesões completas nas regiões cervical e torácica alta;
- A regulação da pressão arterial pelo sistema nervoso simpático é mediada por neurônios localizados no bulbo ventrolateral rostral que recebem projeções de centros supratentoriais e enviam para os neurônios simpáticos pré-ganglionares localizados na substância cinzenta medular (segmentos T1 a L2);
- O choque neurogênico apresenta mecanismos fisiopatológicos diversos que se sobrepõem: distributivo, hipovolemia relativa e cardiogênico;
- O período de instabilidade hemodinâmica nas lesões medulares geralmente dura de 1 a 3 semanas e se caracteriza por hipotensão associada a bradicardia relativa. Manobras que induzem resposta vagal (p. ex., aspiração traqueal) comumente levam à bradicardia grave nesses pacientes, com possível parada cardíaca;
- O tratamento da instabilidade hemodinâmica em pacientes com choque neurogênico tem importância não apenas para manutenção da perfusão sistêmica como também para evitar a piora do insulto isquêmico medular. A correção do distúrbio hemodinâmico se associa a melhor desfecho funcional;
- Uma revisão sistemática sobre choque neurogênico não foi conclusiva em determinar qual vasopressor é melhor, qual duração da terapia é ideal e qual é o nível de pressão arterial abaixo do qual se deve iniciar o suporte vasopressor.[1]

INTRODUÇÃO

O choque neurogênico é uma forma de choque distributivo relacionado com a disfunção do sistema nervoso simpático que cursa com hipotensão grave e graus variados de bradicardia.[2] Os valores de corte para o diagnóstico de choque neurogênico variam bastante na literatura: pressão arterial sistólica (PAs) inferior 70 a 100 mmHg e frequência cardíaca (FC) inferior a 60 a 90 bpm.[3] Os estudos mais recentes utilizam valores de PAS < 100 mmHg e valores de FC < 80 bpm para a identificação de pacientes com possível choque neurogênico, após afastadas causas alternativas.[3,4]

A causa mais comum de choque neurogênico é a lesão medular aguda.[3] Contudo, ressalta-se que choque neurogênico não é sinônimo de choque medular, sendo este um estado de paralisia flácida com perda dos reflexos superficiais e profundos que ocorre logo após lesão medular grave e tem duração aproximada de 1 dia.[5]

EPIDEMIOLOGIA

A real incidência do choque neurogênico é obscurecida pela grande prevalência do choque hipovolêmico no trauma. Em lesões medulares agudas, sua incidência varia de 14% a 44% dos casos, conforme os critérios diagnósticos utilizados.[2]

Um grande estudo multicêntrico retrospectivo avaliou a prevalência de choque neurogênico em pacientes com lesões medulares isoladas.[4] Esse estudo analisou dados de cerca de metade dos hospitais da Inglaterra e do País de Gales de 1989 a 2003, identificando 490 pacientes com lesão medular isolada. A prevalência de choque neurogênico (PAS < 100 mmHg e FC < 80 bpm) foi de 14,2% (IC 95%, 11,1 a 17,3). A prevalência total de bradicardia foi de 58,1% (IC 95%, 53,7 a 62,5).

A incidência de choque neurogênico é maior em pacientes com lesões cervicais e torácicas altas e em lesões completas.[3,6] No estudo citado, as prevalências de choque neurogênico em lesões cervicais, torácicas e lombares foram, respectivamente, 19,3% (IC 95%, 14,8 a 23,7), 7,0% (IC 95%, 3,0 a 11,1) e 3,0% (IC 95%, 0 a 8,8).[4]

FISIOPATOLOGIA

Os vasos sanguíneos apresentam inervação quase exclusiva do sistema nervoso simpático (com exceção dos corpos cavernosos e dos vasos cerebrais). Já o coração, além da inervação simpática (segmentos T1 a T5), apresenta inervação parassimpática mediada pelo nervo vago (Figura 32.1). A despeito dos miócitos cardíacos serem providos de automatismo, a frequência e o ritmo das contrações, bem como a força contrátil, são influenciados por estímulos nervosos e hormonais.[6] Assim, estudos revelam inervação simpática no nodo sinoatrial (SA), no nodo atrioventricular (AV), no sistema de condução cardíaco, dos átrios e ventrículos. Já a inervação parassimpática se restringe aos nodos SA e AV.[6]

A regulação da pressão arterial pelo sistema nervoso simpático é mediada por neurônios localizados no bulbo ventrolateral rostral. Esses neurônios recebem projeções de centros supratentoriais (cíngulo anterior, córtex pré-frontal medial, ínsula e hipotálamo) e enviam para os neurônios simpáticos pré-ganglionares localizados na substância cinzenta medular (segmentos T1 a L2).[6]

A estimulação simpática eleva a FC, aumenta a contratilidade miocárdica e causa vasoconstrição, efeitos que contribuem para elevação da pressão arterial. Já a estimulação do nervo vago reduz a FC e o inotropismo, sem efeitos significativos sobre os vasos sanguíneos.[6] Portanto, as condições que cursam com disfunção do sistema nervoso simpático predispõem ao surgimento de hipotensão e redução do débito cardíaco (DC), levando ao choque neurogênico nos casos mais graves.

Pacientes com lesão medular aguda apresentam um período transitório curto de hipertensão arterial e aumento da pressão de pulso logo após o trauma. Isso dura poucos minutos, sendo seguido por desenvolvimento de hipotensão arterial, bradicardia e arritmias. Essas alterações se devem à lesão das projeções supratentoriais, que normalmente ativam os neurônios simpáticos pré-ganglionares. Dessa forma, o sistema nervoso simpático fica inativo, e a integridade do nervo vago nesse cenário contribui para a instabilidade hemodinâmica, causando bradicardia e bradiarritmias.

Os mecanismos responsáveis pelo desenvolvimento do choque neurogênico foram estudados em nove pacientes com lesão medular cervical e instabilidade hemodinâmica.[7] Todos tiveram avaliação clínica que afastou outras causas para a instabilidade. Três pacientes apresentavam diminuição do índice de resistência vascular sistêmica (< 2.000 dyne-sec/cm^5/m^2) e débito cardíaco (DC) normal, caracterizando quadro distributivo. Dois pacientes apresentavam índice de resistência vascular sistêmica normal associado a redução do DC, e o mecanismo do choque foi atribuído a aumento da capacitância venosa (hipovolemia relativa). Um paciente apresentava redução do DC, FC reduzida e índice de resistência vascular sistêmica normal, caracterizando um mecanismo cardiogênico primário. Os outros três pacientes apresentavam mecanismos mistos.

Portanto, o choque neurogênico apresenta mecanismos fisiopatológicos diversos (distributivo, hipovolemia relativa e cardiogênico) que muitas vezes se sobrepõem, exigindo que o cuidado seja sempre individualizado conforme as anormalidades preponderantes em cada paciente.

MANIFESTAÇÕES CLÍNICAS

Todo paciente com lesão medular acima de T4 tem risco aumentado de choque neurogênico.[8] Esse risco será maior em lesões mais altas e em lesões completas.[3] Em estudo clássico de lesões cervicais, apenas pacientes com lesão medular completa (Frankel A) necessitaram do uso de vasopressor e apenas 28% daqueles com lesões incompletas (Frankel C e D) apresentavam FC média < 55 bpm (Tabela 32.1).[9]

460 MONITORIZAÇÃO HEMODINÂMICA E ESTADOS DE CHOQUE

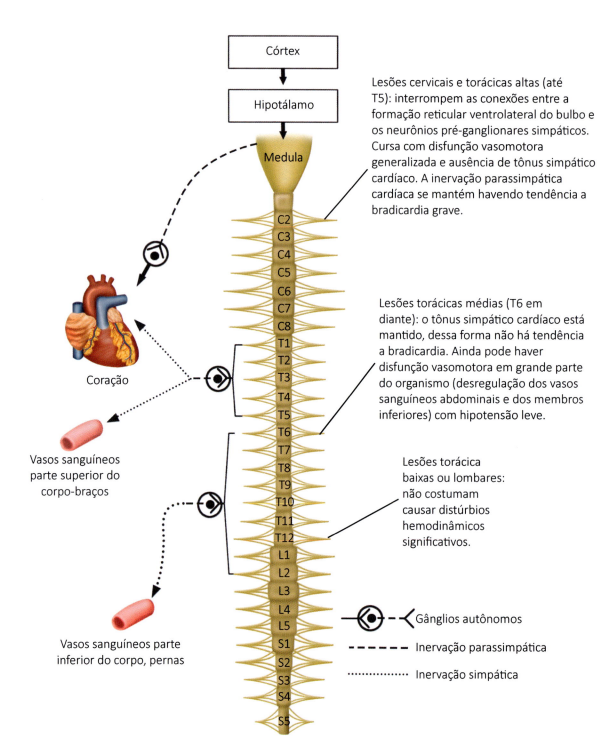

■ **FIGURA 32.1** Diagrama esquemático do controle autônomo dos sistemas cardiovasculares e possíveis resultados cardiovasculares após lesão medular (LM). O córtex cerebral e o hipotálamo fornecem entradas excitatórias e inibitórias para os vários núcleos da medula oblonga envolvidos no controle cardiovascular. O controle parassimpático da audição ocorre no nível do tronco cerebral por meio do nervo vago (NC X). As fibras pré-ganglionares do nervo vago fazem sinapse com neurônios parassimpáticos pós-ganglionares nos gânglios do órgão-alvo ou próximo a ele. A entrada simpática descendente da medula (RVLM - rostro-ventrolateral medular) fornece controle tônico aos neurônios pré-ganglionares simpáticos espinhais (SPNs) envolvidos no controle cardiovascular. Os SPNs são encontrados dentro do corno lateral da medula espinhal nos segmentos T1-L2 e saem dela por meio da raiz ventral. Realizam, então, sinapse com neurônios pós-ganglionares localizados na cadeia simpática (gânglios paravertebrais). Finalmente, os neurônios pós-ganglionares simpáticos fazem sinapse com os órgãos-alvo (coração e vasos sanguíneos). Não está demonstrado, na figura, o *feedback* aferente para o controle cardiovascular dos barorreceptores centrais e periféricos.

Fonte: com permissão de Krassioulow, 2013 e da editora Thiene.

Tabela 32.1 Escore de Frankel na admissão.

A	Ausência de função motora ou sensitiva abaixo do nível da lesão
B	Função sensitiva preservada, ausência de função motora
C	Função motora preservada, mas sem utilidade para o paciente
D	Função motora útil preservada para o paciente
E	Função sensitiva e motora normais

Fonte: Modificada de Piepmeier JM *et al.*[9]

A maior parte dos pacientes com choque neurogênico se apresenta com pele quente e seca, refletindo a incapacidade do organismo de direcionar o fluxo sanguíneo da periferia para a circulação central.[8] É importante destacar que muitas vezes o choque se instala apenas horas ou dias após o insulto inicial, devido à piora progressiva do edema e da isquemia medular.[8] Na grande maioria dos casos a instabilidade hemodinâmica já está presente em até 2 horas após o trauma.[3] O período de instabilidade hemodinâmica nas lesões medulares geralmente dura de 1 a 3 semanas.[8]

A bradicardia é mais comum em lesões cervicais completas. Um estudo retrospectivo revelou que 12 de 15 pacientes com choque neurogênico apresentavam FC < 60 bpm por mais de 6 horas.[3] Seu pico de incidência é entre o terceiro e o quinto dias após o trauma. Cerca de 20% dos pacientes necessitam do uso de atropina para reversão de episódios de bradicardia grave e destes, aproximadamente 44% precisarão de doses repetidas e 22% de marca-passo temporário.[9] Após o nono dia do trauma, apenas pacientes com lesão medular completa mantêm bradicardia.[9]

Deve-se ter cuidado ao afirmar que todo paciente com choque e bradicardia apresenta etiologia neurogênica. Pacientes em uso de betabloqueador, pacientes jovens e idosos podem apresentar causas alternativas de choque e bradicardia relativa.[8]

A incidência de hipotensão arterial necessitando do uso de vasopressores ocorre em cerca de 20% das lesões cervicais, geralmente lesões completas.[9] Estudos mais recentes revelam maior incidência do uso de vasopressores em razão da adoção de metas elevadas de pressão arterial média (PAM) nesses pacientes (PAM > 85 mmHg), com o objetivo de evitar lesão secundária por hipoperfusão medular.[2]

Pode ocorrer parada cardiorrespiratória (PCR) em cerca de 9% dos pacientes com lesão medular cervical.[9] E, na maioria das vezes, a PCR é precipitada por aspiração traqueal durante hipóxia.

TRATAMENTO

O tratamento da instabilidade hemodinâmica em pacientes com choque neurogênico tem importância não apenas para a manutenção da perfusão sistêmica como um todo, como também para evitar a piora do insulto isquêmico deflagrado pela lesão primária. A correção da hipotensão nesses pacientes é uma das poucas intervenções que se associa a melhor resultado funcional.[3] Nesses casos, a manutenção de hipotensão arterial e/ou baixo DC aumenta a área da lesão, ocasionando piora dos déficits neurológicos, entre eles o comprometimento simpático. A correção dos distúrbios hemodinâmicos é fundamental para a interrupção desse ciclo vicioso.

A terapia de primeira linha no tratamento do choque neurogênico é a expansão do intravascular para correção da hipovolemia relativa.[8] Caso a hipoperfusão tecidual se mantenha a despeito de expansão com fluidos e o paciente não seja mais fluidorresponsivo, devem-se usar vasopressores e, em alguns casos, inotrópicos.[8]

Uma revisão sistemática tentou responder a várias perguntas sobre o uso de vasopressor na lesão medular aguda. No entanto, não foi conclusiva em determinar qual vasopressor é melhor, qual é a duração ideal da terapia e qual é o nível de PAM abaixo do qual se deve iniciar o suporte vasopressor.[1]

Alguns estudos abordaram a frequência dos efeitos colaterais e as taxas de complicações relacionadas com o uso de drogas vasoativas nessa população, e uma alta taxa de complicações cardiogênicas foi encontrada, com até 70% dos pacientes apresentando pelo menos um dos seguintes: taquicardia, bradicardia, troponina elevada, novo início de fibrilação atrial, *flutter* atrial ou alterações segmento ST do eletrocardiograma consistentes com isquemia. Foi descrita maior taxa de efeitos colaterais com o uso de dopamina em comparação com noradrenalina e fenilefrina, principalmente na população de 55 a 60 anos.[10,11]

Um estudo avaliou a comparação entre a PAM, a pressão intratecal (PIT) (monitorada com um cateter intratecal lombar) e a perfusão de pressão da medula espinhal (SCPP; a diferença entre PAM e PIT) ao usar noradrenalina e dopamina. A conclusão foi de que a noradrenalina foi capaz de manter a PAM com PIT mais baixa e SCPP correspondentemente mais alta.[12-16]

Os efeitos relacionados com os principais fármacos vasoativos usados no tratamento do choque neurogênico são:

- **Noradrenalina:** apresenta efeito alfa-1 agonista predominante e pouco efeito beta-1 agonista. Tem como efeitos a vasoconstricção periférica, elevando a pressão arterial. Seu efeito beta confere aumento do DC e manutenção da FC a despeito do barorreflexo;

- **Fenilefrina:** é um agonista alfa-1 puro. Pode piorar a bradicardia e não causa aumento do DC. Deve ser usada exclusivamente em pacientes sem risco de bradicardia (lesões abaixo de T5);

- **Dopamina:** apresenta efeito alfa agonista apenas em doses moderadas a altas (> 10 mcg/kg/min). Doses inferiores têm efeito beta-agonista, doses baixas podem induzir diurese e causar hipovolemia. Quando comparada à noradrenalina, aumenta a incidência de arritmias cardíacas, principalmente fibrilação atrial, mas também de arritmias ventriculares malignas.[17] Pode ser uma opção nos casos de bradicardia grave;

- **Adrenalina:** apresenta efeito alfa e beta-agonista, levando a aumento da pressão arterial, da FC e do inotropismo cardíaco. Consequentemente, há aumento pronunciado do débito cardíaco. Não é utilizada de rotina para o tratamento do choque neurogênico;

- **Dobutamina:** é um beta-agonista puro. Apresenta efeito cronotrópico e inotrópico e pode ser usada nos casos em que a disfunção simpática leva a comprometimento da função cardíaca. Nesses casos, pode contribuir para aumento da pressão arterial apesar de não ter efeito alfa-agonista. Não deve ser usada em pacientes hipovolêmicos, pois pode acentuar a hipotensão arterial.

A recomendação de manter PAM > 85 mmHg durante os 7 dias que se seguem à lesão medular é baseada em estudos não controlados.[8] Dessa forma, recomenda-se avaliação individualizada para determinação da meta pressórica de cada paciente, levando-se em consideração principalmente as lesões ou comorbidades associadas.

PROGNÓSTICO

O prognóstico após choque neurogênico depende da extensão da lesão medular associada e da resposta ao tratamento instituído. Lesões medulares mais extensas, presença de déficit neurológico na apresentação, idade, lesões concomitantes de outros órgãos e baixo escore na escala de coma de Glasgow são marcadores de pior evolução.[5,18] Pacientes com lesões medulares em níveis cervicais são mais propensos a desenvolver choque neurogênico, sendo rara a evolução com choque em lesões torácico-lombares.[19] Além disso, lesões completas geralmente culminam com choque mais grave.[19,20]

A presença do choque neurogênico está frequentemente associada a atraso no tratamento cirúrgico, o que pode contribuir para a piora do prognóstico.[21] O choque neurogênico pode persistir por até 6 semanas após a lesão inicial.[19,22]

Instabilidade autonômica, caracterizada por hipotensão postural e acompanhada por períodos de hipertensão, taquicardia, diaforese e rubor são comuns na fase crônica, após a resolução do choque neurogênico.[23,24]

O diagnóstico e o manejo clínico do choque neurogênico não são simples, e os pacientes devem ser cuidados por um time multidisciplinar experiente, que inclui enfermagem treinada, neurocirurgiões de trauma, ortopedistas e intensivistas. Muitos pacientes têm lesões associadas que demandam atenção imediata. Na fase aguda, monitorização hemodinâmica adequada e ventilação mecânica protetora são essenciais para a prevenção de hipotensão e hipóxia, que podem agravar a lesão neurológica. Uma vez estabilizados os parâmetros hemodinâmicos, a traqueostomia precoce (antes do sétimo dia de ventilação mecânica) pode contribuir para reduzir os tempos de ventilação mecânica e de internação em UTI, além de mitigar complicações como a formação de granulomas e estenose traqueal concêntrica.[25]

Atenção deve ser dada à prevenção de complicações secundárias, como pneumonia aspirativa, úlceras de estresse, lesões por pressão e trombose venosa profunda. Os cuidados de reabilitação vesical devem ser iniciados ainda durante a internação hospitalar. A neuromodulação sacral aplicada durante a fase de choque medular (isto é, na fase de arreflexia vesical) tem o potencial de prevenir o desenvolvimento de hiperatividade do detrusor e incontinência urinária.[26] A neuromodulação não invasiva é efetiva, fácil de aplicar e não tem efeitos colaterais associados, podendo contribuir para a melhora do funcionamento intestinal, vesical e sexual da maioria dos pacientes.[27]

CONSIDERAÇÕES FINAIS

Independentemente do mecanismo causador da lesão medular, a evolução com choque neurogênico é caracterizada por perda súbita do tônus autonômico, resultando em hipotensão e bradicardia. Lesões medulares mais altas associam-se a déficits mais graves e prolongados. A hipotensão resultante pode precipitar lesão medular secundária e deve ser tratada agressivamente.

Expansão do intravascular vasopressores, inotrópicos e cronotrópicos são os tratamentos de escolha. Disautonomia pode ocorrer por várias semanas após a resolução do choque e deve ser manejada clinicamente.

Pacientes com risco de choque neurogênico devem ser avaliados para tratamento cirúrgico precocemente, enquanto têm a coluna imobilizada de modo adequado, a fim a prevenir progressão das lesões relacionadas com a compressão medular.

REFERÊNCIAS

1. Ploumis A, Yadlapalli N, Fehlings MG, Kwon BK, Vaccaro AR. A systematic review of the evidence supporting a role for vasopressor support in acute SCI. Spinal Cord. 2010;48:356-62.

2. Ruiz IA, Squair JW, Phillips AA, Lukac CD, Huang D, Oxciano P et al. Incidence and Natural Progression of Neurogenic Shock after Traumatic Spinal Cord Injury. J Neurotr. 2018;35:461-6.

3. Taylor MP, Wrenn P, O'Donnell AD. Presentation of neurogenic shock within the emergency department. Emerg Med J. 2017; 34:157-62.

4. Guly HR, Bouamra O, Lecky FE. The incidence of neurogenic shock in patients with isolated spinal cord injury in the emergency department. Resuscitation. 2008;76:57-62.

5. Meister R, Pasquier M, Clerc D, Carron PN. Choc neurogénique. Revue Médicale Suisse. 2014;10:1506-10.

6. Biering-Sørensen F, Biering-Sørensen T, Liu N, Malmqvist L, Wecht JM, Krassioukov A. Alterations in cardiac autonomic control in spinal cord injury. Autonomic Neuroscience: Basic and Clinical. 2018;209:4-18.

7. Summers RL, Baker SD, Sterling SA, Porter JM, Jones AE. Characterization of the spectrum of hemodynamic profiles in trauma patients with acute neurogenic shock. J Crit Care. 2013;28:531.e1-531.e5.

8. Stein DM, Knight WA. Emergency neurological life support: traumatic spine injury. Neurocritical Care. 2017;27:170-80.

9. Piepmeier JM, Lehmann KB, Lane JG. cardiovascular instability following acute cervical spinal cord trauma. Central Nervous System Trauma. 1985;2:153-60.

10. Readdy WJ, Whetstone WD, Ferguson AR, Talbott JF, Inoue T, Saigal R et al. Complications and outcomes of vasopressor usage in acute traumatic central cord syndrome. J Neurosurg Spine. 2015;23:574-80.

11. Readdy WJ, Dhall SS. Vasopressor administration in spinal cord injury: should we apply a universal standard to all injury patterns? Neural Regeneration Research 2016;11:420-1.

12. Altaf F, Griesdale DE, Belanger L, Ritchie L, Markez J, Ailon T et al. The differential effects of norepinephrine and dopamine on cerebrospinal fluid pressure and spinal cord perfusion pressure after acute human spinal cord injury. Spinal Cord. 2016;1-6.

13. Rouanet C, Reges D, Rocha E, Gagliardi V, Silva GS. Traumatic spinal cord injury: current concepts and treatment update. Arq Neuropsiquiatr. 2017;75(6):387-93.

14. Inoue T, Manley GT, Patel N, Whetstone WD. Medical and surgical management after spinal cord injury: Vasopressor usage, early surgerys, and complications. J Neurotr. 2014;31:284-91.

15. Altaf F, Griesdale DE, Belanger L, Ritchie L, Markez J, Ailon T et al. The differential effects of norepinephrine and dopamine on cerebrospinal fluid pressure and spinal cord perfusion pressure after acute human spinal cord injury. Spinal Cord. 2017;55:33-8.

16. Rouanet C, Reges D, Rocha E, Gagliardi V, Silva GS. Traumatismo raquimedular: Conceitos atuais e atualizações terapêuticas. Arq Neuro-Psiquiatr. 2017;75:387-93.

17. de Backer D, Biston P, Devriendt J, Madl C, Chochrad D, Aldecoa C et al. Comparison of dopamine and norepinephrine in the treatment of shock. N Eng J Med. 2010;362:779-89.

18. Yue JK, Tsolinas RE, Burke JF, Deng H, Upadhyayula PS, Robinson CK et al. Vasopressor support in managing acute spinal cord injury: Current knowledge. J Neurosurg Sci. 2019.

19. Lehmann KG, Lane JG, Piepmeier JM, Batsford WP. Cardiovascular abnormalities accompanying acute spinal cord injury in humans: Incidence, time course and severity. J Am Coll Cardiol. 1987;1097(87)80158-4.

20. Vale FL, Burns J, Jackson AB, Hadley MN. Combined medical and surgical treatment after acute spinal cord injury: results of a prospective pilot study to assess the merits of aggressive medical resuscitation and blood pressure management. J Neurosurg. 1997;87(2):239-46.

21. Chesnut RM, Gautille T, Blunt BA, Klauber MR, Marshall LF. Neurogenic hypotension in patients with severe head injuries. J Trauma. 1998;44(6):958-63.

22. Casha S, Christie S. A systematic review of intensive cardiopulmonary management after spinal cord injury. J Neurotrauma. 2011. doi:10.1089/neu.2009.1156

23. Bravo G, Guízar-Sahagún G, Ibarra A, Centurión D, Villalón CM. Cardiovascular alterations after spinal cord injury: an overview. Curr Med Chem Cardiovasc Hematol Agents. 2004. doi:10.2174/1568016043477242

24. Krassioukov A, Claydon VE. The clinical problems in cardiovascular control following spinal cord injury: an overview. In: Progress in Brain Research. 2006;152:223-9.

25. Romero J, Vari A, Gambarrutta C, Oliviero A. Tracheostomy timing in traumatic spinal cord injury. Eur Spine J. 2009;18(10):1452-7.

26. Sievert KD, Amend B, Gakis G, et al. Early sacral neuromodulation prevents urinary incontinence after complete spinal cord injury. Ann Neurol. 2010;67(1):74-84.

27. Parittotokkaporn S, Varghese C, O'Grady G, Svirskis D, Subramanian S, O'Carroll SJ. Non-invasive neuromodulation for bowel, bladder and sexual restoration following spinal cord injury: a systematic review. Clin Neurol Neurosurg. 2020;194:105822.

33

Choque Hipovolêmico

Roseny dos Reis Rodrigues
Haggeas Fernandes
Guilherme Martins de Souza

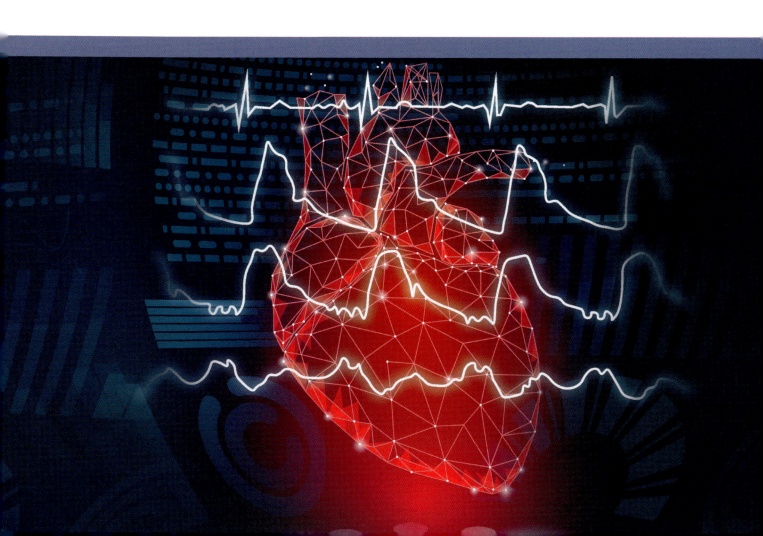

DESTAQUES

- Há diversas etiologias para o choque hipovolêmico, como desidratação, queimaduras, sangramento gastrintestinal, sangramento ginecológico e hemorragias secundárias ao trauma;
- A base do tratamento do choque hipovolêmico é a restauração do volume intravascular e, no caso de hemorragias, o controle da fonte de sangramento;
- A monitorização do equilíbrio hidreletrolítico e acidobásico é de extrema importância para o manejo adequado;
- Em centros que dispõem de recursos tecnológicos, é possível realizar transfusão de hemocomponentes e/ou hemoderivados baseada em dados obtidos pela tromboelastometria. Essa terapia é capaz de otimizar a terapêutica, porém ainda apresenta resultados controversos com relação a seus desfechos.

INTRODUÇÃO

O choque hipovolêmico é caracterizado pela diminuição absoluta ou relativa do volume intravascular circulante no organismo, levando à diminuição da pré-carga cardíaca, com consequentes diminuição do débito cardíaco (DC) e hipoperfusão tecidual.[1]

Diversos são os mecanismos relacionados ao choque hipovolêmico, como hemorragias decorrentes de sangramentos gastrintestinais ou traumas por fraturas e/ou ruptura de vasos, desidratação, queimaduras, perda de líquidos para o terceiro espaço e hipovolemia relativa secundária à vasodilatação.[1]

O choque hipovolêmico pode ser dividido em fases clínicas caracterizadas por uma cascata de eventos que tem como fase inicial a hemorragia *per se*, levando a alterações cardiovasculares com aumento da frequência e do débito cardíacos secundários ao aumento de catecolaminas circulantes, além de vasoconstrição periférica, priorizando o fluxo sanguíneo e a perfusão de órgãos nobres, como coração e cérebro.[2,3] Com a perpetuação da hipovolemia, o aporte de oxigênio aos tecidos começa a diminuir, resultando em ativação do mecanismo de anaerobiose e produção de lactato, o que pode ter como desfechos disfunção de múltiplos órgãos e sistemas, coagulopatia e morte.[3-5]

A coagulopatia associada ao trauma, por exemplo, é resultante de múltiplos mecanismos independentes, sendo inicialmente relacionada a estado de hipoperfusão, lesão vascular com ativação da cascata de coagulação, consumo de fatores de coagulação e hiperfibrinólise. O mecanismo de coagulopatia é potencializado por acidemia, hipotermia e hemodiluição.[4]

APRESENTAÇÃO CLÍNICA E CLASSIFICAÇÃO

A hipovolemia em seu estágio inicial apresenta pouca ou nenhuma sintomatologia, mas pode evoluir com disfunção de múltiplos órgãos e óbito se for diagnosticada e tratada tardiamente.[6] Os parâmetros macro-hemodinâmicos apresentam pouca ou nenhuma alteração nos estágios iniciais do choque hipovolêmico, apesar das alterações micro-hemodinâmicas já presentes[7] – este fenômeno é chamado "incoerência hemodinâmica" e ocorre devido à reserva compensatória do próprio organismo.[8]

O *American College of Surgeons,* no *Advanced Trauma Life Support* (ATLS), define o sangramento a partir de achados clínicos e estimativa de perdas em quatro classes distintas. Essa classificação prediz a necessidade de transfusão nos graus mais elevados de choque hipovolêmico (III e IV) (Tabela 33.1).[5]

Pacientes classificados como classe I não apresentam nenhuma alteração clínica ou laboratorial importante, tendo no máximo 15% de perda sanguínea. Já a partir da classe II o paciente começa a apresentar alguns sinais clínicos de hipovolemia, como aumento de frequência cardíaca, e pode apresentar os primeiros sinais de acidose (classificado a partir do *Base Excess*). Na classe III os sintomas de choque hipovolêmico ficam evidentes, com presença de hipotensão, taquicardia e acidose franca. A classe IV é o extremo do choque hipovolêmico, com rebaixamento do nível de consciência.

A transfusão de concentrado de hemácias é indicada a partir dos graus III e IV de choque, como será explicado a seguir.[5]

TRATAMENTO

Abordagem

A base do tratamento do choque hipovolêmico é a restauração do conteúdo intravascular – e, em caso de choque hemorrágico, o controle da fonte de sangramento.[5]

Em pacientes vítimas de trauma, o protocolo proposto pelo ATLS deve ser prontamente instituído.

Em caso de sangramento ativo com local identificável em extremidades, o controle local do sangramento é imperativo, a fim de evitar maior perda sanguínea, seja com compressão direta, seja com o uso de torniquetes.[9] Em caso de suspeita de sangramento pélvico, é necessário obter controle local do sangramento, com a estabilização da pelve.[9] Em casos de sangramento de origem não traumática (p. ex., sangramentos digestivos e uterinos), deve-se identificar o local do sangramento, a fim de conduzir o paciente ao setor do hospital mais adequado para o controle (p. ex., centro de endoscopia digestiva, centro de radiologia intervencionista ou centro cirúrgico).[10,11]

O tratamento adicional é baseado em restauração do conteúdo intravascular e da hipoperfusão tecidual, correção dos distúrbios metabólicos e prevenção das disfunções orgânicas (Tabela 33.2 e Figura 33.1).[5,9]

Tabela 33.2 Base do tratamento do choque hemorrágico.

1. Controlar a fonte do sangramento

2. Restaurar o conteúdo intravascular (fluidos e/ou transfusão)

3. Corrigir os distúrbios metabólicos (controle de acidemia, temperatura e eletrólitos; prevenção de coagulopatia)

4. Prevenir disfunções orgânicas (prevenção de IRA, coagulopatia, SDRA etc.)

IRA: insuficiência renal aguda; **SDRA:** síndrome do desconforto respiratório agudo.

Tabela 33.1 Sinais e sintomas de acordo com hemorragia.

Parâmetros	Classe I	Classe II (Leve)	Classe III (Moderado)	Classe IV (Grave)
Perda sanguínea aproximada (%)	< 15%	15-30%	31-40%	> 40%
Frequência cardíaca (bpm)	↔	↔/↑	↑	↑/↑↑
Pressão arterial (mmHg)	↔	↔	↔	↓
Pressão de pulso (mmHg)	↔	↓	↓	↓
Frequência respiratória (Rpm)	↔	↔	↔/↓	↑
Débito urinário (mL/h)	↔	↔	↓	↓↓
Escala de coma de Glasgow	↔	↔	↓	↓
Déficit de bases (mEq/L)	0 a -2	-2 a -6	-6 a -10	-10 ou menor
Necessidade de transfusão de hemocomponentes	Monitorar	Possível	Sim	Protocolo de transfusão maciça

Fonte: Modificada de Mutschler A *et al.*[12]

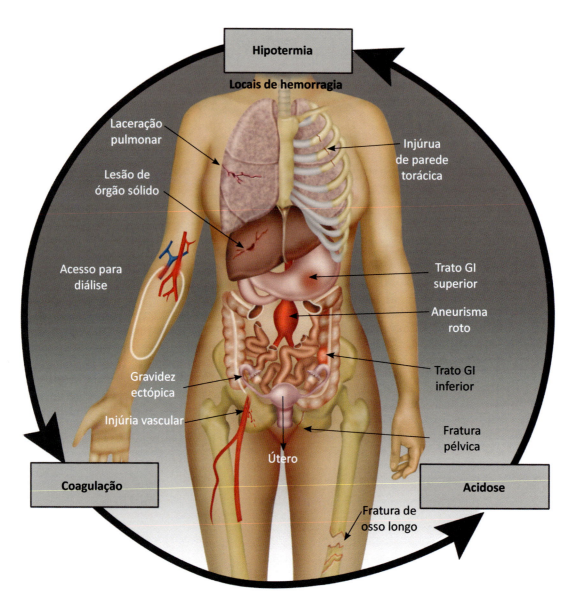

FIGURA 33.1 Principais fontes de sangramento e "tríade da morte" na hemorragia.
Fonte: Cannon, J. W., 2018.[13]

Monitorização básica

Deve-se iniciar a abordagem do paciente com suspeita de choque hemorrágico com monitorização hemodinâmica, instalação de acessos venosos periféricos calibrosos (de preferência dois acessos calibrosos para administração de volume e drogas) e administração de oxigênio suplementar, que pode variar desde um aporte de oxigênio com cateter nasal até a necessidade de intubação orotraqueal.[5,14]

A monitorização da saturação periférica de oxigênio (SpO_2) às vezes é difícil devido à vasoconstrição, podendo ser guiada pela gasometria. O cateter arterial pode ser considerado para coleta de gasometria e monitorização mais precisa da pressão arterial, mas não deve atrasar o tratamento. Isso também vale para o cateter venoso central, que pode ajudar na administração de fluidos e medicações, porém só deve ser colocado em caso de indisponibilidade de via periférica ou mesmo intraóssea.[5]

Reposição fluidos

A administração de fluidos deve ser cautelosa, objetivando a melhora do DC, pois a administração agressiva, sem controle do foco de sangramento, pode levar à piora do quadro por aumento da pressão hidrostática e coagulopatia dilucional.[5]

A terapia guiada por objetivos (TGO) tem como base a monitorização de parâmetros hemodinâmicos visando à administração racional de fluidos.[15] Está relacionada com a redução de infeções, complicações de feridas, distúrbios gastrintestinais, falência circulatória e insuficiências pulmonar, renal e hematológica.[15,16]

Embora ainda não se tenha o "fluido ideal", a reposição de fluidos deve ser feita com cristaloides aquecidos, a fim de evitar a hipotermia, preferencialmente com soluções balanceadas em detrimento do uso de soro fisiológico 0,9%.[9] Dados do *Prospective Observational Multicenter Major Trauma Transfusion* (PROMMTT) mostraram aumento da mortalidade relacionada com a infusão de Ringer lactato, quando comparada com o soro fisiológico em pacientes vítimas de trauma encefálico grave.[17,18]

O Estudo *Saline versus Albumin Fluid Evaluation* (SAFE) não encontrou benefício na administração de albumina em detrimento do cristaloide, sendo que, em análise de subgrupo, foi encontrado aumento de mortalidade entre pacientes com trauma cranioencefálico nos quais se utilizou albumina.[19] O recente estudo *Effect of intravenous fluid treatment with a balanced solution vs 0.9% saline solution on mortality in crtically ill patients: the BaSICS Randomized Clinical Trial* de (BASICS) comparou a administração de solução salina *versus Plasma Lyte*, não encontrando diferenças no desfecho primário (sobrevida em 90 dias).[20]

Em pacientes vítimas de trauma, pode-se aventar a necessidade de transfusão de concentrados de hemácias nos choques de graus III e IV de acordo com a classificação de hemorragia utilizada pelo ATLS – este último relacionado com perdas sanguíneas de pelo menos 40% da volemia, sendo indicado o início de protocolos de transfusão maciça.[5] Em casos de dificuldade de quantificação da perda sanguinea, podem-se usar os critérios *Assessment of Blood Consumption Score* (ABC) para a avaliação, baseados em pressão arterial sistêmica menor ou igual a 90 mmHg, frequência cardíaca maior ou igual a 120 bpm, história de trauma penetrante e ultrassonografia FAST (FAST do inglês: *Focused Assessment with Sonography for Trauma*) positiva. Existem outros escores validados na literatura com o mesmo fim, como o *Shock Index* (SI), o *Emergency Transfusion Score* (ETS) e o *Trauma Associated Severe Hemorrhage* (TASH).[21,22]

A transfusão maciça, quando indicada, compreende a administração de 1 unidade de plasma fresco congelado e 1 unidade de plaquetas para cada unidade de concentrado de hemácias (p. ex., 4 unidades de concentrado de hemácias, 4 unidades de plasma fresco congelado e 1 unidade de plaquetas por aférese, que é o equivalente 4 a 6 unidades de plaquetas randômicas). Essa abordagem tem embasamento na literatura e está relacionada com melhores desfechos.[13,23-25]

Em centros que dispõem de recursos tecnológicos, é possível realizar transfusão de hemocomponentes e/ou hemoderivados baseada em dados obtidos pela tromboelastometria. Essa terapia é capaz de otimizar a terapêutica, porém ainda apresenta resultados controversos com relação a seus desfechos.[9]

As reações transfusionais são eventos adversos relativamente comuns, ocorrendo em 1:100 transfusões.[26] Além de complicações clínicas que podem levar até à morte do paciente, as reações transfusionais provocam aumento nos custos para o sistema de saúde.[26]

As principais complicações relacionadas com a transfusão de hemocomponentes estão sumarizadas na Tabela 33.3.

Tabela 33.3 Principais complicações relacionadas com a transfusão de hemocomponentes.

1. Reação hemolítica aguda
2. Reação febril não hemolítica
3. Reação alérgica
4. Lesão pulmonar aguda relacionada à transfusão
5. Sobrecarga de volume relacionada à transfusão
6. Contaminação bacteriana
7. Transmissão de doenças infecciosas (p. ex., HIV, hepatites)
8. Doença enxerto *versus* hospedeiro relacionada à transfusão

HIV: vírus da imunodeficiência humana.

Correção/prevenção dos distúrbios metabólicos

A hipocalcemia está relacionada com piores desfechos em pacientes vítimas de hemorragia secundária a trauma.[27] É decorrente do consumo de cálcio durante o sangramento e do citrato utilizado na preservação dos concentrados de hemácias, sendo indicada a reposição empírica em caso de transfusão maciça.[13] Devem ser tomadas medidas ativas para prevenção e correção da hipotermia e da acidose, a fim de se otimizar as condições para coagulação.[9] Em caso de distúrbios decorrentes do uso de anticoagulantes, estes devem ser prontamente corrigidos.[9]

Para prevenção e tratamento de coagulopatia, pode-se fazer uso de antifibrinolíticos, como o ácido tranexâmico ou o ácido aminocaproico. De acordo com os estudos *Effects of Tranexamic Acid on Death, Vascular Occlusive Events, and Blood Transfusion in Trauma Patients with Significant Haemorrhage* (CRASH-2) e *Effects of Tranexamic Acid on Death, Disability, Vascular Occlusive Events and Other Morbidities in Patients with Acute Traumatic Brain Injury* (CRASH-3), o uso de ácido tranexâmico deve ser instituído empiricamente para pacientes politraumatizados, incluindo aqueles com trauma cranioencefálico.[9,28,29] O estudo *Effect of Early Tranexamic Acid Administration on Mortality, Hysterectomy, and Other Morbidities in Women with Post-partum Haemorrhage* (WOMAN) demonstrou diminuição da mortalidade devido à hemorragia pós-parto, porém seu uso profilático não está associado a melhores desfechos.[30,31]

O uso do ácido tranexâmico em pacientes com sangramento gastrintestinal foi avaliado pelo recente estudo HALT-IT, que não demonstrou diminuição da mortalidade decorrente da hemorragia, porém apresentou aumento dos eventos trombóticos, como trombose venosa profunda e tromboembolismo pulmonar, contraindicando seu uso neste cenário.[31]

Os itens descritos para correção e prevenção dos distúrbios metabólicos estão sintetizados na Tabela 33.4.

Tabela 33.4 Correção/prevenção dos distúrbios metabólicos.
Reposição de cálcio: reposição de gluconato e/ou cloreto de cálcio
Normotermia: manta térmica, fluidos aquecidos, colchão térmico
Correção de acidemia
Uso de antifibrinolíticos
Reversão de anticoagulantes

CONSIDERAÇÕES FINAIS

O reconhecimento imediato e o manejo adequado do choque hipovolêmico são de suma importância, tendo impacto na sobrevida do paciente. A base do tratamento é a rápida restauração do conteúdo intravascular pela infusão de cristaloides e hemocomponentes, quando indicados, com controle da fonte de sangramento, no caso de hemorragias, e correção dos distúrbios hidreletrolíticos, acidobásicos e da coagulopatia.

REFERÊNCIAS

1. Fernandes Jr C, Figueiredo E, Assunção M. Definição e classificação dos estados de choque. In: Knobel E. Condutas no paciente grave. 4.ed. São Paulo: Atheneu; 2016.

2. Quick J, Jenkins D, Holcomb J, Barnes, S. Resuscitation from shock following hemorrhage. In: Irwin RS, Rippe JM. Irwin and Rippe's intensive care medicine. Philadelphia: Wolters Kluwer; 2019.

3. Kolecki P. Menckhoff, C. Hypovolemic shock. Disponível em: https://emedicine.medscape.com/article/760145-overview. Acesso em: 19/02/2022.

4. Hess JR, Brohi K, Dutton RP, Hauser CJ, Holcomb JB, Kluger Y et al. The coagulopathy of trauma: a review of mechanisms. J Trauma. 2008;65(4):748-54.

5, American College of Surgeons. Advanced trauma life support: Student course manual. (2018). Chicago: American College of Surgeons; 2018.

6. Durham RM, Moran JJ, Mazuski JE, Shapiro MJ, Baue AE, Flint LM. Multiple organ failure in trauma patients. J Trauma. 2003;55(4):608-16.

7. Parks JK, Elliott AC, Gentilello LM, Shafi S. Systemic hypotension is a late marker of shock after trauma: a validation study of advanced trauma life support principles in a large national sample. Am J Surg. 2006;192(6):727-31.

8. Ince C. Hemodynamic coherence and the rationale for monitoring the microcirculation. Crit Care. 2015;19 (Suppl 3):S8.

9. Spahn DR, Bouillon B, Cerny V, Duranteau J, Filipescu D, Hunt BJ et al. The European guideline on management of major bleeding and coagulopathy following trauma: fifth edition. Crit Care. 2019;23:98.

10. Al Duhailib Z, Dionne JC, Alhazzani W. Management of severe upper gastrointestinal bleeding in the ICU. Curr Opin Crit Care. 2020;26(2):212-8.

11. Jackson DL, DeLoughery TG. Postpartum hemorrhage: management of massive transfusion. Obstet Gynecol Surv. 2018;73(7):418-22.

12. Mutschler A, Nienaber U, Brockamp T, et al. A critical reappraisal of the ATLS classification of hypovolaemic shock: does it really reflect clinical reality? Resuscitation 2013,84:309–313.

13. Cannon JW. Hemorrhagic shock. N Eng J Medicine. 2018;378(4):370-9.

14. Smith JB, Pittet JF, Pierce A. Hypotensive resuscitation. Curr Anesthesiol Rep. 2014;4:209-15.

15. Silva ED, Perrino AC, Teruya A, Sweitzer BJ, Gatto CST, Simões CM et al. Consenso Brasileiro sobre terapia hemodinâmica perioperatória guiada por objetivos em pacientes submetidos a cirurgias não cardíacas: estratégia de gerenciamento de fluidos – produzido pela Sociedade de Anestesiologia do Estado de São Paulo (SAESP). Rev Bras Anestesiol. 2016;66(6):557-71.

16. Shah A, Palmer AJR, Klein AA. Strategies to minimize intraoperative blood loss during major surgery. Br J Surg. 2020;107(2):e26-e38.

17. Holcomb JB, del Junco DJ, Fox EE, Wade CE, Cohen MJ, Schreiber MA et al. The Prospective, Observational, Multicenter, Major Trauma Transfusion (PROMMTT) study: comparative effectiveness of a time- varying treatment with competing risks. JAMA Surg. 2013;148:127-36.

18. Rowell SE, Fair KA, Barbosa RR, Watters JM, Bulger EM, Holcomb JB et al. The impact of pre-hospital administration of lactated Ringer's solution versus normal saline in patients with traumatic brain injury. J Neurotrauma. 2016;33(11):1054-9.

19. Finfer S, Bellomo R, Boyce N, French J, Myburgh J, Norton R. SAFE study investigators: a comparison of albumin and saline for fluid resuscitation in the intensive care unit. N Engl J Med. 2004;350:2247-56.

20. Zamperi FG, Machado FR, Biondi RS, Freitas FGR, Veiga VC, Figueiredo RC et al. Effect of intravenous fluid treatment with a balanced solution vs 0.9% saline solution on mortality in crtically ill patients: the BaSICS Randomized Clinical Trial. JAMA 2021;326(9):1-12.

21. Nunez TC, Voskresensky IV, Dossett LA, Shinall R, Dutton WD, Cotton BA. Early prediction of massive transfusion in trauma: simple as ABC (assessment of blood consumption)? J Trauma. 2009;66:346-52.

22. Santamaria CE, Santos AMP, Azucena MP. Desencadeantes de transfusão maciça em trauma grave: Scoping review. Rev Latino-Am Enfermagem. 2018;26.

23. Zahiruddin F, Zimmerman J. Use of blood components in the intensive care unit. In: Parrillo JE. Critical care medicine: principles of diagnosis and management in the adult. New York: Elsevier; 2019.

24. Cotton BA, Dossett LA, Haut ER, Shafi S, Nunez TC, Au BK et al. Multicenter validation of a simplified score to predict massive transfusion in trauma. J Trauma. 2010;69(Suppl 1):S33-9.

25. Holcomb JB, Tilley BC, Baraniuk S, Fox EE, Wade CE, Podbielski JM et al. Transfusion of plasma, platelets, and red blood cells in a 1:1:1 vs a 1:1:2 ratio and mortality in patients with severe trauma: the PROPPR randomized clinical trial. JAMA. 2015;313:471-82.

26. Delaney M, Wendel S, Bercovitz RS, Cid J, Cohn C, Dunbar NM et al. Transfusion reactions: prevention, diagnosis, and treatment. Lancet. 2016;388(10061):2825-36.

27. Giancarelli A, Birrer KL, Alban RF, Hobbs BP, Liu-DeRyke X. Hypocalcemia in trauma patients receiving massive transfusion. J Surg Res. 2016;202(1):182-7.

28. Shakur H, Roberts I, Bautista R, Caballero J, Coats T, Dewan Y et al. Effects of tranexamic acid on death, vascular occlusive events, and blood transfusion in trauma patients with significant haemorrhage (CRASH-2): a randomised, placebo-controlled trial. Lancet. 2010;376(9734):23-32.

29. CRASH-3 Trial Collaborators. Effects of tranexamic acid on death, disability, vascular occlusive events and other morbidities in patients with acute traumatic brain injury (CRASH-3): a randomised, placebo-controlled trial. Lancet. 2019;394(10210):1713-23.

30. WOMAN Trial Collaborators. Effect of early tranexamic acid administration on mortality, hysterectomy, and other morbidities in women with post-partum haemorrhage (WOMAN): an international, randomised, double-blind, placebo-controlled trial. Lancet. 2017;389(10084):2104.

31. HALT-IT Trial Collaborators. Effects of a high-dose 24-h infusion of tranexamic acid on death and thromboembolic events in patients with acute gastrointestinal bleeding (HALT-IT): an international randomised, double-blind, placebo-controlled trial. Lancet. 2020;395(10241):1927-36. Open AccessPublished:June 20, 2020 DOI:https://doi.org/10.1016/S0140-6736(20)30848-5. PlumX Metrics.

34

Choque Refratário
Suporte Hemodinâmico

Leandro Taniguchi
Roberto Rabello
Thiago Domingos Corrêa

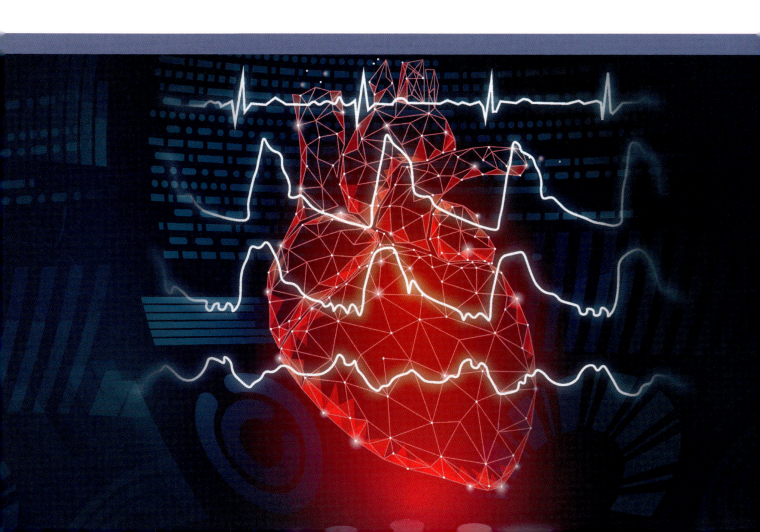

DESTAQUES

- Choque refratário é uma condição clínica de elevada morbimortalidade;
- Uma abordagem rápida e sequencial baseada em evidências disponíveis pode ser benéfica;
- Nos pacientes com necessidade de doses maiores que 0,5 mcg/kg/min ou equivalente de noradrenalina, indica-se monitorização adequada da causa e da volemia, seguida de corticosteroide e de um segundo vasopressor;
- Em casos que permanecem refratários, ajustes de fatores concomitantes e avaliação do uso de azul de metileno são sugeridos, com menor grau de evidência.

INTRODUÇÃO

Uma das condições mais graves de disfunção cardiovascular é o choque circulatório. Nessa situação ocorre quadro de hipoperfusão sistêmica de instalação aguda, com hipóxia celular e consequente evolução para disfunções orgânicas.[1] O diagnóstico de choque deve ser baseado em parâmetros clínicos, hemodinâmicos e bioquímicos.[1] Apesar de não ser sinônimo de choque, a hipotensão arterial é frequente, assim como a demanda pelo uso de vasopressores.[1] O suporte cardiovascular pode ser utilizado em até um terço dos paciente internados em Unidade de terapia intensiva (UTI).[2]

Em algumas situações ocorre o choque refratário, condição que se caracteriza pela ausência de resposta hemodinâmica a doses elevadas de drogas vasoativas.[3] Apesar de não haver uma definição única sobre o choque refratário, ele frequentemente é referido como manutenção de hipotensão mesmo com a administração de elevadas doses de vasopressores para suporte hemodinâmico ou necessidade de vasopressores de resgate.[3,4] A maioria dos estudos nessa área utiliza a dose de noradrenalina como parâmetro para definir choque refratário, sendo que doses maiores que 0,5 mcg/kg/min acarretariam mortalidade excessivamente alta.[5-7] Assim, o corte em 0,5 mcg/kg/min de noradrenalina para essa situação é uma definição prática e instrumental para uso a beira leito.

DIAGNÓSTICO

Choque refratário pode ser caracterizado como hipotensão refratária à expansão plasmática adequada e ao aumento progressivo de vasopressores. Sugere-se, pelos motivos descritos anteriormente, utilizar o corte de 0,5 mcg/kg/min de noradrenalina para definir o choque refratário.

Deve-se ressaltar que o diagnóstico de choque é sindrômico, visto que diversas condições diferentes podem causar a mesma situação. Assim, o diagnóstico etiológico e o tratamento específico da causa do choque são tão importantes quanto o suporte hemodinâmico.[1]

Foge do âmbito deste capítulo discutir cada uma das causas específicas de choque, mas deve-se ressaltar que esse aspecto é de suma importância para o tratamento do paciente.

MONITORIZAÇÃO

Pacientes em choque refratário devem ser monitorizados com mensuração de pressão arterial invasiva, e cateter venoso central.[8] Os valores obtidos de pressão arterial de uma mensuração invasiva direta são mais acurados que os valores não invasivos, permitem monitorização contínua e, na disponibilidade de monitores especializados, possibilitam a estimativa de débito cardíaco (DC). Além disso, a passagem de sonda vesical para monitorização do débito urinário também é importante. Nesses aspectos, os pacientes em choque refratário não são diferentes daqueles em choque responsivo às medidas iniciais.[8]

Nos pacientes com choque não responsivo às medidas iniciais, a estimativa do DC também é oportuna e sugerida por consensos.[8] Nesses casos, a utilização da ecocardiografia *point of care* é sugerida, por ser um método não invasivo, prontamente aplicável em pacientes instáveis, que fornece dados imediatos de diagnósticos diferencial de choque e permite mensurações seriadas com a finalidade de guia terapêutico.[9]

As informações de estimativa de DC e responsividade a fluido são cruciais para o manejo de pacientes com choque refratário. Entretanto, em alguns casos específicos, monitoração mais invasivas (p. ex., termodiluição transpulmonar, cateter de artéria pulmonar) podem ser necessárias, principalmente em caso de falência de ventrículo direito e choque associado à síndrome do desconforto respiratório agudo (SDRA).[8]

TRATAMENTO

Como prioridade, o diagnóstico etiológico da causa de choque refratário deve ser tratado imediatamente.[1] Em paralelo, as intervenções para se obter pressão arterial média (PAM) > 65 mmHg devem ser iniciadas.[8] Esse valor de PAM deve ser entendido como um alvo mínimo inicial baseado em estudos randomizados,[10,11] porém certos grupos de pacientes devem ter alvo pressórico individualizado, como em casos de choque decorrente de sangramento maciço devido a trauma (meta de PAM > 40 mmHg até resolução do sangramento).[8]

Inicialmente, a hipovolemia absoluta ou relativa deve ser corrigida com fluidos de forma agressiva. Além disso, a hipocalcemia, em particular, propicia depressão miocárdica e deve ser corrigida.[12]

Nos casos de choque refratário, uma abordagem escalonada é sugerida, progredindo das terapias com mais evidência de eficácia e segurança aquelas com menor grau de evidência na literatura. Ressalta-se que essa condição padece de evidências robustas para seu manejo, sendo a maior parte das condutas baseadas em estudos observacionais ou no consenso de especialistas.

Condutas de primeira linha

De forma geral, o aumento da dose de noradrenalina deve ser feito para obter valores de PAM > 65 mmHg, e, em caso de necessidade de doses > 0,5 mcg/kg/min, é importante a realização concomitante de outras medidas para permitir que intervenções associadas precoces possam beneficiar os pacientes (em detrimento de introdução apenas como medida de resgate).

Uma frequente intervenção nessa fase é o uso de um segundo vasopressor em paralelo à noradrenalina. A vantagem é a associação de duas medicações com o intuito de potenciar suas ações e minimizar os efeitos colaterais. Sob esse ponto de vista, o uso de medicações com vias de ação diferentes seria mais oportuno que medicações que compartilham o mesmo mecanismo de ação. Assim, a vasopressina, por se tratar de um potente vasopressor não aminérgico em suas doses habituais (0,03 a 0,04 UI/min), pode ser uma medicação com perfil adequado.[13] Entretanto, três pontos com relação ao seu uso são relevantes para pacientes em choque refratário:

- Os dados existentes dos estudos randomizados não são aplicáveis em choque desta gravidade. O estudo *Vasopressin and Septic Shock Trial* (VASST), talvez o principal ensaio clínico envolvendo essa droga, demonstrou benefício em termos de mortalidade somente em um subgrupo de pacientes em choque séptico com menor gravidade (determinado por necessidade de doses menores de noradrenalina, como 5 a 15 mcg/min), e não em pacientes com choque refratário;[14]

- Como a vasopressina é um vasoconstritor puro, ela pode reduzir o DC pelos efeitos de elevação na pós-carga. Assim, a avaliação do DC antes e após a introdução da vasopressina é sugerida, com posterior julgamento da necessidade de inotrópicos;

- Os efeitos colaterais decorrentes da administração da vasopressina, principalmente em altas doses, não devem ser negligenciados. Necrose de pele, isquemia digital e isquemia mesentérica, embora descritos em estudos pequenos e sem grupo controle,[15,16] podem ser observados a beira leito. Isso mostra a importância da adequada ressuscitação volêmica antes de se iniciar o uso dessa droga.

A adrenalina é outro potente vasopressor, mas também apresenta efeitos inotrópicos.[17] Seu uso possibilitaria suporte tanto inotrópico quanto vasoconstritor, minimizando os efeitos redutores no DC do aumento excessivo da pós-carga.[17] Contudo, o estímulo beta-adrenérgico excessivo da adrenalina combinada com a noradrenalina pode causar hiperglicemia, acidose láctica e arritmias cardíacas.[17] Assim, seu uso é sugerido quando os pacientes apresentam valores reduzidos do DC (já que o uso de vasopressina pode reduzir ainda mais esses valores).

Vale lembrar que, assim como a vasopressina, a adrenalina também pode ter efeito deletério na circulação esplâncnica.[18] Já está bem descrito na literatura, com medidas de tonometria gástrica, que esse efeito da adrenalina é dose-dependente e gera prejuízo mais acentuado na circulação esplâncnica quando comparada a outras drogas, como dopamina e noradrenalina.[18]

Estudo recente comparou estratégias de uso de segundo vasopressor em casos de refratariedade à noradrenalina.[19] O grupo de pacientes que utilizou vasopressina como segundo agente foi comparado por meio de *propensity score* com o grupo que utilizou adrenalina.[19] Não foi observada diferença estatística significativa com relação à mortalidade, mas vale ressaltar que se trata de estudo retrospectivo, havendo ainda necessidade de ensaio clínico dirigido para responder a essa pergunta.[19]

O uso de corticosteroides apresenta dados conflitantes em termos de redução de mortalidade, mas resultados positivos com relação à resolução do choque e ao desmame de vasopressores.[20,21] No estudo *Activated Protein C and Corticosteroids for Human Septic Shock* (APROCCHSS), Annane *et al.*[22] demonstraram em uma população de choque séptico grave (dose média de noradrenalina na randomização de 1 mcg/kg/min) redução de mortalidade com uso de hidrocortisona e fludrocortisona, além de melhora hemodinâmica.[22] Assim, recomenda-se o uso em casos de choque séptico refratário, podendo-se aplicar em outras formas de choque refratário não séptico, na dose de 50 mg de hidrocortisona de a cada 6 horas por 7 dias. Como a

fludrocortisona adjuvante é discutível e sua absorção enteral em casos de choque refratário é duvidosa, seu uso não é sugerido.[3]

Condutas de segunda linha

Nos casos em que as terapias de primeira linha não conseguem estabilidade hemodinâmica (ou seja, o paciente provavelmente está com duas drogas vasoativas e corticosteroides após uma avaliação hemodinâmica criteriosa), medidas de ajuste metabólico são sugeridas.

A presença de acidose metabólica é muito frequente nessas ocasiões, tanto pela hiperlactatemia quanto pelo acúmulo de outros ácidos fixos decorrentes da hipoperfusão sistêmica associado à lesão renal aguda (LRA) no contexto de disfunção de múltiplos órgãos.[23] A acidemia pode contribuir para hiporresponsividade vascular às catecolaminas.

Recentemente, um grande estudo clínico sugeriu que o tratamento de acidemia grave (pH < 7,2) em pacientes críticos com administração de bicarbonato de sódio pode ser benéfico.[23] Entretanto, é importante ressaltar que esse estudo utilizou desfecho combinado de mortalidade e disfunções orgânicas e que o desfecho positivo foi observado somente na população com LRA, além de a administração de bicarbonato estar associada a maior incidência de alcalose metabólica, hipernatremia e hipocalcemia.[23]

Em pacientes com LRA instalada, o início da terapia de substituição renal deve ser avaliado. Apesar de a instabilidade hemodinâmica ser um fator que muitas vezes impede o início da terapia dialítica, em alguns pacientes a correção eletrolítica-metabólica associada ao controle de temperatura pode ser benéfica. Nesses casos, a terapia de substituição renal contínua é sugerida.[24]

Hipertermia é frequente em estados hiperinflamatórios, especialmente após trauma e sepse, e, além de provocar vasodilatação, potencialmente favorece hipotensão e hipovolemia.[25] Um estudo randomizado com controle ativo de temperatura visando a normotermia (36,5°C a 37°C) demonstrou resolução mais rápida do choque, com consequente menor necessidade de vasopressores, quando comparado ao grupo controle.[25] Assim, em casos em que o paciente está hipertérmico, o controle ativo da temperatura é indicado.[25]

Deve-se reforçar que o objetivo é a normotermia, e não a hipotermia, visto que estudos prévios demonstraram aumento de mortalidade e piores desfechos clínicos com hipotermia terapêutica em sepse e em trauma.[26-28]

Condutas de terceira linha ("resgate")

Nos casos em que a hipotensão se mantém refratária às medidas de primeira e segunda linhas, algumas intervenções baseadas em estudos pequenos, séries de casos e opiniões de especialistas podem ser cogitadas. Todavia, cabe reforçar que esses casos apresentam elevada mortalidade, de modo que uma discussão clara da gravidade com os familiares/responsáveis do paciente é extremamente importante, uma vez que geralmente o paciente nesse estágio não está acessível, em virtude de sedação ou alteração concomitante do estado de consciência.

O azul de metileno é uma droga que inibe tanto a óxido nítrico sintase quanto a guanilato-ciclase, impedindo o relaxamento da musculatura lisa vascular.[29] No entanto, estudos clínicos com inibidores não específicos de óxido nítrico sintase mostraram melhora da pressão arterial, mas aumento da mortalidade. Esses achados de piora de desfechos clínicos apesar de melhora hemodinâmica desencorajam a sugestão do uso do azul de metileno.

Estudo envolvendo uma população com síndrome vasoplégica grave após cirurgia cardíaca (PAM < 50 mmHg, baixas pressões de enchimento e índice cardíaco > 2,5 L/min/m^2), demonstrou melhores desfechos com o uso de azul de metileno (1,5 mg/kg em 1 hora de infusão); contudo, trata-se de estudo sem cegamento.[29]

A utilização de doses elevadas de vitamina C (1,5 g a cada 6 horas por 4 dias) e de tiamina (200 mg a cada 12 horas por 4 dias) em conjunto com corticosteroides foi associada à redução de mortalidade em pacientes sépticos em um estudo pré e pós-exposição sem controle paralelo.[30] Esses achados iniciais, infelizmente, não foram confirmados em estudos recentes com melhor desenho metodológico e, portanto, não são sugeridos como possibilidades terapêuticas.[31-33]

Em casos selecionados, o uso de terapia de suporte hemodinâmico mecânico pode ser avaliado, especial-

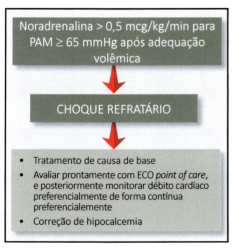
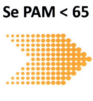
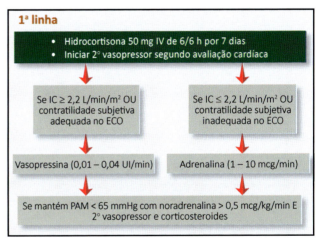

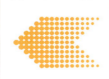

■ **FIGURA 34.1** Abordagem escalonada para choque refratário.

PAM: Pressão arterial média; **DC:** débito cardíaco; **ECO:** Ecocardiograma; **ECMO:** Membrana de oxigenação extracorpórea; **BIA:** Balão intra-aórtico.

mente em casos de choque cardiogênico. Nestes, em particular, a instalação de suporte mecânico (p. ex., balão intra-aórtico ou circulação extracorpórea) não deve ser vista como medida de resgate, mas como parte integrante do suporte orgânico precoce.

CONSIDERAÇÕES FINAIS

O quadro de choque refratário é uma condição que exige abordagem rápida e baseada em terapias válidas. Uma sequência que considera as evidências da literatura foi sugerida neste capítulo, visando a um tratamento não só potencialmente efetivo, mas também baseado em evidências.

1. Vincent JL, De Backer D. Circulatory shock. N Engl J Med. 2013;369(18):1726-173.

REFERÊNCIAS

2. Sakr Y, Reinhart K, Vincent JL, Sprung CL, Moreno R, Ranieri VM et al. Does dopamine administration in shock influence outcome? Results of the Sepsis Occurrence in Acutely Ill Patients (SOAP) Study. Crit Care Med. 2006;34(3):589-97.

3. Jentzer JC, Vallabhajosyula S, Khanna AK, Chawla LS, Busse LW, Kashani KB. Management of refractory vasodilatory shock. Chest. 2018;154(2):416-26.

4. Bassi E, Park M, Azevedo LC. Therapeutic strategies for high-dose vasopressor-dependent shock. Crit Care Res Pract. 2013;2013:654708.

5. Dunser MW, Mayr AJ, Ulmer H, Knotzer H, Sumann G, Pajk W, Friesenecker B et al. Arginine vasopressin in advanced vasodilatory shock: a prospective, randomized, controlled study. Circulation. 2003;107(18):2313-9.

6. Torgersen C, Dunser MW, Wenzel V, Jochberger S, Mayr V, Schmittinger CA et al. Comparing two different arginine vasopressin doses in advanced vasodilatory shock: a randomized, controlled, open-label trial. Intensive Care Med. 2010;36(1):57-65.

7. Benbenishty J, Weissman C, Sprung CL, Brodsky-Israeli M, Weiss Y. Characteristics of patients receiving vasopressors. Heart Lung. 2011;40(3):247-52.

8. Cecconi M, De Backer D, Antonelli M, Beale R, Bakker J, Hofer C et al. Consensus on circulatory shock and hemodynamic monitoring. Task force of the European Society of Intensive Care Medicine. Intensive Care Med. 2014;40(12):1795-815.

9. Gaspar A, Azevedo P, Roncon-Albuquerque Jr R. Non-invasive hemodynamic evaluation by Doppler echocardiography. Rev Bras Ter Intensiva. 2018;30(3):385-93.

10. Lamontagne F, Day AG, Meade MO, Cook DJ, Guyatt GH, Hylands M et al. Pooled analysis of higher versus lower blood pressure targets for vasopressor therapy septic and vasodilatory shock. Intensive Care Med. 2018;44(1):12-21.

11. Lamontagne F, Richards-Belle A, Thomas K, Harrison DA, Sadique MZ, Grieve RD et al. Effect of reduced exposure to vasopressors on 90-day mortality in older critically ill patients with vasodilatory hypotension: a randomized clinical trial. JAMA. 2020;323(10):938-49.

12. Newman DB, Fidahussein SS, Kashiwagi DT, Kennel KA, Kashani KB, Wang Z et al. Reversible cardiac dysfunction associated with hypocalcemia: a systematic review and meta-analysis of individual patient data. Heart Fail Rev. 2014;19(2):199-205.

13. Russell JA. Bench-to-bedside review: vasopressin in the management of septic shock. Crit Care. 2011;15(4):226.

14. Russell JA, Walley KR, Singer J, Gordon AC, Hebert PC, Cooper DJ et al. Vasopressin versus norepinephrine infusion in patients with septic shock. N Engl J Med. 2008;358(9):877-87.

15. Knotzer H, Maier S, Dünser MW, Hasibeder WR, Hausdorfer H, Brandner J et al. Arginine vasopressin does not alter mucosal tissue oxygen tension and oxygen supply in an acute endotoxemic pig model. Intensive Care Med. 2006;32(1):170-4.

16. Dünser MW, Mayr AJ, Tür A, Pajk W, Barbara F, Knotzer H et al. Ischemic skin lesions as a complication of continuous vasopressin infusion in catecholamine-resistant vasodilatory shock: incidence and risk factors. Crit Care Med. 2003;31(5):1394-8.

17. Russell JA. Vasopressor therapy in critically ill patients with shock. Intensive Care Med. 2019;45(11):1503-17.

18. De Backer D, Creteur J, Silva E, Vincent JL. Effects of dopamine, norepinephrine, and epinephrine on the splanchnic circulation in septic shock: which is best? Crit Care Med. 2003;31(6):1659-67.

19. Menich BE, Miano TA, Patel GP, Hammond DA. Norepinephrine and vasopressin compared with norepinephrine and epinephrine in adults with septic shock. Ann Pharmacother. 2019;53(9):877-85.

20. Rygard SL, Butler E, Granholm A, Moller MH, Cohen J, Finfer S et al. Low-dose corticosteroids for adult patients with septic shock: a systematic review with meta-analysis and trial sequential analysis. Intensive Care Med. 2018, 44(7):1003-16.

21. Rochwerg B, Oczkowski SJ, Siemieniuk RAC, Agoritsas T, Belley-Cote E, D'Aragon F et al. Corticosteroids in sepsis: an updated systematic review and meta-analysis. Crit Care Med. 2018;46(9):1411-20.

22. Annane D, Renault A, Brun-Buisson C, Megarbane B, Quenot JP, Siami S et al. Hydrocortisone plus Fludrocortisone for Adults with Septic Shock. N Engl J Med. 2018;378(9):809-18.

23. Jaber S, Paugam C, Futier E, Lefrant JY, Lasocki S, Lescot T et al. Sodium bicarbonate therapy for patients with severe metabolic acidaemia in the intensive care unit (BICAR-ICU): a multicentre, open-label, randomised controlled, phase 3 trial. Lancet. 2018;392(10141):31-40.

24. Tandukar S, Palevsky PM. Continuous renal replacement therapy: who, when, why, and how. Chest 2019;155(3):626-38.

25. Schortgen F, Clabault K, Katsahian S, Devaquet J, Mercat A, Deye N et al. Fever control using external cooling in septic shock: a randomized controlled trial. Am J Respir Crit Care Med. 2012;185(10):1088-95.

26. Andrews PJ, Sinclair HL, Rodriguez A, Harris BA, Battison CG, Rhodes JK et al. Hypothermia for Intracranial Hypertension after Traumatic Brain Injury. N Engl J Med. 2015;373(25):2403-12.

27. Mourvillier B, Tubach F, van de Beek D, Garot D, Pichon N, Georges H et al. Induced hypothermia in severe bacterial meningitis: a randomized clinical trial. JAMA. 2013;310(20):2174-83.

28. Itenov TS, Johansen ME, Bestle M, Thormar K, Hein L, Gyldensted L et al. Induced hypothermia in patients with septic shock and respiratory failure (CASS): a randomised, controlled, open-label trial. Lancet Respir Med. 2018;6(3):183-92.

29. Levin RL, Degrange MA, Bruno GF, Del Mazo CD, Taborda DJ, Griotti JJ et al. Methylene blue reduces mortality and morbidity in vasoplegic patients after cardiac surgery. Ann Thorac Surg. 2004;77(2):496-9.

30. Marik PE, Khangoora V, Rivera R, Hooper MH, Catravas J. Hydrocortisone, vitamin C, and thiamine for the treatment of severe sepsis and septic shock: a retrospective before-after study. Chest. 2017;151(6):1229-38.

31. Hwang SY, Ryoo SM, Park JE, Jo YH, Jang DH, Suh GJ et al. Combination therapy of vitamin C and thiamine for septic shock: a multi-centre, double-blinded randomized, controlled study. Intensive Care Med. 2020;46(11):2015-25.

32. Fowler AA, Truwit JD, Hite RD, Morris PE, DeWilde C, Priday A et al. Effect of vitamin C infusion on organ failure and biomarkers of inflammation and vascular injury in patients with sepsis and severe acute respiratory failure: the CITRIS-ALI Randomized Clinical Trial. JAMA. 2019;322(13):1261-70.

33. Fujii T, Luethi N, Young PJ, Frei DR, Eastwood GM, French CJ et al. Effect of vitamin C, hydrocortisone, and thiamine vs hydrocortisone alone on time alive and free of vasopressor support among patients with septic shock: the VITAMINS Randomized Clinical Trial. JAMA. 2020;323(5):423-31.

35

Membrana de Oxigenação Extracorpórea
Componentes do Circuito, Modalidades, Indicações e Fisiologia

Pedro Paulo Zanella do Amaral Campos
Bruno de Arruda Bravim
Thiago Domingos Corrêa

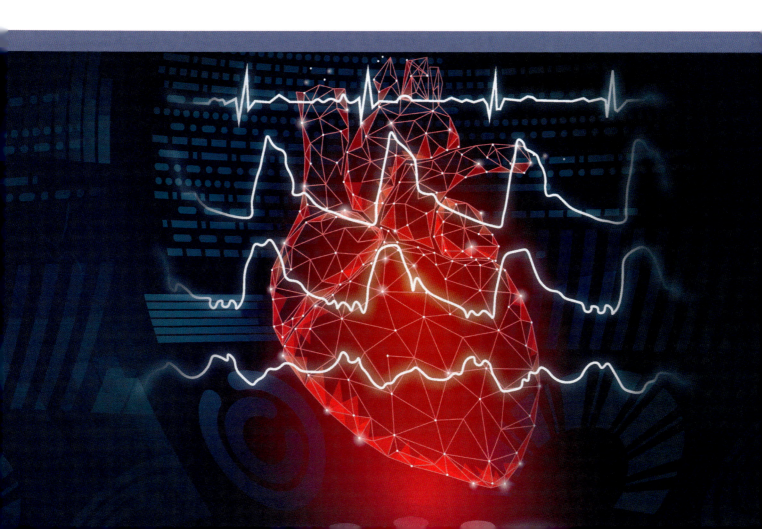

DESTAQUES

- Membrana de oxigenação extracorpórea é um dispositivo de suporte de vida extracorpóreo temporário, indicado em casos de falência pulmonar e/ou falência cardíaca refratárias ao tratamento clínico otimizado;
- Existem duas modalidades principais de membrana de oxigenação extracorpórea, a venovenosa, indicada em casos de insuficiência respiratória aguda hipoxêmica ou hipercápnica refratária, e a venoarterial, para choque cardiogênico refratário;
- Membrana de oxigenação extracorpórea não é uma terapia definitiva, mas uma ponte para recuperação do órgão-alvo, transplante e dispositivo de longa duração;
- Membrana de oxigenação extracorpórea venovenosa está indicada quando a mortalidade esperada é ≥ 80% (síndrome do desconforto respiratório agudo grave, com $PaO_2/FIO_2 < 100$, com $FIO_2 > 90\%$ e/ou escore de Murray ≥ 3, com tratamento otimizado por 6 horas, ou $PaO_2/FIO_2 < 80$, com $FIO_2 > 80\%$, por mais de 3 horas), sem contraindicações e com parâmetros de ventilação de estratégia protetora;
- Membrana de oxigenação extracorpórea venoarterial está indicada no choque cardiogênico refratário sob o uso de, no mínimo, dois inotrópicos em doses otimizadas, persistência de hipoperfusão tecidual com ressuscitação hemodinâmica adequada e/ou falência com balão intra-aórtico e sem contraindicações. A modalidade também pode ser indicada em parada cardiorrespiratória (ressuscitação cardiopulmonar com membrana de oxigenação extracorpórea) com ritmo inicial chocável, refratária à ressuscitação cardiopulmonar de qualidade e causa presumidamente reversível;
- Por se tratar de terapia de alta complexidade e com complicações potencialmente fatais, a seleção do paciente ideal é fundamental e deve ser realizada preferencialmente em centros de referência que dispõem de time de membrana de oxigenação extracorpórea multidisciplinar.

INTRODUÇÃO

Membrana de oxigenação extracorpórea (ECMO, do inglês *extracorporeal membrane oxygenation*) é um dispositivo utilizado como suporte de vida extracorpóreo (ECLS, do inglês *extracorporeal life support*) temporário, indicado em casos de falência pulmonar[1-4] e/ou cardíaca[1,5-16] refratária ao tratamento clínico. Existem duas modalidades principais: venovenosa (ECMO V-V), com capacidade para suporte pulmonar em casos de insuficiência respiratória aguda (IRpA); e venoarterial (ECMO V-A), capaz de prover suporte cardíaco associado ou não ao suporte pulmonar.

A primeira utilização de um ECLS na prática clínica foi relatada em 1954, em cirurgia cardíaca.[17] Já o primeiro relato do uso da ECMO, na literatura, foi em 1972, em paciente com síndrome do desconforto respiratório agudo (SDRA) por politrauma.[18] O primeiro estudo clínico randomizado (RCT, do inglês *randomized controlled trial*) com ECMO foi publicado em 1979, como terapia de resgate para

para casos de IRpA grave.[4] Esse RCT tratou-se de estudo multicêntrico que não demonstrou aumento na sobrevida de pacientes que utilizaram ECMO. No entanto, avanços tecnológicos melhoraram significativamente os equipamentos, sua vida útil e os desfechos clínicos.[19] Alguns desses avanços ocorreram com a utilização da membrana de oxigenação de polimetilpenteno e de bombas centrífugas, que reduziram a incidência de falência da membrana e ruptura do sistema, respectivamente. Já o advento dos circuitos revestidos reduziu a interação dos elementos figurados do sangue com os componentes do sistema extracorpóreo, assim como a necessidade de altas doses de heparina nos circuitos.

A utilização da ECMO tem crescido exponencialmente desde 2009 em virtude da pandemia do vírus H1N1[20] e a publicação do estudo CESAR,[3] RCT que avaliou o emprego de ECMO V-V em casos de IRpA. Atualmente, a pandemia causada pelo novo coronavírus (SARS-CoV-2) resultou em novo incremento na necessidade da ECMO.[21-25] Apesar do constante aumento do número de hospitais que dispõem de ECLS,[26] estudos demonstram redução na mortalidade dos pacientes tratados em centros de referência,[27] em locais com maior volume de ECMO por ano[28] e com time de ECMO multidisciplinar para o manejo desses doentes.[29] Educação continuada também tem papel fundamental na qualidade do cuidado, aprimorando as habilidades técnicas e comportamentais necessárias para essa terapia de alta complexidade.[30-33] O manejo da ECMO e suas complicações são temas abordados neste capítulo.

COMPONENTES DO CIRCUITO DA MEMBRANA DE OXIGENAÇÃO EXTRACORPÓREA

Basicamente, o circuito da ECMO é composto por uma cânula de drenagem, bomba de propulsão de sangue, console, oxigenador, fluxo de gás fresco, misturador de gases (*blender*), cânula de retorno do sangue, sensores de fluxo e pressão, sistema de controle de temperatura com capacidade de aquecimento ou resfriamento do sangue e portas de acesso arterial e venoso para coleta de sangue no circuito (Figuras 35.1 e 35.2).[34]

Bomba de propulsão

A bomba de propulsão auxilia na drenagem do sangue para o sistema extracorpóreo e impulsiona o sangue, gerando fluxo do paciente para a membrana oxigenadora.[35] Existem dois tipos de bombas de propulsão: a de rolete e a centrífuga.[35] A bomba de rolete funciona com compressões progressivas em uma área específica do sistema, proporcionando fluxo sanguíneo contínuo e unidirecional.[34] A bomba centrífuga utiliza um campo magnético criado pela rotação de um eixo acoplado a um disco e também gera fluxo sanguíneo contínuo e unidirecional.[34] O console é a interface da bomba de propulsão, no qual o fluxo do sistema é ajustado, alterando as rotações por minuto.

Todas as bombas de propulsão dispõem de dois dispositivos de segurança: a bateria e a manivela.[34-36] Esses dispositivos garantem o funcionamento do circuito em situações de interrupção da energia elétrica e para transporte; no caso da bateria falhar; a manivela garante o funcionamento manual da bomba, ou caso ocorra pane no console.[35,36]

Oxigenador

O oxigenador é formado por duas câmaras separadas por uma membrana semipermeável, que é a membrana de oxigenação. Ela separa o fluxo de sangue do fluxo de gás fresco, e, por difusão dos gases, oxigena e descarboxila o sangue (Figura 35.3).[37] As membranas de polimetilpenteno são mais eficientes e com maior durabilidade com relação as de silicone ou polipropileno. O fluxo de gás fresco é composto por uma mistura de gases. Pode-se ajustar à porcentagem de oxigênio desta mistura por meio do misturador de gases (*blender*), regulando a fração entregue de oxigênio pela membrana (FmO$_2$) de 0,21 a 1.[37]

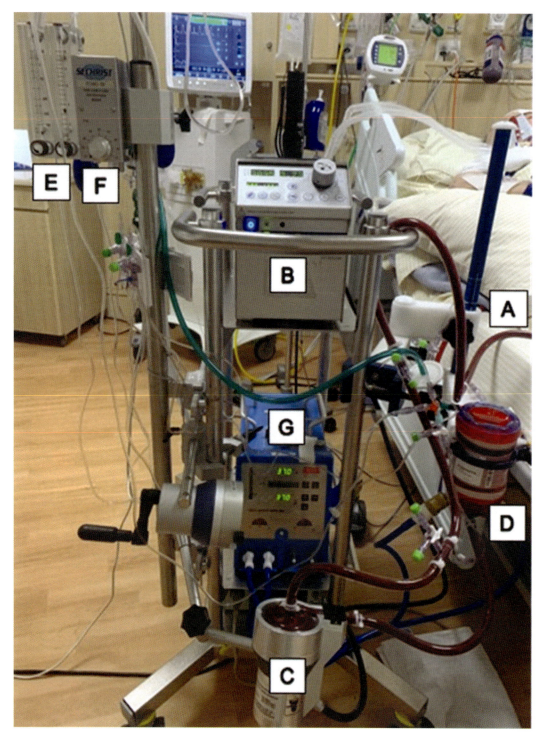

■ **FIGURA 35.1** Membrana de oxigenação extracorpórea (ECMO). (A) cânulas; (B) console; (C) bomba de propulsão; (D) membrana oxigenadora; (E) fluxo de gás fresco; (F) misturador de gases (*blender*); (G) controlador de temperatura (aquecedor e resfriador).

Fonte: Acervo do autor.

MEMBRANA DE OXIGENAÇÃO EXTRACORPÓREA – COMPONENTES DO CIRCUITO... 485

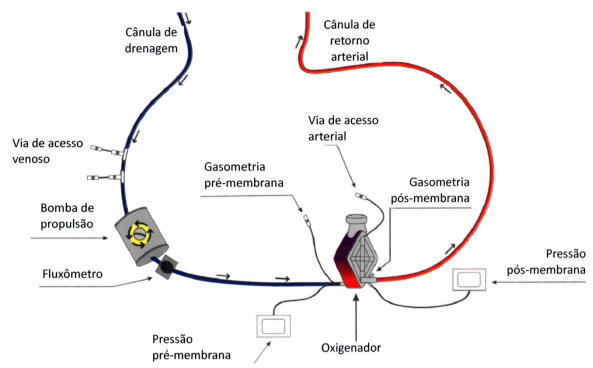

■ **FIGURA 35.2** Componentes de um circuito-padrão da ECMO. O sangue venoso é removido do paciente através da cânula de drenagem e bombeado (bomba de propulsão) para o oxigenador. Após passar pelo oxigenador, onde está localizada a membrana de oxigenação, o sangue é devolvido para o paciente através de uma artéria (ECMO V-A) ou uma veia (ECMO V-V). Existem vias de acesso localizadas ao longo do circuito da ECMO (pontos de acesso venoso e arterial) para infusão de medicações, fluídos e coleta de exames laboratoriais, além de sensores de pressão (pré-membrana e pós-membrana) e de fluxo.

Fonte: Chaves RC, et al.: Extracorporeal membrane oxygenation: a literature review. Rev Bras Ter Intensiva. 2019.

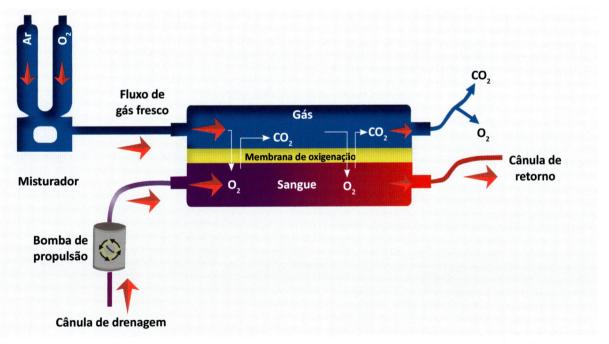

■ **FIGURA 35.3** Oxigenador e membrana de oxigenação. O oxigenador consiste em um recipiente com duas câmaras separadas por uma membrana semipermeável, a membrana de oxigenação. Enquanto o sangue flui por uma câmara, uma mistura gasosa, denominada fluxo de gás fresco, flui pela outra. É através da membrana de oxigenação que ocorre a difusão dos gases entre o sangue e o fluxo de gás fresco, possibilitando a oxigenação do sangue venoso e a remoção do dióxido de carbono. A composição da mistura gasosa no fluxo de gás fresco é determinada ajustando-se, no misturador de gases (*blender*), a FmO_2.

CO_2: dióxido de carbono; O_2: oxigênio.

Fonte: Chaves RC, et al.: Extracorporeal membrane oxygenation: a literature review. Rev Bras Ter Intensiva. 2019.

A pressão parcial de oxigênio no sangue pós-membrana (PO$_2$ pós-membrana) é diretamente proporcional à concentração de oxigênio no fluxo de gás fresco (FmO$_2$) e ao fluxo de sangue passando na membrana, que é o fluxo da ECMO (Q$_{ECMO}$).[37] Portanto, para aumentar a PO$_2$ pós-membrana, pode-se aumentar o Q$_{ECMO}$ ou o FmO$_2$. A pressão arterial de dióxido de carbono no sangue pós-membrana (PCO$_2$ pós-membrana) é inversamente proporcional ao fluxo de gás fresco.[37] Ao reduzir o fluxo de gás fresco, a difusão de dióxido de carbono (CO$_2$) é reduzida, e a PCO$_2$ pós-membrana aumenta.

MODALIDADES DA MEMBRANA DE OXIGENAÇÃO EXTRACORPÓREA E ACESSO VASCULAR

As duas principais modalidades da ECMO são ECMO V-V (Figura 33.4) ou ECMO V-A (Figura 33.5). São necessárias duas vias de acesso vascular, uma para drenagem, outra para retorno do sangue ao paciente (Figuras 35.4 e 35.5). No caso da ECMO V-V, a extremidade da via de drenagem e de retorno estão em veias centrais, já no caso da ECMO V-A, a extremidade da

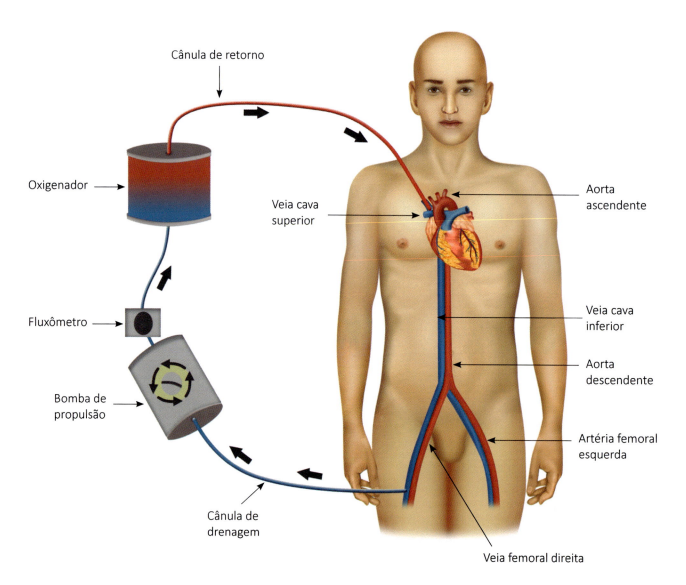

■ **FIGURA 35.4** Circuito da ECMO V-V. Sangue é drenado da veia cava inferior através da canulação da veia femoral direita. O sangue passa pela bomba de propulsão, pela membrana de oxigenação e retorna para a veia cava superior através da canulação da veia jugular interna direita.

Fonte: Chaves RC, *et al.*: Extracorporeal membrane oxygenation: a literature review. Rev Bras Ter Intensiva. 2019.

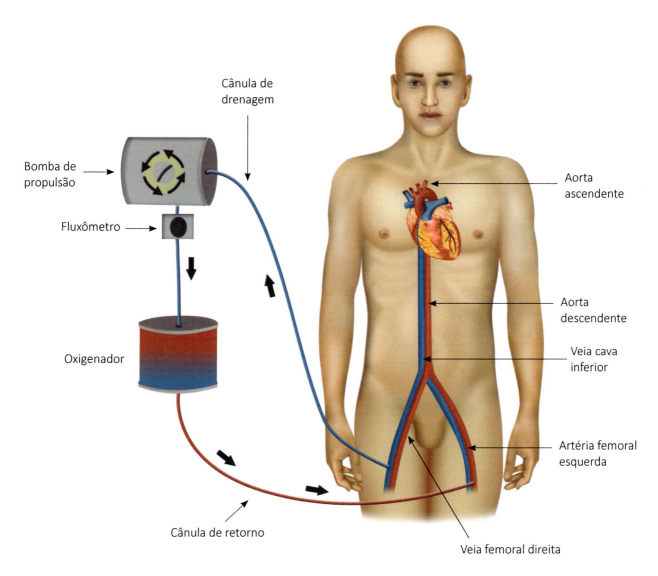

FIGURA 35.5 Circuito da ECMO V-A. Sangue é drenado da veia cava inferior através da canulação da veia femoral direita. O sangue passa pela bomba de propulsão, pela membrana de oxigenação e retorna para a aorta descendente com fluxo retrógrado através da canulação da artéria femoral esquerda.

Fonte: Chaves RC, *et al.*: Extracorporeal membrane oxygenation: a literature review. Rev Bras Ter Intensiva. 2019.

via de drenagem está em uma veia central, enquanto a extremidade da via de retorno em uma artéria central.

Os acessos vasculares podem ser realizados por via percutânea pela técnica de Seldinger, guiados por ultrassonografia ou via cirúrgica.[38] São centrais quando realizados por toracotomia ou esternotomia para canulação de átrio direito e aorta, ou são perifericos, com a canulação realizada a canulação por punção de vasos centrais.[38] O posicionamento correto das cânulas pode ser verificado com radiografia, ultrassonografia ou radioscopia. A confirmação da posição das cânulas é muito importante para prevenir complicações, como limitação do fluxo de sangue por colabamento do vaso, formação de trombos, tamponamento cardíaco, danos estruturais no miocárdio e complicação exclusiva da ECMO V-V que é o fenômeno de recirculação.

O fenômeno de recirculação ocorre na drenagem do sangue oxigenado, que foi infundido na circulação venosa pela cânula de retorno, sem que este sangue passe para a circulação sistêmica.[36,39] O fenômeno reduz a eficiência do suporte, e, para ser mitigado, a cânula de drenagem venosa femoral deve ser posicionada no nível da veia cava inferior supra-hepática, e a cânula de infusão deve ser alocada na transição da veia cava superior com o átrio direito, com uma distância mínima entre as cânulas de 10 cm.[36,39]

As cânulas podem ser plásticas ou aramadas. As aramadas são as mais empregadas por serem mais rígidas, dificultando sua angulação durante a mobilização do paciente. Em adultos, as cânulas para drenagem venosa mais utilizadas são multiperfuradas na extremidade distal, têm 50 a 70 cm de comprimento e diâmetro de 19 a 25 french (Fr). O diâmetro da cânula de drenagem é um fator importante no fluxo sanguíneo da ECMO. Quanto maior o diâmetro, menor a resistência ao fluxo sanguíneo, o que possibilita fluxo maior.[35,37,38] Já as cânulas das artérias são menores para reduzir o risco de isquemia de membros e contêm um orifício distal associado ou não a orifícios laterais, com 20 a 40 cm de comprimento e diâmetro de 17 a 22 Fr.[35,37,38]

Uma canulação muito comum na ECMO V-V é a cânula de drenagem inserida na veia femoral e a cânula de retorno alocada na veia jugular interna direita (Figura 35.3).[38,40] Outras possibilidades são: cânula de drenagem na veia jugular interna direita e a de retorno na veia femoral, bem como cânulas de drenagem e retorno nas veias femorais direita e esquerda.[38,40] Atualmente, a cânula duplo lúmen possibilita a via de drenagem e retorno pelo mesmo acesso venoso, o que facilita a mobilização e a reabilitação do paciente.[38,40] No entanto, a cânula duplo lúmen ainda não está disponível no Brasil.

Na ECMO V-A central, a cânula de drenagem é inserida no átrio direito e a de retorno na aorta ascendente.[38] Já nas canulações periféricas, a via de drenagem pode ser na veia femoral ou jugular interna e a de retorno nas artérias femoral (Figura 35.5), axilar e carótida.[38] Na canulação periférica com via de retorno na artéria femoral, a perfusão sistêmica ocorre de forma retrógrada.

INDICAÇÕES DA MEMBRANA DE OXIGENAÇÃO EXTRACORPÓREA

As indicações clássicas da ECMO estão descritas na Tabela 35.1. Resumem-se, basicamente, em:[3,36,41-44]

- Insuficiência respiratória hipoxêmica e/ou hipercápnica;
- Choque cardiogênico;
- Parada cardiorrespiratória (PCR).

Tabela 35.1 Indicações da ECMO.

Insuficiência respiratória hipoxêmica[45,46]

$PaO_2/FiO_2 < 100$, com $FiO_2 > 90\%$ e/ou escore de Murray 3 ou 4 por mais de 6 h

$PaO_2/FiO_2 < 80$, com $FiO_2 > 80\%$ por mais de 3 h

Ponte para transplante pulmonar

Insuficiência respiratória hipercápnica

$pH \leq 7,20$, com FR de 35 rpm, volume corrente de 4 a 6 mL/kg de peso predito e $PD \leq 15$ cmH_2O

Ponte para transplante pulmonar

Insuficiência cardíaca[47]

Choque cardiogênico associado a infarto agudo do miocárdio

Miocardite fulminante

Depressão miocárdica associada à sepse

Ressuscitação cardiopulmonar extracorpórea

Choque cardiogênico pós-cardiotomia ou pós-transplante cardíaco

Falência de enxerto pós-transplante cardíaco

Ponte para implantação de dispositivo de assistência ventricular

Ponte para transplante cardíaco

FiO₂: fração inspirada de oxigênio; **FR**: frequência respiratória; **PaO₂**: pressão parcial arterial de oxigênio; **PD**: pressão de distensão.

ECMO V-V é indicada como um ECLS temporário em casos de IRpA hipoxêmica e/ou hipercápnica, com função cardíaca preservada ou pouco reduzida (Figura 35.3). Já a ECMO V-A está indicada em falência cardíaca associado ou não à disfunção respiratória concomitante (Figura 35.4). Os principais estudos clínicos randomizados (RCT) que avaliam o uso da ECMO V-V em SDRA estão descritos na Tabela 35.2. Já as evidências para ECMO V-A são basicamente de estudos observacionais, em sua maioria com choque cardiogênico decorrente de infarto agudo do miocárdio, miocardite fulminante e PCR intra-hospitalar, descritos na Tabela 35.3.

Tabela 35.2 Principais estudos do uso da ECMO V-V em pacientes com síndrome do desconforto respiratório agudo.

Autor, ano	N	Delineamento	Critérios de inclusão	Critérios de exclusão	Desfecho primário	Principais achados	Considerações
Combes, 2018[48] EOLIA *trial*	249	Ensaio clínico multicêntrico, internacional, randomizado e controlado	1. Paciente intubado em VM < 7 dias 2. PaO_2/FiO_2 < 50 mmHg por > 3 h ou PaO_2/FiO_2 < 80 mmHg por > 6 h ou pH arterial < 7,25 com $PaCO_2$ ≥ 60 mmHg > 6h 3. VM otimizada* 4. Idade > 18 anos	1. Gestantes 2. IMC > 45 3. Insuficiência respiratória crônica 4. Indicação de ECMO-VA 5. Histórico de TIH 6. Câncer avançado 7. Pacientes moribundos 8. Coma após PCR 9. Lesão neurológica não reversível 10. Pacientes paliativos	Mortalidade em 60 dias de 35% (44/124 pacientes) no grupo ECMO e 46% (57/125 pacientes) no grupo controle (RR 0,76; IC 95%, 0,55-1,04; p = 0,09	1. Grupo ECMO apresentou maior incidência de: trombocitopenia grave e sangramento com necessidade de transfusão 2. Grupo ECMO teve menor incidência de AVCi, menor necessidade de terapia renal substitutiva, redução do volume corrente, pressão de platô e pressão de distensão	1. Interrupção precoce do estudo por futilidade 2. Taxa de recrutamento lento 3. Alta taxa de *crossover* (28%) do grupo controle para o grupo ECMO em virtude de hipoxemia refratária 4. Maior falência de tratamento em 60 dias no grupo controle
Peek, 2009[46] CESAR *trial*	180	Ensaio clínico multicêntrico, randomizado e controlado	1. 18 a 65 anos 2. Falência respiratória grave, mas potencialmente reversível 3. Escore de Murray ≥ 3,0 4. Hipercapnia não compensada 5. VM otimizada	1. PPI > 30 cmH_2O 2. FiO_2 > 80% 3. Tempo de VM ≥ 7 dias 4. Sangramento intracraniano 5. Contraindicação à heparinização 6. Limitação do suporte	Mortalidade 6 meses após a randomização ou antes da alta hospitalar de 37% (33/90) no grupo ECMO e 53% (46/87) no grupo controle (RR 0,69; IC 95%, 0,05 a 0,97; p = 0,03)	1. Transferência de pacientes com falência respiratória grave, mas potencialmente reversível, para centro de referência em ECMO demonstrou ser financeiramente efetiva e reduzir a mortalidade	1. Grupo controle não tem padronização dos parâmetros de VM 2. Dos 90 pacientes randomizados para receber ECMO, 22 não usaram o dispositivo
Morris, 1994[49]	40	Ensaio clínico, 2 centros, randomizado e controlado	1. PaO_2 < 50 mmHg por 2 h com FiO_2 = 100%, PEEP > 5 e $PaCO_2$ de 30-45 ou PaO_2 < 50 mmHg por 12 h com FiO_2 = 60%, PEEP ≥ 5 cmH_2O e $PaCO_2$ de 30-45 2. VM otimizada	1. Contraindicação à anticoagulação 2. POAP > 25 mmHg 3. Tempo de VM > 21 dias 4. Doença sistêmica grave, irreversível e sem perspectiva de tratamento	Sobrevida em 30 dias de 33% (7/21) no grupo ECMO e 42% (8/19) no grupo controle (p = 0,8)	1. Não recomenda ECMO a paciente com SDRA	1. Amostra pequena 2. Elevada taxa de mortalidade (62% dos pacientes foram a óbito) 3. Limitações técnicas inerente ao período do ensaio clínico 4. VM não protetora em ambos os grupos

(Continua)

Tabela 35.2 (Continuação) Principais estudos do uso da ECMO V-V em pacientes com síndrome do desconforto respiratório agudo.

Autor, ano	N	Delineamento	Critérios de inclusão	Critérios de exclusão	Desfecho primário	Principais achados	Considerações
Zapol, 1979[4]	90	Ensaio clínico multicêntrico, randomizado e controlado	1. PaO_2 < 50 mmHg, por mais de 2 h com FiO_2 100% e PEEP ≥ 5 cmH_2O ou PaO_2 < 50 mmHg por mais de 12 h com FiO_2 = 60% e PEEP ≥ 5 cmH_2O	1. 12 a 65 anos 2. Tempo da lesão pulmonar > 21 dias 3. POAP > 25 mmHg 4. Doença sistêmica grave, irreversível e sem perspectiva de tratamento	Sobrevida em 30 dias de 9,5% (4/42) no grupo ECMO e 8,3% (4/48) no grupo controle (sem diferença estatística significativa)	1. ECMO foi capaz de fornecer suporte respiratório, mas não aumentou a sobrevida em paciente com SDRA grave	1. Mortalidade em ambos os grupos superior a 90% 2. Limitações técnicas inerente ao período do ensaio clínico 3. VM não protetora em ambos os grupos

* Definida por FiO_2 ≥ 0,80, PEEP ≥ 10 cmH_2O e volume corrente de 6 mL/kg de peso predito. AVCi: acidente vascular cerebral isquêmico; Pressão de distensão: diferença de pressão entre pressão de platô e pressão positiva no final da expiração; FiO_2: fração inspirada de oxigênio; IC: intervalo de confiança; IMC: índice de massa corpórea; $PaCO_2$: pressão parcial arterial de dióxido de carbono; PaO_2: pressão parcial arterial de oxigênio; PEEP: pressão positiva no final da expiração; POAP: pressão de oclusão da artéria pulmonar; PPI: pressão de pico inspiratória; RR; risco relativo; SDRA: síndrome do desconforto respiratória agudo; TIH: trombocitopenia induzida pela heparina; VM: ventilação mecânica.

Tabela 35.3 Principais estudos da ECMO V-A em pacientes com choque cardiogênico refratário e/ou parada cardíaca intra-hospitalar.

Autor, ano	N	Delineamento	Critérios de inclusão	Critérios de exclusão	Desfecho primário	Principais achados	Conclusão
Dangers, 2017[7]	105	Análise retrospectiva, centro único	Pacientes que utilizaram ECMO V-A por choque cardiogênico com cardiomiopatia dilatada	1. Choque cardiogênico refratário decorrente de complicação de doença cardíaca aguda (infarto do miocárdio e miocardite) 2. Pacientes que utilizaram ECMO V-V	Descrição das características, desfechos e fatores de risco associado a piores desfechos em pacientes em ECMO V-A decorrente de choque cardiogênico	1. Sobrevida em 1 ano de 42% 2. Sobrevida em 1 ano de pacientes com SOFA pré-ECMO V-A < 7 foi de 52% 3. Sobrevida em 1 ano de pacientes com SOFA pré-ECMO V-A > 13 foi de 17% 4. 67% dos pacientes usaram BIA com ECMO V-A	1. ECMO V-A como ponte para dispositivo de assistência ventricular esquerda ou para transplante cardíaco deve ser considerada em pacientes com choque cardiogênico 2. ECMO V-A é mais bem indicada a pacientes com SOFA < 11
Rastan, 2010[14]	517	Estudo prospectivo observacional	Pacientes que utilizaram ECMO V-A por choque cardiogênico refratário pós cardiotomia	Não especificado	Identificar fatores de risco associados com desfechos hospitalares e desfechos no longo prazo	1. Sobrevida em 6 meses de 17,6% 2. Sobrevida em 1 ano de 16,5% 3. Sobrevida em 5 ano de 13,7% 4. Idade > 70 anos, diabetes, insuficiência renal prévia à cirurgia, obesidade, lactato > 4 mmol/L são fatores de risco para mortalidade hospitalar	ECMO V-A é uma opção aceitável para pacientes com choque cardiogênico refratário após cardiotomia

(Continua)

Tabela 35.3 (Continuação) Principais estudos da ECMO V-A em pacientes com choque cardiogênico refratário e/ou parada cardíaca intra-hospitalar.

Autor, ano	N	Delineamento	Critérios de inclusão	Critérios de exclusão	Desfecho primário	Principais achados	Conclusão
Sheu, 2010[15]	334	Estudo prospectivo, observacional, centro único	1. CATE primário em IAMCST com choque cardiogênico 2. Grupo 1 incluso de maio de 1993 a julho de 2002 3. Grupo 2 incluso de agosto de 2002 a dezembro de 2009 4. Choque cardiogênico refratário (PAS ≤ 75 mmHg, após BIA e dopamina > 60 mcg/kg/min) é canulado ECMO V-A na hemodinâmica para CATE assistido no grupo 2	Necessidade de cirurgia cardíaca	Mortalidade em 30 dias	Análise do subgrupo ECMO reduziu mortalidade em 30 dias, de 72% para 31,9%, nos pacientes com choque cardiogênico refratário no grupo com ECMO (grupo 1). RR de redução 45,8% de mortalidade em 30 dias	CATE primário assistido com ECMO reduziu significativamente a mortalidade em 30 dias no choque cardiogênico refratário por IAMCST, sugerindo seu uso de modo rotineiro
Chen, 2008[6]	172	Estudo prospectivo observacional, centro único. Pareamento realizado com escore de propensão	1. PCR intra-hospitalar 2. 18 a 75 anos 3. PCR com duração > 10 min	1. Doença neurológica irreversível prévia 2. Câncer em estágio terminal 3. Sangramento não controlado de origem traumática	Sobrevida após alta hospitalar no grupo ECMO de 28,8% (17/59) e 12,3% (14/113) no grupo controle (*log-rank* p < 0,0001)	1. Retorno à circulação espontânea foi maior no grupo ECMO 2. Sobrevida em 1 ano foi de 18,6% (11/59) no grupo ECMO 3. Sobrevida em 1 ano no grupo controle foi 9,7% (11/113)	ECMO V-A em PCR intra-hospitalar aumentou a sobrevida e melhorou desfechos neurológicos em comparação com RCP convencional
Combes, 2008[50]	81	Estudo retrospectivo	Pacientes que utilizaram ECMO V-A por choque cardiogênico refratário	1. Paciente em uso de ECMO V-V	Identificar precocemente preditores independentes de falha na ECMO e descrever o desfecho de pacientes em ECMO durante a internação na UTI	1. Variáveis associadas com o aumento da mortalidade: instalação da ECMO durante a PCR, disfunção hepática ou renal grave e sexo feminino 2. ECMO em virtude de miocardite fulminante foi associada a melhores desfechos	1. ECMO V-A em pacientes com choque cardiogênico refratário é efetiva no resgate em 40% dos pacientes 2. Sobrevida na UTI no grupo ECMO foi de 42% (34/81)

(Continua)

Tabela 35.3 (Continuação) Principais estudos da ECMO V-A em pacientes com choque cardiogênico refratário e/ou parada cardíaca intra-hospitalar.

Autor, ano	N	Delineamento	Critérios de inclusão	Critérios de exclusão	Desfecho primário	Principais achados	Conclusão
Pagani, 2001[51]	33	Não especificado	1. Sem contraindicação ao transplante cardíaco 2. < 66 anos 3. Choque cardiogênico refratário 4. Instabilidade hemodinâmica grave	1. Necessidade de ECMO V-A após falha no transplante 2. Uso eletivo e planejado da ECMO V-A para angioplastia coronariana	Avaliação da utilização da ECMO como ponto para LVAD e subsequente transplante em pacientes selecionados de alto risco	1. Amostra pequena 2. ECMO V-A é efetiva na estabilização inicial do paciente com choque cardiogênico refratário, mas a manutenção da ECMO V-A é associada com elevada taxa de complicações 3. A ECMO V-A em comparação com o LVAD tem menor custo, porém maior incidência de complicações	A estabilização inicial dos pacientes com choque cardiogênico refratário com a ECMO V-A como ponte para o LVAD ou para o transplante cardíaco está associado a melhores desfechos em 1 ano

BIA: balão intra-aórtico; **CATE:** cateterismo cardíaco; **IAMCST:** infarto agudo do miocárdio com supradesnivelamento do segmento ST; **LVAD:** dispositivo de assistência ventricular esquerda; **PAs:** pressão arterial sistólica; **RCP:** ressuscitação cardiopulmonar; **RR:** risco relativo; **SOFA:** Sequential Organ Failure Assessment Score.

INDICAÇÕES DA MEMBRANA DE OXIGENAÇÃO EXTRACORPÓREA VENOVENOSA

Conforme o *guideline* da *Extracorporeal Life Support Organization* (ELSO), ECMO V-V está indicada quando a mortalidade esperada for ≥ 80%:

- SDRA grave,[52] com PaO_2/FiO_2 < 100 e FIO_2 > 90% e/ou escore de Murray ≥ 3 (Tabela 35.4), apesar de tratamento otimizado por 6 horas e sem contraindicações.[44]

- PaO_2/FiO_2 < 80 com FiO_2 > 80% por mais que 3 horas;[53]

- Pode-se considerar essa terapia quando mortalidade ≥ 50%: PaO_2/FiO_2 < 150 com FiO_2 > 90% e/ou escore de Murray ≥ 2 (Tabela 35.4).[44]

Conforme o Consenso Brasileiro de Ventilação Mecânica, ECMO V-V está indicada em casos de insuficiência respiratória hipercápnica, quando:

- pH ≤ 7,20, com frequência respiratória > 35 respirações por minuto (rpm), volume corrente entre 4 e 6 mL/kg de peso predito pela altura e pressão de distensão ≤ 15 cmH_2O.[53]

Antes da indicação da ECMO, recomenda-se realizar terapias de resgate, como utilização de bloqueador neuromuscular (BNM) e/ou posição prona.[1,55-58] Melhores desfechos são obtidos quando a ECMO é iniciada nos primeiros 2 dias da insuficiência respiratória.[44] É importante ressaltar que essa terapia é ponte para recuperação do órgão ou para transplante pulmonar.

As condições patológicas que podem necessitar de ECMO V-V são: SDRA, fístula pleural de alto débito, contusão pulmonar, lesão pulmonar inalatória (aspiração do conteúdo gástrico, quase afogamento, lesão induzida por fumaça), crise asmática refratária grave, obstrução da via aérea, falência aguda do enxerto pulmonar, necessidade de intubação em paciente em fila de transplante pulmonar e proteinose alveolar.[44,59,60]

INDICAÇÃO DA MEMBRANA DE OXIGENAÇÃO EXTRACORPÓREA VENOARTERIAL

As indicações de ECMO V-A mais frequentes estão listadas a seguir:

- Choque cardiogênico refratário, com persistência de hipoperfusão tecidual, a despeito de ressuscitação hemodinâmica adequada com, no mínimo, dois inotrópicos em doses otimizadas, e/ou falência com balão intra-aórtico;[41]

- PCR, denominada ressuscitação cardiopulmonar com membrana de oxigenação extracorpórea (ECMO-CPR ou E-CPR)[6,10,12,16,60,61] para pacientes com PCR presenciada, refratária à ressuscitação cardiopulmonar (RCP) de qualidade iniciada imediatamente e sem retorno à circulação espontânea (ROSC), ou ROSC intermitente com PCR repetidas e ritmo inicial chocável.[6,12,16,60,61]

Tabela 35.4 Escore de Murray (escore de lesão pulmonar).					
Pontuação	0	1	2	3	4
Número de quadrantes com infiltrado alveolar na radiografia de tórax	0	1	2	3	4
Relação PaO_2/FiO_2	> 300	299-225	224-175	174-101	≤ 101
PEEP (cmH_2O)	≤ 5	6-8	9-11	12-14	≥ 15
Complacência pulmonar estática (mL/cmH_2O)	> 80	79-60	59-40	39-20	≤ 19

O escore é calculado somando o valor dos itens anteriores dividido pelo número de itens utilizados. Escore 0: sem lesão pulmonar; escore 1 a 2,5: lesão pulmonar leve a moderada; escore > 2,5: lesão pulmonar grave.

PEEP: pressão positiva no final da expiração.

Fonte: Adaptada de Murray *et al.*, 1988.[54]

As definições para PCR refratária variam de 10 a 30 minutos de RCP sem ROSC. No entanto, o tempo máximo de RCP para que o time de ECMO esteja no local para iniciar canulação é de aproximadamente 15 minutos.[6,12,16,60,61] A ECMO deve estar funcionando com, no máximo, 60 minutos de RCP.[6,12,16,60,61]

A causa presumível da PCR deve ser reversível, como infarto agudo do miocárdio, embolia pulmonar e miocardite, por exemplo. É essencial ausência de comorbidades maiores, e recomenda-se seu uso preferencialmente em menores de 70 anos; porém, a idade pode ser individualizada caso a caso.[6,12,16,60,61]

Em E-CPR, são canuladas veia femoral e artéria femoral para rápido acesso, possibilitando a manutenção da RCP. Alguns centros fora do Brasil dispõem de E-CPR em PCR extra-hospitalar.[60,61]

Algumas condições patológicas que podem requerer ECMO V-A são:[5,8,9,13-15,41,58,59,62-64]

- Após cardiotomia;
- Infarto agudo do miocárdio;
- Descompensação aguda da insuficiência cardíaca crônica;
- Tromboembolismo pulmonar maciço;
- Falência aguda do enxerto após transplante cardíaco;
- Miocardite fulminante;
- Cardiomiopatia periparto;
- *Overdose* de medicações cardiodepressoras;
- Choque séptico com disfunção miocárdica grave;
- Choque anafilático.

A ECMO é uma terapia indicada como ponte para decisão, recuperação, dispositivo de longa duração ou transplante cardíaco. Em poucos centros, fora do Brasil, a ECMO V-A é iniciada após diagnóstico de morte encefálica em um doador ou potencial doador de órgãos que evolui para choque refratário, com o objetivo de manter a perfusão dos órgãos viáveis.[65-67] A ECMO V-A também é utilizada, em pequeno número de países, no programa de doação de órgãos baseado no critério de parada cardíaca irreversível e morte circulatória.[68,69]

CONTRAINDICAÇÕES DA MEMBRANA DE OXIGENAÇÃO EXTRACORPÓREA

São poucas as contraindicações absolutas:

- Contraindicação à anticoagulação, como sangramento ativo ameaçador a vida;
- Doença terminal, inclusive cardíaca ou pulmonar, não candidata a transplante.[42,44]

A maioria das contraindicações é relativa, conforme o consenso da ELSO; no entanto, o risco-benefício da terapia deve ser individualizado[44] Algumas condições clínicas são associadas a piores desfechos, portanto consideradas contraindicações relativas:[42,44]

- Idade avançada;
- Disfunção neurológica grave;
- Transplante de medula óssea recente ou imunossupressão grave, incluindo imunossupressão farmacológica;
- Comorbidades, como cirrose avançada e obesidade mórbida, são fatores que devem ser considerados para avaliar risco-benefício.

No Brasil, trombocitopenia induzida pela heparina (TIH) é uma contraindicação absoluta, já que o mercado brasileiro não dispõe de inibidores diretos da trombina, como bivalirudina e argatroban. O limite de idade para indicar ECMO varia conforme a experiência dos centros, geralmente 65 a 70 anos, considerando que a idade é diretamente proporcional aos riscos da terapia.[59]

Contraindicações da membrana de oxigenação extracorpórea venovenosa

Algumas contraindicações relativas específicas da ECMO V-V são:[42,44,59]

- Ventilação mecânica (VM) prolongada (> 7 dias) com altas pressões e FiO_2 elevada;
- Hipertensão pulmonar crônica grave;
- Choque avançado com disfunções orgânicas;
- Depressão miocárdica grave associada à disfunção pulmonar, já que a ECMO V-V não é capaz de suprir a função cardíaca. Nesses casos, considerar implante de ECMO V-A.

Durante a pandemia causada pelo novo coronavírus (SARS-CoV-2), o tempo de VM prolongada foi alterado para mais de 10 dias no caso de COVID-19 no *guideline* da ELSO e considerada uma contraindicação absoluta nessa população específica.[70]

Contraindicações da membrana de oxigenação extracorpórea venoarterial

As contraindicações específicas da ECMO V-A são:[41]

- Insuficiência da valva aórtica grave;
- Dissecção de aorta;
- Choque avançado com disfunções orgânicas.

As contraindicações para E-CPR incluem:[71-73]

- PCR não presenciada;
- RCP por mais de 60 minutos antes do início da ECMO (canulação e iniciar o suporte);
- Ordens para não ressuscitar.

ESCORE PROGNÓSTICO

Na tentativa de estimar a sobrevida de pacientes em ECMO, alguns escores prognósticos foram criados para ajudar nas tomadas de decisões na prática clínica, como a descontinuação do suporte. Entre os diversos escores, serão descritos, a seguir, o escore *Respiratory Extracororeal Membrane Oxygenation Survival Prediction* (RESP) para ECMO V-V por IRpA[74] e o escore *Survival After Veno-arterial ECMO* (SAVE) para ECMO V-A por choque cardiogênico refratário.[75] Ambos avaliaram mortalidade de pacientes que já estavam em ECMO; portanto, não foram desenhados para pesar risco e benefício na indicação do ECLS.[74,75] Contudo, nos casos em que há alguma contraindicação relativa, essas ferramentas são utilizadas para tentar estimar prognóstico e ajudar na decisão da indicação do suporte extracorpóreo.

Escore Respiratory Extracorporeal Membrane Survival Prediction[74]

O escore RESP varia de (–)22 a 15, e quanto mais negativo o resultado, pior será o prognóstico. É dividido, ainda, em classe I a V e quanto maior a classe, menor a chance de sobrevida: classe I ($\geq$ 6 pontos) 92%; classe II (3 a 5 pontos) 76%; classe III (–1 a 2 pontos) 57%; classe IV (–5 a –2 pontos) 33%; classe V ($\leq$ –6 pontos) 18%. Na internet, existe uma calculadora *on-line* para aplicar este escore: www.respscore.com.[74]

Para o cálculo do escore, algumas variáveis são utilizadas, como idade, imunodeficiência, tempo de VM antes do início da ECMO, $PaCO_2$, pressão de pico inspiratória (PPI), grupo de diagnóstico da IRpA, disfunção neurológica e infecções não pulmonares agudas associadas. O uso de alguns fármacos, como BNM, oxido nítrico (NO) inalatório e bicarbonato, bem como parada cardíaca antes do início da ECMO também são itens avaliados.[74]

Na análise multivariada, pacientes com idades mais avançadas, PCR antes do início da ECMO, disfunções neurológica e renal, imunocomprometimento, infecção não pulmonar associada, uso de NO e bicarbonato, tempo prolongado de VM, níveis mais elevados de CO_2 e de pressão inspiratória são fatores de risco independentes para mortalidade hospitalar. Pneumonia bacteriana, viral ou aspirativa, asma, trauma, queimados e uso de BNM são fatores de proteção para mortalidade hospitalar.[74]

Escore Survival After Veno-arterial ECMO[75]

O escore SAVE foi desenvolvido para avaliar a sobrevida de paciente em ECMO V-A por choque cardiogênico refratário. Pacientes com E-CPR não foram incluídos no estudo. Sua pontuação varia de (–)35 a 17 e quanto mais negativo, pior o prognóstico. Escore SAVE é dividido em classes I a V e quanto maior a classe, menor a chance de sobrevida: classe I ($\geq$ 5 pontos) 72%; classe II (1 a 5 pontos) 58%; classe III (–4 a 0 pontos) 42%; classe IV (–9 a –5 pontos) 30%; classe V ($\leq$ –10 pontos) 18%. Na internet, existe uma calculadora *on-line* para aplicar este escore: www.save-score.com.[75]

As variáveis utilizadas para o cálculo do escore são: grupo diagnóstico do choque cardiogênico, idade, peso, falência orgânica pré-ECMO, falência renal crônica, tempo de VM pré-ECMO, PPI, PCR pré-ECMO, pressão arterial diastólica e pressão de pulso pré-ECMO, bem como administração de bicarbonato pré-ECMO.[75]

Em análise multivariada, falência renal crônica, ventilação mecânica mais prolongada, falências orgânicas agudas e PCR pré-ECMO, assim como cardiopatia congênita, baixa pressão de pulso e baixos níveis de bicarbonato sérico são fatores de risco independentes para mortalidade hospitalar.

ECMO NO BRASIL

Apesar do primeiro estudo randomizado sobre ECMO V-V em pacientes com SDRA ter sido publicado em 1979,[4] o Conselho Federal de Medicina (CFM) reconheceu ECMO como um procedimento não experimental de alto risco e complexidade apenas no ano de 2017, conforme o parecer CFM nº 42/2017.

O número de centros brasileiros registrados na ELSO está crescendo e, em julho de 2021, o Brasil tinha 27 centros cadastrados em 13 cidades.[76] A estimativa do custo dessa terapia por paciente no Brasil varia entre 10.000 e 30.000 dólares. Embora a ECMO seja um suporte de alto custo, estudos internacionais demonstram custo-efetividade quando indicada de forma correta e melhores desfechos quando a terapia extracorpórea ocorre em centros de referência em ECMO.[3]

FISIOLOGIA

ECMO é utilizada quando o coração ou o pulmão é incapaz de manter a relação oferta de oxigênio (DO_2) dividido pelo consumo de oxigênio (VO_2) menor que 2:1 ou quando as intervenções para manter essa relação são lesivas (p. ex., altos parâmetros na VM e farmácos vasoativos em doses altas).[77] Com a ECMO, é possível adequar a relação DO_2/VO_2 para uma faixa segura ($DO_2/VO_2 \geq 3:1$), possibilitando reduzir parâmetros ventilatórios para níveis protetores e reduzir as doses de farmácos vasoativos para recuperação do órgão.[77]

A capacidade máxima de oxigenação do sangue por uma membrada está relacionada com a área da membrana e do Q_{ECMO}.[77] Fluxos menores possibilitam o sangue passar pela membrana de um modo mais lento, obtendo consequentemente mais tempo para saturar as hemoglobinas por completo. A capacidade máxima de oxigenação de uma membrana é obtida no *rated flow*, que é o fluxo da ECMO no qual é obtido uma saturação pós-membrana de 95% em pacientes com hemoglobina (Hb) de 12 g/dL e saturação pré-mem-

brana de 70%.[77] Fluxos mais elevados que o *rated flow* reduzem a saturação pós-membrana, já que o sangue passa muito rápido pela membrana e as hemoglobinas não são consequentemente saturadas ao máximo. Caso a membrana seja perfundida com um fluxo menor que o *rated flow*, a quantidade de oxigênio entregue para o sangue, passando pela membrana, é o conteúdo de oxigênio pós-membrana menos o conteúdo de oxigênio pré-membrana, multiplicado pelo Q_{ECMO}.[77] O valor normal da diferença entre os conteúdos de oxigênio pós e pré-membrana é de 5 cc/dL.[77]

A quantidade de CO_2 trocada pela membrana será praticamente a mesma da capacidade de oxigenação, desde que a proporção Q_{ECMO} com fluxo de gás fresco seja 1:1.[77] A quantidade de CO_2 removida é a diferença entre o conteúdo de CO_2 pré-membrana e pós-membrana multiplicado pelo Q_{ECMO}.[77]

Fisiologia na membrana de oxigenação extracorpórea venovenosa

Na ECMO V-V, o sangue oxigenado pela ECMO é devolvido na circulação venosa e se mistura com o sangue venoso proveniente da circulação sistêmica, aumentando o conteúdo de O_2 e reduzindo o conteúdo de CO_2 no átrio direito. O conteúdo de O_2 e de CO_2 no sangue arterial do paciente decorrerá da mistura do sangue do ventrículo direito (VD) (sangue proveniente da ECMO e da circulação sistêmica) e do sangue proveniente do pulmão nativo.

A hemodinâmica durante a ECMO V-V não é afetada pelo circuito, já que a mesma quantidade de sangue que é drenada do sistema venoso é reinfundida nele. Como a ECMO V-V não contempla suporte cardíaco, para manter uma relação $DO_2/VO_2 \geq 3$ é necessária função cardíaca normal, assim como níveis adequados de Hb.[77]

Apesar da ECMO V-V não ter efeitos diretos na hemodinâmica, a função miocárdica e o débito cardíaco melhoram durante o suporte. A redução das pressões na VM diminui a pós-carga do VD e, concomitantemente com a redução da resistência vascular pulmonar secundária à resolução da hipoxemia, melhora a função do VD. Saturações de O_2 mais elevadas no ventrículo esquerdo (VE) resultam em aumento da oxigenação miocárdica, reduzindo a depressão miocárdica induzida pela hipóxia.[77]

Fisiologia na membrana de oxigenação extracorpórea venoarterial

Durante o suporte parcial da ECMO V-A, sangue oxigenado da ECMO mistura-se com sangue proveniente do pulmão nativo, que é ejetado pelo VE na aorta. Portanto, a quantidade de O_2 e CO_2 no sangue arterial do paciente será o resultado da mistura do sangue proveniente da ECMO e do pulmão nativo. O mesmo aplica-se para o fluxo sanguíneo sistêmico, que é resultante do Q_{ECMO} somado ao fluxo do débito cardíaco nativo. Assim, a ECMO V-A aumenta a DO_2 sistêmica por aumentar o fluxo sanguíneo e o conteúdo arterial de oxigênio sistêmicos, além de melhorar a pressão arterial por resultar em um fluxo maior de sangue em vasos de resistência.[77]

Em suporte total da ECMO V-A, o Q_{ECMO} corresponde a 100% do retorno venoso, modificando o contorno de pulso na linha arterial, que é pulsátil, para uma linha reta, não pulsátil.[77] A ausência do contorno de pulso na linha arterial significa que o coração está sem ejeção ventricular, o que pode causar a formação de trombos nos vasos pulmonares e intracavitários, mesmo com anticoagulação sistêmica, em virtude da estagnação sanguínea.[77] Para evitar essa complicação gravíssima, o Q_{ECMO} é ajustado em 80% do retorno venoso para manter um fluxo de 20% por coração e pulmão nativo. Na prática, essa porcentagem de fluxo de sangue para circular pelo coração e pulmão é obtida com uma pressão de pulso $\geq$ 10 a 15 mmHg.[77]

Na ECMO V-A periférica, o fluxo retrógrado na aorta causa aumento da pós-carga do VE. Quando não há ejeção sanguínea pelo VE, o aumento da pós-carga pode resultar em edema pulmonar e distensão do VE.[77] Nesses casos, medidas devem ser tomadas para reduzir a distensão do VE, como associar BIA à ECMO, realizar septostomia, adicionar segunda cânula de infusão retornando para uma veia central (ECMO V-AV) ou converter em ECMO V-A central.[77]

CONSIDERAÇÕES FINAIS

ECMO é uma terapia de resgate temporária para suporte pulmonar e/ou cardíaco em pacientes com IRpA e/ou choque cardiogênico refratário aos tratamentos convencionais otimizados. Apesar de ser uma terapia salvadora, a seleção do paciente ideal é fundamental, já que não é isenta de riscos.

Para melhores desfechos, os pacientes em ECMO devem idealmente ser tratados em centros de referência. Por se tratar de uma terapia complexa e de alto risco, é fundamental o treinamento continuado e uma equipe multidisciplinar coesa para tratamento desses pacientes.

REFERÊNCIAS

1. Combes A et al. Extracorporeal membrane oxygenation for severe acute respiratory distress syndrome. N Engl J Med. 2018;378(21):1965-75.

2. Goligher EC et al. Extracorporeal membrane oxygenation for severe acute respiratory distress syndrome and posterior probability of mortality benefit in a Post Hoc Bayesian Analysis of a Randomized Clinical Trial. JAMA. 2018;320(21):2251-9.

3. Peek GJ et al. Efficacy and economic assessment of conventional ventilatory support versus extracorporeal membrane oxygenation for severe adult respiratory failure (CESAR): a multicentre randomised controlled trial. Lancet. 2009;374(9698):1351-63.

4. Zapol WM et al. Extracorporeal membrane oxygenation in severe acute respiratory failure. A randomized prospective study. JAMA. 1979;242(20):2193-6.

5. Biancari F et al. Meta-analysis of the outcome after postcardiotomy venoarterial extracorporeal membrane oxygenation in adult patients. J Cardiothorac Vasc Anesth. 2018;32(3):1175-82.

6. Chen YS et al. Cardiopulmonary resuscitation with assisted extracorporeal life-support versus conventional cardiopulmonary resuscitation in adults with in-hospital cardiac arrest: an observational study and propensity analysis. Lancet. 2008;372(9638):554-61.

7. Dangers L et al. Extracorporeal membrane oxygenation for acute decompensated heart failure. Crit Care Med. 2017;45(8):1359-66.

8. DeRoo SC et al. Extracorporeal membrane oxygenation for primary graft dysfunction after heart transplant. J Thorac Cardiovasc Surg. 2019;158(6):1576-84.e3.

9. Falk L, Hultman J, Broman LM. Extracorporeal membrane oxygenation for septic shock. Crit Care Med. 2019;47(8):1097-105.

10. Jaski BE et al. A 20-year experience with urgent percutaneous cardiopulmonary bypass for salvage of potential survivors of refractory cardiovascular collapse. J Thorac Cardiovasc Surg. 2010;139(3):753-7.e1-2.

11. Khorsandi M et al. Extra-corporeal membrane oxygenation for refractory cardiogenic shock after adult cardiac surgery: a systematic review and meta-analysis. J Cardiothorac Surg. 2017;12(1):55.

12. Lunz D et al. Extracorporeal membrane oxygenation for refractory cardiac arrest: a retrospective multicenter study. Intensive Care Med. 2020;46(5):973-82.

13. Mirabel M et al. Outcomes, long-term quality of life, and psychologic assessment of fulminant myocarditis patients rescued by mechanical circulatory support. Crit Care Med. 2011;39(5):1029-35.

14. Rastan AJ et al. Early and late outcomes of 517 consecutive adult patients treated with extracorporeal membrane oxygenation for refractory postcardiotomy cardiogenic shock. J Thorac Cardiovasc Surg. 2010;139(2):302-11.

15. Sheu JJ et al. Early extracorporeal membrane oxygenator-assisted primary percutaneous coronary intervention improved 30-day clinical outcomes in patients with ST-segment elevation myocardial infarction complicated with profound cardiogenic shock. Crit Care Med. 2010;38(9):1810-7.

16. Xie A et al. Venoarterial extracorporeal membrane oxygenation for cardiogenic shock and cardiac arrest: a meta-analysis. J Cardiothorac Vasc Anesth. 2015;29(3):637-45.

17. Gibbon JH Jr. Application of a mechanical heart and lung apparatus to cardiac surgery. Minn Med. 1954;37(3):171-85.

18. Hill JD et al. Prolonged extracorporeal oxygenation for acute post-traumatic respiratory failure (shock-lung syndrome). Use of the Bramson membrane lung. N Engl J Med. 1972;286(12):629-34.

19. Sauer CM et al. Extracorporeal membrane oxygenation use has increased by 433% in adults in the United States from 2006 to 2011. Asaio J. 2015;61(1):31-6.

20. Davies A et al. Extracorporeal membrane oxygenation for 2009 influenza A (H1N1) acute respiratory distress syndrome. JAMA. 2009;302(17):1888-95.

21. Jacobs JP et al. Extracorporeal membrane oxygenation in the treatment of severe pulmonary and cardiac compromise in COVID-19: experience with 32 patients. Asaio J. 2020;66(7):722-30.

22. Loforte A et al. Veno-venous extracorporeal membrane oxygenation support in COVID-19 respiratory distress syndrome: initial experience. Asaio J. 2020;66(7):734-8.

23. Osho AA et al. Veno-venous extracorporeal membrane oxygenation for respiratory failure in COVID-19 patients: early experience from a major Academic Medical Center in North America. Ann Surg. 2020;272(2):e75-e78.

24. Zeng Y et al. Prognosis when using extracorporeal membrane oxygenation (ECMO) for critically ill COVID-19 patients in China: a retrospective case series. Crit Care. 2020;24(1):148.

25. Barbaro RP et al. Extracorporeal membrane oxygenation support in COVID-19: an international cohort study of the Extracorporeal Life Support Organization registry. Lancet. 2020;396(10257):1071-8.

26. Extracorporeal Life Support Organization. ECLS Registry Report: International Summary. 2020. Disponível em: https://www.elso.org/Registry/Statistics/InternationalSummary.aspx. Acesso em: 31 mar 2022.

27. Noah MA et al. Referral to an extracorporeal membrane oxygenation center and mortality among patients with severe 2009 influenza A(H1N1). JAMA. 2011;306(15):1659-68.

28. Barbaro RP et al. Association of hospital-level volume of extracorporeal membrane oxygenation cases and mortality. Analysis of the extracorporeal life support organization registry. Am J Respir Crit Care Med. 2015;191(8):894-901.

29. Dalia AA et al. Extracorporeal membrane oxygenation is a team sport: institutional survival benefits of a formalized ECMO team. J Cardiothorac Vasc Anesth. 2019; 33(4):902-7.

30. Anderson JM et al. Simulating extracorporeal membrane oxygenation emergencies to improve human performance. Part II: assessment of technical and behavioral skills. Simul Healthc. 2006;1(4):228-32.

31. Chan SY et al. Prospective assessment of novice learners in a simulation-based extracorporeal membrane oxygenation (ECMO) education program. Pediatr Cardiol. 2013;34(3):543-52.

32. Fehr JJ et al. Simulation-based assessment of ECMO clinical specialists. Simul Healthc. 2016;11(3):194-9.

33. Johnston L et al. Education for ECMO providers: using education science to bridge the gap between clinical and educational expertise. Semin Perinatol. 2018;42(2):138-46.

34. Squiers JJ et al. Contemporary extracorporeal membrane oxygenation therapy in adults: fundamental principles and systematic review of the evidence. J Thorac Cardiovasc Surg. 2016;152(1):20-32.

35. Allen S et al. A review of the fundamental principles and evidence base in the use of extracorporeal membrane oxygenation (ECMO) in critically ill adult patients. J Intensive Care Med. 2011;26(1):13-26.

36. Extracorporeal Life Supporte Organization (ELSO). General guidelines for all ECLS cases. 2017 August 2017 [cited 2020 02 julho]; version 1.4.

37. Brodie D et al. Extracorporeal membrane oxygenation for ARDS in adults. N Engl J Med. 2011;365(20):1905-14.

38. Pavlushkov E et al. Cannulation techniques for extracorporeal life support. Ann Transl Med. 2017;5(4):70.

39. Abrams D et al. Recirculation in venovenous extracorporeal membrane oxygenation. Asaio J. 2015;61(2):115-21.

40. Rich PB et al. A prospective comparison of atrio-femoral and femoro-atrial flow in adult venovenous extracorporeal life support. J Thorac Cardiovasc Surg. 1998;116(4):628-32.

41. Extracorporeal Life Supporte Organization (ELSO). ELSO Adult Cardiac Failure Supplement to the ELSO General Guidelines (ELSO website). 2013. Disponível em: https://www.elso.org/Portals/0/IGD/Archive/FileManager/e76ef78eabcusersshyerdocumentselsoguidelinesforadultcardiacfailure1.3.pdf. Acesso: 04 abr 2022.

42. Kulkarni T et al. Extracorporeal membrane oxygenation in adults: a practical guide for internists. Cleve Clin J Med. 2016;83(5):373-84.

43. MacLaren G et al. Contemporary extracorporeal membrane oxygenation for adult respiratory failure: life support in the new era. Intensive Care Med. 2012;38(2):210-20.

44. Extracorporeal Life Support Organization (ELSO). Guidelines for adult respiratory failure. 2017 August 2017 [cited 2020]; version 1.4.

45. Barbas CSV et al. Brazilian recommendations of mechanical ventilation 2013. Part 1. Rev Bras Ter Intensiva. 2014;26(2):89-121.

46. Peek GJ et al. Efficacy and economic assessment of conventional ventilatory support versus extracorporeal membrane oxygenation for severe adult respiratory failure (CESAR): a multicentre randomised controlled trial. Lancet. 2009;374(9698):1351-63.

47. Extracorporeal Life Support Organization (ELSO). ELSO Guidelines for Adult Respiratory Failure. Supplement to the ELSO General Guidelines. Version 1.3 December 2013 [Internet]. Disponível em: https://www.elso.org/Portals/0/IGD/Archive/FileManager/989d4d4d14cusersshyerdocumentselsoguidelinesforadultrespiratoryfailure1.3.pdf. Acesso em: 04 abr 2022.

48. Combes A et al. Extracorporeal membrane oxygenation for severe acute respiratory distress syndrome. N Engl J Med. 2018;378(21):1965-75.

49. Morris AH et al. Randomized clinical trial of pressure-controlled inverse ratio ventilation and extracorporeal CO_2 removal for adult respiratory distress syndrome. Am J Respir Crit Care Med. 1994;149(2 Pt 1):295-305.

50. Combes A et al. Outcomes and long-term quality-of-life of patients supported by extracorporeal membrane oxygenation for refractory cardiogenic shock. Crit Care Med. 2008;36(5):1404-11.

51. Pagani FD et al. The use of extracorporeal life support in adult patients with primary cardiac failure as a bridge to implantable left ventricular assist device. Ann Thorac Surg. 2001;71(3 Suppl):S77-81; discussion S82-5.

52. Force TADT. Acute Respiratory Distress Syndrome: The Berlin Definition. JAMA. 2012;307(23):2526-33.

53. Barbas CS et al. Brazilian recommendations of mechanical ventilation 2013. Part I. Rev Bras Ter Intensiva. 2014;26(2):89-121.

54. Murray JF et al. An expanded definition of the adult respiratory distress syndrome. Am Rev Respir Dis. 1988;138(3):720-3.

55. Guérin C et al. Prone positioning in severe acute respiratory distress syndrome. N Engl J Med. 2013;368(23):2159-68.

56. Munshi L et al. Prone position for acute respiratory distress syndrome. A systematic review and meta-analysis. Ann Am Thorac Soc. 2017;14(Suppl 4):S280-8.

57. Papazian L et al. Neuromuscular blockers in early acute respiratory distress syndrome. N Engl J Med. 2010;363(12):1107-16.

58. Marasco SF et al. Review of ECMO (extra corporeal membrane oxygenation) support in critically ill adult patients. Heart Lung Circ. 2008;17 (Suppl 4):S41-7.

59. Sidebotham D et al. Extracorporeal membrane oxygenation for treating severe cardiac and respiratory disease in adults: part 1–overview of extracorporeal membrane oxygenation. J Cardiothorac Vasc Anesth. 2009;23(6):886-92.

60. Hutin A et al. Early ECPR for out-of-hospital cardiac arrest: best practice in 2018. Resuscitation. 2018;130:44-8.

61. Ortega-Deballon I et al. Extracorporeal resuscitation for refractory out-of-hospital cardiac arrest in adults: a systematic review of international practices and outcomes. Resuscitation. 2016;101:12-20.

62. Agerstrand C et al. Extracorporeal membrane oxygenation for cardiopulmonary failure during pregnancy and postpartum. Ann Thorac Surg. 2016;102(3):774-9.

63. Daubin C et al. Extracorporeal life support in severe drug intoxication: a retrospective cohort study of seventeen cases. Crit Care. 2009;13(4):R138.

64. Diddle JW et al. Extracorporeal membrane oxygenation for the support of adults with acute myocarditis. Crit Care Med. 2015;43(5):1016-25.

65. Chang W. Extracorporeal life support in organ transplant donors. Korean J Thorac Cardiovasc Surg. 2018;51(5):328-32.

66. Dalle Ave AL et al. The ethics of extracorporeal membrane oxygenation in brain-dead potential organ donors. Transpl Int. 2016;29(5):612-8.

67. Hsieh CE et al. Extracorporeal membrane oxygenation support in potential organ donors for brain death determination. Transplant Proc. 2011;43(7):2495-8.

68. Kłosiewicz T et al. The role of extracorporeal membrane oxygenation in patients after irreversible cardiac arrest as potential organ donors. Kardiochir Torakochirurgia Pol. 2017;14(4):253-7.

69. Lazzeri C et al. The role of extracorporeal membrane oxygenation in donation after circulatory death. Minerva Anestesiol. 2014;80(11):1217-27.

70. Shekar K et al. Extracorporeal Life Support Organization COVID-19 Interim Guidelines. Asaio J. 2020.

71. Goto YA et al. Relationship between the duration of cardiopulmonary resuscitation and favorable neurological outcomes after out-of-hospital cardiac arrest: a prospective, nationwide, population-based cohort study. J Am Heart Assoc. 2016;5(3):e002819.

72. Wengenmayer T et al. Influence of low-flow time on survival after extracorporeal cardiopulmonary resuscitation (eCPR). Crit Care. 2017;21(1):157.

73. Yukawa T et al. Neurological outcomes and duration from cardiac arrest to the initiation of extracorporeal membrane oxygenation in patients with out-of-hospital cardiac arrest: a retrospective study. Scand J Trauma Resusc Emerg Med. 2017;25(1):95.

74. Schmidt M et al. Predicting survival after extracorporeal membrane oxygenation for severe acute respiratory failure. The Respiratory Extracorporeal Membrane Oxygenation Survival Prediction (RESP) score. Am J Respir Crit Care Med. 2014;189(11):1374-82.

75. Schmidt M et al. Predicting survival after ECMO for refractory cardiogenic shock: the survival after veno-arterial-ECMO (SAVE)-score. Eur Heart J. 2015;36(33):2246-56.

76. Extracorporeal Life Support Organization (ELSO). Extracorporeal Life Support Organization Center Directory. 2021 [cited 2021 08 july]. Disponível em: https://www.elso.org/Membership/CenterDirectory.aspx. Acesso em: 04 abr 2022.

77. Bartlett RH. The physiology of extracorporeal life support. In: Brogan TV et al. Extracorporeal Life Support: The ELSO Red Book. 5.ed. Extracorporeal Life Support Organization; 2017.

36

Membrana de Oxigenação Extracorpórea
Manejo e Complicações

Pedro Paulo Zanella do Amaral Campos
Bruno de Arruda Bravim
Thiago Domingos Corrêa

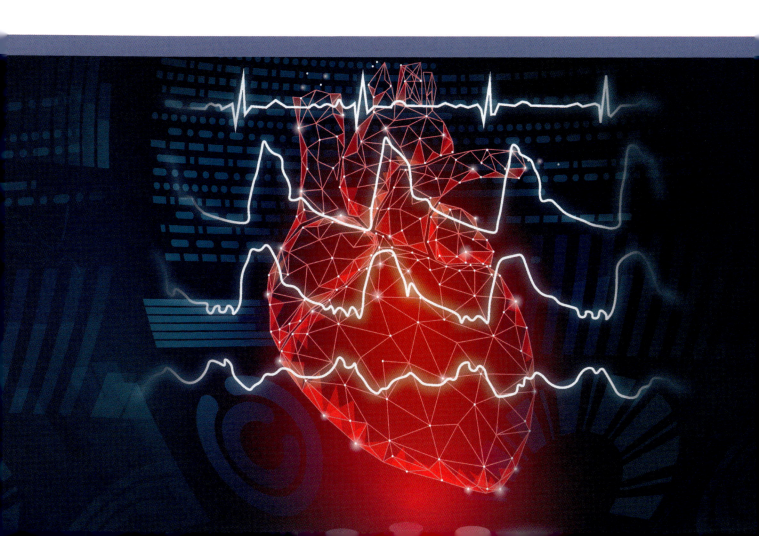

DESTAQUES

- A membrana de oxigenação extracorpórea consiste em uma terapia de suporte cardiopulmonar temporária de alta complexidade. Para obter bons desfechos, é mandatório selecionar o paciente ideal, monitorizar regularmente o circuito e o paciente, bem como proceder com o tratamento em centros de referência.

- Manejo do fluxo sanguíneo da membrana de oxigenação extracorpórea:
  - Venovenosa: SaO_2 > 90%; porém, em casos de hipoxemia, a despeito do suporte máximo na membrana de oxigenação extracorpórea, pode-se tolerar SaO_2 > 80% a 85%, se houver ausência de hiperlactatemia;
  - Venoarterial: SaO_2 > 95%, com $SvcO_2$ > 70% e ausência de hiperlactatemia. Se possível, titular fluxo para manter pressão de pulso (pressão arterial sistólica – pressão arterial diastólica) ≥ 10 mmHg, a fim de evitar a formação de trombos intracavitários e a distensão do VE.

- Fluxo de gás fresco deve ser iniciado em 0,5 L/min e aumentado de modo lento e progressivo para manter pH e pressão parcial arterial de dióxido de carbono normais.

- A fração de oxigênio entregue pela membrana da ECMO (Oxigenação por membrana extracorórea) (FMO_2) inicialmente é de 100%. Com o fluxo sanguíneo na membrana de oxigenação extracorpórea, a fração de oxigênio entregue pela membrana é titulada para SaO_2 > 90% na membrana de oxigenação extracorpórea venovenosa (pode-se tolerar SaO_2 > 80% a 85% em situações específicas) e SaO_2 > 95% na venoarterial.

- O manejo da ventilação mecânica em casos de SDRA grave visa a manter ventilação ultraprotetora. A PEEP pode ser titulada guiada por complacência, por tomografia computarizada, ou por tomografia por impedância elétrica. Em casos de membrana de oxigenação extracorpórea venoarterial sem comprometimento pulmonar, deve-se manter volume corrente igual a 6 mL/kg de peso predito pela altura.

- Durante a canulação, após passagem do fio guia, fazer *bolus* de heparina não fracionada intravenoso de 50 a 100 UI/kg. Após o *bolus*, quando tempo de coagulação for menor ou igual a 300 segundos, inicia-se heparina em face pré-membrana, com infusão de 7,5 a 20 UI/kg/hora, e titula-se a velocidade de infusão para atingir o alvo de anticoagulação desejado.

- Considerar iniciar desmame da membrana de oxigenação extracorpórea quando:
  - Membrana de oxigenação extracorpórea venovenosa: houver melhora da complacência pulmonar, redução dos infiltrados difusos e troca gasosa adequada com parâmetros de estratégia protetora de ventilação mecânica;
  - Membrana de oxigenação extracorpórea venoarterial: geralmente não se inicia o desmame antes de 72 horas de suporte. Aguarda-se recuperação por mais de 24 horas da curva pulsátil na linha arterial e pressão arterial média > 60 mmHg, com baixas doses de farmácos vasoativos.

- As complicações da ECMO podem ser divididas em:
  - Complicações clínicas: sangramentos, complicações neurológicas, isquemia do membro, lesão renal aguda (LRA) e infecções;

capítulo 36 — MEMBRANA DE OXIGENAÇÃO EXTRACORPÓREA – MANEJO E COMPLICAÇÕES

- Complicações com o sistema de membrana de oxigenação extracorpórea: falha na membrana, ruptura do circuito, coágulos no sistema.
- A elevação súbita do d-dímero é um forte indicador de coágulos e preditor de falha no sistema da ECMO.

INTRODUÇÃO

A membrana de oxigenação extracorpórea (ECMO) é um suporte de vida extracorpóreo (ECLS, do inglês *extracorporeal life support*) temporário, capaz de substituir a função pulmonar e/ou cardíaca em insuficiência respiratória aguda e/ou choque cardiogênico refratários às práticas clínicas usuais.[1-4]

Existem diferentes modalidades de ECMO. A venovenosa (ECMO V-V) é utilizada em casos de insuficiência respiratória aguda, com função cardíaca preservada, e a venoarterial (ECMO V-A) é empregada para choque cardiogênico com ou sem disfunção pulmonar. Atualmente, a ECMO V-A também é usada em casos de parada cardiorrespiratória (PCR) refratária à ressuscitação cardiopulmonar (RCP) otimizada, denominando-se ressuscitação cardiopulmonar com ECMO (E-CPR). Os componentes do circuito da ECMO, modalidades, indicações e fisiologia são temas abordados no Capítulo 35.

Por se tratar de uma terapia complexa e com alta taxa de morbimortalidade, bons desfechos estão relacionados com seleção do paciente, monitorização regular do circuito e do paciente, tratamento em centros de referência em ECMO com maior número de pacientes por ano e educação continuada da equipe.[1,5-16] A educação continuada possibilita a prática do tratamento das complicações do circuito e clínicas, mantendo as habilidades técnicas e comportamentais sempre atualizadas, o que facilita o manejo e a detecção precoce das complicações. A mobilização precoce desses pacientes é fundamental para reduzir complicações relacionadas com o imobilismo, tema amplamente abordado no Capítulo 45 (Fisioterapia no paciente hemodinamicamente instável).

MANEJO DA MEMBRANA DE OXIGENAÇÃO EXTRACORPÓREA

Existem três componentes básicos no circuito da ECMO para ajustes do sistema:

- Fluxo sanguíneo da ECMO (Q_{ECMO});
- Fluxo de gás fresco (FGF);
- Fração de oxigênio entregue pela membrana (FmO_2).

Esses ajustes são realizados para manter a homeostasia, controlar níveis de dióxido de carbono (CO_2) e manter a relação oferta de oxigênio (DO_2)/consumo de oxigênio (VO_2) idealmente ≥ 3.[5] Na prática clínica, atinge-se a meta DO_2/VO_2 ≥ 3 quando a saturação venosa central (Sv_cO_2) for 25% a 30% menor que a saturação arterial de oxigênio (SaO_2).[5] Deve-se sempre considerar que níveis de hemoglobina (Hb) e débito cardíaco (DC) nativo também são variáveis importantes no manejo da DO_2.

Ajustes iniciais da membrana de oxigenação extracorpórea

Fluxo da membrana de oxigenação extracorpórea

Após a canulação, o Q_{ECMO} é aumentado gradativamente para misturar o sangue que está circulando com a solução de preenchimento do circuito (*prime*). Após a mistura adequada, aumenta-se o Q_{ECMO} por meio da elevação das rotações por minuto (rpm) no console, para obter parâmetros protetores na ventilação mecânica, bem como os seguintes alvos:[1,2,5,6]

- ECMO V-V: SaO_2 > 90%; porém, em casos de hipoxemia, a despeito do suporte máximo na ECMO, pode-se tolerar SaO_2 > 80% a 85%, se ausência de hiperlactatemia. Para atingir SaO_2 > 90%, o Q_{ECMO} deve ser ≥ 60% do DC nativo. Caso necessário suporte pulmonar total, o alvo será atingido com um Q_{ECMO} de 50 a 80 mL/kg/min (peso seco).

- ECMO V-A: SaO_2 > 95%, com Sv_cO_2 > 70% e ausência de hiperlactatemia. O Q_{ECMO} inicial é de 30 mL/kg/min (peso seco) e, se possível, pressão de pulso (pressão arterial sistólica – pressão arterial diastólica) ≥ 10 mmHg para manter fluxo sanguíneo no coração e nos pulmões durante o ECLS.[1] Contudo, se a função cardíaca estiver muito deprimida, o coração não consegue ejetar sangue para a circulação sistêmica. Essa estase sanguínea intracavitária e nos vasos pulmonares predispõe à formação de trombos, mesmo com anticoagulação sistêmica, e distensão do ventrículo esquerdo (VE).

Fluxo de gás fresco

A proporção do FGF/fluxo da ECMO é geralmente 1:1 na maioria das membranas oxigenadoras. Inicialmente, o FGF deve ser iniciado em 0,5 L/min e aumentado de modo lento e progressivo, a fim de manter pH e pressão parcial arterial de dióxido de carbono ($PaCO_2$) normais. A titulação do FGF é feita da seguinte maneira:

- pH < 7,35 e/ou $PaCO_2$ > 45 mmHg: aumentar FGF;

- pH entre 7,35 – 7,45 e/ou $PaCO_2$ entre 35 – 45: manter FGF;

- pH > 7,45 e/ou $PaCO_2$ < 35: reduzir FGF.

Em casos de hipercapnia, a redução da $PaCO_2$ não deve exceder níveis superiores a 10 mmHg por hora.[5] Se $PaCO_2$ > 70 mmHg, deve-se atingir normocapnia em horas para evitar a variação relativa de CO_2 (RelΔCO_2 = [$PaCO_2$ após 24 horas de ECMO – $PaCO_2$ pré-ECMO] / $PaCO_2$ pré-ECMO) > 50% em 24 horas, pois pode estar associada à maior incidência de complicações neurológicas decorrentes de alterações na perfusão cerebral.[1,7]

Fração de oxigênio da membrana

A FmO_2 da ECMO é de inicialmente 100%. Com o Q_{ECMO}, a FmO_2 é titulada para:[1,2,5]

- ECMO V-V: SaO_2 > 90%; porém, em casos de hipoxemia, a despeito de suporte máximo na ECMO, pode-se tolerar SaO_2 > 80% a 85%, se ausência de hiperlactatemia;

- ECMO V-A: SaO_2 > 95%.

Manejo da ventilação mecânica

Na Síndrome do Desconforto Respiratório Agudo (SDRA), a ECMO é utilizada para reduzir o dano pulmonar causado pelos altos parâmetros da ventilação mecânica. Portanto, esses pacientes devem ser ventilados com parâmetros de estratégia protetora de ventilação mecânica; ou seja, baixo volume corrente, baixa fração inspirada de oxigênio (FiO_2), baixas pressões de platô (Pplat) e de pico.[8,9] Os alvo da ventilação mecânica em ECLS são FiO_2 < 0,40 e Pplat < 25 cmH_2O.[5]

Dois grandes estudos randomizados em ECMO V-V usaram modos ventilatórios distintos: o CESAR *trial* utilizou o modo pressão controlada, enquanto o EOLIA *trial*, volume controlado.[2,4]

Parâmetros ventilatórios utilizados no CESAR *trial* estão descritos a seguir:[4]

- Modo pressão controlada;

- Pressão de pico inspiratória = 20 a 25 cmH_2O;

- Pressão expiratória final positiva (PEEP) = 10 a 15 cmH_2O;

- FIO_2 = 0,30;

- Frequência respiratória (FR) = 10 incursões respiratórias em um minuto (irpm).

Já o EOLIA *trial* utilizou os seguintes parâmetros:[2]

- Modo volume controlado;

- Volume corrente titulado para $P_{Plat} < 24 \, cmH_2O$;
- $PEEP \geq 10 \, cmH_2O$;
- $FIO_2 = 0,30$ a $0,50$;
- $FR = 10$ a 30 irpm.

No Hospital Israelita Albert Einstein, os parâmetros na ventilação mecânica iniciais são:

- Modo pressão controlada;
- Pressão de pico inspiratória = $20 \, cmH_2O$;
- $PEEP = 10 \, cmH_2O$;
- $FiO_2 = 30\%$;
- $FR = 10$ irpm.

Em 24 a 48 horas de estabilidade, suspender bloqueador neuromuscular (BNM) e permitir respirações espontâneas.[5] Considerar traqueostomia ou extubação com 3 a 5 dias de estabilidade na ECMO.[5]

A PEEP inicial pode ser ajustada conforme o estudo CESAR.[4] Iniciar com PEEP = $10 \, cmH_2O$ e titular para obter o alvo desejado da saturação de oxigênio (SpO_2) pelo oxímetro de pulso.[4,10] A titulação da PEEP também pode ser realizada a beira leito, com tomografia de impedância elétrica.[11] O uso da PEEP ideal melhora a complacência pulmonar, reduz o risco de atelectrauma por reduzir a pressão de distensão pulmonar e biotrauma por otimizar a oxigenação.[9,12] Um estudo recente sugere que o uso de níveis mais elevados de PEEP nos primeiros 3 dias de suporte em ECMO reduz a mortalidade.[9]

Geralmente, na ECMO V-V, o volume corrente é mantido $\leq 4 \, mL/kg$ de peso predito pela altura.[8,9,12] No entanto, existem estudos que reduzem até $1,5 \, mL/kg$.[13] Já na ECMO V-A, nos casos em que o pulmão não está comprometido, o volume corrente é titulado para 6 mL/kg de peso predito pela altura.

Manejo da sedação

Durante a canulação, o paciente deve estar profundamente sedado, com o intuito de não apresentar ventilações espontâneas para evitar embolia aérea e movimentações que possam dificultar a canulação. Se o paciente não estiver usando BNM, pode ser útil administrar uma dose intermitente para canulação. Nas primeiras 24 horas, o paciente deve ficar sob sedação moderada a profunda para reduzir o VO_2.[5] Logo após a estabilização inicial,

deve-se pausar diariamente toda sedação para avaliação neurológica. Em seguida, utilizar o mínimo de sedação possível para conforto do paciente, porém em nível adequado para evitar decanulação ou oclusão das cânulas.[5] Se o paciente estiver estável após 48 horas do início da ECMO, deve-se tentar manter sem sedação se boa tolerabilidade.[5]

Movimentação no leito, mal posicionamento das cânulas, grandes esforços inspiratórios e tosse são alguns fatores que podem reduzir a drenagem venosa da ECMO e causar redução do fluxo da Q_{ECMO}, com consequente alteração na oxigenação e na troca do CO_2.[5] Caso não seja possível otimizar a drenagem venosa, o nível de sedação deve ser aprofundado para reduzir a taxa metabólica.[5] Nesses casos, bloqueio neuromuscular e hipotermia podem ser considerados para reduzir o VO_2.[5]

Manejo da anticoagulação e alvos de transfusão

O *guideline* de anticoagulação da *Extracorporeal Life Support Organization* (ELSO) orienta avaliar a coagulação com hemograma completo, tempo de protrombina (TP), tempo de tromboplastina parcial ativado (TTPa), fibrinogênio, d-dímero, tempo de coagulação ativado (TCA), atividade de antitrombina (AT) e tromboelastografia (TEG®) ou tromboelastometria (ROTEM®).[14] Os principais exames laboratoriais para monitorizar a anticoagulação e os distúrbios da coagulação estão descritos na Tabela 36.1.

A anticoagulação durante o suporte da ECMO exige um ajuste fino para evitar trombose no sistema e no paciente, sem causar sangramentos. A interação do sangue com os componentes do circuito da ECMO ativa a cascata de coagulação, resultando em um estado pró-trombótico, tornando-se necessária anticoagulação sistêmica. A heparina não fracionada (HNF) é padrão-ouro para anticoagulação em ECMO.[14] Esse fármaco tem baixo custo e fácil titulação. É passível de monitoramento a beira leito e apresenta um antídoto: a protamina. Infusão da HNF em ECMO:[14-16]

- No momento da canulação do vaso, deve-se realizar 50 a 100 UI/kg de HNF em *bolus* intravenoso. O *bolus* inicial pode ser ajustado se evidência de sangramento prévio, cirurgia recente e não reversão ou reversão incompleta

MONITORIZAÇÃO HEMODINÂMICA E ESTADOS DE CHOQUE

Tabela 36.1 Principais exames laboratoriais para manejo da anticoagulação e dos distúrbios da coagulação em pacientes em ECMO.

Exame	Quando coletar	Alvo terapêutico	Considerações
TCA	Imediatamente após a canulação da ECMO	Inicialmente, entre 180 a 220 s. Após coleta dos exames, o ajuste da anticoagulação deve ser guiado pelo TTPa ou pela atividade do anti-Xa	• Fácil execução, pode ser realizado a beira leito • Resultado disponibilizado rapidamente • Possibilita o ajuste inicial da infusão de heparina
TTPa	Inicialmente, de 6/6 h até estabilizar a anticoagulação, podendo-se espaçar as coletas subsequentes	Manter entre 40 e 55 s	• O manejo adequado da anticoagulação é essencial para evitar complicações, como coagulação do sistema e hemorragia intracraniana
Atividade do anti-Xa	• Alternativa ao TTPa • Pode ser coletado mais de 1 vez/dia, principalmente se necessidade de ajuste da infusão de heparina • Exame pouco disponível e demorado para obter o resultado	Manter entre 0,3 a 0,7 IU/mL	• O adequado manejo da anticoagulação é essencial para evitar complicações, como coagulação do sistema e hemorragia intracraniana
Plaquetas	Diariamente. Podem ser coletadas mais de 1 vez/dia, principalmente se houver sangramento	Mantidas idealmente acima de 100.000 células/mm^3	• A plaqueta é componente fundamental da hemostasia e na prevenção de complicações hemorrágicas
Hb	Diariamente. Pode ser coletada mais de 1 vez/dia, principalmente se houver sangramento	Mantida idealmente acima de 8,0 g/dL	• Hb é primordial no transporte de oxigênio
D-dímero	Diariamente. Pode ser coletado mais de 1 vez/dia	Não se aplica	• A elevação súbita do D-dímero indica formação de coágulo, sendo preditor de falha do sistema da ECMO
Tromboelastometria (com e sem heparinase)	Em sangramentos ou tromboses	TC EXTEM < 100 s MCF > 45 mm A10 FIBTEM > 6 mm ML < 15%	• Possibilita avaliar o distúrbio da coagulação mesmo em uso de heparina • Consegue determinar o distúrbio específico da coagulopatia (plaquetas, fibrinogênio, fatores de coagulação, hiperfibrinólise)

Recomenda-se que a infusão de heparina seja guiada incialmente pelo TCA. Após a coleta de exames laboratoriais, a infusão de heparina deve ser guiada idealmente pelo TTPa ou, alternativamente, pela atividade do anti-Xa.

A10 FIBTEM: amplitude 10 minutos após o tempo de coagulação no FIBTEM; **MCF:** força máxima do coágulo; **ML:** máxima lise; **TC:** tempo de coagulação.

da HNF, usada para a circulação extracorpórea durante cirurgia cardíaca;

- Após o *bolus*, mensurar TCA a cada hora. Quando TCA ≤ 300 segundos e sem sangramentos significativos ou no pós-operatório imediato de cirurgia cardíaca, iniciar HNF no circuito da ECMO na face pré-membrana, em dose de 7,5 a 20 UI/kg/hora;

- Titular heparina para manter TCA inicialmente entre 180 e 220 segundos. Esses valores costumam ser obtidos com dose de 20 a 50 UI/kg/hora de HNF;

- Demais ajustes na heparina são realizados para manter TTPa entre 40 e 55 segundos e/ou anti-Xa entre 0,3 e 0,7 UI/mL de sangue.

As metas da anticoagulação podem ser ajustadas conforme sangramentos, coágulos no circuito e dosagem de anti-Xa.[16] No entanto, não existe um consenso na literatura sobre os níveis de anticoagulação na ECMO. Duas revisões sistemáticas recentes avaliaram a anticoagulação em ECMO V-V[17] e ECMO V-A,[18] e os alvos foram diversos. Em pacientes com COVID-19, sugere-se manter nível de anticoagulação nos limites superiores dos valores de anticoagulação em ECMO, por se tratar de condição altamente trombótica.[15]

Em algumas situações, serão necessárias doses altas de heparina para atingir o alvo da anticoagulação, como na terapia de substituição renal (TSR), poliúria e transfusão de plaquetas. No entanto, em casos nos quais não se consegue atingir o alvo terapêutico da anticoagulação, mesmo com doses máximas de heparina, considerar deficiência de antitrombina. Se a antitrombina sérica estiver baixa, com anti-Xa abaixo do limite terapêutico, considerar transfusão de antitrombina por meio da infusão de plasma fresco congelado ou concentrado de antitrombina para facilitar a anticoagulação; no entanto, não existe consenso sobre essa prática em ECMO.[14]

Do mesmo modo que a anticoagulação, os alvos para transfusão de hemoderivados também não apresentam uniformidade na literatura.[14,16]

Alvos de transfusão de hemoderivados no Hospital Israelita Albert Einstein:[19]

- Transfusão de concentrado de hemácias para manter Hb > 8 g/dL;

- Transfusão de plaquetas para manter a contagem de plaquetas > 50 mil células/mm^3, se sangramento ativo, ou > 20 mil células/mm^3, sem sangramentos;

- Crioprecipitado ou fibrinogênio sintético para manter nível sérico de fibrinogênio ≥ 200 mg/dL.

Desmame

Com a melhora das disfunções orgânicas e da função pulmonar e/ou cardíaca, inicia-se a fase de retirada do suporte da ECMO. O método de desmame da ECMO V-V é diferente da ECMO V-A. Quando o suporte da ECMO está menos de 30% do total, faz-se um teste de autonomia: caso os parâmetros ventilatórios, hemodinâmicos e clínicos mantenham-se aceitáveis, procede-se com a decanulação.[1] Pausa-se a heparina 30 a 60 minutos antes da decanulação e inicia-se profilaxia para trombose venosa profunda o mais rápido possível após retirada das cânulas.[1]

Desmame da membrana de oxigenação extracorpórea venovenosa

O desmame da ECMO V-V por insuficiência respiratória aguda hipoxêmica ou hipercápnica inicia-se após:[10]

- Melhora da complacência pulmonar;

- Redução dos infiltrados pulmonares difusos;

- Troca de gases adequadas com estratégia protetora de ventilação mecânica:

- Pressão de pico ≤ 30 cmH$_2$O;

- PEEP ≤ 15 cmH$_2$O;

- Volume corrente ≤ 6 mL/kg de peso predito pela altura;

- FR ≤ 35 irpm;

- FiO$_2$ ≤ 60%.

O teste de autonomia consiste basicamente na interrupção do FGF do sistema da ECMO. A redução após FGF pode ser feita de diversas maneiras, porém um modo fácil e sistemático é:[20]

- Reduzir primeiro a FmO$_2$ da ECMO em 100%, 60%, 30% e 21%, a cada 5 minutos;

- Em seguida, reduzir 30% do fluxo total de gás fresco, a cada 5 a 10 minutos, até desligá-lo;
- Manter teste da autonomia (FGF desligado) por 6 horas.

Durante o desmame e o teste de autonomia, monitorizar atentamente os parâmetros respiratórios e hemodinâmicos, como SpO_2, FR, dióxido de carbono ao final da expiração ($etCO_2$), frequência cardíaca e pressão arterial média (PAM). Caso permaneçam estáveis durante o teste de autonomia e se gasometria arterial com pH, PaO_2 e SaO_2 adequados, o teste é considerado positivo e avalia-se decanulação.

Desmame da membrana de oxigenação extracorpórea venoarterial

Para o desmame da ECMO V-A, a etiologia da falência cardíaca deve ser passível de recuperação. O desmame não costuma ser iniciado antes de 72 horas de suporte, tempo usual para a recuperação de um miocárdio atordoado.[21] No entanto, desmames precoces podem ocorrer, como na intoxicação por drogas.[21] Durante o processo de desmame, com a redução do Q_{ECMO}, a pré-carga aumenta e a pós-carga diminui, possibilitando avaliar melhor se a função cardíaca permitirá retirada do suporte.

O paciente precisa ter recuperado a curva pulsátil arterial por, pelo menos, 24 horas, manter PAM > 60 mmHg sem farmácos vasoativos ou em baixas doses e apresentar recuperação dos distúrbios metabólicos maiores.[21] Alguns preditores de sucesso do desmame são:[3,21]

- Curva pulsátil arterial;
- Fração de ejeção do VE (FEVE) ≥ 20%;
- Função pulmonar com FmO_2 em 21%. Se PaO_2/FiO_2 < 100, converter ECMO V-A em ECMO V-V.

A redução do Q_{ECMO} ocorre de maneira progressiva, monitorizada por ecocardiografia e parâmetros hemodinâmicos. O fluxo é reduzido para 66%, depois para 33% do fluxo inicial e, por fim, para 1 a 1,5 L/min (suporte mínimo).

Com Q_{ECMO} mínimo, repetir ecocardiograma e avaliar os seguintes parâmetros:[3,21,22]

- FEVE ≥ 20% a 25%;

- Integral da velocidade-tempo (VTI, do inglês *velocity-time integral*) ao Doppler da via de saída do ventrículo esquerdo ≥ 12 cm;
- Doppler tecidual no anulo lateral da valva mitral (TDSa, do inglês *tissue Doppler lateral mitral annulus*) ≥ 6 cm/s.

Após término do ecocardiograma com Q_{ECMO} mínimo, retornar Q_{ECMO} para 2 L/min para evitar formação de coágulos no sistema. Se estabilidade clínica por, no mínimo, 24 horas, pode-se retirar a ECMO V-A.[3,21]

Em situação na qual não é possível retirar o suporte, considerar um dispositivo de assistência ventricular como ponte para transplante ou um dispositivo de longa permanência.[3]

COMPLICAÇÕES

ECMO é uma terapia complexa submetida a pacientes de gravidade extrema, o que torna suas complicações potencialmente fatais. Requer uma equipe multidisciplinar bem treinada para prevenir, reconhecer e tratar as complicações de forma precoce.

É possível dividir as complicações que envolvem o circuito e clínicas. As complicações mais frequentes são falha na membrana de oxigenação, ruptura do circuito, coagulação do sistema, sangramentos, complicações neurológicas, isquemia de membro, LRA e infecções.[6]

Complicações com o circuito

As complicações com o circuito se encontram descritas na Tabela 36.2. Em estudo retrospectivo alemão, com 265 pacientes com SDRA em ECMO V-V, demonstrou-se que 31% dos pacientes necessitaram de pelo menos uma troca do sistema da ECMO, constituindo 45% das trocas realizadas em caráter de urgência.[23] As complicações mais comuns foram: formação progressiva de coágulo na membrana oxigenadora (51%), formação súbita de coágulo na membrana oxigenadora ou na bomba de propulsão (35%) e falha mecânica aguda do sistema (10%).[23]

Segundo a literatura, até metade das trocas urgentes do circuito poderiam ser previstas e realizadas em caráter eletivo.[23] Para reduzir a falência inesperada do circuito é mandatória a inspeção regular completa, com avaliação da troca gasosa pela membrana, checagem

Tabela 36.2 Incidência das complicações mais frequentes da ECMO em adultos.

Complicações	Incidência (%)
• Coágulos no sistema: oxigenador, bomba, circuito, hemofiltro	3,2-22
• Falência da bomba	4,7-20
• Falência da membrana de oxigenação	21
• Problemas durante a canulação	0,8-8
• Sangramentos: intracraniano, no sítio cirúrgico, na inserção das cânulas, no trato gastrintestinal, na traqueostomia	5,3-79
• Neurológicas: sangramento intracraniano, acidente vascular cerebral, convulsão, encefalopatia	13-33
• Isquemia de membro	13-25
• Infecção nosocomial	17-49
• Falência renal	30-58

Fonte: Adaptada de Sidebotham *et al.*, 2010.[6]

da presença de elevação da pressão transmembrana e análise dos parâmetros laboratoriais, como d-dímero, fibrinogênio, plaquetas, desidrogenase láctea (DHL) e Hb livre no plasma.[23]

A inspeção regular do circuito pela equipe multidisciplinar é uma regra para evitar ou prever complicações. A inspeção visual é feita com auxílio de uma lanterna, analisando-se toda a extensão e os componentes do circuito (cânulas, circuito, bomba de propulsão e membrana oxigenadora). O objetivo é avaliar a integridade do sistema e detectar coágulos, fibrinas e bolhas gasosas.[23,24] Faz parte também da inspeção avaliar se o console está ligado na rede elétrica, checar as linhas de gás (oxigênio e ar comprimido) e o nível de água no aquecedor. Também é importante registrar quantas rpm são necessárias para realizar o Q_{ECMO} determinado, as pressões pré, pós e transmembrana, a FmO_2 e o FGF durante a inspeção do circuito, a fim de servir como referência caso haja alguma intercorrência.

Falha na membrana de oxigenação

Para o sucesso da ECMO, é necessário o funcionamento adequado da membrana de oxigenação.[25] A incidência de falência da membrana varia entre os estudos. Os registros da ELSO reportam incidência de 9,1% na ECMO V-V e 6,6% na ECMO V-A;[26] porém a incidência pode chegar até 21%.[6]

A inspeção frequente do circuito possibilita detectar o principal motivo de falência da membrana

de oxigenação, que é a formação de coágulos. A inspeção da face pré e pós-membrana, em conjunto com queda da PaO_2 pós-membrana, aumento da pressão transmembrana, necessidades crescentes de FGF e elevação súbita do d-dímero são indicadores de falência da membrana.[24,27,28] (Tabela 36.3). A elevação súbita do d-dímero é um forte indicador de coágulos e preditor de falha do sistema da ECMO, devendo, portanto, ser monitorizado diariamente (Tabela 36.1).[27]

Coagulação do sistema

A coagulação do sistema é a principal complicação da ECMO V-V.[29] O local mais frequente de formação de coágulos no sistema é a membrana de oxigenação.[29] Conforme o relatório da ELSO de 2017, a incidência de coágulos na membrana em ECMO V-V, ECMO V-A e E-CPR (ressuscitação cardiopulmonar com ECMO, do inglês *extracorporeal cardiopulmonary resuscitation*) é, respectivamente, 13%, 8% e 7%.[29]

Os coágulos geralmente se formam em locais de baixo fluxo ou com fluxo turbulento no sistema.[23,30] Os sinais de formação de coágulos nos diferentes componentes do circuito estão descritos na Tabela 36.3. Anticoagulação inadequada, coagulação intravascular disseminada (CIVD), trombocitopenia induzida por heparina (HIT, do inglês *heparin-induced thrombocytopenia*) e deficiência de antitrombina III são os principais fatores que aumentam o risco de trombose do circuito.[23,30]

Tabela 36.3 Sinais de formação de coágulos nos diferentes componentes do circuito da ECMO.

Componente do circuito	Sinais de trombose
Bomba centrífuga	Aumento da Hb livre no plasma
	Mudança do som da bomba
Membrana de oxigenação	Aumento da pressão transmembrana
	Queda na PaO_2 pós-membrana
	Aumento progressivo do FGF para manter $PaCO_2$
Circuito	Presença de fibrinas ou trombos
Marcadores sugestivos de formação de coágulos	Aumento súbito do d-dímero ou PDF
	Sangramentos excessivos

PaO_2: Pressão parcial de oxigênio; **FGF**: fluxo de gás fresco, $PaCO_2$: pressão parcial arterial de dióxido de carbono; **PDF**: produtos de degradação da fibrina; **Hb**: Hemoglobina; **ECMO**: Membrana de oxigenação extracorpórea.

Fonte: Adaptada de Sidebotham *et al.*, 2010.[6]

Embolia gasosa

As bombas centrífugas geram uma pressão negativa (até 100 mmHg) entre a cânula de drenagem e a bomba.[6] A entrada de ar no circuito, nessa parte do sistema, pode causar embolia aérea maciça.[6] Outra causa de embolia é a cavitação, um fenômeno no qual os gases dissolvidos no sangue passam para a fase gasosa, formando bolhas no circuito decorrentes de pressões muito negativas de drenagem por obstruções do sistema.[6] Embolias aéreas significativas ocorrem em menos de 1,5% das ECMO em adultos; no entanto, podem ser fatais já que requerem interrupção temporária do circuito.[29]

Caso entre ar no circuito, deve-se chamar ajuda e realizar as seguintes intervenções:

- Clampear imediatamente a cânula de retorno, então a cânula de drenagem;
- Zerar as rpm no console para zerar Q_{ECMO};
- Realizar ajustes ventilatórios. Na ECMO V-A, otimizar também a hemodinâmica (se ausência de curva pulsátil na linha arterial em ECMO V-A, iniciar RCP até o fluxo da ECMO ser reestabelecido);
- Realizar a deaeração do sistema com a técnica de duas seringas, uma preenchida com soro fisiológico para injetar soro no sistema e a outra vazia para retirar as bolhas;
- Após retiradas das bolhas, aumentar as rpm no console até 1.500 rpm, desclampear a via de drenagem, então a via de retorno, e ajustar o sistema para número de rotações e fluxo sanguíneo prévios;

- Após a estabilização, reduzir parâmetros ventilatórios e drogas vasoativas.

Ruptura do circuito

Outra complicação que requer interrupção imediata da ECMO é a ruptura do circuito.[25] As fissuras ou rupturas podem ocorrer em qualquer componente do sistema.[23,25] Como a pressão é positiva na pós-bomba, o paciente pode exsanguinar nos casos de ruptura.[1,31] Em contrapartida, em virtude da pressão negativa na pré-bomba, pode ocorrer embolia aérea, se ruptura.[25]

Todas as fraturas do circuito necessitam de substituição do componente ou de todo o circuito, a depender do local da ruptura ou da disponibilidade desse componente para a troca. Para sua correção, é necessário clampear a via de infusão seguida por drenagem, zerar Q_{ECMO}, bem como otimizar ventilações mecânica e hemodinâmica até ser feita a troca do sistema.

Queda do fluxo da ECMO

Queda do Q_{ECMO} é uma complicação frequente, e as possíveis causas são:[6]

- Hipovolemia (causa mais comum);
- Tamponamento cardíaco;
- Pneumotórax hipertensivo;
- Mau posicionamento das cânulas;
- Dobras (*kinks*) no circuito.

O chicoteamento das cânulas de drenagem e pressões de drenagem mais negativas [(−) 120 mmHg] indicam possível redução iminente do fluxo.[6] Se a causa não for detectada e corrigida, pode progredir para colabamento do vaso ou do átrio direito sobre a cânula de drenagem. Esse colabamento gera redução súbita da pressão de drenagem para valores mais negativos que (–) 150 mmHg, além de interrupção abrupta do Q_{ECMO}[6] (Tabela 36.4). É preciso reduzir o fluxo temporariamente para minimizar o colabamento do vaso sobre a cânula de drenagem, possibilitando a restauração de fluxo menor no sistema até a causa ser tratada, como expansão volêmica para hipovolemia.[6]

Tabela 36.4 Problemas na ECMO: sinais, causas possíveis e intervenções.

Sinais	Causas possíveis	Intervenção
Hipoxemia	• Falência na membrana oxigenadora • Desconexão da rede de gás • Aumento do DC (débito cardíaco) e/ou aumento do VO_2 • Piora da função pulmonar (V-V) • Q_{ECMO} inadequado (V-V) • Fenômeno Arlequim (V-A)	• Avaliar gasometria pré e pós-membrana, bem como P_{TRANS}. Trocar a membrana • Checar conexões • Aumentar Q_{ECMO}, sedar, empregar BNM, hipotermia e transfusão de hemácias • Ver piora radiológica ou da função pulmonar no final desta tabela • Aumentar Q_{ECMO} • Aumentar Q_{ECMO}, trocar para ECMO V-AV
$SO_{2pré-membrana}$ baixa (< 60%) em ECMO V-V	• Baixo Q_{ECMO} • Aumento do VO_2	• Aumentar Q_{ECMO} • Sedar e empregar BNM, hipotermia e transfusão de hemácias • Investigar e tratar sepse
$SO_{2pré-membrana}$ alta (> 80%) em ECMO V-V	• Recirculação (V-V)	• Realizar ECO • Reposicionar cânulas • Mudar para ECMO central ou adicionar mais uma cânula de drenagem na ECMO V-V
Pressão muito negativa na via de drenagem	• Hipovolemia • Tamponamento cardíaco • Pneumotórax hipertensivo	• Avaliar status volêmico, expansão volêmica • Realizar ECO • Fazer radiografia de tórax e US pulmonar
Sangramento	• Coagulopatia • Sangramento em inserção das cânulas ou sítio cirúrgico • Sangramentos TGI • Sangramentos na via aérea	• Avaliar e corrigir a coagulopatia • Empregar hemoderivados, reduzir metas da anticoagulação ou suspender heparina e exploração cirúrgica. Corrigir acidose, hipocalcemia e hipotermia • EDA e as medidas acima para sangramentos • Broncoscopia e as medidas acima para sangramentos
Hipotensão	• Hipovolemia ou sangramentos • Vasodilatação excessiva • Tamponamento • Pneumotórax hipertensivo • Disfunção miocárdica (V-V)	• Avaliar status volêmico, expansão volêmica e pesquisar sangramentos • Fazer ecocardiograma, investigar e tratar sepse • Realizar ecocardiograma • Realizar radiografia de tórax • Realizar ecocardiograma

(Continua)

Tabela 36.4 (*Continiação*) Problemas na ECMO: sinais, causas possíveis e intervenções.

Sinais	Causas possíveis	Intervenção
Piora radiológica ou da função pulmonar	• SIRS decorrente do início da ECMO • Sepse • Distensão do ventrículo esquerdo (V-A)	• BH negativo, se hemodinâmica tolerar • Investigar e tratar sepse • Realizar ecocardiograma, descomprimir o ventrículo esquerdo
Hb livre no plasma elevada	• Coágulos no circuito • Pressão muito negativa na via de drenagem	• Checar circuito. Trocar um componente ou todo circuito • Avaliar circuito, posição das cânulas, colabamento do vaso na cânula de drenagem

BH: balanço hídrico; **EDA:** endoscopia digestiva alta; P_{TRANS}: pressão transmembrana; **SIRS:** síndrome da resposta inflamatória sistêmica; **TGI:** trato gastrintestinal; **US:** ultrassonografia.

Fonte: Adaptada de Sidebotham *et al.*, 2010.[6]

Complicações clínicas

Hipoxemia

Consultar a Tabela 36.4. Algumas causas de hipoxemia na ECMO são:[6,32]

- Q_{ECMO} inadequado;
- Recirculação (ECMO V-V);
- Fenômeno Arlequim (ECMO V-A).

A principal causa de hipoxemia na ECMO V-V, ou seja, SaO_2 < 80% a 85%, é o Q_{ECMO} inadequado.[6] Se o fluxo estiver inadequado, avaliar causas que cursam com aumento do DC e/ou aumento do VO_2.[6] Possíveis etiologias são: sepse, sedação inadequada, convulsões, hiperalimentação e hipertermia.[6] O tratamento pode variar de acordo com a causa de base, como aumentar o fluxo da máquina, sedar, hipotermia ou manter Hb em níveis mais elevados.[6]

Uma causa frequente de hipoxemia em ECMO V-V é a recirculação[6,32] (Tabela 36.4). Esse fenômeno ocorre quando o sangue oxigenado, proveniente da cânula de retorno, é drenado pela cânula de drenagem antes da sua passagem pela circulação sistêmica, reduzindo a eficiência do suporte. Suspeita-se de recirculação quando:[6,32]

- Hipoxemia;
- Saturação de oxigênio pré-membrana > 75%;
- Coloração similar do sangue da cânula de drenagem e da cânula de retorno na inspeção.

Os fatores relacionados com recirculação são:[6,32]

- Proximidade entre as extremidades das cânulas de drenagem e retorno;
- Q_{ECMO} elevado;
- Hipovolemia;
- Baixo DC.

Toda ECMO V-V apresenta um grau de recirculação; porém, deve-se intervir apenas se ocorrer repercussão clínica. Reduzir o fluxo da ECMO, avaliar o *status* da volemia intravascular e considerar intervir quando DC baixo.[6,32] Medidas para reduzir recirculação que envolvam alterações na configuração do sistema ou das cânulas devem ser realizadas como última alternativa. Tracionar as cânulas, adicionar mais uma cânula de drenagem ao sistema ou trocar por uma cânula duplo lúmen bicaval são algumas possibilidades.[6,32]

Avaliar a presença do fenômeno Arlequim (Tabela 36.4) nos casos de hipoxemia em ECMO V-A (trata-se de uma complicação exclusiva do suporte V-A periférico, com a cânula de retorno inserido na artéria femoral, em pacientes com função pulmonar também comprometida). Nesta configuração, o sangue bem oxigenado, proveniente da ECMO, é infundido na circulação sistêmica, com fluxo retrógrado com relação à circulação nativa do paciente. Em algum ponto da aorta, ocorre a mistura do sangue bem oxigenado, proveniente da ECMO, com o sangue pouco oxigenado pelo pulmão nativo, proveniente da ejeção ventricular esquerda. Portanto, abaixo deste ponto, o corpo é perfundido com a mistura do sangue bem oxigenado, proveniente do circuito, com o sangue pouco oxigenado, proveniente da ejeção ventricular esquerda, resultando em um bom conteúdo arterial de oxigênio. Em contrapartida, acima deste ponto da mistura sanguínea, a perfusão sistêmica será realizada pelo sangue pouco oxigenado, proveniente da ejeção ventricular esquerda, caso a função pulmonar nativa esteja comprometida. A depender do local da aorta em que esta mistura ocorre, o paciente pode estar com boa oxigenação abdominal e dos membros inferiores, porém hipoxêmico nos membros superiores e no sistema nervoso central. Se a mistura estiver no nível do arco aórtico, entre o tronco braquicefálico e a carótida esquerda, o paciente pode estar com boa oxigenação no membro superior esquerdo e no hemisfério cerebral esquerdo, mas hipoxêmico no membro superior direito e no hemisfério cerebral direito. Essa diferença de oxigenação é denominada fenômeno Arlequim e ocorre quando a função cardíaca começa a se recuperar.[6] Para o diagnóstico, basta ter uma diferença de oxigenação entre membros superiores e inferiores, ou membro superior direito com o esquerdo. Existem algumas maneiras para corrigir o fenômeno de Harlequim:[6]

- Aumentar o fluxo da ECMO para reduzir a ejeção ventricular;
- Aumentar FmO_2;
- Aumentar FiO_2 e PEEP na ventilação mecânica;

Como último caso, alterar configurações no circuito; por exemplo, adicionar uma cânula extra de retorno, transformando em ECMO venoarteriovenosa (ECMO V-AV), converter para uma canulação central ou manter em modalidade periférica, mas passar a cânula de retorno para artéria axilar ou carótida.

Instabilidade hemodinâmica

Consultar Tabela 36.4. Como a ECMO V-V não provê suporte hemodinâmico, a hipotensão pode ser causada por redução da resistência vascular sistêmica, redução da pré-carga ou disfunção miocárdica.[6]

Já a ECMO V-A é capaz de prover suporte circulatório total mesmo sem função cardíaca nativa. Portanto, no caso de hipotensão em ECMO V-A, devem ser descartadas condições que cursam com aumento do DC e redução da resistência vascular periférica, como

sepse. Raramente, é possível ultrapassar um fluxo na ECMO > 7 L/min, e nas situações que requerem DC maior que a capacidade máxima de fluxo do sistema, pode ocorrer hipotensão significativa.[6]

Distensão do ventrículo esquerdo

Consultar Tabela 36.4. A distensão do VE é uma complicação da ECMO V-A periférica. Ocorre quando não há ejeção ventricular; ou seja, na ausência do formato da curva arterial na pressão arterial invasiva. Em virtude da ausência de ejeção ventricular e do aumento da pós-carga causada pelo suporte da ECMO periférica, o sangue proveniente da circulação pulmonar e das veias de Thebesius podem dilatar o VE. A distensão das câmaras esquerdas pode causar edema pulmonar, aumento da pressão transmural e do VO_2 pelo miocárdio.

Radiografia de tórax com congestão pulmonar ou saída de secreção rósea pelo tubo orotraqueal poucas horas após o início da ECMO V-A são sinais de distensão do VE.[6] O diagnóstico é confirmado por ecocardiograma demonstrando dilatação do VE. As possibilidades de tratamento são:[33]

- Otimizar inotrópicos;
- Associar balão intra-aórtico (BIA) ou Impella® à terapia da ECMO;
- Converter o circuito para ECMO central;
- Descomprimir o ventrículo esquerdo por atriosseptostomia ou ventriculostomia.

Parada cardiorrespiratória

Em virtude da alta gravidade dos pacientes que requerem ECMO, uma das complicações da terapia é a PCR. No registro da ELSO de 2017, aproximadamente 5% dos pacientes em ECMO V-V necessitaram de RCP.[29] Em casos de ritmos chocáveis, a desfibrilação deve ocorrer normalmente.

PCR em ECMO V-V requer RCP imediata e, se possível, pronta conversão para ECMO V-A periférica, a fim de realizar E-CPR. Já PCR em ECMO V-A não requer manobras de RCP. Em ambas as modalidades, deve-se manter a ECMO funcionando enquanto se investiga e trata a causa da PCR.

Complicações neurológicas

Consultar Tabela 36.2. Há um amplo espectro de complicações neurológicas em ECMO. Variam do comprometimento cognitivo leve a quadros graves, como convulsões, acidente vascular cerebral (AVC), hemorragia intracraniana, encefalopatia isquêmica e morte encefálica (ME).[34] Há relatos de paraplegia por infarto da medula espinhal e paralisia do nervo peroneal.[34] Em análise retrospectiva dos dados da ELSO de 1992 a 2013 demonstrou-se incidência de 15% de complicações neurológicas em adultos nas três modalidades da ECMO (V-V, V-A, E-CPR), das quais aproximadamente 8% eram ME, 3,5% consistiam em AVC, 2% representavam hemorragia intracraniana, assim como 2% constituíam convulsão.[35] A mortalidade de paciente em ECMO com complicações neurológicas pode chegar a 90%.[35] Contudo, com os avanços tecnológicos do circuito nas últimas décadas e a melhora no cuidado do paciente em ECMO, a incidência de mortalidade reduziu de 20%, entre 2002 e 2004, para 13%, entre 2011 e 2013.[35] Alguns fatores independentes para complicações neurológicas são: idade, PCR pré-ECMO, queda abrupta da $PaCO_2$ após o início da ECMO, uso de inotrópicos durante a ECMO e hipoglicemia.[35,36]

A hemorragia intracraniana é uma complicação muito temida durante a ECMO em virtude do complexo manejo, que envolve controlar o sangramento e ajustar a anticoagulação para evitar trombose no circuito.[25] É fundamental o manejo adequado da anticoagulação para reduzir a incidência dessa complicação fatal.

Um estudo observacional pequeno, unicêntrico, avaliou lesão cerebral (AVC e hemorragia intracraniana) em ECMO V-V.[36] A incidência de hemorragia intracraniana foi mais frequente nos primeiros dias do suporte, enquanto o AVC e os microssangramentos difusos ocorreram por volta de 3 e 5 semanas, respectivamente. A incidência de hemorragia intracraniana, AVC e microssangramentos difusos foram 7,5%, 2% e 2%, respectivamente. Nesse estudo, redução da $PaCO_2 > 27$ mmHg nas duas primeiras horas do início da ECMO V-V foi fator independente associado à hemorragia intracraniana.[36] A literatura sugere o envolvimento da redução abrupta da $PaCO_2$ na patogênese da hemorragia intracraniana e do AVC em pacientes em ECMO.[37,38] Como a $PaCO_2$ é um fator determinante do fluxo sanguíneo cerebral, sua redução abrupta gera hipofluxo, por vasoconstrição, predispondo a eventos neurológicos.[37,38]

Ao avaliar desfechos neurológicos 5 anos após hospitalização em ECMO, 41% dos pacientes apresentaram *performance* neuropsicológica comprometida e 52% alterações radiológicas (hemorragia intracraniana, AVC e microêmbolos). Dentre esses pacientes, 75% estiveram em tratamento com ECMO V-A e 17% com ECMO V-V.[39] Outros 41% demonstraram alterações patológicas no encefalograma. Das alterações, as radiológicas apresentaram correlação significativa com desfechos cognitivos.[39]

Em virtude da alta morbimortalidade das complicações neurológicas, monitorização neurológica multimodal é fundamental.[40,41] Nesse contexto, o *Near InfraRed Spectroscopy* (NIRS) cerebral e o Doppler transcraniano (DTC) são ferramentas úteis, já que podem ser realizados a beira leito.[40,41]

NIRS cerebral é o método mais comum de monitorização neurológica nos primeiros dias de suporte em ECMO, porém sua validade ainda é discutível e falta consenso a respeito do valor de corte para detectar isquemia cerebral.[40,41] Contudo, como na maioria das monitorizações em terapia intensiva, é mais importante avaliar a tendência dos valores do que um valor isolado.[40] A dessaturação cerebral e a diferença da saturação cerebral dos hemisférios direito e esquerdo ao longo do tempo foram fatores preditores independentes de complicações neurológicas agudas.[41] Já a dessaturação cerebral nos quatro primeiros dias da ECMO V-A constitui fator de risco independente para mortalidade hospitalar.[41]

O DTC é um exame rápido que possibilita a avaliação do fluxo sanguíneo e a autorregulação cerebral, bem como a análise dos sinais indiretos de hipertensão intracraniana e das estenoses graves/oclusões de algumas artérias cerebrais, além da detecção de microêmbolos em tempo real provenientes do circuito.[40] Os microêmbolos só foram detectados em suporte total da ECMO e estão relacionados com embolia aérea.[40]

Isquemia do membro

Consultar Tabela 36.2. A isquemia do membro é uma complicação comum na ECMO, acarreta alta morbimortalidade e sua incidência varia.[29,42-44] O relatório internacional da ELSO de 2017 constatou incidência de isquemia do membro de 4%, 3,5% e 1% em E-CPR, ECMO V-A e ECMO V-V, respectivamente. Em ECMO V-A, até 1% desenvolveu síndrome compartimental, 1,5% realizou fasciotomia e 0,5% necessitou de amputação.[29] Todavia, a incidência de isquemia, bem como a necessidade de fasciotomia, cânula de reperfusão distal e amputação podem ser frequentes e chegar a até 33%, 12%, 9% e 3%, respectivamente.[43,44] Os fatores de risco para esta complicação incluem a proporção entre o diâmetro das cânulas e do vaso, e a presença de doença vascular periférica prévia.[42]

A literatura sugere que isquemia do membro pode ser um fator de risco para mortalidade.[44] Em virtude da dificuldade no reconhecimento precoce pelo exame físico desta condição, a monitorização da perfusão regional pode ocorrer com o NIRS. Um estudo demonstrou que nenhum paciente com NIRS normal desenvolveu isquemia do membro.[45] No entanto, não há consenso sobre os valores de corte. Já foram reportados: NIRS < 40, queda de 25% do valor basal, NIRS < 50 por mais de 4 minutos ou diferença do NIRS no membro canulado e no membro contralateral > 15%.[45,46] Essa monitorização apresenta boa *performance* para detectar a isquemia. NIRS < 50 por mais de 4 minutos tem sensibilidade, especificidade e valor preditivo negativo de 100%, 95% e 100%, respectivamente.[46] Ao associar NIRS < 50 por mais de 4 minutos e diferença do NIRS no membro canulado e no membro contralateral de > 15%, a sensibilidade, especificidade, valores preditivos positivo e negativo são todos de 100%.[46]

Alguns centros adicionam profilaticamente uma cânula de reperfusão distal no membro da artéria canulada. A cânula de reperfusão é passada na artéria femoral superficial e conectada na cânula de reinfusão da ECMO para perfundir o membro com fluxo retrógrado de aproximadamente 0,5 a 1 L/min.[42] Em análise retrospectiva, a passagem do reperfusor distal salvou o membro de todos pacientes que estavam com sinais de isquemia, e nenhum paciente que estava com o reperfusor profilático apresentou essa complicação.[44]

Distúrbios hematológicos e da coagulação

Consultar Tabelas 36.1 a 36.4. Diversos distúrbios hematológicos e da coagulação podem ocorrer em um paciente em ECMO, aumentando a suscetibilidade a sangramentos e eventos trombóticos.[28]

Os sítios mais comuns de sangramento em ECMO, segundo o registro da ELSO de 2017, a depender da modalidade da ECMO (V-V, V-A e E-CPR), são:[29]

- Sítio cirúrgico – 19%;
- Inserção das cânulas – 18%;
- Sangramento pulmonar e gastrintestinal – 6%;
- Tamponamento cardíaco – 5%.

A real incidência dos eventos tromboembólicos é desconhecida. Estudos com autópsia sugerem que a avaliação clínica subestima a sua ocorrência. As autópsias demonstraram AVC, isquemia mesentérica aguda, tromboses venosas e tromboembolismo pulmonar maciço.[47]

Distúrbios hematológicos e de coagulação que podem ocorrer durante a terapia em ECMO são:[28]

- Hemólise;
- Trombocitopenia;
- Hiperfibrinólise;
- CIVD;
- Deficiência de Von Willebrand adquirida.

A ELSO define hemólise como concentração livre de Hb no plasma > 50 mg/dL,[1] com incidência por volta de 5% em ECMO (V-V, V-A e E-CPR).[29] No entanto, já se descreveu incidência de até 25% em ECMO V-A, além de ser condição associada à mortalidade.[48,49] Hemólise pode ocorrer por condições clínicas ou relacionadas com o circuito da ECMO. Os fatores associados ao circuito incluem:[1]

- Pressões na via de drenagem menores que (–) 300 mmHg;
- Velocidade da bomba > 3.500 rpm;
- Coágulos na bomba, na membrana ou em qualquer local do circuito;
- Oclusões do circuito pós-bomba;
- Pressão transmembrana elevada;
- Perda da integridade da membrana;
- Hemofiltro conectado ao circuito da ECMO.

Elevação abrupta e importante da Hb livre no plasma está associada à trombose da cabeça da bomba propulsora, e a sua troca normaliza os valores elevados em até 2 dias.[49] A Hb livre no plasma causa nefrotoxicidade, liga-se irreversivelmente ao óxido nítrico endógeno, aumentando a resistência vascular e a produção de trombina, desencadeando disfunção plaquetária e distúrbios da coagulação. O grau de hemólise é monitorizado por nível sérico de Hb livre no plasma, desidrogenase láctea, bilirrubinas e coloração da urina.

Existem diversos fatores para trombocitopenia em ECMO, incluindo HIT, consumo de plaquetas pelo circuito da ECMO e CIVD.[28] A anticoagulação em HIT deve ocorrer com inibidores diretos da trombina, fármacos ainda não disponíveis no Brasil.[14,28]

Hiperfibrinólise é um distúrbio frequente em ECMO. Deve-se suspeitar da condição quando o sangramento estiver associado a níveis bastante elevados de d-dímero e à contagem de plaquetas relativamente normais. A formação de coágulos em qualquer componente do circuito da ECMO pode causar hiperfibrinólise. A troca do circuito pode ajudar a reverter o distúrbio, também é possível considerar o tratamento farmacológico com antifibrinolítico.

A CIVD está associada ao uso de ECMO por consumo dos fatores da coagulação em virtude de lesão tecidual e ativação da coagulação pela membrana oxigenadora.[28] O consumo desses fatores da coagulação e de plaquetas constituem causas de sangramentos graves e, paradoxalmente, de eventos trombóticos.[28] A incidência varia em torno de 3,5%, conforme o registro da ELSO de 2017.[29] Deve-se suspeitar desta condição clínica quando plaquetopenia estiver associado ao alargamento do TP e do TTPa e à hipofibrinogenemia.[28]

A deficiência do fator de Von Willebrand adquirida associada à ECMO deve estar relacionada com altas forças de cisalhamento.[28] Portanto, reduzir a velocidade da bomba propulsora e aumentar o diâmetro das cânulas para minimizar o fluxo turbulento no circuito podem ajudar a controlar o distúrbio.[28] A deficiência adquirida normalmente reverte após a retirada do suporte; portanto, avaliar sempre a possibilidade de desmame.[28]

Lesão renal aguda

Consultar Tabela 36.2. A fisiopatologia da LRA em ECMO ainda não é bem definida.[50] Os prováveis fatores relacionados com a complicação são:[50]

- Hipoperfusão tecidual;
- Hemólise;
- Hipovolemia;
- Resposta inflamatória sistêmica.

Assim como nos pacientes graves, no geral, a LRA em ECMO associa-se a aumento da mortalidade e dos custos relacionados com a saúde.[51] Oligúria e difícil manejo da volemia são as principais indicações de hemodiálise nessa população.[51]

A hemodiálise contínua é a modalidade de escolha nos pacientes refratários a medidas clínicas, como diurético e restrição hídrica.[1,52] O momento ideal para início da TSR é controverso na população geral e na ECMO.[52,53] Até o momento, não há consenso se a TSR precoce ou tardia reduz a mortalidade.[52,53] O início precoce possibilita rápido equilíbrio hidreletrolítico e ácido-básico, já o início tardio possibilita a recuperação da função renal, evitando complicações com o acesso vascular ou da própria TSR, como pneumotórax, infecção de corrente sanguínea associada ao cateter venoso, hipotensão, hipotermia e redução do nível sérico de fármacos.[52,53]

Dados da ELSO registram incidência de LRA em ECMO V-V e ECMO V-A de 9,3% e 12,3%, respectivamente.[26] Um estudo retrospectivo que avaliou pacientes em ECMO V-A por choque cardiogênico pós-cardiotomia demonstrou aumento significativo da mortalidade nos pacientes que necessitaram de TSR por LRA (*odds ratio* = 8,95; IC 95%; 1,4 a 45,7).[54]

Complicações infecciosas

Consultar Tabela 36.4. A ECMO é um fator de risco para infecção.[24,55] Os pacientes têm múltiplos acessos vasculares, como cateter venoso central, cateter de artéria pulmonar, cateter para monitorizar pressão arterial invasiva e as cânulas de drenagem e de retorno, os quais aumentam o risco de infecção da corrente sanguínea, que é diretamente proporcional ao tempo de permanência desses dispositivos.[55] A incidência de infecção em pacientes adultos em ECMO V-V e V-A é de 17,5% e 13%, respectivamente.[26] Os patógenos mais comuns em infecção de corrente sanguínea são: *Candida* (12,7%), *Pseudomonas aeruginosa* (10,5%) e *Staphylococcus aureus* (9,4%).[55]

O diagnóstico de quadros infecciosos nesta população é um desafio, já que, muitas vezes, não se tem febre, e a leucocitose pode ser secundária à terapia extracorpórea.[24,56] A febre pode estar mascarada pela perda de calor através do circuito da ECMO, e a interação do sangue com o circuito extracorpóreo causa frequentemente resposta inflamatória sistêmica que culmina em leucocitose.[24] Portanto, deve-se suspeitar de quadros infecciosos quando ocorrer aumento do DC inexplicavelmente e/ou redução da resistência vascular sistêmica. Em decorrência da dificuldade do diagnóstico, culturas para vigilância de rotina são coletadas em diversos centros.

Não se recomenda o uso de antibioticoterapia profilática durante o suporte da ECMO.[24] O consenso da ELSO reforça a necessidade de empregar antibiótico apropriado se infecção documentada.[1] Contudo, a farmacocinética e a farmacodinâmica dos antibióticos na ECMO são incertas.[57] O aumento do volume de distribuição do medicamento e a adsorção dos fármacos lipossolúveis no circuito reduzem a biodisponibilidade dos antibióticos e tornam a posologia destes incerta.[57] A dosagem do nível sérico dos antimicrobianos é ferramenta útil para guiar a posologia.[58]

CONSIDERAÇÕES FINAIS

Atualmente, a ECMO é um dos principais dispositivos extracorpóreos para dar suporte cardiopulmonar temporário a pacientes graves. Contudo, essa terapia não é isenta de riscos e suas complicações são potencialmente fatais. Para o manejo adequado do sistema, minimizar complicações e o sucesso da terapia, constituem pilares fundamentais para a monitorização multimodal e equipe multidisciplinar com conhecimento do circuito, assim como educação continuada.

REFERÊNCIAS

1. Extracorporeal Life Supporte Organization (ELSO). General guidelines for all ECLS cases. 2017 [cited 2020 02 julho]; version 1.4.

2. Combes A et al. Extracorporeal membrane oxygenation for severe acute respiratory distress syndrome. N Engl J Med. 2018;378(21):1965-75.

3. Combes A et al. Outcomes and long-term quality-of-life of patients supported by extracorporeal membrane oxygenation for refractory cardiogenic shock. Crit Care Med. 2008;36(5):1404-11.

4. Peek GJ et al. Efficacy and economic assessment of conventional ventilatory support versus extracorporeal membrane oxygenation for severe adult respiratory failure (CESAR): a multicentre randomised controlled trial. Lancet. 2009;374(9698):1351-63.

5. Extracorporeal Life Support Organization (ELSO). Guidelines for adult respiratory failure. 2017 [cited 2020]; version 1.4.

6. Sidebotham D et al. Extracorporeal membrane oxygenation for treating severe cardiac and respiratory failure in adults: part 2-technical considerations. J Cardiothorac Vasc Anesth. 2010;24(1):164-72.

7. Cavayas YA et al. The early change in $PaCO_2$ after extracorporeal membrane oxygenation initiation is associated with neurological complications. Am J Respir Crit Care Med. 2020;201(12):1525-35.

8. Marhong JD et al. Mechanical ventilation during extracorporeal life support (ECLS): a systematic review. Intensive Care Med. 2015;41(6):994-1003.

9. Schmidt M et al. Mechanical ventilation management during extracorporeal membrane oxygenation for acute respiratory distress syndrome: a retrospective international multicenter study. Crit Care Med. 2015;43(3):654-64.

10. Peek GJ et al. CESAR: conventional ventilatory support vs extracorporeal membrane oxygenation for severe adult respiratory failure. BMC Health Serv Res. 2006;6:163.

11. Franchineau G et al. Bedside contribution of electrical impedance tomography to setting positive end-expiratory pressure for extracorporeal membrane oxygenation-treated patients with severe acute respiratory distress syndrome. Am J Respir Crit Care Med. 2017;196(4):447-57.

12. Serpa Neto A et al. Associations between ventilator settings during extracorporeal membrane oxygenation for refractory hypoxemia and outcome in patients with acute respiratory distress syndrome: a pooled individual patient data analysis: mechanical ventilation during ECMO. Intensive Care Med. 2016;42(11):1672-84.

14. Kimmoun A et al. Prolonged prone positioning under VV-ECMO is safe and improves oxygenation and respiratory compliance. Ann Intensive Care. 2015;5(1):35.

15. Lequier L. ELSO Anticoagulation Guideline. 2014 [cited 2020 July 14]. Disponível em: https://www.elso.org/Portals/0/Files/elsoanticoagulationguideline8-2014-table-contents.pdf. Acesso em: 31 mar 2022.

16. Extracorporeal Life Support Organization (ELSO). Extracorporeal Life Support Organization COVID-19 interim guidelines. A consensus document from an international group of interdisciplinary ECMO providers. Disponível em: https://www.elso.org/Portals/0/Files/pdf/ELSO%20covid%20guidelines%20final.pdf. Acesso em: 31 mar 2022.

17. Bridges BC et al. Anticoagulation and disorders of hemostasis. In: Brogan TV. Extracorporeal Life Support: The ELSO Red Book. Extracorporeal Life Support Organizarion (ELSO); 2009. p. 93-103.

18. Sklar MC et al. Anticoagulation practices during venovenous extracorporeal membrane oxygenation for respiratory failure. A systematic review. Ann Am Thorac Soc. 2016;13(12): 2242-50.

19. Sy E et al. Anticoagulation practices and the prevalence of major bleeding, thromboembolic events, and mortality in venoarterial extracorporeal membrane oxygenation: a systematic review and meta-analysis. J Crit Care. 2017;39:87-96.

20. Chaves RCF et al. Extracorporeal membrane oxygenation: a literature review. Rev Bras Ter Intensiva. 2019;31(3):410-24.

21. Vasques F et al. How I wean patients from veno-venous extra-corporeal membrane oxygenation. Crit Care. 2019;23(1):316.

22. Aissaoui N et al. How to wean a patient from veno-arterial extracorporeal membrane oxygenation. Intensive Care Med. 2015;41(5):902-5.

23. Aissaoui N et al. Predictors of successful extracorporeal membrane oxygenation (ECMO) weaning after assistance for refractory cardiogenic shock. Intensive Care Med. 2011;37(11):1738-45.

24. Lubnow M et al. Technical complications during veno-venous extracorporeal membrane oxygenation and their relevance predicting a system-exchange--retrospective analysis of 265 cases. PLoS One. 2014;9(12):e112316.

25. Allen S et al. A review of the fundamental principles and evidence base in the use of extracorporeal membrane oxygenation (ECMO) in critically ill adult patients. J Intensive Care Med. 2011;26(1):13-26.

26. Squiers JJ et al. Contemporary extracorporeal membrane oxygenation therapy in adults: fundamental principles and systematic review of the evidence. J Thorac Cardiovasc Surg. 2016;152(1):20-32.

27. Thiagarajan RR et al. Extracorporeal Life Support Organization Registry International Report 2016. Asaio J. 2017;63(1):60-7.

28. Lubnow M et al. D-dimers as an early marker for oxygenator exchange in extracorporeal membrane oxygenation. J Crit Care. 2014;29(3): 473.e1-5.

29. Murphy DA et al. Extracorporeal membrane oxygenation-hemostatic complications. Transfus Med Rev. 2015;29(2):90-101.

30. Extracorporeal Life Support Organization (ESLO). ECLS Registry Report – International Summary. Disponível em: https://www.elso.org/Portals/0/Files/Reports/2017/International%20Summary%20January%202017.pdf. Acesso em: 31 mar 2022.

31. Reynolds MM et al. The artificial endothelium. Organogenesis. 2011;7(1):42-9.

32. MacLaren G et al. Contemporary extracorporeal membrane oxygenation for adult respiratory failure: life support in the new era. Intensive Care Med. 2012;38(2):210-20.

33. Abrams D et al. Recirculation in venovenous extracorporeal membrane oxygenation. Asaio J. 2015;61(2):115-21.

34. Meani P et al. Modalities and effects of left ventricle unloading on extracorporeal life support: a review of the current literature. Eur J Heart Fail. 2017;19 (Suppl 2):84-91.

35. Xie A et al. Neurologic complications of extracorporeal membrane oxygenation: a review. J Cardiothorac Vasc Anesth. 2017;31(5):1836-46.

36. Lorusso R et al. In-hospital neurologic complications in adult patients undergoing venoarterial extracorporeal membrane oxygenation: results from the Extracorporeal Life Support Organization Registry. Crit Care Med. 2016;44(10):e964-72.

37. Luyt CE et al. Brain injury during venovenous extracorporeal membrane oxygenation. Intensive Care Med. 2016;42(5):897-907.

38. Kredel M et al. Cerebral tissue oxygenation during the initiation of venovenous ECMO. Asaio J. 2014;60(6):694-700.

39. Muellenbach RM et al. Effects of venovenous extracorporeal membrane oxygenation on cerebral oxygenation in hypercapnic ARDS. Perfusion. 2014;29(2):139-41.

40. Risnes I et al. Cerebral outcome in adult patients treated with extracorporeal membrane oxygenation. Ann Thorac Surg. 2006;81(4):1401-6.

41. Lorusso R et al. Brain monitoring in adult and pediatric ECMO patients: the importance of early and late assessments. Minerva Anestesiol. 2017;83(10):1061-74.

42. Pozzebon S et al. Cerebral Near-Infrared Spectroscopy in adult patients undergoing veno-arterial extracorporeal membrane oxygenation. Neurocrit Care. 2018;29(1):94-104.

43. Bhatia M et al. Contemporary comprehensive monitoring of veno-arterial extracorporeal membrane oxygenation patients. Can J Cardiol. 2020;36(2):291-9.

44. Foley PJ et al. Limb ischemia during femoral cannulation for cardiopulmonary support. J Vasc Surg. 2010;52(4):850-3.

45. Lamb KM et al. Arterial protocol including prophylactic distal perfusion catheter decreases limb ischemia complications in patients undergoing extracorporeal membrane oxygenation. J Vasc Surg. 2017;65(4):1074-9.

46. Wong JK et al. Cerebral and lower limb near-infrared spectroscopy in adults on extracorporeal membrane oxygenation. Artif Organs. 2012;36(8):659-67.

47. Patton-Rivera K et al. Using near-infrared reflectance spectroscopy (NIRS) to assess distal-limb perfusion on venoarterial (V-A) extracorporeal membrane oxygenation (ECMO) patients with femoral cannulation. Perfusion. 2018;33(8):618-23.

48. Rastan AJ et al. Autopsy findings in patients on postcardiotomy extracorporeal membrane oxygenation (ECMO). Int J Artif Organs. 2006;29(12):1121-31.

49. Gray BW et al. Extracorporeal life support: experience with 2,000 patients. Asaio J. 2015;61(1):2-7.

50. Lehle K et al. Technical-induced hemolysis in patients with respiratory failure supported with veno-venous ECMO – prevalence and risk factors. PLoS One. 2015;10(11):p.e0143527.

51. Askenazi DJ et al. Renal replacement therapy in critically ill patients receiving extracorporeal membrane oxygenation. Clin J Am Soc Nephrol. 2012;7(8):1328-36.

52. Wu VC et al. Patients supported by extracorporeal membrane oxygenation and acute dialysis: acute physiology and chronic health evaluation score in predicting hospital mortality. Artif Organs. 2010;34(10):828-35.

53. Paek JH et al. Timing for initiation of sequential continuous renal replacement therapy in patients on extracorporeal membrane oxygenation. Kidney Res Clin Pract. 2018;37(3):239-47.

54. Moreira FT et al. Early versus delayed initiation of renal replacement therapy for acute kidney injury: an updated systematic review, meta-analysis, meta-regression and trial sequential analysis of randomized controlled trials. Rev Bras Ter Intensiva. 2018;30(3):376-84.

55. Ko WJ et al. Extracorporeal membrane oxygenation support for adult postcardiotomy cardiogenic shock. Ann Thorac Surg. 2002;73(2):538-45.

56. Bizzarro MJ et al. Infections acquired during extracorporeal membrane oxygenation in neonates, children, and adults. Pediatr Crit Care Med. 2011;12(3):277-81.

57. Burket JS et al. Nosocomial infections in adult patients undergoing extracorporeal membrane oxygenation. Clin Infect Dis. 1999;28(4):828-33.

58. Shekar K et al. Can physicochemical properties of antimicrobials be used to predict their pharmacokinetics during extracorporeal membrane oxygenation? Illustrative data from ovine models. Crit Care. 2015;19:437.

37

Membrana de Oxigenação Extracorpórea
Cuidados de Fisioterapia

Karina Tavares Timenetsky
Cilene Saghabi
Ricardo Kenji Nawa

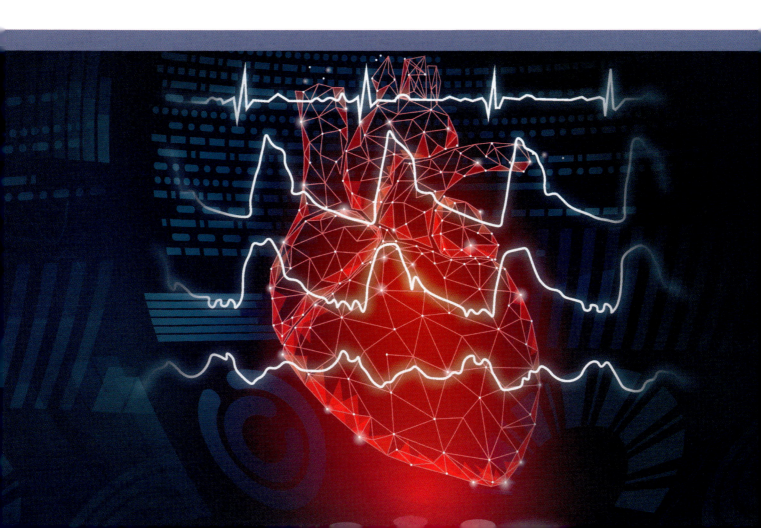

DESTAQUES

- A membrana de oxigenação extracorpórea é uma modalidade de suporte de vida extracorpóreo que possibilita suporte temporário em caso de falência da função pulmonar e/ou cardíaca refratária ao tratamento clínico convencional;
- Pacientes em membrana de oxigenação extracorpórea permanecem inicialmente em ventilação mecânica invasiva, necessitando de ajuste adequado dos parâmetros ventilatórios, a fim de minimizar a lesão pulmonar induzida pela ventilação;
- A membrana de oxigenação extracorpórea facilita o emprego de estrategia de ventilação mecânica protetora, além de proteção diafragmática, possibilitando a ventilação espontânea precoce com esforço inspiratório dentro dos limites fisiológicos aceitáveis;
- Em decorrência das cânulas de drenagem e retorno, além do uso de sedativos e bloqueadores neuromusculares, pacientes em membrana de oxigenação extracorpórea apresentam tempo prolongado de imobilização, tornando importante a realização de mobilização precoce.

INTRODUÇÃO

A membrana de oxigenação extracorpórea (ECMO, do inglês *extracorporeal membrane oxygenation*) é uma modalidade de suporte de vida extracorpóreo que possibilita suporte temporário em caso de falência da função pulmonar e/ou cardíaca refratária ao tratamento clínico convencional (ventilação mecânica invasiva, estratégia protetora e/ou ventilação prona), suporte com farmacos ativos e até mesmo dispositivos de suporte ventricular.[1]

Diversos estudos descrevem a utilização de ECMO em pacientes com choque cardiogênico refratário, síndrome do desconforto respiratório agudo (SDRA) refratário ao suporte clínico convencional ou ainda em parada cardiorrespiratória,[1] sendo as indicações de instalação e manuseio descritas nas orientações da *Extracorporeal Life Support Organization* (ELSO) para insuficiência cardíaca e respiratória do adulto, descritas com mais detalhes no Capítulo 34.

Os pacientes em ECMO permanecem inicialmente em ventilação mecânica invasiva, necessitando de ajuste adequado dos parâmetros ventilatórios, a fim de minimizar a lesão pulmonar induzida pela ventilação, bem como da monitorização ventilatória contínua e da manutenção de vias aéreas pérvias.[1-5]

Em virtude das canulações em acessos femorais ou jugulares, além do uso de sedativos e bloqueadores neuromusculares, esses pacientes permanecem imobilizados por tempo mais prolongado, o que torna importante a realização de mobilização precoce. Assim, a fisioterapia tem papel fundamental nos cuidados dos pacientes em ECMO.

CUIDADOS DE FISIOTERAPIA

Suporte ventilatório

Inicialmente, após a canulação da ECMO, o paciente estará sedado e, muitas vezes, será necessário o uso de bloqueador neuromuscular, devido à gravidade do quadro, e sob ventilação mecânica invasiva. O fisioterapeuta, com relação à parte respiratória, tem papel importante nos ajustes da ventilação mecânica, bem como na manutenção da via aérea pérvia e na monitorização respiratória contínua. O manejo adequado da ventilação mecânica invasiva é fundamental para minimizar a lesão pulmonar induzida pela ventilação mecânica.[1-4]

Apesar de, inicialmente, a ventilação mecânica ser um suporte de vida, o uso da pressão positiva traz repercussões aos pacientes, como alteração na pré-carga e na pós-carga tanto do ventrículo direito (VD) quanto do ventrículo esquerdo (VE). Os pacientes em ECMO venoarterial (VA) com falência de VD podem sofrer efeitos negativos de altos níveis de pressão expiratória final positiva (PEEP), enquanto pacientes com falência de VE podem se beneficiar de níveis elevados de PEEP, reduzindo a probabilidade de edema pulmonar.[5]

Uma estratégia ventilatória ultraprotetora pode ser instituída em pacientes em uso de ECMO com a manutenção das taxas de oxigênio e gás carbônico dentro de valores desejados, devido à presença da membrana do dispositivo. O uso de baixos valores de volume pulmonar é recomendado, porém favorece o surgimento de áreas de atelectasia, gerando maior desequilíbrio da relação ventilação/perfusão. Assim, o uso de níveis elevados de PEEP geralmente é recomendado.[1-5]

O paciente deve ser avaliado de forma individualizada e suas limitações cardíacas e hemodinâmicas devem ser consideradas no ajuste da PEEP.[1,6] Recursos a beira leito, como ultrassom e tomografia de impedância elétrica, são interessantes para a individualização de cada caso.[1,6]

A ECMO permite ventilação mecânica protetora, além de proteção diafragmática, possibilitando a ventilação espontânea precoce com esforço inspiratório dentro dos limites fisiológicos aceitáveis. A ventilação mecânica, se não ajustada adequadamente, pode proporcionar mais danos aos pulmões e causar esforço muscular inadequado.[3,4] A monitorização do *drive* ventilatório e do esforço do paciente são fundamentais para minimização da lesão pulmonar autoinfligida pelo paciente (P-SILI, do inglês *patient self inflected lung injury*) durante a respiração espontânea.[4,7-10]

A monitorização do esforço muscular respiratório pode ser avaliada por meio da medida da pressão inspiratória gerada em 100 ms (P0.1) ou da pressão muscular estimada.[9,10] O esforço muscular é insuficiente com P0.1 < 2,0 cmH_2O ou excessivo com P0.1 > 4,0 cmH_2O, e pode causar atrofia diafragmática ou miotrauma, respectivamente.[9,10]

Com relação à pressão muscular (Pmus) estimada, deve-se realizar uma pausa expiratória 3 segundos e observar o quanto o paciente consegue negativar durante o esforço inspiratório, conhecido como delta de pressão de oclusão expiratória. Para obter a Pmus estimada deve-se multiplicar o delta de pressão de oclusão observado por 0,75 (Figura 37.1). Valores maiores que 15 cmH_2O representam esforço muito elevado e risco de miotrauma, sendo necessário realizar ajuste de ventilação mecânica e/ou sedação.[10]

O suporte ventilatório em ECMO é ainda um tópico em debate, e diversas estratégias ultraprotetoras vêm sendo propostas para reduzir a lesão pulmonar induzida pela ventilação (VILI), entre elas minimização de pressão de platô (Pplat), delta de pressão (ΔP), *mechanical power* (MP), frequência respiratória (FR) e volume corrente (Vt).[1,3,4,7]

Na Tabela 37.1 são apresentadas as recomendações de parâmetros ventilatórios iniciais.

Alguns pacientes, a minoria, podem ser desentubado na vigência do suporte em ECMO. O desmame deve seguir os mesmos critérios que os dos pacientes em ventilação mecânica de forma geral (avaliação diária, teste de respiração espontânea).[11] Alguns benefícios da desentubação em ECMO descritos na literatura são: menor risco de eventos associados ao ventilador, como a pneumonia associada à ventilação mecânica e à desentubação acidental; menor necessidade de analgo-sedação; maior conforto; melhor possibilidade de nutrição; e facilidade para reabilitação física e de comunicação. Entretanto, apresenta riscos como suporte de troca gasosa insuficiente, aumento do trabalho respiratório e do gasto energético, fadiga muscular, insuficiência respiratória e diminuição da capacidade de manter a via aérea limpa e livre de secreção pulmonar.[11]

Alguns pacientes podem apresentar dificuldade de desmame ventilatório. Uma das principais dificuldades está relacionada com a incapacidade de respirar espontaneamente em virtude do desequilíbrio entre a capacidade e a demanda dos músculos respiratórios.[11,12] A função muscular respiratória pode ser avaliada por meio da medida de pressão inspiratória máxima para quantificar a força muscular respiratória e identificar a presença de fraqueza. Outro recurso interessante é o uso da ultrassonografia diafragmática para avaliar espessura (Figura 37.2) e mobilidade (Figura 37.3).[12]

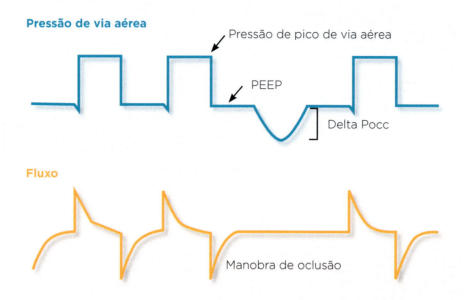

FIGURA 37.1 Cálculo da Pmus estimada.
PEEP: pressão positiva ao final da expiração; **Pmus:** pressão muscular estimada; **Delta Pocc:** delta pressão de oclusão expiratória.

Tabela 37.1 Ajustes dos parâmetros ventilatórios na ECMO.	
VC	3 a 4 mL/kg de peso predito pela estatura e gênero
Delta de pressão	≤ 10 cmH$_2$O
PEEP	10-15 cmH$_2$O Ajustar individualmente pela mecânica ou imagem pulmonar (buscando a PEEP com menor delta de pressão possível)
FiO$_2$	< 40% em caso de intercorrência com sistema da ECMO, ajustar em 100% no ventilador
FR	5-10 rpm

VC: volume corrente; **FiO$_2$:** fração inspirada de oxigênio; **FR:** frequência respiratória; **PEEP:** pressão positiva ao final da expiração; **ECMO:** membrana de oxigenação extracorpórea.

A fração de espessamento é calculada por meio da medida da espessura na inspiração subtraída pela espessura na expiração dividida pela espessura na expiração e, posteriormente, multiplicada por 100. Valores abaixo de 20% podem representar paralisia.

A mobilidade diafragmática consiste na avaliação da amplitude (linha perpendicular) da linha de base até o pico da inspiração com o paciente em respiração espontânea (fora da ventilação mecânica), conforme demonstrado na Figura 37.2. Em pacientes de unidade de terapia intensiva (UTI) valores menores que 11 mm de amplitude caracterizam-se como mobilidade diafragmática reduzida.[12]

Em caso de fraqueza muscular respiratória, o treinamento muscular inspiratório torna-se importante contribuinte no tratamento dessa disfunção. O treinamento muscular respiratório possibilita ganho de força e *endurance*.

Durante a ECMO existem diversos cuidados fundamentais relacionados com a fisioterapia respiratória. Esses cuidados estão descritos na Tabela 37.2.

MEMBRANA DE OXIGENAÇÃO EXTRACORPÓREA: CUIDADOS DE FISIOTERAPIA

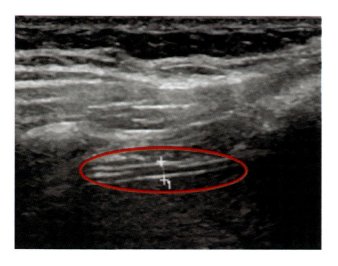

■ **FIGURA 37.2** Medida de espessamento do diafragma.
Fonte: Imagem dos autores.

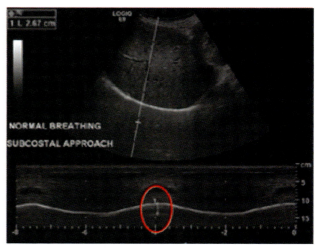

■ **FIGURA 37.3** Mobilidade diafragmática.
Fonte: Imagem dos autores.

Tabela 37.2 Cuidados de fisioterapia respiratória na ECMO.

Cuidados com a via aérea artificial	Posicionamento adequado Fixação adequada Monitorização da pressão de *cuff* (pelo menos 3 vezes/dia) Manutenção da via aérea pérvia (higiene brônquica e aspiração) Umidificação adequada
Cuidados com o circuito do ventilador	Sem sujidade Sem condensado
Cuidados com a ventilação mecânica	Ajustes de parâmetros ventilatórios adequados (ventilação protetora) Monitorização respiratória Evitar assincronia Avaliação diária para desmame ventilatório Monitorização do esforço respiratório na presença de drive ventilatório

Mobilização de pacientes em suporte de ECMO

A atuação do fisioterapeuta em UTI envolve atividades de mobilização, posicionamento funcional e movimentos passivos e ativos assistidos das extremidades. Atividades funcionais, como sentar a beira leito, ficar em pé, treino de transferências e treino de marcha, por exemplo, são algumas metas terapêuticas. Pacientes com suporte de ECMO também devem ser considerados eletivos a essas atividades, caso não apresentem nenhuma contraindicação.[13,14] Assim, é importante levar em consideração alguns pontos:

- Avaliação e reavaliação;
- Segurança e viabilidade;
- Contraindicações;
- Mobilização e progressão das atividades;
- Funções dos membros da equipe multidisciplinar;
- Monitorização;
- Desfechos.

Uma vez que pacientes em uso de ECMO apresentam limitações à mobilização, o processo de avaliação deve ser criterioso e assertivo para não expô-los a eventos adversos.[15,16] As limitações devem-se, inicialmente, à indicação e à gravidade do quadro clínico, bem como às barreiras relacionadas com o próprio dispositivo, como o tamanho e a localização das cânulas. As atividades de mobilização devem ter início assim que possível, como intuito de minimizar os efeitos deletérios do imobilismo.[15,16]

Por ser considerada procedimento seguro quando respeitadas as recomendações de indicação e contraindicação, a mobilização de pacientes em terapia intensiva tem se apresentado viável. Pacientes submetidos a atividades de mobilização apresentam maior chance de retorno às atividades de vida diária prévias com independência funcional, menor incidência e tempo de *delirium*, redução do tempo em ventilação mecânica invasiva e menor tempo de internação hospitalar e em terapia intensiva.[15,16]

Nos últimos anos, tem-se observado redução no uso de sedativos nos pacientes em ECMO, consequentemente aumentando o número de pacientes em ECMO mais despertos e colaborativos. Diante dessa mudança no perfil dos pacientes em ECMO, alguns centros especializados publicaram rotinas de segurança, viabilidade e boas práticas, considerando uma equipe bem treinada como fator essencial para o êxito no manejo desse perfil de paciente.[15,16]

Inicialmente, uma avaliação detalhada do momento clínico do paciente é fundamental para definição das metas e do plano terapêutico, além de questões relacionadas com o sítio de canulação e com o nível de sedação e anticoagulação. Durante a reabilitação, é de extrema importância realizar a monitorização contínua dos efeitos sobre o fluxo de ECMO, assim como da hemodinâmica do paciente.[13-16]

Todos os pacientes em ECMO devem ser incluídos em protocolos de mobilização precoce, exceto aqueles que apresentam contraindicações para serem mobilizados, como hipóxia, instabilidade hemodinâmica, instabilidade do ritmo cardíaco, monitorização de pressão intracraniana, risco de deslocamento das cânulas, episódios de dessaturação à mobilização e aumento gradativo de uso de drogas vasoativas.[13-16]

A reabilitação dos pacientes em ECMO requer o envolvimento de uma equipe multidisciplinar para o planejamento, o desenvolvimento e o acompanhamento. De maneira geral, a composição da equipe ideal para mobilização é composta pelos seguintes profissionais: médico especialista em ECMO (intensivista), enfermeiro especialista em ECMO e/ou enfermeiro intensivista, perfusionista, fisioterapeuta intensivista e/ou fisioterapeuta com experiência em ECMO.[13-16]

No entanto, essa composição pode variar de acordo com as políticas institucionais.

Nos pacientes em ECMO, são inseridas cânulas de grande calibre em vasos centrais (femoral ou jugular) com o objetivo de manter um alto fluxo sanguíneo contínuo no circuito. As manipulações, o posicionamento inadequado do paciente ou mesmo o deslocamento da cânula podem gerar alterações nesse fluxo e, consequentemente, provocar hipoxemia grave. Contudo, apesar das possíveis complicações durante a mobilização, ela se torna possível e segura se forem respeitados os limites e as habilidades de cada paciente, além dos critérios de segurança para a mobilização, conforme descrito seguir:

- Definir o plano terapêutico para o atendimento;
- Definir o quantitativo multidisciplinar adequado ao nível de atendimento;
- Discutir o nível de monitorização com a equipe de reabilitação;
- Avaliar se as doses de inotrópicos e vasopressores são adequadas ao nível de atendimento;
- Checar se a anticoagulação está mantida dentro dos limites desejáveis estipulados;
- Confirmar, por radiografia, o posicionamento interno adequado das cânulas;
- Conferir as fixações das cânulas e dos componentes do circuito da ECMO;
- Conferir a fixação e realizar a monitorização da via aérea do paciente.

Antes, durante e depois das atividades de mobilização e reabilitação, é importante monitorizar os sinais vitais, bem como considerar a necessidade de ajustes da ECMO, como fluxo sanguíneo através das cânulas, FiO_2 e fluxo de gás. Pacientes com suporte na ECMO em valores máximos não devem realizar atividades de mobilização e reabilitação, tendo em vista a não possibilidade de ajustes desse suporte, caso o paciente apresente uma eventual piora clínica durante a realização das atividades propostas. Pacientes com baixa função pulmonar e que apresentam queda rápida da saturação durante o exercício, porém não respondem com melhora da PaO_2 após aumento da FiO_2 ofertada pelo oxigenador da ECMO, podem necessitar de aumento no fluxo sanguíneo na ECMO.[15,16]

Outro ponto importante a ser considerado durante a mobilização dos pacientes em ECMO é observar o risco de sangramento nos sítios de canulação, bem como a movimentação das cânulas com redução do fluxo sanguíneo. Caso o paciente se queixe de dores pós-mobilização, deverá ser avaliado imediatamente, devido à possibilidade de deslocamento das cânulas da ECMO.

A progressão da reabilitação deve ser gradativa, monitorada de forma contínua, individualizada e diária. Pode-se iniciar com a mobilização passiva (ou mesmo o uso de recursos como eletroestimulação neuromuscular) nos pacientes mais restritos ao leito e não colaborativos até sua retirada do leito para a prancha ortostática ou mesmo sedestação em poltrona, desde que o quadro clínico permita e após discussão com toda a equipe multidisciplinar. Alguns estudos mencionam a possibilidade de marcha estacionária e deambulação dos pacientes em ECMO. A decisão do tipo de exercício a ser realizado deve ser individualizada e acordada com todo o restante da equipe.

Os cuidados necessários ao mobilizar pacientes com ECMO são:

- Observar e assegurar a fixação das cânulas;
- Observar o suporte ajustado da ECMO;
- Avaliar o uso de drogas vasoativas e suas doses;
- Estabelecer a meta em conjunto com a equipe assistencial e comunicar ao paciente quais serão as etapas e os objetivos durante cada fase da mobilização.

CONSIDERAÇÕES FINAIS

Os pacientes em ECMO permanecem inicialmente em ventilação mecânica invasiva, necessitando de ajuste adequado dos parâmetros ventilatórios, a fim de minimizar a lesão pulmonar induzida pela ventilação mecânica.

A imobilidade no leito decorrente da ECMO, associada ao uso de sedação e bloqueador neuromuscular na fase inicial, aumentam o risco de fraqueza muscular respiratória e periférica. Assim, a fisioterapia tem papel fundamental no cuidado desses pacientes, visando a conduzir e monitorar continuamente a ventilação mecânica, além de manter as vias aéreas pérvias e promover reabilitação respiratória e motora.

REFERÊNCIAS

1. Chaves RCF, Filho RR, Timenetsky KT, Moreira FT, Vilanova LCS, Bravim BA et al. Membrana de oxigenação extracorpórea: revisão da literatura. Rev Bras Ter intensive. 2019;31(3):410-24.

2. Bartlett RH, Ogino MT, Brodie D, McMullan DM, Lorusso R, MacLaren G et al. Initial ELSO Guidance Document: ECMO for COIVD-19 Patients with Severe Cardiopulmonary Failure. Asaio Journal. 2020;66(5).

3. Spinelli E, Carlesso E, Mauri T. Extracorporeal support to achieve lung-protective and diaphragm-protective ventilation. Curr Opin Crit Care. 2020;26(1):66-72.

4. Gattinoni L, Tonetti T, Quintel M. How best to set the ventilator on extracorporeal membrane lung oxygenation. Curr Opin Crit Care. 2017;23(1): 66-72.

5. Vieillard-baron A, Matthay M, Teboul JL, Bein T, Schultz M, Magder S et al. Experts' opinion on management of hemodynamics in ARDS patients: focus on the effects of mechanical ventilation: focus on the effects of mechanical ventilation. Intensive Care Med. 2016;42(5):739-49.

6. Franchineau G, Bréchot N, Lebreton G, Hekimian G, Nieszkowska A, Trouillet JL et al. Bedside contribution of electrical impedance tomography to setting positive end-expiratory pressure for extracorporeal membrane oxygenation-treated patients with severe acute respiratory distress syndrome. Am J Respir Crit Care Med. 2017;196(4):447-57.

7. Serpa Neto A, Deliberato RO, Johnson AEW, Bos LD, Amorim P, Pereira SM et al. Mechanical power of ventilation is associated with mortality in critically ill patients: an analysis of patients in two observational cohorts: an analysis of patients in two observational cohorts. Intensive Care Med. 2018;44(11):1914-22.

8. Quintel M, Busana M, Gattinoni L. Breathing and Ventilation during Extracorporeal Membrane Oxygenation: how to find the balance between rest and load: How to Find the Balance between Rest and Load. Am J Respir Crit Care Med. 2019;200(8):954-56.

9. Telias I, Junhasavasdikul D, Rittayamai N, Piquilloud L, Chen L, Feruson ND et al. Airway occlusion pressure as an estimate of respiratory drive and inspiratory effort during assisted ventilation. Am J Respir Crit Care Med. 2020; 201(9): 1086-98.

10. Bertoni M, Telias I, Urner M, Long M, Del Sorbo, L, Fan E et al. A novel non-invasive method to detect excessively high respiratory effort and dynamic transpulmonary driving pressure during mechanical ventilation. Critical Care. 2019;23:346.

11. Magalhães PAF, Camillo CA, Langer D, Andrade LB, Duarte MDCMB, Gosselink R. Weaning failure and respiratory muscule function: what has been done and what can be improved? Respir Med. 2018;134:54-61.

12. Matamis D, Soilemezi E, Tsagourias M, Dimassi S, Boroli F, Richard JCM et al. Sonographic evaluation of the diaphragm in critically ill patients. Technique and clinical applications. Intensive Care Med. 2013;39:801-10.

13. Abrams D, Javidfar J, Farrand E, Mongero LB, Agerstrand CL, Ryan P et al. Early mobilization of patients receiving extracorporeal membrane oxygenation: a retrospective cohort study: a retrospective cohort study. Crit Care. 2014;18(1):R38.

14. Polastri M, Loforte A, Dell'amore A, Nava S. Physiotherapy for patients on awake extracorporeal membrane oxygenation: a systematic review: A systematic review. Physiother Res Int. 2016;21(4):203-09.

15. Eden A, Purkiss C, Cork G, Baddeley A, Morris K, Carey L et al. In-patient physiotherapy for adults on veno-venous extracorporeal membrane oxygenation – United Kingdom ECMO Physiotherapy Network: a consensus agreement for best practice: a consensus agreement for best practice. J Intensive Care Soc. 2017;18(3):212-20.

16. Ko Y, Cho YH, Park YH, Lee H, Suh GY, Yang JH et al. Feasibility and safety of early physical therapy and active mobilization for patients on extracorporeal membrane oxygenation. Asaio J. 2015;61(5):564-68.

38

Membrana de Oxigenação Extracorpórea
Cuidados de Enfermagem

Marcele Liliane Pesavento
Vinicius Barbosa da Cunha
Filipe Utuari de Andrade Coelho

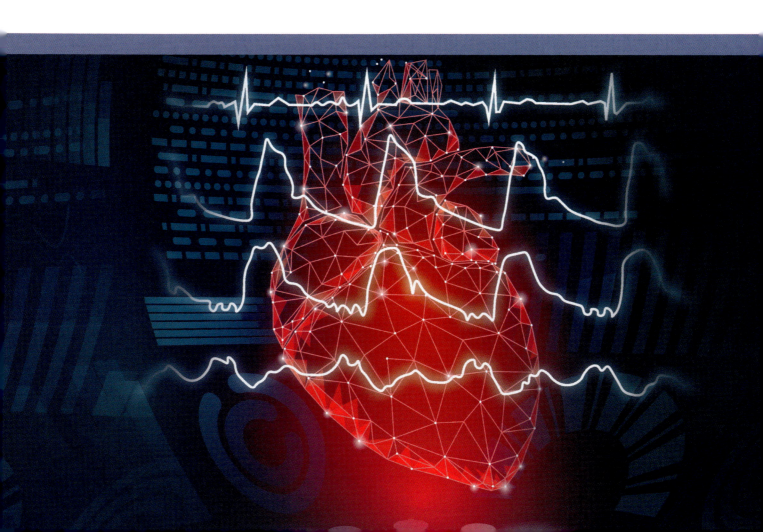

DESTAQUES

- A membrana de oxigenação extracorpórea consiste em um suporte extracorpóreo, capaz de garantir a oferta de oxigênio através do fluxo sanguíneo e da troca de gases (depuração de dióxido de carbono e captação de oxigênio);

- A membrana de oxigenação extracorpórea pode ser classificada em venovenosa, utilizada em doenças respiratórias, na qual o sangue é drenado por veias e retorna por veias, e em venoarterial, quando utilizada em doenças cardíacas ou cardiopulmonares, na qual o sangue é drenado de uma veia e retorna a uma artéria;

- A enfermagem, como integrante da equipe multiprofissional, tem papel de extrema importância, a fim de garantir qualidade e segurança durante a utilização da membrana de oxigenação extracorpórea em pacientes graves;

- Os enfermeiros do time da membrana de oxigenação extracorpórea e os enfermeiros da unidade de terapia intensiva devem ter absoluto conhecimento dos protocolos referentes à organização do processo relacionado com a oxigenação por membrana extracorpórea, para que o fluxo de acionamento, a canulação, a manutenção e o término da terapia sejam feitos de maneira otimizada;

INTRODUÇÃO

O suporte de vida extracorpóreo, desde sua criação por Gibbon, em 1954, evoluiu significativamente no decorrer dos anos para a realização de cirurgias cardíacas.[1,2] Em contrapartida, o aparato coração/pulmão foi estudado e desenvolvido por cientistas no mundo todo, até deixar a sala cirúrgica em 1972, e obter êxito dentro da unidade de terapia intensiva (UTI) ao ser empregado como suporte a um indivíduo com insuficiência respiratória. Esse dispositivo é conhecido atualmente por membrana de oxigenação extracorpórea (ECMO, do inglês *extracorporeal membrane oxygenation*).[2,3]

Historicamente, a ECMO apresenta resultados favoráveis quanto à mortalidade em pacientes pediátricos e neonatais, quando comparada ao uso em adultos.[4] Contudo, após a pandemia de influenza H1N1, em 2009, o estudo *Conventional ventilatory support versus extracorporeal membrane oxygenation for severe adult respiratory failure* (CESAR), no Reino Unido, demonstrou resultados favoráveis ao empregar a terapia em pacientes com insuficiência respiratória aguda (IRpA), abrindo as portas para diversos estudos científicos e para a utilização do suporte em situações de falência pulmonar e/ou cardíaca.[5]

A ECMO consiste em um suporte extracorpóreo capaz de garantir a oferta de oxigênio (DO_2) por um fluxo sanguíneo e a troca de gases [depuração de dióxido de carbono (CO_2) e captação de O_2. Nesse sentido, é utilizada como suporte para tratamento de doenças respiratórias e cardíacas, quando os tratamentos convencionais não obtiveram êxito.[1,6]

A ECMO é dividida em duas modalidades: venovenosa (ECMO V-V), utilizada em doenças respiratórias, na qual o sangue é drenado por veias e retorna por veias; e venoarterial (ECMO V-A), utilizada em doenças cardíacas ou cardiopulmonares, o sangue é drenado de uma veia e retorna a uma artéria. A via de inserção das cânulas pode ser realizada em vasos periféricos por punção pela técnica de Seldinger a beira leito, ou por canulação central por toracotomia em centro cirúrgico.[6,7]

Após a inserção das cânulas, o sistema ECMO drena, pela cânula venosa, o sangue rico em CO_2, que é propulsionado por uma bomba centrífuga (*blood pump*) e atravessa uma membrana porosa, realizando a troca de gazes.[1,6,7] Esse processo se dá por um misturador de gazes, no qual se ajusta a fração inspirada de oxigênio (FiO_2) e a quantidade direta de O_2 insertado na membrana (*blender* e *sweep gas*), o que garante o ajuste de CO_2 e O_2 na corrente sanguínea. A fim de garantir a homeostase térmica, a temperatura do paciente é controlada por aquecedor externo conectado à membrana oxigenadora.[1,6,7]

O emprego da ECMO em pacientes gravemente enfermos ganhou maior destaque durante a pandemia decorrente do vírus SARS-CoV-2, que desencadeou a COVID-19.[8,9] Entre as complicações da COVID-19 estão insuficiência respiratória aguda (IRpA) e síndrome do desconforto respiratório agudo (SDRA). A ECMO tem sido usada em indivíduos que não foram responsivos ao tratamento convencional, com taxa de sobrevida em torno de 55%.[8-10]

Nesse contexto, a enfermagem, como integrante da equipe multiprofissional, tem papel de extrema importância, a fim de garantir a qualidade e a segurança do procedimento. Ao longo dos anos, o enfermeiro tem se tornado cada vez mais especializado, em virtude da complexidade e da necessidade de cuidados avançados ao paciente em ECMO. Salienta-se que, após treinamento específico, o enfermeiro participa do cuidado integral desse paciente, desde o processo de indicação, inserção das cânulas, manutenção do sistema ECMO, transporte do paciente, decanulação e manejo de complicações.[11]

Portanto, o enfermeiro é responsável por garantir assistência livre de danos, evidenciar complicações, impedir a ocorrência de eventos adversos e atuar na educação e na pesquisa científica, presentes em todas as etapas do processo a que o paciente é submetido, conforme a Lei nº 7.498 de 1986, em virtude da complexidade e da gravidade do paciente submetido à ECMO.[12]

O enfermeiro deve conhecer as indicações de ECMO para auxiliar no processo de tomada de decisão pela equipe multiprofissional. O processo de indicação se dá por médico especialista, conforme parecer do Conselho Federal de Medicina (CFM) nº 42/2017, com participação dos membros do time de suporte ECMO institucional (profissionais treinados para o processo de cuidado do paciente submetido à terapia ECMO, como médico, enfermeiro, fisioterapeuta e equipe médico-cirúrgica).[13]

Entre as indicações de ECMO V-V estão IRpA hipoxêmica (causa primária ou secundária) e hipercápnica, além de ponte para transplante pulmonar.[1,14] Já entre as indicações principais de ECMO V-A, estão choque cardiogênico, parada cardiorrespiratória, miocardite fulminante, depressão miocárdica associada à sepse e ponte para implantação de dispositivo de assistência ventricular.[1,8]

Após a indicação do suporte ECMO, devem ser organizados os próximos passos para o bom andamento do processo. O papel do enfermeiro tem evoluído na prática avançada em saúde e isso engloba os cuidados com a membrana de oxigenação extracorpórea. A seguir serão descritos os cuidados relacionados com preparo e início da terapia.

CUIDADOS RELACIONADOS COM O PREPARO E O INÍCIO DA MEMBRANA DE OXIGENAÇÃO EXTRACORPÓREA

A ECMO pode ser iniciada em qualquer setor do hospital, desde que exista condições para a equipe realizar o procedimento com segurança. Usualmente, o paciente é submetido ao procedimento na salas de emergência em prontos-socorros, UTI, unidade de hemodinâmica e centro cirúrgico. Já em países com mais experiência nessa terapia, a ECMO tem sido empregada no atendimento pré-hospitalar, principalmente em situações de parada cardíaca.[14,15]

No que se refere ao fluxo de pacientes e ao recurso humano especializado, em instituições com time de ECMO estruturado, deve haver um profissional responsável, como enfermeiro, que recebe o aviso de uma possível indicação de ECMO no hospital. Esse profissional organiza o processo, visto que será necessário estabelecer o recurso humano especializado para acompanhar o paciente durante e após a canulação. Portanto, o modelo de assistência deverá ser levado em consideração, visto que o profissional responsável que acompanhará o processo poderá ser o enfermeiro especialista em ECMO ou o perfusionista.[14,15]

Uma vez acionado o time de ECMO, conforme fluxos definidos pelos serviços, uma equipe cirúrgica ou médica habilitada acionada para se deslocar ao local do procedimento, realizar a inserção das cânulas e iniciar o suporte ECMO. Vale ressaltar que há locais nos quais o médico intensivista habilitado realiza o procedimento, esta prática varia entre as instituições.[14,15]

Os enfermeiros do time de ECMO e os da UTI devem ter total ciência dos protocolos referentes à organização do processo relacionado com ECMO, a fim de que o fluxo de acionamento, canulação, manutenção e término de terapia seja feito de maneira otimizada.[16,17] Essa organização correlaciona-se com a adequação do custo\benefício e visa uma assistência segura, livre de danos, de modo a garantir a proximidade dos insumos, a formulação de *kits* e os equipamentos em condições organizadas para o uso.[16,17]

A princípio, é fundamental a organização dos materiais para sistematizar o procedimento, e o enfermeiro deve atentar-se à quantidade e à qualidade dos materiais, visto que, em sua maioria, constituem insumos de serviços farmacêuticos, centrais de esterilização e equipamentos eletrônicos, como aqueles descritos a seguir:[14,15]

- **Equipamento ECMO:** console previamente carregado, aquecedor com circuito e abastecido de água destilada, misturador de gases com circuitos e válvulas regulatórias para ar comprimido e oxigênio, suporte de membrana, bombas centrífugas elétrica e manual para emergências, bem como suporte com rodas.

- **Circuito:** compatível com o equipamento em uso e o tipo de paciente (circuito adulto, infantil, tipos diferentes de membranas). Deve estar previamente protocolado e disponível no serviço.

- **Cânulas e *kit* de passagem:** a cânula de drenagem (venosa) e a cânula de retorno (arterial) diferem-se por formato e tamanho. Cânulas venosas podem ter 55 a 70 cm de comprimento, calibre de 19 a 25 french (fr) e são multiperfuradas. As cânulas arteriais variam entre 30 e 40 cm de comprimento, calibre de 17 a 22 fr, com orifício distal. Pode-se considerar utilizar a ultrassonografia (US) dos vasos a serem canulados para determinar o tamanho da cânula. O ideal é a cânula ocupar, no máximo, 1/3 do tamanho do vaso, não se recomenda cânulas de tamanhos muito inferiores por oferecerem maior resistência ao circuito durante a terapia. A cânula escolhida deve ter o tamanho ideal. O enfermeiro organiza mais de uma cânula para a equipe que irá realizar a canulação escolher durante o procedimento. Os *kits* de passagem também são diferentes, pois, como a cânula de drenagem é mais comprida, necessita de um fio guia maior (150 mm), enquanto a cânula de retorno, por ser menor, requer fio guia menor (100 mm). Diferenciá-las no momento da organização do material é extremamente importante.

- **Material da central de esterilização:** sugere-se organizar um *kit*, para retirada rápida, contendo gazes e compressas, pinças fortes (pinça *Rochester*), caixa de material para pequena cirurgia, cubas estéreis, campos e aventais.

- **Insumos e medicamentos:** escova para higienização do profissional, materiais para antissepsia tópica, seringas e agulhas, fio para sutura, bisturi, material para punção de cânula de reperfusão de membro (se ECMO V-A), soros, sedativos, anestésicos, heparina e fixadores externos do circuito. Sugere-se organizar os insumos e os medicamentos em bolsa\mochila para retirada rápida e deslocamento até o local da ocorrência.

- **Equipamentos:** espectroscopia de infravermelho próximo (NIRS, do inglês *near infrared spectroscopy*) e tempo de coagulação ativado (TCA), independentemente da modalidade de ECMO.

Após reunir os materiais, recomenda-se o preparo do circuito (*priming*). De acordo com a instituição, podem preparar o circuito médicos e enfermeiros capacitados em ECMO ou perfusionistas. Essa etapa caracteriza-se pelos cuidados no preparo do circuito, visto que o sistema geralmente é preenchido com soro fisiológico; porém, em neonatologia, pode ser preenchido com sangue. Nesse contexto, deve-se atentar ao máximo para não contaminar as conexões com as cânulas e para manter o soro circulante e aquecido até a passagem das cânulas e o início do suporte. O circuito pode permanecer montado por dias, a depender do tempo estipulado pelo fabricante, respeitando diretrizes de higiene e acondicionamento adequado de materiais.[14,15]

O momento da canulação requer atenção do enfermeiro, principalmente para monitorização dos sinais vitais e auxílio ao profissional que está inserindo as cânulas. Durante o processo, o enfermeiro pode atuar como circulante do procedimento, de modo a auxiliar na passagem das cânulas, e controlar o circuito/console ECMO, conforme a necessidade. Caso o perfusionista esteja presente, essa ação é desempenhada por ele.[14-16]

INÍCIO E MANUTENÇÃO DOS CUIDADOS EM MEMBRANA DE OXIGENAÇÃO EXTRACORPÓREA

O manejo e a manutenção do suporte circulatório é o ponto mais importante para se obter resultados favoráveis aos pacientes no curto e no médio prazos. Portanto, os cuidados empregados nessa fase são de extremo valor para minimizar as complicações.

Na Tabela 38.1, estão descritos os cuidados de enfermagem empregados no início da terapia com ECMO e seus respectivos objetivos.[14-16]

Tabela 38.1 Cuidados de enfermagem empregados no início da terapia com ECMO e seus objetivos.

Cuidados	Objetivo
• TCA	• Durante a canulação, o paciente deve receber dose de ataque de heparina não fracionada de 50 a 100 U/kg
• Checar a pressão da rede de gases (50 psi) e se as linhas de gases estão conectadas ao *blender* (*sweep gas flow*) • Checar conexão entre membrana e *blender* • Checar torpedo de oxigênio	• Garantir oxigenação adequada e mecanismos de *backup* se falha na rede
• Checar as linhas de acesso e drenagem	• Evitar entrada de ar e perda sanguínea
• Remover os *clamps* (pinças) gradualmente	• Evitar hipotensão grave e descompensação cardíaca
• Reduzir os parâmetros da ventilação mecânica gradualmente, com progressão do suporte	• Evitar hiperóxia e remoção rápida de CO_2 (risco aumentado de acidente vascular cerebral)
• Discutir infusão de heparina não fracionada contínua após início da terapia	• Garantir anticoagulação adequada desde o primeiro momento para reduzir o risco de trombose o circuito e na membrana
• Realizar TCA a cada hora até estabilização clínica e início do controle da anticoagulação por TTPa	• Garantir nível de anticoagulação inicial adequada, com TCA até transição para TTPa • Faixa alvo do TCA entre 180 e 220 s • A infusão da heparina não fracionada é ajustada de acordo com os valores do TCA e deve ser discutida com a equipe médica responsável

TCA: tempo de coagulação ativado; **TTPa:** tempo de tromboplastina parcial ativado.

Fonte: Adaptada de Brogan *et al.*, 2018[14] e 2017,[15] e Botsch *et al.*, 2019.[16]

Com relação aos cuidados de enfermagem referentes ao período de manutenção, elencam-se os aspectos clínicos e aqueles relacionados com o sistema ECMO.

Na Tabela 38.2 estão descritos os cuidados de enfermagem empregados na manutenção da ECMO e os seus respectivos objetivos.[14-16]

Ainda nesse contexto, recomenda-se que o enfermeiro do time de ECMO utilize um *checklist* de segurança diário. Esse *checklist* auxilia o enfermeiro no processo de checagem do sistema, com o intuito de identificar possível risco ao paciente. Na Tabela 38.3, é possível visualizar um exemplo de *checklist* de segurança diário.

Tabela 38.2 Cuidados de enfermagem empregados na manutenção da terapia com ECMO e os seus objetivos.

Cuidados	Objetivo
• Adequar sedação e analgesia • Avaliar pupilas • Aplicar escala de coma de Glasgow ou escala de sedação • Monitorizar BIS e parâmetro processado do EEG • Avaliar necessidade de bloqueador neuromuscular	• Promover conforto • Diminuir metabolismo • Otimizar oferta × demanda • Evitar alteração de fluxo e deslocamento das cânulas
• Avaliar exames de imagem: EEG, Doppler transcraniano, TC de crânio	• Indicar suspensão da terapia se risco de evento hemorrágico ou isquêmico
• Administrar medicamentos e fluidos • Manter a infusão de medicamentos e fluidos IV em via de cateter do paciente, não no circuito ECMO	• Minimizar risco de entrada de ar no sistema, impactando em mau funcionamento e complicações
• Não remover cateteres e drenos após início da ECMO e da anticoagulação • Caso não necessite mais dos cateteres centrais, mantenha-os salinizados e discuta com a equipe médica os riscos e os benefícios de removê-los	• Evitar risco de sangramento e embolia aérea (pressão negativa no sistema venoso)
• Atentar para alteração do fluxo da bomba	• Checar problemas mecânicos antes de administrar fluidos • Fatores que alteram o retorno venoso: tamanho e posição da cânula venosa; torções na cânula; volemia do paciente; pneumotórax e tamponamento cardíaco; agitação • Utilizar cristaloides e componentes do sangue para tratar hipotensão ou problemas de fluxo da ECMO, desde que desencadeados por hipovolemia
• Atentar para o aporte nutricional, proteção gástrica e funcionamento do trato gastrintestinal	• Avaliar diariamente junto a equipe médica e de nutrição o início de dieta assim que possível, evitando tempo prolongado de jejum • A nutrição parenteral quando indicada, deve ser iniciada assim que possível • Em pacientes estáveis e com expectativa de ECMO prolongada, pode-se indicar nutrição enteral • Todos os pacientes em ECMO apresentam risco de úlcera gástrica, assim o uso de profilaxia para úlcera de *stress* para estes pacientes é imperativo • Sangue oculto nas fezes e distensão abdominal devem ser monitorizados • SNG pode ser necessária para descompressão abdominal • Passagem de SNG ou SNE deve ser cuidadosa por risco de trauma e sangramento

EEG: eletroencefalograma; **ECMO:** membrana de oxigenação extracorpórea.

(*Continua*)

MEMBRANA DE OXIGENAÇÃO EXTRACORPÓREA: CUIDADOS DE ENFERMAGEM

Tabela 38.2 (*Continuação*) Cuidados de enfermagem empregados na manutenção da terapia com ECMO e os seus objetivos.

Cuidados	Objetivo
• Observar sinais de infecção	• Avaliar o sitio de inserção das cânulas diariamente, verificando presença de anormalidades como, hiperemia, secreções, tecido desvitalizado e necrótico • Necessidade de manutenção do antibiótico e tempo da terapia dependem do paciente e da razão pela qual indicou-se a ECMO • Técnica asséptica na canulação e manutenção de sistema fechado reduzem risco de infecção
• Observar aspecto do membro canulado	• Checar pulso, perfusão, temperatura e circunferência do membro canulado a cada 6 horas e comunicar equipe médica, caso ocorra alteração
• Observar aspecto de inserção das cânulas	• São comuns sangramento e coágulos • Os coágulos não devem ser removidos, pois podem desencadear novo sangramento • Se sangramento, realizar curativo compressivo desde que não comprometa o fluxo das cânulas
• Monitorizar a temperatura do paciente	• O sangue esfria ao percorrer o circuito da ECMO; portanto, deve ser reaquecido no aquecedor específico do sistema • A temperatura do paciente deve ser regulada com o ajuste de temperatura do sistema extracorpóreo e o uso de manta térmica • O aquecimento da ECMO não deve superar 41°C, pois pode contribuir para hemólise e embolia gasosa • O ajuste de temperatura da ECMO também auxilia na hipotermia após PCR, conforme protocolo de reanimação
• Atentar para manipulação e posicionamento do paciente	• Manter a cabeceira da cama sempre em 30° • A posição do paciente precisa permitir fluxo de sangue adequado e minimizar a pressão de acesso negativa no circuito • Coxins podem ser utilizados para o posicionamento • As cânulas devem ser fixadas com meso próximo ao local de inserção • Manter cuidado relacionado com deslocamentos ou dobras na cânula e circuito da ECMO, pois isso leva a alterações de fluxo e causa ineficácia da terapia • É importante manter a área de inserção das cânulas visível para detectar precocemente sangramento local • Todas as conexões do circuito devem ser checadas periodicamente, principalmente após manipulações e reposicionamento do paciente • Os procedimentos devem ser planejados e coordenados para evitar manipulação excessiva

BIS: índice bispectral; **EEG:** eletroencefalograma; **IV:** intravenoso; **PCR:** parada cardiorrespiratória; **SNE:** sonda nasoenteral; **SNG:** sonda nasogástrica; **TC:** tomografia computadorizada; **ECMO:** membrana de oxigenação extracorpórea.

Fonte: Adaptada de Brogan *et al.*, 2018[14] e 2017,[15] e Botsch *et al.*, 2019.[16]

MONITORIZAÇÃO HEMODINÂMICA E ESTADOS DE CHOQUE

Tabela 38.3 Exemplo de *checklist* de segurança para aplicação diária para identificação de possíveis riscos durante a utilização da ECMO.

Componente	Cuidados	Ações
Cânula e circuito	Checar a fixação das cânulas	Utilizar protetor para proteger a pele e evitar lesões
	Checar ocorrência de sangramentos	Verificar valores de TTPa, hemoglobina e plaquetas, bem como presença de infusão de heparina
	Checar conexões do circuito	Utilizar fixadores nas conexões do circuito para garantir segurança
	Checar posicionamento das cânulas	Verificar RX torácico realizado para avaliar posição e distância entre as cânulas de drenagem e retorno (em ECMO V-V)
		Verificar com fita métrica a distância da inserção das cânulas externamente até o termino da porção aramada, com intervalo sugerido para cada 12 horas, após fisioterapia motora e transportes
	Checar se há ocorrência de coágulos ao longo do sistema	Se coágulos, identificar o local e avaliar se há impacto para o fluxo e a oxigenação
	Checar se há movimentos espontâneos (chicoteamento) do circuito	Verificar hipovolemia ou fatores que interfiram nas vias de acesso e retorno do circuito
	Checar coloração do sangue das vias pré e pós-membrana	Deve haver coloração do sangue diferente entre as vias pré (venosa; mais escura) e pós-membrana (arterial; vermelho vivo). Se não houver diferença, verificar: falência da membrana, posição inadequada das cânulas ou problemas com a rede de oxigênio
	Checar se dânulas, claves e conexões estão limpos, funcionantes e adequadamente fixados	Garantir que todas as saídas das dânulas estejam protegidas com sistema fechado de infusão. Se coágulos, realizar a troca do sistema fechado de infusão
Bomba centrífuga	Checar posicionamento	Manter bomba em posição vertical para facilitar a drenagem e, no caso de entrada de ar, diminuir a chance de passagem para zona segura
	Checar rotações por minuto e fluxo	Ajustar rotações por minuto e fluxo, de acordo com as metas diárias, exceto em situações de intercorrência
	Presença de coágulos	Se coágulos, avaliar o impacto no sistema
	Integridade do circuito	Se integridade prejudicada, com impacto na oxigenação e no fluxo, discutir com equipe médica a troca do circuito
	Checar posicionamento da bomba manual para garantir suporte em emergências	Garantir posicionamento da bomba manual para troca rápida em caso de intercorrências
Membrana	Checar se as conexões dos gases estão fixadas adequadamente às respectivas entradas do sistema	Se conexões frouxas, realizar ajuste. Se problema na rede, substituir o local de oferta do gás

(Continua)

capítulo 38 — MEMBRANA DE OXIGENAÇÃO EXTRACORPÓREA: CUIDADOS DE ENFERMAGEM

Tabela 38.3 *(Continuação)* Exemplo de *checklist* de segurança para aplicação diária para identificação de possíveis riscos durante a utilização da ECMO.

Componente	Cuidados	Ações
Membrana	Checar se o fluxo dos gases no sistema está adequado (*blender* e *sweep gas*)	Ajustar *blender* e *sweep gas* de acordo com as metas diárias, exceto em situações de intercorrência
	Verificar a integridade do oxigenador	No caso de rachaduras, bolhas de ar, espuma ou extravasamento de fluidos, coágulos/fibrina, identificar local e acompanhar evolução e impacto na oxigenação do paciente. Se impacto grave, discutir troca da membrana com equipe médica
	Checar pressões pré-membrana, pós-membrana e transmembrana	Checar de 1/1 h. Manter gradiente pressórico entre 20 e 50 mmHg. Se aumento de pressão pré-membrana, verificar obstrução da membrana e problemas associados com a bomba. Se pressão pós-membrana alta, verificar possibilidade de obstrução em via de retorno
Aquecedor	Checar se o equipamento está ligado e funcionando adequadamente	Ligar o aquecedor em rede elétrica com a voltagem correta e verificar se o circuito está aquecendo
	Ajustar a temperatura	Verificar a meta de temperatura do dia, avaliar a condição clínica do paciente e seguir garantindo a normotermia
	Checar nível de água do aquecedor	Manter nível de água destilada dentro do limite estipulado no equipamento; se necessário, repor
Anticoagulação	Checar se a dose de heparina não fracionada está adequada à meta do dia	Verificar a faixa-alvo de TTPa diariamente, analisar resultado de TTPa e discutir com a equipe médica o ajuste necessário para alcançar o alvo estabelecido
Alarmes da ECMO	Fluxo	Manter alarme de fluxo baixo em 2 L, exceto em caso de desmame
	Rotação por minuto	Ajustar os alarmes de rotação baixa e alta. Lembrar que, se a rotação ultrapassar o limite superior do alarme, ocorrerá interrupção do fluxo automático pela máquina
Apoio ao sistema	Checar conexões com a rede elétrica e carregamento das baterias	Manter equipamento em tomada com voltagem indicada. Se a tomada for distante do console, providenciar extensões elétricas para garantir o carregamento das baterias e o funcionamento do console
	Assegurar que as seis pinças metálicas de clipagem do circuito estejam posicionadas para eventual emergência	Manter fácil acesso às seis pinças no suporte do console
	Manter gel para sensor disponível	Manter sensor com gel para facilitar a leitura do fluxo, alarme com **SIG!** pode indicar falta de gel
	Checar cilindro de O_2	Se houver intercorrências com oxigenador ou *blender*, garantir o uso do cilindro como fonte de oxigênio. Para o transporte, deve-se utilizar este cilindro

TTPa: tempo de tromboplastina parcial ativado; **ECMO:** Membrana de oxigenação extracorpórea.

Fonte: Adaptada de Brogan *et al.*, 2018[14] e 2017,[15] e Botsch *et al.*, 2019.[16]

TRANSPORTE

Transportar o paciente em ECMO é uma situação delicada, que envolve diversos fatores relacionados com a segurança dele Entre os elementos que necessitam de atenção da equipe, incluem-se o tipo de transporte a ser realizado, intra ou inter-hospitalar, o trajeto a ser percorrido, a checagem dos equipamentos, uso de *kit* de materiais para transporte e utilização do *checklist* de segurança.[14,15,18,19]

O transporte intra-hospitalar contempla o deslocamento do paciente entre as unidades, e, desse modo, cabe à equipe multiprofissional identificar o caminho a ser percorrido previamente, certificando-se de que não existam obstruções ou obstáculos que inviabilizem o percurso. A equipe multiprofissional deve participar de todo processo que envolve o preparo, a condução, a instalação no destino, o retorno e a instalação no local de origem. Recomenda-se que esta equipe seja composta por um médico intensivista, dois enfermeiros especialistas em ECMO, um fisioterapeuta e dois técnicos de enfermagem.[14,15,18,19]

Nesse contexto, deve-se considerar verificar previamente se o tamanho dos elevadores comporta todos os equipamentos junto ao leito do paciente e a equipe, visto que esse planejamento é essencial para o sucesso do transporte. Além disso, realizar simulações prévias, com os profissionais percorrendo o caminho, garante melhor prática e o treinamento da equipe para possíveis intercorrências.[14,15,18,19]

Com relação ao transporte inter-hospitalar, o planejamento é fundamental, dada a quantidade de itens que devem ser verificados previamente ao transporte, ao longo dele e ao chegar na unidade de destino. Portanto, os cuidados devem ser planejados de acordo com o tipo de transporte (terrestre ou aéreo), visto que a dinâmica do espaço interno de cada meio de transporte, a disposição dos materiais e o quantitativo da equipe são fatores relevantes para organizar os fatores de segurança durante o transporte.[14,15,18,19]

Os equipamentos necessários englobam monitor multiparamétrico, respirador de transporte, bombas de infusão (com medicações vasoativas e sedação) e ECMO (console, bomba centrífuga, *backup* manual e aquecedor).[14,15]

Entre os insumos necessário, os materiais e os medicamentos são indispensáveis durante o transporte, visto que garantem a segurança do procedimento. Portanto, é essencial providenciar maleta de transporte, que contenha bolsa-valva-máscara, dois soro fisiológicos a 0,9% de 500 mL, seis pinças *Reynold*, conectores (dânulas, *pigtails*, claves e equipos), além de seringas 10, 20 e 60 mL.[14,15]

Os pontos críticos mais relevantes, que devem ser revisados em cada etapa do processo de transporte, são:

- Relacionados com o equipamento:
  - Nível de bateria do console. A bateria do console de ECMO tem meia-vida relativamente curta. Portanto, ao chegar no local de destino, o equipamento deverá ser conectado à fonte de energia com voltagem correta (antes de sair com o paciente, verificar a disponibilidade de rede e a necessidade de adaptadores de tomada);
  - Posicionamento do *backup* manual (*hand cranck*);
  - Dispositivo de saída de ar do oxigenador, que deverá ser ocluído durante o percurso;
  - Torpedo de oxigênio, que deverá ser conectado direto ao *blender* do circuito (as mangueiras de oxigênio e ar comprimido, assim como as válvulas redutoras, devem ser levadas para que o equipamento seja conectado à rede de gás no destino). Vale ressaltar que o torpedo só deve ser utilizado durante o trajeto;
  - Aquecedor. Por não possuir bateria, ele é desligado, o que implicará no resfriamento do paciente por período transitório. Desse modo, assim que possível, deve ser prontamente ligado à rede elétrica;
- Relacionados com o paciente:
  - Manter monitorização contínua (frequência cardíaca, pressão arterial invasiva, saturação de O_2);
  - Transportar apenas as bombas de infusão essenciais (drogas vasoativas e sedação);

- Garantir que as soluções de infusão contínua tenham volume suficiente para a manutenção durante todo o transporte;
- Garantir que a bateria de cada bomba de esteja carregada;
- Verificar fixação e posicionamento das cânulas para diminuir o risco de deslocamento;
- Verificar fixação e posicionamento dos demais dispositivos (sondas, drenos e cateteres) para evitar retirada acidental;
- Outras considerações:
  - Paciente e console devem ser movimentados lentamente e em bloco para evitar tracionamento e deslocamento de cânulas e circuito;
  - Ao chegar no setor de destino, conectar *rotaflow* e aquecedor na rede elétrica, bem como o *blender* na rede de gás;
  - Para tomografia e cateterismo, verificar extensão e posição dos dispositivos para que não ocorra tração durante o deslocamento para mesa;
  - Os mesmos procedimentos deverão ser realizados ao retornar o paciente para UTI;
  - Em nenhum momento, durante o transporte, deve ser interrompida a infusão de heparina não fracionada (a menos que o paciente apresente contraindicação prévia).

COMPLICAÇÕES

A ECMO é considerada um procedimento altamente complexo e invasivo. Deste modo, é necessário que a equipe de enfermagem esteja preparada para identificar precocemente as complicações relacionadas com o procedimento.

As complicações em ECMO dividem-se entre as relacionadas com o paciente e o sistema da terapia. Entre as principais complicações associadas ao paciente estão: sangramento (79%), lesão renal aguda (58%), infecção (49%) e trombose (33%). Com relação ao sistema, incluem-se falência de bomba (30%) e da membrana oxigenadora (27%), além de formação de coágulos e fibrinas ao longo dos componentes da ECMO, como conectores e bomba (22%).

Na Tabela 38.4, estão listadas as complicações mais frequentemente observadas no paciente em ECMO, assim como os sinais que os enfermeiros devem observar para identificar precocemente essas complicações.[14-16]

DECANULAÇÃO

A decanulação do paciente em ECMO resulta da progressão do desmame do suporte em virtude de melhora da condição clínica pulmonar ou cardiopulmonar. Nesse contexto, o enfermeiro deve primeiramente se atentar aos critérios de desmame e, junto à equipe multiprofissional, estabelecer metas para conduzir o desmame efetivo da terapia.[14,15]

Os critérios para desmame da ECMO V-V incluem os sinais de recuperação da função pulmonar:[14,15]

- Melhora na saturação arterial de oxigênio (SaO_2) para determinado fluxo ou fluxo reduzido necessário para atingir o alvo da SaO_2;
- Melhora na complacência pulmonar;
- Melhora em radiografia do tórax;
- Troca gasosa adequada na ventilação mecânica com *blender* (FiO_2 < 30%) e *sweep gas* (< 2 L/min) baixos, FR < 25 rpm e pressão expiratória final positiva (PEEP) < 15 cmH_2O.

Com relação aos critérios de desmame para ECMO V-A, os sinais de recuperação cardíaca são:

- Aumento da pressão arterial (poderá ser necessário utilizar vasodilatadores);
- Retorno da pulsatilidade na curva da pressão arterial invasiva;
- Diminuição na pressão venosa central e nas pressões pulmonares.

Outros fatores que devem ser levados em consideração incluem a fração de ejeção do ventrículo esquerdo, por meio do ecocardiograma, com aumento entre 20% e 25%, bem como a mensuração de tempo de velocidade integral aórtico (VTI) > 10 cm.[14,15]

Após desmame efetivo, teste de autonomia com bom resultado e estabilidade clínica, segue-se para decanulação. Este é um momento que requer grande atenção dos profissionais em virtude da possibilidade de complicações ao retirar as cânulas. Canulações periféricas podem

Tabela 38.4 Complicações dos pacientes submetidos à ECMO e sinais a serem observados pelos enfermeiros.

Complicações	Sinais observados
Sangramento	• Queda nos valores de hemoglobina (sangramento interno) • Sangramento nas inserções das cânulas • Abaulamentos ao redor das inserções das cânulas (pseudoaneurisma) • Alteração de nível de consciência, tamanho e fotorreação pupilar (sangramento cerebral) • Alteração no aspecto de fezes e urina (melena, enterorragia e hematúria)
Trombose	• Diminuição no tempo de perfusão dos membros (trombose dos membros) • Alteração de nível de consciência, tamanho e fotorreação pupilar (trombose cerebral) • Distensão abdominal (trombose mesentérica) • Piora de parâmetros hemodinâmicos com repercussão respiratória (tromboembolismo pulmonar)
Infecção	• Leucograma • Aumento de frequência cardíaca e lactato arterial, queda de pressão arterial, piora do tempo de enchimento capilar, diminuição de débito urinário e alteração do estado mental (sepse) • Aspecto de inserção de cânulas e outros dispositivos invasivos
Lesão renal aguda	• Aumento de creatinina sérica • Diminuição de débito urinário
Falência de bomba	• Queda ou interrupção abrupta do fluxo e da rotação da bomba
Falência de membrana	• Diminuição da PaO_2 da gasometria pós-membrana • Coloração das vias pré e pós-membrana (iguais)
Coágulos e fibrina no circuito	• Por *light check* (checagem do circuito com auxílio de lanterna). Visualização de coágulos ou fibrina em conectores, bomba e membrana que interfiram na troca gasosa

PaO_2: pressão parcial de oxigênio.

Fonte: Adaptada de Brogan *et al.*, 2018[14] e 2017,[15] e Botsch *et al.*, 2019.[16]

ser retiradas à beira-leito. Canulações centrais requerem planejamento em centro cirúrgico.[14,15]

Portanto, para progredir para decanulação, deve-se parar heparina não fracionada contínua 30 a 60 minutos antes de retirar as cânulas. Como a retirada das cânulas é um procedimento médico, deve-se manter a compressão manual ou mecânica do sítio de inserções das cânulas por quase 1 hora após a decanulação.[14,15]

Em resumo, os cuidados de enfermagem incluem: gerenciar o procedimento junto ao profissional médico, providenciar carro de emergência próximo ao leito, observar sinais de abaulamento e/ou sangramento na região das inserções das cânulas após retirá-las, verificar o tempo de perfusão e restringir a flexão do membro inferior canulado e, principalmente, atentar-se para sinais de falência respiratória e cardiorrespiratória no período seguinte à decanulação.[14,15]

CONSIDERAÇÕES FINAIS

O emprego da ECMO em pacientes gravemente enfermos é realidade mundial, e o papel da equipe multiprofissional é fundamental, principalmente a do enfermeiro, visto que suas ações são voltadas para o controle da segurança e da qualidade em cenário complexo e de cuidados avançados.

A capacitação da equipe de enfermagem para usar o dispositivo é essencial a fim de assegurar resultados favoráveis e desfechos clínicos positivos, visto a quantidade de elementos relacionados com o bom funcionamento do sistema e a acurácia associada à avaliação clínica desses indivíduos. Portanto, os cuidados de enfermagem para pacientes submetidos à ECMO são imprescindíveis, e, mesmo que o enfermeiro não seja capacitado para operar o sistema, há ações de enfermagem essenciais relacionadas com o paciente e que devem ser realizadas para alcançar o sucesso da terapia.

REFERÊNCIAS

1. Chaves RCF, Rabello Filho R, Timenetsky KT, Moreira FT, da Silva Vilanova LC, Bravim BA, et al. Extracorporeal membrane oxygenation: a literature review. Rev Bras Ter Intensiva. 2019;31(3):410-24.

2. Gibbon JH. Application of a mechanical heart and lung apparatus to cardiac surgery. Minn Med. 1954;37(3).

3. Díaz R, Fajardo C, Rufs J. Historia del ecmo (oxigenación por membrana extracorpórea o soporte vital extracorpóreo). Revista Médica Clínica Las Condes. 2017;28(5):796-02.

4. Extracorporeal Life Support Organization. International Summary. Disponível em: https://www.elso.org/Registry/InternationalSummaryandReports/InternationalSummary.aspx

5. Peek GJ, Mugford M, Tiruvoipati R, Wilson A, Allen E, Thalanany MM, et al. Efficacy and economic assessment of conventional ventilatory support versus extracorporeal membrane oxygenation for severe adult respiratory failure (CESAR): a multicentre randomised controlled trial. Lancet. 2009;374(9698):1351-63.

6. Romano TG, Mendes PV, Park M, Costa ELV. Suporte respiratório extracorpóreo em pacientes adultos. J Bras Pneumol. 2017;43(1):60-70.

7. Esper SA. Extracorporeal membrane oxygenation. Adv Anesth. 2017;35(1):119-43.

8. Yang X, Yu Y, Xu J, Shu H, Xia J, Liu H, et al. Clinical course and outcomes of critically Ill patients with SARS-CoV-2 pneumonia in Wuhan, China: a single-centered, retrospective, observational study. Lancet Respir Med. 2020;8(5):475-81.

9. Ramanathan K, Antognini D, Combes A, Paden M, Zakhary B, Ogino M, et al. Planning and provision of ECMO services for severe ARDS during COVID-19 pandemic and other outbreaks of emerging infectious diseases. Lancet Respir Med. 2020;8(5):518-26.

10. Extracorporeal Life Support Organization. ECMO in COVID-19. Disponível em: https://www.elso.org/Registry/FullCOVID19RegistryDashboard.aspx. Acesso em 15 ago 2020.

11. Machado RC, Gironés P, Souza AR, Moreira RSL, Von Jakitsch CB, Branco JNR. Nursing care protocol for patients with a ventricular assist device. Rev Bras Enferm. 2017;70(2):335-41.

12. Conselho Regional de Enfermagem de São Paulo. Parecer COREN-SP GAB n° 033/2011, de 08 de abril de 2011. Dispõe sobre a assistência de enfermagem ao paciente em ECMO. Disponível em: https://portal.coren-sp.gov.br/sites/default/files/parecer_coren_sp_2011_33.pdf. Acesso em 11 ago 2020.

13. Conselho Federal de Medicina. Parecer CFM n° 42/2017, de 27 de outubro de 2017. Dispões sobre a ECMO no Brasil – PROCESSO-CONSULTA CFM n° 29/2017. Disponível em: http://elsolatam.net/wp-content/uploads/2018/01/Parecer-CFM.pdf. Acesso em 11 ago 2020.

14. Brogan TV, Annich G, Ellis WWC, Haney B, Heard ML, Lorusso R. ECMO specialist training manual. 4.ed. ELSO; 2018.

15. Brogan TV, Lequier L, Lorusso R, Maclaren G, Peek G. Extracorporeal life support: the ELSO red book. 5.ed. Michigan: ELSO; 2017.

16. Botsch A, Protain E, Smith AR, Szilagyi R. Nursing implications in the ECMO patient. In: Firstenberg MS. Advances in extracorporeal membrane oxygenation. Volume 3. Intech Open; 2019.

17. Abulebda K, Hocutt GRNC, Gray BW, Ahmed RA, Slaven JE, Malin S, et al. Development of validated checklists to evaluate clinical specialists in pediatric ECMO emergencies using delphi method. ASAIO J. 2020;66(3):314-8.

18. Niziolek KC, Preston TJ, Osborn EC. Transport while on extracorporeal membrane oxygenation support. Crit Care Clin. 2017;33(4):883-96.

19. Puślecki M, Ligowski M, Dąbrowski M, Stefaniak S, Ładzińska M, Pawlak A, et al. Development of regional extracorporeal life support system: the importance of innovative simulation training. Am J Emerg Med. 2019;37(1):19-26.

39

Suporte Circulatório Mecânico

Sandrigo Mangini
Flávio de Souza Brito
Samuel Padovani Steffen
Fabio Antonio Gaiotto

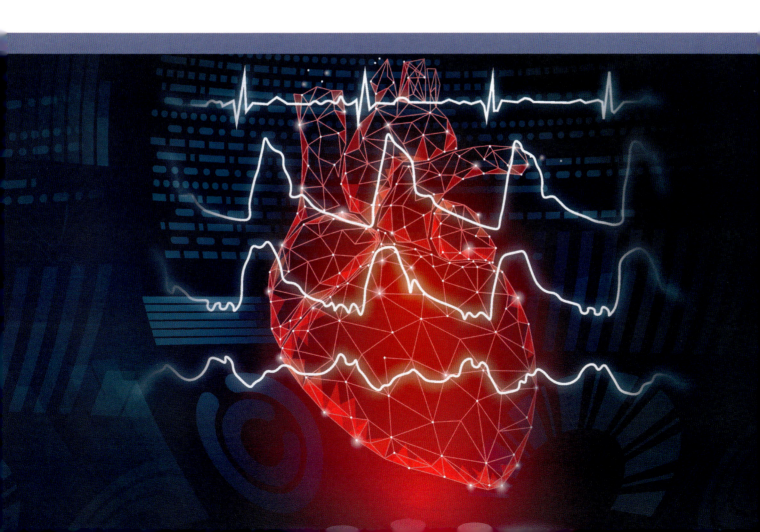

DESTAQUES

- Pacientes com insuficiência cardíaca refratária ao tratamento-padrão poderão necessitar de procedimentos avançados, como o transplante cardíaco e dispositivos de assistência circulatória mecânica;
- Existe uma gama de dispositivos de assistência circulatória mecânica que podem ser classificados de acordo com o tempo de permanência (curta, média ou longa), tipo de implante (paracorpóreo ou totalmente implantável), ventrículo assistido (esquerdo, direito ou biventricular), tipo de fluxo (pulsátil ou contínuo) e estratégia empregada;
- O suporte hemodinâmico com dispositivo de assistência circulatória mecânica pode ser utilizado considerando cinco estratégias diferentes: ponte para recuperação, ponte para decisão/ponte, ponte para transplante, ponte para candidatura, ou terapia de destino;
- Os dispositivos de curta permanência, como balão intra-aórtico, TandemHeart®, Impella® e membrana de oxigenação extracorpórea, são utilizados na emergência em pacientes com choque cardiogênico refratário, como ponte para recuperação ou decisão/ponte, possibilitando a manutenção de uma situação hemodinâmica adequada e evitando a falência de múltiplos órgãos;
- Os dispositivos de assistência circulatória de longa permanência, revolucionaram o manejo dos pacientes com insuficiência cardíaca avançada, tornando-se uma alternativa ao transplante cardíaco em diversas situações clínicas.

INTRODUÇÃO

A insuficiência cardíaca (IC) é a principal causa de internação cardiovascular no Brasil.[1] O envelhecimento populacional e o aumento da sobrevida de pacientes cardiopatas projetam uma elevação progressiva dos casos de IC. Apesar dos avanços no arcabouço terapêutico, parte significativa desses pacientes evolui para estágio D (sintomas refratários ao tratamento clínico), refratário ao tratamento-padrão, em que a taxa de mortalidade alcança índices elevados, superiores a 50% em 1 ano.[2]

Nesses casos, faz-se necessário empregar procedimentos avançados, como o transplante cardíaco e os dispositivos de assistência circulatória mecânica (ACM). Apesar do transplante cardíaco fornecer sobrevida média superior a 10 anos,[3] nem todos os pacientes conseguem usufruir desse procedimento em virtude da escassez de doadores viáveis ou por contraindicações. Atualmente, existe uma gama de dispositivos de ACM, que podem ser classificados por:

- Tempo de permanência (curta, média ou longa);
- Tipo de implante (paracorpóreo ou totalmente implantável);
- Ventrículo assistido (esquerdo, direito ou biventricular);
- Tipo de fluxo (pulsátil ou contínuo);
- Estratégia empregada.

O registro norte-americano *Interagency Registry for Mechanically Assisted Circulatory Support* (INTERMACS) define a gravidade da IC (Tabela 39.1) e tem sido utilizado como parâmetro para indicar estratégia e tipo de dispositivo a ser empregado.[4,5]

Tabela 39.1 Classificação INTERMACS de gravidade da IC.[4]

Nível	Descrição	Estado hemodinâmico	Tempo para intervenção
1	Choque cardiogênico crítico	Hipotensão persistente, apesar de suporte inotrópico e BIA, com hipoperfusão orgânica crítica	Horas
2	Piora progressiva mesmo com inotrópico	Suporte inotrópico com valores aceitáveis de pressão arterial, porém piora progressiva de nutrição, função renal e retenção hídrica	Dias
3	Estável com inotrópico	Estabilidade com doses moderadas de inotrópicos, porém falência de desmame	Eletiva, semanas a meses
4	Sintomas em repouso	Possível desmame de inotrópicos, porém com descompensações frequentes e, em geral, com retenção hídrica	Eletiva, semanas a meses
5	Intolerante ao esforço	Grave limitação ao esforço. Confortável em repouso, com congestão e, frequentemente, disfunção renal	Urgência variável, dependente de nutrição e função orgânica
6	Limitado ao esforço	Limitação menos intensa ao esforço, pouca congestão, fadiga-se facilmente	Urgência variável, dependente de nutrição e função orgânica
7	CF III (NYHA)	Paciente compensado, sem retenção hídrica	Sem indicação

CF: classe funcional; **NYHA:** New York Heart Association; **IC:** Insuficiência cardíaca.

Fonte: *Interagency Registry for Mechanically Assisted Circulatory Support* (INTERMACS).

O suporte hemodinâmico com dispositivo de ACM pode ser utilizado considerando cinco estratégias diferentes:

1. Ponte para recuperação: situação na qual existe a perspectiva de melhora da função ventricular após insulto agudo, retirando-se o dispositivo depois de melhora da função ventricular. Nesse contexto, são considerados os dispositivos de curta duração e, excepcionalmente, os de longa duração. Exemplos: pós-infarto agudo do miocárdio (IAM) e miocardite.

2. Ponte para decisão/ponte: em pacientes gravemente enfermos, cuja necessidade de suporte hemodinâmico é imediata, deve ser feita de maneira rápida e simples, indicando-se os dispositivos de curta duração. Se ocorrer estabilização clínica, sem recuperação completa para retirada do dispositivo, pode-se considerar o implante de um dispositivo de longa duração. Exemplos: pós-parada cardiorrespiratória (PCR) e choque cardiogênico com disfunção de múltiplos órgãos.

3. Ponte para transplante: situação clínica para qual os dispositivos de ACM foram inicialmente desenvolvidos, dada a gravidade dos pacientes e a limitação do transplante para resolução desses casos. O implante do dispositivo possibilita estabilização e melhora clínica até o transplante.

4. Ponte para candidatura: pacientes com contraindicação ao transplante por diferentes motivos (pacientes sensibilizados, obesos, com hipertensão pulmonar ou neoplasia recente) e que podem ser considerados ao transplante caso a contraindicação seja resolvida.

5. Terapia de destino: implante de dispositivos de longa duração de fluxo contínuo em pacientes com contraindicação ao transplante cardíaco.

Os pacientes INTERMACS I e II, em virtude da elevada mortalidade no curto prazo, devem ser considerados para dispositivos de curta duração, visando as estratégias, como ponte para recuperação e ponte para decisão. Os pacientes INTERMACS II e III podem ser considerados para dispositivos de longa permanência, como pontes para transplante, candidatura e terapia de destino. O atendimento a pacientes em choque cardiogênico deve seguir uma abordagem escalonada, iniciada com fármacos vasoativos, antes de se considerar implantar dispositivos de ACM.[6]

DISPOSITIVOS DE CURTA PERMANÊNCIA

São utilizados na emergência, nos pacientes em choque cardiogênico refratário, como ponte para recuperação ou decisão/ponte, possibilitando a manutenção de uma situação hemodinâmica adequada e evitando a falência de múltiplos órgãos. O suporte temporário permite, ao médico, ter tempo de decidir a melhor estratégia a ser adotada, incluindo a indicação de outro dispositivo mais avançado na manutenção da necessidade de suporte mecânico ou a retirada em situações de recuperação.[7]

Durante a apresentação clínica grave do choque cardiogênico, os dispositivos que possibilitam acesso percutâneo são mais adequados por serem menos invasivos, propiciando um implante mais simples e rápido em comparação aos dispositivos de implante cirúrgico. O dispositivo ideal é aquele que permite tanto o suporte hemodinâmico quanto a proteção miocárdica, apresentando baixa incidência de complicações. Entre as complicações dos dispositivos de curta duração, é possível destacar: isquemia de membros, eventos tromboembólicos sistêmicos e de sistema nervoso central, sangramento, infecção e hemólise.

Considerando a gravidade do choque cardiogênico, sua heterogeneidade de apresentações, bem como as opções de dispositivos disponíveis, a abordagem multidisciplinar de um *Shock Team*, incluindo hemodinamicista, cirurgião cardíaco, intensivista e especialista em IC e transplante, mediante protocolo de atendimento estabelecido, parece impactar em melhores desfechos.[8]

Entre os dispositivos de curta duração de implante percutâneo disponíveis, têm-se: o balão intra-aórtico (BIA), TandemHeart® ou Transcore®, Impella® e membrana de oxigenação extracorpórea (ECMO, do inglês *extracorporeal membrane oxygenation*) (Tabela 39.2). Quanto aos dispositivos de implante cirúrgico, citam-se as bombas centrífugas (Rotaflow® e Centrimag®) e os dispositivos pulsáteis paracorpóreos (Berlin Heart Excor® e VAD InCor®).

Balão intra-aórtico

Introduzido em 1968 e amplamente utilizado desde então, seu implante percutâneo envolve habitualmente a punção da artéria femoral, posicionada na aorta torácica distal à artéria subclávia e proximal à emergência das artérias renais (Figura 39.1). O balão é sincronizado ao ciclo cardíaco: inflado durante a diástole, promove aumento da perfusão coronariana; desinflado durante a sístole, reduz a resistência vascular periférica, promovendo aumento do débito cardíaco

Tabela 39.2 Dispositivos de ACM de curta permanência – implante percutâneo.						
	BIA	ECMO	TandemHeart	Impella 2.5	Impella CP	Impella 5.0
Mecanismo	Pneumático	Centrífugo	Centrífugo	Axial	Axial	Axial
Cânula	7-9 Fr	18-21 Fr *inflow*; 15-22 Fr *outflow*	21 Fr inflow; 15-17 Fr *outflow*	13 Fr	14 Fr	22 Fr
Técnica de inserção	Aorta descendente via artéria femoral	*Inflow*: átrio direito via veia femoral *Outflow*: aorta descendente via artéria femoral	*Inflow*: átrio esquerdo via veia femoral e punção transfixação do septo interatrial *Outflow*: artéria femoral	Inserção retrógrada no ventrículo esquerdo via artéria femoral	Inserção retrógrada no ventrículo esquerdo via artéria femoral	Inserção cirúrgica retrógrada no ventrículo esquerdo via artéria femoral
Suporte hemodinâmico	0,5 L/min	> 4,5 L/min	4 L/min	2,5 L/min	3,7 L/min	5 L/min
Tempo de implante	+	++	++++	++	++	++++
Risco de isquemia de membros	+	+++	+++	++	++	++
Anticoagulação	+	+++	+++	+	+	+
Hemólise	+	++	++	++	++	++
Complexidade de manejo	+	+++	++++	++	++	++
Fr: french.						

(DC) em até 20% (aumento de 0,3 a 0,5 L/min). Outros sítios possíveis, porém menos usuais, de inserção do BIA e que podem ser considerados em pacientes com doença arterial periférica grave[9] são: artéria subclávia, axilar e aorta ascendente. Além disso, permitir a saída do leito e a reabilitação é especialmente interessante para pacientes que necessitam de suporte por tempo prolongado.[10]

A maioria dos estudos com BIA envolveu pacientes com síndrome coronariana aguda e choque cardiogênico pós-infarto e, apesar de amplamente utilizado, os resultados com relação à eficácia mostraram-se limitados.

No estudo randomizado CRISP AMI, em pacientes com IAM anterior sem choque cardiogênico, o uso de BIA associado à angioplastia não reduziu a área de infarto.[11] Metanálise de estudos pós-IAM com supradesnivelamento de segmento ST não revelou benefí-

cio do BIA, principalmente em pacientes submetidos à angioplastia.[12] Mais recentemente, o grande estudo randomizado IABP-Shock II não demonstrou benefício de mortalidade com o uso do BIA no choque cardiogênico pós-IAM em 30 dias,[13] 12 meses[14] e 6 anos.[15] Entre as limitações do BIA, é possível destacar o pequeno impacto sobre o DC, que pode ser insuficiente em pacientes com choque cardiogênico mais graves.

Apesar de pouca evidência na literatura, o BIA também tem sido utilizado em pacientes miocardiopatas crônicos isquêmicos e não isquêmicos, no contexto do choque cardiogênico.[16,17] No Brasil, em decorrência da limitação de acesso a outros dispositivos, principalmente em virtude do custo, tem sido utilizado como ponte para transplante, independentemente da etiologia da miocardiopatia. Casuística recente do Hospital Israelita Albert Einstein demonstrou que mais de 90% dos pacientes foram transplantados em prioridade;

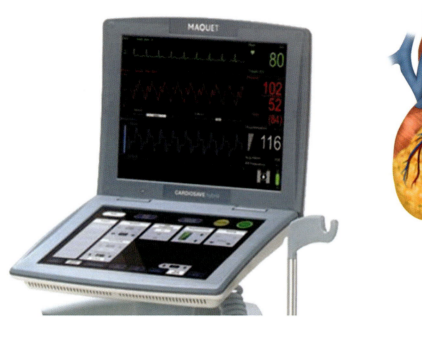 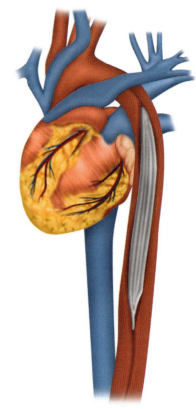

■ FIGURA 39.1   Balão Intra-aórtico (BIA).
Fonte: www.gettinge.com.

destes, um terço usou BIA como ponte para transplante. Pelo registro da *International Society for Heart and Lung Transplantation*.

TandemHeart®/Transcore®

Constitui um dispositivo de assistência ventricular transeptal, colocado no laboratório de hemodinâmica sob fluoroscopia. A cânula de entrada (*inflow*) é inserida pela veia femoral, chega ao átrio direito e, posteriormente, ao átrio esquerdo por transfixação do septo interatrial, drenando sangue do átrio esquerdo até uma bomba centrífuga. Mediante o implante de outra cânula na artéria femoral (*outflow*), inserida na aorta, fornece-se DC de até 4 L/min de fluxo contínuo (Figura 39.2). Propicia melhora de parâmetros hemodinâmicos, incluindo aumento do DC e redução de pressões de enchimento.[18,19]

Dois estudos comparando BIA e TandemHeart®/Transcore® no contexto do choque cardiogênico pós-infarto demonstraram superioridade hemodinâmica do TandemHeart®/Transcore® em comparação ao BIA, sem diferença com relação à sobrevida, evidenciando, porém, maior ocorrência de complicações, inclusive sangramento, arritmia e isquemia de membros no grupo TandemHeart®/Transcore®.[20,21]

Impella®

Trata-se de uma bomba rotatória de fluxo axial que, inserida através da valva aórtica, aspira sangue do ventrículo esquerdo para a raiz da aorta (Figura 39.3). Apresenta três modelos para suporte ao ventrículo esquerdo: o que fornece até 2,5 L/min, se inserida de forma percutânea pela artéria femoral, de até 5 L/min, se inserida cirurgicamente (artéria femoral ou axilar), e, mais recentemente, de até 4 L/min (se inserida percutaneamente; Impella CP). Além disso, conta-se com o modelo RP para suporte ao ventrículo direito.

Impella® tem a propriedade de descomprimir o ventrículo esquerdo, demonstrada pela redução da pressão capilar pulmonar. Ademais, aumenta o fluxo e a pressão de perfusão coronariana e reduz o consumo de oxigênio pelo miocárdio.[22] No entanto, o Impella®

capítulo 39 — SUPORTE CIRCULATÓRIO MECÂNICO 549

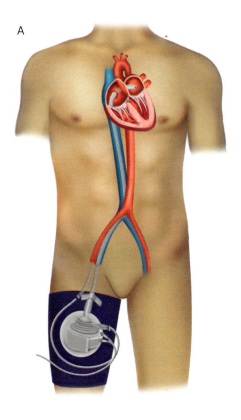
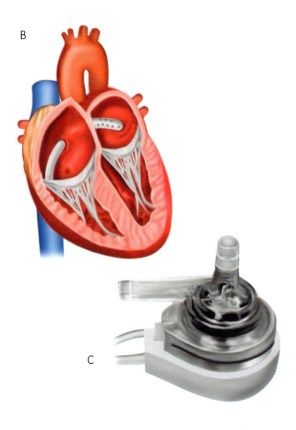

■ **FIGURA 39.2** TandemHeart®.
Fonte: Alabbady AM, Abdul-Al AS, Skelding KA., 2017.

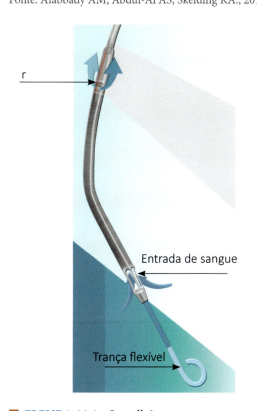
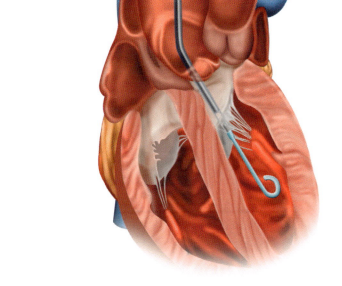

■ **FIGURA 39.3** Impella®.
Fonte: https://www.abiomed.com.

2,5 pode não ser suficiente para fornecer DC necessário para preservar ou restaurar a perfusão tecidual nos casos de choque cardiogênico muito intenso, tornando-se mais adequada a indicação de dispositivo com maior impacto no DC.[22,23]

No choque cardiogênico pós-IAM, o estudo ISAR-SHOCK comparou os dispositivos Impella® 2,5 e BIA, observando-se maior aumento do DC no grupo Impella®, sem diferença de sobrevida nem de complicações.[24]

Para suporte de angioplastia coronariana de alto risco, o estudo PROTECT II não demonstrou diferença, em 30 dias, no desfecho primário de complicações maiores e de mortalidade, comparando Impella®[2,5] e BIA.[25] Subanálise do estudo demonstrou menor ocorrência de complicações no grupo Impella® em 90 dias.[26]

Registros observacionais, no contexto de suporte a pacientes submetidos à angioplastia, demonstraram aumento de complicações quando se utilizou o dispositivo Impella®;[27-29] outros registros apontaram resultados favoráveis.[30,31]

Essas discrepâncias reforçam a necessidade de estudos randomizados mais bem estruturados para responder qual é o real impacto do dispositivo Impella®, levando em consideração a heterogeneidade da apresentação do paciente isquêmico e do choque cardiogênico. Mais recentemente, o conceito de porta-descompressão no IAM sem choque cardiogênico (descomprimir o ventrículo esquerdo com Impella® e depois abrir a artéria) mostrou-se seguro[32] e será avaliado em um estudo maior. Pela possibilidade de descompressão das câmaras esquerdas, tem sido utilizado como estratégia em concomitância à ECMO VA periférica (ECPELLA).[32,33] Metanálise recente sugere potencial benefício dessa técnica.[34]

Membrana de oxigenação extracorpórea

Trata-se de um dispositivo de circulação extracorpórea modificada, que pode ser usado por vários dias, sendo implantada de maneira percutânea ou cirúrgica. É o único dispositivo de assistência circulatória percutânea com possibilidade de oxigenação. Seu sistema inclui uma bomba centrífuga, um aquecedor e um oxigenador. No implante percutâneo, existe uma cânula que drena o sangue do átrio direito (punção da veia femoral ou jugular interna), passando pela bomba centrífuga e oxigenador, retornando para o sistema arterial através de uma cânula na aorta descendente, inserida a partir da artéria femoral (Figura 39.4). Essa estratégia aumenta a pré e a pós-carga do ventrículo esquerdo, não descomprimindo, consequentemente, as câmaras esquerdas, o que pode causar congestão pulmonar e aumento da sobrecarga sobre o miocárdio, com efeito deletério principalmente nas situações de miocardite aguda e IAM.[34]

Diversas estratégias de descompressão das câmaras esquerdas podem ser consideradas, incluindo BIA, Impella®, septoplastia atrial e mesmo conversão para ECMO central. Metanálise recente sugere que a descompressão precoce (até 12 horas) parece aumentar as chances de desmame do suporte e reduzir a mortalidade.[35] No implante central (cirúrgico), é possível colocar uma cânula de drenagem nas câmaras esquerdas, possibilitando a descompressão dessas câmaras.

A ECMO pode fornecer suporte hemodinâmico além de 5 L/min. A indicação da ECMO venoarterial no choque cardiogênico é bem-estabelecida, como ponte para decisão/ponte ou recuperação. Entre os cenários possíveis, é possível destacar o choque cardiogênico pós-cardiotomia, PCR, disfunção de ventrículo direito pós-transplante ou pós-implante de dispositivo de assistência esquerda, choque cardiogênico por IC aguda nova e crônica refratária. Entre as complicações da ECMO, destacam-se, resposta inflamatória sistêmica, insuficiência renal, sangramento, eventos tromboembólicos e infecção.[36]

DISPOSITIVOS DE LONGA PERMANÊNCIA

A interface entre os dispositivos de curta permanência e os dispositivos de longa permanência é o Centrimag® (Figura 39.6). O sistema é composto por uma bomba centrífuga única, um motor e um console. De implante cirúrgico, baseia-se na tecnologia de "motor sem rolamentos"; ou seja, no conceito de levitação magnética. A característica da levitação magnética é a ausência de rolamentos e vedações, o que resulta em atrito mínimo entre o sangue e os componentes do sistema do dispositivo.

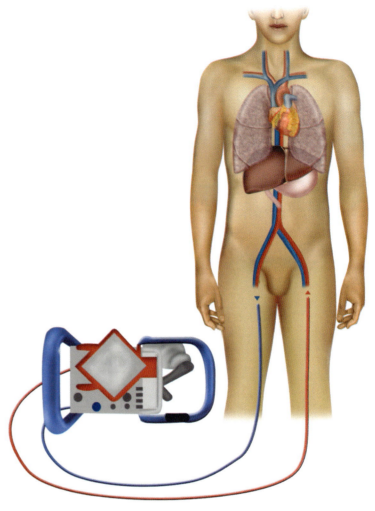

FIGURA 39.4 Membrana de oxidação extracorpórea (ECMO).
Fonte: Modificada de www.getinge.com

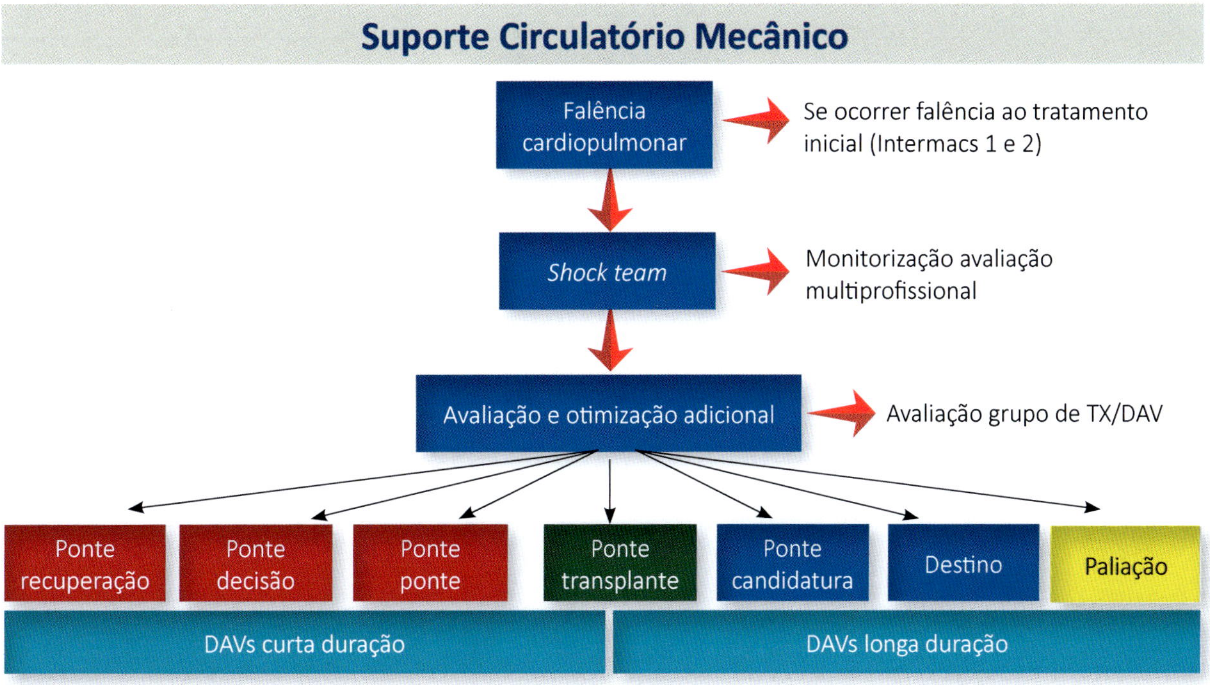

FIGURA 39.5 Suporte circulatório mecânico.
DAV: dispositivo de assistência ventricular; **TX:** transplante cardíaco.

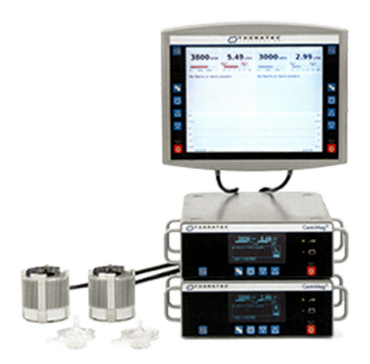
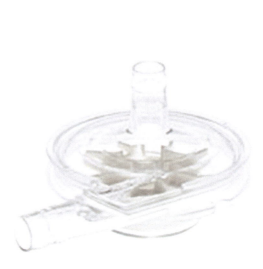

■ FIGURA 39.6 Centrimag®.
Fonte: www.cardiovascular.abbot

Centrimag® pode produzir fluxo de até 10 L/min, sob condições fisiológicas normais, e ser considerado um dispositivo de média duração, visto que tem aprovação para ser empregado por 30 dias como ponte para decisão, ponte para recuperação, ponte para transplante cardíaco e no tratamento de falência ventricular direita após o transplante cardíaco.[37-39] Centrimag® pode ser associado à ECMO como bomba propulsora na modalidade venoarterial para suporte cardiopulmonar transitório.[40]

Os dispositivos de assistência circulatória de longa permanência (DACM) revolucionaram o manejo de pacientes portadores de IC avançada, tornando-se uma alternativa ao transplante cardíaco em diversas situações clínicas. Foram utilizados inicialmente como ponte para o transplante cardíaco, com a finalidade de reduzir as elevadas taxas de mortalidade apresentadas pelos pacientes listados para o transplante. Todavia, a escassez de doadores viáveis, o aumento substancial da idade dos pacientes e, consequentemente, de suas comorbidades impulsionaram o uso da ACM de longa permanência como terapia de destino para pacientes com IC avançada.[41]

Em 1963, Dr. Domingo Liotta e seu grupo do Hospital Metodista de Houston EUA, reportaram o primeiro uso clínico de um ventrículo artificial em paciente portador de choque cardiogênico secundário à falência cardíaca após troca de valva aórtica.[42] Dr. Michael DeBakey, por sua vez, em 1966, implantou o primeiro dispositivo paracorpóreo pneumático para assistência isolada do ventrículo esquerdo.[43]

Dr. Denton Cooley e Dr. Robert Jarvik também foram pioneiros no desenvolvimento do "coração artificial total", nas décadas de 1960 e 1970, respectivamente.[44-46] A evolução constante dos dispositivos de longa duração resultou na aprovação do Thoratec HeartMate VE® como ponte para transplante cardíaco pela *Food and Drug Administration* (FDA), em 1998.[47]

Evidências científicas

De maneira marcante, o ano de 2001 iniciou a era moderna dos dispositivos de longa duração, após a publicação do estudo REMATCH, que comparou pacientes com IC avançada submetidos ao implante do dispositivo HeartMate XVE® com pacientes de mesmas características, tratados com terapia farmacológica máxima, portadores de alguma contraindicação ao transplante cardíaco. Os pacientes que receberam o HeartMate XVE® tiveram sobrevida de 52% após 1 ano, contra 25% de sobrevida do grupo mantido em tratamento conservador.[48] Após os resultados do estudo, a FDA aprovou o HeartMate XVE para terapia de destino.

O impulso definitivo para empregar o dispositivo de assistência circulatória mecânica (DACM) de longa duração ocorreu a partir da publicação do estudo HeartMate II, em 2009. Nele, 252 pacientes foram randomizados para usar dispositivo de fluxo pulsátil (HeartMate XVE®) e dispositivo de fluxo contínuo (HeartMate II®). Os pacientes que usaram dispositivo de fluxo contínuo tiveram sobrevida maior, livre de acidente vascular cerebral (AVC), após dois anos de utilização do aparelho, além de menores taxas de complicações, como infecções e necessidade de troca do dispositivo.[49]

Em 2012, no estudo ADVANCE, pacientes submetidos ao dispositivo HeartWare® de implante pericárdico, com fluxo contínuo centrífugo, foram comparados a pacientes que usavam HeartMate II®, incluídos no registro INTERMACS. Nesse estudo comparativo, o dispositivo HeartWare® atingiu os limites estatísticos de não inferioridade quanto à sobrevida e à necessidade de transplante cardíaco e explante por recuperação ventricular em 180 dias. Demonstrou-se menores taxas de sangramento e infecção no braço HeartWare® e menores taxas de AVC no braço HeartMate II®.[50]

Com delineamento semelhante, o estudo ENDURANCE comprovou os achados do estudo ADVANCE; ou seja, a não inferioridades estatística entre o os dispositivos HeartMate II® e HeartWare®, fato que resultou na aprovação do dispositivo intrapericárdico pela FDA.[51]

Por fim, o dispositivo HeartMate 3®, também intrapericárdico com fluxo contínuo centrífugo, foi comparado com o HeartMate II® no estudo clínico MOMENTUM 3. Após seguimento de 366 pacientes, os resultados foram estatisticamente favoráveis ao grupo HeartMate 3® em todos os desfechos avaliados, quais sejam sobrevida livre de AVC grave ou reoperação por mal funcionamento do dispositivo em 2 anos, bem como qualquer tipo de AVC e reoperação por mal funcionamento do dispositivo, isoladamente. Desse modo, a terceira geração dos DACM de longa duração apresenta, de maneira geral, melhora dos resultados clínicos.[52]

A Tabela 39.3 resume os principais estudos clínicos publicados na área dos DACM de longa duração.

Tabela 39.3 Principais estudos clínicos sobre DACM.

Trial	Dispositivo	Período	Pacientes	Desfechos primários
REMATCH	HM XVE®	1998-2001	1:1 HM XVE : 68 OMT: 61 Randomizado	Óbito por qualquer causa em 1 ano: HM XVE : 52% OMT : 25% P = 0,001
INTREPID	NovaCor LVAD®	2000-2003	NovaCor: 37 OMT: 18 Não randomizado	Óbito por qualquer causa em 1 ano: NovaCor: 27% OMT: 11% P = 0,02
HeartMate II Bridge to transplant	HM II®	2005-2006	HM II: 133 Prospectivo não randomizado	Transplante em 180 dias: sobrevida de 75%
HeartMate II destination therapy	HM II®	2005-2007	2:1 HMII: 134 HM XVE: 66 Prospectivo não randomizado	Sobrevida livre de AVC ou troca do dispositivo em 2 anos: HM II: 46% HM XVE: 11% P < 0,001

(Continua)

Tabela 39.3 (Cont.) Principais estudos clínicos sobre DACM.				
Trial	Dispositivo	Período	Pacientes	Desfechos primários
ADVANCE BTT	HeartWare HVAD®	2008-2010	HVAD: 149 Controle: 499 Prospectivo não randomizado	Sobrevida com HVAD em 180 dias: 90,7%
ENDURANCE DT	HeartWare HVAD®	2010-2012	2:1 HVAD: 297 HM II: 148 Randomizado	Sobrevida livre de AVC por troca do dispositivo em 2 anos: HVAD: 55% HM II: 57,4% P = 0,012
MOMENTUM 3	HM 3®	2012-2015	1:1 HM 3: 152 HM II: 142 Randomizado	Sobrevida livre de AVC sem troca de dispositivo: HM 3: 86% HM II: 76,8% P < 0,001 (não inferioridade)

HM: HeartMate; **DACM:** dispositivos de assistência circulatória de longa permanência; **AVC:** Acidente vascular cerebral.

Tipos de dispositivos

A maioria das bombas desenvolvidas utiliza a tecnologia propulsora pulsátil ou contínua. A terapia de fluxo contínuo pode funcionar por meio do fluxo axial ou do fluxo centrífugo. As bombas podem ser implantadas internamente (dispositivos implantáveis) ou externamente (paracorpóreos) e podem ser de caráter uni ou biventricular.[53]

Os dispositivos de primeira geração, incluindo os protótipos Thoratec HeartMate® (1000 IP, VE, XVE, pVAD) e Novacor LVAD® são pulsáteis, contém valvas internas e rolamento mecânico. Foram desenvolvidos com o objetivo de mimetizar a função cardíaca natural.[54]

Na segunda geração, os dispositivos apresentam fluxo contínuo, axial, e rolamento com eixo mecânico. Os exemplos principais são: HeartMate II®, Jarvik 2000® e Micromed DeBakey®.[55]

DuraHeart®, HeartWare HVAD®, Incor®, Levacor® e HeartMate 3® (Figura 39.7) funcionam com fluxo contínuo, centrífugo, por meio de levitação magnética ou hidrodinâmica e livre de contato com rolamento.[56] A Tabela 39.4 descreve os DACM disponíveis no Brasil.

Implante cirúrgico dos dispositivos

A maioria dos implantes é realizada com técnica cirúrgica similar. O coração é acessado por esternotomia mediana, embora a toracotomia lateral e as abordagens subcostais também sejam descritas.

Os pacientes submetidos à esternotomia prévia experimentam maior tempo de exposição à circulação extracorpórea e maiores taxas de sangramento. Aderências extensas também podem tornar a dissecção mais difícil e perigosa para possíveis trocas futuras do dispositivo ou mesmo para o transplante.

Uma bolsa de bomba, no caso do HeartMate II®, é criada no espaço pré-peritoneal da parte superior do abdome (Figura 39.4). A cânula de influxo é inserida no ápice do ventrículo esquerdo em direção à valva mitral, enquanto a cânula de saída é suturada na porção ascendente da artéria aorta. As linhas de transmissão tanto no HeartMate II® quanto no HeartWare® são tunelizadas por via subcutânea no abdome. Uma vez que o sistema é liberado de ar, o dispositivo é iniciado. A velocidade ótima de funcionamento da bomba é determinada com o auxílio da ecocardiografia transesofágica e norteada pelo grau de abertura da valva aórtica, posição do septo interventricular, tamanho e função

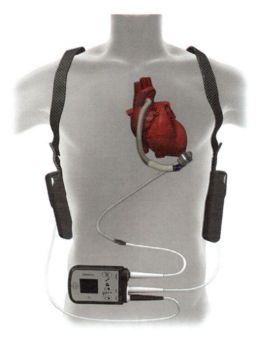 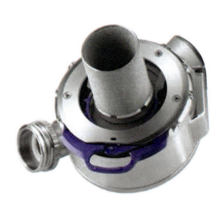

■ FIGURA 39.7 HeartMate 3®.
Fonte: www.cardiovascular.abbot

Tabela 39.4 Dispositivos ACM disponíveis no Brasil e aprovados pela Anvisa para suporte ventricular esquerdo.			
Nome	Empresa	Tipo de Bomba	Funcionamento
HeartMate II®	Thoratec	Fluxo axial	Rolamento
INCOR®	Berlin Heart	Fluxo axial	Levitação magnética
HeartWare®	HeartWare	Fluxo centrífugo	Levitação hidrodinâmica
HeartMate 3®	Thoratec	Fluxo centrífugo	Levitação hidrodinâmica

do ventrículo direito e grau de descompressão do ventrículo esquerdo.[57,58]

Manejo dos dispositivos na unidade de terapia intensiva

A velocidade da bomba (*pump speed*) é a única variável passível de programação pela equipe assistente. As variáveis subsequentes — energia (*power*), fluxo (*flow*) e pulsatilidade (*pulsatility*) — dependem da fisiologia do paciente assistido. O *pump speed* consiste na medida direta da quantidade de watts necessários para a bomba impulsionar o sangue dentro de uma determinada velocidade dada pela rotação por minuto (rpm, do inglês *rotation per minute*). O fluxo sanguíneo mostrado no monitor do dispositivo é calculado com base na medida da energia e na velocidade programada. Para dispositivos como o HeartWare®, a viscosidade sanguínea tem impacto significativo no fluxo; portanto, o hematócrito é uma varável importante a ser monitorizada.[59,60]

Como os DACM de fluxo contínuo de longa duração não geram pulso palpável, a pressão arterial deve ser medida de maneira invasiva. Em geral, deve-se obter uma pressão arterial média em torno de 70 a 90 mmHg, já que pressões arteriais elevadas podem causar eventos neurológicos, sangramentos e redução do fluxo do dispositivo. A oximetria periférica também pode ser ineficaz em virtude da ausência de pulso; portanto, a gasometria arterial é fundamental para analisar os gases sanguíneos.

A monitorização invasiva através do cateter de artéria pulmonar auxilia na monitorização da pressão de artéria pulmonar, no diagnóstico diferencial do tipo de choque e na função do dispositivo. Por fim, o uso do ecocardiograma fornece informações fundamentais para determinar pré-carga, função ventricular, posição e desempenho do DACM. Nesse cenário, a posição do septo interventricular, o tamanho das câmaras cardíacas e a abertura da valva aórtica são as variáveis mais importantes para determinar fluxo e velocidade do dispositivo (Tabela 39.5). [61,62]

Complicações

As complicações clínico-cirúrgicas acometem os pacientes portadores de DACM de longa duração principalmente nos primeiros 6 meses após o implante. As principais complicações são: falência uni ou biventricular, insuficiência aórtica, sangramentos, eventos trombóticos ou hemolíticos, eventos neurológicos, arritmias e infecções. [63]

Após o implante do dispositivo, com a mudança da geometria do ventrículo direito e a descompressão do ventrículo esquerdo, ocorre desvio do septo interventricular para a esquerda, causando aumento da complacência do ventrículo direito e diminuição de sua contratilidade.

Há aumento do retorno venoso secundário à elevação do DC causada pelo DACM esquerdo; porém, a pós-carga do ventrículo direito, permanece elevada em virtude da hipertensão pulmonar típica dos pacientes com IC crônica prolongada. Embora seja de difícil previsibilidade, a falência de ventrículo direito é comum após o implante de DACM. Caracteriza-se por índices de pressão venosa central e resistência vascular pulmonar elevados, com redução do fluxo e do DC. Nos casos de falência grave do ventrículo direito, as pressões de artéria pulmonar podem estar normais ou reduzidas. [64,65]

O uso da milrinona (inibidor da fosfodiesterase 3, com efeito inotrópico positivo) reduz a pressão da artéria pulmonar e a resistência vascular pulmonar, sem causar hipotensão excessiva. Vasodilatadores pulmonares seletivos, como o óxido nítrico inalado e o epoprostenol, também podem ser empregados com o objetivo de reduzir a pressão da artéria pulmonar. Em casos no quais ocorre falência da terapia farmacológica é necessário lançar mão de dispositivos de curta duração para o ventrículo direito, destacando-se o CentriMag® e os dispositivos minimamente implantáveis, como Impella RP®, Tandem RVAD® e cânula Protek Duo. [66]

Outra complicação frequente cuja incidência vai aumentando conforme o tempo de suporte de longa duração é a insuficiência aórtica funcional. Em situa-

Tabela 39.5 Resolução de problemas relacionados com o funcionamento dos DACM.

Condição do dispositivo	Causas	Intervenções
Fluxo baixo	Hipovolemia	Reposição volêmica
	Sangramento	Transfusão/controle do sangramento
	Arritmias	Tratamento das arritmias
Energia elevada	Trombose de bomba	Otimização da antiagregação/anticoagulação
		Trombólise
		Troca de bomba
IP elevado	Recuperação do VE	Avaliar recuperação do VE
	Dano do cabo percutâneo	Analisar componentes do dispositivo
IP baixo	Hipovolemia	Fluidos em *bolus*
	Excesso de velocidade	Adicionar inotrópicos
	Contração ventricular	Ajustar a velocidade da bomba
Evento de sucção	Hipovolemia	Fluido em *bolus*
	Arritmias	Tratar arritmias
	Velocidade excessiva	Reduzir velocidade da bomba

IP: índice de pulsatilidade; **VE:** ventrículo esquerdo.

ções de alta velocidade da bomba de assistência, a valva aórtica nativa funciona "em série" com o DACM e permanece fechada. Em situações de baixa velocidade, a valva aórtica trabalha "em paralelo" com o dispositivo e a contração do ventrículo esquerdo gera fluxo sanguíneo através da valva. Entretanto, mesmo quando aberta, tanto a área máxima de abertura como o tempo de abertura total são reduzidos de maneira significativa, causando insuficiência aórtica funcional. Há risco de fusão comissural e trombose valvar; portanto, a otimização do fluxo pelo ecocardiograma é fundamental, e a troca valvar faz-se necessária em casos selecionados.[67]

O manejo dos pacientes em uso de DACM requer equilíbrio entre os riscos de trombose e de hemorragia. Mecanismos pró-coagulantes e anticoagulantes são ativados em pacientes com os dispositivos. A atividade plaquetária é significantemente reduzida, independentemente do uso de ácido acetilsalicílico, e a tensão de cisalhamento (*shear stress*), gerada pela rotação da bomba, causa uma espécie de síndrome de von Willebrand tipo 2 adquirida, o que facilita a ocorrência de fenômenos hemorrágicos.

Os protocolos de anticoagulação costumam associar um antiplaquetário e varfarina, com terapia-alvo de INR (do inglês *international normalized ratio*) entre 1,5 e 2,5 e doses de ácido acetilsalicílico entre 50 e 325 mg. O sangramento é o principal evento adverso da terapia. Na fase precoce, após implante, os sangramentos são frequentes em mediastino, parede torácica, espaço pleural e trato gastrintestinal. Após 30 dias do implante, as principais causas de sangramento são epistaxe, sangramentos gastrintestinal, mediastinal e torácico, bem como acidente vascular hemorrágico. A monitorização da desidrogenase láctica (DHL) e da hemoglobina plasmática livre são fundamentais para detecção precoce de hemólise relacionada com o dispositivo.[68-70]

As emergências neurológicas, por sua vez, consistem na maior ameaça à vida após o implante de DACM. Os acidentes vasculares isquêmico e hemorrágico ocorrem com uma incidência anual em torno de 9% e são associados a elevadas taxas de morbidade e mortalidade. O risco de AVC tem distribuição bimodal, sendo mais elevado no período imediato pós-implante e aumentando novamente após 1 ano do implante. Alta suspeição e imagem cerebrovascular imediata são fundamentais para o diagnóstico e a posterior terapêutica em casos de AVC.[71,72]

Arritmias atriais ocorreram em cerca de 20% dos pacientes estudados no HeartMate II Destination Therapy Trial. Aproximadamente, 50% dos pacientes submetidos ao implante de DACM eram portadores de fibrilação atrial em estudos observacionais, e entre 22% e 59% dos pacientes apresentavam arritmias ventriculares.

Importante salientar que os pacientes suportados por DACM apresentam maior tolerância hemodinâmica às arritmias ventriculares. O ajuste volêmico e a velocidade da bomba devem ser otimizados inicialmente para minimizar o efeito de sucção ventricular, causado pelo posicionamento da cânula ventricular em direção ao septo intraventricular, e associado a estados hipovolêmicos. O uso de antiarrítmicos deve ocorrer conforme os *guidelines* de tratamento vigentes para pacientes com IC avançada, e a cardiodesfibrilação elétrica externa pode ser feita com segurança, desde que as pás não estejam alocadas sobre a bomba do dispositivo.[73,74]

Por fim, a infecção da linha de transmissão (*driveline*) é outra preocupação clínica importante no decorrer da evolução do paciente com DACM. Os patógenos mais frequentes são os gram-positivos da flora cutânea (*Staphylococcus aureus*), embora possam ocorrer infecções por patógenos gram-negativos (*Pseudomonas* spp. e enterobactérias) e fungos. A infecção pode se limitar à pele, no local de saída da *driveline* pela cavidade abdominal, ou se estender sistemicamente pelo dispositivo. Cuidados de higiene dos pacientes e cuidadores, bem como a minimização da ocorrência de traumas locais, são fundamentais para diminuir a incidência de infecções. Culturas da *driveline*, hemoculturas e exames de imagem são fundamentais para delimitar a infecção e guiar a terapia antimicrobiana.[75]

CONSIDERAÇÕES FINAIS

Pacientes com IC refratária ao tratamento clínico-padrão poderão necessitar de procedimentos avançados, como o transplante cardíaco e/ou a utilização de dispositivos de ACM.

Hoje, no mercado, existe uma gama de dispositivos de ACM. Dessa maneira, é crucial os médicos intensivistas terem conhecimento sobre o manejo dos principais dispositivos de suporte circulatório mecânico ventricular, bem como reconhecerem e tratarem as principais complicações relacionadas com a utilização desses dispositivos.

REFERÊNCIAS

1. Brasil. Ministério da Saúde. DATASUS. Disponível em: https://datasus.saude.gov.br/. Acesso em: 25 mar 2022.

2. Rohde LEP, Montera MW, Bocchi EA, Clausell NO, Albuquerque DC, Rassi S, et al. Diretriz Brasileira de Insuficiência Cardíaca Crônica e Aguda. Arq Bras Cardiol. 2018;111:436-539.

3. Khush KK, Potena L, Cherikh WS, Chambers DC, Harhay MO, Hayes D Jr, et al. International Society for Heart and Lung Transplantation. The International Thoracic Organ Transplant Registry of the International Society for Heart and Lung Transplantation: 37th adult heart transplantation report-2020; focus on deceased donor characteristics. J Heart Lung Transplant. 2020; 39:1003-1015.

4. Alba AC, Rao V, Ivanov J, Ross HJ, Delgado DH. Usefulness of the INTERMACS scale to predict outcomes after mechanical assist device implantation. J Heart Lung Transplant. 2009; 28: 827– 833.

5. Peura JL, Colvin-Adams M, Francis GS, Grady KL, Hoffman TM, Jessup M, John R, Kiernan MS, Mitchell JE, O'Connell JB, Pagani FD, Petty M, Ravichandran P, Rogers JG, Semigran MJ, Toole JM; American Heart Association Heart Failure and Transplantation Committee of the Council on Clinical Cardiology; Council on Cardiopulmonary, Critical Care, Perioperative and Resuscitation; Council on Cardiovascular Disease in the Young; Council on Cardiovascular Nursing; Council on Cardiovascular Radiology and Intervention, and Council on Cardiovascular Surgery and Anesthesia. Recommendations for the use of mechanical circulatory support: device strategies and patient selection: a scientific statement from the American Heart Association. Circulation. 2012; 126:2648-67.

6. Basra SS, Loyalka P, Kar B. Current status of percutaneous ventricular assist devices for cardiogenic shock. Curr Opin Cardiol. 2011; 26:548-54.

7. Bhama JK, Bansal U, Winger DG, et al. Clinical experience with temporary right ventricular mechanical circulatory support. J Thorac Cardiovasc Surg. 2018; 156:1885-1891.

8. Tehrani BN, Truesdell AG, Sherwood MW. Standardized Team-Based Care for Cardiogenic Shock. J Am Coll Cardiol. 2019; 73:1659-1669.

9. Sharma KH, Shah BS, Jadhav ND. Intraaortic Balloon Pump (IABP) insertion through the right subclavian artery in a patient of Anterior Wall Myocardial Infarction (AWMI) with Ventricular Septal Rupture (VSR) and severe Peripheral Artery Obstruction Disease (PAOD). Catheter Cardiovasc Interv. 2014 Feb 8. doi: 10.1002/ccd.25425. [Epub ahead of print]

10. Bhimaraj A, Agrawal T, Duran A. Percutaneous Left Axillary Artery Placement of Intra-Aortic Balloon Pump in Advanced Heart Failure Patients. JACC Heart Fail. 2020; 8:313-323.

11. Patel MR, Smalling RW, Thiele H, et al. Intra-aortic balloon counterpulsation and infarct size in patients with acute anterior myocardial infarction without shock: the CRISP AMI randomized trial. JAMA 2011;306:1329-37.

12. Sjauw KD, Engstrom AE, Vis MM, et al. A systematic review and meta-analysis of intra-aortic balloon pump therapy in ST-elevation myocardial infarction: should we change the guidelines? Eur Heart J 2009;30:459-68.

13. Thiele H1, Zeymer U, Neumann FJ, Ferenc M, Olbrich HG, Hausleiter J, Richardt G, Hennersdorf M, Empen K, Fuernau G, Desch S, Eitel I, Hambrecht R, Fuhrmann J, Böhm M, Ebelt H, Schneider S, Schuler G, Werdan K; IABP-SHOCK II Trial Investigators. Intraaortic balloon support for myocardial infarction with cardiogenic shock. N Engl J Med. 2012; 367:1287-96.

14. Thiele H1, Zeymer U, Neumann FJ, Ferenc M, Olbrich HG, Hausleiter J, de Waha A, Richardt G, Hennersdorf M, Empen K, Fuernau G, Desch S, Eitel I, Hambrecht R, Lauer B, Böhm M, Ebelt H, Schneider S, Werdan K, Schuler G; Intraaortic Balloon Pump in cardiogenic shock II (IABP-SHOCK II) trial investigators. Intra-aortic balloon counterpulsation in acute myocardial infarction complicated by cardiogenic shock (IABP-SHOCK II): final 12 month results of a randomised, open-label trial. Lancet. 2013; 382:1638-45.

15. Thiele H, Uwe Zeymer U, Thelemann N et al. Intraaortic Balloon Pump in Cardiogenic Shock Complicating Acute Myocardial Infarction. Long-Term 6-Year Outcome of the Randomized IABP-SHOCK II Trial. Circulation 2019; 139:395–403.

16. Lauten P, Rademacher W, Goebel B, Kretzschmar D, Figulla HR, Lauten A, Ferrari M. Intra-aortic counterpulsation for hemodynamic support in patients with acute ischemic versus non-ischemic heart failure. J Invasive Cardiol. 2012; 24:583-8.

17. Fried JA, Nair A, Takeda K, Clerkin K, Topkara VK et al. Clinical and hemodynamic effects of intra-aortic balloon pump therapy in chronic heart failure patients with cardiogenic shock. J Heart Lung Transplant 2018; 37(11):1313-1321.

18. ith Cardiogenic Shock. J Heart Lung Transplant 2018; 37:1313-1321.

19. Fried JA, Nair A, Takeda K, Clerkin K, Topkara VK, Masoumi A, et al. Clinical and hemodynamic effects of intra-aortic balloon pump therapy in chronic heart failure patients with cardiogenic shock. J Heart Lung Transplant. 2018;37(11):1313-21.

20. O'Neill WW. A randomized multicenter clinical study to evaluate the safety and efficacy of the TandemHeart percutaneous ventricular assist device versus conventional therapy with intraaortic balloon pumping for treatment of cardiogenic shock. Am Heart J 2006; 152:469.e1-8.

21. Sjauw KD, Remmelink M, Baan J Jr, Lam K, Engström AE, van der Schaaf RJ, Vis MM, Koch KT, van Straalen JP, Tijssen JG, de Mol BA, de Winter RJ, Piek JJ, Henriques JP. Left ventricular unloading in acute ST-segment elevation myocardial infarction patients is safe and feasible and provides acute and sustained left ventricular recovery. J Am Coll Cardiol 2008; 51:1044-6.

22. Ouweneel DM, Henriques JP. Percutaneous cardiac support devices for cardiogenic shock: current indications and recommendations. Heart. 2012; 98:1246-54.

23. Engström AE, Cocchieri R, Driessen AH, Sjauw KD, Vis MM, Baan J, de Jong M, Lagrand WK, van der Sloot JA, Tijssen JG, de Winter RJ, de Mol BA, Piek JJ, Henriques JP. The Impella 2.5 and 5.0 devices for ST-elevation myocardial infarction patients presenting with severe and profound cardiogenic shock: the Academic Medical Center intensive care unit experience. Crit Care Med 2011; 39: 2072-9.

24. Seyfarth M, Sibbing D, Bauer I, Fröhlich G, Bott-Flügel L, Byrne R, Dirschinger J, Kastrati A, Schömig A. A randomized clinical trial to evaluate the safety and efficacy of a percutaneous left ventricular assist device versus intra-aortic balloon pumping for treatment of cardiogenic shock caused by myocardial infarction. J Am Coll Cardiol 2008; 52: 1584-8.

25. O'Neill WW, Kleiman NS, Moses J, Henriques JP, Dixon S, Massaro J, Palacios I, Maini B, Mulukutla S, Dzavík V, Popma J, Douglas PS, Ohman M. A prospective, randomized clinical trial of hemodynamic support with Impella 2.5 versus intra-aortic balloon pump in patients undergoing high-risk percutaneous coronary intervention: the PROTECT II study. Circulation. 2012; 126: 1717-27.

26. Dangas GD, Kini AS, Sharma SK, Henriques JP, Claessen BE, Dixon SR, Massaro JM, Palacios I, Popma JJ, Ohman M, Stone GW, O'Neill WW. Impact of hemodynamic support with Impella 2.5 versus intra-aortic balloon pump on prognostically important clinical outcomes in patients undergoing high-risk percutaneous coronary intervention (from the PROTECT II randomized trial). Am J Cardiol. 2014; 113: 222-8.

27. Amin AP, Spertus JA, Curtis JP, et al. The Evolving Landscape of Impella use in the United States among patients undergoing percutaneous coronary intervention with mechanical circulatory support. Circulation. 2020;141:273–284.

28. Basir MB, Schreiber T, Dixon S, et al.Feasibility of early mechanical circulatory support in acute myocardial infarction complicated by cardiogenic shock: the Detroit cardiogenic shock initiative. Catheter Cardiovasc Interv. 2018; 91:454–61.

29. O'Neill WW, Grines C, Schreiber T, et al. Analysis of outcomes for 15,259 US patients with acute myocardial infarction cardiogenic shock (AMICS) supported with the Impella device. Am Heart J. 2018;202:33–38.

30. Basir MB, Schreiber T, Dixon S, et al. Feasibility of early mechanical circulatory support in acute myocardial infarction complicated by cardiogenic shock: the Detroit cardiogenic shock initiative. Catheter Cardiovasc Interv. 2018; 91:454–61.

31. Kapur NK, AlkhouliMA, DeMartini TJ, et al. Unloading the left ventricle before reperfusion in patients with anterior ST-segment-elevation myocardial infarction. Circulation. 2019; 139:337–346.

32. Vallabhajosyula S, O'Horo JC, Antharam P, etal. Venoarterial extracorporeal membrane oxygenation with concomitant Impella versus venoarterial extracorporeal membrane oxygenation for cardiogenic shock. ASAIO J. 2020; 66:497-503.

33. Bavaria JE, Ratcliffe MB, Gupta KB, Wenger RK, Bogen DK, Edmunds LH Jr. Changes in left ventricular systolic wall stress during biventricular circulatory assistance. Ann Thorac Surg. 1988; 45: 526-32.

34. Al-Fares AA, Randhawa VK, Englesakis M, et al. Optimal Strategy and Timing of Left Ventricular Venting During Veno-Arterial Extracorporeal Life Support for Adults in Cardiogenic Shock: A Systematic Review and Meta-Analysis. Circ Heart Fail. 2019;12: e006486.

35. Ghodsizad A, Koerner MM, Brehm CE, El-Banayosy A. The role of extracorporeal membrane oxygenation circulatory support in the 'crash and burn' patient: from implantation to weaning. Curr Opin Cardiol. 2014; 29:275-80.

36. John R, Long JW, Massey HT, et al. Outcomes of a multicenter trial of the Levitronix CentriMag ventricular assist system for short-term circulatory support. J Thorac Cardiovasc Surg. 2011; 141:932-9.

37. Thomas HL, Dronavalli VB, Parameshwar J,et al. Incidence and outcome of Levitronix CentriMag support as rescue therapy for early cardiac allograft failure: a United Kingdom national study. Eur J Cardiothorac Surg. 2011; 40:1348-54.

38. Aziz TA, Singh G, Popjes E, et al. Initial experience with CentriMag extracorporal membrane oxygenation for support of critically ill patients with refractory cardiogenic shock. J Heart Lung Transplant. 2010; 29:66-71.

39. Kirklin JK, Naftel DC, Pagani FD, Kormos RL, Stevenson L, Miller M, Young JB. Long-term mechanical circulatory support (destination therapy): on track to compete with heart transplantation? J Thorac Cardiovasc Surg. 2012; 144:584-603.

40. Liotta D, Crawford Es, Cooley Da, Debakey Me, De Urquia M, Feldman L. Prolonged partial left ventricular bypass by means of an intrathoracic pump implanted in the left chest. Trans Am Soc Artif Intern Organs. 1962; 8:90-9.

41. DeBakey ME. Left ventricular bypass pump for cardiac assistance. Clinical experience. Am J Cardiol. 1971; 27:3-11.

42. Barnard CN. Human heart transplantation. Can Med Assoc J. 1969; 100:91-104.

43. Jarvik RK, DeVries WC, Semb BK, Koul B, Copeland JG, Levinson MM, Griffith BP, Joyce LD, Cooley DA, Frazier OH, et al. Surgical positioning of the Jarvik-7 artificial heart. J Heart Transplant. 1986; 5:184-95.

44. Shinn JA. Novacor left ventricular assist system. AACN Clin Issues Crit Care Nurs. 1991; 2:575-86.

45. Dixon JF, Farris CD. The ABIOMED BVS 5000 system. AACN Clin Issues Crit Care Nurs. 1991; 2:552-61.

46. Rose EA, Gelijns AC, Moskowitz AJ, et al. Long-term use of a left ventricular assist device for end-stage heart failure. N Engl J Med. 2001; 345:1435-43.

47. Slaughter MS, Rogers JG, Milano CA, et al. Advanced heart failure treated with continuous-flow left ventricular assist device. N Engl J Med. 2009; 361:2241-51.

48. Aaronson KD, Slaughter MS, Miller LW, et al. HeartWare Ventricular Assist Device (HVAD) Bridge to Transplant ADVANCE Trial Investigators. Use of an intrapericardial, continuous-flow, centrifugal pump in patients awaiting heart transplantation. Circulation. 2012; 125:3191–3200.

49. Rogers JG, Pagani FD, Tatooles AJ, et al. Intrapericardial Left Ventricular Assist Device for Advanced Heart Failure. N Engl J Med. 2017; 376:451-460.

50. Mehra MR, Uriel N, Naka Y, et al. A Fully Magnetically Levitated Left Ventricular Assist Device - Final Report. N Engl J Med. 2019; 380:1618-1627.

51. Aissaoui N, Jouan J, Gourjault M, et al. Understanding Left Ventricular Assist Devices. Blood Purif. 2018;292-300.

52. Lahpor JR. State of the art: implantable ventricular assist devices. Curr Opin Organ Transplant. 2009; 14:554-9.

53. Badiwala MV, Rao V. Left ventricular device as destination therapy: are we there yet? Curr Opin Cardiol. 2009; 24:184-9.

54. Anwer LA, Poddi S, Tchantchaleishvili V, et al. Left Ventricular Assist Devices: How Do We Define Success? ASAIO J. 2019; 65:430-435.

55. Tsiouris A, Brewer RJ, Borgi J, et al. Is resternotomy a risk for continuous-flow left ventricular assist device outcomes? Card Surg. 2013; 28:82-7.

56. Takayama H, Yang JA, Naka Y. Tips on tuning each device: technical pearls. Cardiol Clin. 2011; 29:551-6.

57. Pratt AK, Shah NS, Boyce SW. Left ventricular assist device management in the ICU. Crit Care Med. 2014; 42:158-68.

58. Trinquero P, Pirotte A, Gallagher LP, Iwaki KM, Beach C, Wilcox JE. Left Ventricular Assist Device Management in the Emergency Department. West J Emerg Med. 2018; 19:834-841.

59. Mosi K Bennett, Celine A Roberts, Dzifa Dordunoo, Ashish Shah, Stuart D Russell. Ideal methodology to assess systemic blood pressure in patients with continuous-flow left ventricular assist devices. J Heart Lung Transplant. 2010; 29:593-4.

60. Rasalingam R, Johnson SN, Bilhorn KR, et al. Transthoracic echocardiographic assessment of continuous-flow left ventricular assist devices. J Am Soc Echocardiogr. 2011; 24:135-48.

61. Long B, Robertson J, Koyfman A, Brady W. Left ventricular assist devices and their complications: A review for emergency clinicians. Am J Emerg Med. 2019; 37:1562-1570.

62. Lampert BC, Teuteberg JJ. Right ventricular failure after left ventricular assist devices. J Heart Lung Transplant. 2015; 34:1123-30.

63. Turner KR. Right Ventricular Failure After Left Ventricular Assist Device Placement-The Beginning of the End or Just Another Challenge? J Cardiothorac Vasc Anesth. 2019; 33:1105-1121.

64. Meineri M, Van Rensburg AE, Vegas A. Right ventricular failure after LVAD implantation: prevention and treatment. Best Pract Res Clin Anaesthesiol. 2012; 26:217-29.

65. Noly PE, Pagani FD, Noiseux N, et al. Continuous-Flow Left Ventricular Assist Devices and Valvular Heart Disease: A Comprehensive Review. Can J Cardiol. 2020; 36:244-260.

66. Koliopoulou A, Selzman CH. Stop the LVAD bleeding. J Thorac Dis. 2017;9:E437-E439.

67. Gurvits GE, Fradkov E. Bleeding with the artificial heart: Gastrointestinal hemorrhage in CF-LVAD patients. World J Gastroenterol. 2017; 23:3945-3953.

68. Birks EJ. Stopping LVAD Bleeding: A Piece of the Puzzle. Circ Res. 2017; 121:902-904.

69. Tsiouris A, Heliopoulos I, Mikroulis D, Mitsias PD. Stroke after implantation of continuous flow left ventricular assist devices. J Card Surg. 2019; 34:541-548.

70. Giede-Jeppe A, Roeder SS, Macha K, et al. Management of Stroke in Patients with Left Ventricular Assist Devices. J Stroke Cerebrovasc Dis. 2020; 29:105166.

71. Andersen M, Videbaek R, Boesgaard S, Sander K, Hansen PB, Gustafsson F. Incidence of ventricular arrhythmias in patients on long-term support with a continuous-flow assist device (HeartMate II). J Heart Lung Transplant. 2009; 28:733-5.

72. Galand V, Flécher E, Auffret V, et al. Early Ventricular Arrhythmias After LVAD Implantation Is the Strongest Predictor of 30-Day Post-Operative Mortality. JACC Clin Electrophysiol. 2019; 5:944-954.

73. O'Horo JC, Abu Saleh OM, Stulak JM, et al. Left Ventricular Assist Device Infections: A Systematic Review. ASAIO J. 2018; 64:287-294.

74. Tattevin P, Flécher E, Auffret V, et al. Risk factors and prognostic impact of left ventricular assist device-associated infections. Am Heart J. 2019; 214:69-76.

75. Olmsted RZ, Critsinelis A, Kurihara C, et al. Severe LVAD-related infections requiring surgical treatment: Incidence, predictors, effect on survival, and impact of device selection. J Card Surg. 2019; 34:82-91.

40

Cuidados de Enfermagem com Balão Intra-aórtico

Anderson Fava
Érica Kumoto
Bianca Reyez Murano

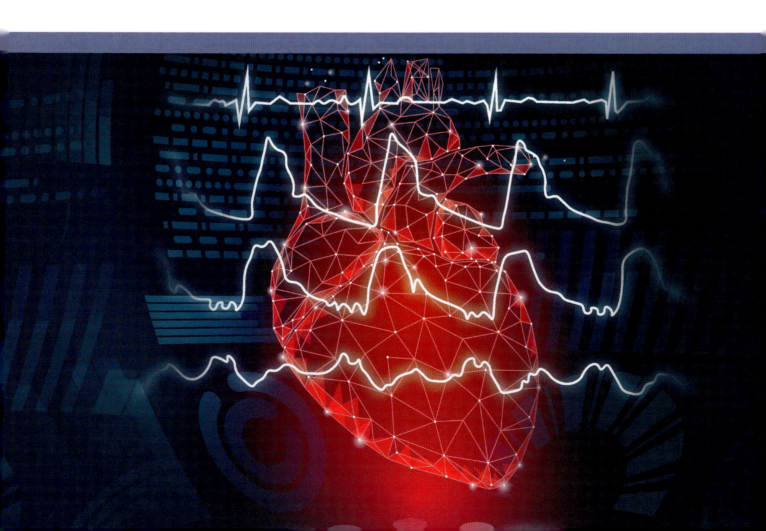

DESTAQUES

- O balão intra-aórtico é um dispositivo de assistência circulatória mecânica minimamente invasivo e mais comumente utilizado pelos intensivistas para os casos de infarto agudo do miocárdio complicado com choque cardiogênico;

- O balão intra-aórtico é utilizado como suporte mecânico inicial (terapia de ponte) para recuperação, e para tomada de decisão para implante de outros dispositivos mais sofisticados e duráveis ou transplante cardíaco;

- Insuflado durante a diástole e desinflado durante a sístole, o balão intra-aórtico proporciona aumento do fluxo coronariano e sistêmico, redução da pós-carga e do consumo miocárdico de oxigênio;

- A correta sincronização do balão intra-aórtico com o ciclo cardíaco é fator primordial para a melhora hemodinâmica do paciente;

- A inserção do balão intra-aórtico é contraindicada em pacientes com insuficiência aórtica grave por aumentar o refluxo, suspeita ou presença de dissecção aórtica;

- Pacientes em assistência com balão intra-aórtico requerem avaliação criteriosa e individualizada da equipe de enfermagem 24 horas/dia, com o intuito de identificar precocemente possíveis complicações, além de garantir que a terapia atinja o objetivo proposto.

INTRODUÇÃO

O choque cardiogênico é definido pela Sociedade Europeia de Cardiologia (ESC) e pela *American Heart Association* (AHA) como um estado grave de hipoperfusão em virtude de disfunção cardíaca primária.[1-3] O choque cardiogênico não está relacionado apenas com a diminuição da contratilidade cardíaca, mas também com uma síndrome que envolve todo o sistema circulatório, muitas vezes em decorrência da resposta inflamatória sistêmica com anormalidades celulares e metabólicas graves, com taxas de mortalidade de aproximadamente 50%.[4] A causa mais comum de choque cardiogênico é síndrome coronariana aguda, além das consequências mecânicas decorrentes de infarto agudo do miocárdio (IAM), doenças valvares, miocardite, falha ventricular direita e insuficiência cardíaca progressiva por cardiomiopatias.[5]

De forma geral, quando as tentativas de compensação clínica não garantem um débito cardíaco (DC) adequado devido a falha na bomba cardíaca, torna-se necessária terapia mecânica de assistência circulatória, sendo este suporte de curta duração.[6]

Apesar da evolução no campo de suporte circulatório mecânico temporário para gerenciar pacientes com choque cardiogênico, as indicações e seleção de dispositivos fazem parte de um processo complexo que envolve a gravidade do choque cardiogênico, ressuscitação hemodinâmica precoce, fatores de risco específicos, limitações técnicas, disponibilidade de recursos adequados e treinamento da equipe de suporte.

O balão intra-aórtico (BIA) é um dispositivo de assistência circulatória mecânica invasivo, mais comumente utilizado pelos intensivistas para casos de IAM complicado com choque cardiogênico. Recentemente, outros novos dispositivos de assistência circulatória de curto prazo, incluindo a família Impella™ e o Tandem Heart™, tornaram-se disponíveis. Além disso, a associação com o uso de membrana de oxigenação extracorpórea venoarterial (ECMO V-A) vem sendo indicada devido ao aprimoramento da tecnologia e à maior disponibilidade do dispositivo.[7-10]

O BIA é frequentemente utilizado como suporte mecânico inicial (terapia de ponte) para recuperação, e para tomada de decisão para implante de outros dispositivos mais sofisticados e duráveis ou transplante cardíaco.[11,12] Consiste em um cateter vascular com um balão montado em sua extremidade distal, o qual é inserido geralmente pela punção da artéria femoral, com sua ponta distal posicionada na aorta torácica descendente, imediatamente após a emergência de artéria subclávia esquerda. Vias alternativas menos frequentemente utilizadas para inserção do BIA são as artérias subclávia e axilar.[6]

A ponta do cateter coincide com a carina pulmonar, devendo ser confirmada com a radiografia de tórax (Figura 40.1). Em seu posicionamento adequado, o balão inflado com gás hélio é sincronizado com o ciclo cardíaco: insuflado durante a diástole e desinflado durante a sístole, proporcionando aumento do fluxo coronariano durante a diástole (BIA insuflado) e redução da pós-carga do ventrículo esquerdo (VE) durante a desinflação do BIA no início da sístole.[13]

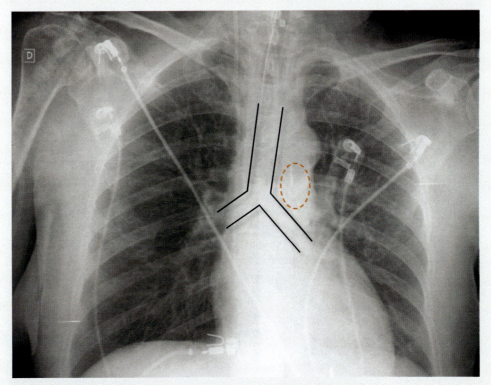

FIGURA 40.1 Radiografia com posicionamento adequado do BIA.
Fonte: Valente, 2017.[14]

De forma geral, os efeitos hemodinâmicos do BIA são:[15]

- Redução da pressão aórtica sistólica e aumento da pressão diastólica aórtica;
- Redução de pré e pós-carga do VE, por consequência redução do consumo de oxigênio do miocárido (MVO_2);

- Aumento do DC;
- Aumento da perfusão coronariana;
- Redução das pressões sistólica e diastólica final do VE.

CONTRAINDICAÇÕES E COMPLICAÇÕES

A inserção do BIA é contraindicada em pacientes com insuficiência aórtica grave por aumentar o refluxo, suspeita ou presença de dissecção aórtica. A ruptura da aorta é uma complicação grave relacionada com a inserção do dispositivo em pacientes com dissecção aórtica ou aneurismas de aorta.

O uso do BIA pode estar associado a complicações entre 8% e 18% dos casos.[16] Destacam-se as complicações vasculares, incluindo sangramento, embolização sistêmica, isquemia e amputação de membros e complicações infecciosas, como a infecção de corrente sanguínea. Trombocitopenia foi relatada em 43% a 58% dos pacientes de um estudo multicêntrico, mas não costuma ter relação com o uso concomitante de heparina e não está associada a risco aumentado de hemorragia grave ou morte hospitalar.[13,17-19]

COMPONENTES DO BIA

Um cateter contendo um balão cilíndrico de poliuretano (polímero de biocompatibilidade elevada e baixa trombogenicidade) em sua extremidade, com marca radiopaca para localização na radiografia, de tamanhos variados;

Equipamento de contra pulsação com console que possui seus componentes básicos:[6]

- Sistema de monitorização: monitoriza ritmo cardíaco, frequência cardíaca, pressão arterial invasiva (pressão arterial sistólica, diastólica, média e durante a insuflação do balão);
- Mecanismo de deflagração eletrônica (unidade controladora): controla o modo de ciclagem do balão;
- Seção pneumática: controla o processo de insuflação e desinflação do balão;
- Tanque de gás hélio e baterias (possibilidade de utilização fora da rede elétrica por curto período).

Para uma correta sincronia entre o BIA e o ciclo cardíaco, o disparo (*trigger*) deve ser definido conforme o desempenho e o ganho com o uso da terapia, garantindo que a deflagração da insuflação do BIA inicie após o fechamento da valva aórtica,[6] o que pode ocorrer por meio do eletrocardiograma ou da onda de pressão arterial invasiva. Como a insuflação do balão deve acontecer na diástole, o disparo ocorrerá no meio da onda T e será guiado pelo eletrocardiograma ou na incisura dicrótica, se guiado pela onda de pressão arterial.

É importante ressaltar que a correta sincronização do BIA é fator primordial para a melhora hemodinâmica do paciente. Na Figura 40.2 é possível identificar o incremento na pressão diastólica após insuflação do

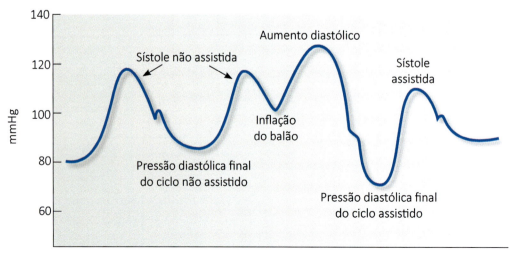

■ **FIGURA 40.2** Incremento na pressão diastólica com assistência do balão intra-aórtico (BIA).
Fonte: Lapa.[20]

COMPETÊNCIA DA ENFERMAGEM NA ASSISTÊNCIA CIRCULATÓRIA COM BIA

BIA, contribuindo para a melhora da perfusão coronariana. Também é possível observar a queda da pressão diastólica final e da pressão sistólica correspondente durante a assistência do BIA.

A sincronização do BIA com o ciclo cardíaco pode ser ajustada em frequências diferentes, de acordo com a condição clínica do paciente, podendo ser 1:1, na qual o balão insuflará a cada ciclo cardíaco; 1:2, na qual insuflará a cada dois ciclos cardíacos; e assim por diante. Alguns consoles ciclam até 1:8, o que auxilia no desmame da terapia.[6]

Com razão da gravidade e da complexidade tecnológica envolvida na terapia do paciente que necessita do BIA, é fundamental a presença do enfermeiro a beira leito. A Tabela 40.1 apresenta os cuidados de enfermagem na inserção do BIA.

Tabela 40.1 Cuidados aplicáveis no auxílio da inserção do BIA.

Assistência de enfermagem	Considerações
• Higienizar as mãos	• Reduzir a transmissão de microrganismos

• Reunir material e equipamentos:
  • Cateter de acordo com tamanho do paciente
  • Material estéril: 3 campos grandes, 1 campo pequeno fenestrado, avental estéril, 2 cúpulas, luva estéril, gorro, mascara, clorexidine degermante e alcoólico, escova para degermação das mãos, *kit* de pinça estéril, aparelho de ultrassom com capa de probe estéril, seringa, agulha, anestésico, gaze estéril, fio de sutura, material para curativo, equipo transdutor de pressão, solução fisiológica, bolsa pressurizadora, faixa restritora)
  • Console com tanque de hélio cheio
	• Otimizar tempo
	• Garantir que não haja interrupções do procedimento por falta de material
	• Possibilitar o funcionamento do equipamento

• Orientar paciente e familiares sobre cuidados com o BIA, limitações de mobilidade e possíveis complicações[21,22]	• Obter a cooperação do paciente e de seus familiares e reduzir a ansiedade
• Conhecer o manuseio do equipamento[21]	• Transmitir segurança ao paciente e aos seus familiares • Ter segurança no uso da tecnologia • Evitar erros de manipulação, dados não fidedignos e interpretação errônea • Identificar interferências e artefatos
• Fazer avaliação clínica e hemodinâmica do paciente	• Garantir a estabilidade do paciente durante o procedimento
• Verificar resultados de exames laboratoriais (hemograma, coagulograma)	• Manter a anticoagulação em valores seguros para a punção arterial
• Checagem do funcionamento do equipamento e monitorização adequada no console[22]	• Identificar falhas técnicas do equipamento • Garantir o início da terapia após a passagem do cateter
• Ajustar os alarmes do console do BIA para a clínica do paciente[23]	• Os alarmes de alta prioridade do BIA podem cessar a terapia
• Fazer avaliação cuidadosa da perfusão periférica: amplitude e simetria de pulsos, coloração, aquecimento, tempo de enchimento capilar dos membros inferiores[21]	• Identificação precoce de redução de perfusão arterial, isquemia e trombose
• Manter o material de emergência próximo, com fácil acesso	• Intervenção rápida em caso de emergência

Para o sucesso da terapia é necessário que o enfermeiro atue ativamente na manutenção e nos cuidados do paciente em uso de BIA.[21] A Tabela 40.2 apresenta os cuidados de enfermagem com este paciente.

Tabela 40.2 Cuidados aplicáveis para o paciente em uso do BIA.	
Assistência de enfermagem	Considerações
• Fazer avaliação comparativa contralateral do membro cateterizado a cada 2 h quanto a perfusão, pulso e temperatura e registrar em prontuário	• Detecção precoce de isquemias • Garantir o registro da avaliação efetuada
• Manter restrição e fazer avaliação do membro restrito a cada 2 h (integridade da pele, pulso e perfusão) • Reposicionar coxim e manter hidratação da pele • Manter decúbito elevado até 30°	• Manutenção do membro cateterizado em extensão • Evitar lesão por pressão e garantir que a contensão não diminua a perfusão do membro • Evitar sangramento no local da punção e quebra ou migração do cateter
• Avaliar radiografia de tórax diariamente	• Identificar o posicionamento da ponta do cateter e comunicar possível deslocamento
• Avaliar o local de inserção do BIA a cada 2 h	• O número de fixação da inserção deve estar registrado para garantir a manutenção adequada da posição do cateter • Identificar sangramentos, sinais flogísticos e verificar o número da inserção do cateter, averiguando se houve deslocamento
• Manter eletrodos e cabos do ECG do BIA presos junto à pele com fita hipoalergênica[21] • Atuar prontamente aos alarmes do equipamento[23]	• Manutenção de traçado de ECG de qualidade • Evitar desconexão acidental • Alerta para falta de sincronismo, falha na monitorização ou queda da pressão diastólica aumentada, acarretando diminuição da perfusão miocárdica
• Manter a bolsa pressurizadora a 300 mmHg com solução padronizada pela instituição • Analisar a morfologia da curva e realizar o teste de "lavagem" (fast flush) • Fazer nivelamento no eixo flebostático e zerar a linha da pressão arterial no console (zero hidrostático e zero atmosférico, respectivamente) • Evitar coletar exames laboratoriais pela via de monitorização arterial do cateter	• Garantir a patência do cateter e prevenir a formação de trombos e posterior embolia • Descartar vazamento, amortecimento e obstrução • Determinar a resposta dinâmica do sistema de mensuração • Garantir resultado adequado de monitorização da pressão • Evitar obstrução da linha arterial
• Realizar controle hemodinâmico a cada 2 h[24] • Avaliar a efetividade da assistência (ganho) • Manter tempos adequados de insuflação e desinflação • Avaliar ritmo cardíaco	• Manutenção da estabilidade clínica • Atuar nas possíveis causas de diminuição da efetividade da terapia, como hipovolemia, arritmias ou posicionamento inadequado • Otimização do DC • Detecção de fibrilação, batimentos ectópicos, taquicardia, entre outros
• Avaliação neurológica	• Detecção de sinais e sintomas de embolia cerebral • Averiguar sinais de hipoperfusão cerebral
• Contagem de plaquetas[21]	• Trombocitopenia
• Monitorização de hematócrito e hemoglobina[21]	• Monitorizar sangramento e hemólise.

(Continua)

Tabela 40.2 (*Continuação*) Cuidados aplicáveis para o paciente em uso do BIA.

Assistência de enfermagem	Considerações
• Fazer avaliação abdominal (ruídos hidroaéreos diminuídos, distensão, presença de náuseas e vômitos) de a cada 4 h[21]	• Detecção precoce de possibilidade isquemia mesentérica/perfusão dos órgãos abdominais
• Prover colchão adequado, mudança de decúbito e curativo siliconado para prevenção de lesão por pressão, além de fazer avaliações frequentes	• Garantir a manutenção da integridade cutânea.
• Fazer banho com clorexidine degermante[24]	• Utilizar soluções de higiene preconizadas pela instituição para prevenção de infecções
• Garantir técnica asséptica durante a manipulação do cateter • Avaliar sinais de infecção: temperatura, sinais flogísticos (hiperemia, saída de secreção no local de inserção do cateter)	• Fazer curativo a cada 48 h, impregnado com PHMB ou com gaze estéril e película impermeável estéril (se houver sujidade, deve ser trocado antes da data estipulada) • Identificação precoce de infecção
• Avaliar dor torácica	• Sugestiva de lesão na parede da aorta
• Monitorizar oximetria de pulso e débito urinário[22]	• Acompanhar a compensação clínica
• Realizar cuidados com paciente em uso de protocolo de heparina não fracionada • Controle de TTPa[21]	• Evitar aderência das plaquetas no balão • Evitar sangramentos
• Monitorizar o equipamento e detectar precocemente falhas do sistema com "*checklist* de segurança"	• Ver adiante "*Checklist* de segurança"
• Avaliar parâmetros de desmame	• Evitar uso prolongado da terapia

ECG: eletrocardiograma; **PHMB:** poli-hexanida; **TTPa:** tempo de tromboplastina parcial ativada; **DC:** débito cardíaco.

REMOÇÃO DO BIA

A remoção do BIA é realizada pela equipe médica. Entretanto, o enfermeiro é responsável pelo acompanhamento do procedimento e pelos ajustes necessários para sua realização, além dos cuidados pós-retirada. Os cuidados na remoção do dispositivo são:

- Considerar a suspensão da anticoagulação 4 a 6 horas antes da retirada do BIA;
- Interromper a contra pulsação;
- Desconectar o cateter do contrapulsador e deixar que o balão elimine todo o gás;
- Retirar todos os pontos de sutura e afrouxar o obturador da bainha, caso tenha sido utilizado;
- Retirar o cateter pela bainha até o encontro do balão por ela, caso tenha sido utilizado;
- Não retirar a membrana do balão pela bainha;

- Se perceber qualquer resistência na saída do cateter, interromper imediatamente o procedimento e considerar uma arteriotomia;
- Comprimir o local da punção por 30 minutos e observá-lo quanto a possíveis hematomas ou sangramento;
- Observar a perfusão distal do membro;
- Manter membro restrito por 6 horas após a retirada do cateter, a fim de evitar sangramentos e hematomas;
- Manter curativo oclusivo por 12 horas após a retirada do cateter.

CHECKLIST DE SEGURANÇA

- Checar conexão do console na rede elétrica;
- Verificar se o botão de alimentação de bateria está no "*on*" (ao lado do cilindro de hélio);

- Verificar se o reservatório de água atrás do tanque de gás hélio está vazio;
- Checar bombeamento e *trigger* da terapia (1:1, ECG ou pressão arterial [PA]);
- Checar pressurizador em 300 mmHg, nivelar eixo flebostático e zerar a linha da pressão arterial no console;
- Checar se o circuito de hélio está bem conectado e a quantidade do gás;
- Checar conexão dos cabos de ECG no paciente e no console e a fixação com Micropore™;
- Checar conexão do cabo arterial no paciente e no console;
- Conferir solução de heparina não fracionada (nome do paciente, número do prontuário, dose de solução correta, validade da solução) e validade do transdutor de pressão;
- Verificar condições de inserção: sinais flogísticos, curativo, pulso, presença de sangramento, abaulamento ou hematoma;
- Verificar numeração da fixação de cateter;
- Analisar toda a extensão do cateter (integridade do cateter e da bainha, presença de fluidos ou sangue);
- Checar pulso, perfusão, integridade do membro (avaliar pele em calcâneo, local de restrição, curativo, fixação do cateter);
- Checar restrição do membro.

CONSIDERAÇÕES FINAIS

O BIA é frequentemente utilizado como parte do tratamento de diversas doenças cardíacas, como o choque cardiogênico, insuficiência cardíaca e o IAM. Por esse motivo, é extremamente necessária uma equipe de enfermagem com conhecimento técnico-científico de fisiologia cardiovascular, do funcionamento do balão e das alterações hemodinâmicas, devido às diferentes intervenções terapêuticas possíveis com o uso deste dispositvo.

Pacientes em assistência com BIA requerem avaliação criteriosa e individualizada da equipe de enfermagem 24 horas/dia, com o intuito de identificar precocemente possíveis complicações, além de garantir que a terapia atinja o objetivo proposto de melhora hemodinâmica, assegurando uma assistência de qualidade e segura.

REFERÊNCIAS

1. Ponikowski P, Voors AA, Anker SD, Bueno H, Cleland JG, Coats AJ et al. 2016 ESC guidelines for the diagnosis and treatment of acute and chronic heart failure: the Task Force for the diagnosis and treatment of acute and chronic heart failure of the European Society of Cardiology (ESC). Developed with the special contribution of the Heart Failure Association (HFA) of the ESC. Eur J Heart Fail. 2016;18(8):891-975.

2. Ibanez B, James S, Agewall S, Antunes MJ, Bucciarelli-Ducci C, Bueno H et al. 2017 ESC guidelines for the management of acute myocardial infarction in patients presenting with ST-segment elevation: the Task Force for the management of acute myocardial infarction in patients presenting with ST-segment elevation of the European Society of Cardiology (ESC). Eur Heart J. 2018;39(2):119-77.

3. van Diepen S, Katz JN, Albert NM, Henry TD, Jacobs AK, Kapur NK et al. Contemporary management of cardiogenic shock: a scientific statement from the American Heart Association. Circulation. 2017;136(16):e232-68.

4. Mandawat A, Rao SV. Percutaneous mechanical circulatory support devices in cardiogenic shock. Circ Cardiovasc Interv. 2017;e004337:10.

5. Reynolds HR, Hochman JS. Cardiogenic shock: current concepts and improving outcomes. Circulation. 2008;117:686-97.

6. Viana RAP, Whitaker IY, Zanei SSV. Enfermagem em terapia intensiva – práticas e vivências. 2. ed. Porto Alegre: Artmed; 2020.

7. Guglin M, Zucker MJ, Bazan VM, Bozkurt B, El Banayosy A, Estep JD et al. Venoarterial ECMO for adults: JACC Scientific Expert Panel. J Am Coll Cardiol. 2019;73:698-716.

8. Thiele H, Jobs A, Ouweneel DM, Henriques JPS, Seyfarth M, Desch S et al. Percutaneous short-term active mechanical support devices in cardiogenic shock: a systematic review and collaborative meta-analysis of randomized trials. Eur Heart J. 2017;38: 3523-31.

9. Aso S, Matsui H, Fushimi K, Yasunaga H. The effect of intraaortic balloon pumping under venoarterial extracorporeal membrane oxygenation on mortality of cardiogenic patients: an analysis using a nationwide inpatient database. Crit Care Med. 2016;44:1974-9.

10. Thomaz PG, Moura LA, Muramoto G, Assad RS. Balão intra-aórtico no choque cardiogêncio: o estado da arte. Rev Col Bras Cir. 2017;44 (1):102-6.

11. Bezerra CG, Adam EL, Baptista ML, Ciambelli GS, Kopel L, Bernoche C et al. Terapia de contrapulsação aórtica em pacientes com insuficiência cardíaca avançada: análise do registro TBRIDGE. Arq Bras Cardiol. 2016;106(1):26-32.

12. Ferreira SMA. Diretriz de assistência circulatória mecânica da Sociedade Brasileira de Cardiologia. Arq Bras Cardiol. 2018;111(1):4-12.

13. Kern MJ, Aguirre F, Bach R, Donohue T, Siegel R, Segal J. Aumentation of coronary blood flow by intra-aortic balloon pumping in patients after coronary angioplasty. Circulation. 1993;87(2):500-11.

14. Valente D. Temas em cardiologia: balão intra-aórtico. Noções básicas – parte 3. Disponível em: https://temasemcardiologia.com.br/balao-intra-aortico-nocoes-basicas-parte-3/. Acessado em: 02/03/2022.

15. Padilha KG, Vattimo MFF, Silva CS, Kimura M. Enfermagem em UTI: cuidando do paciente crítico. São Paulo: Manole; 2010.

16. Fusatto HAG, Figueiredo LC, Agostini APRA, Sibinelli M, Dragosavac D. Fatores associados à disfunção pulmonar em pacientes revascularizados e com uso de balão. Revista Portuguesa de Cardiologia. 2018;37(1):15-23.

17. Caldeira D, Pereira H, Costa J, Carneiro AV. Cochrane Corner: uso do balão intra-aórtico em doentes com enfarte agudo do miocárdio complicado com choque cardiogénico. Revista Portuguesa de Cardiologia. 2016;35(4):229-31.

18. Parissis H, Graham V, Lampridis S, Lau M, Hooks G, Mhandu PC. IABP: history-evolution-pathophysiology-indications: what we need to know. J Cardiothorac Surg 2016;11:122.

19. Roy SK, Howard EW, Panza JA, Cooper HA. Clinical implications of thrombocytopenia among patients undergoing intraaortic balloon pump counterpulsation in the coronary care unit. Clin Cardiol. 2010;33:30-5.

20. Lapa E. Dica beira-leito: como desmamar o balão intra-aórtico? Disponível em: https://cardiopapers.com.br/dica-beira-leito-como-desmamar-o-balao-intra-aortico/. Acessado em: 02/03/2022.

21. Matos J. O enfermeiro na assistência ao paciente em uso de balão intra-aórtico revisão integrativa. [Monografia.]. Minas Gerais: Universidade Federal de Minas Gerais/Escola de Enfermagem; 2019.

22. Machado RC, Gironés P, Souza AR, Moreira SLM, Jakitsch CB, Branco JNR. Protocolo de cuidados de enfermagem a pacientes com dispositivo de assistência ventricular. Rev Bras Enf. 2017;70(2):353-9.

23. Franco AS, Bridi AC, Karam MA, Moreira APA, Andrade KBS, Silva RCL. Stimulus-response time to alarms of the intra-aortic balloon pump: safe care pratices. Rev Bras Enferm. 2017;70(6):1206-11.

24. Grossi DAG, Oliveira MRC, Sant´Anna ALGG, Machado RC. Assistência circulatória mecânica: busca de evidências. Rev SOBECC. 2016;21(1):59-65.

41

Cuidados de Enfermagem no Paciente com Choque

Mariana Fernandes Cremasco de Souza
Mauro Ricardo Ribas
Renata Andrea Pietro Pereira Viana

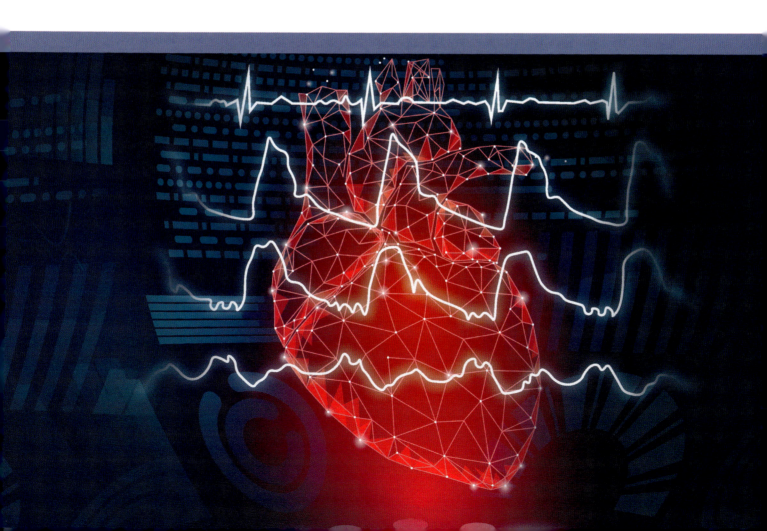

DESTAQUES

- Nos diferentes estados de choque deve-se evidenciar os principais cuidados com o paciente pertinentes à rotina de enfermagem;
- Sempre valorizar e priorizar as ações de enfermagem, realçando a importância desta equipe no cuidado do paciente grave;
- Deve-se indicar que o choque é uma condição potencialmente reversível quando o diagnóstico ocorre de maneira precoce e o manejo apropriado é prontamente iniciado.

INTRODUÇÃO

O uso do termo "choque" é descrito desde a Grécia antiga, na época relacionado com a chamada "síndrome pós-traumática". Contudo, por volta de 1700, Hunter e Latta descreveram o estado de choque como uma condição clínica relacionada com a morte, influenciados pela constatação de soldados que morreram mesmo sem apresentar sinais de sangramentos maiores.[1]

A partir de 1815, o termo choque passou a ser utilizado para descrever situação de instabilidade hemodinâmica, e o conhecimento sobre o assunto evoluiu de maneira simultânea ao desenvolvimento tecnológico, destacando-se o surgimento do esfignomanômetro e dos cateteres capazes de mensurar as pressões de enchimento de câmaras cardíacas e também da estimativa do débito cardíaco (DC).[1,2]

Atualmente, choque é definido como uma condição ameaçadora à vida e decorrente da má distribuição do fluxo sanguíneo, o que resulta em desequilíbrio entre a oferta de oxigênio (DO_2) e o consumo de oxigênio (VO_2). Neste cenário, a presença de hipotensão arterial não é a condição definidora, mas uma evidência de perfusão tecidual inadequada.

Existem tecnologias que permitem o diagnóstico e o tratamento do paciente nos diferentes estados de choque. Além disso, as práticas assistenciais e o desenvolvimento das ações de enfermagem contribuem para que os problemas interdependentes sejam minimizados, favorecendo a assistência de maneira segura e cada vez mais precisa.[3,4] Consequentemente, o enfermeiro treinado e habilitado para assistir e cuidar do paciente em choque circulatório identifica problemas interdependentes, como complicações fisiológicas que, ao serem monitorizadas precocemente, tornam possível a mudança de estado clínico.[4]

Por isso, o foco principal do enfermeiro é monitorizar o paciente quanto ao início de complicações ou alterações preexistentes, lembrando que quanto mais precoces forem as intervenções, melhores serão os resultados.

CLASSIFICAÇÃO

Para melhor compreensão da resposta fisiológica aos sinais e sintomas do choque circulatório, os estados de choque podem ser didaticamente classificados em três grupos, quanto ao estágio evolutivo:[5]

- Choque compensado (fase I);
- Choque descompensado (fase II);
- Choque irreversível (fase III).

Merece destaque o fato de que quanto maior precocidade for o diagnóstico, o tratamento clínico e as intervenções proporcionadas pela equipe de enfermagem, as disfunções orgânicas instaladas poderão ser revertidas assim como a prevenção do desenvolvimento de novas disfunções ocorrerá, e maiores serão as chances de sobrevida do paciente.[4]

Fase I – Choque compensado

Ao dividir o choque por estágios evolutivos, o enfermeiro poderá observar na fase I que a pressão arterial (PA) pode apresentar níveis aceitáveis (paciente normotenso) e que a manutenção do débito cardíaco (DC) ocorre pela vasoconstrição, pelo aumento da contratilidade e da frequência cardíaca decorrentes da estimulação do sistema nervoso simpático pela liberação de catecolaminas. O sangue é desviado de órgãos "não essenciais", como a pele, pulmões, rins e o trato gastrintestinal, promovendo a redistribuição do fluxo sanguíneo e assegurando o suprimento adequado para os órgãos nobres (cérebro e coração). Este desvio torna a pele fria e pegajosa, os ruídos intestinais menos perceptíveis e o débito urinário diminuído, o qual é resultado da resposta à liberação de hormônio antidiurético (ADH).[3,5]

A perfusão inadequada induz ao metabolismo anaeróbico e ao acúmulo de ácido lático, produzindo acidose metabólica, que pode desenvolver acidemia. Em resposta à acidose metabólica, ocorre aumento da frequência respiratória, que remove o excesso de dióxido de carbono (CO_2) com o objetivo de elevar o pH sanguíneo, podendo causar alcalose respiratória compensatória e alterações no sistema nervoso central, como confusão mental.[3,5]

Intervenções de enfermagem

No choque compensado, as intervenções precoces do time de enfermagem mostram-se eficientes ao se reconhecer os sinais clínicos descritos, proporcionando a interface multidisciplinar antes da ocorrência de instabilidade da pressão arterial.[6] É primordial ao enfermeiro:

- Determinar o nível de consciência;
- Avaliar a tempo de enchimento capilar (TEC) e o turgor da pele;
- Monitorar os sinais vitais;
- Garantir acesso venoso calibroso;
- Mensurar e monitorar o débito urinário;

- Prover a coleta dos exames laboratoriais bem como cobrar a agilidade na liberação dos resultados;
- Fornecer informações ao paciente sobre os procedimentos e terapias instituídos, a fim de reduzir o estresse e a ansiedade.

Fase II – Choque descompensado

Nesta etapa presencia-se a falência dos mecanismos compensatórios e as disfunções orgânicas ficam mais acentuadas e evidentes, chamando a atenção para as disfunções cardiovascular, renal, metabólica, pulmonar e neurológica.[5]

Intervenções de enfermagem

O enfermeiro deve realizar o exame físico minucioso e também executar a monitorização cuidadosa dos seguintes parâmetros:

- Hemodinâmicos;
- Eletrocardiográfico;
- Neurológico;
- TEC e turgor da pele;
- Débito urinário;
- Exames laboratoriais.

No choque descompensado, o enfermeiro deve estar atento aos valores dos laboratoriais dos marcadores de perfusão tecidual como: lactato, saturação venosa mista de oxigênio (SvO_2) ou saturação venosa central de oxigênio ($SvcO_2$), gradiente veno-arterial de CO_2 (Gap PCO_2 v-a), gasometria arterial, e também aos níveis séricos dos eletrólitos, sendo, no geral, de extrema valia o acompanhamento dos exames laboratoriais.

Nesta fase também poderá ser necessário o uso de dispositivos complementares, como monitorização do débito cardíaco, ventilação mecânica invasiva, diálise e balão intra-aórtico. Por isso, é preciso sempre lembrar que, em qualquer fase da assistência, é necessário fornecer informações ao paciente, a fim de reduzir o estresse e a ansiedade.

Fase III – Choque irreversível

Estágio caracterizado pela ausência da resposta cardiovascular à infusão de fluidos e drogas vasoativas.

Os mecanismos de reserva para novos suprimentos estão destruídos, as reservas de Adenosina Trifosfato (ATP) mostram-se exauridas e o metabolismo anaeróbico contribui para a piora da acidose lática. Consequentemente, a disfunção de múltiplos órgãos decorre da progressão do choque não revertido.[7-9]

Intervenções de enfermagem

Nas fases I e II, as atenções do enfermeiro devem estar voltadas à monitorização adequada, à otimização volêmica e à prevenção das complicações.

Destaca-se o fato de que as chances de sobrevida do paciente estarão intimamente atreladas ao diagnóstico precoce, ao tratamento clínico adequado e às intervenções multiprofissionais, sendo que a possibilidade do desenvolvimento de menor número de disfunções orgânicas deve ser meta entre as equipes. Por isso, deve-se estar sempre atento a possíveis alterações do nível de consciência, à presença de oligúria e ao desenvolvimento de acidose.[5,7,10]

Nesse sentido, é importante destacar como principais intervenções de enfermagem:[11-13]

- Acompanhar rigorosamente o paciente – ainda na admissão, realizar o histórico de enfermagem e o exame físico, pois serão os norteadores de toda a assistência;
- Realizar a prescrição de enfermagem focada no controle rigoroso dos sinais vitais e na diurese;
- Observar, anotar e quantificar a presença de sangramento na ferida operatória (em casos de pós-operatório), débitos de drenos (se houver) e ingesta hídrica (quando prescrita);
- Atentar-se para a correta e adequada reposição hídrica, que deve ser iniciada assim que prescrita assim como o início de vasopressores;
- Realizar a manobra de elevação passiva das pernas, quando indicada;
- Assegurar, nos casos de choque séptico, a administração de antibióticos ainda na primeira hora, bem como a priorização da coleta de culturas e o encaminhamento imediato para o laboratório;
- Garantir administração segura de hemoderivados, quando prescritos;
- Proporcionar a administração segura de vasopressores;
- Promover a monitorização hemodinâmica;
- Mensurar os sinais vitais e atentar-se para a PA;
- Controlar rigorosamente o débito urinário e o balanço hídrico;
- Prover a coleta dos exames laboratoriais, garantindo o encaminhamento imediato das amostras e o acompanhamento dos níveis de hemoglobina e hematócrito e de marcadores de perfusão tecidual como lactato arterial;
- Elaborar protocolos direcionados por plano terapêutico e metas, auxiliando a equipe no direcionamento e na sistematização da assistência.

É importante compreender que, em qualquer tipo de choque circulatório, a finalidade da assistência de enfermagem é fazer a monitorização, a manutenção e o acompanhamento dos parâmetros hemodinâmicos e de transporte de oxigênio, garantindo a detecção precoce de alterações que possam comprometer a condição do paciente grave. Tanto na fase inicial quanto em estágios mais avançados, a monitorização hemodinâmica poderá ser estabelecida de maneira minimamente invasiva, por meio de um cateter venoso central ou da canulação da PA invasiva, ou, ainda de modo invasivo, utilizando o cateter de artéria pulmonar.[14-19]

Sendo assim, o enfermeiro tem protagonismo importante no manejo do sistema de monitorização hemodinâmica escolhido. Desde a programação e instalação da ferramenta escolhida para monitorização, até obtenção dos dados continuos ou intermitentes de forma adequada a serem avaliados e interpretados para tomada de decisão. Isto torna necessário a busca contínua de conhecimento e aprimoramento em novas tecnologias de monitorização.

A Tabela 41.1 apresenta os principais diagnósticos de enfermagem, segundo a *North American Nursing Diagnosis Association* (NANDA), aos quais o enfermeiro necessita estar atento no paciente em choque circulatório.

Tabela 41.1 Diagnósticos de enfermagem no choque segundo a NANDA.[20]

Alteração da perfusão cerebral, cardiopulmonar, renal, gastrintestinal e periférica relacionada com a hipovolemia e com transtornos respiratórios graves

Troca de gases prejudicada relacionada com o desiquilíbrio na relação ventilação-perfusão

Padrão respiratório ineficaz relacionado com a fadiga respiratória

Risco de diminuição do DC relacionado com a demanda insuficiente de sangue proveniente do coração para manter perfusão tecidual

Risco de alteração da temperatura corporal relacionado com o metabolismo alterado, traumas, infecção, inflamação e circulação reduzida

Risco de prejuízo da integridade da pele relacionado com alterações circulatórias, hipotermia, hipertermia e infecções

Risco de intolerância a atividades relacionado com problemas cardiovasculares

Risco de função respiratória alterada relacionada com secreção traqueobrônquica

Risco de fadiga, alterações metabólicas e oxigenação inadequada dos tecidos

Risco de alteração da mucosa oral relacionado com trauma mecânico, como intubação orotraqueal, ou língua saburrosa

Risco de infecção relacionado com dispositivos invasivos: cateteres, drenos e sondas

Risco de aspiração relacionado com diminuição do nível de consciência, presença de tubo orotraqueal e redução de reflexos de tosse e deglutição

Síndrome do déficit do autocuidado por incapacidade

Comunicação prejudicada em virtude de intubação orotraqueal, dispneia ou sedação

DC: débito cardíaco.

CONSIDERAÇÕES FINAIS

Os cuidados de enfermagem voltados ao paciente em choque circulatório requerem do enfermeiro e de sua equipe conhecimentos técnico-científicos, bem como desenvolvimento de competências para realizar intervenções precoces nas quais o protagonismo é importante para o desfecho favorável do doente.

Para o enfermeiro, o entendimento desses conceitos reveste-se de grande importância não somente pelas práticas, mas também para que definições rápidas de planos terapêuticos e estratégias de monitorização sejam capazes de transformar os cuidados de enfermagem.[21]

Finalmente, a idealização do processo de trabalho centrado na elaboração de protocolo assistencial auxilia na performance de todo o time da terapia intensiva, beneficiando de forma positiva a assistência e o cuidado do paciente grave nos diferentes tipos de choque circulatório.

REFERÊNCIAS

1. Manji RA, Wood KE, Kumar A. The history and evaluation of circulatory shock. Crit. Care Clin. 2009;25:1-29.
2. Eric MS, Michael RP. Hemodynamic monitoring for the evaluation and treatmentt of shock: what is the current state of the art? Semin Respir Crit Care Med. 2015;36(06):890-8.
3. Azevedo LCS, Taniguchi LU, Ladeira JP. Medicina intensiva: abordagem prática. 2.ed. Barueri: Manole; 2015.
4. Viana RAPP, Whitaker IY, Zanei SSV. Enfermagem em terapia intensiva. 2.ed. Porto Alegre: Artmed; 2020.

5. Knobel. E, Laselva RC, Júnior DF. Terapia intensiva: enfermagem. São Paulo: Atheneu; 2010.

6. Saugel B, Malbrain ML, Azriel P. Hemodynamic monitoring in the era of evidence-based medicine. Crit Care. 2016;20(1):401.

7. Antonelli M, Levy M, Andrews PJD, Chastre J, Hudson LD, Manthous C et al. Hemodynamic monitoring in shock and implications for management, International Consensus Conference, Paris, France, 27-28 april 2006. Intensive Care Med. 2007; 33: 575-90

8. Schumacker PT, Cain SM. The concept of a critical oxygen delivery. Intensive Care Med. 1987;13:(4):223-9.

9. Lekander BJ, Cerra FB. The syndrome of multiple organ failure. Crit Care Nurs Clin North Am. 1990; 2(2):331-42.

10. Lancaster LE, Rice V. Nursing care planning. Overview and application to the patient in shock. Crit Care North Am. 1990;2(2):279-86.

11. Lelis LS, Amaral MS, Oliveira FM. As ações de enfermagem frente à sepse, uma abordagem do paciente crítico: uma revisão da literatura. Rev Cient FacMais. 2017;11(4).

12. Knobel E, Assunção MSC, Fernandes HS. Monitorização hemodinâmica no paciente grave. São Paulo: Atheneu; 2013.

13. Busse L, Davison DL, Junker C, Chawla LS. Hemodynamic monitoring in the critical care environment. Adv Chronic Kidney Dis. 2013;20(1):21-9.

14. Teboul JL, Saugel B, Cecconi M, De Backer D, Hofer CK, Monnet X et al. Less invasive hemodynamic monitoring in critically ill patients. Intensive Care Med. 2016;42(9):1350-9.

15. Hofer CK, Rex S, Ganter MT. Update on minimally invasive hemodynamic monitoring in thoracic anesthesia. Curr Opin Anaesthesiol. 2014; 27(1):28-35.

16. Alhashemi JA, Cecconi M, Hofer CK. Cardiac output monitoring: an integrative perspective. Crit Care. 2011;15(2):214.

17. Vicent JL, Pinsky MR, Sprung CL, Levy M, Marini JJ, Payen D et al. The pulmonar artery cateter: in médio virtus. Crit Care Med. 2008;36(11):3093-6.

18. Pinsky MR, Vincent JL. Let us use the pulmonary artery catheter correctly and only when we need it. Crit Care Med. 2005;33(5):1119-22.

19. Babbs CF. Noninvasive measurement of cardic stroke volume using pulse wave velocity and aortic dimensions: a simulation study. Biomed Eng Online. 2014;13:137.

20. NANDA-Internacional. Definições e classificação 2018-2020. 11.ed. Porto Alegre: Artmed; 2018.

21. Viana RAPP. Sepse. In: Viana RAPP, Whitaker IY, Zanei SSV. Enfermagem em terapia intensiva: práticas e vivências. 2.ed. Porto Alegre: Artmed; 2020.

42

Síndrome do Desconforto Respiratório Agudo
Monitorização Hemodinâmica

Ary Serpa Neto
Felipe Saddy
Carmen Sílvia Valente Barbas

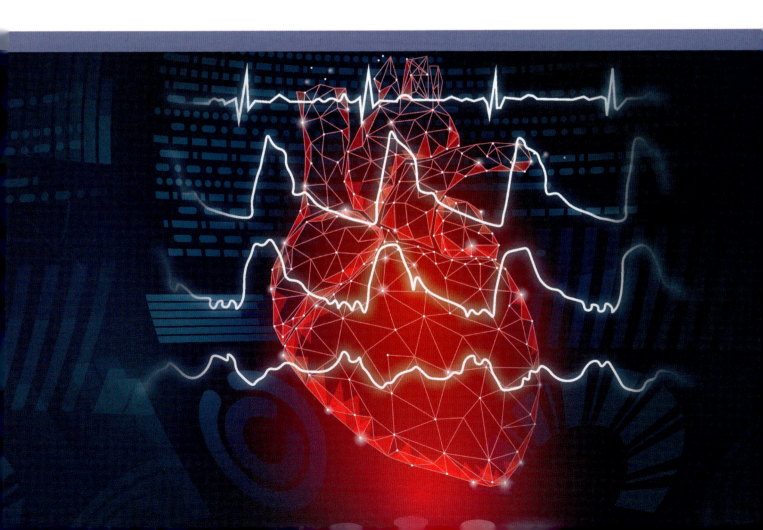

DESTAQUES

- A síndrome do desconforto respiratório agudo caracteriza-se por alteração da permeabilidade da membrana alveolocapilar pulmonar, com consequente extravasamento de plasma para o interior dos alvéolos previamente aerados;

- A doença está frequentemente associada à instabilidade hemodinâmica e à má perfusão tecidual, caracterizando o estado de choque circulatório. Mais da metade dos pacientes com a síndrome necessita de suporte circulatório farmacológico;

- Na síndrome do desconforto respiratório agudo, o estado de choque circulatório relaciona-se com quatro fatores principais: hipertensão pulmonar; efeitos colaterais e/ou deletérios da ventilação mecânica sobre a função do ventrículo direito; demandas induzidas pela sepse, acopladas à disfunção hemodinâmica, com ou sem vasoplegia, depressão miocárdica e hipovolemia distributiva; e disfunção ventricular esquerda aguda ou crônica agudizada;

- Pacientes com a síndrome do desconforto respiratório agudo requerem, pelo menos, a inserção de um cateter arterial e de um cateter venoso profundo. O primeiro possibilita a monitorização contínua da pressão arterial média e da variação da pressão de pulso, além da coleta seriada de gasometria arterial. O segundo permite monitorizar a pressão venosa central, além de garantir a infusão de fármacos, como os vasoativos;

- O manejo hemodinâmico dos pacientes com síndrome do desconforto respiratório agudo deve priorizar a perfusão tecidual, a melhora da função do ventrículo direito e auxiliar na proteção pulmonar. Pequenas alíquotas de fluido podem ser administradas para otimização do débito cardíaco. O suporte hemodinâmico farmacológico deverá ser feito, preferencialmente, com noradrenalina nos pacientes com choque e dobutamina nos portadores de disfunção do ventrículo esquerdo associada;

- Pacientes com síndrome do desconforto respiratório agudo sem instabilidade hemodinâmica beneficiam-se de estratégia conservadora quanto à administração de fluidos.

INTRODUÇÃO

A síndrome do desconforto respiratório agudo (SDRA) caracteriza-se por alteração da permeabilidade da membrana alveolocapilar pulmonar, com consequente extravasamento de plasma para o interior dos alvéolos previamente aerados. O acúmulo de plasma intra-alveolar causa diminuição da complacência pulmonar e colapso das regiões pulmonares dependentes de gravidade, com aumento do *shunt* intrapulmonar e queda da relação pressão parcial arterial de oxigênio (PaO_2)/fração inspirada de oxigênio (FiO_2) (Figura 42.1).

Quanto maior o aumento da permeabilidade alveolocapilar, maior o acúmulo de líquido intra-alveolar, desencadeando piora mais intensa da complacência pulmonar e da troca gasosa, o que pode resultar em hipovolemia intravascular relativa. Quando a permeabilidade pulmonar está alterada, a entrada de plasma para o interior dos alvéolos ocorrerá em pressões capilares tão baixas quanto 10 cmH_2O. Por outro lado, se a permeabilidade alveolocapilar estiver normal, o extravasamento de líquido para o interior do espaço alveolar só ocorrerá em pressões capilares pulmonares superiores

capítulo 42 — SÍNDROME DO DESCONFORTO RESPIRATÓRIO AGUDO: MONITORIZAÇÃO HEMODINÂMICA

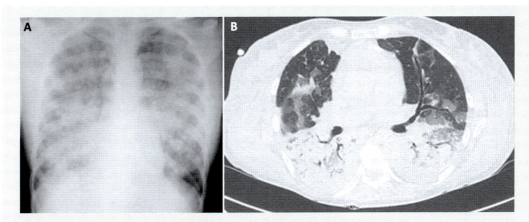

FIGURA 42.1 (A) Radiografia de tórax de paciente com SDRA, mostrando infiltrado pulmonar bilateral. (B) Tomografia computadorizada de tórax, demonstrando doença heterogênea, com massa de colapso pulmonar nas regiões dependentes de gravidade.

a 18 cmH$_2$O. Portanto, em situações de hipovolemia relativa e choque, o paciente deverá receber o mínimo de hidratação possível a fim de restaurar seu equilíbrio intravascular. Os níveis pressóricos devem ser mantidos com o auxílio de fármacos vasoativos, como a noradrenalina intravenosa contínua.

Nos últimos anos, a ferramenta de monitorização que possibilita medidas de termodiluição transpulmonar, água extravascular pulmonar (APEV) e índice de permeabilidade da membrana alveolocapilar levou a um melhor entendimento das alterações hemodinâmicas que acompanham o quadro de SDRA e a melhor manejo terapêutico.[1]

Em algumas situações, dentro do contexto da inflamação pulmonar característica da SDRA, o diagnóstico de SDRA nem sempre é claro. De acordo com os critérios da Definição de Berlin (Figura 42.2), um de seus pilares é afastar o componente cardiogênico do edema pulmonar;[2] portanto, o diagnóstico de SDRA enquadra-se em uma

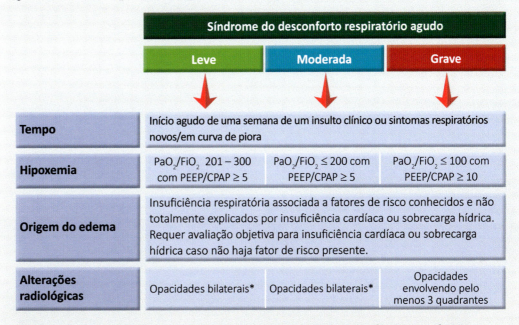

FIGURA 42.2 Tabela representativa dos critérios de Berlin para diagnóstico da SDRA.

PEEP: do inglês *positive end-expiratory pressure*; **CPAP:** do inglês *continuous positive airway pressure*.

das indicações para monitorização hemodinâmica, que pode ocorrer por modos não invasivos (ecocardiograma seriado) ou invasivos (PiCCO®, EV1000® e cateter de artéria pulmonar). O primeiro possibilita a avaliação pontual por meio da análise ecocardiográfica a beira leito. Os modos invasivos auxiliam, de maneira continuada, no diagnóstico e no acompanhamento das intervenções farmacológicas e ventilatórias que interferem na performance hemodinâmica.

A SDRA é associada com frequência à instabilidade hemodinâmica e à má perfusão tecidual, caracterizando o estado de choque circulatório.[3] Mais da metade dos pacientes com a síndrome necessita de suporte circulatório farmacológico (fármacos vasasoativos).[4] O estado de choque circulatório constitui um dos principais fatores prognósticos relacionados diretamente com a mortalidade, tendo maior impacto que o grau da hipoxemia.[5]

Na SDRA, o estado de choque circulatório relaciona-se com quatro fatores principais:

1. Hipertensão pulmonar, resultante da formação de microtrombos, do remodelamento arterial e da vasoconstrição por hipóxia, acidose e mediadores inflamatórios;

2. Efeitos colaterais e/ou deletérios da ventilação mecânica sobre a função do ventrículo direito (VD);

3. Demandas induzidas pela sepse acopladas à disfunção hemodinâmica com ou sem vasoplegia, depressão miocárdica e hipovolemia distributiva;

4. Disfunção ventricular esquerda aguda ou crônica agudizada coexistente com a SDRA.

Reconhecendo esses fatores pelo auxílio da monitorização oxi-hemodinâmica e compreendendo-os, consegue-se interferir no diagnóstico e, fundamentalmente, no suporte terapêutico de pacientes com SDRA, cuja mortalidade pode chegar a 85%. Os objetivos referentes ao melhor suporte desses pacientes relacionam-se com otimização da perfusão tecidual, melhora da troca gasosa e redução do risco de lesão induzida pela ventilação mecânica (VILI, do inglês *ventilator-induced lung injury*).

FISIOPATOLOGIA CARDIORRESPIRATÓRIA APLICADA

Os efeitos da ventilação mecânica sobre o coração estão relacionados com alterações na pressão pleural (Ppl) e na pressão transpulmonar, induzidas pela pressão positiva resultante no sistema respiratório. As alterações relacionadas com a Ppl afetam primariamente a pré-carga do VD e a pós-carga do ventrículo esquerdo (VE). Por outro lado, as repercussões das alterações da pressão transpulmonar afetam primariamente a pós-carga do VD e a pré-carga do VE.

A pressão transpulmonar, isto é, a diferença entre pressão alveolar (Palv) e Ppl, determina o volume pulmonar associado à complacência pulmonar. Quando a Ppl excede a pressão venosa pulmonar, o colapso microvascular produz condições compatíveis com a zona 2 de West.[6] Quando as pressões pleural e intersticial excedem a pressão da artéria pulmonar, o fluxo sanguíneo apresentará resistência à chegada naquela região pulmonar, caracterizando a zona 1 de West.[6] Sob ambas condições, a Palv torna-se a pressão que interferirá no fluxo de saída de sangue do VD, aumentando, portanto, sua pós-carga.[7] Essa condição tem importante significado em pacientes sépticos, no pós-operatório de cirurgia cardíaca e naqueles com SDRA que apresentam concomitantemente disfunção ventricular direita e baixa complacência pulmonar.

Durante a ventilação controlada, forças relacionadas com o volume corrente e a pressão expiratória final positiva (PEEP, do inglês *positive end-expiratory pressure*) aumentam a resistência vascular pulmonar (RVP) e a Ppl em proporção direta a seus efeitos na pressão alveolar média (mPalv). A PEEP tem efeito proeminente, mas não é o único determinante da mPalv, a qual pode também ser elevada por longos períodos inspiratórios e/ou elevadas pressões de distensão (*driving pressure* = Pplat – PEEP), o que pode resultar em volume minuto elevado.[8] A mPalv aumentada pode distender simultaneamente unidades alveolares já abertas e induzir oclusão microvascular.

Em pacientes com SDRA e unidades alveolares recrutáveis, manter o pulmão suficientemente "aberto", limitando a superdistensão, melhora a RVP. Níveis elevados de mPalv podem induzir condições semelhantes à zona 2 de West, aumentando a RVP dentro da região aerada, redirecionando, desse modo, o fluxo de sangue para unidades pouco ventiladas, o que aumenta o espaço morto e a pós-carga do VD.[9]

Ocasionalmente, pressões elevadas do lado direito do coração podem aumentar o *shunt* através de forâmen oval patente e, nos casos de SDRA grave, distender o VD já sensível a alterações da pós-carga. Essa distensão do VD pode interferir diretamente na complacência do VE, que se torna interdependente da sua contraparte direita por meio do septo interventricular, de suas fibras musculares circunferenciais e do espaço pericárdico.[10] A redução da complacência do VE resulta em aumento da pressão atrial esquerda e da pressão venosa pulmonar, a qual pode contribuir para a formação de edema pela elevada pressão hidrostática.

A pressão do átrio direito (PAD) elevada, que resulta do aumento da Ppl e da pós-carga do VD, também impõe pressão retrógrada no retorno venoso, o que limita a eficácia da reposição volêmica e pode reduzir o débito cardíaco (DC), a menos que compensado por maior enchimento a montante e/ou maior tônus vascular. A resistência ao retorno venoso pode, igualmente, aumentar em decorrência da compressão intratorácica da veia cava inferior durante a expansão pulmonar, mas esse efeito tem menor impacto. Por outro lado, o aumento na pressão intra-abdominal pode transferir volume de sangue para o tórax e aumentar, consequentemente, a formação de edema.

Pacientes com SDRA costumam transmitir, de modo muito tênue, a pressão presente no interior dos alvéolos, tolerando, em geral, muito bem a ventilação mecânica. A estimativa da repercussão pleural de determinada Palv pode ser feita por meio da seguinte fórmula:

$$Ppl = Palv \times Cpulm / (C_{tórax} + Cpulm)$$

Em que:

Cpulm: complacência do pulmão isolado e

$C_{tórax}$: complacência da caixa torácica.

Como os efeitos hemodinâmicos[11] correlacionam-se mais adequadamente a mPalv e Ppl, respectivamente, como a mPalv e a curva de pressão traqueal no decorrer do tempo, tem-se:

$$Ppl = Paw \times Cpulm / (C_{tórax} + Cpulm)$$

Como, normalmente, Cpulm equivale a $C_{tórax}$, que equivale a 200 mL/cmH$_2$O, metade da pressão média das vias aéreas é transmitida à pleura em condições normais. Pode-se, portanto, imaginar que um indivíduo com pulmões normais, submetido a CPAP de 10 cmH$_2$O, sofrerá diminuição de 5 cmH$_2$O nas pressões transmurais cardíacas, fato que deverá ser cuidadosamente considerado quando se proceder à reposição volêmica baseada nas medidas de pressão de oclusão da artéria pulmonar (POAP), lembrando que o mesmo cálculo não vale para determinar as pressões transmurais dos capilares pulmonares.[12]

Apesar de muito úteis na prática clínica, é importante lembrar que esses cálculos são válidos apenas quando se consideram lesões pulmonares homogêneas. Alguns indivíduos com SDRA podem, por exemplo, apresentar repercussão hemodinâmica maior que a esperada por esses cálculos. Normalmente, se apenas um terço a um quarto do valor do PEEP é transmitido à Ppl na vigência de SDRA (associada, normalmente, à complacência pulmonar em torno de 30 a 40 mL/cmH$_2$O), a situação pode ser bem diferente quando o caso envolve lesões pulmonares muito heterogêneas (associadas, por exemplo, a focos de condensação pneumônicos).

Mesmo que a complacência pulmonar global continue em níveis muito baixos, áreas pulmonares relativamente sãs ao redor do coração podem ser responsáveis por uma transmissão anormal das pressões alveolares ao mediastino, causando repercussão maior que a esperada pelo cálculo global da complacência pulmonar. Nessas situações raras, pode-se transmitir até metade das pressões alveolares ao mediastino, de modo semelhante ao que costuma ocorrer em indivíduos com pulmões normais.

Experimentalmente, elevando-se a pressão vascular pré-capilar, pode-se intensificar a VILI e reduzir a pressão vascular pós-capilar, estando a pressão pré-capilar constante. A hipótese para explicar esse achado refere-se à promoção de condições de zona 2 de West, que produz gradientes de pressão capazes de impor tensão de cisalhamento e/ou dissipar a energia excessiva por meio do endotélio vascular. Ao direcionar o DC aumentado na SDRA através de menos canais vasculares, eleva-se também significativamente a velocidade de fluxo sanguíneo.

Observações experimentais demonstraram que, para uma combinação de pressões de vias aéreas e frequência respiratória variadas, a diminuição do fluxo vascular e de via aérea reduz estresse capilar e VILI. Além disso, pulmões submetidos à hipervolemia e a manobras de recrutamento apresentam, histologicamente, maior lesão pulmonar, assim como maior expressão de mediadores inflamatórios.

FERRAMENTAS PARA MONITORIZAÇÃO HEMODINÂMICA NA SÍNDROME DO DESCONFORTO RESPIRATÓRIO AGUDO

Pacientes com SDRA requerem, ao menos, a inserção de um cateter arterial e de um cateter venoso profundo. O primeiro possibilita a monitorização contínua da pressão arterial média (PAM) e da variação da pressão de pulso (ΔPP), além da coleta seriada de exames laboratoriais, principalmente da gasometria arterial. O segundo permite monitorizar a pressão venosa central (PVC) e coletar a gasometria venosa central, além de ga-

rantir a infusão de drogas "irritativas", como aminas vasoativas, antimicrobianos, eletrólitos concentrados etc.

A VPP, quando avaliada adequadamente, pode ter bom valor preditivo com relação à responsividade a fluidos. Valores elevados (> 14%) podem indicar variações do volume sistólico durante a variação da pressão positiva intratorácica, sugerindo que o paciente possa ter seu DC otimizado pela infusão de fluidos. Entretanto, a VPP não tem valor durante ventilação assistida/espontânea, volume corrente e complacência pulmonar baixos, condições comuns em pacientes com SDRA. Ainda assim, se a VPP estiver elevada (> 14%) enquanto o volume corrente ou complacência pulmonar permanecer baixo, é provável que o paciente requeira ajuste da pré-carga ventricular. Nesses casos, a infusão de fluidos pode incrementar o DC; porém, o DC pode ser reduzido caso se aumente a PEEP.

Em alguns casos de insuficiência ventricular direita (IVD), VPP elevada pode significar dependência da pós-carga do VD em vez de responsividade a fluidos. Isso deve chamar a atenção para a necessidade de avaliação ecocardiográfica e/ou de submeter o paciente a um teste de elevação passiva das pernas (PLR, do inglês: *passive leg raising*). Redução da VPP ou incremento do DC durante o teste sugere responsividade a fluidos, enquanto ausência de mudança pode indicar dependência da pós-carga do VD.

Um cateter venoso profundo posicionado preferencialmente na veia cava superior é fundamental em pacientes com SDRA. Por meio dele, pode-se monitorizar a PVC ou a PAD, analisando a morfologia de sua curva pelas ondas A e V, assim como pelas descendentes X, X' e Y. A análise correta da PVC deve ocorrer pela mensuração do ponto Z, origem da onda C, entre as descendentes X e X', que correspondem ao abaulamento da valva tricúspide; em outras palavras, ao ponto de pressão diastólica final do VD nessa curva. Para tanto, deve-se congelar a curva durante a expiração e analisar com o cursor. Outra maneira, quando o ponto Z não for visível, é o somatório do pico da onda A até o vale da descendente X', dividindo esse valor por dois (Figura 42.3). Essa análise também serve para POAP, quando houver cateter de artéria pulmonar. Outro parâmetro importante, por meio do cateter venoso central, é a análise da gasometria venosa central pela saturação venosa central de oxigênio ($SvcO_2$), que deve apresentar-se superior a 75%.

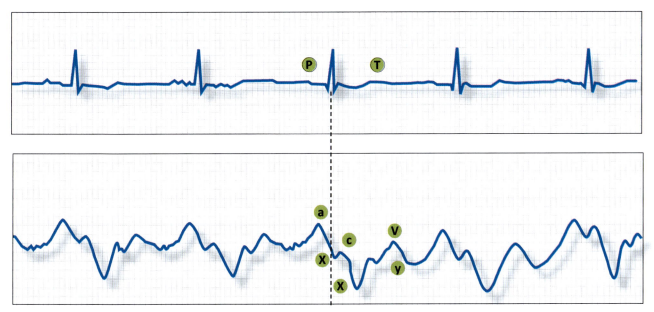

■ **FIGURA 42.3** Representação de curva venosa atrial direita e suas respectivas relações temporais com o eletrocardiograma: onda A no intervalo PR, onda C no final do QRS e onda V no fim da onda T.

A PVC não é boa preditora de responsividade ao ajuste da pré-carga, mas ajuda na monitorização da resposta ao tratamento da função ventricular direita. Quando se consegue mensurar a pressão esofagiana (P_{eso}), que estima a Ppl, pode-se obter uma estimativa da pressão transmural do átrio direito por meio da equação: PVC – Peso, que auxilia na avaliação de quanto a ventilação mecânica afeta a hemodinâmica.[13]

A avaliação ecocardiográfica é não invasiva e produz informação confiável, desde que realizada por profissional experiente. Essa avaliação deve ocorrer no início da evolução dos pacientes com SDRA, com o objetivo de obter informações sobre dimensões e funções ventriculares, para acessar o DC, inclusive sobre resposta terapêutica a medidas previamente tomadas, a fim de analisar as dimensões da veia cava inferior durante o ciclo respiratório e a adequação da pré-carga ventricular por PLR.

Em algumas situações, o ecocardiograma transtorácico (ETT) pode ser limitado pela não ecogenicidade adequada ("janela" torácica inadequada). Nessa situação, o ecocardiograma transesofágico (ETE) pode ser de grande auxílio. O ETE detecta *cor pulmonale* agudo (CPA) com maior acurácia quando comparado ao ETT. Na SDRA, a avaliação do tamanho do VD é fundamental e facilmente obtido pela comparação da área do VD no fim da diástole (AVDFD) com a área do VE no fim da diástole (AVEFD). A relação AVDFD/AVEFD entre 0,6 e 1 indica dilatação moderada do VD e > 1 indica dilatação grave. O CPA tem sido definido como a combinação de AVDFD/AVEFD > 0,6, associado a movimento paradoxal do septo durante o fim da sístole. Além disso, a avaliação ecocardiográfica deve determinar a fração de ejeção do VE, a área ventricular esquerda no fim da diástole, o DC e os marcadores de pressão do enchimento ventricular esquerdo.

Em pacientes com SDRA ou sepse e que não respondem a medidas iniciais, requerem monitorização oxi-hemodinâmica invasiva, com cateter de artéria pulmonar. Essa forma de monitorização possibilita avaliar continuamente PVC, pressão da artéria pulmonar, POAP, bem como calcular a RVP e a resistência vascular sistêmica, com o auxílio da mensuração contínua do DC pela técnica de termodiluição. Quando utilizado o cateter com análise da fração de ejeção do VD, há a possibilidade de medir o volume diastólico final do VD, um bom marcador da pré-carga ventricular direita. A mensuração transmural da POAP possibilita estimar a pressão diastólica final do VE. A análise da curva também requer os mesmos princípios descritos previamente na curva de PVC, pois ambas são curvas venosas de pressão e, por isso, apresentam a mesma morfologia. Entretanto, vale lembrar que a diferença entre a curva venosa atrial direita e a curva de POAP está relacionada com o "atraso" da última com relação ao eletrocardiograma, estando a onda A no fim do QRS, a onda C no segmento ST e a onda V após a onda T.

O cateter de artéria pulmonar também permite coletar gasometrias, desde o átrio direito (via proximal) até a artéria pulmonar (via distal). Essa análise auxilia em diagnósticos de *shunts* intracavitários e por meio da gasometria venosa mista coletada na artéria pulmonar, com a primordial informação da saturação venosa mista de oxigênio (SvO_2), possibilita calcular o consumo de oxigênio (VO_2), assim como a taxa de extração de oxigênio sistêmico (TEO_2).

Sistemas de termodiluição transpulmonar são menos invasivos e foram muito bem aceitos na prática clínica diária. Também podem ser utilizados em situações complexas na SDRA. Além do DC, as variáveis derivadas da termodiluição transpulmonar mais utilizadas são a APEV e o índice de permeabilidade vascular pulmonar (IPVP). Pela praticidade e frequência de uso, esse tema receberá atenção especial no próximo tópico desse capítulo.

TERMODILUIÇÃO TRANSPULMONAR

A possibilidade de estimar o DC pela análise de contorno de pulso por sistema calibrado, volume sistólico, variação do volume sistólico (VVS), APEV, IPVP e índice de resistência vascular sistêmico tornou-se possível com o desenvolvimento dos sistemas PiCCO® (Getinge) e VolumeView®, integrados à plataforma clínica EV1000® (Edwards Lifescience). Ambos funcionam por meio da passagem de um cateter na veia jugular e outro na artéria femoral, podendo também passar pelas artérias braquial e/ou axilar. A análise de contorno de pulso arterial femoral fornece informações contínuas de débito cardíaco, enquanto a termodiluição transpulmonar provê estimativa do DC utilizado para calibrar a monitorização contínua do mesmo pela análise de contorno de pulso. Para medir a termodiluição transpulmonar, um *bolus* definido (p. ex., 15 mL de solução salina fria a 0,9%) é injetado através de um cateter venoso central na via distal. O *bolus* frio passa por coração direito, pulmões e coração esquerdo e é detectado pelo cateter com

termistor inserido na arteria femoral. Esse procedimento deve ser repetido cerca de cinco a três vezes em menos de 10 minutos, a fim de garantir uma média precisa para calibrar o dispositivo e calcular os parâmetros de termodiluição.

Esses parâmetros de termodiluição (atualizados apenas quando se realiza o procedimento de termodiluição) devem ser verificados sempre que houver alteração significativa na condição ou na terapia do paciente. Recomenda-se calibrar o sistema, ao menos, 2 a 3 vezes por dia, dependendo da condição do paciente.

Portanto, por meio dos sistemas de monitorização de termodiluição transpulmonar é possível obter as medidas apresentadas na Figura 42.4.

As medidas de APEV são obtidas pela curva de termodiluição, demonstrada na Figura 42.5.

Assim, é possível calcular:

- Volume térmico intratorácico (ITTV) = DC × tempo de trânsito médio (MTt);
- Volume térmico pulmonar (PTV) = DC × tempo de decaimento exponencial (DSt);
- Volume diastólico final global (GEDV, do inglês *global end-diastolic volume*) = ITTV – PTV;
- Volume sanguíneo intratorácico (ITBV) = GEDV × 1,25;
- APEV = ITTV – ITBV.

Os valores normais de APEV são 7 a 10 mL/kg.

O IPVP será calculado pela fórmula IPVP = APEV /ITBV. Em que:

- IPVP > 3 indica edema pulmonar por alteração da permeabilidade vascular pulmonar;
- IPVP < 3 indica edema pulmonar cardiogênico;
- IPVP > 3 e EVWL > 10 mL/kg indica SDRA.

Portanto, a SDRA poderá ser quantificada de acordo com IPVP e APEV, que, quanto mais elevados, maior a gravidade da SDRA.

Para o adequado tratamento dos pacientes com SDRA, deve-se entender as relações entre pré-carga,

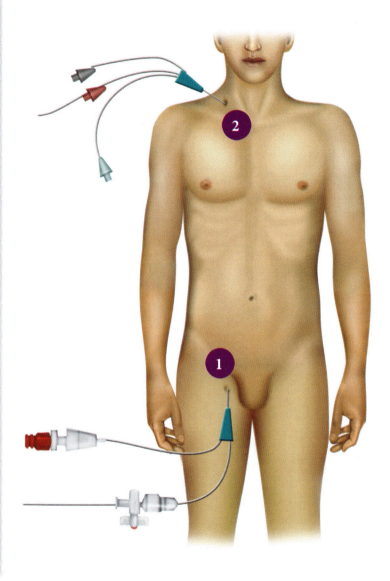

TERMODILUIÇÃO TRANSPULMONAR:

Monitor

- Índice cardíaco
- Volume sistólico
- Variação do volume sistólico
- Índice de volume diastólico final global (GEDI)
- $SvcO_2$
- Frequência cardíaca
- PAM
- Água extravascular pulmonar
- Índice de permeabilidade vascular pulmonar
- Índice de reistência vascular sistêmica

■ FIGURA 42.4 Termodiluição transpulmonar. (1) Cateter para artéria femoral VolumeView; (2) Padrão CVC.

permeabilidade da membrana alveolocapilar e EVLW, representadas na Figura 42.6.

MANEJO HEMODINÂMICO DE PACIENTES COM SÍNDROME DO DESCONFORTO RESPIRATÓRIO AGUDO[14]

O manejo hemodinâmico dos pacientes com SDRA deve priorizar a perfusão tecidual, otimizar a função do VD e auxiliar na proteção pulmonar. Nesses pacientes, deverão ser administradas pequenas alíquotas de fluidos para otimização do DC. Depois de otimizar a pré-carga, mesmo pequenas alíquotas poderão elevar o DC, e, eventualmente, um grande aumento da APEV pode piorar a mecânica pulmonar e a troca gasosa. Assim, nos pacientes com SDRA, pode-se realizar PLR e observar se ocorre incremento do DC. Se o volume sistólico ou DC aumentar, é possível então administrar pequena alíquota de fluido para otimizar a pré-carga. O suporte hemodinâmico farmacológico deverá ser feito, preferencialmente, com noradrenalina nos pacientes com choque séptico associado, e dobutamina naqueles com disfunção do VE.

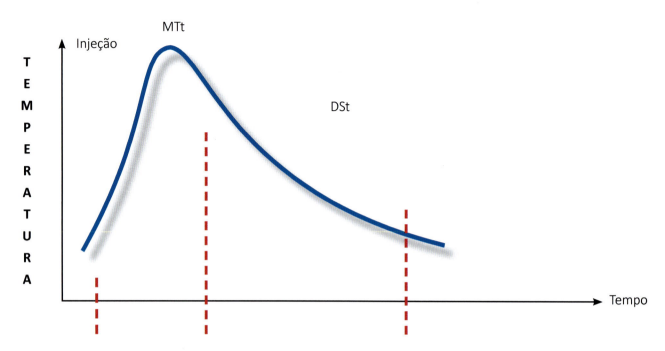

■ **FIGURA 42.5** Curva de termo diluição transpulmonar.
MTt: tempo de trânsito médio; **DSt:** tempo de decaimento exponencial.

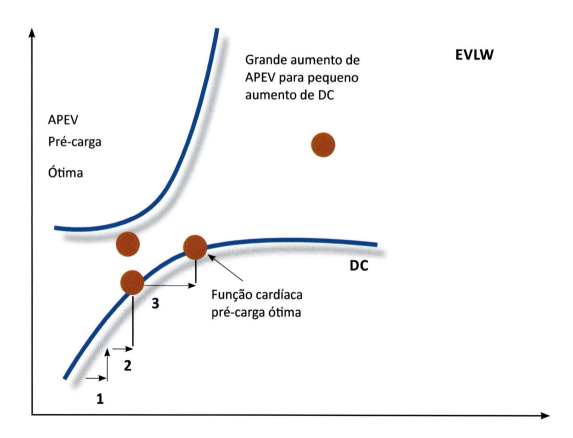

■ **FIGURA 42.6** Relações entre pré-carga, água pulmonar extravascular (APEV) e débito cardíaco (DC) na SDRA (síndrome do desconforto respiratório agudo).

Alguns estudos experimentais sobre IVD relacionada com obstrução da circulação pulmonar têm demonstrado efeito deletério relacionado infusão excessiva de fluidos sobre DC, pressão arterial e função do VD, quando comparado ao uso de noradrenalina. Além disso, a falência do VD é o principal fator limitante da eficácia da reposição de fluidos com relação à otimização da perfusão tecidual.

O estudo *Fluid and Catheter Treatment Trial* (FACTT), embora realizado em pacientes com SDRA sem uso de aminas vasoativas, demonstrou que a maior parte deles se beneficiou de uma estratégia conservadora quanto à administração de fluidos, quando resolvido o estado de choque circulatório, pois o grupo permaneceu mais tempo (2,5 dias) sem suporte ventilatório (*ventilator free days*). Não houve, contudo, queda na mortalidade. Um protocolo mais simplificado, FACTT-lite, foi testado contra o protocolo original (FACTT). Os grupos que utilizaram a estratégia conservadora de fluidos tiveram um tempo semelhante sem suporte ventilatório. Além disso, a prevalência de início recente do choque circulatório foi menor no grupo FACTT-lite. A incidência de disfunção renal aguda mostrou-se similar entre os grupos. Portanto, um protocolo mais simplificado obteve resultados semelhantes. A Tabela 42.1 indica o manejo de pacientes com SDRA sem choque circulatório.

Uma vez adequado o volume intravascular, deve-se focar no possível CPA, cuja incidência pode alcançar 20% a 25% dos pacientes com SDRA. Os principais fatores de risco associados à falência do VD são: pneumonia como causa da SDRA, $PaO_2/FiO_2 < 150$, pressão de distensão (*driving pressure*) $\geq$ a 18 cmH_2O e $PaCO_2 > 48$ mmHg. Quando todos os fatores estão presentes, o risco de falência do VD é superior a 60%; sem fator de risco é menor que 10%.[3]

Na disfunção do VD, impor sobrecarga hidrica só piora a situação. Noradrenalina pode melhorar bem a função do VD por meio da restauração da PAM e do suprimento de sangue para o VD, deteriorado principalmente por alto estresse da parede ventricular. Levosimendam, um sensibilizador dos canais de cálcio, pode ser uma opção para melhorar a performance do VD, pois pode melhorar o acoplamento entre o VD (efeito inotrópico) e a circulação pulmonar (efeito vasodilatador). Entretanto, pode ocorrer hipotensão e, por isso, deve-se aguardar mais dados a respeito de seu uso.

Vasodilatadores pulmonares seletivos inalatórios também podem ser utilizados durante hipoxemia refratária associada a CPA, por meio de vasodilatação arterial pulmonar, com subsequente ajuste da relação ventilação/perfusão, resultando em melhor função do VD. Os dois agentes utilizados são óxido nítrico e prostaciclina, que apresentam efeitos comparáveis na melhora da oxigenação; entretanto, não há evidência comprovada na melhora do desfecho clínico.

A estratégia ventilatória exerce papel fundamental no manejo hemodinâmico da SDRA, pois pode auxiliar na redução da sobrecarga do VD e repercutir na melhora prognóstica. Idealmente, a PEEP deve ser otimizada com o objetivo de beneficiar a patência alveolar, evitando efeitos deletérios na circulação pulmonar. Por um lado, PEEP suficiente é necessária para evitar desrecrutamento pulmonar, o que contribui para aumento da pós-carga do VD por colapso pulmonar. Por outro lado, superdistensão alveolar induzida pela PEEP pode piorar sequencialmente a circulação pulmonar, a função do VD e a hemodinâmica sistêmica. Portanto, deve-se evitar modos ventilatórios que promovam elevação da pressão média da via aérea. Além disso, desaconselham-se esforços espontâneos vigorosos, pois podem resultar em elevação da pressão transvascular e na formação de edema.

		PAM > 60 mmHg sem vasopressores	
PVC	POAP	Volume urinário < 0,5 mL/kg/h	Volume urinário > 0,5 mL/kg/h
> 8	> 12	Furosemida e reavaliar em 1 h	Furosemida e reavaliar em 4 h
4-8	8-12	Repor volume e rever em 1 h	Furosemida e reavaliar em 4 h
< 4	< 8	Repor volume e rever em 1 h	Sem intervenção. Rever em 4 h

Tabela 42.1 Manejo de pacientes com SDRA na ausência de choque circulatório.

PAM: Pressão arterial média; **PVC:** pressão venosa central; **POAP:** pressão de oclusão da artéria pulmonar.

A pressão intersticial ao redor dos alvéolos e os vasos com alta permeabilidade, que os perfundem, estão equalizados com a pressão da superfície pleural, mas ela pode ser regionalmente maior ou menor no pulmão, conforme a heterogeneidade da lesão imposta. Ademais, por causa da força que se origina na pleura (incluindo aquela necessária para vencer a resistência), pressões transmicrovasculares tornam-se especialmente altas durante grandes esforços na ventilação espontânea. Por fim, ventilação assincrônica e *pendelluft* podem repercutir negativamente na circulação pulmonar e na função do VD.

A posição prona (PP) melhora a homogeneização da ventilação, além de atenuar e redistribuir a VILI, podendo reduzir a sobrecarga do VD. Dois estudos mostraram que a PP recuperou a função do VD previamente em sobrecarga, o que pode contribuir com a melhora prognóstica desses pacientes, não justificada apenas pela melhora da troca gasosa. A indicação para a PP baseia-se no grau da lesão pulmonar pela relação PAO_2/FiO_2 e não pela repercussão hemodinâmica concomitante.

A oxigenação por membrana extracorpórea (ECMO) venovenosa tem sido utilizada com mais frequência e pode auxiliar no aperfeiçoamento hemodinâmico por meio da melhora do pH sanguíneo (remoção efetiva de CO_2) e da oxigenação, evitando hipoxemia refratária e reduzindo a sobrecarga da ventilação na circulação pulmonar, em virtude da possibilidade de empregar estratégia ventilatória superprotetora (pressões controladas e volumes limitados em níveis muito baixos para garantir proteção pulmonar). É indicada a pacientes em ventilação mecânica a menos de 7 dias, com hipoxemia grave persistente e refratária às medidas de suporte.[15]

A ECMO venoarterial não apenas evita hipoxemia e auxilia na proteção pulmonar, mas resulta em estabilidade hemodinâmica no choque cardiogênico provocado por várias causas e refratário ao tratamento clínico (confirmado com ecocardiograma e uso de noradrenalina em doses > 0,5 mcg/kg/min). A monitorização hemodinâmica durante a ECMO inclui PAM, saturação venosa central, lactato e ecocardiografia seriada, além do acompanhamento contínuo do fluxo de sangue extracorpóreo. Deve-se ressaltar que métodos que utilizam continuamente a termodiluição e a análise do contorno da curva de pulso não são recomendados durante a ECMO, pois podem produzir análises errôneas, baseadas em perda do indicador no circuito extracorpóreo, assim como subestimar o DC. Nessa condição, deve-se monitorizar fundamentalmente o balanço hídrico, pois, quando positivo, tem implicação prognóstica como fator independente. Hipovolemia também pode causar problemas, pois impede a performance ideal do sistema, resultando em queda do fluxo para a membrana e hemólise.

CONSIDERAÇÕES FINAIS

Pacientes com SDRA apresentam POAP baixa, índice de permeabilidade vascular alto, APEV elevada e pressões de artéria pulmonar aumentadas.

Monitorização hemodinâmica com cateter de artéria pulmonar, com técnicas de termodiluição transpulmonar (VolumeView™ e/ou PiCCO) e/ou com ultrassom pulmonar/ecocardiograma auxiliam na avaliação da volemia, das funções de VD e VE e no grau de comprometimento pulmonar para ajuste da volemia, na escolha e no ajuste das doses de drogas vasoativas, na avaliação das repercussões da ventilação mecânica e no acompanhamento evolutivo dos casos de SDRA.

REFERÊNCIAS

1. Zhang L, Yu W, Zhou C, Chen G. [Application of lung ultrasonography on evaluating extravascular lung water and prognosis in patients with acute respiratory distress syndrome]. Zhonghua Wei Zhong Bing Ji Jiu Yi Xue. 2020;32(5):585-9.

2. Prewitt RM, McCarthy J, Wood LDH. Treatment of acute low pressure pulmonary edema in dogs. Rela418 tive effects of hydrostatic and oncotic pressure, nitroprusside, and positive end-expiratory pressure. J Clin Invest. 1981;67:409-18.

3. Suter PM, Fairley HB, Isenberg MD. Optimum endexpiratory airway pressure in patients with acute pulmonary failure. N Engl J Med. 1975;292:284-9.

4. Carvalho CCR, Barbas CSV, Medeiros DM, et al. Temporal hemodynamic effects of permissive hypercapnia associated with ideal PEEP in ARDS. Am J Respir Crit Care Med. 1997;156:1458-66.

5. Amato MBP, Barbas CSV, Medeiros DMM, et al. Effect of a protective-ventilation strategy on mortality in the acute respiratory distress syndrome. N Engl J Med. 1998;338:347-54.

6. Fuhrman BP, Smith-Wright DL, Venkataraman S, et al. Proximal mean airway pressure: a good estimator of mean alveolar pressure during continuous positive-pressure breathing. Crit Care Med. 1989;17:666-70.

7. Wiedemann HP, Wheeler AP, Bernard GR, Thompson BT, Hayden D, de Boisblanc B, et al. Comparison of two fluid-management strategies in acute lung injury. N Engl J Med. 2006;354:2564-75.

8. Isakow W, Schuster DP. Extravascular lung water measurements and hemodynamic monitoring in the critically ill: bedside alternatives to the pulmonary artery catheter. Am J Physiol Lung Cell Mol Physiol. 2006;291:L1118-31.

9. Metkus TS, Mathai SC, Leucker T, Hassoun PM, Tedford RJ, Korley FK. Pulmonary and systemic hemodynamics are associated with myocardial injury in the acute respiratory distress syndrome. Pulm Circ. 2020;10(3):2045894020939846.

10. Li DK, Mao JY, Long Y, Liu DW, Wang XT. Pulmonary hypertension with adult respiratory distress syndrome: prevalence, clinical impact, and association with central venous pressure. Pulm Circ. 2020;10(3):2045894020933087.

11. Kotanidou A, Armaganidis A, Zakynthinos S, et al. Changes in thoracopulmonary compliance and hemodynamic effects of positive end-expiratory pressure in patients with or without heart failure. J Crit Care Med. 1997;12:101-11.

12. Dawson CA, Bronikowski TA, Linehan JH, et al. On the estimation of pulmonary capillary pressure from arterial occlusion. Am Rev Respir Dis. 1989;140:1228-36.

13. Miro AM, Pinsky MR. Hemodynamic effects of mechanical ventilation in mechanical ventilation and assisted respiration. In: Tobin MD, Martin J. Contemporary Management in Critical Care. Churchill Livingstone Publication, 1991. p. 73-90.

14. Bellani G, Laffey JG, Pham T, Fan E, Brochard L, Esteban A, et al. Epidemiology, patterns of care, and mortality for patients with acute respiratory distress syndrome in intensive care unit in 50 countries. JAMA. 2016;315:788-800.

15. Vieillard-Baron A, Matthay M, Teboul JL, Bein T, Schultz M, Magder S, et al. Experts' opinion on management of hemodynamics in ARDS patients: focus on the effects of mechanical ventilation. Intensive Care Med. 2016;42:739-49.

43

Monitorização Hemodinâmica no Paciente com Hipertensão Intracraniana

Paula Rodrigues Sanches
Polyana Vulcano de Toledo Piza
Felipe Souza Lima Vianna

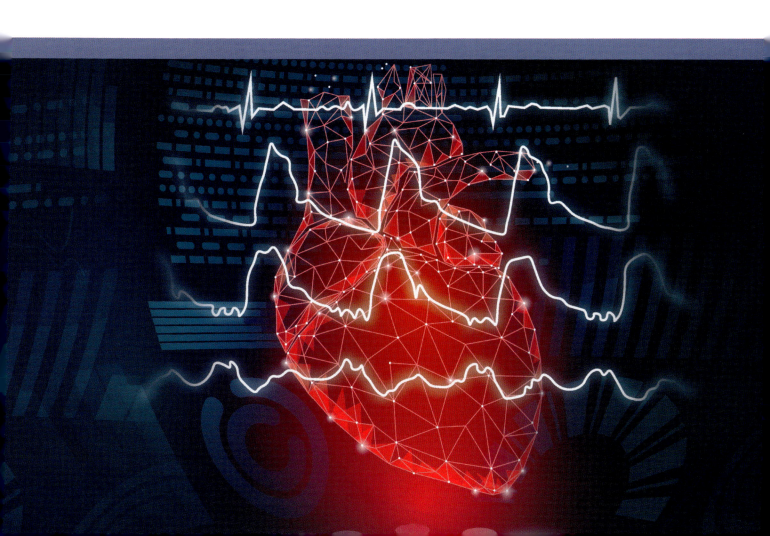

DESTAQUES

- A hipertensão intracraniana pode complicar a evolução de várias doenças. Portanto, o conhecimento de sua etiologia auxilia o adequado manejo clínico;
- Os pacientes com hipertensão intracraniana devem ser monitorizados em ambiente de terapia intensiva por equipe treinada para correta interpretação dos dados clínicos e exames complementares;
- A monitorização hemodinâmica aliada à monitorização neurológica multimodal permite titulação da pressão de perfusão cerebral ótima para mitigar a lesão neuronal secundária e melhorar o prognóstico clínico.

INTRODUÇÃO

A hipertensão intracraniana (HIC) é uma síndrome clínica responsável por elevada morbimortalidade e causada por uma ampla gama de doenças primárias e secundárias do sistema nervoso central (SNC). A pressão intracraniana (PIC) normal oscila entre 10 e 15 mmHg, de modo que elevações sustentadas acima de 20 mmHg são consideradas HIC.[1]

Nos últimos 30 anos houve grande avanço no entendimento dos mecanismos que levam à elevação da PIC e interferem no fluxo sanguíneo cerebral (FSC). Contudo, apesar dos avanços na monitorização da perfusão cerebral com técnicas não invasivas, como Doppler transcraniano (DTC) e oximetria cerebral regional (p. ex., espectroscopia próxima ao infravermelho (NIRS, do inglês *near infrared spectroscopy*), a confirmação diagnóstica da HIC ainda depende da implantação de um dispositivo intracraniano invasivo.[1,2]

O cateter de PIC, inserido por via cirúrgica, pode ser posicionado nos espaços subdural, intraparenquimatoso ou intraventricular. Os diferentes posicionamentos promovem alguma diferença em termos de acurácia, calibração e complicações. Além disso, situações clínicas específicas podem indicar o melhor posicionamento do dispositivo. Quando inserido nos ventrículos laterais, por exemplo, o cateter oferece também um recurso terapêutico, uma vez que permite drenagem de liquor em situações de elevação da PIC. Até o momento da edição deste livro, nenhum monitor não invasivo estava validado para medida contínua da PIC a beira leito.

A elevação da PIC ocorre quando há aumento do conteúdo intracraniano e exaustão dos recursos fisiológicos para manter o volume encefálico constante. Em condições normais, o conteúdo intracraniano permanece constante e é determinado pela soma dos compartimentos sanguíneo e liquórico e do parênquima cerebral. Um dos principais mecanismos que mantêm o volume intracraniano constante é a autorregulação do fluxo sanguíneo cerebral. Além disso, quando volume adicional é incluído ao sistema, mecanismos compensatórios, como o deslocamento de liquor para o espaço subaracnoideo espinhal, atuam para manter a PIC normal. Esses mecanismos compensatórios obedecem à doutrina de Monro-Kellie, em que o aumento volumétrico de um compartimento é compensado pela redução de volume de outro, mantendo, assim, o volume total constante.[3] Portanto, as condições clínicas que aumentam o volume intracraniano e comprometem a atuação dos mecanismos compensatórios culminam em HIC.

Múltiplas condições clínicas são associadas à ocorrência de HIC, porém com mecanismos fisiopatológicos distintos. A Tabela 43.1 reúne as principais doenças em que pode ocorrer HIC e os prováveis mecanismos fisiopatológicos envolvidos na elevação da PIC, bem como as medidas indicadas para sua correção.

Tabela 43.1 Principais mecanismos fisiopatológicos envolvidos na elevação da PIC e seus respectivos tratamentos nas situações clínicas mais comuns em unidades de terapia intensiva.

Diagnóstico clínico	Efeito de massa	Edema	Vasodilatação	Distúrbio da drenagem liquórica	Principais recursos terapêuticos
Traumacranioencefálico	+	+	+		• Evacuação de hematoma • Craniectomia descompressiva • Terapia osmótica • Hiperventilação • Barbitúricos • Hipotermia
Hemorragia subaracnoidea	+	+		++	• Evacuação de hematoma • Terapia osmótica • Derivação ventricular externa
Trombose venosa cerebral		+		++	• Terapia osmótica • Derivação ventricular externa
Encefalopatia anóxica		+			• Terapia osmótica • Avaliar e tratar crises convulsivas • Hipotermia
Isquemia hemisférica (oclusão da ACM)		+			• Terapia osmótica • Craniectomia descompressiva
Hemorragia Intracraniana	+	+			• Evacuação de hematoma • Terapia osmótica
Tumor cerebral	+	+			• Evacuação cirúrgica • Corticoterapia • Terapia osmótica
Abcesso cerebral	+	+			• Evacuação cirúrgica • Terapia osmótica
Meningoencefalite		+			• Terapia osmótica
Encefalopatia hepática		+	+		• Terapia osmótica • Hiperventilação • Barbitúricos • Hipotermia
Encefalopatia hipertensiva		+			• Terapia osmótica

* Terapia osmótica: manitol ou solução hipertônica.
ACM: artéria cerebral média.

Fonte: Adaptada de Stochetti e Maas, 2014.[4]

> O conhecimento da etiologia da HIC determina a melhor estratégia para o manejo clínico. Para isso, além da medida contínua da PIC, também é essencial criteriosa monitorização hemodinâmica a beira leito para o uso seguro dos recursos terapêuticos, evitando os efeitos negativos do tratamento que podem levar a lesão secundária e agravamento clínico.

PRESSÃO DE PERFUSÃO CEREBRAL E AUTORREGULAÇÃO DO FLUXO SANGUÍNEO CEREBRAL

Autorregulação do FSC é o mecanismo hemodinâmico no qual a vasoconstricção ou vasodilatação do leito vascular encefálico o mantém constante em situações de elevação ou redução da pressão arterial.[4] A relação da PIC com a pressão arterial média (PAM) caracteriza a pressão de perfusão cerebral (PPC):

$$PPC = PAM - PIC$$

em que:

PPC: pressão de perfusão cerebral.

PAM: pressão arterial média

A PPC representa a o gradiente de pressão através da vasculatura cerebral e expressa a diferença entre o influxo sanguíneo arterial e o efluxo venoso. Quando preservada, a autorregulação protege o cérebro de flutuações inadequadas do FSC em resposta a mudanças na PPC. Em última análise, a autorregulação previne a adição de lesões secundárias ao cérebro já vulnerável devido ao insulto primário.[2]

O comprometimento desse importante mecanismo regulatório resulta em desequilíbrio entre o FSC, o volume sanguíneo cerebral e a demanda metabólica. Assim, episódios de isquemia ou hiperemia relacionados a mudanças dramáticas do FSC são prejudiciais ao cérebro e estão associadas a piora clínica e pior prognóstico.

Além das medidas invasivas da PAM e da PIC, é possível acessar o estado de autorregulação sanguínea encefálica a beira leito com técnicas invasivas e não invasivas. Os principais recursos diagnósticos são o DTC, tensão de oxigênio tecidual cerebral ($PbtO_2$; do inglês: *brain tissue oxygen tension*) NIRS. Assim como a PAM e a PIC, a autorregulação deve ser monitorizada continuamente, e a correlação existente entre os parâmetros servem como guia para tomada de decisão a beira leito.

A Figura 43.1 demonstra como os conhecimentos das relações entre parâmetros hemodinâmicos sistêmicos e cerebrais podem ser utilizados no manejo do paciente grave.[5]

MONITORIZAÇÃO HEMODINÂMICA RECOMENDADA E METAS TERAPÊUTICAS NA HIPERTENSÃO INTRACRANIANA

O principal objetivo da monitorização hemodinâmica nos pacientes neurocríticos é prevenir a lesão neuronal secundária. Nesse cenário, o manejo hemodinâmico visa à otimização da perfusão cerebral e da oxigenação. O principal recurso é o manejo da pressão arterial sistêmica e da volemia, o que envolve escolha criteriosa de fluidos para não favorecer a formação de edema cerebral.

O cérebro recebe cerca de 20% do débito cardíaco (DC); portanto, o FSC pode ser modificado pela manipulação dos determinantes do DC. O FSC é função da pressão de PPC, da viscosidade sanguínea e do diâmetro da vasculatura encefálica, conforme a lei de Poiseuille.[6]

Em determinado território encefálico, o FSC é diretamente proporcional à PPC e ao diâmetro vascular, e inversamente proporcional à viscosidade sanguínea e ao comprimento do vaso. Portanto, para fins terapêuticos, o FSC também pode ser manipulado a partir da modificação de alguns desses parâmetros.

De fato, a maioria das medidas clínicas para reduzir a PIC atuam sobre o FSC (p. ex., sedação, hiperventila-

capítulo 43 — MONITORIZAÇÃO HEMODINÂMICA NO PACIENTE COM HIPERTENSÃO INTRACRANIANA

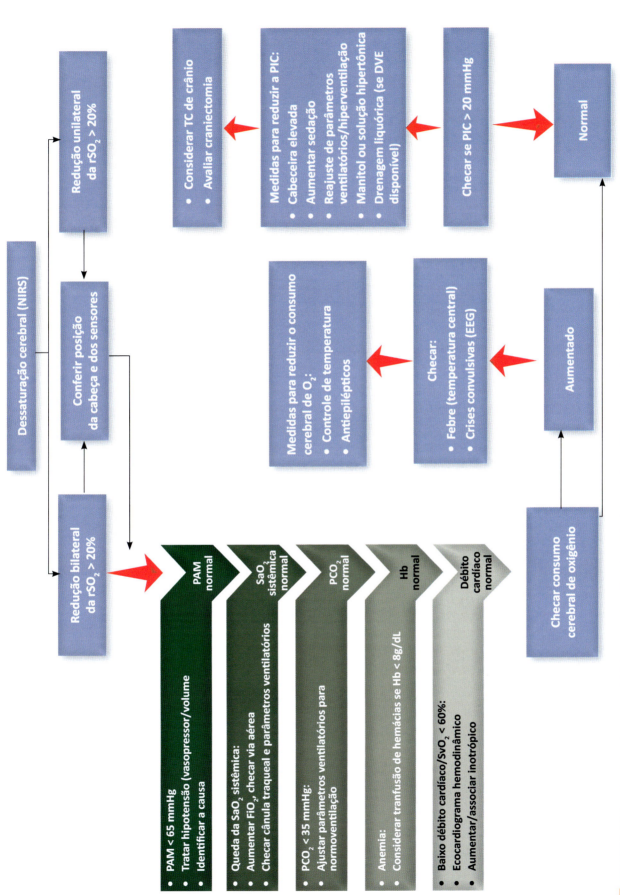

FIGURA 43.1 Exemplo de utilização da oximetria cerebral regional (rSO$_2$) com NIRS para monitorização hemodinâmica e neurológica.

NIRS: *near infrared spectroscopy*; **PAM:** pressão arterial média; **SaO$_2$:** saturação arterial de oxigênio; **FiO$_2$:** fração inspirada de oxigênio; **SvO$_2$:** saturação venosa mista de oxigênio.
Fonte: Adaptada de Deschamps et al., 2016.[6]

ção), sobre a viscosidade sanguínea (terapia osmótica com manitol ou solução hipertônica) ou sobre ambos. Além dessas, medidas para redução do consumo cerebral de oxigênio (sedação, hipotermia, tratamento de crises convulsivas) e, em último caso, aumento do espaço craniano (craniectomia descompressiva) são utilizadas e que estão fundamentadas na origem fisiopatológica da HIC.

O manejo clínico da HIC envolve, portanto, a manipulação de parâmetros hemodinâmicos sistêmicos; para isso, a monitorização hemodinâmica está indicada para guiar metas terapêuticas e monitorizar possíveis efeitos adversos do tratamento. Além disso, em situações em que a monitorização específica de parâmetros intracranianos, como PIC, $PbtO_2$ e saturação venosa de oxigênio ($SvjO_2$) de bulbo de jugular, não estão disponíveis, a monitorização hemodinâmica sistêmica fornece informações complementares ao exame neurológico e auxilia na tomada de decisão.

As recomendações apresentadas a seguir se aplicam a todos os pacientes com HIC associada a múltiplas etiologias; entretanto, o intensivista deve utilizar seu conhecimento específico sobre cada condição clínica e considerar recursos adicionais de monitorização conforme o caso.

Monitorização da volemia e responsividade a fluidos

Pacientes com HIC estão entre os mais graves no ambiente de terapia intensiva. A HIC é uma emergência médica e deve ser corrigida o mais precocemente possível. Para reduzir a PIC, as primeiras medidas clínicas envolvem sedação e uso de soluções osmóticas, como o manitol, que modificam a viscosidade sanguínea e otimizam a oferta de oxigênio cerebral.[1] Como efeito secundário, entretanto, o manitol promove volumosa diurese e aumenta o risco de hipovolemia e distúrbios eletrolíticos graves. Associada ao efeito hipotensor da maioria dos sedativos, a administração de agentes osmóticos pode gerar hipotensão e contribuir secundariamente para isquemia cerebral e sistêmica. A monitorização hemodinâmica mínima para esses pacientes, portanto, inclui medidas de pressões de enchimento ventriculares (PVC) e pressão arterial invasiva (PAi) em posição radial ou femoral. Para os pacientes sedados e em ventilação mecânica prote-

tora, o acompanhamento da distensibilidade da veia cava inferior pelo ecocardiograma a beira leito traz informações úteis quanto a responsividade a fluidos, uma vez que a posição da cabeceira a 30° não parece interferir nessas medidas.[7] Porém deve se respeitar os critérios para avalação de parâmetros dinâmicos de fluidorresponsividade, ja discutido em outra seção.

É importante destacar que a cateterização venosa central de pacientes com aumento da PIC é um procedimento que envolve riscos adicionais, uma vez que a drenagem venosa cerebral é um dos mecanismos de compensação do aumento do volume intracraniano. O simples ato de baixar a cabeceira a 0° para a punção vascular pode descompensar a HIC e desencadear herniação encefálica. Além disso, a presença do cateter nas veias jugular interna ou subclávia, ou a ocorrência de trombose vascular nesses territórios, dificulta permanentemente a drenagem venosa encefálica e pode contribuir para piora neurológica. É razoável, portanto, evitar esses procedimentos em fases avançadas de HIC, e o mesmo se aplica ao uso do cateter de artéria pulmonar, cuja punção vascular normalmente é feita em território de veias jugulares. Assim, em pacientes neurológicos graves a inserção de cateter venoso central deve ser instalado o mais breve possível para adequada monitoração, e de preferência no lado contra lateral à lesão cerebral instalada, para facilitar a drenagem venosa homolateral a lesão.

De maneira geral, recomendam-se medidas para evitar hipotensão em pacientes com HIC, seja com uso de vasopressores, seja pela expansão plasmática, atentando para não usar soluções hipotônicas que piorem o edema cerebral. A melhor PAM pode ser aquela que mantenha a PPC entre 60 e 70 mmHg ou, mais acuradamente, aquela que se correlacione com o melhor índice de autorregulação do FSC.[8]

Escolha dos fluidos para ressuscitação volêmica no paciente neurocrítico

A manutenção da euvolemia é essencial para garantir adequadas perfusão e oxigenação após lesão cerebral aguda. Hipovolemia é frequentemente observada após isquemia cerebral, traumatismo craniano e hemorragia subaracnoidea, seja por baixo acesso à água, pelo aumento de perdas insensíveis, por síndrome cerebral perdedora de sal ou por efeito adverso de medidas terapêuticas, como uso de manitol.[9-11] Entretanto, atenção deve ser dada ao volume e ao tipo de fluido escolhido para ressuscitação volêmica, pois soluções hipotônicas podem desencadear ou piorar o edema cerebral.

Após lesão cerebral primária, a falência de mecanismos homeostáticos pode levar ao desenvolvimento de edema cerebral. A depleção energética e a disfunção mitocondrial favorecem a entrada de líquidos no espaço intracelular, determinando edema citotóxico de neurônios e glia. Por outro lado, edema vasogênico ocorre quando existe disfunção endotelial e entrada permissiva de líquidos e solutos entre as junções celulares do endotélio vascular. Em ambos os casos, o edema é favorecido pela redução da osmolaridade sanguínea, causado, por exemplo, pela infusão de fluidos hipotônicos em pacientes com lesão da barreira hematoencefálica.

Cristaloides isotônicos são os fluidos recomendados para expansão plasmática após lesão cerebral aguda. Entre eles a solucao de escolha é a solução salina, apresenta osmolaridade maior contendo 154 mEq/l de sódio e cloro, com osmolaridade acima da plasmatica, 308 mOsmol/L e 280 mOsmol/L respectivamente. Não há dados de segurança para o uso de soluções cristaloides balanceadas em pacientes lesão encefalica aguda. Assim estas devem ser evitadas como as soluções hipotônicas, devendo ser evitados nos pacientes neurológicos graves, e as soluções de glicose e dextrose.

Os coloides podem ser isotônicos ou hipertônicos em alguns casos, mas sua ação osmótica depende da integridade da barreira hematoencefálica. O uso de albumina já foi associado a maior mortalidade após traumatismo craniano, quando comparado ao emprego de cristaloides,[12] possivelmente devido à hipotonicidade das soluções de albumina com relação ao plasma. Entretanto, a reposição plasmática com albumina se mostrou segura na fase aguda da hemorragia subaracnóidea e do acidente vascular cerebral (AVC) isquêmico.[13,14]

Monitorização do débito cardíaco

A monitorização da função cardíaca é prioritária nos pacientes com HIC, uma vez que o comprometi-

mento do DC pode ocorrer secundariamente ao uso de sedativos ou à hipotermia, ou estar relacionada com eventos primários coronarianos em resposta à hiperatividade adrenérgica que acompanha alguns eventos primários do SNC, como a hemorragia subaracnoidea (HSA). Uma condição distinta e prevalente nos pacientes neurológicos graves é o edema pulmonar neurogênico, que pode ocorrer em associação a quaisquer eventos agudos primários do SNC, como traumatismo craniano grave, HSA, trombose do SNC, hemorragia intracraniana espontânea, *status epilepticus*, meningoencefalites e traumatismos de coluna cervical.[15] O edema pulmonar neurogênico é especialmente frequente após hemorragia por ruptura de aneurismas cerebrais, e estima-se que 90% dos casos de morte súbita pós-HSA são relacionados com edema pulmonar neurogênico.[16] A ocorrência de edema pulmonar complica a evolução dos pacientes neurológicos graves, visto que a hipóxia é um dos principais fatores para piora clínica e óbito na HIC.[17] A monitorização do débito cardíaco é, portanto, parte fundamental da monitorização multimodal.

O ecocardiograma a beira leito é uma ferramenta útil e não invasiva para acessar a função biventricular nos pacientes com HIC. A otimização do DC deve ter o intuito de preservar a perfusão orgânica e evitar hipotensão, o que agrava a crise metabólica do SNC.

A monitorização do DC com cateter de artéria pulmonar em casos graves, com disfunção miocárdica e edema neurogênico, é adequada, com ressalvas feitas aos riscos do implante do cateter já mencionados. Por fim, já foi demonstrada associação entre redução da função ventricular, elevação moderada dos marcadores de lesão miocárdica e anomalias da repolarização ventricular após eventos primários do SNC. Inversão da onda T e prolongamento grave do intervalo QTc identificam pacientes sob maior risco de comprometimento miocárdico pós-HSA.[18]

Metas pressóricas em condições clínicas específicas

O manejo da pressão arterial na fase aguda de doenças neurocríticas é desafiador, pois tanto a hipotensão relativa quanto a hipertensão estão associadas a pior desfecho clínico. O intensivista deve usar o conhecimento fisiopatológico de cada condição clínica específica para determinar as metas pressóricas terapêuticas. Na fase aguda da HSA, a prioridade é a prevenção do ressangramento do aneurisma, enquanto se mantém adequada perfusão cerebral e se aguarda tratamento definitvo quando possível.

Após um AVC isquêmico, a manutenção da perfusão da área sob risco de isquemia (penumbra) é essencial, porém o risco de transformação hemorrágica após trombólise deve ser considerado, o que implica na escolha da meta de pressão arterial.

A Tabela 43.2 resume as recomendações de metas hemodinâmicas para algumas das condições neurológica mais comuns no cenário de terapia intensiva. É importante saber que essas recomendações se referem a situações nas quais a elevação da PIC, se presente, não determina risco iminente de vida e ainda há com-

Tabela 43.2 Recomendação de parâmetros hemodinâmicos em situações clínicas específicas e respectivos alvos terapêuticos.

Diagnóstico	Monitorização recomendada	Metas terapêuticas
Traumatismo craniano[19]	Pressão arterial invasiva PIC e/ou DVE PPC	• Pacientes entre 50 e 69 anos: manter PAS ≥ 100 mmHg[20] • Pacientes entre 15 e 49 anos ou ≥ 70 anos: manter PAS ≥ 110 mmHg[20] • Manter PIC ≤ 20 mmHg • Manter PPC = 60 e 70 mmHg
AVC isquêmico[21]	Pressão arterial invasiva	• Manter PA < 185/110 mmHg antes e • < 180/105 mmHg após trombólise sistêmica • Manter PA < 185/110 mmHg antes de trombectomia mecânica • Manter PA < 220/110 mmHg, se tratamento clínico conservador (e tolerância cardiorrespiratória)
Hemorragia intracraniana espontânea[22]	Pressão arterial invasiva PIC e/ou DVE PPC	• Reduzir PAS para 140 a 150 mmHg na fase aguda • Manter PIC ≤ 20 mmHg (baseado em PPC = 60 a 70 mmHg) • Manter PPC = 60 a 70 mmHg
Hemorragia subaracnoidea aneurismática[23]	Pressão arterial invasiva PIC e/ou DVE PPC	• Antes do tratamento cirúrgico (clipagem ou embolização): reduzir PAS para < 160 mmHg • Após tratamento cirúrgico: tolerar PA mais elevadas conforme contexto clínico
Vasoespasmo cerebral[23]	Pressão arterial invasiva; • PVC • POAP • PIC e PPC • Considerar SvjO$_2$ • Considerar AVDO$_2$ • Considerar PbtO$_2$	• Alvo pressórico não definido, porém manter PA mais elevada do que os níveis pré-vasoespasmo • Indução de hipertensão é recomendada para pacientes com isquemia cerebral tardia que não estejam hipertensos e cujo *status* cardiovascular não contraindique • Manter euvolemia (PVC 8 a 12 mmHg, POAP 14 a 16 mmHg) • SvjO$_2$ = 60% a 80%[24] • AVDO$_2$ = 3,5 a 5,5 mL/dL[24] • PbtO$_2$ = 20 a 25 mmHg (fabricante Licox)[25]

PIC: pressão intracraniana; **PPC:** pressão de perfusão cerebral; **DVE:** derivação ventricular externa; **POAP:** pressão de oclusão da artéria pulmonar; **SvjO$_2$:** saturação venosa de bulbo de jugular; **AVDO$_2$:** diferença arteriovenosa de oxigênio; **PbtO$_2$:** tensão de oxigênio tecidual cerebral (do inglês: *brain tissue oxygen tension*).

placência intracraniana. Para todas as etiologias citadas, quando o diagnóstico de HIC é determinado, as metas pressóricas e hemodinâmicas passam a priorizar a redução da PIC e a prevenção da lesão neuronal secundária.

Avaliação da autorregulação cerebral e individualização do manejo pressórico

A monitorização da autorregulação cerebral a beira leito traz informações essenciais para o manejo da pressão arterial após lesão neurológica aguda. Fisiologicamente, as arteríolas cerebrais modificam seu calibre para manter constante o FSC em resposta às mudanças na PAM: no caso de aumento da PPC, as arteríolas se contraem, reduzindo o raio, e, consequentemente, o fluxo é mantido constante. Da mesma maneira, reduções da PPC cursam com vasodilatação arteriolar e manutenção do FSC em condições de autorregulação preservada.

Tradicionalmente, acreditava-se que esse mecanismo funcionava entre os limites de 50 a 150 mmHg de PPC, e que abaixo ou acima desses limites o FSC passaria a ser dependente da PPC (ou seja, da PAM). Entretanto, estudos observaram que a curva de autorregulação do FSC é modificada por diversos fatores em cada indivíduo, inclusive por condições crônicas que envolvam doenças vasculares, como hipertensão e diabetes. Além disso, cada condição neurológica aguda (p. ex., traumatismo craniano grave, HSA, encefalopatia anóxica ou AVC isquêmico) pode modificar a curva de autorregulação de maneira peculiar, sugerindo que a individualização do manejo pressórico na fase aguda das doenças neurológicas graves é mais adequada.

Quando a autorregulação está preservada, o FSC apresenta correlação linear com as variações na pressão arterial sistêmica. Como o FSC não pode ser facilmente medido a beira leito, essa relação é expressa pelo coeficiente entre a PAM e a PIC, conhecido como índice de reatividade pressórica (PRx, do inglês *pressure reactivity index*).[26] Um PRx negativo significa correlação negativa, isto é, variações em um parâmetro (p. ex., elevação da PAM) causam variações no outro (redução da PIC) no sentido oposto, refletindo autorregulação preservada. Na prática clínica, valores de PRx próximos de zero até 0,3 são considerados compatíveis com autorregulação intacta. Por outro lado, quando o PRx ultrapassa 0,3, há sinal de comprometimento da autorregulação encefálica.

Estudos clínicos têm comprovado benefício do uso do PRx para manipular a pressão arterial alvo de pacientes com lesão cerebral aguda, especialmente após trauma grave. Nesse cenário, a PAM ideal é aquela que corresponde ao PRx negativo ou próximo de zero, sendo que essa estratégia foi relacionada com melhor desfecho clínico após trauma cranioencefálico (TCE).[27] A desvantagem desse método está na necessidade de uma medida invasiva de PIC. Por esse motivo, parâmetros não invasivos que representem medidas indiretas da perfusão cerebral, como oximetria regional (NIRS) ou tissular ($PbtO_2$), e a velocidade de fluxo sanguíneo cerebral medida pelo DTC podem ser utilizadas na forma de um coeficiente de correlação com a PAM, representando alternativa promissora ao PRx para o manejo da pressão arterial em pacientes neurológicos graves. Os coeficientes citados são o TOx (correlação entre PAM e oximetria pelo NIRS), o ORx (correlação entre PAM e $PbtO_2$) e o Mxa (correlação entre PAM e velocidade de fluxo sistólico ao DTC). Muitos estudos têm confirmado a utilidade desses coeficientes no manejo pressórico após TCE, HSA e AVC isquêmico ou hemorrágico.[28-30]

A Figura 43.2 demonstra como a utilização concomitante de múltiplos parâmetros de monitorização neurológica pode ser aliada à monitorização hemodinâmica no manejo dos pacientes neurológicos graves.

602 MONITORIZAÇÃO HEMODINÂMICA E ESTADOS DE CHOQUE

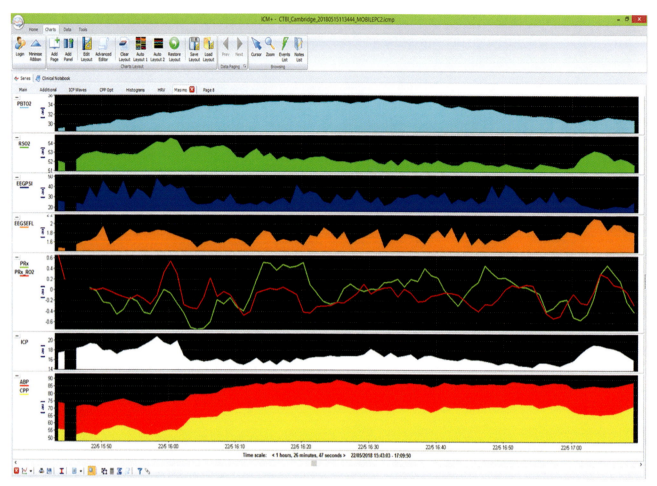

■ **FIGURA 43.2** Monitorização neurológica multimodal em paciente neurológico grave, demonstrando medidas contínuas de oximetria cerebral tissular (PbtO$_2$, *partial pressure of oxygen in brain tissue*), oximetria cerebral regional com NIRS (RSO$_2$, *regional cerebral oximetry*), nível de sedação (EEG PSI, *patient status index*; e EEG SEFL, *spectral edge frequency*), índice de reatividade pressórica (PRx, *pressure reactivity index*), PIC, PPC e PAM. No exemplo, às 16 horas do dia 22 de maio, o aumento da sedação (redução do PSI e do SEFL), aliado a outras medidas clínicas, resultou em redução da pressão intracraniana, com aumento da PPC e da oximetria tissular e regional, refletindo melhora da perfusão cerebral. A melhora da perfusão também é acompanhada de normalização do PRx, que retorna para valores próximos a zero, indicando ótima correlação entre PAM e PIC.

Fonte: Foto do *software* de monitorização multimodal ICM +, desenvolvido pela Universidade de Cambridge, Reino Unido. Gentilmente cedida pelo Dr. Basil Matta, diretor médico e Professor Associado do Departamento de Anestesiologia da Universidade de Cambridge.

CONSIDERAÇÕES FINAIS

Em pacientes neurológicos graves, a inadequação do volume intravascular (hipovolemia ou hipervolemia) pode ter consequências prognósticas negativas. Por isso, a monitorização hemodinâmica invasiva deve ser considerada para adequar a volemia, acessar complicações secundárias cardiovasculares e permitir otimização da pressão de perfusão cerebral.

Solução salina 0,9% deve ser utilizada para reposição de fluidos de pacientes neurológicos graves com HIC.

Alvos pressóricos devem ser individualizados de acordo com a etiologia primária da lesão cerebral aguda. A avaliação da autorregulação da perfusão cerebral é promissora para a individualização do manejo pressórico nesses pacientes.

REFERÊNCIAS

1. Stocchetti N, Maas AIR. Traumatic intracranial hypertension. N Engl J Med. 2014; 370(22):2121-30.

2. Czosnyka M, Miller C, Le Roux P. Monitoring of Cerebral Autoregulation. Neurocrit Care. 2014;21(Suppl 2):S95-102.

3. Kim DJ, Czosnyka Z, Kasprowicz M, Smieleweski P, Baledent O, Guerguerian AM et al. Continuous monitoring of the Monro-Kellie doctrine: Is it possible? J Neurotrauma. 2012;29(7):1354-63.

4. Kontos HA, Wei EP, Navari RM. Responses of cerebral arteries and arterioles to acute hypotension and hypertension. Am J Physiol Hear Circ Physiol. 1978;234(4):H371-83.

5. Deschamps A, Hall R, Grocott H, Mazer CD, Choi PT, Turgeon AF et al. Cerebral oximetry monitoring to maintain normal cerebral oxygen saturation during high-risk cardiac surgery a randomized controlled feasibility trial. Anesthesiology. 2016;124(4):826-36.

6. Muizelaar PJ, Wei EP. Cerebral blood flow is regulated by changes in blood pressure and in blood viscosity alike. Stroke. 1986;17:44-8.

7. Bondarsky E, Rothman A, Ramesh N, Love A, Kory P, Lee YI. Influence of head-of-bed elevation on the measurement of inferior vena cava diameter and collapsibility. J Clin Ultrasound. 2020;48(5):249-53.

8. Rivera-Lara L, Geocadin R, Zorrilla-Vaca A, Healy RJ, Radzik BR, Palmisano C et al. Optimizing Mean arterial pressure in acutely comatose patients using cerebral autoregulation multimodal monitoring with near-infrared spectroscopy. Crit Care Med. 2019;47(10):1409-15.

9. Rodriguez GJ, Cordina SM, Vazquez G, Suri MF, Kirmani JF, Ezzeddine MA et al. The hydration influence on the risk of stroke (THIRST) study. Neurocrit Care. 2009 ;10(2):187-94.

10. Gress DR. Monitoring of volume status after subarachnoid hemorrhage. Neurocrit Care. 2011;15(2):270-4.

11. Leonard J, Garrett RE, Salottolo K, Slone DS, Mains CW, Carrick MM et al. Cerebral salt wasting after traumatic brain injury: A review of the literature. Scand J Trauma Resusc Emerg Med. 2015;23: 98.

12. Myburgh J, Cooper DJ, Finfer S, Bellomo R, Norton R, Bishop N et al. Saline or albumin for fluid resuscitation in patients with traumatic brain injury. N Engl J Med. 2007;357(9):874-84.

13. Ginsberg MD, Palesch YY, Martin RH, Hill MD, Moy CS, Waldman BD et al. The albumin in acute stroke (ALIAS) trial: Part 1 safety analysis. Stroke. 2010;42(1):119-27.

14. Suarez JI, Shannon L, Zaida OO, Suri MF, Singh G, Lynch G et al. Effect of human albumin administration on clinical outcome and hospital cost in patients with subarachnoid hemorrhage. J Neurosurg. 2004.

15. Baumann A, Audibert G, McDonnell J, Mertes PM. Neurogenic pulmonary edema. Acta Anaesthesiol Scand. 2007;51(4):447-55.

16. Walder B, Bründler MA, Tötsch M, Elia N, Morel DR. Influence of the type and rate of subarachnoid fluid infusion on lethal neurogenic pulmonary edema in rats. J Neurosurg Anesthesiol. 2002;14(3):194-203.

17. Oddo M, Levine JM, MacKenzie L, Frangos S, Feihl F, Kasner SE et al. Brain hypoxia is associated with short-term outcome after severe traumatic brain injury independently of intracranial hypertension and low cerebral perfusion pressure. Neurosurgery. 2011;69(5):1037-45.

18. Mayer SA, LiMandri G, Sherman D, Lennihan L, Fink ME, Solomon RA et al. Electrocardiographic markers of abnormal left ventricular wall motion in acute subarachnoid hemorrhage. J Neurosurg. 1995;83(5):889-96.

19. Lee S, Vedantam A, Robertson CS, Gopinath S. Management of acute traumatic brain injury. Current Clinical Neurology. 2020.

20. Carney N, Totten AM, O'Reilly C, Ullman JS, Hawryluk GW, Bell MJ et al. Guidelines for the management of severe traumatic brain injury, fourth edition. Neurosurgery. 2017;80(1):6-15.

21. Powers WJ, Rabinstein AA, Ackerson T, Adeoye O, Bambakidis NC, Becker K et al. Guidelines for the early management of patients with acute ischemic stroke: 2019 update to the 2018 guidelines for the early management of acute ischemic stroke a guideline for healthcare professionals from the American Heart Association/American Stroke A. Stroke. 2019;50(12):e344-e418.

22. Hemphill JC, Greenberg SM, Anderson CS, Becker K, Bendok BR, Cushman M et al. Guidelines for the Management of Spontaneous Intracerebral Hemorrhage. Stroke. 2015;46(7):2032-60.

23. Connolly ES, Rabinstein AA, Carhuapoma JR, Derdeyn CP, Dion J, Higashida RT et al. Guidelines for the management of aneurysmal subarachnoid hemorrhage: A guideline for healthcare professionals from the american heart association/american stroke association. Stroke. 2012;43(6).

24. White H, Baker A. Continuous jugular venous oximetry in the neurointensive care unit ⊠ a brief review. Can J Anesth. 2002;49(6):623-9.

25. Littlejohns L, Bader MK. Prevention of secondary brain injury: targeting technology. AACN Clin Issues. 2005;16(4):501-14.

26. Czosnyka M, Chou S, Claassen J, et al. The International Multidisciplinary Consensus Conference on Multimodality Monitoring in Neurocritical Care: Evidentiary Tables. Neurocrit Care. 2015.

27. Steiner LA, Czosnyka M, Piechnik SK, Smielewski P, Chatfield D, Menon DK et al. Continuous monitoring of cerebrovascular pressure reactivity allows determination of optimal cerebral perfusion pressure in patients with traumatic brain injury. Crit Care Med. 2002 ;30(4):733-8.

28. Jaeger M, Soehle M, Schuhmann MU, Meixensberger J. Clinical significance of impaired cerebrovascular autoregulation after severe aneurysmal subarachnoid hemorrhage. Stroke. 2012 ;43(8):2097-101.

29. Reinhard M, Rutsch S, Lambeck J, Wihler C, Czosnyka M, Weiller C et al. Dynamic cerebral autoregulation associates with infarct size and outcome after ischemic stroke. Acta Neurol Scand. 2012;125(3):156-62.

30. Reinhard M, Neunhoeffer F, Gerds TA, Niesen WD, Buttler KJ, Timmer J et al. Secondary decline of cerebral autoregulation is associated with worse outcome after intracerebral hemorrhage. Intensive Care Med. 2010;36(2):264-71.

44

Monitorização Hemodinâmica do Paciente no Perioperatório

João Manoel Silva Jr
Suzana Margareth Ajeje Lobo

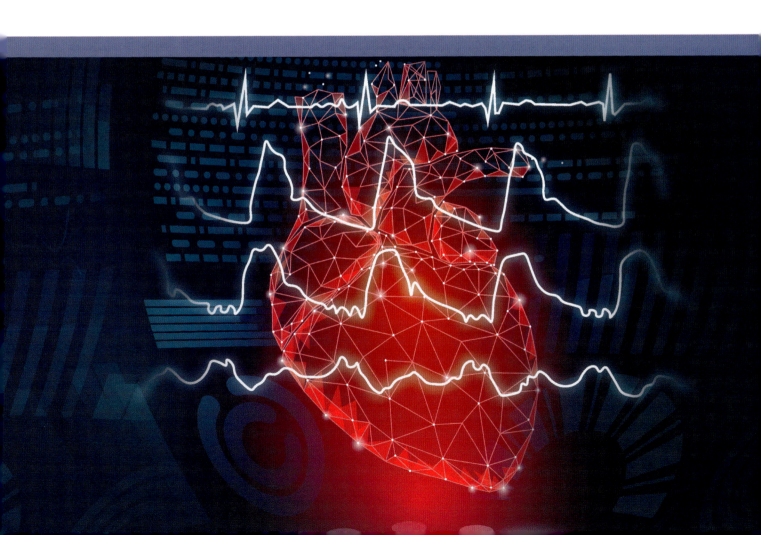

DESTAQUES

- Um número significativo de pacientes cirúrgicos está em risco de complicações perioperatórias, muitas vezes associadas a alterações hemodinâmicas;
- Perfusão tecidual insuficiente em virtude de hipovolemia, disfunção cardíaca ou ambos constituem uma das principais causas de complicações no perioperatório;
- O uso de dispositivos de monitorização hemodinâmica *per se* no ambiente perioperatório não está associado a melhores resultados; no entanto, a medição e a interpretação adequadas das variáveis cardiovasculares associadas aos marcadores de perfusão tecidual podem ajudar a orientar as intervenções terapêuticas, que, por sua vez, podem melhorar os resultados dos pacientes;
- O sistema mais apropriado de monitorização deve ser selecionado para cada paciente antes da cirurgia, ao considerar os riscos individuais do paciente e do procedimento;
- A interpretação adequada das informações oferecidas pela monitorização hemodinâmica requer a integração de diversas variáveis;
- Para melhorar o gerenciamento e o resultado do paciente, o médico deve compreender as vantagens e as limitações de diversos parâmetros e ferramentas usados durante o cuidado perioperatório;
- O gerenciamento perioperatório adequado, guiado por metas hemodinâmicas com oportuna monitorização, pode ajudar a reduzir o risco de complicações e, assim, melhorar potencialmente os resultados.

INTRODUÇÃO

A monitorização hemodinâmica (MH) é importante elemento do cuidado do paciente cirúrgico. Possibilita medir parâmetros que sugerem insuficiência cardiovascular, hipovolemia, vasoplegia ou obstrução cardíaca, bem como definir tratamentos específicos para cada tipo de choque.

Por outro lado, as taxas de mortalidade e complicações perioperatórias relatadas em pacientes cirúrgicos são cerca de 9% e 30%, respectivamente.[1] Um em cada seis pacientes cirúrgicos apresenta complicações antes da alta hospitalar e um em cada 35 pacientes com complicações evolui a óbito sem deixar o hospital. O manejo hemodinâmico guiado por metas, com o objetivo de minimizar o desequilíbrio entre a oferta de oxigênio (DO_2) e o consumo de oxigênio (VO_2) durante esse período, pode melhorar o prognóstico desses pacientes.

Desarranjos perioperatórios no fornecimento de oxigênio estão intimamente relacionados com o desenvolvimento de falência de múltiplos órgãos e morte. A terapia guiada por metas (TGM, do inglês *therapeutic goal management*) ou de otimização perioperatória, definida por oferta de oxigênio (DO_2) adequada através do melhor débito cardíaco (DC), terapia com fluido intravenoso e medicações vasoativas podem diminuir significativamente as complicações e o risco de morte pós-operatório. Diferentes algoritmos de tratamento guiados por várias técnicas de monitorização para diversos objetivos foram usados. Portanto, selecionar o dispositivo de monitorização hemodinâmica mais adequado (para diagnóstico e orientar terapias) pode ser o primeiro passo importante na redução do risco de complicações.

MONITORIZAÇÃO HEMODINÂMICA DO PACIENTE NO PERIOPERATÓRIO

Vários métodos foram desenvolvidos durante as últimas décadas. Algumas tecnologias de estimativa do DC podem ser classificadas, por exemplo, como técnicas calibradas ou não calibradas ou, de acordo com seu nível de invasividade, como invasivas, minimamente ou não invasivas. Existe uma tendência geral de usar técnicas menos invasivas e não invasivas para reduzir os riscos que acompanham os procedimentos invasivos.

Nesse contexto, a manutenção de aporte adequado de oxigênio aos tecidos deve ser a principal meta para a equipe responsável pelos cuidados aos pacientes cirúrgicos. Por este motivo, é fundamental a monitorização constante dos sinais vitais e dos parâmetros hemodinâmicos e de perfusão tecidual. A partir dessa conduta, atitudes devem ser tomadas objetivando principalmente a prevenção da hipóxia tissular e consequentes disfunções orgânicas. Então, é possível afirmar com segurança que a monitorização e o suporte hemodinâmico constituem um dos pilares essenciais para o cuidado perioperatório.

HISTÓRICO

Nos anos 1960, demonstrou-se que, após a indução da anestesia, ocorre diminuição dramática da DO_2, com consequente queda no VO_2, apesar do aumento da demanda de oxigênio em razão do aumento do metabolismo pelo trauma cirurgico. A recuperação desses parâmetros foi mais rápida nos sobreviventes do que nos não sobreviventes.[2]

Nos anos 1970 e 1980, a partir da observação de que a sobrevivência após cirurgias de alto risco estava associada a índices supranormais de DO_2, valores derivados dos alcançados pelos sobreviventes do trauma cirúrgico (principalmente valor de $DO_2 > 600$ mL/min/m²) foram inicialmente preconizados como metas terapêuticas durante as operações de alto risco.[3,4]

IMPORTÂNCIA DA MONITORIZAÇÃO HEMODINÂMICA PERIOPERATÓRIA

O risco de complicações perioperatórias está relacionado com o estado do paciente e as comorbidades, o tipo de cirurgia realizada e sua duração, o grau de urgência, as habilidades e as experiência das equipes cirúrgicas e anestésicas e o manejo pós-operatório. A perfusão tecidual insuficiente em virtude da hipovolemia e/ou da disfunção cardíaca constitui uma das principais causas de complicações perioperatórias e desfechos desfavoráveis (Quadro 44.1).

Quadro 44.1 Critérios de risco pré-operatório.

Critérios maiores

- Mais 70 anos de idade com alguma doença crônica descompensada
- Doença cardiorrespiratória grave prévia (insuficiência coronariana, DPOC ou AVC)
- Doença vascular grave envolvendo grandes vasos
- Abdome agudo com instabilidade hemodinâmica
- Grandes perdas sanguíneas (> 500 mL ou > 7 mL/kg em menores de 12 anos)
- Sepse
- Insuficiência respiratória (necessidade de FiO_2 superior a 40% para manter saturação maior que 92% ou tempo de ventilação mecânica superior a 48 h)
- Insuficiência renal
- Cirurgia oncológica extensa (p. ex., gastrectomia, esofagectomia, cistectomia etc.)

Critérios menores

Tempo anestésico superior a 2 h

Cirurgia de urgência/emergência

AVC: acidente vascular cerebral; **DPOC:** doença pulmonar obstrutiva crônica; **FiO₂:** fração inspirada de oxigênio.

Fonte: Adaptado de Silva *et al.*, 2016.[5]

A baixa reserva cardiorrespiratória parece ser o fator-chave da etiologia das complicações, o que explica sua maior incidência em pacientes idosos, com comorbidades e baixa reserva funcional. Portanto, a manutenção de DO_2 adequada para as células é fundamental.

A DO_2 é determinada por mecanismos centrais e periféricos. Entre os fatores centrais, encontram-se o produto entre DC e conteúdo arterial de oxigênio. Alterações na concentração de hemoglobina (Hb) e na saturação arterial de oxigênio (SaO_2) podem ser compensadas pelo aumento do DC. Entretanto, a recíproca não é verdadeira, já que o conteúdo arterial depende do DC para chegar aos tecidos. Essa relação íntima torna-se especialmente importante quando se percebe que alguns tratamentos podem não ter a eficiência desejada por agir em mais de um fator desta fórmula. Um exemplo é a transfusão sanguínea. Seria lógico esperar que a elevação da Hb elevasse sistemática e previsivelmente a DO_2. No entanto, não é o que se observa, já que, além de gerar resposta inflamatória, o que prejudica a microcirculação, o aumento da viscosidade pode causar queda do DC. Desse modo, demonstra-se a importância da MH para que o DC possa ser constantemente avaliado e adequado às necessidades de órgãos e tecidos.

Além disso, os mecanismos periféricos podem estar alterados em condições inflamatórias, desfigurando o controle do tônus vascular e proporcionando a formação de microtrombos, que obstruem a circulação capilar e levam à distribuição irregular do fluxo sanguíneo.

No contexto cirúrgico, além de haver fatores que influenciam negativamente a DO_2, há mais um fator a ser considerado: o aumento do consumo celular de oxigênio como consequência da aceleração do metabolismo relacionada com o período de recuperação. Um grande trauma cirúrgico eleva a demanda média de oxigênio de 110 mL/min/m² em repouso para 170 mL/min/m². Na maior parte dos pacientes, esse aumento de demanda é acompanhado por aumento do DC e da extração tecidual de oxigênio. Entretanto, o paciente com pouca reserva funcional pode ser incapaz de elevar seu DC em condições que acompanhem o aumento da demanda metabólica, causando hipóxia, morte celular e falência de múltiplos órgãos.

Resumidamente, tem-se a seguinte situação: de um lado, aumento da demanda de oxigênio causado por lesão tecidual, resposta endocrinometabólica e fatores como estresse, hipertermia, etc. Do outro, comorbidades que impedem a elevação adequada da DO_2 por aumento do DC e complicações microvasculares que prejudicam a distribuição do sangue pelos tecidos. No contexto oncológico, a situação torna-se mais grave em decorrência de fatores como anemia, inflamação sistêmica, desnutrição e grandes ressecções.

Desfechos negativos são fortemente associados com desarranjos na DO_2 relacionados com prejuízo no fluxo microvascular. O uso de fluidos e drogas inotrópicas aumenta a DO_2 e pode reduzir a incidência de complicações. Pacientes cirúrgicos frequentemente evoluem pior como consequência primária ou secundária de disfunção orgânica por hipoperfusão ou infecções graves, também consequência do desbalanço na DO_2.

Portanto, é fundamental identificar e monitorizar esses processos, pois mudanças no manejo clínico, com a finalidade de evitar evolução desfavorável, devem ser precoces e baseadas em práticas confiáveis e seguras (Figura 44.1).

SELEÇÃO DE PACIENTES QUE PODEM SE BENEFICIAR DA OTIMIZAÇÃO HEMODINÂMICA

De acordo com o risco do paciente e o risco cirúrgico, recomenda-se a otimização hemodinâmica. Em pacientes com mais de 65 anos ou classificação da *American Society of Anesthesiology* (ASA) ≥ II e em pacientes submetidos a cirurgias com tempo prolongado (≥ 120min) ou perda esperada de sangue de mais de 500 mL, a cirurgias de urgência/emergência ou a procedimentos cirúrgicos com ressecções extensas, deve-se indicar terapias guiada por metas hemodinâmicas.

Os procedimentos cirúrgicos para selecionar pacientes que podem se beneficiar da otimização hemodinâmica são:[5]

- Esofagectomia;
- Gastrectomia;
- Ressecção hepática;
- Pancreatectomia;
- Colectomia;
- Ressecção retal;
- Cistectomia;
- Quimioterapia intraperitoneal hipertérmica (HIPEC);

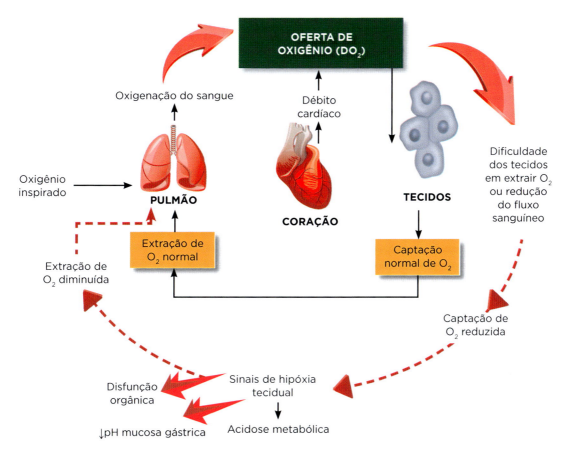

■ **FIGURA 44.1** Metabolismo normal de oxigênio (—) e durante estados de choque (pontilhado), quando se observa hipóxia tecidual. A DO_2 é determinada pelo produto do conteúdo arterial de oxigênio pelo DC.
O_2: oxigênio.

- Fratura do fêmur e do quadril;
- Revisão do quadril;
- Reparo aberto de aneurisma aórtico abdominal (AAA);
- *Bypass* vascular.

Brienza *et al.* disponibilizaram uma metanálise sobre a influência da TGM hemodinâmica no risco de morte conforme a mortalidade do grupo-controle. Eles descobriram que, embora houvesse redução da mortalidade na população geral [30 estudos; 4.874 pacientes; *odds ratio* 0,54; intervalo de confiança de 95% (IC 95%) (0,38-0,77)], o grupo de alto risco (mortalidade > 10%) apresentou um risco ainda mais reduzido [*odds ratio* 0,38; IC 95% (0,25-0,57)] quando utilizaram TGM. O efeito desapareceu em grupos de menor risco (5 a 10% e < 5%). No entanto, mesmo dentro desses grupos de mortalidade mais baixa, observou-se redução nas complicações infecciosas. Por outro lado, estudos realizados em pacientes com risco muito baixo (ASA I a III, cirurgia periférica) não mostraram nenhum benefício no resultado. Ao adaptar essa estratificação bidimensional, é possível não apenas avaliar o risco, mas estimar os objetivos razoáveis para a terapia e o benefício do resultado previsto (Figura 44.2).[6]

PERFUSÃO TECIDUAL

Há formas de estimar a relação entre DO_2 e VO_2. Os tecidos extraem uma porcentagem da DO_2 para a respiração celular, e a parte restante do sangue oxigenado retorna para a circulação venosa. Esta, por sua vez, pode ser mensurada por intermédio de amostra sanguínea coletada na artéria pulmonar [saturação venosa mista de oxigênio (SvO_2)] ou do átrio direito [saturação venosa central de oxigênio ($SvcO_2$)].

A $SvcO_2$ pode ser mensurada somente com o cateter de artéria pulmonar (CAP), mas a $SvcO_2$ pode ser obtida por meio do cateter venoso central alocado na veia cava superior ou no átrio direito. A SvO_2 indica a oxige-

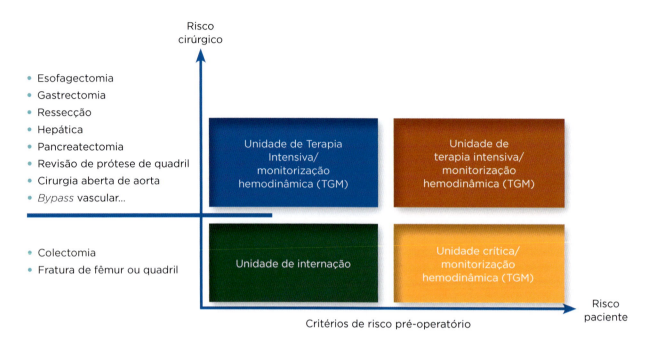

FIGURA 44.2 Matriz para definir pacientes com benefício de internação em cuidados intensivos e de MH no perioperatório.
TGM: terapia guiada por metas.
Fonte: Adaptada de Silva et al., 2016.[5]

nação venosa de todo corpo, enquanto valores de $SvcO_2$ são de 5% a 6% mais elevados. A AvO_2 ou $SvcO_2$ são dependentes do DC, demanda metabólica, Hb e SaO_2.

Quando a DO_2 não consegue suprir o VO_2, ocorre hipóxia tecidual, causando aumento nas concentrações de lactato, em razão da respiração anaeróbia celular, e queda na SvO_2 (< 65%) ou $SvcO_2$ (< 70%), constituindo este mecanismo o mais precoce do estado de choque.

A persistência de valor aumentado de lactato relaciona-se com maior morbidade e mortalidade em pacientes cirúrgicos.[7,8]

Outrossim, valores de SvO_2 e $SvcO_2$ normais ou aumentados não são necessariamente sinônimos de normalidade, pois podem estar normais na presença de *shunting* microvascular, falência microcirculatória ou disfunção mitocondrial, determinando a hipóxia tecidual citopática, que se relaciona com maior morbidade e mortalidade.

Por outro lado, a diferença venoarterial de dióxido de carbono ($GapPCO_2$(v-a)) no sangue, tem sido inversamente correlacionada com o DC.

A mensuração desses marcadores pode ajudar a identificar os pacientes que necessitam de ajustes na volemia, no desempenho cardíaco, ventilação e transfusão sanguínea. Entretanto, é importante lembrar que, no período intraoperatório, esses marcadores podem sofrer influência da baixa demanda celular de oxigênio provocada pela anestesia e hipotermia (Figura 44.3).[8,9]

FERRAMENTAS PARA OTIMIZAÇÃO HEMODINÂMICA NO PERÍODO PERIOPERATÓRIO

A escolha da ferramenta dependerá das condições clinicas do paciente e da complexidade cirúrgica (Figura 44.4 e Figura 44.5). Diante dessas possiblidades, têm-se os métodos listados a seguir.

Monitorização invasiva

Pressão arterial invasiva

Todos os pacientes cirúrgicos de alto risco ou instáveis devem ter sua pressão arterial monitorada de forma invasiva.[10]

Pressão venosa central

Valor referencial é em torno de 6 a 8 mmHg. Em pacientes sem lesão valvar tricúspide, a pressão venosa central (PVC) é igual à pressão diastólica ventricular direita, representando a pré-carga do ventrículo direito. Sabe-se que o valor isolado, assim como o valor estático da PVC,

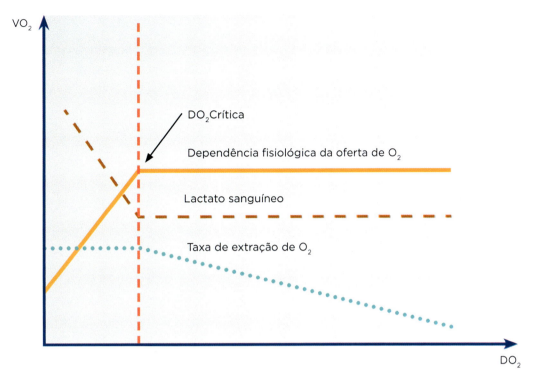

■ **FIGURA 44.3** Dependência fisiológica da oferta de oxigênio. Quando a queda na DO_2 atinge o ponto de DO_2 crítico, o VO_2 começa a cair com relação linear à queda na DO_2, e como a taxa de extração de oxigênio já atingiu sua máxima capacidade de compensação, a demanda metabólica de oxigênio deixa de ser atendida, iniciando-se então o metabolismo anaeróbio e a elevação do lactato sanguíneo. Em condições patológicas, essas curvas sofrem alterações com maior dependência de VO_2 com relação à DO_2.

não prediz responsividade hemodinâmica à infusão de volume.[10] Entretanto, a PVC pode ser útil para guiar a infusão de fluidos em situações nas quais a alteração da PVC é inferior a 3 mmHg após desafio hídrico e nos pacientes em respiração espontânea que têm variação da PVC superior a 1 mmHg durante as fases do ciclo respiratório.[11]

Cateter de artéria pulmonar

O CAP oferece medida direta da PVC, da pressão da artéria pulmonar (PAP), da pressão de oclusão da artéria pulmonar (POAP), assim como estimativa do DC e, por meio de cálculos, obtêm-se medidas hemodinâmicas indiretas. Com o CAP é possível avaliar também variáveis de oxigenação.

O CAP pode ser utilizado como ferramenta diagnóstica (Tabela 44.1) e no manejo de pacientes graves pela interpretação das variáveis hemodinâmicas (Tabela 44.2) e de oxigenação (Tabela 44.3).

Na prática clínica, a utilização do CAP para otimização perioperatória de pacientes cirúrgicos de alto risco submetidos a cirurgias de grande porte mostrou-se benéfica na redução da incidência de disfunções orgânicas e, eventualmente, da mortalidade.[12] Esses benefícios não foram demonstrados tão claramente em outros cenários e estudos randomizados,[13,14] mas alguns sugerem que o uso do CAP pode melhorar o desfecho no subgrupo mais grave de pacientes.[15]

Diante dessas controvérsias, é pertinente esclarecer que o CAP é uma ferramenta diagnóstica e de monitorização e, portanto, só poderá trazer melhora do desfecho clínico quando associada a estratégia terapêutica benéfica para o paciente.

Monitorização menos invasiva

Ecocardiograma transesofágico

A MH, por esse método, possibilita estimar o DC pela análise da câmara cardíaca esquerda, constituindo técnica diferente do CAP. Contudo, essa estimativa requer certa habilidade e conhecimento do operador.

Um estudo observou boa concordância entre as estimativas do DC por onda de pulso do Doppler e pela técnica de termodiluição do CAP em pacientes antes de serem submetidos ao *by-pass* cardiopulmonar.[16]

MONITORIZAÇÃO HEMODINÂMICA E ESTADOS DE CHOQUE

Tabela 44.1 Características das variáveis nos tipos de choque.

Choque/variáveis	PVC	POAP	SvO_2	CAV	DC	RVS
Cardiogênico	Elevada	Elevada	Baixa	Elevada	Baixo	Elevada
Obstrutivo	Variável	Variável	Baixa	Elevada	Baixo	Elevada
Hipovolêmico	Baixa	Baixa	Baixa	Elevada	Baixo	Elevada
Séptico	Variável	Variável	Alta	Baixa	Elevado	Baixa

CAV: diferença arteriovenosa de oxigênio; **POAP:** pressão de oclusão da artéria pulmonar; **RVS:** resistência vascular sistêmica.

Tabela 44.2 Parâmetros hemodinâmicos.

Parâmetros	Faixa normal
PVC	1-6 mmHg
POAP	2-12 mmHg
PAP	Sistólica: 15-30 mmHg
	Diastólica: 4-12 mmHg
Pressão média da artéria pulmonar	9-16 mmHg
Índice cardíaco	2,8-4,2 L/min/m²
IVS	30-65 mL/bat./m²
ITSVE	40-60 g × m/m²
ITSVD	4-8 g × m/m²
FEVD	46-50%
IVDFVD	80-150 mL/m²
RVS	1.600-2.400 dins × s × cm⁻⁵
RVP	250-340 dins × s × cm⁻⁵

FEVD: fração de ejeção do ventrículo direito; **ITSVD:** índice de trabalho sistólico do ventrículo direito; **ITSVE:** índice de trabalho sistólico do ventrículo esquerdo; **IVS:** índice de volume sistólico; **RVP:** resistência vascular pulmonar; **RVS:** resistência vascular sistêmica; **IVDFVD:** índice de volume diastólico final de ventrículo direito.

Entretanto, variações de acurácia e concordância entre o ecocardiograma transesofágico (ETE) e o CAP podem ser relacionadas principalmente aos problemas técnicos de mensurações do TEE, como qualidade da imagem, variações na determinação da área da via de saída de ventrículo esquerdo ou excessivo ângulo do feixe do Doppler.

Embora o TEE não possa ser alternativa ao CAP na estimativa do DC por tempos prolongados, já que o método contínuo é de difícil aplicação com o TEE, essa técnica visual fornece informações essências do ponto de vista das funções globais dos ventrículos esquerdo e direito, anormalidades na motilidade das paredes dos ventrículos ou enchimento cardíaco, com considerável impacto terapêutico em muitas situações agudas hemodinâmicas.[17]

Ultrassom Doppler aórtico transesofágico

Outro método menos invasivo para avaliar o DC é mensurar a velocidade do fluxo do Doppler na aorta descendente.[18] O *probe* é colocado no esôfago em apenas uma posição, na região próxima à aorta descendente, e com mínimos ajustes possibilita estimativa rápida, confiável e contínua do DC.

Esse avanço pode minimizar a variabilidade interobservadores, já que o DC deriva da mensuração do fluxo de sangue da aorta e da área da aorta.

Todavia, entre as limitações estão que o fluxo da coronária e do tronco braquicefálico não são mensurados e, para o manejo, o paciente precisa estar sedado e intubado, principalmente na inserção do *probe*, pois com o pacinte acordado movimentos mínimos podem alterar a posição do *probe* e com isso perder o sinal do fluxo sanguíneo obtido pelo doppler.[19]

Estudos clínicos, nos últimos 20 anos, demonstraram resultados inconsistentes na correlação, na acurácia e na reprodutibilidade desse método comparado com a técnica de termodiluição intermitente do CAP.[20,21] Problemas na detecção do sinal do fluxo têm sido relatadas como uma das causas em publicações recentes.[22] Ademais, Leather e Wouters demonstraram que a redistribuição do fluxo causado pela anestesia epidural aumenta o viés entre o Doppler e a termodiluição do CAP.[21]

Alguns estudos, em cirurgias, mostraram melhora no desfecho dos pacientes com esse método.[23] Recentes avanços no Doppler supraesternal com resultados clí-

Tabela 44.3 Variáveis de oxigenação.

Parâmetros	Faixa normal
PaO_2	70-100 mmHg
$PaCO_2$	35-50 mmHg
SaO_2	93%-95%
SvO_2	70%-78%
PvO_2	36-42 mmHg
CaO_2	16-22 mL O_2/dL
CvO_2	12-17 mL O_2/dL
CAV	3,5-5,5 mL O_2/ dL
DO_2	500-650 mL/min/m^2
VO_2	110-150 mL/min/m^2

CaO_2: conteúdo arterial de oxigênio; **CAV**: diferença arteriovenosa de oxigênio; CvO_2: conteúdo venosos de oxigênio; $PaCO_2$: pressão parcial arterial de dióxido de carbono; PaO_2: pressão parcial arterial de oxigênio; pvO_2: pressão parcial de oxigênio no sangue venoso; SaO_2: saturação arterial de oxigênio; SvO_2: saturação venosa de oxigênio.

nicos favoráveis podem expandir o uso dessa técnica para pacientes não sedados.[24]

Análise do contorno de pulso e termodiluição transpulmonar

A análise do contorno de pulso arterial como estimativa contínua do DC foi introduzida na prática clínica como alternativa ao CAP. Ela baseia-se no princípio de predizer o fluxo sanguíneo vascular pelas médias do formato de determinados componentes das ondas de pressão arterial.

A forma da onda de pressão arterial resulta da interação entre volume sistólico (VS) e características mecânicas do sistema vascular arterial. Portanto, para avaliar o VS e o DC, deve-se considerar a resistência (tônus vascular), a complacência do vaso e as características de impedância no local para detecção do sinal.

Atualmente, existem diferentes modelos de aparelhos com essa finalidade na prática clínica, porém os modelos podem ser calibrados e não calibrados para a estimativa do DC pela análise de contorno de pulso.

Em método calibrado para estimar o DC pela análise de contorno de pulso, utiliza-se cateter com termistor que pode ser inserido em artéria femoral, radial ou axilar, de acordo com o modelo do monitor de débito cardíaco por termodiluição trasnpulmonar. Estimas-se o DC pela técnica de termodiluição e utiliza-se este valor para calibrar a ferramenta que ira monitorar o débito cardíaco de forma contínua pela análise de contorno de pulso. Há dispositivos que o fazem de forma batimento a batimento cardíaco, por algoritmo, mensurando a área da parte sistólica do formato de onda arterial.

Os métodos não calibrados estimam o DC baseados na análise harmônica do formato da onda da curva de pressão arterial (transformação de Fourier), que integra com a duração da batida, duração da ejeção e pressão arterial média. Em contraste, essa monitorização não requer calibração externa para avaliar o DC. O desvio-padrão da mensuração da pressão de pulso (PP) durante 20 segundos correlaciona empiricamente o VS com os dados de base dos pacientes, como idade, genêro, peso e altura. A complacência da aorta também é estimada por esses dados, considerando que a resistência é calculada pelo formato da onda arterial atual.

É importante salientar que, para estimativa do DC, essas técnicas requerem da curva de pressão ótima qualidade de sinal arterial e pacientes com arritmias podem comprometer a acurácia do método.

Muitos estudos encontraram boa correlação entre os valores obtidos pelos dois métodos, calibrados e não calibrados.[25] Entretanto, um estudo mostrou que a concordância pode variar consideravelmente durante diferentes momentos da cirurgia cardíaca, os quais podem ser determinados por alterações na complacência e na resistência vascular.[26] Portanto, recalibrações de 4 a 6 horas podem melhorar a acurácia da técnica em pacientes nos quais há a possibilidade de ocorrer mudanças no sistema vascular, como por exemplo naqueles em uso de vasopressor.

Reinalação parcial de gás carbônico

Um dos primeiros métodos para estimar o DC foi descrito por Fick em 1870, com base na postulação que o DC pode ser calculado com a relação entre VO_2 e diferença arteriovenosa de oxigênio. Esse princípio também pode ser aplicado ao CO_2 para estimar o DC. O método emprega a técnica de reinalação de CO_2 do NICO *system* (*Novametrix Medical System*, Wallingford, DC, USA), cujo sistema consiste em um dispositivo de *loop* de reinalação, o qual se conecta ao circuito respiratório que contém uma válvula de controle, possibilitando reinalação intermitente parcial em ciclos de 3 minutos (ocorre aumento adicional do espaço morto em 50% a 80%).

A produção de CO_2 (VCO_2) é calculada como produto das concentrações de CO_2 durante o ciclo respiratório e o conteúdo arterial de CO_2 derivado do CO_2 expirado e da curva de dissociação do CO_2.

O ciclo de reinalação aumenta o CO_2 expirado e diminui a VCO_2. As diferenças nesses valores são usadas para calcular o DC, tomando-se como base a fórmula diferencial de Fick. Para ajustar o fluxo sanguíneo pulmonar em áreas não ventiladas e a porcentagem de *shunt*, inserem-se as frações inspiradas de oxigênio e a saturação de oxigênio do oxímetro de pulso no monitor NICO®.

Diferentes estudos com resultados conflitantes foram publicados.[27,28] Em contrapartida, Mielck *et al.* revelaram que diferentes tipos de ventilação e função pulmonar podem influenciar a mensuração do DC.[29] Além disso, pacientes com doença pulmonar e aumento do *shunt* pulmonar podem diminuir a acurácia do método.[30] Portanto, o DC pode só ser confiável quando se utiliza modo ventilatório fixo e em pacientes sem doença pulmonar capaz de alterar o *shunt* pulmonar.

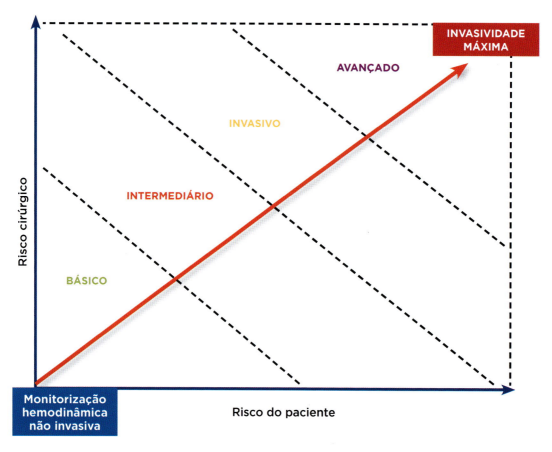

■ FIGURA 44.4   Escolha da MH baseada no risco.

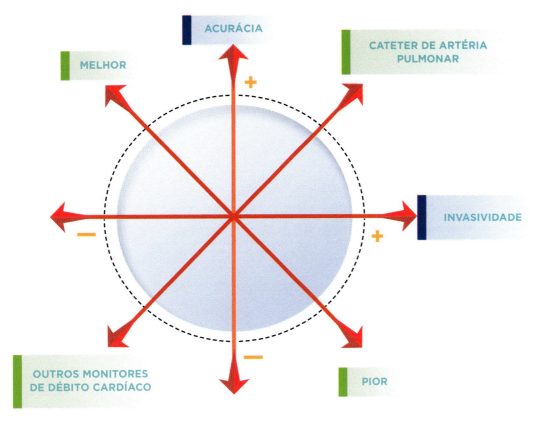

FIGURA 44.5 Escolha da monitorização baseada na precisão e na invasividade dos sistemas de monitoramento.

OTIMIZAÇÃO HEMODINÂMICA E DA PERFUSÃO TECIDUAL NO PERÍODO PERIOPERATÓRIO

A manutenção da DO_2 adequada ou maximizada para atender à demanda de oxigênio dos tecidos em pacientes de alto risco, submetidos a cirurgias de maior porte, foi avaliada em muitos estudos nas últimas décadas. Primeiro, deve-se estar ciente da importância do uso de um protocolo terapêutico durante a terapia guiada por metas (TGM).

O passo inicial é avaliar se há hipovolemia e corrigi-la, o que deve ser feito antes de outras terapias que possam aumentar a DO_2, como uso de inotrópicos, vasopressores e de transfusões de sangue. Pacientes de alto risco submetidos a grandes cirurgias estão sob maior risco de perdas significativas do volume intravascular, mesmo sem perdas aparentes de sangue, por vasodilatação e distúrbios na permeabilidade capilar, com troca de fluidos entre os compartimentos corporais.

O tônus vascular também pode influenciar a pré-carga e a pós-carga. Se o paciente não for mais responsivo a fluidos e ainda estiver hipotenso, o tônus vasomotor provavelmente estará reduzido. Nesse caso, além de verificar o nível da anestesia, serão necessários vasopressores. São determinantes do retorno venoso: a distribuição do volume intravascular, a complacência vascular, a resistência ao retorno venoso, a pressão do átrio direito e o volume de sangue estressado.

O volume de sangue estressado no compartimento venoso é o volume de sangue que contribui efetivamente para produzir a pré-carga. O uso de vasopressores pode transformar volume não estressado (volume do sistema venoso que não contribui com a pré-carga) em volume de sangue estressado, o que pode diminuir a necessidade de grandes ofertas externas de fluidos.

Por fim, se o paciente não for mais responsivo ao aumento da pré-carga com fluidos, o tônus vascular estiver adequado e se não apresentar os valores adequados de DO_2 ou sinais de hipoperfusão, deve-se então utilizar inotrópicos para aumentar a contratilidade que é um dos tripés do DC. E desta formar incrementar o DC.

Manejo de fluidos

A monitorização das pressões de enchimento cardíaco, como PVC, pressão de oclusão da artéria pulmonar (POAP), índice de volume diastólico final de ventrículo direito (IVDFVD) ou volume diastólico final global (VDFG), não é confiável para avaliar a pré-carga cardíaca em pacientes sob ventilação mecânica, pois de acordo com as pressões em vias aéreas podem sofrer alterações. Portanto, não deve ser usada isoladamente para guiar a reposição volêmica. O surgimento de novas tecnologias para monitorização minimamente invasiva do DC e que agregam parâmetros de hemodinâmica funcional tem permitido avaliar o *status* do intravascular no período perioperatório, de forma mais segura.

A hemodinâmica funcional, pelo emprego de parâmetros dinâmicos, utiliza o princípio fisiológico da interação coração-pulmão em pacientes sob ventilação mecânica com pressão positiva para avaliação de fluidorresponsividade. As oscilações cíclicas das pressões intratorácicas geradas pelos ciclos ventilatórios atuam nos vasos sanguíneos provocando alterações no retorno venoso, na pré-carga e pós-carga ventriculares e, por consequência, no VS. A ventilação com pressão positiva está associada a efeitos diferentes sobre os lados esquerdo e direito do coração e resulta em oscilações na onda da pressão arterial e da PP. Observam-se aumentos no VS e na PP durante a inspiração e diminuição durante a expiração. Quanto maior for a influência da pré-carga no VS mais acentuada será essa variação (Figura 44.6).

Vários estudos testaram a capacidade de fluidoterapia dirigida por metas com base em parâmetros dinâmicos para melhorar o resultado pós-cirúrgico.[31,32] Uma revisão sistemática da literatura de fluidoterapia dirigida por metas com base em parâmetros dinâmicos no resultado pós-cirúrgico relatou redução em torno de 50% na morbidade pós-operatória relacionada com diminuição significativa das complicações infecciosas, cardiovasculares e abdominais.[33]

Por outro lado, diversos autores demonstraram redução nas complicações pós-operatórias com regimes de infusão adequada de fluidos de manutenção no período perioperatório;[34,35] contudo, regimes restritivos podem também resultar em desfechos negativos.[36] Isso pode parecer conflitante à primeira vista, já que a otimização da reposição de fluidos guiada por metas pode ser uma ação complementar a uma abordagem de restrição do uso de cristaloides como fluidos de manutenção.

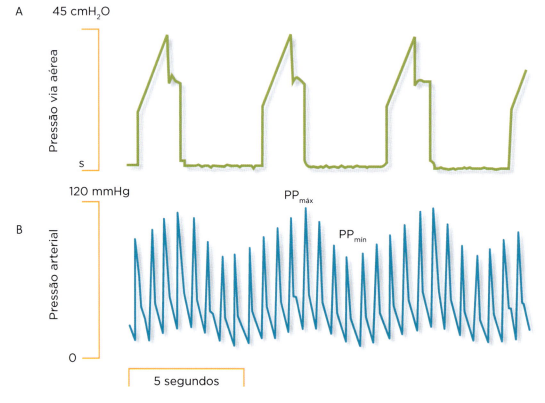

■ **FIGURA 44.6** Análise da variação da PP durante a ventilação mecânica: curva da ventilação mecânica (A) e curva da pressão arterial (B).

Após a ressuscitação inicial e a otimização da perfusão tecidual, cuidados como restrição dos fluidos de manutenção e de diluição de fármaco, nutrição enteral precoce e uso cuidadoso de diuréticos são efetivos em evitar o balanço hídrico positivo acumulativo e as complicações associadas (Figura 44.7).

Transfusão sanguínea

No período intraoperatório, o gatilho transfusional utilizado nos diferentes algoritmos de TGM varia, em geral, de 8 a 10 mg/dL para pacientes de alto risco. No período perioperatório, a transfusão de hemácias costuma ser indicada a pacientes saudáveis se Hb < 7 g/dL e raramente se Hb > 10 g/dL.

Em pacientes com 7 a 10 g/dL de Hb, deve-se considerar evidência de isquemia do órgão e fatores de risco para complicações de inadequação de oxigenação para guiar decisões de transfusão.[37]

Nos pacientes submetidos à cirurgia, a transfusão pode ser considerada se Hb estiver abaixo do limite de 8 g/dL em doentes com baixa reserva cardiopulmonar e naqueles com sintomas de inadequação da DO_2 (p. ex., taxa e volume de sangramento, dor no peito, insuficiência cardíaca congestiva ou taquicardia apesar da reposição de fluidos adequada).

Em um grande estudo de coorte de pacientes cirúrgicos em UTI, as concentrações de Hb foram inferiores a 9 g/dL em pelo menos uma ocasião em 57,6% dos pacientes. Nessa coorte, transfusões de sangue foram associadas a menor risco de morte hospitalar, sobretudo em pacientes idosos, naqueles internados na UTI após cirurgia não cardiovascular, em doentes com maior gravidade e com sepse.[38]

TERAPIA DIRECIONADA POR METAS NO INTRAOPERATÓRIO

O algoritmo de TGM deve ser escolhido em função do risco dos pacientes submetidos a grandes cirurgias, bem como de acordo com a familiaridade da equipe com o método de monitorização.

A disponibilidade de sistemas de monitorização minimamente invasivos tem facilitado a implementação de protocolos. Os pacientes de alto risco submetidos a grandes cirurgias podem ser classificados em dois grupos de triagem para a TGM.

O primeiro reúne pacientes submetidos a cirurgias de grande porte, com risco de perdas significativas de volume plasmático efetivo durante a cirurgia em razão de sangramento, ou outras perdas importantes. Para esses pacientes, a otimização hemodinâmica preventiva

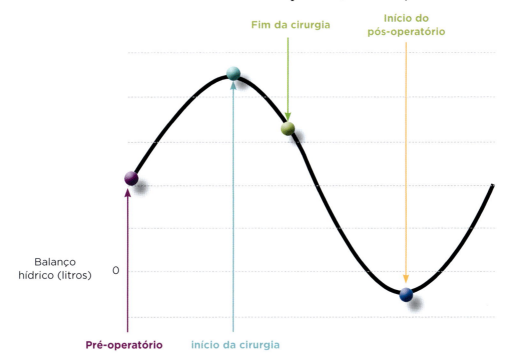

■ FIGURA 44.7 Meta para equilíbrio de líquidos durante e após a cirurgia.

poderia focar no uso de índices dinâmicos de responsividade a fluidos.

Para o segundo grupo, com maior risco de morbimortalidade, recomenda-se um protocolo de aumento da DO_2. Esse protocolo consiste em elevar o VS com fluidos e, depois, de maneira preemptiva, aumentar a DO_2 com dobutamina ou dopexamina, se necessário, para alcançar o melhor valor possível (cerca de 600 mL/min/m²). Inotrópicos não devem ser usados ou devem ser interrompidos no caso de taquicardia, arritmia cardíaca ou sinais de isquemia miocárdica.[39]

TERAPIA DIRECIONADA POR METAS NO PÓS-OPERATÓRIO

A TGM deve ser iniciada, de preferência, na sala de cirurgia ou imediatamente após a admissão na UTI e mantida por um período mínimo de 8 horas e máximo de 12 horas após a cirurgia. Durante a cirurgia, marcadores substitutos para a avaliação do equilíbrio entre DO_2 e VO_2, como SvO_2 e lactato, não podem ser usados. O consumo perioperatório de oxigênio é determinado por vários fatores não relacionados com a perfusão, incluindo profundidade da anestesia, temperatura corporal e sepse. Portanto, durante a cirurgia,

valores normais de SvO_2 não podem ser usados para descartar distúrbios de perfusão e o lactato sérico leva algum tempo para aumentar.

Na verdade, os níveis de $SvO_2 > 70\%$ e depuração de lactato de 10% por hora parecem ser objetivos ótimos de terapia para uso em pacientes acordados após a admissão na UTI.[40]

A TGM em pacientes internados em UTI com níveis séricos de lactato superiores a 3 mEq/L e estratégia terapêutica guiada por níveis de SvO_2 para aumentar DO_2 e diminuir VO_2, com os testes de resposta de fluido focando na depuração de lactato a uma taxa superior a 10% por hora, diminuiu significativamente a mortalidade em pacientes cirúrgicos e clínicos internados em UTI.[39]

Em pacientes com SvO_2 superior a 70%, em caso de hipóxia citopática ou sedação profunda, a diferença venoarterial da pressão parcial de CO_2 $GapPCO_2$ (v-a) pode ser usada para indicar o fluxo sistêmico inadequado. De acordo com a equação de Fick, Gap PCO_2(v-a) está proporcionalmente relacionada com a produção de CO_2 e é inversamente proporcional ao DC. Quando todas as outras variáveis são constantes, se o DC for baixo, a $GapPCO_2$(v-a) será elevado (> 6 mmHg) (Figura 44.8).

MONITORIZAÇÃO HEMODINÂMICA DO PACIENTE NO PERIOPERATÓRIO

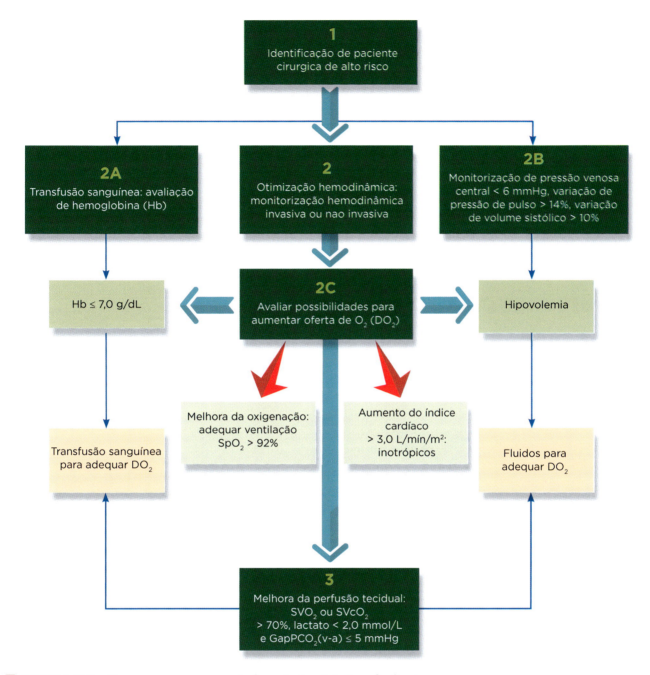

FIGURA 44.8 Organograma para manejo de pacientes cirúrgicos de alto risco.

CONSIDERAÇÕES FINAIS

As complicações pós-operatórias afetam milhões de pacientes em todo o mundo a cada ano. A terapia hemodinâmica direcionada por metas iniciada no intraoperatório e continuada no período pós-operatório tem o potencial de reduzir as complicações no curto e no longo prazo, bem como a mortalidade.

Por esse motivo, os médicos precisam ter um conhecimento profundo da fisiologia cardiovascular no perioperatório e das mudanças associadas às suas intervenções médicas e como elas interagem com os estados de doenças preexistentes. Se esse entendimento estiver claro, as terapias apropriadas podem ser bem selecionadas com o objetivo de adequar o pós-operatório.

REFERÊNCIAS

1. Silva Junior JM, Chaves RCF, Correa TD, Assunção MSC, Katayama HT, Bosso FE, et al. Epidemiology and outcome of high-surgical-risk patients admitted to an intensive care unit in Brazil. Rev Bras Ter Intensiva. 2020;32(1):17-27.

2. Clowes GH, Jr., Del Guercio LR. Circulatory response to trauma of surgical operations. Metabolism. 1960;9:67-81.

3. Shoemaker WC, Appel PL, Waxman K, Schwartz S, Chang P. Clinical trial of survivors' cardiorespiratory patterns as therapeutic goals in critically ill postoperative patients. Crit Care Med. 1982;10(6):398-403.

4. Shoemaker WC, Montgomery ES, Kaplan E, Elwyn DH. Physiologic patterns in surviving and nonsurviving shock patients. Use of sequential cardiorespiratory variables in defining criteria for therapeutic goals and early warning of death. Arch Surg. 1973;106(5):630-6.

5. Silva ED, Perrino AC, Teruya A, Sweitzer BJ, Gatto CS, Simoes CM, et al. Brazilian Consensus on perioperative hemodynamic therapy goal guided in patients undergoing noncardiac surgery: fluid management strategy – produced by the Sao Paulo State Society of Anesthesiology (Sociedade de Anestesiologia do Estado de Sao Paulo - SAESP). Braz J Anesthesiol. 2016;66(6):557-71.

6. Brienza N, Biancofiore G, Cavaliere F, Corcione A, De Gasperi A, De Rosa RC, et al. Clinical guidelines for perioperative hemodynamic management of non cardiac surgical adult patients. Minerva Anestesiol. 2019;85(12):1315-33.

7. Govender P, Tosh W, Burt C, Falter F. Evaluation of increase in intraoperative lactate level as a predictor of outcome in adults after cardiac surgery. J Cardiothorac Vasc Anesth. 2020;34(4):877-84.

8. Silva Junior JM, Oliveira AM, Silveira BR, Ferreira UP, Albretht RN, Gonzaga TB, et al. Intraoperative lactate measurements are not predictive of death in high risk surgical patients. Rev Bras Ter Intensiva. 2010;22(3):229-35.

9. Silva JM Jr., Oliveira AM, Segura JL, Ribeiro MH, Sposito CN, Toledo DO, et al. A large venous-arterial PCO(2) is associated with poor outcomes in surgical patients. Anesthesiol Res Pract. 2011;2011:759-92.

10. Lobo SM, Rezende E, Mendes CL, Rea-Neto A, David CM, Dias FS, et al. Brazilian consensus of monitoring and hemodynamic support – Part V: hemodynamic support. Rev Bras Ter Intensiva. 2006;18(2):161-76.

11. Magder S. Central venous pressure monitoring. Curr Opin Crit Care. 2006;12(3):219-27.

12. Kern JW, Shoemaker WC. Meta-analysis of hemodynamic optimization in high-risk patients. Crit Care Med. 2002;30(8):1686-92.

13. Harvey S, Harrison DA, Singer M, Ashcroft J, Jones CM, Elbourne D, et al. Assessment of the clinical effectiveness of pulmonary artery catheters in management of patients in intensive care (PAC-Man): a randomised controlled trial. Lancet. 2005;366(9484):472-7.

14. National Heart L, Blood Institute Acute Respiratory Distress Syndrome Clinical Trials N, Wheeler AP, Bernard GR, Thompson BT, Schoenfeld D, et al. Pulmonary-artery versus central venous catheter to guide treatment of acute lung injury. N Engl J Med. 2006;354(21):2213-24.

15. Friese RS, Shafi S, Gentilello LM. Pulmonary artery catheter use is associated with reduced mortality in severely injured patients: a National Trauma Data Bank analysis of 53,312 patients. Crit Care Med. 2006;34(6):1597-601.

16. Zhao X, Mashikian JS, Panzica P, Lerner A, Park KW, Comunale ME. Comparison of thermodilution bolus cardiac output and Doppler cardiac output in the early post-cardiopulmonary bypass period. J Cardiothorac Vasc Anesth. 2003;17(2):193-8.

17. Hofer CK, Zollinger A, Rak M, Matter-Ensner S, Klaghofer R, Pasch T, et al. Therapeutic impact of intra-operative transoesophageal echocardiography during noncardiac surgery. Anaesthesia. 2004;59(1):3-9.

18. Royse CF, Royse AG, Soeding PF, Mathieson EM. Descending aortic pulsed wave Doppler can predict changes in cardiac output during off-pump coronary artery bypass surgery. Ann Thorac Cardiovasc Surg. 2003;9(5):314-8.

19. Berton C, Cholley B. Equipment review: new techniques for cardiac output measurement--oesophageal Doppler, Fick principle using carbon dioxide, and pulse contour analysis. Crit Care. 2002;6(3):216-21.

20. Hullett B, Gibbs N, Weightman W, Thackray M, Newman M. A comparison of CardioQ and thermodilution cardiac output during off-pump coronary artery surgery. J Cardiothorac Vasc Anesth. 2003;17(6):728-32.

21. Leather HA, Wouters PF. Oesophageal Doppler monitoring overestimates cardiac output during lumbar epidural anaesthesia. Br J Anaesth. 2001;86(6):794-7.

22. Jaeggi P, Hofer CK, Klaghofer R, Fodor P, Genoni M, Zollinger A. Measurement of cardiac output after cardiac surgery by a new transesophageal Doppler device. J Cardiothorac Vasc Anesth. 2003;17(2):217-20.

23. Wakeling HG, McFall MR, Jenkins CS, Woods WG, Miles WF, Barclay GR, et al. Intraoperative oesophageal Doppler guided fluid management shortens postoperative hospital stay after major bowel surgery. Br J Anaesth. 2005;95(5):634-42.

24. Cohen MG, Kelly RV, Kong DF, Menon V, Shah M, Ferreira J, et al. Pulmonary artery catheterization in acute coronary syndromes: insights from the GUSTO IIb and GUSTO III trials. Am J Med. 2005;118(5):482-8.

25. Godje O, Hoke K, Goetz AE, Felbinger TW, Reuter DA, Reichart B, et al. Reliability of a new algorithm for continuous cardiac output determination by pulse-contour analysis during hemodynamic instability. Crit Care Med. 2002;30(1):52-8.

26. Yamashita K, Nishiyama T, Yokoyama T, Abe H, Manabe M. Cardiac output by PulseCO is not interchangeable with thermodilution in patients undergoing OPCAB. Can J Anaesth. 2005;52(5):530-4.

27. Odenstedt H, Stenqvist O, Lundin S. Clinical evaluation of a partial CO_2 rebreathing technique for cardiac output monitoring in critically ill patients. Acta Anaesthesiol Scand. 2002;46(2):152-9.

28. Kotake Y, Moriyama K, Innami Y, Shimizu H, Ueda T, Morisaki H, et al. Performance of noninvasive partial CO_2 rebreathing cardiac output and continuous thermodilution cardiac output in patients undergoing aortic reconstruction surgery. Anesthesiology. 2003;99(2):283-8.

29. Mielck F, Buhre W, Hanekop G, Tirilomis T, Hilgers R, Sonntag H. Comparison of continuous cardiac output measurements in patients after cardiac surgery. J Cardiothorac Vasc Anesth. 2003;17(2):211-6.

30. Tachibana K, Imanaka H, Takeuchi M, Takauchi Y, Miyano H, Nishimura M. Noninvasive cardiac output measurement using partial carbon dioxide rebreathing is less accurate at settings of reduced minute ventilation and when spontaneous breathing is present. Anesthesiology. 2003;98(4):830-7.

31. Chaves RCF, Correa TD, Neto AS, Bravim BA, Cordioli RL, Moreira FT, et al. Assessment of fluid responsiveness in spontaneously breathing patients: a systematic review of literature. Ann Intensive Care. 2018;8(1):21.

32. Malbouisson LMS, Silva JM, Jr., Carmona MJC, Lopes MR, Assunção MS, Valiatti J, et al. A pragmatic multi-center trial of goal-directed fluid management based on pulse pressure variation monitoring during high-risk surgery. BMC Anesthesiol. 2017;17(1):70.

33. Benes J, Giglio M, Brienza N, Michard F. The effects of goal-directed fluid therapy based on dynamic parameters on post-surgical outcome: a meta-analysis of randomized controlled trials. Crit Care. 2014;18(5):584.

34. Silva JM Jr., de Oliveira AM, Nogueira FA, Vianna PM, Pereira Filho MC, Dias LF, et al. The effect of excess fluid balance on the mortality rate of surgical patients: a multicenter prospective study. Crit Care. 2013;17(6):R288.

35. Wang CH, Hsieh WH, Chou HC, Huang YS, Shen JH, Yeo YH, et al. Liberal versus restricted fluid resuscitation strategies in trauma patients: a systematic review and meta-analysis of randomized controlled trials and observational studies*. Crit Care Med. 2014;42(4):954-61.

36. Myles PS, Bellomo R, Corcoran T, Forbes A, Peyton P, Story D, et al. Restrictive versus liberal fluid therapy for major abdominal surgery. N Engl J Med. 2018;378(24):2263-74.

37. Carson JL, Grossman BJ, Kleinman S, Tinmouth AT, Marques MB, Fung MK, et al. Red blood cell transfusion: a clinical practice guideline from the AABB*. Ann Intern Med. 2012;157(1):49-58.

38. Sakr Y, Lobo S, Knuepfer S, Esser E, Bauer M, Settmacher U, et al. Anemia and blood transfusion in a surgical intensive care unit. Crit Care. 2010;14(3):R92.

39. Lobo SM, de Oliveira NE: Clinical review: What are the best hemodynamic targets for noncardiac surgical patients? Crit Care 2013, 17(2):210.

40. Almeida SL, Amendola CP, Horta VM, Sousa E, Gusmão CA, Silva Júnior JM, Rezende E. Hiperlactatemia à admissão na UTI é um determinante de morbimortalidade em intervenções cirúrgicas não cardíacas de alto risco.Rev Bras Ter Intensiva. 2006 Dec;18(4):360-5.

45

Fisioterapia no Paciente Hemodinamicamente Instável

Denise Carnieli Cazati
Renata Lopes Pereira

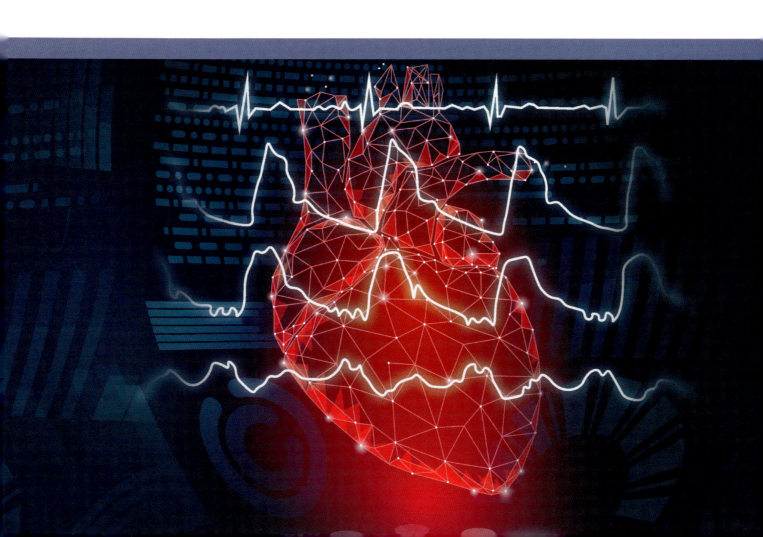

DESTAQUES

- A literatura destaca os benefícios da reabilitação do paciente em ambiente hospitalar, o que promove melhor retorno deste à sociedade e as suas atividades cotidianas;

- A reabilitação em pacientes hemodinamicamente instáveis e gravemente acometidos por doenças, demonstra a importância da atuação dos fisioterapeutas junto à equipe multiprofissional. O objetivo deles é minimizar os efeitos deletérios da imobilidade durante o período de internação, em busca do menor impacto possível das complicações decorrentes da gravidade;

- É importante compreender os diversos parâmetros hemodinâmicos e laboratoriais, além de avaliar os exames de imagem e o *status* ventilatório, a fim de prescrever adequadamente o exercício físico, conforme o quadro clínico e obter a reabilitação segura e de qualidade ao paciente;

- Os casos mais delicados são os pacientes com dispositivos de circulação extracorpórea que exigem reabilitação capaz de preservar e aumentar sua segurança. Logo, quanto maior o conhecimento e a *expertise* do fisioterapeuta e da equipe multiprofissional, mais viável, promissora, segura e eficiente se torna a reabilitação, mesmo em casos de alta complexidade como este.

- As internações em ambiente de terapia intensiva podem promover quadros de sequela motora nos pacientes, em virtude do aumento do risco de perda generalizada da força muscular.[1-4]

INTRODUÇÃO

A reabilitação precoce dos pacientes internados em unidade de terapia intensiva (UTI) vem tornando-se mundialmente reconhecida, o que agrega a mobilização precoce ao tratamento clínico como estratégia terapêutica segura e eficaz para acelerar este processo nestes pacientes, cujo benefício foi comprovado também nos pacientes graves e instáveis.[4]

No ambiente de cuidados intensivos, o fisioterapeuta enfrenta uma tarefa difícil, embora essencial para fornecer atendimento abrangente, compassivo, complexo e tecnológico, sem causar danos aos pacientes, e buscar qualidade e segurança na assistência terapêutica.[2]

A mobilização precoce realizada de maneira adequada e bem orientada reduz várias complicações, incluindo as respiratórias, como atelectasia e pneumonia associada a ventilação mecânica. Esta técnica reduz o tempo de ventilação mecânica e a taxa de retorno do paciente ao ventilador, além de ter papel relevante nas limitações cognitivas e funcionais, uma vez que restabelece a força muscular e a resistência para que o paciente suporte o esforço físico e retorne às suas atividades no melhor condicionamento possível, após alta hospitalar.[5]

Há, no entanto, desafio antigo para a mobilização bem-sucedida de pacientes gravemente enfermos que se traduz na preocupação com a segurança em cenários clínicos de instabilidade hemodinâmica.

HEMODINÂMICA E ESFORÇO FÍSICO

Durante um exercício ou com o aumento de atividade diante de um esforço físico, a premissa fundamental do sistema cardiovascular é fornecer oxigênio e nutrientes aos músculos e demais tecidos e órgãos, para atender a demanda metabólica. Portanto, parâmetros hemodinâmicos relacionados com a pressão arterial e o débito cardíaco são moduladores importantes da capacidade de realizar o exercício e alteram-se com o decorrer da realização deste.[6]

Para que o músculo exerça sua função, é necessário aumento expressivo do fluxo sanguíneo. Contudo, vale lembrar que ocorrem momentos de hiperfluxo na fibra (durante o relaxamento muscular) e diminuição transitória do fluxo sanguíneo em virtude da contração da fibra muscular, que sofre compressão dos vasos intramusculares. Isso pode causar fadiga, quando ocorrem contrações tônicas repetidas e intensas, decorrente da falta de suprimento de oxigênio e nutrientes adequados para essa contração contínua.

Com referência aos efeitos fisiológicos, deve-se considerar que existe relação entre o consumo de oxigênio (VO_2) e o débito cardíaco (DC) durante o esforço físico devido ao aumento da demanda metabólica do sistema muscular. Isto exige aumento do VO_2 e para atendê-lo, ocorre aumento do DC que pode ser obtido pelo aumento do retorno venoso (RV). Num cenário de esforço máximo, tanto a frequência cardíaca (FC) quanto o volume sistólico (VS) podem alcançar valores até 95% superiores a seus valores máximos, a fim de contemplar o DC exigido pela demanda metabólica durante o esforço físico. Pode-se, então, afirmar que a hemodinâmica é fator limitante ao indivíduo, quando ele não se encontra em condições clínicas ideais para contemplar as demandas de fluxo e oxigenação para atender o metabolismo do organismo.[6] Pacientes com graus variados de insuficiência cardíaca, apresentam dificuldades progressivas de realizar esforço necessário para atividades simples, como levantar-se da cama, caminhar até o banheiro ou tomar banho em decorrência do comprometimento decorrente da doença existente.[7]

De modo semelhante, a pressão arterial (PA) recebe os efeitos da estimulação simpática e eleva-se de 20 a 80 mmHg durante o exercício ou esforço físico, o que é fisiologicamente necessário para que o fluxo sanguíneo se direcione melhor para os músculos recrutados para a ação requerida. Nesse caso, é possível observar venoconstrição, o que corrobora com a otimização do RV e do aumento da pré-carga, a qual incrementa a contratilidade cardíaca. Também ocorre vasoconstrição arteriolar o que faz com que a PA passe a ser parâmetro relevante para avaliação a beira leito durante a terapia. Quando ocorre oscilações PA, por vezes, a interrupção da terapia se faz necessário.[8]

Assim como o sistema cardiovascular, o sistema respiratório altera-se durante o exercício ou o esforço físico. O VO_2 pode aumentar em até 20 vezes para suprir a demanda metabólica dos tecidos e sistemas corporais. Por conseguinte, o *déficit* de oxigenação pulmonar afeta diretamente o desempenho físico em atividades com maior recrutamento do funcionamento muscular corporal. Contudo, o sistema cardiovascular coloca-se, ainda, como fator limitante de maior sensibilidade quando se eleva a demanda metabólica do organismo.

Outro ponto relevante é o comportamento da temperatura corporal durante atividades de resistência, nas quais toda a energia liberada pelo metabolismo corporal dos nutrientes pode ser convertida naturalmente em calor. Em condições ideais de funcionamento do organismos, consegue-se converter 20% a 25% da energia de nutrientes em trabalho muscular sendo que as demais reações químicas intracelulares são convertidas em calor corporal. Reações químicas intracelulares, converte-se em calor corporal.[6] É necessário, portanto, atenção nas situações de aumento de temperatura (febre), durante a realização de terapias de reabilitação com exigência de esforço físico aumentado.

PARTICULARIDADES DO PACIENTE HEMODINAMICAMENTE INSTÁVEL

O paciente instável hemodinamicamente necessita ser compreendido do ponto de vista fisiopatológico bem como de qual fase da doença se encontra. É importante que o profissional de saúde tenha consciência situacional clínica do paciente, a fim de saber qual é o possível cenário para acometimento dos sistemas cardiovascular e respiratório, e as possíveis falências de sistemas (renal, hepático, nervoso etc.) associadas a esse quadro clínico basal.

Assim, a observação contínua de parâmetros a beira leito, como a monitorização hemodinâmica e de oxigenação, tem grande importância durante a terapia de reabilitação, pois estes são fatores decisivos para continuá-la ou interrompê-la. Destaca-se, a importância de acompanhar o uso de fármacos como inotrópicos, cronotrópicos, vasodilatadores ou vasopressores considerando-se a dose e as oscilações das doses desses medicamentos como preditores para início e, continuidade ou suspensão da sessão de terapia do paciente.

Durante o exercício, recomenda-se acompanhar continuamente certos parâmetros, como FC, PA, índice e DC, oximetria de pulso (SpO_2) e traçado eletrocardiográfico (ECG), avaliar o efetividade da proposta de reabilitação ao paciente, e deve-se ao mesmo tempo considerar seu estado clínico, bem como a necessidade de manutenção em curto a médio prazos de cuidados intensivos, com o objetivo de ofertar assistência fisioterapêutica orientada e segura, mesmo diante de um quadro de instabilidade clínica e hemodinâmica.[7]

A atenção com relação à oxigenção do paciente ocorre pelo emprego de técnicas de reabilitação e estratégias ventilatórias apropriadas,[9] com o objetivo de proteger os pulmões de lesões desencadeadas pela ventilação mecânica. Para isso, ajustam-se os valores pressóricos e frações de oxigênio adequadas de acordo com o quadro apresentado.

A consciência dessa situação clínica contribuirá no processo de reabilitação e possibilitará tanto a manipulação passiva, quanto a ativa, no leito ou fora dele, com a devida cautela de acompanhamento e logística.

ATUAÇÃO FISIOTERAPÊUTICA NOS PACIENTES INSTÁVEIS

O uso de dispositivos circulatórios por períodos curtos ou prolongados associado à instabilidade clínica do paciente proporciona imobilismo na maior parte dos casos. Este, por sua vez, pode acometer vários sistemas, gerando complicações, como:

- Alterações respiratórias: a restrição do decúbito causa diminuição dos volumes e das capacidades pulmonares, resultando em atelectasias e no acúmulo de muco e secreção pulmonar;
- Complicações cardiovasculares: desenvolvimento de trombose venosa profunda e posteriormente fenômenos cardioembólicos que são os mais frequentes;
- Complicações no sistema musculoesquelético: diminuição de força e trofismo muscular, além de deformidades por encurtamento de estruturas musculares. Sendo que frequentemente

esses pacientes se encontram desnutridos estabelecendo quadro de sarcopenia.

Assim, pacientes em longa permanência na UTI apresentam alto grau de perda de massa muscular (entre 3% e 11%) nas primeiras três semanas de imobilização.[10] Além disso, pode haver acometimento cutâneo (aparecimento de úlceras por pressão), alteração cognitiva (comportamento depressivo e apático), quadro infeccioso associado à doença de base, o que pode aumentar o risco de morte e piorar o prognóstico do paciente.

A atuação precoce e objetiva da fisioterapia tem papel fundamental para minimizar essas complicações/alterações, uma vez que o fisioterapeuta que atua na fase hospitalar/terapia intensiva detém conhecimento específico no manejo do paciente grave, na fase aguda e instável.

Recentemente, houve mudança de paradigma na terapia intensiva, o que facilitou a atuação fisioterapêutica, devido a implementação e atuação na mobilização precoce.[11] Vários estudos sugerem que esse tipo de intervenção diminui o tempo de internação e aumentam as taxas de sobrevida no ambiente de terapia intensiva.

Essa mobilização depende de vários fatores, por exemplo, propósito do uso do dispositivo circulatório (ponte para transplante), localização/posição da canulação, gravidade da doença e capacidade de participação ativa do paciente durante a terapia. Também são utilizados diferentes técnicas fisioterapêuticas e recursos para compor a mobilização precoce nos pacientes com dispositivos extracorpóreos. Entre elas, constam manobras de higiene brônquica, técnicas respiratórias para reexpansão pulmonar, treinamento de musculatura respiratória, cinesioterapia (mobilização passiva, exercícios ativos assistidos, exercícios resistidos), posicionamentos, sedestação no leito, ortostase, deambulação, eletroestimulação neuromuscular (EENM) isolada ou associada ao uso de cicloergômetro.[10]

Pacientes com dispositivos de circulação extracorpórea

A fisioterapia concomitante ao emprego da ECMO é viável e segura, independentemente do tipo de canulação realizada.[10] Todavia, é importante ter equipe multidisciplinar, especializada, treinada e com funções bem definidas para garantir a segurança e o sucesso da mobilização precoce.[11]

O plano terapêutico será ajustado diariamente de modo individualizado, com base na clínica, no estadiamento da doença e na estabilidade do paciente.

Ao realizar a terapia, o paciente deverá ser mantido com toda a monitorização contínua dos sinais vitais.

Na fase aguda da doença, com breve aplicação dos dispositivos de circulação extracorpórea, o paciente pode estar sob o efeito de sedativos ou bloqueadores neuromusculares. Nesse caso, técnicas de mobilização e posicionamento serão utilizadas, além de manobras de higiene brônquica e ajustes ventilatórios.

Os pacientes em pontes para transplantes, por exemplo, são os mais beneficiados com essa terapêutica, já que o descondicionamento físico é uma contraindicação relativa para a realização do transplante em virtude da capacidade de recuperação no pós-operatório.[10]

Técnicas de higiene brônquica

Trata-se de várias intervenções para promover a remoção das secreções das vias aéreas dos pacientes. Pode ser aplicada em indivíduos com respiração espontânea ou sob o uso de ventilação mecânica.[12]

Técnicas de reexpansão pulmonar

O colapso pulmonar é muito frequente em pacientes com restrição de mobilidade. O uso de técnicas e recursos terapêuticos pode beneficiar sua evolução e melhora clínica. Entre as intervenções, é possível citar o uso de exercícios respiratórios, espirometria de incentivo e dispositivos geradores de pressão, como pressão positiva contínua nas vias aéreas (CPAP, do inglês *continuous positive airway pressure*) ou pressão positiva em vias aéreas a dois níveis (BIPAP, do inglês *bi-level positive airway pressure*), podendo ser utilizados de forma intermitente ou contínua.[12]

Treinamento da musculatura respiratória

A imobilidade isoladamente resulta na perda de fibra muscular periférica e respiratória, porém, quan-

do associada à ventilação mecânica invasiva, aumenta consideravelmente a disfunção respiratória. A força dos músculos respiratórios deve ser avaliada preventivamente em pacientes com mobilização restrita, por meio de manovacuômetro, mensurando pressão inspiratória máxima ($PI_{máx}$) e pressão expiratória máxima ($PE_{máx}$). A partir dos dados obtidos, dispositivos inspiratórios e expiratórios que restringem o fluxo por meios de molas e orifícios podem ser utilizados como meio terapêutico.[12] A eletroestimulação, no músculo diafragmático, vem demonstrando importante benefício nos pacientes sob ventilação mecânica invasiva por tempo prolongado.

Posicionamento

É a técnica de primeira linha, que deve fazer parte de qualquer plano terapêutico. São mobilizações que visam à manutenção da amplitude articular, à prevenção de deformidades e encurtamentos musculares, à diminuição da proteólise muscular, o que favorece a drenagem linfática e minimiza os efeitos da imobilidade.[12]

Eletroestimulação neuromuscular

Consiste em excelente recurso terapêutico, podendo ser utilizado nos pacientes incapazes de interação e/ou como recurso auxiliar na facilitação do movimento. Quando comparado ao movimento ativo, é capaz de acionar 30% a 40% mais unidades motoras. Trata-se de aplicação de corrente elétrica de baixa ou média frequência a partir de eletrodos sobre a pele. O objetivo é estimular a contração muscular. A corrente mais utilizada é a estimulação elétrica funcional (FES, do inglês *functional electrical stimulation*), de baixa frequência, alternada ou bifásica, com tempo médio de aplicação de 20 a 30 minutos.

Em paciente graves, as contraindicações, que podem ser absolutas e relativas, são marcapasso cardíaco, infecções cutâneas no local de aplicação, edema que impossibilite a técnica, agitação psicomotora intensa ou perigosa.[13] Nos pacientes com dispositivos circulatórios, a estimulação é feita preferencialmente nos membros inferiores, nos músculos quadríceps e tibial anterior, a depender do sistema a ser utilizado.

A fixação da cânula no membro pode restringir o acesso ao ponto motor da musculatura.[12]

Cicloergômetro

Consiste em aparelho estacionário, que pode ser utilizado para realizar exercícios passivos, ativos e resistidos nos pacientes e possibilita rotações cíclicas. Pode ser empregado nos membros superiores e/ou inferiores. Se os pacientes forem colaborativos, recomenda-se usar a escala de Borg, é ferramenta eficaz para avaliar a percepção do esforço durante a mobilização e em atividades aeróbicas. A avaliação pela escala de Borg auxilia o terapeuta na indicação de prover suporte ventilatório com pressão positiva durante a terapia para adequar o desempenho cardiorrespiratório durante o esforço.

Porta *et al*. (2005) demonstraram que, em pacientes sob ventilação mecânica invasiva, o uso de cicloergômetro nos membros superiores associado à fisioterapia convencional aumentou a capacidade de exercício, assim como reduziu a percepção de dispneia e sensação de fadiga.[14]

Em relato de caso, Pastva *et al*. demonstrou a eficácia da EENM associada ao cicloergômetro na redução da perda de força muscular em paciente portadora de fibrose cística, em ponte para transplante e ECMO V-V (jugular interna).[15]

Sedestação, ortostase, deambulação

As mudanças posturais devem ocorrer de maneira progressiva e segura, começando por sedestação a beira leito, treino de tronco, sedestação em poltrona (podendo ser utilizada a prancha de transferência no início), ortostase passiva com prancha ortostática e evolução da inclinação, exercícios em ortostase, marcha estacionária e deambulação com auxílio (Figuras 45.1).

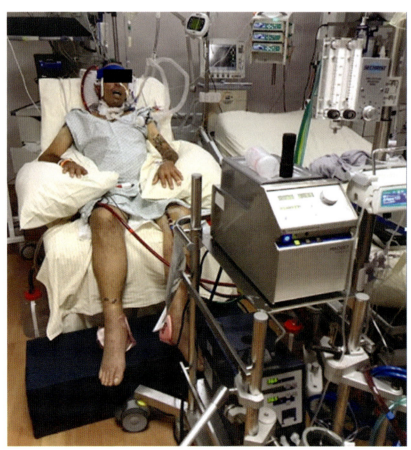

■ **FIGURA 45.1** Paciente em sedestação na poltrona, em ECMO V-V, com otimização da altura dos dispositivos e posicionamento das cânulas, bem como utilização de apoios, sem sobrecarga postural no tronco.

Fonte: Acervo pessoal de Renata Lopes Pereira.

Considerações com relação aos cuidados e à segurança durante mobilização

É importante evidenciar os riscos com relação às mobilizações, como:

- **Cânulas e circuitos dos dispositivos:** mau posicionamento, torção e/ou deslocamento da cânula durante a mobilização, pode conduzir à interrupção do fluxo sanguíneo, acarretando hipoxemia grave e sangramento no local da punção;[11-16]

- **Dispositivos associados à ECMO:** alguns pacientes podem ter dispositivos, como Impella® ou BIA, associados à ECMO. Nesse caso, deve-se avaliar riscos e benefícios da mobilização, em virtude do posicionamento/funcionamento desses dispositivos;[11]

- **Instabilidade clínica/hemodinâmica:** deve-se prontamente intervir, caso haja qualquer alteração de pressão arterial, frequência cardíaca, saturação de oxigênio e fluxo sanguíneo das cânulas. Se o paciente não apresentar resposta satisfatória, cessar a terapia de maneira geral, independentemente da abordagem terapêutica;[16]

- **Falência pulmonar:** em pacientes submetidos a ECMO, com falência respiratória que apresentem hipoxemia durante a terapia do exercício com refratariedade ao aumento da oferta de oxigênio pelo oxigenador, deve-se avaliar e discutir com equipe de especialistas em ECMO a necessidade de aumentar o fluxo da bomba para realizar a terapia do exercício.[16]

- **BIA:** em pacientes com BIA, alinhar a ciclagem do dispositivo durante a terapia com a equipe médica, a fim de otimizar o maior ganho pressórico para realizar a terapia.

CONSIDERAÇÕES FINAIS

Estudos comprovam a eficácia da intervenção fisioterapêutica em pacientes internados na UTI, podendo estar associada a dispositivos de circulação extracorpórea, com benefícios promissores para reestruturação física, psíquica e social do paciente. Todavia, deve-se sempre considerar a condição clínica de cada paciente.

REFERÊNCIAS

1. Schweickert WD, Pohlman MC, Pohlman AS, Nigos C, Pawlik AJ, Esbrook CL et al. Early physical and occupational therapy in mechanically ventilated, critically ill patients: a randomised controlled trial. Lancet. 2009;373:1874-82.

2. Morris PE, Goad A, Thompson C, Taylor K, Harry B, Passmore L et al. Early intensive care unit mobility therapy in the treatment of acute respiratory failure. Crit Care Med. 2008;36:2238-43.

3. Burtin CP, Clerckx B, Robbeets C, Ferdinande P, Langer DP, Troosters TP et al. Early exercise in critically ill patients enhances short-term functional recovery. Crit Care Med. 2009;37:2499-505.

4. Stiller K. Physiotherapy in intensive care: an updated systematic review. Chest J. 2013;144:825-47.

5. Vollman KM. Understanding critically ill patients hemodynamic response to mobilization: using the evidence to make it safe and feasible. Crit Care Nurs Q. 2013;36(1):17-27.

6. Guyton AC. Fisiologia humana. 12.ed. Elsevier, 2011.

7. Keteyian SJ. Exercise training in congestive heart failure: risks and benefits. Review Prog Cardiovasc Dis. 2011;53(6):419-28.

8. Moreira PDL, Paula IS, Andrade DM, Amaral JF, Dias ET, Silva LP et al. Hemodynamic response during isometric exercise among men and women with the same level of anxiety. Rev Soc Cardiol Estado de São Paulo. 2018;27(2):61-5.

9. Serpa Neto A, Cardoso SO, Manetta JA, Pereira VGM, Espósito DC, Pasqualucci MOP et al. Association between use of lung-protective ventilation with lower tidal volumes and clinical outcomes among patients without acute respiratory distress syndrome: a meta-analysis. JAMA. 2012;308(16):1651.

10. Ferreira DC, Marcolino MAS, Macognan E, Plentz RDM, Kessler A. Segurança e potenciais benefícios da fisioterapia em adultos submetidos ao suporte de vida com membrana de oxigenação extracorpórea: uma revisão sistemática. Rev Bras Ter Intensiva. 2019;31(2):227-39.

11. Salna M, Abrams D, Brodie D. Physical rehabilitation in the awake patient receiving extracorporeal circulatory or gas exchange support. Ann Transl Med. 2020;8(13):834.

12. França EET, Ferraz F, Fernandes P, Cavalcanti R, Duarte A, Martinez BP et al. Physical therapy in critically ill adult patients: recommendations from the Brazilian Association of Intensive Care Medicine Department of Physical Therapy. Rev Bras Ter Intensiva. 2012;24(1):6-22.

13. Sousa EF. Efeitos da eletroestimulação neuromuscular em pacientes críticos: uma revisão de literatura. Ribeirão Preto. Tese — Faculdade de Medicina de Ribeirão Preto, Universidade de São Paulo; 2016.

14. Porta R, Vitacca M, Gilè LS, Clini E, Bianchi L, Zanotti E et al. Supported arm training in patients recently weaned from mechanical ventilation. Chest. 2005;128(4):2511-20.

15. Pastva A, Kirk T, Parry SM. Functional electrical stimulation cycling pre- and post-bilateral orthotopic lung transplantation: a case report. Am J Respir Crit Care Med. 2015;191:A1643.

16. Eden A, Purkiss C, Cark G, Baddeley A, Morris K, Corey L et al. In-patient physiotherapy for adults on veno-venous extracorporeal membrane oxygenation – United Kingdom ECMO Physiotherapy Network: a consensus agreement for best practice. J Intensive Care Soc. 2017;18(3):212-20.

46

Drogas Vasoativas
Diluições e Cuidados

Giovana Roberta Zelezoglo
Silvana Maria de Almeida

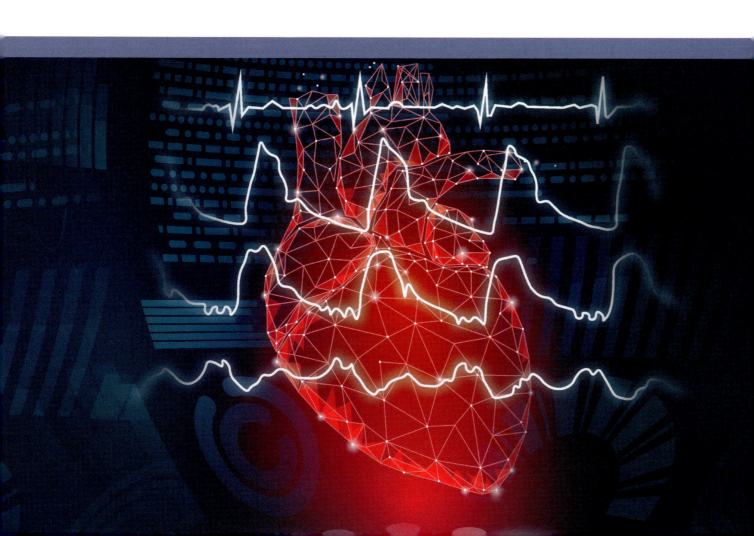

DESTAQUES

- As drogas vasoativas são um grupo de fármacos amplamente utilizados em unidades de cuidados intensivos com a finalidade de manter o estado hemodinâmico do paciente;
- As drogas vasoativas atuam em receptores presentes no endotélio vascular, resultando em efeitos vasculares periféricos, pulmonares e cardíacos. Por serem drogas de efeito rápido e curto, com resposta dose-dependente, a monitorização hemodinâmica contínua é imprescindível;
- Entre as drogas vasoativas mais utilizadas estão a noradrenalina, a adrenalina, a dopamina e a dobutamina, conhecidas como catecolaminas. Outro grupo de fármacos igualmente importantes são os vasodilatadores, com destaque para o nitroprussiato e a nitroglicerina;
- A administração das drogas vasoativas inclui uma série de cuidados importantes para garantir sua eficácia e a segurança do paciente. De modo geral, essas drogas são administradas diluídas, em bomba de infusão, e preferencialmente em acessos venosos centrais;
- Por motivos de compatibilidade e estabilidade, aspectos como tipo de diluente, composição do recipiente, concentração da solução e fotossensibilidade são importantes para o preparo e a administração dessas medicações;
- Durante a infusão dessas drogas é importante considerar os principais efeitos adversos e os parâmetros de monitoramento a serem avaliados relacionados a cada droga.

INTRODUÇÃO

Comumente empregadas no ambiente de terapia intensiva, as drogas vasoativas representam um importante grupo de fármacos destinados à manutenção da hemodinâmica do paciente grave. Apresentam efeitos vasculares periféricos, pulmonares e cardíacos, direta ou indiretamente, atuando em pequenas doses e com respostas dose-dependente, de efeito rápido e curto, por meio de receptores situados no endotélio vascular, o que requer monitorização hemodinâmica contínua e controle da velocidade de infusão através de bombas de infusão.[1-3] São referidas como medicamentos de alto risco por apresentarem estreita margem de segurança, levando à necessidade de controle rigoroso no preparo e na administração, além de exigir conhecimento de sua farmacocinética e farmacodinâmica.[4]

As drogas vasoativas mais utilizadas são as catecolaminas, também denominadas aminas vasoativas ou drogas simpatomiméticas. Entre elas, destacam-se a noradrenalina, a adrenalina, a dopamina e a dobutamina. Outro grupo de fármacos conhecidos são os vasodilatadores, como o nitroprussiato de sódio e a nitroglicerina. As ações das catecolaminas são determinadas por suas ligações às três classes principais de receptores: alfa-adrenérgicos, beta-adrenérgicos e dopaminérgicos.[5]

Essas drogas normalmente são diluídas antes de sua administração, podendo a diluição e a concentração da solução variar entre hospitais e até entre países. A padronização da diluição desses medicamentos facilita o trabalho da equipe e reduz a possibilidade de erros na administração.

As particularidades das principais drogas vasoativas utilizadas em unidade de terapia intensiva (UTI) serão apresentadas a seguir.

DROGAS VASOATIVAS – DILUIÇÕES E CUIDADOS

Concentração usual de infusão: 50 mg em 250 mL (200 mcg/mL);

Concentração máxima de infusão: 100 mg em 250 mL (400 mcg/mL).[6]

Estabilidade

Estabilidade de 24 horas em temperatura ambiente e de 14 dias em refrigeração, após diluição em recipientes livres de PVC.

Administração

- Exclusivamente endovenosa (infusão contínua). Não realizar administração endovenosa direta – este fármaco sempre deve ser administrado diluído;
- Preferencialmente acesso central;
- Bomba de infusão contínua;
- Equipo preferencialmente livre de PVC;
- Em caso de alteração na concentração da solução, lavar ou substituir o equipo de infusão. Se o equipo não for lavado ou substituído poderá demorar minutos a horas para que a nova concentração seja administrada ao paciente.[14]

Principais efeitos adversos

Dor de cabeça, tontura, síncope, hipotensão, angina, náuseas, vômito.[7,8,14]

Parâmetros de monitoramento

Pressão arterial, frequência cardíaca.[7,8]

Observações importantes

- A nitroglicerina migra para muitos plásticos utilizados em equipos para infusão intravenosa, incluindo o PVC. Alguns filtros de linha também podem adsorver a nitroglicerina, devendo ser evitados;[14]
- A dose administrada é afetada pelo tipo de recipiente e equipo utilizados na infusão. O uso de equipo livre de PVC resultará na necessidade de doses reduzidas, devido à menor adsorção da droga no material;[14]
- O uso concomitante com inibidores da fosfodiesterase tipo 5 pode resultar em hipotensão grave, devendo ser evitado.[8]

NITROPRUSSIATO

Forma farmacêutica e apresentação

Frasco-ampola com pó liofilizado para solução injetável contendo 50 mg e ampola com solução diluente contendo 2 mL de solução de glicose a 5%.

Características da solução injetável

Coloração: após reconstituição, a solução torna-se levemente amarronzada;

Faixa de pH: 3,5 a 6,0.

Diluição

Diluentes usuais: SG 5%;

Concentração usual de infusão: 50 mg em 250 mL (200 mcg/mL) a 50 mg em 1.000 mL (50 mcg/mL);

Concentração máxima de infusão: 100 mg em 250 mL (400 mcg/mL).[6]

Estabilidade

A solução preliminar (reconstituída) é estável por 4 horas ao abrigo da luz. A solução para infusão é estável por até 24 horas ao abrigo da luz.[15]

Administração

- Exclusivamente endovenosa (infusão contínua). Não realizar administração endovenosa direta – esse fármaco sempre deve ser administrado diluído.[7,8,15]
- Preferencialmente acesso central;
- Bomba de infusão contínua;
- Equipo e bolsa fotoprotetora, pois a solução é altamente sensível à luz.[7,8,15]

Principais efeitos adversos

Hipotensão, palpitação, desorientação, dor de cabeça, inquietação, náuseas, vômito, aumento da pressão intracraniana e hipotireoidismo.[7,8]

Parâmetros de monitoramento

Pressão arterial, frequência cardíaca, saturação de oxigênio venoso e estado ácido-base (acidose pode ser um indicativo de intoxicação por cianeto), além de níveis de tiocianato e cianeto em pacientes com alterações renais ou hepáticas.[7,8]

Observações importantes

- A solução diluída apresenta coloração levemente amarronzada. A exposição à luz causa sua decomposição, resultando em uma solução laranja, marrom-escura ou azul. A coloração azul indica degradação quase completa do nitroprussiato e sua transformação em cianeto;[8]
- Não utilizar a dose máxima (10 mcg/kg/min) por mais de 10 minutos. Caso a pressão sanguínea não seja controlada, considerar a descontinuação da infusão;[7,8]
- Utilizar com cautela em pacientes com alteração renal ou hepática e hipotireoidismo;[7,8]
- O uso prolongado pode causar intoxicação por cianeto, manifestada por acidose metabólica, hiperoxemia venosa, falta de ar, confusão mental e zumbido. O tratamento da intoxicação por cianeto pode ser feito com administração de hidroxicobalamina ou tiossulfato de sódio.[7,8]

VASOPRESSINA

Forma farmacêutica e apresentação

Solução injetável: 20 U/mL, ampola de 1 mL.[16]

Características da solução injetável

Coloração: solução incolor;[16]

Faixa de pH: 2,5 a 4,5.[6]

Diluição

Diluentes usuais: soro glicosado a 5% (SG 5%) e soro fisiológico (SF).[7,9]

Concentrações usuais de infusão: 20 U em 200 mL (0,2 U/mL), 40 U em 200 mL (0,1 U/mL);

Concentração máxima de infusão: 100 U em 100 mL (1 U/mL).[6,7]

Estabilidade após diluição

Estabilidade de 24 horas em temperatura ambiente.

Administração

- Endovenosa (*bolus* ou infusão contínua), subcutânea e intramuscular;[7,16]
- Na infusão intravenosa, utilizar preferencialmente veia central ou veia periférica profunda;[7,16]
- Bomba de infusão contínua;

Principais efeitos adversos

Parada cardíaca, choque hemorrágico, palidez perioral, arritmias, hipertensão, fibrilação atrial, bradicardia, taquicardia, diminuição do débito cardíaco, angina, isquemia do miocárdio, isquemia mesentérica, hiponatremia, insuficiência renal, diabetes *insipidus* (reversível), trombocitopenia, cólicas abdominais, náusea, vômito, eliminação de gases, tremor, vertigem, contração uterina, constrição brônquica, sudorese, urticária, gangrena cutânea, aumento da bilirrubina sérica.[6,7,8,16]

Parâmetros de monitoramento

Eletrocardiograma, frequência cardíaca, pressão arterial, estado hídrico, débito urinário, monitoramento de eletrólitos (sódio sérico e urinário), osmolaridade urinária e sérica, perfusão digital e das extremidades, local da infusão (pelo risco de extravasamento com necrose tecidual). Após a descontinuação da terapia, continuar a monitorar eletrólitos, estado hídrico e débito urinário para avaliar diabetes *insipidus* reversível.[7,16]

Observações importantes

- Usar com cautela em pacientes com histórico de enxaqueca, doença renal, doença vascular, doença cardiovascular (incluindo arteriosclerose), por piora do débito cardíaco;[7,16]
- Risco do extravasamento (vesicante): pode levar a vasoconstrição grave e necrose tecidual localizada;[6,7,8,9,16]
- Risco de intoxicação hídrica: tontura, sonolência, desatenção e dores de cabeça devem ser reconhecidos para prevenir coma e convulsões.[7,16]
- Doses superiores a 0,04 U/min podem levar à parada cardíaca.[9]

ADRENALINA

Forma farmacêutica e apresentação

Solução injetáve: 1 mg/mL, ampola de 1 mL.

Características da solução injetável

Coloração: solução incolor;

Faixa de pH: 2,0 a 2,5.

Diluição

Diluentes usuais: soro glicosado a 5% (SG 5%) e soro fisiológico (SF);

Concentrações usuais de infusão: 1 mg em 250 mL (4 mcg/mL), 4 mg em 250 mL (16 mcg/mL) ou 1 mg em 1.000 mL (1 mcg/mL);

Concentração máxima de infusão: 16 mg em 250 mL (64 mcg/mL).[6]

Estabilidade após diluição

Estabilidade de 24 horas em temperatura ambiente.

Administração

- Endovenosa (infusão intravenosa), subcutânea e intramuscular;
- Veia de grande calibre;
- Bomba de infusão contínua;
- Bolsa protetora e equipo fotossensível.

Principais efeitos adversos

Palpitações, sudorese, náuseas e vômitos, astenia, tontura, cefaleia, tremor, ansiedade, inquietação, dificuldade para respirar, arritmias, extravasamento no local da injeção.[7-9]

Parâmetros de monitoramento

Função pulmonar, frequência cardíaca, pressão sanguínea, débito urinário e local de infusão (pelo risco de extravasamento com necrose tecidual).[6,7]

Observações importantes

- Evitar infusão rápida, devido ao risco de morte por hemorragia cerebral ou arritmias cardíacas (este uso está indicado apenas em parada cardíaca sem pulso);[7,10]
- Utilizar com cuidado em pacientes com doença de Parkinson, devido ao risco de agitação psicomotora ou agravamento temporário dos sintomas;[8,10]
- Prestar atenção especial em pacientes com diabetes melito, pois pode aumentar temporariamente os níveis de glicose no sangue.[8,10]

NORADRENALINA

Forma farmacêutica e apresentação

Solução injetável: hemitartarato de norepinefrina 8 mg/ 4 mL, equivalente a 1 mg/mL de norepinefrina base.

Características da solução injetável

Coloração: solução incolor a levemente amarelada;

Faixa de pH: 3,0 a 4,5.

Diluição

Diluentes usuais: SG 5% ou soro glicofisiológico (SGF) – a glicose atua como proteção contra a perda significativa de potência devido à oxidação; embora o fabricante não recomende a administração apenas em solução salina, alguns estudos demonstram a estabilidade dessas soluções;[8,11]

Concentrações usuais de infusão: 4 mg em 250 mL (16 mcg/mL) e 8 mg em 250 mL (32 mcg/mL);

Concentração máxima de infusão: 32 mg em 250 mL (128 mcg/mL).[6]

Estabilidade após diluição

Estabilidade de 24 horas em temperatura ambiente.

Administração

- Exclusivamente endovenosa (infusão intravenosa);
- Veia de grande calibre;
- Bomba de infusão contínua;
- Bolsa protetora e equipo fotossensível (facilmente oxidado).

Principais efeitos adversos

Bradicardia, arritmia cardíaca, insuficiência vascular periférica, dispneia, dor de cabeça, ansiedade, necrose por extravasamento no local da infusão.[6-8]

Parâmetros de monitoramento

Pressão sanguínea (ou pressão arterial média), frequência cardíaca, débito cardíaco, *status* do volume intravascular, pressão capilar pulmonar, débito urinário, perfusão periférica e o local de infusão.[6,7]

Observações importantes

- Reduzir a taxa de infusão gradualmente, a fim de evitar hipotensão grave com a suspensão abrupta;[6,7]
- Evitar o uso em pacientes com trombose vascular mesentérica ou periférica, devido à possibilidade de ocasionar aumento da isquemia e estender a área de infarto;[6,7]
- Usar com extrema cautela em pacientes em tratamento com inibidores da monoamino-oxidase (IMAO), devido à possibilidade de ocasionar hipertensão grave e prolongada.[6,7]

DOPAMINA

Forma farmacêutica e apresentação

Solução injetável: de 5 mg/mL, ampola de 10 mL.

Características da solução injetável

Coloração: incolor ou levemente amarelada;
Faixa de pH: 2,5 a 5,0.

Diluição

Diluentes usuais: SF ou SG5%;

Concentração usual de infusão: 400 mg em 250 mL (1.600 mcg/mL);

Concentração máxima de infusão: 3.200 mcg/mL.[6]

Estabilidade após diluição

Estabilidade de 24 horas em temperatura ambiente.

Administração

- Exclusivamente endovenosa (infusão intravenosa);
- Veia de grande calibre;
- Bomba de infusão contínua;
- Bolsa protetora e equipo fotossensível.

Principais efeitos adversos

Arritmias, palpitações, taquicardia, dispneia, náuseas e vômitos, necrose local por extravasamento.[6,7,12]

Parâmetros de monitoramento

Pressão arterial, frequência cardíaca, eletrocardiograma, débito urinário, função renal, pressão venosa central, débito cardíaco, sinais e sintomas de extravasamento (risco de necrose tissular).[6,8]

Observações importantes

- Descontinuar a infusão gradualmente, com de redução de dose, para evitar hipotensão aguda;[6,8]
- Não utilizar em soluções alcalinas, devido à inativação do princípio ativo;[12]
- Não utilizar se a solução apresentar coloração amarelo-acastanhada (indicativo de decomposição do princípio ativo).[12]

DOBUTAMINA

Forma farmacêutica e apresentação

Solução injetável: de 250 mg/20 mL, ampola de 20 mL.

Características da solução injetável

Coloração: incolor a amarelo-clara;

Faixa de pH: 2,5 a 5,5.

Diluição:

Diluentes usuais: SF ou SG5%;

Concentrações usuais de infusão: 250 mg em 500 mL (500 mcg/mL), 250 mg em 250 mL (1.000 mcg/mL), 500 mg em 250 mL (2.000 mcg/mL) ou 1.000 mg em 250 mL (4.000 mcg/mL);

Concentração máxima de infusão: 5.000 mcg/mL.[6]

Estabilidade após diluição

Estabilidade de 24 horas em temperatura ambiente.

Administração

- Exclusivamente endovenosa (infusão intravenosa);
- Veia de grande calibre;
- Bomba de infusão contínua;
- Bolsa protetora.

Principais efeitos adversos

Arritmias, taquicardia, hipertensão, náuseas, cefaleia, dor anginosa, dor torácica inespecífica, palpitações, dispneia.[6,13]

Parâmetros de monitoramento

Pressão arterial, eletrocardiograma, fluxo urinário, débito cardíaco, pressão venosa central, pressão capilar pulmonar de oclusão e potássio sérico.[8,13]

Observações importantes

- Descontinuar a infusão gradualmente, com redução de dose, para evitar hipotensão aguda;[13]
- É incompatível com soluções alcalinas.[13]

NITROGLICERINA

Forma farmacêutica e apresentação

Solução injetável: de 5 mg/mL, ampolas de 5 ou 10 mL.

Características da solução injetável

Coloração: solução límpida, incolor a levemente amarelada.

Faixa de pH: 3,0 a 6,5.

Diluição

Diluentes usuais: SF ou SG 5% com embalagens livres de policloreto de vinila (PVC);

TABELAS DE CONSULTA RÁPIDA

As Tabelas 46.1 a 46.14. apresentam a infusão das principais drogas vasoativas de uso clínico.

Tabela 46.1 Dopamina: 250 mg qsp 250 mL de diluente (dose: µg/kg/min).

	Infusão (mL/h)										
Peso	3	5	10	15	20	25	30	35	40	45	50
45	1,0	1,9	3,7	5,6	7,4	9,3	11,1	13,0	14,8	16,7	18,5
50	1,0	1,7	3,3	5,0	6,7	8,3	10,0	11,7	13,3	15,0	16,7
55	0,9	1,5	3,0	4,5	6,1	7,6	9,1	10,6	12,1	13,6	15,2
60	0,8	1,4	2,8	4,2	5,6	6,9	8,3	9,7	11,1	12,5	13,9
65	0,8	1,3	2,6	3,8	5,1	6,4	7,7	9,0	10,3	11,5	12,8
70	0,7	1,2	2,4	3,6	4,8	6,0	7,1	8,3	9,5	10,7	11,9
75	0,7	1,1	2,2	3,3	4,4	5,6	6,7	7,8	8,9	10,0	11,1
80	0,6	1,0	2,1	3,1	4,2	5,2	6,3	7,3	8,3	9,4	10,4
85	0,6	1,0	2,0	2,9	3,9	4,9	5,9	6,9	7,8	8,8	9,8
90	0,6	0,9	1,9	2,8	3,7	4,6	5,6	6,5	7,4	8,3	9,3
95	0,5	0,9	1,8	2,6	3,5	4,4	5,3	6,1	7,0	7,9	8,8
100	0,5	0,8	1,7	2,5	3,3	4,2	5,0	5,8	6,7	7,5	8,3
105	0,5	0,8	1,6	2,4	3,2	4,0	4,8	5,6	6,4	7,1	7,9
110	0,5	0,8	1,5	2,3	3,0	3,8	4,5	5,3	6,1	6,8	7,6

Apresentação: 5 mg/mL – ampola de 10 mL.

250 mg = 5 ampolas = 50 mL.

Concentração final da solução: 1 mg/mL.

qsp: quantidade suficiente para.

Tabela 46.2 Dopamina: 500 mg qsp 250 mL de diluente (dose: µg/kg/min).

	(Infusão mL/h)										
Peso	3	5	10	15	20	25	30	35	40	45	50
45	2,2	3,7	7,4	11,1	14,8	18,5	22,2	25,9	29,6	33,3	37,0
50	2,0	3,3	6,7	10,0	13,3	16,7	20,0	23,3	26,7	30,0	33,3
55	1,8	3,0	6,1	9,1	12,1	15,2	18,2	21,2	24,2	27,3	30,3
60	1,7	2,8	5,6	8,3	11,1	13,9	16,7	19,4	22,2	25,0	27,8
65	1,5	2,6	5,1	7,7	10,3	12,8	15,4	17,9	20,5	23,1	25,6
70	1,4	2,4	4,8	7,1	9,5	11,9	14,3	16,7	19,0	21,4	23,8
75	1,3	2,2	4,4	6,7	8,9	11,1	13,3	15,6	17,8	20,0	22,2
80	1,2	2,1	4,2	6,2	8,3	10,4	12,5	14,6	16,7	18,7	20,8

MONITORIZAÇÃO HEMODINÂMICA E ESTADOS DE CHOQUE

Tabela 46.2 (Cont.) Dopamina: 500 mg qsp 250 mL de diluente (dose: µg/kg/min).

Peso	\multicolumn{11}{c	}{(Infusão mL/h)}
	3	5	10	15	20	25	30	35	40	45	50
85	1,2	2,0	3,9	5,9	7,8	9,8	11,8	13,7	15,7	17,6	19,6
90	1,1	1,9	3,7	5,6	7,4	9,3	11,1	13,0	14,8	16,7	18,5
95	1,1	1,8	3,5	5,3	7,0	8,8	10,5	12,3	14,0	15,8	17,5
100	1,0	1,7	3,3	5,0	6,7	8,3	10,0	11,7	13,3	15,0	16,7
105	1,0	1,6	3,2	4,8	6,3	7,9	9,5	11,1	12,7	14,3	15,9
110	0,9	1,5	3,0	4,5	6,1	7,6	9,1	10,6	12,1	13,6	15,2

Apresentação: 5 mg/mL – ampola de 10 mL.

500 mg = 10 ampolas = 100 mL.

Concentração final da solução: 2 mg/mL

qsp: quantidade suficiente para.

Tabela 46.3 Dobutamina: 250 mg qsp 250 mL de diluente (dose: µg/kg/min).

Peso	\multicolumn{11}{c	}{Infusão (mL/h)}
	3	5	10	15	20	25	30	35	40	45	50
45	1,1	1,9	3,7	5,6	7,4	9,3	11,1	13,0	14,8	16,7	18,5
50	1,0	1,7	3,3	5,0	6,7	8,3	10,0	11,7	13,3	15,0	16,7
55	0,9	1,5	3,0	4,5	6,1	7,6	9,1	10,6	12,1	13,6	15,2
60	0,8	1,4	2,8	4,2	5,6	6,9	8,3	9,7	11,1	12,5	13,9
65	0,8	1,3	2,6	3,8	5,1	6,4	7,7	9,0	10,3	11,5	12,8
70	0,7	1,2	2,4	3,6	4,8	6,0	7,1	8,3	9,5	10,7	11,9
75	0,7	1,1	2,2	3,3	4,4	5,6	6,7	7,8	8,9	10,0	11,1
80	0,6	1,0	2,1	3,1	4,2	5,2	6,3	7,3	8,3	9,4	10,4
85	0,6	1,0	2,0	2,9	3,9	4,9	5,9	6,9	7,8	8,8	9,8
90	0,6	0,9	1,9	2,8	3,7	4,6	5,6	6,5	7,4	8,3	9,3
95	0,5	0,9	1,8	2,6	3,5	4,4	5,3	6,1	7,0	7,9	8,8
100	0,5	0,8	1,7	2,5	3,3	4,2	5,0	5,8	6,7	7,5	8,3
105	0,5	0,8	1,6	2,4	3,2	4,0	4,8	5,6	6,4	7,1	7,9
110	0,5	0,8	1,5	2,3	3,0	3,8	4,5	5,3	6,1	6,8	7,6

Apresentação: 250 mg/20 mL – ampola de 20 mL.

250 mg = 1 ampola = 20 mL.

Concentração final da solução: 1 mg/mL.

qsp: quantidade suficiente para.

capítulo 46

DROGAS VASOATIVAS – DILUIÇÕES E CUIDADOS 639

Tabela 46.4 Dobutamina: 500 mg qsp 250 mL de diluente (dose: µg/kg/min).

Peso	Infusão (mL/h)										
	3	5	10	15	20	25	30	35	40	45	50
45	2,2	3,7	7,4	11,1	14,8	18,5	22,2	25,9	29,6	33,3	37,0
50	2,0	3,3	6,7	10,0	13,3	16,7	20,0	23,3	26,7	30,0	33,3
55	1,8	3,0	6,1	9,1	12,1	15,2	18,2	21,2	24,2	27,3	30,3
60	1,7	2,8	5,6	8,3	11,1	13,9	16,7	19,4	22,2	25,0	27,8
65	1,5	2,6	5,1	7,7	10,3	12,8	15,4	17,9	20,5	23,1	25,6
70	1,4	2,4	4,8	7,1	9,5	11,9	14,3	16,7	19,0	21,4	23,8
75	1,3	2,2	4,4	6,7	8,9	11,1	13,3	15,6	17,8	20,0	22,2
80	1,2	2,1	4,2	6,2	8,3	10,4	12,5	14,6	16,7	18,7	20,8
85	1,2	2,0	3,9	5,9	7,8	9,8	11,8	13,7	15,7	17,6	19,6
90	1,1	1,9	3,7	5,6	7,4	9,3	11,1	13,0	14,8	16,7	18,5
95	1,1	1,8	3,5	5,3	7,0	8,8	10,5	12,3	14,0	15,8	17,5
100	1,0	1,7	3,3	5,0	6,7	8,3	10,0	11,7	13,3	15,0	16,7
105	1,0	1,6	3,2	4,8	6,3	7,9	9,5	11,1	12,7	14,3	15,9
110	0,9	1,5	3,0	4,5	6,1	7,6	9,1	10,6	12,1	13,6	15,2

Apresentação: 250 mg/20 mL – ampola de 20 mL.

500 mg = 2 ampolas = 40 mL.

Concentração final da solução: 2 mg/mL.

qsp: quantidade suficiente para.

Tabela 46.5 Dobutamina: 750 mg qsp 250 mL de diluente (dose µg/kg/min).

Peso	Infusão (mL/h)										
	3	5	10	15	20	25	30	35	40	45	50
45	3,3	5,6	11,1	16,7	22,2	27,8	33,3	38,9	44,4	50,0	55,6
50	3,0	5,0	10,0	15,0	20,0	25,0	30,0	35,0	40,0	45,0	50,0
55	2,7	4,5	9,1	13,6	18,2	22,7	27,3	31,8	36,4	40,9	45,5
60	2,5	4,2	8,3	12,5	16,7	20,8	25,0	29,2	33,3	37,5	41,7
65	2,3	3,8	7,7	11,5	15,4	19,2	23,1	26,9	30,8	34,6	38,5
70	2,1	3,6	7,1	10,7	14,3	17,9	21,4	25,0	28,6	32,1	35,7
75	2,0	3,3	6,7	10,0	13,3	16,7	20,0	23,3	26,7	30,0	33,3
80	1,9	3,1	6,3	9,4	12,5	15,6	18,8	21,9	25,0	28,1	31,3
85	1,8	2,9	5,8	8,8	11,8	14,7	17,6	20,6	23,5	26,5	29,4
90	1,7	2,8	5,6	8,3	11,1	13,9	16,7	19,4	22,2	25,0	27,8
95	1,6	2,6	5,3	7,9	10,5	13,2	15,8	18,4	21,1	23,7	26,3

Tabela 46.5 (Cont.) Dobutamina: 750 mg qsp 250 mL de diluente (dose µg/kg/min).

	Infusão (mL/h)										
Peso	3	5	10	15	20	25	30	35	40	45	50
100	1,5	2,5	5,0	7,5	10,0	12,5	15,0	17,5	20,0	22,5	25,0
105	1,4	2,4	4,8	7,1	9,5	11,9	14,3	16,7	19,0	21,4	23,8
110	1,4	2,3	4,5	6,8	9,1	11,4	13,6	15,9	18,2	20,5	22,7

Apresentação: 250 mg/20 mL – ampola 20 mL.

750 mg = 3 ampolas = 60 mL.

Concentração final da solução: 3 mg/mL.

qsp: quantidade suficiente para.

Tabela 46.6 Noradrenalina: 4 mg qsp 250 mL de diluente (dose: µg/kg/min).

	Infusão (mL/h)										
Peso	3	5	10	15	20	25	30	35	40	45	50
45	0,02	0,03	0,06	0,09	0,12	0,15	0,18	0,21	0,24	0,27	0,30
50	0,02	0,03	0,05	0,08	0,11	0,14	0,16	0,19	0,22	0,24	0,27
55	0,01	0,02	0,05	0,07	0,10	0,12	0,15	0,17	0,20	0,22	0,25
60	0,01	0,02	0,05	0,07	0,09	0,11	0,14	0,16	0,18	0,20	0,23
65	0,01	0,02	0,04	0,06	0,08	0,10	0,12	0,15	0,17	0,19	0,21
70	0,01	0,02	0,04	0,06	0,08	0,10	0,12	0,14	0,15	0,17	0,19
75	0,01	0,02	0,04	0,05	0,07	0,09	0,11	0,13	0,14	0,16	0,18
80	0,01	0,02	0,03	0,05	0,07	0,08	0,10	0,12	0,14	0,15	0,17
85	0,01	0,02	0,03	0,05	0,06	0,08	0,10	0,11	0,13	0,14	0,16
90	0,01	0,02	0,03	0,05	0,06	0,08	0,09	0,11	0,12	0,14	0,15
95	0,01	0,01	0,03	0,04	0,06	0,07	0,09	0,10	0,11	0,13	0,14
100	0,01	0,01	0,03	0,04	0,05	0,07	0,08	0,09	0,11	0,12	0,14
105	0,01	0,01	0,03	0,04	0,05	0,06	0,08	0,09	0,10	0,12	0,13
110	0,01	0,01	0,02	0,04	0,05	0,06	0,07	0,09	0,10	0,11	0,12

Apresentação: 1 mg/mL – ampola 4 mL.

4 mg = 1 ampola = 4 mL.

Concentração final da solução: 0,016 mg/mL.

qsp: quantidade suficiente para.

capítulo 46

DROGAS VASOATIVAS – DILUIÇÕES E CUIDADOS **641**

Tabela 46.7 Noradrenalina: 8 mg qsp 250 mL de diluente (dose: µg/kg/min).

Peso	Infusão (mL/h)										
	3	5	10	15	20	25	30	35	40	45	50
45	0,04	0,06	0,12	0,18	0,24	0,29	0,35	0,41	0,47	0,53	0,59
50	0,03	0,05	0,11	0,16	0,21	0,27	0,32	0,37	0,42	0,48	0,53
55	0,03	0,05	0,10	0,14	0,19	0,24	0,29	0,34	0,39	0,43	0,48
60	0,03	0,04	0,09	0,13	0,18	0,22	0,27	0,31	0,35	0,40	0,44
65	0,02	0,04	0,08	0,12	0,16	0,20	0,24	0,29	0,33	0,37	0,41
70	0,02	0,04	0,08	0,11	0,15	0,19	0,23	0,27	0,30	0,34	0,38
75	0,02	0,04	0,07	0,11	0,14	0,18	0,21	0,25	0,28	0,32	0,35
80	0,02	0,03	0,07	0,10	0,13	0,17	0,20	0,23	0,27	0,30	0,33
85	0,02	0,03	0,06	0,09	0,12	0,16	0,19	0,22	0,25	0,28	0,31
90	0,02	0,03	0,06	0,09	0,12	0,15	0,18	0,21	0,24	0,27	0,29
95	0,02	0,03	0,06	0,08	0,11	0,14	0,17	0,20	0,22	0,25	0,28
100	0,02	0,03	0,05	0,08	0,11	0,13	0,16	0,19	0,21	0,24	0,27
105	0,02	0,03	0,05	0,08	0,10	0,13	0,15	0,18	0,20	0,23	0,25
110	0,01	0,02	0,05	0,07	0,10	0,12	0,14	0,17	0,19	0,22	0,24

Apresentação: 1 mg/mL – ampola de 4 mL.

8 mg = 2 ampolas = 8 mL.

Concentração final da solução: 0,032 mg/mL.

qsp: quantidade suficiente para.

Tabela 46.8 Noradrenalina: 12 mg qsp 250 mL (dose: µg/kg/min).

Peso	Infusão (mL/h)										
	3	5	10	15	20	25	30	35	40	45	50
45	0,05	0,09	0,18	0,27	0,36	0,44	0,53	0,62	0,71	0,80	0,89
50	0,05	0,08	0,16	0,24	0,32	0,40	0,48	0,56	0,64	0,72	0,80
55	0,04	0,07	0,15	0,22	0,29	0,36	0,44	0,51	0,58	0,65	0,73
60	0,04	0,07	0,13	0,20	0,27	0,33	0,40	0,47	0,53	0,60	0,67
65	0,04	0,06	0,12	0,18	0,25	0,31	0,37	0,43	0,49	0,55	0,62
70	0,03	0,06	0,11	0,17	0,23	0,29	0,34	0,40	0,46	0,51	0,57
75	0,03	0,05	0,11	0,16	0,21	0,27	0,32	0,37	0,43	0,48	0,53
80	0,03	0,05	0,10	0,15	0,20	0,25	0,30	0,35	0,40	0,45	0,50
85	0,03	0,05	0,09	0,14	0,19	0,24	0,28	0,33	0,38	0,42	0,47

Tabela 46.8 (Cont.) Noradrenalina: 12 mg qsp 250 mL (dose: μg/kg/min).

Peso	\multicolumn{11}{c}{Infusão (mL/h)}
	3	5	10	15	20	25	30	35	40	45	50
90	0,03	0,04	0,09	0,13	0,18	0,22	0,27	0,31	0,36	0,40	0,44
95	0,03	0,04	0,08	0,13	0,17	0,21	0,25	0,29	0,34	0,38	0,42
100	0,02	0,04	0,08	0,12	0,16	0,20	0,24	0,28	0,32	0,36	0,40
105	0,02	0,04	0,08	0,11	0,15	0,19	0,23	0,27	0,30	0,34	0,38
110	0,02	0,04	0,07	0,11	0,15	0,18	0,22	0,25	0,29	0,33	0,36

Apresentação: 1 mg/mL – ampola de 4 mL.

12 mg = 3 ampolas = 12 mL.

Concentração final da solução: 0,048 mg/mL.

qsp: quantidade suficiente para.

Tabela 46.9 Noradrenalina: 16 mg qsp 250 mL de diluente (dose: μg/kg/min).

Peso	\multicolumn{11}{c}{Infusão (mL/h)}
	3	5	10	15	20	25	30	35	40	45	50
45	0,07	0,12	0,24	0,35	0,47	0,59	0,71	0,82	0,94	1,06	1,18
50	0,06	0,11	0,21	0,32	0,42	0,53	0,64	0,74	0,85	0,95	1,06
55	0,06	0,10	0,19	0,29	0,39	0,48	0,58	0,67	0,77	0,87	0,96
60	0,05	0,09	0,18	0,27	0,35	0,44	0,53	0,62	0,71	0,80	0,88
65	0,05	0,08	0,16	0,24	0,33	0,41	0,49	0,57	0,65	0,73	0,82
70	0,05	0,08	0,15	0,23	0,30	0,38	0,45	0,53	0,61	0,68	0,76
75	0,04	0,07	0,14	0,21	0,28	0,35	0,42	0,49	0,57	0,64	0,71
80	0,04	0,07	0,13	0,20	0,27	0,33	0,40	0,46	0,53	0,60	0,66
85	0,04	0,06	0,12	0,19	0,25	0,31	0,37	0,44	0,50	0,56	0,62
90	0,04	0,06	0,12	0,18	0,24	0,29	0,35	0,41	0,47	0,53	0,59
95	0,03	0,06	0,11	0,17	0,22	0,28	0,33	0,39	0,45	0,50	0,56
100	0,03	0,05	0,11	0,16	0,21	0,27	0,32	0,37	0,42	0,48	0,53
105	0,03	0,05	0,10	0,15	0,20	0,25	0,30	0,35	0,40	0,45	0,50
110	0,03	0,05	0,10	0,14	0,19	0,24	0,29	0,34	0,39	0,43	0,48

Apresentação: 1 mg/mL – ampola de 4 mL.

16 mg = 4 ampolas = 16 mL.

Concentração final da solução: 0,064 mg/mL.

qsp: quantidade suficiente para.

DROGAS VASOATIVAS – DILUIÇÕES E CUIDADOS

Tabela 46.10 Noradrenalina: 20 mg qsp 250 mL de diluente (dose: µg/kg/min).

Peso	\multicolumn{11}{c	}{Infusão (mL/h)}
	3	5	10	15	20	25	30	35	40	45	50
45	0,09	0,15	0,30	0,44	0,59	0,74	0,89	1,03	1,18	1,33	1,48
50	0,08	0,13	0,27	0,40	0,53	0,67	0,80	0,93	1,06	1,20	1,33
55	0,07	0,12	0,24	0,36	0,48	0,60	0,73	0,85	0,97	1,09	1,21
60	0,07	0,11	0,22	0,33	0,44	0,55	0,67	0,78	0,89	1,00	1,11
65	0,06	0,10	0,20	0,31	0,41	0,51	0,61	0,72	0,82	0,92	1,02
70	0,06	0,10	0,19	0,29	0,38	0,48	0,57	0,67	0,76	0,86	0,95
75	0,05	0,09	0,18	0,27	0,35	0,44	0,53	0,62	0,71	0,80	0,89
80	0,05	0,08	0,17	0,25	0,33	0,42	0,50	0,58	0,67	0,75	0,83
85	0,05	0,08	0,16	0,23	0,31	0,39	0,47	0,55	0,63	0,70	0,78
90	0,04	0,07	0,15	0,22	0,30	0,37	0,44	0,52	0,59	0,67	0,74
95	0,04	0,07	0,14	0,21	0,28	0,35	0,42	0,49	0,56	0,63	0,70
100	0,04	0,07	0,13	0,20	0,27	0,33	0,40	0,47	0,53	0,60	0,67
105	0,04	0,06	0,13	0,19	0,25	0,32	0,38	0,44	0,51	0,57	0,63
110	0,04	0,06	0,13	0,18	0,24	0,30	0,36	0,42	0,48	0,54	0,60

Apresentação: 1 mg/mL – ampola de 4 mL.
20 mg = 5 ampolas = 20 mL.
Concentração final da solução: 0,08 mg/mL.
qsp: quantidade suficiente para.

Tabela 46.11 Nitroprussiato de sódio: 50 mg qsp 250 mL de diluente (dose: µg/kg/min).

Peso	\multicolumn{11}{c	}{Infusão (mL/h)}
	3	5	10	15	20	25	30	35	40	45	50
45	0,22	0,37	0,74	1,11	1,48	1,85	2,22	2,59	2,96	3,33	3,70
50	0,20	0,33	0,67	1,00	1,33	1,67	2,00	2,33	2,66	3,00	3,33
55	0,18	0,30	0,61	0,91	1,21	1,51	1,82	2,12	2,42	2,72	3,03
60	0,17	0,28	0,56	0,83	1,11	1,39	1,67	1,94	2,22	2,50	2,78
65	0,15	0,26	0,51	0,77	1,02	1,28	1,54	1,79	2,05	2,31	2,56
70	0,14	0,24	0,48	0,71	0,95	1,19	1,43	1,67	1,90	2,14	2,38
75	0,13	0,22	0,44	0,67	0,89	1,11	1,33	1,55	1,78	2,00	2,22
80	0,12	0,21	0,42	0,62	0,83	1,04	1,25	1,46	1,67	1,87	2,08
85	0,12	0,20	0,39	0,59	0,78	0,98	1,18	1,37	1,57	1,76	1,96
90	0,11	0,19	0,37	0,56	0,74	0,93	1,11	1,30	1,48	1,67	1,85

MONITORIZAÇÃO HEMODINÂMICA E ESTADOS DE CHOQUE

Tabela 46.11 (Cont.) Nitroprussiato de sódio: 50 mg qsp 250 mL de diluente (dose: μg/kg/min).

| Peso | \multicolumn{11}{c}{Infusão (mL/h)} |||||||||||
	3	5	10	15	20	25	30	35	40	45	50
95	0,11	0,18	0,35	0,53	0,70	0,88	1,05	1,23	1,40	1,58	1,75
100	0,10	0,17	0,33	0,50	0,67	0,83	1,00	1,17	1,33	1,50	1,67
105	0,10	0,16	0,32	0,48	0,63	0,79	0,95	1,11	1,27	1,43	1,59
110	0,09	0,15	0,30	0,45	0,61	0,76	0,91	1,06	1,21	1,36	1,51

Apresentação: 50 mg frasco-ampola com diluente de 2 mL.

50 mg = 1 frasco-ampola = 2 mL.

Concentração final da solução: 0,2 mg/mL

qsp: quantidade suficiente para.

Tabela 46.12 Nitroprussiato de sódio: 100 mg qsp 250 mL de diluente (dose: μg/kg/min).

| Peso | \multicolumn{11}{c}{Infusão (mL/h)} |||||||||||
	3	5	10	15	20	25	30	35	40	45	50
45	0,44	0,74	1,42	2,22	2,96	3,71	4,45	5,19	5,93	6,67	7,41
50	0,40	0,67	1,33	2,00	2,67	3,34	4,00	4,67	5,34	6,00	6,67
55	0,36	0,61	1,21	1,82	2,43	3,03	3,64	4,24	4,85	5,46	6,06
60	0,33	0,56	1,11	1,67	2,22	2,78	3,34	3,89	4,45	5,00	5,56
65	0,31	0,51	1,03	1,54	2,05	2,57	3,08	3,59	4,10	4,62	5,13
70	0,29	0,48	0,95	1,43	1,91	2,38	2,86	3,34	3,81	4,29	4,76
75	0,27	0,44	0,89	1,33	1,78	2,22	2,67	3,11	3,56	4,00	4,45
80	0,25	0,42	0,83	1,25	1,67	2,08	2,50	2,92	3,34	3,75	4,17
85	0,24	0,39	0,78	1,18	1,57	1,96	2,35	2,75	3,14	3,53	3,92
90	0,22	0,37	0,74	1,11	1,48	1,85	2,22	2,59	2,96	3,34	3,71
95	0,21	0,35	0,70	1,05	1,40	1,76	2,11	2,46	2,81	3,16	3,51
100	0,20	0,33	0,67	1,00	1,33	1,67	2,00	2,33	2,67	3,00	3,34
105	0,19	0,32	0,64	0,95	1,27	1,59	1,91	2,22	2,54	2,86	3,18
110	0,18	0,30	0,61	0,91	1,21	1,52	1,82	2,12	2,43	2,73	3,03

Apresentação: 50 mg, frasco-ampola com diluente de 2 mL.

100 mg = 2 frascos-ampola = 4 mL.

Concentração final da solução: 0,4 mg/mL.

qsp: quantidade suficiente para.

ÍNDICE REMISSIVO 655

com balão intra-aórtico, 563

empregados na manutenção da terapia com ECMO e seus objetivos, **534-535**

empregados no início da terapia com ECMO e seus objetivo, **533**

no paciente com choque, 573

na manutenção do sistema de monitorização pressórico, 143

Cultura, coleta de, 414

Curva (s)

amortecida, *73*

da linha arterial e do pletismógrafo, *332*

da pessão arterial, sinal da, 127

de curvas para cálculo da média e obtenção dos valores hemodinâmicos, *149*

de dissociação da hemoglobina, 17, *18*

de dissociação da oxi-Hb, *284*

de dissociação da oxi-hemoglobina, *241*

de ECG, DZ e $(dZ/dt)_{máx.}$, *160*

de Frank-Starling, *14, 114, 221*

construída a partir do índice de trabalho sistólico do VE, *242*

de função ventricular baseada na pré-carga, *361*

de obstrução, *73*

de PAD e o ECG registrado simultaneamente, correspondência entre, *61*

de pletismografia, 332

análise de contorno de, 151

de pressão arterial antes e durante a oclusão expiratória final, registro típico, *331*

de pressão arterial invasiva de aspecto normal, *72*

de pressão de ventrículo direito, 61

de pressão-volume, *414*

de ressuscitação do paciente em estado de choque, *306*

de termo diluição transpulmonar, *588*

de termodiluição, *54*

de termodiluição pulmonar, *102*

de vazamento, *73*

para predição do SOFA, 296

pressão-volume do VE, *12*

pressão-volume, 8

pressórica

fidedignidade da, 144, 144

frequência de resposta ótima da, 144

ROC da variação de pressão de pulso durante inspiração forçada, *364*

subamortecida, *73*

venosa atrial direita, *585*

D

Damping, 96, 133

Deambulação, 628

Débito

cardíaco, 3, 8, 108, 126, 179, 285

aferição por meio da termodiluição transpulmonar, 104

análise de contorno de pulso, 125

como estimar e calcular, 333

contratilidade, 242

correlação entre, *107*

determinantes do, 13

elementos importantes na estimativa pelo ecodopplercardiograma, **334**

estimativa do, 334

estimativa do, limitações do método e fatores que alteram a, 77

análise de contorno de pulso de pressão arterial, 77

cateter de Swan-Ganz, 77

termodiluição transpulmonar, 78

estimativa por análise do contorno de pulso da pressão arterial, *128*

estimativa por meio da curva de termodiluição pulmonar, *103*

monitorização do, 599

pós-carga, 242

pré-carga, 241

rastrear tendências e mudanças durante a evolução, 134

urinário, 307

Debitômetro volumétrico intermitente, *53*

Decanulação, paciente em ECMO, 539

Demanda metbólica, 25

Depressor do miocárdio, 431

Desafio hídrico, 332

Desmame ventilatório, 370

Diafragma, medida de espessameno do, *525*

Diagnóstico de enfermagem no choque segundo a NANDA, **577**

Diâmetro da vida de saída do venrículo esquerdo, imagem em zoom, *334*

Diferença venosa central e arterial, 264

Dióxido de carbono
  interpretação dos gradientes sanguíneos e teciduais, 261
  estudos clínicos, 264

Disfunção (ões)
  aguda
    do ventrículo direito, 377
      critérios diagnósticos, 378
      definição, 379
      epidemiologia, 379
      etiologia, 379
      farmacológico, 383
      tratamento, 382
      suporte circulatório mecânico, 384
  cardiovascular
    da sepse, 410, 427
  miocárdica, 431
    na sepse
      distribuição dos tipos, *410*
      fisiopatologia da, *413*
  orgânicas
    manejo das, 424
    na sepse e choque séptico, tratamento de suporte, **424**
  ventricular aguda de ventrículo direito
    anatomia e fisiopatologia, 380
    diagnóstico, 380
    manifestações clínicas , 380

Disfunção/falência ventricular direita, mecanismos de, *381*

Disóxia, 86

Dispositivo(s)
  de ACM de curta permanência, **547**
  ACM disponíveis no Brasil, **555**
  de assistência circulatória de longa permanência

estudos clínicos sobre, **553-554**
  de assitência circulatória de longa permanência

resolução de problemas relacionados com o funcionamento dos, **556**
  de assistência ventricular, premissas para a escolha de um, *403*
  de curta permanência, 546
  de longa permanência, 550
  de monitorização de DC por análise de contorno de pulso da pressão arterial, **131**
  de suporte circulatório mecânico por implantação percutânea, *402*
  de termodiluição transpulmonar, variáveis hemodinâmicas avaliadas pelos, **110**
  implante cirúrgico dos, 554
  na unidade de terapia intensiva, manejo dos, 555

Dissecção do trígono femoral de cadáver humano, *40*

Dissociação hemodinâmica, 270

Distância do E-septo, *200*

Distensão do ventrículo esquerdo, 513

Distúrbio (s)
  da coagulação, 515
  da coeagulação em pacientes com ECMO

exames laboratoriais para manejo da, **506**
  hematológico, 515
    metábólico, correção e prevenção dos, 469,470

DO_2
  cálculo, 287
  dependência patológica da, 244
  e VO_2, relação entre, *243, 289*

Dobutamina, 347, 634
  infusão, 637t, **638-639**

Dopamina,345, 346, 634

infusão, **636-637**

Doppler tecidual mitral, *204*

dp/dt, 180, cálculo do, **181**

Droga (s)

de infusão contínua, compatibilidade, **649**

vasoativas, 343, 631

administração de, 344

agentes inotrópicos, 347

agentes vasopressores, 346

diluições e cuidados, 631

estabilidade e compatibilidades, 647

inibidores da fosfodiesterase, 348

nitroprussiato de sódio, 353

princípios, 345

E

Ecocardiografia, 117

abordagem hemodinâmica pela, 195

análise da veia cava, 182

avaliação átrio direito e conxões venosas, 188

avaliação de hipotensão arterial, 187

avaliação de isquemia e de hipotensão arterial, 184

avaliação de isquemia, 186

avaliação do VD, 188

avaliação hemodinâmica, 175

débito cardíaco, 179

desempenho diastólico do VE, 188

desempenho sistólico do VE, 184

em modo "M", *338*

em pacientes graves, 167

encurtamento endocárdico fracionário, 185

equação da continuidade, 180

estimativa da pressão de enchimento do VE, 183

exame bidimensional, 170

gradientes transvalvares, 177

hemodinâmica, indicações, 169

princípios físicos, 170

relação entre os fluxos pulmonar e sistêmico, 180

variação da velocidade de fluxo aórtico, 182

variação de pressão/variação de tempo, 180

volume sistólico, 179

Ecocardiograma

capacidade de reconhecimento do intensivista não ecocardiografista ao usar o, **169**

Doppler colorido, 445

no choque, 197

Edema

cardiogênico, 108

pulmonar cardiogênico, 107

pulmonar hidrostático, 196

Efeito Haldane, 262

EGDT (*Early Goal Direct Therapy*), 421

linha do tempo entre os estudos que avaliaram o, **421**

Eixo

curto transgástrico, visualização do, *186*

flebostático, localização, *142*

Elastância, 430

Eletrodo, posicionamento correto dos, *163*

Eletroestimulação neuromuscular, 627

Elevação passiva das pernas, 211

Embolectomia, 451

Embolia

critérios clínicos de Genebra revisados para predição de, **443**

gasosa, 31, 510

pulmonar, 440

algoritmo de condução clínica, *447*

maciça, **227**

mecanismos e tratamento, **385**

não maciça, **227**

tratameno inicial, 448

Embolização

arterial periférica, 90

cerebral, 74

cerebral por fluxo retrógrado, 90

Enchimento sistêmico, pressão média de, 22

Encurtamento endocárdico fracionário, 185

Enfermagem

competência na assistência circulatória com BIA, 567a

cuidados no paciente com choque, 573

suporte na análise de contorno de pulso e termodiluição transpulmonar, 139

Epinefrina, 346

Equação

da continuidade, princípio da, *180*

de Fick, 263

de Kubicek, 159

Equilíbrio de líquidos durante e após a cirurgia, metas, *617*

Escala French, 31

Escore

de Frankel, 461

de lesão pulmonar, **493**

de Murray, **493**

PERC, 443

Respiratory Extracorporeal Membrane Survival Prediction, 495

SAVE, 495

Survival After Veno-arterial, 495

Estabilidade de soluções, 648

Estado

de choque

classificação de acordo com o padrão hemodinâmico invasivo, **62**

classificação dos, 215

quanto ao estágio evolutivo, 217

quanto ao padrão de fluxo, 218, **218**

quanto ao padrão hemodinâmico, 218

quanto ao tipo de hipóxia, 217

de alto fluxo, 216

síntese de vasopressores e inotrópicos no tratamento de, **349-351**

Estenose, 31

EVI (*ejection velocity index*), 159

Expansão volêmica, 323

F

Falha energética celular, 282

Fast-Flush, 133

Fenômeno de *aliasing*, 177

Ferramenta para otimização hemodinâmica no período perioperatório, 510

Fibrinolíticos, 450

doses dos, **451**

Filtro de veia cava inferior, 451

Fisiopatologia cardiorrespiratória aplicada, 582

Fisioterapia no paciente hemodinamicamente instável, 623

Fluido

influsão de, 25

intratorácico, compartimentos de, *328*

reposisção de, 468

Fluido-responsividade, 152

avaliação de, *114*

métodos não invasivos de monitorização da, 155

Fluidos, responsividade à infusão de, 321

Flush, 96

Fluxo

da membrana de oxigenação extracorpórea, 504

queda do, 510

diastólico através da valva mitral, padrão de, *184*

pulmonar e sistêmico, relação entre, 180

sanguíneo, 15

dentro do vaso, *272*

cerebral autorregulação do, 596

Fluxometria por laser Doppler, 298

Fondaparinux®, 449

Fórmulas usadas para cálculo da FEDV e seus pontos, *55*

Fração

de ejeção, 186

de encurtamento, 200

de oxigênio da membrana, 504

do ventrículo esquerdo, 201

global, 104

Frequência de repetição de pulsos, 177

Função

diastólica

análise da, *192*

do VE pelo DP transmitral, *203*

sistólica

avaliação quantitativa da, 200

do ventrículo esquerdo, 199

G

Gap PCO_2, 262

interpretação clínica, 265

normal, *265*

Gás fresco, fluxo de, 504

Glicose, metabolismo aeróbico e anaeróbico da, *252*

Gradiente

de CO_2 regionais, 265

transvalvares, 177

veno-arterial

de CO_2 e DC, relação entre, *263*

de dióxido de carbono, 291

de dióxido de carbono da mucosa gástrica, 299

H

HeartMate 3®, *555*

Hematoma, 31

retroperitoneal, 32

Hemocomponente, complicações relacionadas à trasfusão de, **469**

Hemoconcentração durante o desmame, 373

Hemodinâmica

esforço físico e, 625

intervenções na, 25

Hemoglobina, oxigênio ligado à, 239

Hemorragia, tríade da morte na, *468*

Heparina

de baixo peso molecular, 448

não fracionada, 448

Hierarquia dos objetivos da fase de ressuscitação em relação aos níveis pressóricos, *308*

Hiperlactatemia

causas de, **155**

fisiopatologia da, 254

Hipertensão

intracraniana

monitorização hemodinâmica no paciente com, 593

monitorização hemodinâmica recomendada e metas terapêuticas na, 596

pulmonar descompensada, mecanismos e tratamento, **385**

Hipocalcemia, 469

Hipotensão arterial

avaliação de, 184, 187

guiada pelo ecocardiograma transesofágico, **187**

Hipoxemia, 512

Hipoxia

anêmica, 217

citotóxica, 217

estagnante, 217

histotóxica, 217

I

Impedância elétrica do corpo, 160

Instabilidade hemodinâmica em pacientes com choque neurogênico, 461

Imagem(ns)

da microcirculação sublingual obtida por por Cytoscan®, *298*

ecográfica, princípios da produção da, 197

espectral de polarização ortogonal, 297

obtida por meio de IDF, *275*

Impedância, 158

Impella®, 402,548, *549*

Implante cirúrgico dos dispositivos, 554

Índice (s)

cardíaco, 108

como estimar e calcular, 333

e taxa de extração de oxigênio sobre o consumo de oxigênio, relação entre, *312*

de colapsilibilidade de veia cava superior, 182

de colapso da veia cava superior, 364

de colapso pressórico da veia cavasuperior, 365

de distensão da veia cava inferior, 364

de função cardíaca, 104

de perfusão periférica, 274

de permeabilidade vascular pulmonar, 107

de variabilidade de pletismográfica, 332

de variação pletismográfica (IVP), 153

dinâmicos, 134

Infarto

agudo do miocárdio

do VD, fisiopatologia, *394*

precipitando choque cardiogênico

Iatrogenias na abordagem do paciente com, *395*

subgrupos clínicos e hemodinâmicos no, **396**

de ventrículo direito, mecanismos e tratamento, *385*

Infecção, 74

Inflexão negativa da PVC, 362

Infusão de fluidos, 25

Inibidores da fosfodiesterase, 348

Inotrópicos, escores para orientação das doses de, 400

Instabilidade hemodinâmica, 513

tratamento em pacientes com choque neurogênico, 461

Insuficiência cardíaca, classificação INTERMACS de gravidade da IC, **545**

Insuflação pulmonar sob ventilação mecânica com pressão positiva, efeitos hemodinâmicos, *329*

Integral tempo-velocidade, 334

como estimar e calcular, 333

determinação da, 334

em pacientes em ventilação mecânica invasiva controlada, 335

em pacientes em ventilação espontânea, 335

Interação coração-pulmão, 371

Intraopertório, terapia direcionada por metas no, 617

Introdutor de 6 French, *44*

Isquemia

avaliação de, 184, 186

da pele circunvizinha à punção, 90

do membro, 514

global, 431

iVAC 2L®, *402*

J

Janela (s)

apical de quatro câmaras, *172*

básicas, *198*

bicaval, 189

do ecocardiograma, 197

paraesternal de eixo curto, 171

paraesternal de eixo longo, 171

paraesternal, subcostal e apical, posição do transdutor para avaliar, *171*

subcostal, *174*

L

Lactato, 290

coleta de, 414

conversão de piruvato em, 251

depuração como meta de ressuscitação, 254

dosagem na prática clínica, 256

em pacientes graves, avaliação do, 249

$GapPCO_2$ e medidas de $SvcO_2$ durante fase de otimização, combinação, 316

metabolismo do, 251

sob condições diferentes, *253*

produção aeróbica de, 254

produção anaeróbica de, 254

sérico, níveis de, *315*

Lactime, 315

Lei

de Frank-Starling, 8, 14

de Starling, aplicação da, 333

Lesão renal aguda, 516

M

Macro-hemodinâmica, 397

Manejo pressórico, individualização do, 601

Manobra (s)

de Allen, *71*

de elevação passiva das pernas, 329

de oclusão expiratória final, 211

de Valsalva, 363

traçados da PA durante, *363*

do teste de variação sistólica respiratória, impressão da tela do, *367*

Marcador(es)

de perfusão tecidual sistêmica, 398

na miocardiopatia séptica, 432

Matriz para definir pacientes com benefício de internação em cuidados intensivos, *610*

Medicação nos receptores e seus efeitos clínicos, **345**

Medida(s)

da saturação tecidual de oxigênio, 276

do D da VSVE, *203*

estáticas de pressão com o volume sistólico rm indivíduos sadios, ausência de relação entre, *64*

estáticas, 152

Membana

basal, *240*

de oxigenção extracorpórea, 481, *484*, *551*

ajustes dos parâmetros ventilátórios na, **524**

checklist de segurança para aplicação diária para identificação de possíveis riscos, durante a utilização da, **536-537**

componentes do circuito da, 483

-complicações, 539

complicações clínicas, 512

complicações com o circuito, 508

contraindicações, 494

cuidados de enfermagem, 529

cuidados de fisioterapia, 521

suporte ventiltório, 522

desmame, 507

em adultos, complicações mais frequentes, **509**

escore prognóstico, 495

estudos do uso da, **489-492**

fisiologia, 496

fisioterapia respiratória na, cuidados de, **525**

indicações, **488**

manejo e complicações, 501

mobilização de pacientes em suporte de, 525

no Brasil, 496

problemas na, **511**

sinais de formação de coágulos nos diferentes componentes do circuito da, **510**

transporte de paciente em, 538

venoarterial, indicações, 493

venovenosa, indicações, 493

Metabolismo normal de oxigênio, *609*

Método (s)

auscultatório de Riva-Rocci-Korotkoff, 69

de aferição da pressão arterial, 68

auscultatório, 68

invasivo, 69

oscilométrico, 69

de discos, 186

de monitorização de débito cardíaco, visão geral e limitações dos, **117-118**

de Simpson, *202*

de Teichholz, avaliação da função sistólica do VE pelo, *201*

do clampe de dedo, *155*

não invasivos de monitorização da fluido responsividade, 155

para determinar o volume do VE a partir da regra dos discos, *187*

Microcirculação, 5

anatomia da, *271*

arquitetura da, 294

avaliação da, 273

em condições fisiológicas, 271

em condições patológicas, 272

monitorização à beira do leito, 269

sublingual imagens obtidas por meio das técnicas OPS e SDF, *275*

Mini fluid challenge, 332

Miocárdio, histologia de um paciente séptico, *428*

Mobilidade diafragmática, *525*

Mobilização, cuidados e segurança durante, 629

Monitor multiparamétrico, conexão ao monitor de DC volumétrico semicontínuo, *56*

Monitorização

escolha baseada na precisão e na invasividade dos sistemas de monitoramento, *615*

hemodinâmica

baseada no risco, escolha da, *614*

diferenças entre os dispositivos que utilizam a análise de contorno de pulso para avaliação do débito cardíaco, **109**

evidências clínicas, 4

evolução, 4

fisiologia aplicada, 3

indicação, 77

no paciente com hipertensão intracraniana, 593

recomendações da Sociedade Euopeia de Medicina Intensiva para, **112-113**

invasiva, 610

invasiva ou minimamente invasiva, indicações em pacientes com choque circulatório ou SDRA, *111*

invasiva por cateter de artéria pulmonar, 101

menos invasiva, 611

neurológica multimodal em paciente neurocrítico, *602*

perioperatória, cirurgias de alto risco que podem se beneficiar de, 115

Mottling, 312

Mottling score, 274

Mudança de PaO_2, Hb e DC sobre a DO_2 em pacientes graves, efeitos relativos das, *243*

Muscultura respiratória, treinamento da, 627

N

Nitroglicerina, 348, 634

infusão, **644-645**

Nitroglicerina, 634

Nitroprussiato, 635

de sódio, 352

infusão, **642-643**

efeitos da, *352*

Noradrenalina, 346, 633

infusão, **639-642**

Norepinefrina, 346

O

Oferta de oxigênio, dependência fisiológica da, *611*

Onda

da pressão arterial

análise da forma de, *130*

morfologia da, 72

pletismográfica no oxímetro de pulso, 154

Ortostase, 628

Otimização

da oxigenação e fluxo sanguíneo baseados nos parâmetros de perfusão tecidual, objetivos, **311**

da perfusão tecidualno período perioperatório, 615

hemodinâmica, 615

seleção de pacientes que podem se beneficiar da, 608

perioperatória guiada por metas, **116**

Overdamping, 96

Óxido nítrico, 431

Oxigenação

tecidual, parâmetros de, *219, 286*

variáveis de, **613**

Oxigenador, 483, *485*

Oxigênio

consumo de, 238, 243, 287

conteúdo arterial de, 239, 285

gradiente entre a hemácia e o alvéolo, *240*

dissolvido no plasma, 240, 285

ligado à hemoglobina, 239, 284

oferta de, 238, 241, 285

alterações nos componentes da, *310*

cálculo do, **309**

esquema dos determinantes da, *13*

relação entre oferta e consumo de, 422

relação entre oferta, TEO_2 e SvO_2, *245*

remanescente, 244

satuação arterial do, 243

transporte de, *239, 283, 309*

cálculo do, **309**

Oximetria cerebral regional, exemplo de utilização da, *597*

P

Paciente (s)

cirúrgico de alto risco, organograma para manejo de, *619*

com dispositivos decirculação extracorpórea, fisioterapia, 626 hemodinamicamente instável, fisioterapia no, 623

instáveis, atuação fisioterapêutica nos, 626

no perioperatório, monitorização hemodinâmica do, 605

Pacote da primeira hora, **416**

Parada cardiorrespiratória, 613

Parâmetro(s)

de oxigenação tecidual, *286*

hemodinâmicos, **612**

hemodinâmicos em situações clínicas específicas e respectivos alvos terapêuticos, **600**

hemodinâmicos macrocirculatórios, 270

macro-hemodinâmicos, 397

PCO_2, determinantes da diferença venoarterial de, 263

Pé, circulação arterial do, *72*

Pele, moteamento da, avaliação, 423

Pentassacarídio, 449

Perfusão

periférica, métodos clínicos utilizados para monitorizar a, **296**

tecidual, 609

avaliação da, 421

Período periopertório, ferramentas para otimização hemodinâmica no, 610

PICCO®, tecnologia, *147*

Pirâmide de classificação do choque cardiogênico, *392*

Plaquetopenia grave, 31

Plataforma EV100, *146*

Pletismografia, avaliação da, 154

Pmus, estimada, cálculo *524*

Pós-carga, conceitos, 13

Posição

em Trendelenburg, *57*

prona, 371

Pós-operatório, terapia direcionada por metas no, 618

Pré-carga, 14

conceitos, 13

EVLW e DC, na Síndrome do desconforto respiratório agudo, relações entre, *588*

Pré-operatório, critérios de risco, 607

Pressão

arterial

análise de contorno de pulso de, 77

média, 596

métodos de aferição da, 68

nivelamento na leitura da, impacto do, 144, *144*

sistêmica, 67

de enchimento ventrículo esquerdo, 203

estimativa da, 183

de oclusão de artéria pulmonar, 327

fatores que influenciam a análise da, *327*

de perfusão cerebral, 596

de pulso

análise da variação da, *616*

variação da, 328

diante da elevação da pré-carga, aumento adequado, *222*

do átrio direito, influência sobre o retorno venoso, *357*

expiratória final positiva, 369

expiratória final positiva intrínseca, 369

intracardíacas, 177

cálculo das, **179**

intracraniana

mecanismos fisiopatológicos envolvidos na elevação da, **595**

invasiva, cuidados com sistema de monitorização de, 94

média de enchimento sistêmicos, 22, 357

influência sobre retorno venoso, *357*

venosa central, 327, 23

alteração do índice cardíaco em cada, *326*

fatores que influenciam a análise da, 324

interação entre retorno venoso, função cardíaca e DC para determinar a, *325*

rastreamento da, *324*

registro contínuo de traçado, *362*

valor em paciente responsivo e não responsivo a volume, 326

Pressão-volume, relação na fisiologia normal, *129*

Princípio de Frank-Starling, 25

Probe utilizado pela OPS, *297*

Proporção de vasos perfundidos, percentagem em pacientes com SOFA escore, *295*

paradoxal, 369

Pulsus paradoxus, 15

Punção (ões)

arteriais, 31

da veia jugular interna, 33

de alvo com progressão de agulha fora de plano ultrassonográfico, tática para, *37*

jugular interna guiada por parâmetros anatômicos, *35*

para acessos venosos centrais, guiada por parâmetros anatômicos, locais de, *36*

R

Refluxo tricúspide, análise do, *189*

Regra de Simpson modificada, 186

Regurgitação

aórica, 78

tricúspide, medida da estimativa da velocidade máxima do jato de, *207*

Resistência

ao retorno venoso, 24

arteriolar, 25

vascular sistêmica

fórmula 68

vasculares, 180

Responsividade

a fluido, 598

avaliação ecocardiográfica de parâmetros de, 332

parâmetros estáticos de avaliação da, 323

à infusão de fluidos, 321

a volume

parâmetros dinâmicos de avaliação, 328

parâmetros estáticos de avaliação da, **323**

cardiovascular à infusão de fluidos, 360

variáveis dinâmicas para avaliação da, 362

Ressuscitação

fases da, *264*

pela *Surviving Sepsis Campaign*, 290

relação entre as diferentes fases de, *419*

volêmica no paciente neurocrítico, escolha dos fluidos para, 598

Retorno venoso, 19, 357

determinantes, 22

durante a ventilação mecânica, 358

efeitos da ventilação mecânica sobre, 26

gradiente de pressão do, *23*

resistência ao, 24

S

Sangramento, fontes de, 468

Sangue

perda de, 74

viscosidade do, 25

Saturação venosa

relação entre as, *313*

mista de oxigênio, 287

contínua, calibração da, 81

SDRA (Síndrome do desconforto respiratório agudo)

Sedação, manejo da, 505

Sedestação, 628

Sensibilizador de cálcio, 345

Sepse

avaliação ecocardiográfica com *speckle-tracking* de pacientes com, *433*

componentes fisiopatológicos da disfunção miocárdica na, 431

disfunção cardiovascular da, 410, 427

disfunções na, **415**

identificação precoce, 408

miocárdica na, 430

pilares do manejo, *416*

Sequential Organ Failure Score, **410**

Sinal

da curva da pressão arterial, 127

do beijo, *210*

Síndrome (s)

antifosfolipídica, 446

do desconforto resiratório agudo

critérios de Berlin para diagnóstico da, *581*

ECMO e, 504

ferramentas para monitorização hemodinâmica na, 584

manejo hemodinâmico de pacientes com, 587

manejo de paciente, na ausência de choque circulatório, **589**

monitorização hemodinâmica, 579

radiografia de tórax de paciente com, *581*

Sistema(s)

cardiocirculatório, 20

relação entre pressão e volume no, 127

modelo fisiológico, *21*

cardiovascular, *3, 9*

controle autônomo dos, *460*

objetivo do, 9

com frequência de resposta ótima, *145*

de monitorização hemodinâmica invasivo

montagem do, 75

de monitorização pressórico

componentes do, 141

cuidados na manutenção, 143

montagem do, 141

passo a passo da montagem, 141

de transdutor, montagem do, *95*

microcirculatório, 270

PICCO-ProAQT®, *101*

subamortecido, 145

VolumeView/EV1000®, tela de decisão clínica do, *113*

Sonda

de ecocardiograma transesofágico, terminologia para descrever o manejo da, *176*

de tonometria gástrica com balonete de silicone, *266*

Suporte

circulatório mecânico, 543, *551*

de vida extracorpóreo, 384

hemodinâmico, 473

refratário, 473

abordagem escalonada para, *477*

diagnóstico, 474

monitorização, 475

tratamento, 475

T

Tamponamento cardíaco, repercussão hemodinâmica do, 196

TandemHeart, 548, *402, 549*

TAPSE (*tricuspid anular plane systolic excursion*), *206*

Taxa de extração de oxigênio, 287

Técnica

campo escuro Sidestream, 298

de higiene brônquica, 627

de inserção dos, 33

ultrassom em tempo real, 33

de introdução de cateteres venosos centrais, 33

veia axilar por via infraclavicular, 37

veia femoral, 40

veia jugular inerna, 33

veia subclávia por via infraclavicular, 37

de inserção dos, 33

ultrassom em tempo real, 33

de medição do diâmetro da VCI, *337*

de reexpansão pulmonar, 627

de Seldinger, sequência de fotos que demonstram, *39*

de *speckle-tracking*, 185

Tecnologia PICCO®, *147*

Tempo

de enchimento capilar, 273

de meia-pressão, 180

do jato de estenose mitral, determinação do, *181*

de trânsito médio, *105*

Terapia vasodilatadora pulmonar, 384

Terlipressina, 347

Termístor, 56

Termodiluição

transpulmonar

aferição do débito cardíaco por meio da, 104

comparação com outros métodos de monitorização, 116

dados hemodinâmicos aferidos pela, *108*

funcionamento da, 102

limitações e complicações relacionadas com a, 118

no perioperatório de pacientes cirúrgicos de alto risco, 115

parâmetros avaliados na, **103**

parâmetros hemodinâmicos aferidos por diferentes métodos de, **106**

vantagens e desvantagens, **120**

transpulmonar, 78, 99, 145, 586, *587*

Teste

da onda quadrada, *95*

de D-dímero, 444, 37

de injeção rápida, *133*

de microbolhas, *189*

de oclusão expiratória final, 331

de oclusão vascular analisado por NIRS, imagem gráfica de um, *277*

de onda quadrada, 145

de trombofilia, 446

de variação sistólica respiratória, 366

TFI (*thoracic fluid index*), 159

Tolerância à administração de volume, 212

Tonometria gástrica e sublingual, comparação, *300*

Tônus vascular, regulação do, 272

Tórax, 159

Tranfusão de hemocomponentes, complicações relacionadas à, **469**

Transcore®, 548

Transdutor

de pressão na altura do eixo flebostático, nivelamento do, *143*

do ecocardiograma, 197

posição para avaliar as janelas paraesternal, subcostal e apical, *171*

Transfusão

alvos de, 505

de hemácias, transfusão de, 421

sanguínea, 617

Transporte de oxigênio, *309*

Tromboembolismo

pericárdico, *210*

pulmonar, 439

achados hemodinâmicos e de oxigenação tecidual observados habitualmente no, **227**

agudo, 208

diagnóstico, 446

epidemiologia, 440

escores de probabilidade clínica, 442

estratificação de risco, 446

exames complementares, 443

fatores associados ao, **442**

fisiopatogenia e fatores associados, 441

manifestações clínicas, 441

Trombose, 73

U

Underdamping, 96

Unidades geradoras de pressão, 4

V

Variabilidade da cava inferior, aferição da, 382

Variação(ões)

da veia cava inferior, 337

de pressão de pulso, 328, *330*

de pressão/variação de tempo, 180

do volume sistólico, 331

na velocidade de pico do fluxo da artéria braquial e femoral, 339

respiratória

da amplitude da pletismografia de pulso, 366

da pressão arterial com respiração forçada/ profunda, 364

da pressão de pulso arterial, 366

do pico de fluxo da artéria braquial, 366

do volume sistólico e do pico de de fluxo aórtico, 365

simultâneas dos traçados da PA, 367

Variáveis

de oxigenação, 613

dinâmicas

durante ventilação espontânea, limitações das, 368

para avaliação da responsividade cardiovascular à infusão de fluidos, 362

durante ventilação mecânica, 364

estáticas, 361

micro-hemodinâmicas, 293

Vasos centrais, cortes ultrassonográficos, *34*

Vasopressina, 347, 636

Vasopressor, 26, 418

escores para orientação das doses de, 400

Veia

axilar na região infraclavicular direita, *39*

cava

análise da, 182

inferior, medida da distensibilidade, *183*

femoral, 40

jugular interna

guiada por parâmetros anatômicos, *35*

punção, 33

Velocidade

de fluxo aórtico, variação da, 182

de fluxo em função do tempo na via de saída do ventrículo esquerdo pelo Doppler pulsado, registro da, *335*

de fluxo na via de saída do VE, registro, *336*

de ΔVpeakbrach, avaliação Doppler, *339*

do Doppler pulsado do fluxo transmitral, *191*

do fluxo sanguíneo na valva aórtica, aspecto da aplicação Doppler para mediar a, *178*

Ventilação

efeito cardiovascular da, 370

espontânea, 16

mecânica

efeitos sobre o retorno venoso, 26

em condições fisiológicas, efeitos da, *359*

na hipovolemia, efeitos fisiológicos da, 360

não invasiva, 370

Ventrículo

direito

avaliação do, 188

disfunção aguda do, 377

função do, 205

esquerdo, desempenho diastólico do, 188

VET (tempo de ejeção ventricular), 159

Videomicroscopia, 274

Volemia, monitorização da, 598

Volume

corrente, 370

diastólico final global, 104, 328

avaliação, *105*

diastólico ventricular, 327

intratorácico pelo dispositivo PICCO®, avaliação do, 106

sistólico, 108, 179

avaliação com análise do contorno de pulso e sua calibração com a termodiluição transpulmonar, *109*

cálculo do, *179, 334*

como estimar e calcular, 333

variação do, 108, 331

sistólico de VE

durante a respiração sob pressão positiva, alterações no, *153*

tolerância à administração de, 212

Volume-amostra do Doppler tecidual no anel mitral, localização do, *185*